LA
TUBERCULOSE
ET
SON BACILLE

PAR

I. STRAUS

Professeur de Pathologie expérimentale et comparée à la Faculté de médecine de Paris,
Membre de l'Académie de médecine
Médecin de l'Hôtel-Dieu

Avec 72 figures dans le texte, dont 62 en chromolithographie

PARIS
RUEFF ET Cie, ÉDITEURS
106, BOULEVARD SAINT-GERMAIN, 106

1895

LA

TUBERCULOSE

ET

SON BACILLE

Dessins en couleurs de Karmanski

Impressions en chromolithographie de Lemercier et Cie

LA
TUBERCULOSE
ET
SON BACILLE

PAR

I. STRAUS

Professeur de Pathologie expérimentale et comparée à la Faculté de médecine de Paris
Membre de l'Académie de médecine
Médecin de l'Hôtel-Dieu

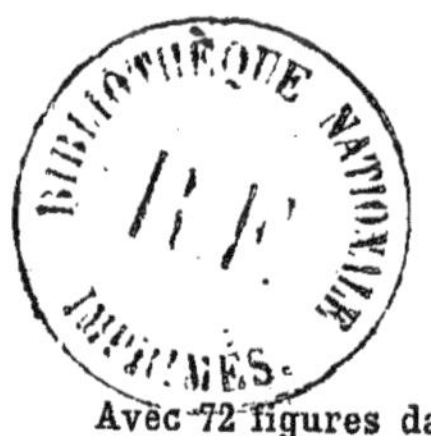

Avec 72 figures dans le texte, dont 62 en chromolithographie

PARIS
RUEFF ET Cie, ÉDITEURS
106, BOULEVARD SAINT-GERMAIN, 106

1895

A MON ILLUSTRE MAITRE

M. PASTEUR

Respectueux et reconnaissant hommage.

AVANT-PROPOS

Ce livre est consacré à la tuberculose envisagée surtout comme maladie spécifique, infectieuse et parasitaire. Retracer les phases multiples par lesquelles a passé l'étude scientifique de cette maladie, la plus redoutable de toutes celles qui affligent l'espèce humaine, c'est tenter en quelque sorte l'histoire des variations de la médecine elle-même. Considérée autrefois comme l'affection diathésique et constitutionnelle par excellence, créée spontanément par l'organisme sous l'influence des causes les plus diverses, la tuberculose s'est finalement révélée comme un type de maladie d'origine extrinsèque et de nature bactérienne. Au prix de quel labeur et de quelles luttes cette notion fondamentale a été acquise, c'est là l'objet traité dans les premiers chapitres de cet ouvrage.

Le bacille de la tuberculose est ensuite étudié dans sa morphologie, ses réactions en présence des matières colorantes, son développement dans les divers milieux de culture, ses principales propriétés biologiques, ses effets pathogènes et toxiques. Des recherches récentes, poursuivies de divers côtés, nous ont appris qu'il existe des différences profondes, tant au point de vue proprement bactériologique qu'au point de vue expérimental, entre le bacille de la tuberculose de l'homme et des autres mammifères et celui de la tuberculose des oiseaux; c'est un des épisodes les plus remarquables dans l'histoire de ce bacille, et qui soulève encore de vives controverses; la question a été traitée avec tous les détails qu'elle comporte.

L'histogénèse du tubercule, malgré les données plus précises dont on dispose aujourd'hui grâce à l'inoculation des cultures pures, continue à être diversement interprétée par les anatomo-pathologistes; je me suis surtout appliqué à déterminer le rôle qui semble revenir, dans l'édification du nodule tuberculeux, d'une part aux éléments fixes des tissus, d'autre part aux cellules migratrices issues des vaisseaux.

La tuberculose se manifeste spontanément chez un grand nombre d'espèces animales, de même qu'elle peut leur être conférée artificiellement. On trouvera successivement exposées la tuberculose des bêtes bovines, celle du cheval, du porc, du mouton, de la chèvre, du chien, du chat (et accessoirement celle des grands félins), la tuberculose du singe, celle des rongeurs (lapins, cobayes, rats et souris), enfin la tuberculose des oiseaux. La pommelière, à cause de son importance à la fois hygiénique et économique, a paru mériter une description détaillée et approfondie. Des figures exactement dessinées d'après nature permettent de se rendre compte des aspects divers que revêtent les lésions tuberculeuses dans la série animale. Ces enseignements de la pathologie comparée intéressent non seulement l'expérimentateur et le vétérinaire, mais aussi le médecin, qui y puisera une notion plus compréhensive et plus complète de la tuberculose humaine.

La contagion de la tuberculose, dans l'espèce humaine, n'est plus guère contestée; mais, dans beaucoup de circonstances, elle est difficile à mettre en évidence, précisément à cause de l'extrême diffusion de la maladie, qui rend la filiation d'un cas donné souvent obscure à établir; la longue incubation du mal crée aussi une source d'embarras pour la détermination précise de la contagion. Il en résulte que la statistique, malgré ses imperfections, demeure encore le meilleur élément d'enquête, particulièrement celle qui porte sur la fréquence de la tuberculose dans l'armée, dans les prisons, dans les hôpitaux, dans les couvents, dans les ateliers. La distribution géographique de la maladie; sa fréquence, indépendante des climats, des latitudes et des altitudes mais rigoureusement subordonnée à l'agglomération de la population; l'influence de l'âge, du sexe et des professions sur la mortalité par phtisie : telle est la série des principaux documents passés en revue et qui contribuent à mettre en lumière le rôle prépondérant de la contagion dans la propagation de la tuberculose.

Après la contagion, l'hérédité. Le débat reste ouvert sur la part qu'il convient d'attribuer à l'un ou à l'autre de ces facteurs dans l'étiologie de la tuberculose. Il n'est pas douteux que la phtisie ne soit remarquablement fréquente dans certaines familles, tandis qu'elle en épargne d'autres placées en apparence dans les mêmes conditions; dans ces cas, est-ce l'hérédité qui est en jeu, ou seulement la contagion familiale? Quant à l'hérédité elle-même, est-elle liée à la transmission du germe tuberculeux ou simplement à celle de la prédisposition? Un grand nombre de tuberculoses, non seulement de la première enfance, mais même de l'adulte, doivent-elles être ramenées à une infection fœtale restée latente plus ou moins longtemps; en d'autres termes, la tuberculose, à quelque âge qu'elle se manifeste, serait-elle, comme l'affirment plusieurs, héréditaire presque toujours et rarement acquise? Pour élucider sinon pour résoudre définitivement ces problèmes délicats, il est bon de faire appel à tout un ensemble de données : la statistique qui enregistre la rareté extrême de la tuberculose congénitale, chez l'homme aussi bien que chez les bovidés; la clinique infantile qui nous renseigne sur le degré de fréquence et la signification de la tuberculose du premier âge; enfin, l'étude expérimentale de l'hérédité infectieuse et des différents modes de contamination du germe ou du fœtus, soit par contagion intra-utérine, à travers le placenta, soit même par le sperme du mâle tuberculeux.

Tout porte à penser que l'infection tuberculeuse de l'homme s'effectue, dans la plupart des cas, par la voie pulmonaire; les expériences sur la tuberculose par inhalation montrent combien la pénétration du bacille par cette voie est efficace et dangereuse. Ce sont les crachats desséchés des phtisiques, soulevés sous forme pulvérulente et flottant dans l'air, qui constituent, selon toute apparence, les agents principaux de l'effrayante propagation de la phtisie parmi l'espèce humaine.

L'infection tuberculeuse a lieu aussi, quoique moins communément, par la voie digestive, comme le prouve encore l'expérimentation. Le chapitre consacré à la tuberculose par ingestion est complété par l'examen du danger inhérent à l'usage de la viande et du lait provenant d'animaux tuberculeux, et par la discussion des mesures d'hygiène et de police sanitaire qui s'imposent à cet égard.

Des développements assez considérables sont donnés à l'examen de la répartition du bacille dans les diverses lésions tuberculeuses chez l'homme. La recherche des bacilles dans les crachats, notamment, est traitée avec tous les détails que commande la haute valeur clinique de cette constatation. Il en est de même du rôle des associations bactériennes et des infections secondaires dans le cours de la phtisie ainsi que des rapports que la pleurésie, séro-fibrineuse ou purulente, affecte avec la tuberculose. Une étude détaillée est consacrée au groupe si intéressant des tuberculoses cutanées et des tuberculoses uro-génitales, envisagées comme manifestations tant primitives que secondaires de la maladie. Ainsi se trouve complété l'exposé des principales portes d'entrée du virus tuberculeux et de ses plus importantes localisations, chez l'homme.

Les divers essais d'immunisation contre la tuberculose sont relatés, avec leurs résultats encore bien incertains et discutables ; une étude sur la tuberculine, considérée à la fois comme toxine bactérienne et comme remède contre la tuberculose, termine le volume.

Les questions traitées dans cet ouvrage ont été, pour la plupart, l'objet d'investigations personnelles, tant bactériologiques qu'expérimentales ou anatomo-pathologiques, faites par moi ou sous ma direction et dans mon laboratoire, par un certain nombre de chercheurs français et étrangers.

Je me suis attaché non seulement à exposer les travaux contemporains et l'état présent de nos connaissances sur chacune de ces matières, mais encore à en montrer la complète évolution. Dans la marche rapide qui entraîne aujourd'hui la médecine, on est volontiers enclin à perdre de vue les travaux qui ont préparé les progrès actuels ; respectueux du labeur de nos prédécesseurs, j'ai tenu à faire passer sous les yeux du lecteur la longue suite des recherches qui ont conduit à ces grands résultats. Aussi bien, la claire compréhension d'un sujet n'est guère obtenue que si on l'étudie dans la plénitude de son développement historique : en procédant ainsi, on fait acte d'équité en même temps que de méthode et de discipline scientifique.

Tel est, dans ses parties essentielles, le programme que je me suis tracé; puisse ce livre y répondre d'une façon satisfaisante et ne pas être jugé trop au-dessous, ni des efforts qu'il m'a coûté, ni du grave sujet qu'il traite, ni surtout du nom glorieux sous l'invocation duquel je le place.

Je remplis un devoir agréable en remerciant publiquement mes éditeurs, MM. Rueff et Cie, de la sollicitude qu'ils ont apportée à l'exécution de cet ouvrage ainsi que des lourds sacrifices qu'ils se sont libéralement imposés. J'adresse aussi tous mes remerciements à M. Karmanski pour sa précieuse collaboration artistique; à son pinceau habile et fidèle sont dues la plupart des figures originales qui accompagnent le texte.

Paris, ce 24 mars 1895.

LA TUBERCULOSE

ET SON BACILLE

CHAPITRE PREMIER

NOTION PREMIÈRE DU TUBERCULE. — PÉRIODE DE LAENNEC

SOMMAIRE. — La notion précise du tubercule est moderne; les anciens ne donnaient à la phtisie qu'un sens symptomatique. — Bayle, précurseur de Laënnec; il décrit bien le tubercule, mais il admet six espèces de phtisies. — Travaux de Laënnec la phtisie est *une*, due à une lésion unique : le tubercule. — Diverses formes anatomiques et étapes successives d'évolution du tubercule. — Pour Laënnec, le tubercule est un produit spécial, comme le cancer. — Broussais n'y voit qu'une phlegmasie chronique. — Louis. — Andral. — Cruveilhier.

L'étude de la tuberculose, envisagée comme une maladie générale caractérisée par des éruptions miliaires dans les divers organes, est relativement récente; elle ne date, à proprement parler, que du commencement de ce siècle. Sous le nom de phtisie, Hippocrate décrivait la consomption avec destruction ulcéreuse des poumons. L'expression de φύμα, qu'il emploie pour désigner la cause de certaines phtisies, a été considérée par quelques auteurs comme se rapportant aux lésions décrites depuis lors sous le nom de tubercules; à tort, assurément, comme le fait remarquer Virchow : le mot φύμα s'appliquait aux collections purulentes, aux abcès froids; Hippocrate, non plus que Celse et Arétée, ne faisant d'autopsies, ne pouvaient avoir la notion de l'existence de tubercules.

Au XVIIe et au XVIIIe siècle, l'anatomie pathologique prit naissance et le mot de *tubercule* apparut çà et là dans les descriptions, mais sans s'appliquer à une lésion précise, servant simplement à désigner des tumeurs arrondies, de volume et de nature variables. En lisant les ouvrages de Bonnet, de Sylvius Deleboë, de Manget, de Fréd. Hoffmann, de van Swieten, de Morgagni, il est facile de trouver, dans la description qu'ils donnent des lésions des phtisiques, la mention de tubercules, avec les caractères que nous assignons aujourd'hui à ces productions; mais ils n'y attachaient pas de signification bien précise. Sylvius Deleboë parle de phtisie tuberculeuse et considère les tubercules comme constitués par des ganglions lymphatiques du poumon, invisibles à l'état normal, mais engorgés et rendus apparents par la maladie. Morton ainsi que plus tard Hufeland se ralliaient à la même hypothèse et assimilaient les tubercules pulmonaires aux ganglions strumeux ou scrofuleux des autres régions. Th. Reid signala aussi les « tubercules » ou les « granulations » que l'on rencontre dans la phtisie pulmonaire; il les considéra comme un produit d'exsudation, mais se refusa à admettre que ce fussent des ganglions lymphatiques hypertrophiés et à les rattacher à la scrofule[1]; ses recherches eurent peu d'influence. Cullen, Kortum, Baumes, Portal, Hufeland continuèrent à soutenir les idées de Sylvius et de Morton : les tubercules pulmonaires, d'après eux, étaient une manifestation du vice scrofuleux et résultaient de l'engorgement de ganglions lymphatiques préexistants, quoique invisibles à l'œil nu, dans le poumon à l'état normal.

En 1793, le médecin anglais Baillie fit faire un progrès notable à la question. Parmi les diverses altérations du poumon des phtisiques, il signale une production spéciale, à laquelle il réserve le nom de tubercule : ce sont de petits corps ronds, ne dépassant pas le volume de la tête des plus petites épingles et qui naissent dans le tissu cellulaire qui unit les vésicules aériennes du poumon. Il montre en outre que les gros tubercules du poumon dérivent de l'agglomération de ces petits tubercules. Plus tard, le centre de ces productions se convertit en pus et c'est cette transformation en abcès qui est la cause de la phtisie.

1. Reid, *An essay on the nature and cure of the phtisis pulmonalis*. London, 1785.

Ces tubercules n'ont rien à voir avec de prétendus ganglions lymphatiques intrapulmonaires[1].

Malgré tous ces efforts tentés vers la fin du siècle dernier par les médecins pratiquant soigneusement les autopsies, aucune notion anatomique nette de la phtisie pulmonaire ne parvenait à s'en dégager. C'était du reste le siècle des nosographes et des classificateurs; l'influence toute-puissante de Linné se faisait partout sentir. La phtisie demeurait un terme générique, désignant les diverses consomptions; Sauvages en avait établi 20 espèces, Portal les avait réduites à 14; il y avait la phtisie scrofuleuse, nerveuse, dartreuse, pleurétique, scorbutique, vénérienne, etc.

C'est à Bayle enfin que l'on doit d'avoir établi les premières assises solides de l'étude de la tuberculose, avant Laënnec dont il fut le maître et le précurseur. Dans son ouvrage[2], basé sur 109 autopsies de phtisiques, il tente une première classification, exclusivement anatomique, de la phtisie pulmonaire. Il définit ainsi « toute lésion du poumon qui, livrée à elle-même, produit une désorganisation de ce viscère, à la suite de laquelle surviennent son ulcération et enfin la mort ». Cliniquement il caractérisait la phtisie, à l'exemple de Pinel, par un ensemble de symptômes consistant en « toux, difficulté de respirer, marasme, fièvre hectique et quelquefois expectoration purulente ». Au point de vue anatomo-pathologique, il distinguait six espèces de phtisie pulmonaire, plusieurs d'entre elles — remarque importante — pouvant du reste coexister chez le même individu. Ces six espèces sont : 1° la phtisie tuberculeuse ; 2° la phtisie granuleuse ; 3° la phtisie avec mélanose; 4° la phtisie ulcéreuse; 5° la phtisie calculeuse; 6° la phtisie cancéreuse.

Parmi ces six espèces, ainsi que Laënnec devait le reconnaître quelques années plus tard, « la phtisie avec mélanose » n'est autre chose qu'une phtisie commune, avec sclérose pulmonaire et infiltration des parois des excavations par des dépôts de charbon ou de pigment (ce que l'on a appelé depuis l'anthracose). La phtisie ulcéreuse de Bayle n'est autre aussi que la gangrène circonscrite du poumon, si magistralement décrite par Laënnec. La phtisie calculeuse est la phtisie ordinaire avec formation d

1. BAILLIE, *Traité d'anatomie pathologique*. Trad. française. Paris, 1803.
2. BAYLE (G.-L.), *Recherches sur la phtisie pulmonaire*. Paris, 1810.

concrétions calcaires. Enfin la phtisie cancéreuse est une maladie bien spéciale, le cancer du poumon.

Les deux premières espèces de phtisies admises par Bayle doivent donc seules nous arrêter. « La *phtisie tuberculeuse*, dit-il, est la plus commune de toutes. Le poumon présente alors des tubercules formés par une substance homogène, *toujours opaque*, de couleur blanche ou d'un blanc sale, tantôt jaunâtre, tantôt grisâtre... Le volume des tubercules varie depuis celui d'un grain de millet jusqu'à celui d'une châtaigne... Les tubercules peuvent être dans trois états différents : ils sont d'abord très fermes, puis ils se ramollissent dans leur centre qui se transforme en une matière purulente, granuleuse; à la fin ils sont totalement détruits par la suppuration. »

Bayle constata la présence de ces mêmes tubercules, en particulier de ce qu'il désigna et qu'on désigne toujours depuis sous le nom de *tubercules miliaires*, dans la plupart des autres organes des phtisiques : le larynx, la trachée (où il fut le premier à les signaler), sur le péritoine, dans les ulcères de l'intestin, dans le foie, la rate, les reins, la prostate, dans les ganglions cervicaux et mésentériques. Il ramena à cette cause unique les lésions variées, ulcéreuses et autres, que l'on observe dans les divers organes chez les phtisiques. Il signala aussi, le premier, la fréquence du foie gras chez les phtisiques. Pour Bayle, la phtisie tuberculeuse n'était pas une maladie locale, circonscrite au poumon, mais une maladie générale. Elle se rattachait à une « diathèse » spéciale, qu'il appelait indifféremment « diathèse tuberculeuse », « dégénérescence tuberculeuse » ou « affection tuberculeuse » et qui correspond à ce que Schœnlein devait plus tard désigner sous le nom de *tuberculose*... « L'ensemble des observations que nous venons de présenter, dit-il, prouve que l'affection tuberculeuse est une maladie chronique; qu'elle est d'une nature spéciale et qu'on ne doit pas la regarder comme le résultat d'une inflammation quelconque des glandes ou du système lymphatique. » Quant aux rapports de cette matière tuberculeuse avec « la matière scrofuleuse » de Baillie et de ses prédécesseurs, Bayle n'hésite pas à les identifier et, pour lui, « l'affection tuberculeuse est probablement de nature scrofuleuse » et la phtisie pulmonaire « une maladie de nature probablement scrofuleuse ».

La deuxième espèce de phtisie admise par Bayle, la *phtisie granuleuse*, a été pour ses successeurs l'objet de nombreuses controverses. Il commence par la déclarer *très rare*, et comme accompagnant souvent la phtisie commune, la phtisie tuberculeuse. Il la caractérise de la façon suivante : « Les poumons sont farcis de granulations miliaires, transparentes, luisantes, quelquefois marquetées de lignes ou de points noirs et brillants. Ces granulations paraissent de nature et de consistance cartilagineuse ; leur volume varie depuis la grosseur d'un grain de millet jusqu'à celle d'un grain de blé ; elles ne sont jamais opaques et elles ne se fondent pas. Ces divers caractères les distinguent des tubercules miliaires qui ont le même volume, mais qui sont toujours gris ou blancs et opaques et qui finissent par se fondre en totalité. » Ces granulations ne sont pas non plus exclusivement localisées dans le poumon ; on les retrouve dans le péritoine, l'intestin, le cœur, etc. Elles sont dues, dans la pensée de Bayle, « au développement spontané de cartilages accidentels ».

C'est là la partie faible de l'œuvre de Bayle. Il se peut que les productions qu'il décrivait sous le nom de *granulations miliaires* ne fussent que les granulations grises décrites plus tard par Laënnec et démontrées par lui comme constituant le premier stade anatomique du tubercule miliaire. Toutefois, la description de la granulation de Bayle ne cadre pas exactement avec celle de la granulation grise de Laënnec, notamment en ce qui concerne les granulations de consistance cartilagineuse, de la grosseur d'un grain de blé ; Andral déjà faisait remarquer combien il est difficile de décider quelles lésions Bayle avait exactement décrites sous cette rubrique et, aujourd'hui encore, la question demeure indécise. Quelques anatomo-pathologistes (Grancher, Charcot, Renaut) pensent que la « granulation de Bayle » n'est autre qu'un tubercule fibreux. Toujours est-il que la transformation de la granulation grise en tubercule opaque, blanc jaunâtre, est formellement niée par Bayle et c'est pour cela qu'il considérait la « phtisie granuleuse » comme tout à fait distincte de la « phtisie tuberculeuse ».

C'est à Laënnec que l'on doit d'avoir enfin éclairé le problème du vrai trait de lumière en établissant que la phtisie pulmonaire est *une*, provoquée par une lésion unique, le tubercule[1]. Pour Laënnec, le tubercule ou, comme il l'appelle, la *matière tuberculeuse* peut se développer dans le poumon et dans les autres organes sous deux formes principales : sous forme de corps isolés, nettement circonscrits (tubercules proprement dits), et sous forme de masses infiltrées (infiltration tuberculeuse). Quelle que soit la forme qu'elle affecte, « la matière tuberculeuse présente dans l'origine l'aspect d'une matière grise et demi-transparente qui peu à peu devient jaune opaque et très dense. Elle se ramollit ensuite, acquiert peu à peu une liquidité presque égale à celle du pus. »

Les tubercules isolés présentent, pour Laënnec, deux variétés principales : les *tubercules miliaires* et les *granulations tuberculeuses*. « Les tubercules miliaires, dit-il dans sa description demeurée classique, sont la forme la plus commune qu'affecte la matière tuberculeuse dans le poumon. Leur aspect est celui de petits grains gris et demi-transparents, quelquefois même presque diaphanes et incolores, d'une consistance un peu moindre que celle des cartilages; leur grosseur varie depuis celle d'un grain de millet jusqu'à celle d'un grain de chènevis; leur forme, obronde au premier coup d'œil, est moins régulière quand on les examine de près et à la loupe; quelquefois même ils paraissent un peu anguleux... Ces grains grossissent par intussusception et se réunissent ainsi par groupes. Avant que cette réunion arrive, un petit point d'un blanc jaunâtre et opaque se développe au centre de chaque tubercule, et, gagnant du centre à la circonférence, envahit la totalité du tubercule à mesure qu'il grossit. Fort souvent cet envahissement total n'a lieu qu'assez longtemps après l'époque à laquelle les tubercules les plus voisins se sont réunis en groupes, et par continuité de substance : en incisant alors un de ces groupes, on distingue très bien les petits points jaunes indicateurs des centres de chaque tubercule isolé et la zone de matière grise non encore envahie qui les entoure. Au bout d'un certain temps, l'envahissement de la matière jaune devient complet, et le groupe tout entier ne forme plus qu'une masse homogène, d'un blanc jaunâtre, d'une texture un peu moins ferme et plus humide que celle des cartilages : on le nomme alors *tubercule jaune cru* ou simplement *tubercule cru*. »

1. Laennec, *Traité de l'auscultation médiate et des maladies du poumon et du cœur*, 1re édit. 1819, 2e édit. 1826.

Sous le nom de *granulations miliaires tuberculeuses*, Laënnec décrit « des granulations ayant à peu près la grosseur d'un grain de millet; leur forme est exactement arrondie ou ovoïde; elles diffèrent en outre des tubercules ordinaires par l'uniformité de leur volume et leur transparence incolore. Elles sont ordinairement disséminées en quantité innombrable dans l'étendue d'un poumon, souvent tout à fait sain d'ailleurs. » Ce sont les granulations tuberculeuses de Bayle. Mais Laënnec se garda bien d'en faire une production spéciale, une sorte de cartilage accidentel. Il put facilement se convaincre que ces granulations se transforment en tubercules jaunes et opaques; il les considère comme le premier stade de développement des tubercules miliaires.

Quand la matière tuberculeuse, au lieu de former des masses arrondies, bien circonscrites, envahit d'une façon diffuse le parenchyme pulmonaire, elle forme ce que Laënnec appelle l'*infiltration tuberculeuse;* elle présente, comme le tubercule miliaire, deux stades successifs, l'infiltration grise et l'infiltration jaune. Dans l'infiltration grise « le tissu pulmonaire est dense, humide, tout à fait imperméable à l'air; d'une couleur grise plus ou moins foncée. A mesure que ces indurations passent à l'état de tubercules crus, on y voit se développer une quantité de petits points jaunes et opaques qui, en se multipliant et en grossissant, finissent par envahir la totalité de la portion endurcie et la transformer en infiltration jaune, crue. » Une variété d'infiltration grise plus humide, tremblotante, est décrite par Laënnec sous le nom d'*infiltration tuberculeuse gélatiniforme;* cette matière gélatiniforme n'est autre chose qu'une variété de la matière tuberculeuse demi-transparente et grise et passe comme celle-ci par tous les degrés de la conversion en matière tuberculeuse jaune, crue.

« De quelque manière que les tubercules crus se soient formés, ils finissent, au bout d'un temps plus ou moins long et dont la durée paraît très variable, par se ramollir et se liquéfier. Ce ramollissement commence au centre de chaque masse, où la matière tuberculeuse devient de jour en jour plus molle et plus humide, *caséiforme* ou au moins onctueuse au toucher comme un fromage mou, puis acquiert la viscosité et la liquidité du pus.

Le ramollissement gagne peu à peu la circonférence et devient enfin complet. »

Tout serait presque à citer textuellement dans cette admirable étude anatomique de la tuberculose, condensée en quelques pages du *Traité de l'auscultation médiate*. La répartition habituelle des lésions tuberculeuses dans les poumons des phtisiques, la topographie de ces lésions, suggèrent à Laënnec la notion si importante des poussées ou, comme il s'exprime, des *éruptions* successives de tubercules. « Il est le plus commun, dit-il, de trouver une excavation et quelques tubercules crus déjà avancés dans le sommet des poumons et le reste de ces organes, encore crépitants et sains d'ailleurs, farci d'une multitude innombrable de petits tubercules miliaires demi-transparents et dont presque aucun ne présente encore de point jaune central. Il est évident que ces tubercules miliaires sont le produit d'une éruption secondaire et fort postérieure à celle qui avait donné lieu aux excavations... Très souvent on trouve dans le même poumon des preuves évidentes de deux ou trois éruptions secondaires successives, et presque toujours alors on peut remarquer que l'éruption primitive, occupant le sommet du poumon, est déjà arrivée au degré d'excavation ; que la seconde, située autour de la première et un peu plus bas, est formée par des tubercules déjà jaunes, au moins en grande partie, mais peu volumineux encore ; que la troisième, formée de tubercules miliaires crus, avec quelques points jaunes au centre, occupe une zone plus inférieure encore ; et enfin que le bas du poumon et son bord inférieur présentent une dernière éruption de tubercules miliaires tout à fait transparents, dont on trouve en outre quelques-uns çà et là dans les intervalles laissés par les éruptions précédentes... Les exceptions à cet ordre de développement sont peu communes. »

La généralisation des tubercules chez les phtisiques est signalée d'une façon tout aussi pénétrante. « Les éruptions secondaires, continue Laënnec, ne se bornent point au poumon. C'est encore à la même époque, c'est-à-dire au moment du ramollissement des tubercules formés les premiers, que des productions semblables se développent dans une multitude d'autres organes. Il est rare, en effet, que chez les phtisiques le poumon seul contienne des tubercules ; presque toujours les intestins en présentent en même temps dans leurs parois, où ils déterminent des ulcères qui deviennent la cause de la diarrhée colliquative qui accompagne souvent la phtisie pulmonaire.

« Il n'est peut-être aucun organe qui soit exempt du développement des tubercules. J'indiquerai ici ceux dans lesquels j'en ai trouvé, et à peu près dans l'ordre de la fréquence des tubercules dans chacun d'eux : les glandes bronchiques et médiastines, les glandes cervicales, les glandes mésentériques, celles de toutes les autres parties du corps; le foie, dans lequel les tubercules forment souvent des masses très volumineuses et arrivent rarement au ramollissement; la prostate, dans laquelle, au contraire, les tubercules se ramollissent souvent et laissent des excavations plus ou moins vastes; la surface du péritoine et des plèvres, où les tubercules petits et très nombreux se rencontrent ordinairement dans l'état gris et demi-transparent, ou de crudité.... ; l'épididyme, le conduit déférent, les testicules, la rate, le cœur, la matrice, le cerveau, l'épaisseur des os du crâne, le corps des vertèbres ou l'intervalle de leurs appareils ligamenteux et de ces os eux-mêmes; l'épaisseur des côtes; tous les autres os... Les tubercules se développent plus rarement dans les muscles du mouvement volontaire que dans aucune autre partie... Quelquefois, mais très rarement, la production des tubercules commence dans les organes que nous venons de nommer, et surtout dans les membranes muqueuses intestinales ou les glandes lymphatiques, et le développement des tubercules dans les poumons est le produit d'une éruption secondaire. » On voit par ce passage que Laënnec, guidé uniquement par le mode de répartition des lésions et leur degré plus ou moins avancé dans le voisinage ou à distance du foyer primitif, avait déjà comme une vague prescience de la nature infectieuse de la maladie dont il admet des « éruptions » successives, comme on les observe dans les fièvres ou dans la syphilis.

Laënnec est bien près d'identifier la scrofule et la tuberculose. « Les tubercules du poumon, dit-il, ne diffèrent en rien de ceux qui, placés dans les glandes, prennent le nom de *scrofules* et dont le ramollissement est, comme on le sait, suivi très souvent d'une guérison parfaite. » C'est même dans la curabilité de ces écrouelles que Laënnec voit un argument en faveur de la curabilité des tubercules pulmonaires.

Tout le monde connaît la dispute célèbre qui s'éleva entre

Laënnec et Broussais au sujet de la nature des produits tuberculeux.

D'accord en cela avec Bayle, Laënnec ne considère pas le tubercule comme un produit inflammatoire. C'est un « produit accidentel » comme le cancer, c'est-à-dire l'équivalent de ce qu'aujourd'hui nous appellerions un néoplasme.

Broussais se refuse énergiquement à voir dans le tubercule un produit spécial et, fidèle à sa doctrine, il le fait dériver de l'irritation et de l'inflammation : « Les organes irrités à un degré, pendant un temps plus ou moins long, finissent par devenir tuberculeux, quand ils y sont prédisposés. » Broussais admet, d'une façon générale, deux sortes de phlegmasies : la phlogose rouge ou inflammation des capillaires sanguins, et la phlogose blanche ou inflammation lymphatique ; la première aboutissant à la formation du pus, la seconde à celle « d'une matière blanche, concrète, inodore, offrant exactement la consistance et l'aspect du fromage... c'est cette matière blanche qu'on est convenu d'appeler tuberculeuse ». La phtisie pulmonaire, quoiqu'elle s'accompagne ordinairement de l'inflammation des vaisseaux rouges, consiste essentiellement dans « une inflammation lymphatique du poumon » provoquée et entretenue par une inflammation chronique des voies respiratoires, catarrhe, pneumonie ou pleurésie.

A partir de ce moment, sous des formes diverses, la discussion sur les rapports de l'inflammation avec la tuberculose demeura ouverte et devint un thème favori pour les controverses des médecins et des anatomo-pathologistes.

Les principaux arguments de Laënnec sont consignés dans un chapitre de son *Traité de l'auscultation*, intitulé : « Les tubercules sont-ils un produit de l'inflammation ? » Laënnec montre qu'il est rare de voir les symptômes de la phtisie se développer à la suite d'une pneumonie aiguë ; qu'à l'autopsie des sujets ayant succombé à une pneumonie, on ne trouve que très exceptionnellement des tubercules et que beaucoup de phtisiques meurent sans jamais avoir été atteints de pneumonie dans tout le cours de leur vie. Il fait la même preuve pour la pleurésie et montre que lorsque cette phlegmasie semble être le point de départ de la phtisie, elle n'est au contraire le plus souvent que la première manifestation appréciable d'une tuberculose pulmonaire demeurée latente jusque-là. De même, il est impossible d'admettre que les tubercules soient une terminaison du catarrhe pulmonaire, malgré l'opinion populaire qui fait dériver la phtisie d'un catarrhe *négligé* ou *mal traité*. « Il est certain que chez la plupart des phtisiques, les premiers symptômes de la maladie sont ceux d'un catarrhe pulmonaire; mais il est également certain qu'on trouve des tubercules très volumineux ou très nombreux chez des hommes qui n'ont pas éprouvé de catarrhe depuis plusieurs années et même qui ne se rappellent pas en avoir jamais éprouvé... D'un autre côté, des milliers d'hommes s'enrhument plusieurs fois par an et, dans ce nombre, très peu deviennent phtisiques. Beaucoup d'autres ont pendant une longue suite d'années un catarrhe muqueux ou pituiteux et accompagné d'une expectoration abondante; et cependant ces sujets parviennent fréquemment à une vieillesse avancée sans devenir phtisiques... Tout ce que nous venons de dire prouve qu'on ne peut regarder les tubercules comme un produit de l'inflammation de quelqu'une des parties constituantes du poumon. D'un autre côté, une multitude de faits prouvent que le développement des tubercules est le résultat d'une disposition générale, qu'il se fait sans inflammation préalable et que, lorsque cette dernière coïncide avec l'affection tuberculeuse, elle lui est le plus souvent postérieure en date... Une autre preuve non moins forte naît de l'existence des éruptions secondaires, et surtout de ces éruptions abondantes qui se forment dans un grand nombre d'organes à la fois sans qu'aucun signe d'inflammation s'y manifeste. Il est impossible de ne pas voir là une disposition générale, une aberration de la nutrition inconnue dans sa source. » Sans doute en se réfugiant dans l'hypothèse d'une « disposition générale » de l'économie, d'une « aberration de la nutrition », Laënnec aboutit à un aveu non déguisé d'ignorance de la cause réelle de la tuberculose; mais cela ne valait-il pas mieux que le système de la table rase de Broussaïs et la formule par trop simplifiée et univoque à l'aide de laquelle le novateur prétendait résoudre les problèmes les plus difficiles de la médecine?

Ce sont cependant, il faut le reconnaître, ces solutions simples qui exercent le plus de séduction sur les esprits. Sans doute l'influence des grands travaux de Laënnec sur ses contemporains et ses successeurs fut profonde et décisive : partout ses procédés si pénétrants d'investigation séméiologique et ses descriptions anatomo-pathologiques servirent de modèle. Mais en ce qui concerne l'interprétation des processus, et en particulier du processus tuberculeux, ce fut la manière de voir de Broussais qui, avec plus ou moins de restrictions et de modifications, rallia le plus de suffrages. Il faut cependant faire une exception en faveur du plus grand des phtisiologues de cette époque après Laënnec, en faveur de Louis.

En 1825, Louis fit paraître son livre intitulé : *Recherches anatomo-pathologiques sur la phtisie* dont la deuxième édition, plus documentée encore, parue en 1843, ne modifia en rien les données fondamentales. Ces recherches sont basées sur 167 observations suivies d'autopsies. Avec le soin scrupuleux qui le caractérise, Louis passe en revue les lésions tuberculeuses que l'on peut rencontrer chez les phtisiques dans les divers organes. Sur 358 sujets ouverts par lui, « aucun n'a présenté de tubercules dans un organe quelconque, qu'il n'en eût aussi dans les poumons ». Cette proposition, érigée depuis en loi, comporte de nombreuses exceptions qui n'infirment pas toutefois la grande prépondérance de la localisation pulmonaire de la maladie. Louis insiste sur la fréquence des lésions tuberculeuses de l'intestin, qui existent chez les cinq sixièmes des phtisiques et qui, comme dans la fièvre typhoïde, ont pour siège ordinaire les plaques de Peyer. La tuberculose des ganglions mésentériques, celle des ganglions bronchiques et cervicaux, les tubercules de la rate sont soigneusement étudiés. Enfin, appliquant la méthode numérique à l'examen des principaux symptômes de la phtisie, Louis fixe de main de maître leur fréquence, l'époque de leur apparition et leurs rapports avec les lésions trouvées à l'autopsie.

Pour ce qui est de la nature des tubercules, Louis se range entièrement de l'avis de Laënnec ; c'est une production spéciale où l'irritation et l'inflammation, dans le sens de Broussais, ne jouent aucun rôle ou du moins ne peuvent revendiquer qu'un rôle accessoire.

Andral, au contraire, incline vers les idées de Broussais ; tout en développant les méthodes et les recherches de Laënnec, il s'écarte du maître dans sa conception du tubercule ; à l'exemple de Broussais, il fait jouer un grand rôle aux bronchites, aux congestions et même aux hémorrhagies pulmonaires ; le tubercule n'est pas un tissu de nouvelle formation ni une production accidentelle; il doute même qu'il s'agisse là d'un tissu proprement dit; c'est plutôt un produit de sécrétion d'abord demiliquide, se rapprochant du pus et qui, en se concrétant, forme le tubercule[1].

Pour Cruveilhier, le tubercule est également un mode particulier d'inflammation; il est constitué « non par un tissu pathologique, mais bien par un produit de sécrétion morbide solidifié... La distinction des tubercules et des scrofules, ajoute-t-il, me paraît tomber devant ce grand fait que la sécrétion de la matière dite tuberculeuse est le caractère anatomique le plus positif et, comme le disait Lugol dans son langage figuré : la *signature anatomique de la scrofule*... Les tubercules pulmonaires sont véritablement la scrofule des poumons. » Pour Cruveilhier, la tuberculisation pulmonaire n'est qu'un mode spécial d'inflammation des vésicules pulmonaires. A l'appui de cette manière de voir, il fit même des expériences. Il injecta à des chiens, par une ouverture faite à la trachée, une certaine quantité de mercure dans les voies aériennes; à l'autopsie, il trouva dans les poumons un nombre considérable de foyers miliaires, dans chacun desquels était un petit globule mercuriel. Ces foyers étaient formés de pus épaissi et d'une « matière caséeuse plus ou moins concrète ». Cruveilhier n'hésite pas à les considérer comme de véritables tubercules et il en conclut que ceux-ci « n'ont rien de spécifique, qu'on peut les produire à volonté et par une cause qui agit mécaniquement[2] ».

Le point de départ et le siège du tubercule sont discutés par Cruveilhier. « Il n'y a pas d'élément anatomique, dit-il, ni de siège spécial pour la matière tuberculeuse. On peut dire cependant que les organes qui y sont le plus disposés sont ceux qui ont une disposition celluleuse ou vésiculeuse, et c'est pour cette raison que l'affection tuberculeuse est si fréquente dans les poumons. » Il fait précisément appel à ses expériences d'injection de mercure dans la trachée pour établir le siège intra-vésiculaire des tubercules pulmonaires et pour prouver « de la manière la

1. ANDRAL, *Clinique médicale*, 1re édit., 1826, t. 3. — *Précis d'anatomie pathologique*, 1829, t. 1, p. 407, t. 2, p. 537.
2. CRUVEILHIER, *Bull. de la Soc. anatomique*, t. 1, 1826, p. 171. — *Traité d'anatomie pathol. générale*. Paris, 1862, t. 4, p. 532 et suiv.

plus positive que les tubercules sont, non des productions accidentelles organisées, mais le produit d'une sécrétion vicieuse de la muqueuse vésiculaire ». Cette opinion, qui attribue au tubercule pulmonaire un siège intra-vésiculaire, fut soutenue depuis par Carswell et Luys. Elle rencontra une forte opposition de la part d'Andral. « Puisque, dit-il, les tubercules peuvent également se développer dans tous les organes, et que partout c'est dans l'intimité de leur trame qu'ils prennent naissance, on ne voit pas pourquoi l'on admettrait que, dans le poumon, ce sont les vésicules aériennes qui leur servent de matrice. Il semble beaucoup plus conforme à la vérité d'établir que partout où se produit du tubercule, il se développe dans la trame même des différents organes et spécialement *dans le tissu cellulo-vasculaire* qui, pour me servir d'une expression de Bichat, est le canevas commun où doivent venir également se déposer et les matériaux des nutritions et des sécrétions normales, et les éléments morbides des nutritions et des sécrétions anormales. Il serait fort singulier que, tandis que partout ailleurs la matière tuberculeuse prend naissance dans la profondeur même des trames organiques, il n'en fût plus de même pour le poumon et que, là seulement, contrairement à tout ce qu'on sait d'ailleurs, elle ne fût autre chose que le résultat d'une sécrétion viciée de la membrane qui tapisse les dernières extrémités des bronches[1]. » Andral, comme on le voit, affirmait déjà le siège des tubercules dans le tissu « cellulo-vasculaire », comme devait plus tard le faire Virchow.

1. ANDRAL, Notes à la 4e édition de Laënnec. Paris, 1836, t. 2, p. 20.

CHAPITRE II

PREMIÈRES ÉTUDES HISTOLOGIQUES DU TUBERCULE. DUALISME DE VIRCHOW

Sommaire. — Corpuscule tuberculeux de Lebert. — Reinhardt. — Virchow. Sa définition du tubercule : c'est une néoplasie conjonctive aboutissant rapidement à la caséification. — Il en distingue les inflammations catarrhales caséeuses, nodulaires ou diffuses. — Comment Virchow comprend les rapports de la scrofule et du tubercule. — Dualité de la phtisie pulmonaire. — Le caséum engendre le tubercule : Dittrich, Buhl. — La clinique s'empare de la doctrine dualiste : Niemeyer, Jaccoud. — Protestations isolées : Hérard et Cornil.

Nous arrivons vers le milieu de ce siècle, à une ère nouvelle, signalée par l'introduction des observations microscopiques dans les recherches anatomo-pathologiques. Lebert fut un de ceux qui s'engagèrent tout d'abord dans cette voie et, du premier coup, il crut, aussi bien pour le tubercule que pour le cancer, avoir trouvé la caractéristique histologique[1]. Comme objet d'étude, il choisit la matière tuberculeuse proprement dite, dans l'acception de Laënnec et de Louis, c'est-à-dire le tubercule jaune cru. Il y constata la présence de ce qu'il a appelé le *corpuscule* ou le *globule tuberculeux*. C'est une masse granuleuse, anguleuse ou irrégulièrement arrondie, mesurant de 1/140 à 1/100e de millimètre, sans noyau apparent; elle n'est autre qu'une cellule incomplètement développée, entravée dans son évolution par la forte consistance du blastème qui l'entoure. Ce corpuscule était pour Lebert un élément spécifique, sans analogue dans l'économie, différent des globules blancs, des globules de

1. Lebert, *Traité pratique des maladies scrofuleuses et tuberculeuses*. Paris, 1849.

pus et de tout autre élément histologique connu. De même que, pour lui, il y avait une cellule cancéreuse, de même il existait un corpuscule tuberculeux. Les vues si simples de Lebert confirmant la notion de la spécificité du tubercule par la preuve et la sanction histologiques furent accueillies avec faveur, en France surtout où elles cadraient si bien avec les idées de Laënnec et de Louis, en Allemagne par Rokitansky et en Angleterre par Hughes Bennett.

Lebert fit aussi appel au microscope pour décider la question, toujours pendante, des rapports de la tuberculose et de la scrofule. Pour lui, la scrofule est une maladie de l'enfance et de l'adolescence caractérisée par une série d'inflammations chroniques, avec tendance très prononcée à la suppuration et à l'ulcération et se localisant de préférence sur la peau, les oreilles, les yeux, les articulations et les os; selon lui, les ganglions lymphatiques superficiels engorgés si souvent chez les scrofuleux sont habituellement le siège de tubercules. La scrofule ne reconnaît pas, comme le tubercule, un produit spécifique, une cellule caractéristique, comparable au corpuscule tuberculeux; il n'y a pas de produit scrofuleux, tangible et histologiquement démontrable. Ce que l'on considérait jusqu'alors comme la lésion caractéristique de la scrofule, les adénites scrofuleuses, les écrouelles rentrent dans le domaine du tubercule. La scrofule est donc une maladie spéciale, diathésique, distincte de la tuberculose; les deux maladies offrent cette particularité de se rencontrer fréquemment chez le même individu.

Dès 1847, Reinhardt s'éleva contre les vues de Lebert. Il montra que le fameux *corpuscule tuberculeux* peut se former aux dépens du pus ordinaire et que par conséquent il n'a rien de spécifique. En 1850, il fit paraître un travail où il s'appliqua à montrer, par des preuves histologiques, que le tubercule est simplement un produit inflammatoire[1].

Reinhardt établit d'abord une distinction absolue entre le tubercule gris, isolé ou infiltré, et le tubercule jaune ou l'infiltration tuberculeuse jaune. Il n'y aurait jamais passage de l'un de ces états à l'autre et pour Reinhardt ce sont deux processus différents, quoique tous deux inflammatoires. Le tubercule gris

1. Reinhardt, Ueber die Uebereinstimmung der Tuberkelablagerungen mit den Entzündungsprodukten. (*Charité Annalen*, Berlin, 1850, Bd 1.)

(ou l'infiltration grise, infiltration gélatineuse) résulterait d'un exsudat, d'abord liquide ou gélatineux, s'organisant plus tard et aboutissant à une néoformation conjonctive, à une sorte de tissu de cicatrice. C'est proprement une pneumonie chronique à tendance fibroïde. Le tubercule jaune (isolé ou infiltré) n'est au contraire que du pus épaissi. Il s'agit d'un exsudat purulent intra-alvéolaire qui subit un travail de résorption partielle; de là l'apparition de globules ratatinés, irréguliers et mortifiés qui ne sont que les corpuscules tuberculeux de Lebert. C'est une pneumonie lobulaire ou alvéolaire avec exsudat purulent aboutissant à la régression et à l'inspissation. Ce travail de Reinhardt n'est pas sans avoir exercé une certaine influence sur les recherches célèbres de Virchow qui ont pendant si longtemps dominé dans la science.

Virchow[1] rejette la conception du tubercule, telle que l'avaient formulée Bayle et Laënnec; elle reposerait sur une confusion consistant à regarder comme tuberculeux tout ce qui est caséeux. Un autre reproche que Virchow adresse à Laënnec, est d'avoir de préférence placé la question sur le terrain de la phtisie pulmonaire, où les lésions sont si complexes, et « d'avoir fait ses recherches en spécialiste ». Il fallait étudier le processus sur des tissus de structure plus simple, sur les séreuses, par exemple; Virchow s'efforce d'abord de bien définir ce qu'il faut entendre par « matière tuberculeuse »; pour lui ce n'est pas un produit spécial, propre au tubercule, mais un mode de terminaison de divers processus de nature néoplasique, phlegmasique, purulente ou catarrhale. Cette « matière tuberculeuse » pour laquelle il préfère la dénomination de *matière caséeuse*, qui ne préjuge rien, est le résultat d'une dégénérescence spéciale, d'une nécrose ou d'une nécrobiose des éléments cellulaires qui se transforment en petits corps arrondis, plus ou moins infiltrés de particules graisseuses, les *corpuscules tuberculeux* de Lebert. Ces corpuscules ainsi que la métamorphose caséeuse peuvent se rencontrer dans la période régressive des états les plus divers, dans le pus épaissi, dans la matière typhique, à l'intérieur des vieux cancers ou des sarcomes aussi bien que dans les produits proprement tuberculeux.

1. Virchow, *Pathologie cellulaire*, trad. française, 2e édit. Paris, 1874. — *Traité des tumeurs*, trad. française, 1871, t. 3, p. 66-174.

Il existe cependant un tubercule vrai et une maladie géné rale, la tuberculose ; une partie au moins de l'œuvre de Bayle et de Laënnec subsiste et doit être respectée : c'est le tubercule ou la granulation grise de Laënnec, avec ses différents stades d'évolution.

Pour Virchow, comme pour Laënnec, le tubercule est un produit spécial, une tumeur, la plus petite des tumeurs. La comparaison avec un grain de mil est un peu exagérée et les tubercules dits miliaires résultent déjà de la conglomération de plusieurs tubercules plus petits, submiliaires. Souvent même, le nodule tuberculeux n'est visible qu'à la loupe ou au micro-

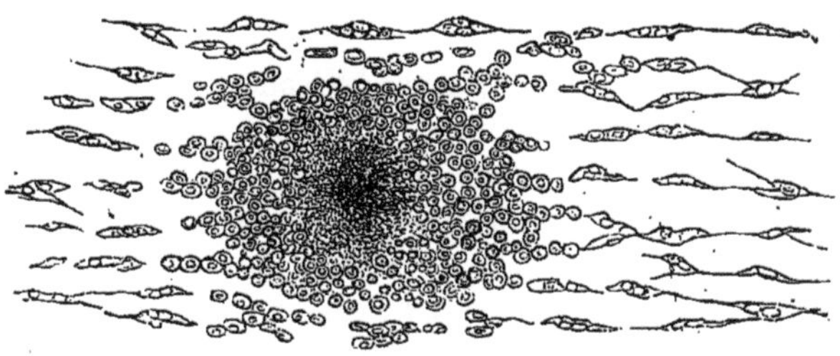

Fig. 1. — Structure de la granulation tuberculeuse d'après Virchow.

scope ; c'est ce qui a lieu pour le foie notamment, dans la tuberculose généralisée. La granulation tuberculeuse présente des caractères particuliers empruntés à sa structure, à son origine et à son évolution. Le tubercule est un produit formé d'un amas de cellules petites, arrondies, à protoplasma généralement très mince, de sorte qu'au premier aspect, on dirait un simple amas de noyaux. Ces cellules ressemblent tout à fait aux cellules lymphoïdes des ganglions lymphatiques ou de la rate. Parmi elles, il en existe de plus volumineuses, pouvant contenir jusqu'à 12, 14, 24 et 30 noyaux. Virchow décrivait en outre, interposé entre ces cellules, un fin réticulum conjonctif, d'où l'assimilation du tubercule à un follicule lymphoïde, à un lymphome.

Quant au siège du néoplasme, la réponse est formelle : les tubercules se développent exclusivement dans le tissu connectif. Bayle déjà avait conclu de ses recherches que le tissu cellulaire était le lieu d'origine du tubercule, et nous avons vu qu'Andral plaçait également les tubercules dans « le tissu cellulo-vasculaire ». Cette opinion fut rajeunie et développée par Virchow; pour lui, *le tissu conjonctif et ses équivalents sont partout la matrice du tubercule.* En entrant en prolifération, ils produisent la formation hétéroplastique lymphoïde du tubercule.

L'évolution du tubercule est particulière aussi. « C'est une néoplasie pauvre, frappée d'avance de caducité. Rapidement au centre du nodule, là où sont les cellules les plus âgées, s'établit une métamorphose graisseuse incomplète. Puis toute trace de liquide disparaît, les éléments se ratatinent, le centre devient jaune et opaque, et l'on voit une tache jaunâtre au milieu de la granulation grise, transparente. Ainsi débute la métamorphose caséeuse, qui plus tard caractérise le tubercule et qui bientôt l'envahit tout entier. »

Pour désigner ce néoplasme, Virchow estime que le mot de tubercule est très heureux et doit être maintenu, car il indique que le nodule ne dépasse jamais un certain volume et ne devient pas une tubérosité. Le petit volume des foyers tuberculeux vrais, des granulations tuberculeuses, est une des caractéristiques du processus. Les gros tubercules, ceux du cerveau par exemple, ne sont pas des tubercules uniques, mais résultent de la confluence de milliers de tubercules élémentaires.

La caséification est le mode habituel de terminaison du tubercule, mais ce n'est pas le mode nécessaire. Virchow admet pour le tubercule la possibilité d'une résorption complète, par conséquent d'une guérison directe et absolue. La crétification et la transformation fibreuse peuvent aussi s'observer.

Tels sont les caractères fondamentaux assignés par Virchow au tubercule vrai; mais à côté de ce dernier, jusqu'alors confondus avec lui, se placent d'autres produits, différents d'origine, de siège et de nature, mais ayant pour caractère commun, — source de la confusion, — d'aboutir à la même terminaison régressive, à la transformation caséeuse. C'est principalement pour le poumon, dans la phtisie pulmonaire, que cette confusion est fréquente et qu'il importe de marquer les différences.

Le poumon, en effet, peut être le siège d'inflammations aiguës ou subaiguës, catarrhales ou exsudatives, fibrino-cellulaires, amenant la réplétion et l'obstruction des bronches et des alvéoles. Ces produits par leur stagnation et leur inspissation subissent la métamorphose caséeuse; quelquefois des portions entières de lobes pulmonaires sont ainsi envahies; on a alors sous les yeux l'état que, depuis Laënnec, on a désigné sous le nom d'infiltration tuberculeuse jaune; habituellement la lésion se borne à des groupes isolés de lobules pulmonaires, et répond alors à une bonne partie des lésions décrites sous le nom de tubercule jaune, ou simplement de tubercule. Les vésicules ainsi atteintes sont parfois en si petit nombre et en groupe si limité qu'elles constituent l'hépatisation caséeuse miliaire. « Rien n'autorise à décrire cette lésion comme tuberculeuse, car elle se développe tout à fait de la même manière que l'hépatisation inflammatoire, par une agglomération de produits cellulo-fibrineux dans les cavités des vésicules pulmonaires et des bronches, et la différence qui existe entre elle et l'hépatisation repose exclusivement sur l'épaississement précoce et la dégénérescence du contenu devenu plus solide. » Ce sont ces hépatisations caséeuses, ces broncho-pneumonies ou ces pneumonies caséeuses, comme on les a appelées depuis, qui, variables en étendue, mais toujours inflammatoires quant à leur nature, intra-bronchiques ou intra-alvéolaires quant à leur siège, entrent pour une grande part dans la production de la phtisie pulmonaire.

Les mêmes processus inflammatoires à terminaison caséeuse si fréquentes dans le poumon s'observent sur d'autres organes, les ganglions lymphatiques, la muqueuse digestive, les organes génito-urinaires, le périoste et les os; pour Virchow, là aussi on a affaire, le plus souvent, non à des tubercules, mais à des inflammations *scrofuleuses*, aboutissant à la métamorphose caséeuse.

Il est nécessaire d'exposer ici les vues de Virchow sur la scrofule et comment il comprenait les rapports de la tuberculose et de la scrofule, objet de tant de discussions de la part de ses prédécesseurs.

Le mot *scrofule* (*scrofa*, porc) s'appliquait primitivement aux engorgements des ganglions du cou qui font disparaître les contours de la région et donnent au cou cette forme pleine et massive, telle qu'on la rencontre chez le porc. C'est ce que l'on désignait aussi sous le nom de *strume*. Plus tard, la dénomination de scrofule s'étendit à l'engorgement des ganglions lymphatiques en général ainsi qu'à d'autres lésions tégumentaires ou profondes, osseuses notamment, que l'on constate en même temps que les tuméfactions glandulaires, les *écrouelles*. Bordeu, Cullen, Hufeland, Lugol contribuèrent surtout à faire envisager la scrofule comme une maladie générale, résultant d'une dyscrasie, due à une substance nuisible, âcre, circulant dans le sang (*virus scrofulosum*, *acrimonia scrofulosa*) et se déposant dans les glandes, les articulations, etc.

Les connexions qui réunissent la scrofule à la phtisie pulmonaire avaient toujours préoccupé les pathologistes. Quand Bayle et Laënnec insistèrent sur les « dépôts de matière tuberculeuse » que l'on rencontre dans les adénites strumeuses, et les rapprochèrent des tubercules pulmonaires, l'identification des lésions scrofuleuses avec les lésions tuberculeuses fut admise presque sans restriction : les engorgements scrofuleux des ganglions furent envisagés comme des tubercules ganglionnaires, ou, inversement, les tubercules pulmonaires comme une « scrofule du poumon ».

Avec Broussais, l'étude des adénites scrofuleuses entra dans une phase nouvelle; il établit cette notion importante que les lésions scrofuleuses des ganglions lymphatiques ne sont pas primitives, ni consécutives à une crase particulière du sang, mais qu'elles résultent de lésions irritatives des parties où les ganglions puisent leur lymphe, de lésions de surface principalement, qu'il s'agisse du tégument externe ou des muqueuses[1].

Velpeau interpréta de la même façon le mécanisme de l'écrouelle et montra qu'elle n'est souvent qu'une conséquence des lésions de surface et des tissus où prennent racine les lymphatiques qui se rendent aux ganglions malades. « Les ganglions, ajoute-t-il, peuvent rester longtemps malades, et seuls malades, après la guérison de l'affection qui en a été le point de départ... Les malades, les médecins eux-mêmes, oublient alors, laissent facilement échapper la cause pour s'en tenir uniquement aux effets; on conçoit même que beaucoup de sujets ne puissent voir aucune corrélation entre le plus grand nombre de maladies que j'ai signalées et ce qu'ils appellent des *glandes*, des *tumeurs* : il y a plus, c'est que les praticiens les plus exercés devront être fréquemment embarrassés à leur tour pour lever tous les doutes

1. Broussais, *Examen des doctrines médicales*. Paris, 1821, t. 1, p. 44, et t. 2, p. 598 et 638. — *Histoire des phlegmasies chroniques*. Paris, 1826, p. 235.

à ce sujet. S'il s'agit d'un enfant ou de quelque lésion assez légère pour que le malade s'en soit à peine occupé et que des semaines, des mois ou même des années se soient écoulés depuis, comment parviendra-t-on à connaître la vérité? Personne, dans ce cas, ne songe au premier mal; les parents ne s'en souviennent plus; tout le monde soutient qu'il n'existait rien ailleurs que là où sont les souffrances ou les *grosseurs* actuelles[1]. »

Ainsi, pour Broussais comme pour Velpeau, les strumes ganglionnaires résultent de l'irritation des surfaces se propageant aux ganglions où se développe un travail inflammatoire ou « subinflammatoire ».

Cependant la plupart des cliniciens ainsi que des anatomo-pathologistes, à l'exemple de Bayle et de Laënnec, Cruveilhier, Meckel, Andral, Lobstein, persistaient à faire rentrer les lésions scrofuleuses dans le cadre de la tuberculose. Ils étaient guidés dans cette assimilation, d'une part, par la caséification ultime, caractère commun aux deux processus, d'autre part par les liens intimes si nombreux qui unissent les deux maladies.

Virchow surtout s'éleva contre cette manière de voir et s'appliqua à séparer la scrofule de la tuberculose.

La conception générale de la scrofulose, telle que la formule Virchow, se rapproche étroitement de celle de Broussais; la plupart des lésions scrofuleuses sont pour lui de nature inflammatoire ou subinflammatoire, confondues à tort avec les lésions proprement tuberculeuses, à cause du caractère qui leur est commun à toutes deux, la tendance finale à la caséification. La scrofulose, pour Virchow, est toutefois « quelque chose de particulier » se traduisant par une vulnérabilité spéciale des parties et par la persistance des désordres inflammatoires et régressifs dont ces parties sont le siège. Il explique ces particularités par « une faiblesse, une imperfection locale des tissus en question », qui fait que les lésions superficielles ou ganglionnaires, au lieu de se résoudre et de se dissiper, s'éternisent et aboutissent à la régression caséeuse. « Cette moindre aptitude des tissus à résister aux troubles morbides et de ceux-ci à se résoudre » peut être héréditaire ou bien acquise (alimentation mauvaise, insuffisante, manque d'exercice, air vicié).

1. VELPEAU, Maladies du système lymphatique, 2e mémoire (*Arch. gén. de médecine*, 2e série, t. 10, 1836, p. 11).

Les principales manifestations de la scrofule, l'adénite scrofuleuse (bubon scrofuleux, écrouelles), les abcès froids, les caries osseuses, les arthrites fongueuses, relèvent donc pour Virchow de processus originairement hyperplasiques, inflammatoires ou suppuratifs, aboutissant communément à la métamorphose caséeuse ; ce dernier caractère est le seul que les produits scrofuleux aient de commun avec les produits tuberculeux. Les hépatisations caséeuses du poumon, dont il a été question plus haut, rentrent aussi dans le cadre des « inflammations scrofuleuses ».

Le tubercule vrai, d'après Virchow, par son mode de dissémination et ses métastases, « se comporte comme une tumeur maligne ». Il rappelle à cet égard que Laënnec déjà, avec sa pénétration habituelle, avait établi une distinction entre les « éruptions » primitives et secondaires du tubercule, celles-ci succédant au ramollissement du foyer primitif. Virchow montre de même que les tubercules se propagent d'abord par une infection de voisinage. Les tubercules de l'intestin sont d'abord solitaires, puis se groupent en foyers et finissent par constituer une véritable infiltration ; ils gagnent ainsi en surface et en profondeur. Au bout d'un certain temps, on voit, sur les ulcérations tuberculeuses de l'intestin, apparaître des éruptions tuberculeuses dans le tissu sous-séreux correspondant ; elles se prolongent le long des lymphatiques, jusqu'aux ganglions. La tuberculose miliaire de l'épididyme gagne d'une part le corps du testicule, d'autre part la prostate, par infection propressive. « Il existe enfin des métastases dans les organes éloignés. Dans une tuberculose primitive de l'appareil génito-urinaire, on ne trouve que de petits nodules submiliaires dans les poumons et la plèvre. D'autres fois, dans la tuberculose primitive du poumon, par exemple, les mêmes petits foyers multiples secondaires se trouveront dans le foie et les reins. »

Antérieurement à Virchow, du reste, ces infections de voisinage, dans la tuberculose, avaient été étudiées par divers anatomo-pathologistes. Andral, Carswell, Cruveilhier avaient attiré l'attention sur les lésions des chylifères si fréquentes dans la tuberculose intestinale. Andral surtout a montré que quand il existe une ulcération tuberculeuse de la muqueuse intestinale, on voit fréquemment, au point correspondant aux ulcérations, de petits groupes de granulations d'où partent des traînées de granulations fines disposées comme les grains d'un chapelet. Elles suivent le trajet connu des chylifères, dont elles occupent la paroi; elles aboutissent généralement à des ganglions mésentériques tuméfiés et caséeux[1].

Lépine a depuis repris cette étude de la propagation des tubercules, qui les rapproche de la dissémination des néoplasmes malins et de la syphilis. Il a signalé une lymphangite tuberculeuse superficielle du poumon, chez les phtisiques, identique à celle qu'on trouve sur les chylifères. D'un foyer pulmonaire tuberculeux part une chaîne de granulations, multiple le plus souvent, suivant exactement les espaces polygonaux qui circonscrivent, au niveau de la plèvre, la base des lobules pulmonaires. Toujours ces lymphatiques aboutissaient à un ganglion bronchique caséeux. Lépine a, en outre, signalé un autre fait intéressant : il a observé que, chez des sujets atteints de lésions tuberculeuses du poumon ayant intéressé la plèvre viscérale, on voit fréquemment de fines granulations grises sur la plèvre pariétale, souvent dans un point limité, répondant exactement à la plèvre viscérale. On assiste donc là, comme il le fait observer, à une sorte de greffe tuberculeuse, à une véritable infection de voisinage[2].

Virchow était un observateur trop exact pour ne pas être frappé lui-même de la coexistence habituelle, chez le même individu, des granulations tuberculeuses et des masses jaunes, caséeuses, coïncidence trop fréquente pour être fortuite. Tout en signalant le fait, il se montre très réservé dans l'interprétation : « Je regarde, dit-il, comme bien plus conforme aux faits et comme la seule voie qui permette d'arriver à leur appréciation exacte, de distinguer d'abord les deux ordres de choses, de convenir de leur grande affinité, de leur coïncidence et de leur succession fréquente, tout en réservant à la tuberculose une certaine indépendance et son individualité. »

L'ancienne hypothèse de Dittrich pouvait être invoquée pour expliquer l'éruption tuberculeuse succédant aux inflammations

1. Andral, *Clinique médicale*, t. 6, p. 333.
2. Lépine, Sur l'infection de voisinage dans la tuberculose (*Archives de physiol. norm. et pathol.*, 1870, p. 297).

caséeuses; pour le médecin d'Erlangen, la dyscrasie tuberculeuse était toujours le résultat de la résorption par le sang de substances en décomposition, notamment de produits inflammatoires régressifs [1].

La théorie bien connue de Buhl repose sur une conception analogue. Dans son travail, basé sur 280 autopsies de tuberculeux, Buhl déclare que la tuberculose miliaire aiguë dérive *constamment* de foyers caséeux préexistants. Il suppose que dans ce foyer caséeux, si petit qu'il soit, s'élabore une matière spéciale, infectieuse, qui, en se disséminant par le sang, va provoquer dans les divers organes l'éclosion de granulations tuberculeuses; en d'autres termes, la matière caséeuse, quelle que soit son origine, servirait de point de départ à l'auto-infection tuberculeuse [2]. On a voulu, plus tard, voir en Buhl un précurseur de Villemin. Par sa théorie de la résorption de la matière caséeuse comme étant constamment le point de départ de la tuberculose, il assignait en effet à cette dernière une sorte d'origine infectieuse; mais, comme le fait justement observer Baumgarten, la notion fondamentale, celle de la vraie spécificité et de la vraie infectiosité lui a échappé. Il n'a pas vu que ce foyer caséeux, point de départ du mal, était lui-même déjà un produit tuberculeux, spécifique et virulent. On ne peut donc pas ranger Buhl parmi les promoteurs de la doctrine de la spécificité de la tuberculose, quoique ses recherches, mieux interprétées, aient apporté des faits d'une incontestable valeur à l'appui de cette doctrine.

Virchow, en rappelant la théorie de Buhl, montre ce qu'elle offre de séduisant. « N'existe-t-il pas, d'une façon générale, d'éruption miliaire sans foyer caséeux préexistant ou bien, selon la pensée de Laënnec, sans foyer tuberculeux ramolli? J'avoue que cela est tout à fait exceptionnel. En bien cherchant, on trouve presque toujours quelque part un nodule caséeux, de date ancienne. On parvient à découvrir dans la majorité des cas des glandes bronchiques ou mésentériques caséifiées, ou quelque ulcère soli-

1. Les idées de Dittrich se trouvent exposées dans la thèse inaugurale de son élève C. Martius : *Die Combinationsverhältnisse des Krebses und der Tuberkulose*, Erlangen, 1853.

2. Buhl, Bericht über 280 Leichenöffnungen (*Zeitschr. für rationelle Medizin*, 1857, *neue Folge*, Bd 8). — *Lungenentzündung, Tuberkulose und Schwindsucht* München, 1873.

taire de l'intestin, et il est bien tentant d'en faire le point de départ de l'infection. Néanmoins, il est des cas, rares il est vrai, où des foyers caséeux font absolument défaut et où la tuberculose miliaire apparaît comme une affection primitive. » Ces exceptions, quelque rares qu'elles soient, enlèvent selon Virchow à l'hypothèse de Buhl sa portée générale et ne permettent pas d'y trouver la solution définitive des rapports existant entre les inflammations caséeuses et le tubercule.

Niemeyer fut un de ceux qui contribuèrent le plus à vulgariser la doctrine dualiste de Virchow et à l'introduire dans la clinique. Dans son traité de pathologie interne, naguère si en vogue, et dans une monographie spéciale, Niemeyer, renchérissant sur Virchow, ne reconnaît « qu'une espèce de tubercule, le tubercule miliaire et qu'une forme de tuberculose, la tuberculose miliaire ». Toutes les masses plus volumineuses décrites sous le nom d'infiltration tuberculeuse ou de tubercules infiltrés ne sont que des résidus d'inflammations chroniques pris par Laënnec et ses successeurs pour des infiltrations tuberculeuses. Ce sont ces inflammations caséeuses qui, bien plus souvent que le tubercule, conduisent à la fonte du tissu pulmonaire, à la phtisie pulmonaire. Chaque forme de pneumonie, non seulement la broncho-pneumonie ou la pneumonie catarrhale, mais même la pneumonie franche, fibrineuse, peut, pour Niemeyer, aboutir dans certaines circonstances à la transformation caséeuse. La phtisie pulmonaire résulterait donc, dans la plupart des cas, non du développement d'un néoplasme spécifique, le tubercule, mais de processus inflammatoires, pneumoniques; « une pneumonie conduit d'autant plus facilement à la phtisie que l'accumulation des éléments cellulaires dans les alvéoles est plus considérable et qu'elle persiste plus longtemps, attendu que ces conditions sont favorables à la métamorphose caséeuse de l'infiltration inflammatoire. Les pneumonies se terminant par infiltration caséeuse se rencontrent, non pas exclusivement, mais cependant le plus souvent chez des individus faibles et mal nourris; ce fait tient, en partie, à ce que de pareils individus sont particulièrement vulnérables en partie à ce que les inflammations montrent chez eux une tendance à la production exagérée de cellules et par là à la métamorphose caséeuse des produits inflammatoires. »

Toutefois Niemeyer est obligé, lui-même, de reconnaître qu'à côté de ces pneumonies caséeuses on rencontre si souvent, dans les poumons des phtisiques, des tubercules vrais, qu'il serait absurde d'attribuer cette coïncidence à un pur hasard. Il faut donc admettre un rapport de causalité entre la tuberculose et ces processus inflammatoires. « D'après la doctrine généralement admise encore, ce rapport serait le suivant : le développement des tubercules serait le fait primordial dont dépendraient les processus pneumoniques qui ne viendraient s'y ajouter que secondairement. On ne peut pas nier que cette interprétation ne s'applique à certains cas. Mais dans la grande majorité des faits, c'est l'inverse qui est vrai, c'est-à-dire le développement tuberculeux s'ajoute secondairement à des processus pneumoniques préexistants. Il est excessivement rare qu'une tuberculose frappe un poumon qui ne renferme pas des résidus de pneumonie chronique. Les tubercules ne se développent que lorsque les pneumonies qui ont précédé se sont terminées par métamorphose caséeuse, que cette métamorphose ait succédé à une pneumonie croupale ou à une pneumonie catarrhale aiguë ou chronique. Nous devons donc admettre qu'il n'existe pas, entre la tuberculose et les processus inflammatoires qui la précèdent généralement, un rapport direct et immédiat se rattachant à l'origine à un seul et même état pathologique primordial, mais que *ce rapport est indirect et dérive de la métamorphose caséeuse des produits pneumoniques*[1]. »

Ainsi fut acceptée sans hésitations et poussée jusqu'à ses conséquences extrêmes la division dualiste de Virchow; ainsi fut appliquée aussi dans toute sa rigueur la doctrine de Buhl, d'après laquelle c'est le caséum qui engendre le tubercule. De là, la formule si connue : « le plus grand danger auquel est exposé un phtisique, c'est de devenir tuberculeux. »

La doctrine de la dualité de la phtisie devait bientôt trouver en Jaccoud un défenseur habile et convaincu; il reconnut aussi deux phtisies, distinctes au point de vue anatomique, ainsi qu'au point de vue clinique : la phtisie tuberculeuse et la phtisie caséeuse ou pneumonique; il formula, avec sa netteté habituelle, le diagnostic différentiel et la distinction des deux phti-

1. Niemeyer, *Traité de pathol. interne*, édit. fr. de 1869, Paris, T. 1, p. 249. — *Leçons cliniques sur la phtisie pulmonaire*, trad. française, Paris, 1867.

sies et cette distinction, selon lui, s'imposait désormais au clinicien comme une tâche nécessaire et relativement facile[1]. Bouchard, dans une série d'articles remarquables par l'érudition et la dialectique, se ralliait aussi sans réserves à la doctrine dualiste[2].

Ch. Robin, à cette époque à la tête de l'histologie en France, était arrivé également, par une autre voie, à briser la conception uniciste de Laënnec. Dans des recherches faites en commun avec Lorain, il sépara radicalement les granulations grises du tubercule, c'est-à-dire des granulations ou des infiltrations jaunes, caséeuses; les granulations grises n'aboutiraient jamais à la tuberculisation et constitueraient « une classe spéciale parmi les produits morbides »[3]. Luys adopta et développa des vues analogues dans sa thèse inaugurale[4]; mais ce fut surtout Empis qui, dans un travail considérable, s'efforça de séparer la granulation grise du tubercule. Pour Empis comme pour Robin, n'est tuberculeux que ce qui a subi la transformation caséeuse. Les granulations grises, demi-transparentes, qui parsèment les méninges, la plèvre, le poumon, le péritoine, etc., dans ce qu'on a appelé la tuberculose miliaire aiguë, ne subiraient jamais « la tuberculisation ». Dans la pensée d'Empis, il s'agirait là d'un processus spécial, tout différent du tubercule quoique se surajoutant à lui, et s'en distinguant, entre autres caractères, par la fréquence relativement considérable de la guérison, par la transformation fibreuse. C'est ce qu'Empis a désigné sous le nom de *granulie*[5], et les vues anatomo-pathologiques qu'il soutenait prenaient d'autant plus de poids qu'elles étaient développées dans un livre remarquable à plusieurs égards et où notamment le tableau clinique de la tuberculose miliaire aiguë était tracé de main de maître.

Cependant, en France surtout, où la tradition de Bayle et de Laënnec avait jeté de si profondes racines, bon nombre de

1. Jaccoud, *Clinique de Lariboisière*, Paris, 1873, p. 184.
2. Bouchard, Tuberculose et phtisie pulmonaire (*Gaz. hebd.* 1868).
3. Ch. Robin et Lorain (*C. R. de la Soc. de biol.*, 1854, p. 58).
4. Luys, Études d'histologie pathologique sur le mode de développement et l'évolution des tubercules dans le tissu pulmonaire (*Thèse de Paris*, 1857.)
5. Empis, *De la granulie ou maladie granuleuse connue sous les noms de fièvre cérébrale, hydrocéphalie aiguë, phtisie galopante*, etc. Paris, 1865.

cliniciens restaient malgré tout fidèles à la croyance d'une seule phtisie pulmonaire. Sur le terrain même de l'histologie pathologique, dans leur ouvrage sur la *phtisie pulmonaire*, Hérard et Cornil s'efforçaient de rattacher la pneumonie caséeuse à la tuberculose. Ils faisaient remarquer qu'autour des foyers de pneumonie caséeuse ancienne on trouve presque toujours des granulations tuberculeuses semi-transparentes dont les caractères à l'œil nu et au microscope ne sont pas douteux; ils en concluaient « qu'avec toute probabilité il en est de même pour les parties plus anciennes; dans ces dernières seulement les granulations ont subi la métamorphose caséeuse et sont difficiles à reconnaître... Il se présentera des observations, extrêmement rares à la vérité, dans lesquelles l'hépatisation grise ou jaune avec formation de cavernes sera complètement isolée, sans granulations tuberculeuses ni aucune des inflammations tuberculeuses des autres organes, de la trachée, du larynx, des intestins, etc. Pour ces derniers cas, cas d'ailleurs tout à fait exceptionnels, il est permis de supposer que les granulations ont existé au début du processus morbide et que plus tard, devenues jaunâtres, opaques, elles se sont confondues dans la dégénérescence caséeuse ou ulcérative du tissu pulmonaire enflammé[1]. »

Mais ces réserves trop timidement formulées ne trouvaient pas d'écho. De tous côtés, cliniciens et anatomo-pathologistes s'efforcaient de distinguer, au lit du malade et à la table d'autopsie, la pneumonie caséeuse du tubercule, invoquant pour les séparer des différences de forme et de siège, opposant la marche et les symptômes de la granulie à ceux de la pneumonie caséeuse. L'œuvre de Laënnec pliait sous tous ces efforts et la cause de l'unité de la phtisie semblait définitivement perdue.

Sur ces entrefaites cependant (1865), un grand événement scientifique venait de se produire : Villemin avait découvert l'inoculabilité et la virulence de la tuberculose; un champ nouveau et immense s'ouvrait aux chercheurs. Mais les esprits n'étaient pas suffisamment préparés aux enseignements, si décisifs cependant et si péremptoires, de la pathologie expérimentale. L'influence de Virchow, qui avait remanié la médecine par l'histologie et la pathologie cellulaire, continuait à s'exercer dans

1. Hérard et Cornil, *De la phtisie pulmonaire*, 1re édition, Paris, 1867, p. 144.

toute sa plénitude; l'anatomie pathologique régnait en maîtresse. Je ne fais donc pas violence aux faits ni à l'évolution historique de la question, en passant momentanément sous silence la découverte de Villemin et en poursuivant l'exposé de l'étude anatomique du tubercule, telle qu'elle s'est effectuée, à côté et à la suite de cette découverte, et sans être pendant longtemps sensiblement influencée par elle.

CHAPITRE III

STRUCTURE PLUS COMPLIQUÉE DU TUBERCULE. CELLULE GÉANTE. — FOLLICULES TUBERCULEUX. L'UNITÉ DE LA PHTISIE RESTAURÉE. LES TUBERCULOSES LOCALES.

SOMMAIRE. — Cellule géante de Langhans. — Travail de Köster : la tumeur blanche est une arthrite tuberculeuse, avec cellules géantes typiques. — E. Wagner. — Schüppel : le follicule tuberculeux avec ses trois zones concentriques de cellules.
Retour, par l'anatomie pathologique, à la doctrine uniciste de la phtisie : travaux de Grancher, Thaon, Lépine, Charcot, Rindfleisch.
Tuberculoses locales : Friedländer, Lannelongue, Brissaud.
Signification de la cellule géante. — Pseudo-tubercule expérimental. — Origine de la cellule géante et du tubercule : Ziegler, Baumgarten, Cornil, Malassez, Charcot et Gombault, Hip. Martin, Kiener. — On s'applique à déterminer selon quel type histologique normal le tubercule se développe ; on assimile les cellules géantes aux cellules vaso-formatrices, le nodule tuberculeux aux plaques laiteuses de Ranvier. — On s'attarde dans l'étude de l'histogénèse, au lieu de rechercher l'agent spécifique, le parasite.

Nous avons vu que, pour la plupart des histologistes, à la suite de Virchow, le tubercule était, en quelque sorte par définition, formé de cellules pauvres, imparfaitement développées et presque réduites au noyau. Cet amas de cellules rondes disposées dans un fin stroma réticulé faisait du tubercule un produit analogue au lymphome. Des investigations plus attentives devaient bientôt montrer que cette description était beaucoup trop simple et que le tubercule comporte une structure plus complexe. Langhans ouvrit la voie dans cette étude plus fine de la granulation tuberculeuse en y signalant la présence presque constante d'une cellule spéciale : la « cellule géante[1] ».

1. LANGHANS, Ueber Riesenzellen mit wandständigen Kernen in Tuberkeln und die fibröse Form des Tuberkels (*Virchow's Arch.* 1868, Bd 42, p. 382).

Longtemps avant Langhans, Rokitansky avait déjà observé, à côté des cellules à un seul noyau, « des cellules mères, multinucléaires », rencontrées au sein du tubercule[1]. Nous avons vu que Virchow dans sa *Pathologie cellulaire* note expressément, comme existant presque toujours au sein de la granulation tuberculeuse, des cellules contenant 12 à 21 et même 30 noyaux. E. Wagner a décrit les mêmes cellules dans les tubercules du foie sous le nom de « plaques à plusieurs noyaux[2] ».

Mais c'est à Langhans que revient le mérite d'avoir surtout appelé l'attention sur ces « cellules géantes » et sur leur importance pour la détermination du tubercule. Comme objet d'étude Langhans recommande, à l'exemple de Virchow, le tubercule des séreuses. « Si l'on dissocie, dit-il, une fine granulation tuberculeuse de la plèvre ou du péritoine, ne possédant pas encore de centre opaque, caséeux, on met en évidence les petites cellules, analogues aux cellules lymphatiques, connues depuis Virchow et considérées comme caractéristiques du tubercule; mais en outre on trouve régulièrement de grandes cellules multinucléaires, tantôt rares, tantôt plus nombreuses, jusqu'à 12 dans une préparation finement dissociée. Leur aspect n'est pas toujours facile à étudier, car elles se fragmentent fréquemment; ou bien, à cause même de leurs grandes dimensions, elles sont souvent saisies et déchirées par les aiguilles, de sorte qu'on n'en voit que les débris. Il faut donc choisir celles qui sont demeurées intactes. Si on provoque un courant dans le liquide de la préparation, de façon à les faire cheminer et tourner sur leur axe, on remarque que ces cellules sont rondes ou un peu ovalaires, sphériques et non aplaties, comme le croit Wagner, et limitées par un contour plus ou moins ferme. La plupart de ces cellules émettent des prolongements multiples, parfois ramifiés... Le corps cellulaire est formé d'une substance très finement granuleuse, pâle à l'état frais, devenant trouble et opaque sous l'action de l'acide chromique et d'autres réactifs. Les noyaux sont extrêmement nombreux, volumineux, vésiculeux, limités par un contour foncé, avec un contenu clair ne renfermant que de rares granulations... Très particulière et

1. Rokitansky, *Handbuch der pathol. Anatomie*, 1855, t. 1, p. 295 (cité par Langhans).
2. E. Wagner, *Arch. f. Heilkunde*, 1861, Bd 2, p. 33 (cité par Langhans).

caractéristique est leur situation qui n'a pas été jusqu'ici signalée par les observateurs. Ces noyaux siègent exclusivement à la périphérie du corps cellulaire et forment là une couche unique, plus rarement deux ou trois couches superposées; ils sont tellement serrés qu'ils se touchent étroitement... Ces noyaux occupent tantôt toute la périphérie de la cellule, tantôt ils n'en occupent qu'une moitié ou s'accumulent à un des pôles[1]. Les dimensions des cellules géantes sont variables, à ce point qu'on ne peut donner de chiffres moyens. Les cellules volumineuses

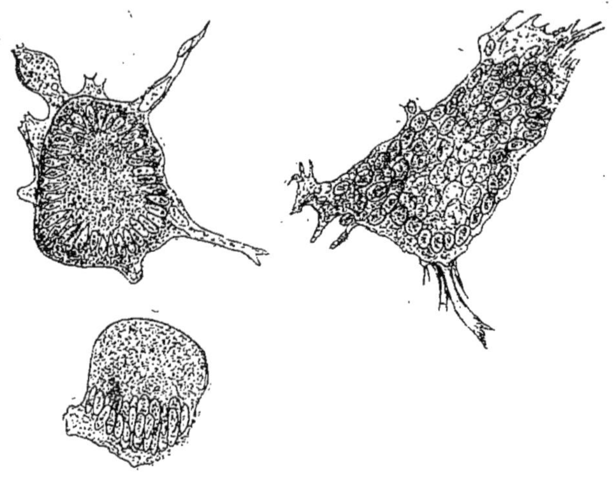

Fig. 2. — Cellules géantes; fac-similé des figures de Langhans.

atteignent un diamètre de 0,2 à 0,3 millimètres; *elles sont donc déjà visibles à l'œil nu*, comme de fins petits points; il en est même d'allongées qui mesurent en longueur plus d'un demi-millimètre. De ce maximum, les dimensions peuvent s'abaisser jusqu'au diamètre de $0^{mm},05$ et même au-dessous. Avec le volume des cellules varie aussi le nombre des noyaux. Le chiffre de 30 noté par Virchow ne représente nullement un maximum, ni même la moyenne pour les grandes cellules; quelques-unes contiennent plus de 100 noyaux... »

La cellule géante, facile surtout à étudier dans les tubercules des séreuses, se rencontre, d'après Langhans, dans toutes les

1. Plus loin, Langhans insiste sur cette disposition marginale ou polaire des noyaux de la cellule géante tuberculeuse, qui se distingue ainsi des myéloplaxes de la moelle osseuse et des cellules géantes du sarcome.

variétés du tubercule, y compris le tubercule fibreux. Elle est ordinairement entourée de cellules volumineuses, d'aspect épithélioïde, qui parfois tassées à sa surface et fusionnées entre elles lui forment une sorte de tunique ou de manteau.

Langhans, dans ce remarquable travail, se montre très sobre de considérations sur la nature du tubercule et sur l'origine de ses éléments. Il évite de se prononcer d'une façon précise sur le mode de formation des cellules géantes ; « deux hypothèses, dit-il, sont possibles : ou bien elles dérivent d'une seule cellule, avec multiplication excessive des noyaux; ou bien elles résultent de la confluence de plusieurs cellules en une seule ».

L'année suivante, parut le travail de Köster sur l'*arthrite fongueuse*[1]. Sans doute avant lui les tumeurs blanches avaient été souvent rattachées soit à la scrofule, soit à la tuberculose, mais vaguement et d'une façon indirecte : on se contentait de relever que ces arthrites se développent fréquemment chez des sujets scrofuleux ou tuberculeux, ou inversement on expliquait la fréquence de la phtisie dans le cours des tumeurs blanches par les troubles de la nutrition, la fièvre, la suppuration prolongée, etc. qu'elles entraînent à leur suite. Bazin se prononça expressément pour la nature tuberculeuse de certaines tumeurs blanches. « L'arthrite scrofuleuse, dit-il, est l'expression la plus complète de la scrofule ; elle renferme en elle tous les produits que peut engendrer cette maladie : éléments ordinaires de tout travail inflammatoire, pseudo-membranes, sérosité purulente et pus, éléments organiques homœomorphes : *tubercules*, cellules fibro-plastiques, etc. Toutes les formations anatomo-pathologiques que l'on rencontre isolément dans les autres affections de la scrofule se retrouvent pour ainsi dire associées et confondues dans la tumeur blanche. » Plus loin, il est encore plus catégorique : « Un autre produit anormal que l'on trouve parfois dans la tumeur blanche est le *tubercule*. On le rencontre au milieu du liquide de l'épanchement, dans la pseudo-membrane, dans les cellules des os et jusque dans les cavités creusées dans les cartilages eux-mêmes[2]. » Mais ces vues étaient à peu près

1. Köster, Ueber fungöse Gelenkentzündung (*Virchow's Arch.* 1869, Bd. 48 p. 114).
2. Bazin, *Leçons sur la scrofule*, p. 549 et 354.

oubliées quand Köster fit la constatation inattendue que « les fongosités articulaires renferment régulièrement et en nombre extrêmement abondant des tubercules miliaires types, gris ou caséeux, isolés ou agglomérés. Ces tubercules s'observent non seulement sur les fongosités de la synoviale ou des surfaces osseuses articulaires, mais aussi dans celles qui tapissent les trajets fistuleux et les abcès périarticulaires[1] ».

Ces granulations grisâtres ou jaunes et caséeuses sont, les unes facilement visibles à l'œil nu; les autres, beaucoup plus abondantes, ne se voient qu'au microscope; elles occupent la surface et l'épaisseur du tissu de la fongosité. La structure histologique de ces nodules est celle du tubercule type : le centre est occupé par une ou plusieurs cellules géantes; à la périphérie se tassent des cellules lymphoïdes; bientôt se manifeste la dégénérescence caséeuse débutant par le centre. Les cellules géantes des tubercules dans l'arthrite fongueuse sont remarquables par leurs grandes dimensions. Il en est d'énormes, visibles à l'œil nu, mesurant un demi-millimètre de diamètre et au delà. Pour les étudier, il suffit d'examiner le suc obtenu par le raclage, à l'aide du scalpel, de la section d'une fongosité; l'addition d'une goutte de liquide de Müller les fixe et les met très bien en évidence. Les noyaux, dans les grosses cellules géantes, sont extrêmement abondants, au nombre de 200 à 300, d'après Köster; leur disposition est toujours marginale. Dans certaines fongosités, surtout quand elles sont jeunes, on constate, au lieu d'amas nodulaires, une infiltration diffuse de cellules lymphoïdes, semées çà et là, irrégulièrement, de cellules géantes.

Köster en conclut que des lésions tuberculeuses typiques peuvent s'observer dans des affections purement locales, sans manifestations tuberculeuses dans les autres organes. La notion des tuberculoses locales existait donc en germe dans cette importante étude.

Köster discute l'origine du nodule tuberculeux et de la cellule géante; il se demande tout d'abord si le nodule ne pourrait

1. On avait signalé la présence d'éruptions de granulations tuberculeuses sur la synoviale de quelques articulations, dans des cas de granulie aiguë (Rokitansky, Förster, Klebs et un exemple plus récent bien étudié par Laveran[1]), mais dans ces cas il s'agissait d'une localisation articulaire de la tuberculose miliaire généralisée et non de tumeurs blanches.

1. *Bulletin de la Soc. méd. des hôpitaux de Paris*, 1876, p. 197.

pas résulter de la prolifération de l'épithélium d'un vaisseau sanguin et de l'accumulation de cellules lymphatiques à son pourtour. Mais il rejette cette hypothèse et se rallie à celle de Klebs, qui admet que le tubercule prend naissance dans les réseaux lymphatiques et les canaux du suc. Du reste, en affirmant ainsi l'origine lymphatique du tubercule, Köster obéissait à l'autorité de Virchow qui, on se le rappelle, rangeait le tubercule parmi les productions lymphatiques, à côté des lymphomes de la leucémie et de la fièvre typhoïde; il trouvait un nouvel appui à cette manière de voir dans un récent travail de Klebs qui, par l'étude anatomique du tubercule expérimental, chez le cobaye, se croyait aussi autorisé à conclure au siège et à la nature lymphatique du tubercule.

Comme le fait remarquer Kiener, on était alors dominé par les importantes recherches de Recklinghausen sur les rapports du système lymphatique avec les cavités séreuses. Ce savant venait de montrer que le riche réseau lymphatique du centre tendineux du diaphragme établit une communication entre les cavités péritonéale et pleurale; appliquant ces données à la recherche du mode de propagation des lésions tuberculeuses à la suite de l'insertion de matières tuberculeuses dans la cavité abdominale des cobayes, Klebs crut voir, sur le centre tendineux imprégné d'argent, que les tubercules y prenaient naissance dans l'intérieur même du réseau lymphatique, dont ils franchissaient ensuite les limites en suivant les canaux du suc élargis. Les petites cellules du tubercule et la cellule géante elle-même lui parurent provenir de la prolifération de l'endothélium lymphatique; il affirma avoir vu quelquefois une cellule géante, entourée de toutes parts de cellules rondes et allongée dans la direction du vaisseau lymphatique[1].

E. Wagner, dans une série de recherches portant sur les tubercules des différents organes, décrit sous le nom de *lymphadénome tuberculeux* une tumeur identique au follicule des glandes lymphatiques et constituée comme lui par du tissu cytogène ou réticulé. Ce « tubercule cytogène ou réticulé » est formé par un réticulum renfermant à ses points nodaux quelques cel-

1. Klebs, Ueber die Entstehung der Tuberkulose und ihre Verbreitung im Körper (*Virchow's Arch.*, 1868, Bd 44, p. 286, résumé d'après Kiener : la Tuberculose dans les séreuses de l'homme, etc. *Arch. de phys. norm. et pathol.*, 1888, p. 799).

lules uni- ou multi-nucléaires et dans ses mailles des cellules rondes, lymphatiques ; d'une façon presque constante, chaque follicule présente, au niveau des points nodaux du réticulum, une ou plusieurs cellules géantes. Le follicule tuberculeux, comme le follicule lymphatique, est parfois séparé du tissu environnant par une fente ou espace annulaire, comme le sinus périfolliculaire des glandes lymphatiques. Le follicule tuberculeux ne se distinguerait du follicule lymphatique normal que par l'absence de vaisseaux. La plupart des tumeurs désignées sous le nom de tubercules miliaires vrais ne seraient autre chose que des tubercules cytogènes[1]. On voit que, dans ce travail, qui rallia du reste peu d'adhérents, E. Wagner va beaucoup plus loin que Virchow dans l'assimilation du tubercule à une production lymphoïde.

Schüppel, en se basant surtout sur l'examen des tubercules des ganglions lymphatiques, apporta encore plus de précision dans la description histologique du tubercule. Le tubercule, selon lui, ne consiste pas simplement en un amas de petites cellules rondes analogue au follicule lymphatique, au lymphome; c'est une très petite tumeur, presque toujours nettement circonscrite, privée de vaisseaux, formée de cellules de forme et de dimensions variables, ainsi que d'un réticulum analogue à celui du tissu adénoïde et dans les mailles duquel les cellules sont incluses.

Les cellules du tubercule et en particulier du tubercule des ganglions lymphatiques sont de trois espèces : des cellules géantes, des cellules volumineuses, épithélioïdes, enfin de petites cellules rondes, lymphatiques. La cellule géante s'observe *constamment* dans le follicule tuberculeux; tantôt elle est unique et alors presque toujours centrale ; tantôt il y en a plusieurs placées au centre du nodule ou disséminées çà et là. Les cellules épithélioïdes (déjà décrites du reste par Langhans) sont des cellules assez volumineuses, à protoplasma grossièrement grenu, à noyau unique ou multiple, ovalaire, vésiculeux, se colorant faiblement; elles sont groupées autour de la cellule géante, mais peuvent s'étendre jusqu'à la périphérie du tubercule. Enfin, entremêlées aux cellules épithélioïdes et formant autour d'elles

1. E. Wagner, Das tuberkelähnliche Lymphadenom (der cytogene oder retikulierte Tuberkel) (*Arch. f. Heilkunde*, 1870, Bd 11, p. 497 et 1871, Bd 12, p. 1).

une troisième couche concentrique plus ou moins puissante, se trouvent des cellules petites, rondes, uninucléaires, cellules lymphatiques ou embryonnaires. Les cellules géantes à noyaux multiples sont pour Schüppel la caractéristique du tubercule; elles en forment l'élément constitutif nécessaire et primordial; ce sont elles qui servent de point de départ à toute l'édification du nodule[1].

Schüppel signale bien les différences qui distinguent le follicule tuberculeux, tel qu'il vient d'être décrit, d'avec un fol-

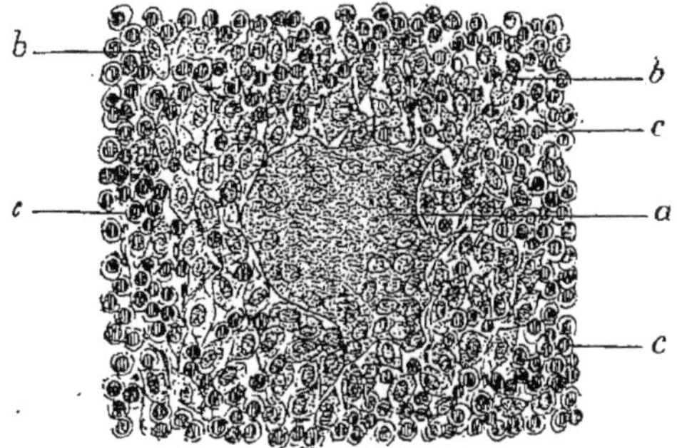

Fig. 3. — Follicule tuberculeux.

a, cellule géante; *b*, cellules épithélioïdes; *c*, *c*, eucocytes.

licule lymphatique ou un nodule lymphomateux avec lequel E. Wagner avait voulu l'identifier. Les cellules du follicule lymphatique sont rondes, uninucléaires, disposées dans les mailles d'un fin réticulum; les cellules du follicule tuberculeux sont des cellules géantes et des cellules épithélioïdes. Les follicules lymphatiques et les lymphomes possèdent un réseau très apparent de capillaires qui font entièrement défaut dans le follicule tuberculeux.

Les opinions de Schüppel au sujet de l'origine de la cellule géante ont beaucoup varié dans ses publications successives. Au début il la considérait comme résultant de l'hypertrophie d'un globule blanc du sang, avec multiplication nucléaire excessive. Puis il abandonna cette manière de voir, ainsi que celle qui faisait dériver la cellule géante d'une cellule nodale du réti-

1. Schueppel, *Untersuchungen über Lymphdrüsentuberkulose.* Tübingen, 1871.

culum du follicule tuberculeux. Il considéra le tubercule comme se développant, dans la majorité des cas, à l'intérieur des vaisseaux sanguins ; la partie centrale de la cellule géante ne serait qu'un coagulum albumineux, la zone marginale de noyaux résultant de la prolifération des cellules endothéliales du vaisseau. Enfin, dans un travail subséquent, Schüppel arriva à une conception plus singulière de la cellule géante ; elle naîtrait dans l'intérieur des vaisseaux d'un « protoblaste sans noyaux » ou d'un amas de protoplasma granuleux, par une sorte de genèse cellulaire, dérivant directement des matériaux du sang. Dans ce « protoblaste » apparaîtraient ensuite des noyaux et ainsi se formerait la cellule géante. Les cellules épithélioïdes dériveraient par bourgeonnement de la cellule géante et même le réticulum en proviendrait[1].

Toutes ces recherches histologiques ne s'adressaient qu'au tubercule vrai, légitime, dans le sens de Virchow, à la granulation tuberculeuse; elles n'osaient point aborder le groupe confus des inflammations dites caséeuses.

La doctrine de la dualité de la phtisie, émise par Virchow, continuait donc à être universellement acceptée. Les protestations timides de quelques médecins, formulées surtout au nom de la clinique, paraissaient bien attardées et demeuraient sans écho. On avait, il est vrai, sous la main, depuis la découverte de Villemin, un nouveau critérium, le plus puissant de tous : celui de l'inoculation ; mais les temps n'étaient pas venus où la démonstration expérimentale pût être appréciée à sa juste valeur. L'anatomie pathologique avait le pas sur la clinique aussi bien que sur l'expérimentation; c'est en elle surtout qu'on avait foi; c'est d'elle surtout que l'on attendait la solution des grands problèmes de la médecine. Ce fut donc un véritable événement scientifique quand, il y a près de vingt ans, Grancher, Thaon et enfin Charcot, se plaçant sur le terrain même de l'anatomie pathologique, combattirent le dualisme artificiel et forcé de Virchow et restaurèrent la conception uniciste de Laënnec. Aujourd'hui, après les grandes conquêtes de la médecine expéri-

1. SCHUEPPEL, *op. cit.* et Ueber die Entstehung der Riesenzellen im Tuberkc (*Arch. f. Heilkunde*, 1872, p. 69). — Ueber die Identität der Tuberkulose mit der Perlsucht (*Virchow's Arch.*, 1872, Bd 56, p. 45).

mentale et de la bactériologie, cette controverse d'ordre purement anatomique a perdu de son actualité et de son importance; mais il serait injuste de ne pas lui faire la place qui lui appartient dans cette histoire des doctrines de la tuberculose.

A Grancher revient le mérite d'avoir ouvert la voie[1]. En 1872, dans un mémoire où il étudie comparativement la structure d'une granulation tuberculeuse et d'un noyau de pneumonie caséeuse, il montre l'analogie de ces deux lésions en apparence si dissemblables et il conclut à la nature tuberculeuse des grosses masses caséeuses de la pneumonie de Reinhardt. Ce fut le point de départ. L'année suivante, dans une étude d'ensemble qui fait date dans l'histoire de la tuberculose[2], Grancher conclut hardiment à « l'unité de la phtisie ». Reprenant un à un les principaux caractères invoqués par Virchow et ses partisans pour séparer radicalement le tubercule des inflammations caséeuses, il montra ce que ces distinctions comportaient d'exagéré et d'artificiel. Pour Virchow, la granulation seule relèverait du processus tuberculeux et les produits n'affectant pas une forme nodulaire devaient en être distraits. Grancher montre, par l'examen de poumons dans la phtisie granuleuse aiguë « qu'à côté de granulations tuberculeuses types, il existe des agglomérations cellulaires plus petites et une alvéolite tuberculeuse, siégeant en grande partie dans la paroi alvéolaire. La forme nodulaire est sans doute un caractère excellent du tubercule, mais non un caractère absolu et indispensable... La définition que Virchow a donnée du tubercule est inexacte, puisqu'elle ne comprend que la granulation tuberculeuse adulte. Il faut ajouter à cette forme type les jeunes nodules visibles au microscope seulement, et les amas irréguliers de tissu cellulo-embryonnaire qui ont la même structure et la même destinée que le tubercule et qu'on rencontre, soit dans les cas de granulie aiguë, soit dans les pneumonies caséeuses sans granulations pulmonaires. »

La localisation de la pneumonie caséeuse à l'intérieur des alvéoles et celle du tubercule dans le tissu conjonctif ne constituent pas non plus un élément décisif de distinction. Colberg, Hérard et Cornil avaient déjà prouvé que le tubercule pulmo-

1. Grancher, Étude sur le tubercule et la pneumonie caséeuse (*Arch. de physiol. norm. et path.*, 1872, p. 624).
2. De l'unité de la phtisie (*Thèse de Paris*, 1873).

naire peut occuper la lumière de l'alvéole. Grancher rappelle que « c'est aux dépens de la paroi alvéolaire même que naissent la plupart des tubercules. Il n'est donc pas exact d'invoquer une différence de siège du tubercule et de la pneumonie caséeuse, pour conclure à une différence de nature. »

Dans une étude ultérieure, Grancher revient sur la structure des tubercules infiltrés de Laënnec (pneumonie caséeuse de Virchow) ; il montre que ces « tubercules pneumoniques » offrent le même type de structure que la granulation tuberculeuse : un centre caséeux et une zone périphérique, embryonnaire. « A côté du tubercule de granulation, il y a le tubercule pneumonique. Celui-ci résulte de la confluence de nodules plus petits, et le centre de formation de ces nodules est encore accusé, au sein du tissu caséeux, par les vestiges des bronches et de leurs vaisseaux satellites, autour desquels la néoplasie s'est développée[1]. »

Thaon, dans une excellente thèse parue après le premier mémoire de Grancher, se rallie également à l'unité de la phtisie. Il décrit la granulation sous ses diverses formes : miliaire, infiltrée, fibreuse, et les inflammations concomitantes qui peuvent être caséeuses, purulentes ou plastiques. Il admet les lésions pneumoniques, mais les considère comme tuberculeuses à cause de leur coïncidence constante avec les granulations. Comparant la tuberculose avec la syphilis, il établit que des lésions diverses peuvent dériver d'une seule et même influence pathogène. C'est moins par leurs caractères anatomiques que par leur origine, que les diverses lésions de la tuberculose, granulations, inflammations caséeuses, purulentes, scléreuses, doivent être ramenées sous un chef unique ; en réalité, c'est moins l'unité anatomique que l'unité diathésique de la phtisie que plaide Thaon[2].

A la même époque aussi, dans un travail marqué au coin d'une critique pénétrante, Lépine se prononce contre la dualité de la phtisie. Il ne craint pas de faire appel à l'argument si mal interprété et si dédaigné encore à cette époque, à l'argument expérimental. Sur le terrain purement anatomique, il invoque, entre autres raisons, l'éclosion de granulations tuberculeuses typiques,

1. Grancher, Tuberculose pulmonaire (*Arch. de physiol. norm. et pathol.*, 1878, p. 1).
2. Thaon, Recherches sur l'anatomie pathologique de la tuberculose (*Thèse de Paris*, 1873).

qui s'observe assez fréquemment au voisinage d'un foyer caséeux. Il n'est pas rare, en effet, à l'autopsie d'un phtisique, de rencontrer un foyer caséeux d'où partent des traînées de granulations tuberculeuses qui se dirigent vers le hile du poumon où elles aboutissent à un ganglion bronchique caséeux. « Ces granulations, dit Lépine, siègent dans la paroi d'un vaisseau lymphatique facilement reconnaissable et l'examen microscopique d'une coupe permet à la fois d'étudier la structure de la granulation tuberculeuse et d'affirmer qu'elle s'est développée dans la paroi d'un vaisseau lymphatique; souvent ces granulations ne présentent qu'un petit point opaque à leur centre, alors que le ganglion bronchique auquel elles aboutissent est entièrement envahi par la matière caséeuse, ce qui n'a rien d'étonnant puisque le tissu adénoïde du ganglion est plus apte que la paroi d'un vaisseau à donner naissance à un tubercule. De même on voit souvent des ganglions mésentériques entièrement caséeux sans que les chylifères qui y aboutissent présentent toujours une altération appréciable. Évidemment, il n'y a pas propagation de proche en proche des lésions tuberculeuses; ce sont des substances charriées par la lymphe et provenant du foyer caséeux périphérique qui déterminent la formation des granulations sur les lymphatiques. Ce mode d'infection me paraît prouver jusqu'à l'évidence la nature tuberculeuse du foyer dont elle provient. Comment pourrait-il, s'il ne possède des propriétés spéciales, donner naissance à des granulations, c'est-à-dire à des produits morbides spéciaux? Personne ne met en doute la nature spéciale du « suc » qui, provenant d'un cancer, va provoquer le développement d'un cancer ganglionnaire de l'aisselle. Chez un tuberculeux, une irritation de cause banale amène une adénite ou une lymphangite simple ; si nous constatons une lymphangite tuberculeuse, nous devons admettre que l'irritation a été de même nature... Ainsi donc, la pneumonie caséeuse qui produit directement des granulations, révèle, par le fait, sa nature tuberculeuse[1]. »

Charcot, dans ses *Leçons sur les maladies du poumon*, a repris la question et consacre un exposé synthétique magis-

1. LÉPINE, De la pneumonie caséeuse (*Thèse d'agrégation*, Paris, 1872, p. 85).

tral à l'étude du tubercule en général et de la tuberculose pulmonaire[1]. Il décrit comme unité tuberculeuse typique le *follicule tuberculeux* (Schüppel) ou *tubercule élémentaire*, comme il l'appelle, avec ses trois zones concentriques : cellule géante, cellules épithélioïdes et cellules embryonnaires. Les granulations tuberculeuses dans la plupart des cas et, à plus forte raison, les gros tubercules sont des *tubercules agglomérés*, c'est-à-dire composés d'un certain nombre de follicules élémentaires entourés et réunis par une ceinture commune de petites cellules.

Dans la phtisie chronique vulgaire, la lésion fondamentale est le tubercule miliaire. Pour la localisation de ce tubercule, Charcot adopte, d'une façon générale, le schéma de Rindfleisch ; le tubercule siège sur la bronche terminale au point où celle-ci s'abouche avec les conduits alvéolaires de l'acinus correspondant. Rindfleisch suppose qu'à ce niveau les éperons de division de la bronche acineuse retiennent les cellules tuberculeuses qui descendent des bronches supérieures et qu'il se produit là une infection locale ou une greffe tuberculeuse.

La granulation tuberculeuse, conclut Charcot, siège donc à la terminaison de la bronche acineuse, dans l'épaisseur de sa paroi et autour de chaque conduit alvéolaire près de son origine. En général, la masse tuberculeuse n'embrasse pas complètement le tuyau bronchique ; elle s'accumule sur un de ses côtés, laissant libre la paroi opposée ; d'où une forme semi-lunaire du néoplasme. Si, sur un nodule ainsi formé, on pratique une section et que cette section intéresse les trois conduits alvéolaires auxquels aboutit en général la bronchiole acineuse, on obtiendra la figure, si fréquente dans la phtisie commune à son début, d'une feuille de trèfle. Le nodule a un diamètre de 1 à 2 millimètres. A l'examen microscopique de la coupe, on constate qu'il s'agit non d'un tubercule élémentaire, mais d'une agglomération de follicules régulièrement disposés autour de certains centres de formation ; la zone centrale, caséeuse, est percée d'un trou irrégulier, qui n'est autre que le vestige du conduit alvéolaire ; la zone périphérique est formée de cel-

1. Charcot, Tuberculose du poumon et pneumonie caséeuse, leçons résumées par Oulmont (*Revue de médecine et de chirurgie*, 1877, p. 877). — Anatomie pathol. de la phtisie pulmon., leçons résumées par Hanot. (*Ibid.*, 1879, p, 900). Voir aussi Charcot, *Œuvres complètes*, Paris, 1888, t. 5.

lules embryonnaires. C'est là le point de départ ordinaire de la phtisie chronique commune[1]. Graduellement le nodule primitif gagne en étendue dans deux directions principales, vers la bronche et vers les culs-de-sac acineux; il s'étend aussi par envahissement des acini voisins. La lésion tuberculeuse progresse ainsi par fusion successive de nodules voisins; en même temps s'effectue la fonte caséeuse des portions centrales, avec évacuation du produit ramolli par les bronches et formation de cavernes.

Charcot, aussi formellement que Grancher, se refuse à admettre une *pneumonie caséeuse*, envisagée comme le mode de terminaison d'une phlegmasie pulmonaire commune n'ayant rien à voir avec le tubercule proprement dit. « La solidification jaune du poumon (pneumonie caséeuse), dit-il, dans la phtisie pulmonaire tant aiguë que chronique, n'est pas le résultat de la métamorphose des produits de l'inflammation commune. Elle représente la dégénération caséeuse centrale d'une agglomération tuberculeuse et, de fait, elle occupe la partie centrale d'une production embryonnaire qu'on doit appeler *tuberculeuse*, parce qu'elle ne diffère anatomiquement par aucun caractère, si ce n'est peut-être par ses dimensions, du tubercule aggloméré classique. Sans doute les produits d'inflammation vulgaire ne font pas défaut, parmi les lésions complexes de la pneumonie caséeuse; ils sont presque toujours présents, sous une forme ou sous une autre; mais ce n'est là qu'un fait accessoire; ce n'est pas le fond de la situation. »

Charcot montre que les îlots caséeux qui, à l'œil nu, affectent les apparences d'une pneumonie lobulaire ou pseudo-lobaire commune, sont en réalité, quand on les étudie de plus près, autant d'*agglomérations tuberculeuses*. On y trouve une portion centrale, caséeuse, correspondant à la section des bronchioles et de l'artère satellites; c'est le nodule péribronchique tuberculo-caséeux classique; autour de cette région centrale, qui correspond à la description du centre caséeux du tubercule élémentaire, règne une zone périphérique décrite pour la première fois

1. Charcot fait remarquer expressément qu'il n'a en vue, dans cette localisation du processus tuberculeux dans le poumon, que la phtisie tuberculeuse commune, et il a soin d'en séparer l'altération qui se produit dans le même organe à la suite de la *tuberculose généralisée aiguë*. Dans ce dernier cas, les granulations tuberculeuses, à peu près toutes du même âge et disséminées uniformément dans toute l'étendue des deux poumons, n'affectent qu'accidentellement le siège péribronchique.

et appelée *zone embryonnaire* par Grancher, dans ses études sur la pneumonie caséeuse. Seulement, à la caractéristique donnée par cet histologiste il faut ajouter, dit Charcot, la présence habituelle des cellules géantes qu'il n'avait pas relevée. La pneumonie caséeuse, dans ses formes aiguës et chroniques, est donc essentiellement une *pneumonie tuberculeuse;* il faut donc rejeter l'existence d'une pneumonie caséeuse, indépendante de la tuberculose et jouant le rôle capital dans le processus de la phtisie.

Le mode de terminaison habituel de la néoplasie tuberculeuse, quelle que soit la forme qu'elle affecte, isolée ou agglomérée, nodulaire ou infiltrée, est la dégénérescence dite caséeuse. On doit également à Grancher une bonne étude de ce processus de caséification.

« Examinons, dit-il, de plus près cette masse homogène, compacte et vitreuse qui forme le centre des gros tubercules. Il ne reste plus de la bronche, des gros vaisseaux et des alvéoles, que les fibres élastiques de leurs parois; une substance opaque infiltre tout, remplit tout, remplace tout. Cette substance, dans le bain de picro-carmin, a fixé l'acide picrique et apparaît colorée en jaune. Sur une coupe très fine, on peut reconnaître et suivre, surtout dans la partie la moins altérée, les transformations de l'endothélium bronchique, de l'endothélium vasculaire et des cellules embryonnaires conjonctives. Chacune de ces cellules gonflées outre mesure a subi une sorte de dégénérescence vitreuse ou colloïde. Le protoplasma, qui était granuleux et foncé, est devenu, en se gonflant, homogène et clair. Il est brillant et friable, comme en témoignent les craquelures qui le traversent dans tous les sens et donnent à une seule cellule l'aspect d'une petite mosaïque irrégulière. Le noyau de la cellule, volumineux au début, s'atrophie et disparaît à mesure que la dégénérescence du protoplasma s'étend jusqu'à lui. On peut suivre facilement cette atrophie du noyau des cellules, grâce à la coloration élective du picro-carmin. Tant qu'ils existent, les noyaux se colorent en rouge; or, tout à fait au centre du tubercule, se voient encore quelques points rouges, très petits, vestiges du noyau cellulaire, mais le plus souvent le carmin ne trouve là aucun noyau sur lequel il puisse se fixer. Au contraire, à mesure qu'on s'éloigne vers la périphérie, les points rouges, c'est-à-dire les noyaux des cellules, deviennent de plus en plus nombreux et de plus en plus gros, jusqu'à la zone embryonnaire où ils atteignent leur maximum de développement et forment autour des foyers caséeux une ceinture rouge, limitante. « Ce qui n'est pas moins remarquable, c'est la rapidité du développement de ce processus. Dans les pneumonies tuberculeuses les plus aiguës et dans les tubercules les plus jeunes de ces pneumonies, les cellules épithéliales de la bronche et des vaisseaux ont déjà cet aspect de bloc lisse et homogène. Ce n'est donc pas le dernier stade d'une dégénérescence déjà ancienne, mais bien une évolution spéciale, un mode de destruction, distinct de l'infiltration granulo-graisseuse ou muqueuse et qui mérite d'être appelée la *dégénérescence vitreuse*. Sur le fond gris, miroitant du poumon apparaîtront bientôt quelques taches opaques et blanc jaunâtre, ou saumonées, qui s'étendront peu à peu à tout le tissu, pendant que les points les plus altérés subiront une nécrobiose moléculaire. La dégénérescence vitreuse des cellules ne tarde pas en effet à faire place à une infiltration granulo-graisseuse qui précède l'élimination moléculaire et la formation des cavernes. A ce moment, l'examen histologique du caséum ne permettrait de reconnaître aucune cellule ; on ne peut trouver que leurs fragments et des granulations graisseuses isolées[1]. »

Pour Virchow, la dégénérescence caséeuse consistait proprement en une dégénérescence graisseuse, suivie d'inspissation par résorption partielle d'eau. Les recherches de Weigert sur la *nécrose de coagulation* ont beaucoup contribué à nous mieux faire comprendre le processus de caséification du tubercule. Les cellules sont lentement frappées de mortification et se transforment en masses coagulées, homogènes, ou finement granuleuses, avec disparition du noyau, que les réactifs colorants deviennent impuissants à déceler. Ces masses subissent ultérieurement une infiltration graisseuse, d'où l'aspect blanc, opaque du tubercule ainsi caséifié[2].

Le tubercule n'évolue pas toujours et fatalement vers la

1. GRANCHER, Tuberculose pulmonaire (*Arch. de physiol. norm. et pathol.*, 1881, p. 511).

2. WEIGERT, Ueber die pathol. Gerinnungsvorgänge (*Virchow's Arch.*, 1880, Bd. 79, p. 87). Kritische und ergänzende Bemerkungen zur Lehre von der Coagulationsnekrose, etc. (*Deutsche med. Wochenschr.*, 1885, p. 747). — Art. *Coagulationsnecrose*, in *Eulenburg's Realencyclopedie*.

caséification. Cruveilhier déjà avait fait remarquer que les tubercules, ceux du poumon en particulier, sont curables à toutes les périodes de leur développement (*tubercules de guérison*, Cruveilhier), grâce à une sorte d'enkystement fibroïde. C'est encore à Grancher que l'on doit d'avoir surtout mis en lumière la signification exacte de la *granulation fibreuse*. « Toute granulation, dit-il, qui se développe lentement devient fibreuse et guérit, c'est-à-dire se transforme en un produit anatomique scléreux et inoffensif. C'est pourquoi j'ai proposé de définir le tubercule une néoplasie *fibro-caséeuse*... Cette lutte d'organisation et de destruction est capitale dans l'évolution du tubercule, car l'avenir de la petite tumeur dépend du triomphe définitif de l'un ou de l'autre des deux processus : fibreux ou caséeux... En réalité, le tubercule est une néoplasie d'abord embryonnaire, puis adulte, et enfin caséeuse ou fibreuse : embryonnaire, elle est simplement composée de cellules formant un petit nodule microscopique ; adulte, elle est caséeuse au centre, embryonnaire à la périphérie, et, selon que l'un ou l'autre des deux processus devient prépondérant, il se forme des cavernes ou des nodules fibreux de guérison. En clinique, cette double évolution se rencontre fréquemment sur le même sujet[1]. » Sans doute, Bayle et Laënnec, Cruveilhier et Virchow et tous les observateurs avaient vu des tubercules guéris par ce procédé, mais ils le considéraient comme un fait d'exception. Grancher, en définissant le tubercule « une néoplasie fibro-caséeuse » regardait la sclérose comme étant le mode le plus commun de la guérison du tubercule et la montrait comme une conséquence de la structure élémentaire du néoplasme[2].

Charcot insiste également sur l'évolution fibreuse si fréquente du tubercule miliaire. « Le tubercule fibreux peut se présenter sous deux formes principales : tubercule miliaire (granulation de Bayle) et agglomération tuberculeuse. Dans le tubercule fibreux, il ne s'agit pas d'évolution partielle, fibreuse, s'opérant dans la zone embryonnaire, au pourtour de la zone caséeuse, comme dans le tubercule de guérison. Il présente cette particularité que de très bonne heure il perd sa structure cellu-

1. Grancher, Tuberculose pulmonaire (*Arch. de physiol., norm. et pathol.*, 1878, p. 30 et *passim*).
2. Grancher, *Maladies de l'appareil respiratoire*, Paris, 1890, p. 244.

laire et subit une évolution spéciale qui le transforme rapidement en une petite tumeur fibreuse, sans que jamais il y ait la moindre trace de modification caséeuse... Quand le tubercule fibreux domine, à plus forte raison quand il existe presque exclusivement, on a alors affaire à la *phtisie fibroïde*. »

Ainsi se trouvait restaurée, au nom même de l'histologie pathologique, la conception uniciste de la phtisie pulmonaire. Mais le dualisme de Virchow continuait, néanmoins, à dominer la plupart des esprits; en Allemagne cependant, Rindfleisch n'hésitait pas à se ranger sous la bannière des partisans de Laënnec, « conduit qu'il était, dit-il, par une série de nouvelles observations à élargir le cadre de la tuberculose pulmonaire et à se rallier, de par les recherches anatomo-pathologiques, au nombre de ceux qui, malgré les doctrines opposées, considèrent la phtisie pulmonaire comme une affection exclusivement tuberculeuse ». Il admettait que la tuberculose est un ensemble pathologique dominé par une cause spécifique, qui est la scrofule. Chez les scrofuleux les produits de l'inflammation se caséifient et, dans cette matière caséifiée, se formerait ensuite un principe virulent qui, absorbé, provoquerait l'éclosion de la tuberculose[2]. En Angleterre, Wilson Fox concluait également dans le sens de Laënnec, en faveur de l'unité de la phtisie pulmonaire[3].

Nous arrivons maintenant, dans cette esquisse de l'histoire anatomique du tubercule, à un nouveau progrès réalisé grâce à la notion plus approfondie et plus précise de ce qu'on a appelé les *tuberculoses locales*. Depuis les travaux de Laënnec et de Louis, l'un des caractères essentiels du tubercule était la tendance à la généralisation, la malignité, comme disait Virchow. La loi fameuse de Louis « qu'il ne peut y avoir de tubercule dans un organe sans qu'il n'y en ait en même temps dans le poumon »,

1. Plus récemment, le professeur J. Renaut (de Lyon) a publié sur les formes fibreuses de la tuberculose une étude histologique très intéressante : Note sur la tuberculose en général et sur ses formes fibreuses pneumoniques en particulier (*Lyon méd.*, 1879, t. 31). — Consulter aussi : Bard, Phtisie fibreuse (*Thèse de Lyon*, 1879).

2. Rindfleisch, Die kronische Lungentuberkulose (*Deutsche Archiv f. klin. Med.* Bd 14, 1874).

3. Wilson Fox, The anatomical relations of pulmonary phtisis to tubercule of the lung (*The British med. Journ.* 1873, 22 mars).

avait cependant souffert de nombreuses exceptions. Louis lui-même avait reconnu l'existence de tuberculose méningée sans phtisie pulmonaire. Cruveilhier avait signalé les gros tubercules solitaires du cerveau, sans autres manifestations tuberculeuses. Velpeau, Roux, Vidal (de Cassis), avaient étudié la tuberculose isolée du testicule. Aran, Siredey avaient décrit l'existence de tuberculisation primitive de l'appareil génital chez la femme. Mais c'est surtout à Brouardel que l'on doit d'avoir, dans un travail remarquable, montré que la tuberculose peut frapper les organes génitaux de la femme, primitivement, et sans aucune tuberculose pulmonaire concomitante[1]. A partir de ce moment, la notion d'une « tuberculisation pelvienne primitive » était devenue classique parmi les gynécologues. Mais, malgré l'autorité de ces auteurs, la règle formulée par Louis que nul ne peut être considéré comme tuberculeux s'il n'est manifestement tuberculeux des poumons, continuait à dominer les esprits; par respect pour cette loi, on persistait à qualifier de lésions scrofuleuses des lésions ayant tous les attributs anatomiques de la tuberculose, uniquement parce qu'elles s'étaient développées chez des sujets dont les poumons paraissaient normaux. Bien que l'évolution ait été préparée de longue main, 'est à Friedländer surtout que l'on doit d'avoir appelé l'atten-on, d'une manière systématique, sur ces lésions tuberculeuses fixes, naissant et se développant dans les divers organes, sans tendance à la généralisation et qu'il a désignées sous le nom de tuberculoses locales[2].

Nous avons vu que Köster avait établi que, dans les fongosités des tumeurs blanches, existaient des granulations tuberculeuses typiques qui jusqu'alors avaient complètement passé inaperçues. La présence des tubercules y est à peu près constante et on les distingue le plus souvent déjà à l'œil nu, sous la forme d'un semis de points grisâtres ou blanchâtres. Nous avons vu également que Schüppel a décrit des tubercules typiques dans les ganglions engorgés des scrofuleux; pour les distinguer, il est vrai, il faut recourir à l'examen microscopique, non pas à

1. BROUARDEL, De la tuberculisation des organes génitaux de la femme (*Thèse de Paris*, 1865).

2. C. FRIEDLÆNDER, Ueber locale Tuberculose (*Volkmann's Sammlung klinischer Vorträge*, 1873, n° 64).

cause de leurs petites dimensions, car ils mesurent en général un demi à un millimètre de diamètre, mais à cause de la difficulté de les discerner au milieu du tissu ganglionnaire ambiant. Ainsi deux maladies, considérées naguère encore comme d'origine scrofuleuse, la tumeur blanche et l'adénite strumeuse, étaient ramenées dans le cadre de la tuberculose.

Friedländer constata que dans les affections scrofuleuses de la peau, dans les parois des abcès froids et des ulcères strumeux, comme aussi dans les caries scrofuleuses des os, on trouve régulièrement un semis abondant de granulations tuberculeuses. Dans les abcès et les ulcères scrofuleux de la peau, ces granulations ont parfois un millimètre de diamètre; on les retrouve également, par l'examen microscopique, dans la peau avoisinante, saine en apparence, notamment dans le corps papillaire. Dans les caries scrofuleuses, les tubercules tapissent surtout les fongosités qui revêtent les trajets fistuleux. Voilà donc de nouvelles affections scrofuleuses qui rentrent dans le domaine de la tuberculose. Ce qui caractérise souvent (quoique non constamment) ces lésions, c'est qu'elles sont primitives, purement locales et qu'elles peuvent rester ainsi indéfiniment localisées.

Peu de questions ont été l'objet d'autant de controverses que le lupus. Il suffit, pour s'en rendre compte, de consulter le paragraphe que Virchow y consacre dans son grand Traité[1]. Cet anatomo-pathologiste montre que le lupus vrai (de Willan) est formé d'un tissu de granulation jeune, très mou et le plus souvent très vasculaire, siégeant primitivement dans le derme cutané, puis envahissant le tissu sous-cutané et dans quelques cas même les os; ce tissu de granulation est formé de petites cellules arrondies, indifférentes. Virchow signalait même l'analogie que présente le lupus avec les fongosités des tumeurs blanches articulaires. Il se prononce avec raison contre toute assimilation du lupus à la syphilis; mais il se refuse aussi à l'admettre, comme l'enseignait Bazin, parmi les scrofulides malignes de la peau ou des muqueuses. Il dénie au lupus le caractère scrofuleux en s'appuyant surtout sur ce fait que l'engorgement des ganglions lymphatiques, ce stigmate parti-

1. Virchow, *Pathol. des tumeurs*, trad. franç., t. 2, p. 475.

culier des lésions scrofuleuses, ferait constamment défaut dans le lupus.

Volkmann, il est vrai, se montre beaucoup plus réservé, et incline vers l'opinion de Bazin; il signale, contrairement à Virchow, la fréquence des antécédents et des accidents scrofuleux chez les lupiques; il fait remarquer en outre que les engorgements ganglionnaires sont loin d'être rares dans les cas de lupus[1].

C'est à Friedländer que l'on doit d'avoir établi d'une façon

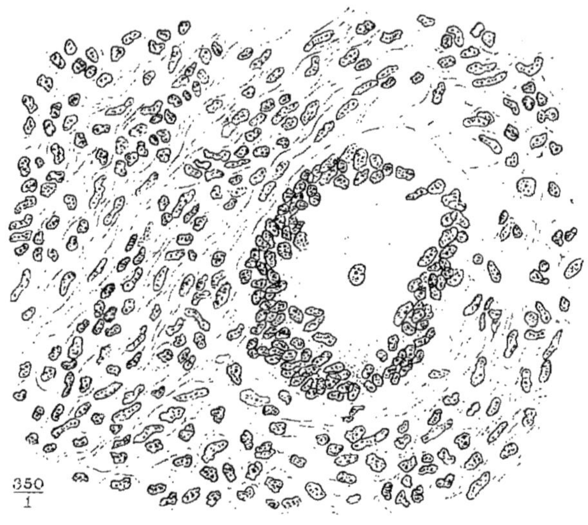

Fig. 4. — Lupus; cellules géantes.

définitive que le lupus est constitué par un amas très serré, presque confluent, de tubercules occupant le derme de la peau ou de la muqueuse, et offrant tous les attributs histologiques du tubercule adulte : cellules géantes, cellules épithélioïdes et cellules lymphatiques. Il s'agit donc là encore d'une tuberculose locale, pouvant exister pendant une longue suite d'années avec un état de santé florissant, sans aucune tendance à la gé-

1. Volkmann, Ueber den Lupus und seine Behandlung (*Volkmann's Samml. klin. Vorträge*, 1870, n° 13).

néralisation, même sans retentissement sur les ganglions correspondants.

L'épididymite ou l'orchite tuberculeuse peut procéder de la même façon : si parfois elle est secondaire et consécutive à une tuberculose pulmonaire, dans d'autres cas elle est et demeure primitive. De même pour la péricardite tuberculeuse; secondaire dans la plupart des cas, elle est quelquefois primitive et constitue la localisation unique du tubercule; parfois, dans ce cas, les tubercules ne sont pas visibles à l'œil nu et ne se révèlent que par l'examen microscopique.

A partir de ce moment, les données relatives aux « tuberculoses locales » se multiplient. En première ligne se placent les travaux du professeur Lannelongue qui ont fait faire des progrès considérables à l'étude des tuberculoses locales d'ordre chirurgical. Il démontra que la grande classe des abcès froids rentre dans le cadre des affections tuberculeuses et pour faire cette preuve, il s'appuya sur un double caractère : la présence de nodules tuberculeux types dans les parois de ces abcès et la virulence du pus dont l'inoculation aux animaux provoque régulièrement la tuberculose. La tuberculose osseuse a eté également l'objet des recherches de ce savant; la plupart des auteurs n'admettaient que la tuberculose des vertèbres et il était de croyance générale que la tuberculose des autres os était tout à fait exceptionnelle. Lannelongue montra qu'une série d'états anatomiques mal définis n'étaient que des complications de la tuberculose osseuse et que notamment les tumeurs blanches ont le plus souvent pour origine la tuberculose des extrémités articulaires des os. En même temps, il mettait en évidence l'origine tuberculeuse de la carie et des abcès migrateurs ou par congestion [1].

Reclus démontra que le tubercule du testicule peut, à lui seul, pendant un temps très long et même pendant toute la vie, constituer l'unique détermination de la tuberculose, parfois même se terminer par la guérison définitive [2].

1. Lannelongue, Note sur l'arthrite tuberculeuse (*Bulletins et mém. de la Soc. de chir.*, 1878, p. 296). — Tubercules des os, tumeurs blanches consécutives (*ibid.*, 1879 p. 867). — *Abcès froids et tuberculose osseuse*, in-8° avec pl., Paris, 1881. Cette monographie, accompagnée de planches, résume les principaux travaux de Lannelongue sur la matière.

2. Reclus, Sur le tubercule du testicule et l'orchite tuberculeuse (*Thèse de Paris*, 1877).

Tapret étudia les différentes localisations primitives de la tuberculose sur l'appareil urinaire et montra que le rein, la vessie, la prostate où l'urèthre peuvent être atteints isolément, sans phtisie pulmonaire concomitante[1].

Brissaud constata à son tour la nature tuberculeuse des tumeurs blanches; en collaboration avec Josias, il établit le même fait pour les gommes dites scrofuleuses de la peau. E. Besnier, en s'appuyant sur des arguments cliniques, était déjà arrivé à la conviction qu'il s'agissait là d'une manifestation tégumentaire tuberculeuse. Sous son inspiration, Brissaud et Josias étudièrent histologiquement les gommes scrofuleuses et leur reconnurent la structure du tubercule. « Les gommes scrofuleuses concluent-ils, sont constituées par des tubercules du tissu cellulaire sous-cutané se présentant sous la forme de foyers tuberculeux proprement dits, au voisinage desquels sont agglomérées, en quantité plus ou moins considérable, des granulations folliculeuses. » Enfin, je mentionnerai une étude d'ensemble due à Brissaud, où il reprend avec lucidité et discute la doctrine des tuberculoses locales et y apporte un contingent de faits personnels[2].

Après que les travaux de Langhans, de Schüppel et de Köster eurent bien mis en évidence les particularités caractéristiques de la cellule géante et la structure histologique fine du tubercule, nous entrons dans une période de discussion sur la nature et la genèse de la cellule géante et surtout sur sa présence dans les produits pathologiques les plus divers, n'ayant aucune relation avec le tubercule. Sous le nom de cellule géante, on décrivit à nouveau toute cellule volumineuse, multinucléaire, dont le type physiologique avait été établi, par Ch. Robin déjà, pour les grandes cellules de la moelle des os, sous le nom de *myéloplaxes* ou *plaques à noyaux multiples*. C'est ainsi que Steudener signala la présence de cellules géantes dans les sarcomes, Brodowsky dans les granulations des ulcères chroniques, Jacobson dans les granulations des ulcères consécutifs à une brûlure ou à un trau-

1. Tapret, Étude clinique sur la tuberculose urinaire (*Arch. gén. de médecine*, 1878, t. 1, p. 513, t. 2, p. 57, et 1879, t. 2, p. 405).

2. Brissaud, Étude sur la tuberculose articulaire (*Revue mensuelle de médecine et de chirurgie*, 1879, p. 457). — Brissaud et Josias, Des gommes scrofuleuses et tuberculeuses, de leur nature (*Ibid.*, p. 817 et 889). — Brissaud, Étude sur les tuberculoses locales (*Arch. gén. de méd.*, 1880, t. 2, p. 129 et 265).

matisme quelconque, Baumgarten, Browicz dans les syphilomes, Unna dans le chancre induré, Rindfleisch dans les nodules syphilitiques du foie. Lichtheim mentionne la présence de cellules géantes dans ses recherches sur la production expérimentale de l'atélectasie à la suite de la ligature d'un rameau bronchique; Johne et Pflug les observent dans les foyers d'actinomycose. On les retrouve même dans les tissus normaux, dans les tendons en voie de développement (Löwe), dans les sacs lymphatiques de la grenouille (Zielonko)[1].

B. Heidenhain[2], ainsi que Giov. Weiss[3] montrent que l'on peut à volonté provoquer chez les animaux vivants la production de cellules géantes en introduisant dans le tissu cellulaire sous-cutané ou dans le péritoine, des corps étrangers, tels que des cheveux, des fils de coton, etc., qu'on laisse en place pendant quelques semaines. Au bout de ce temps, ces corps se sont couverts de nombreuses cellules et parmi celles-ci on en trouve qui ont les caractères de cellules géantes. Giov. Weiss pense que ces cellules proviennent de la fusion d'un certain nombre de leucocytes.

Les expériences les plus intéressantes faites dans cette direction sont celles bien connues de Ziegler. Il se servait de deux petites plaques de verre collées ensemble avec de la colle à porcelaine, de façon à laisser entre elles un espace capillaire (cellule de Ziegler). Cette cellule est introduite sous la peau ou dans la cavité péritonéale de chiens ou de lapins. On la retire au bout d'un temps variable et il suffit de la porter sur la platine du microscope, sans manipulation préalable ou après fixation par l'acide osmique, pour avoir une préparation toute faite et d'un examen facile. Déjà, au bout de quelques jours, de nombreux globules blancs se sont insinués entre les deux lamelles de verre et s'y étalent en forme de mosaïque; ces globules blancs ou bien

1. Ceux que l'historique plus complet de ce point d'anatomie pathologique intéresse, le trouveront avec les indications bibliographiques précises dans l'ouvrage de PREDÖHL, *Die Geschichte der Tuberkulose*. Hamburg, 1888, p. 266. — Consulter aussi une excellente revue historique annexée au mémoire de MALASSEZ et CH. MONOD, Sur les tumeurs à myéloplaxes (*Arch. de Physiol. norm. et path.* 1878, t. 5, p. 390).

2. B. HEIDENHAIN, Ueber die Verfettung fremder Körper in der Bauchhöhle lebender Thiere (*Thèse inaug.*, Breslau, 1872).

3. GIOV. WEISS, Ueber die Bildung und Bedeutung der Riesenzellen und über epithelartigen Zellen welche um Fremdkörper herum im Organismus sich bilden (*Virchow's Arch.* 1876, Bd 48, p. 59).

meurent et subissent la régression granulo-graisseuse, ou bien se transforment en des éléments plus stables, en cellules épithélioïdes et en cellules géantes. Les cellules géantes sont des éléments vaso-formateurs qui peuvent entrer en connexion avec les vaisseaux préexistants et se transformer ainsi à leur tour en vaisseaux véritables; dans d'autres cas ils se convertissent en tissu conjonctif (fibroblastes). Dans ces expériences Ziegler voit la preuve que les cellules géantes dérivent des globules blancs du sang. Il cherche à appliquer ces données à la genèse du tubercule qu'il considère comme provenant surtout de globules blancs émigrés, se transformant en partie en cellules épithélioïdes et en cellules géantes; quant aux éléments fixes des tissus, ils n'interviendraient qu'accessoirement dans la formation du tubercule. Les cellules géantes ainsi que les cellules épithélioïdes se rencontrent dans n'importe quel « tissu de granulation »; elles seraient simplement plus fréquentes et mieux accusées dans le nodule tuberculeux[1].

Les travaux alors récents de Ranvier sur le développement des capillaires dans l'épiploon des mammifères nouveau-nés avaient familiarisé les histologistes avec les cellules dites *vaso-formatrices* et avec les différents aspects de bourgeons pleins, de prolongements et de vacuoles qu'affectent ces éléments vaso-formateurs[2]. Brodowsky appliqua ces données d'anatomie normale à l'étude du tubercule. Il crut constater qu'un certain nombre de cellules géantes se continuent par des cordons pleins et parfois creux avec des capillaires. Il les considéra comme des vaisseaux en voie de formation ou plutôt comme des éléments vaso-formatifs déviés de leur évolution normale, hyperplasiés et arrêtés dans leur croissance avant d'être complètement canalisés. Le lien qui existerait entre ces cellules et le développement des vaisseaux lui parut tellement net qu'il proposa de substituer au nom de cellules géantes celui d'*angioblastes*[3].

Baumgarten, dans une série de publications, s'appliqua à

1. E. Ziegler, *Experimentelle Untersuchungen über die Herkunft der Tuberkelelemente, mit besonderer Berücksichtigung der Histogenese der Riesenzellen*, Wurzbourg, 1875. — *Untersuchungen über pathol. Bindegewebs-und Gefässneubildung*. Wurzbourg, 1876.

2. Ranvier, Du développement, et de l'accroissement des vaisseaux sanguins. (*Archives de Physiol. norm. et pathol.*, 1874, p. 429.)

3. Brodowsky, Ueber den Ursprung der sogen. Riesenzellen und über Tuberkel im allgemeinen (*Virchow's Arch.*, 1875, Bd 43, p. 113).

établir que la cellule géante n'est pas exclusivement la caractéristique anatomique du tubercule. En jetant une ligature sur des artères, il constata dans le tissu de granulation qui se développe autour du lien la présence de cellules géantes et de cellules épithélioïdes. En introduisant dans le tissu cellulaire sous-cutané des corps étrangers finement divisés, il vit apparaître sous l'influence de cette irritation purement mécanique non seulement des cellules géantes, mais des amas nodulaires tout à fait comparables au follicule tuberculeux de Langhans et de Köster. Il existe cependant une différence importante : ces nodules ne présentent ni la tendance à la dissémination et à la généralisation, ni la transformation caséeuse propres au tubercule vrai. Ce n'est donc pas par ses particularités anatomiques, mais seulement par son évolution que l'on peut affirmer la nature tuberculeuse d'un produit pathologique.

Des recherches analogues, que nous aurons occasion d'exposer plus loin, furent poursuivies par Hip. Martin, qui, le premier, en instituant systématiquement des inoculations en séries, mit en lumière le principal caractère distinctif du tubercule authentique d'avec les lésions pseudo-tuberculeuses provoquées par des agents irritants banals. Mais il nous faut signaler ici les intéressants travaux de Laulanié sur les altérations pseudo-tuberculeuses produites dans le poumon du chien par les œufs du Strongylus vasorum[2].

Le *Strongylus vasorum* est un nématode de 2 centimètres de long qui vit dans le cœur droit et dans les divisions de l'artère pulmonaire du chien. La femelle pond des œufs qui vont, par voie embolique, se loger dans les artérioles terminales du poumon ; ces œufs et les embryons qui en naissent provoquent dans le poumon la formation d'innombrables granulations grises, demi-transparentes, de la grosseur d'une tête d'épingle au plus : on dirait une véritable granulie du poumon. Mais déjà par la simple dissociation de ces nodules, à l'état frais, on peut y constater la présence d'œufs ellipsoïdes, contenant souvent, dans l'intérieur de leur coque, un embryon enroulé en spirale.

1. Baumgarten, Riesenzellen und Syphilis (*Centralbl. f. die med. Wissenschaften*, 1876, nº 45). — Zur Tuberkulosenfrage (*ibid.*, 1878, nº 13).

2. Laulanié, Sur quelques affections parasitaires du poumon et leur rapport avec la tuberculose (*Arch. de physiol. norm. et pathol.*, 1884, t. 2, p. 487).

Les embryons libres ou bien provoquent autour d'eux la formation d'un tubercule, ou pénètrent dans les bronches par où ils sont éliminés pour aller infecter un autre animal qui les ingère avec ses aliments.

Si l'on étudie les coupes d'un poumon de chien atteint de strongylose, on s'assure que les granulations présentent tous les caractères histologiques du tubercule : au centre existe une cellule géante, creusée d'une cavité qui renferme un œuf ou un embryon; une zone moyenne est formée de cellules épithélioïdes; enfin la zone périphérique est composée de cellules embryonnaires disposées circulairement. Malgré ces ressemblances avec le vrai tubercule, l'affection causée par les œufs du strongle n'est pas une phtisie; elle n'entraîne pas la déchéance progressive de la nutrition qui accompagne la tuberculose; les chiens s'accommodent parfaitement de la présence des granulations parasitaires dans leurs poumons et, s'ils succombent, leur mort est due à des troubles circulatoires, mécaniques, résultant de thromboses de l'artère pulmonaire.

Dans un travail d'ensemble, publié ultérieurement, Laulanié établit que les cellules géantes apparaissent dans tous les processus inflammatoires, spécifiques ou vulgaires, procédant d'une irritation continue et peu intense. C'est un épisode anatomique spécial de l'inflammation. Ces cellules se développent autour de corps étrangers variables, bacilles de Koch, touffes d'actinomyces, embryons du strongylus, etc.[1].

Quant à la signification et à l'origine des cellules géantes, elles continuaient à être un sujet de controverses. Cornil qui, dès 1868, avait insisté sur les rapports de siège du tubercule avec les vaisseaux sanguins, se prononça pour le développement intra-vasculaire des cellules géantes[2]. « L'accumulation des globules blancs et de quelques globules rouges, l'union et l'englobement dans une masse de plasma fibrineux de cellules lymphatiques dont les noyaux s'hypertrophient, la tuméfaction des cellules endothéliales, tels sont les phénomènes observés à l'in-

1. Laulanié, Étude critique et expériment. sur les cellules normales et pathol. (*Thèse de Lyon*, 1888).

2. Cornil, De la tuberculose des séreuses et de ce qu'on appelle les cellules géantes (*C. R. de la Soc. de biol.*, 1878, p. 100).

térieur des vaisseaux. La cellule géante aurait pour origine la coagulation d'un plasma fibrineux dans lequel les cellules lymphatiques auraient été englobées et confondues et auraient proliféré d'une façon extraordinaire... Nous croyons pouvoir considérer les cellules géantes comme représentant un vaisseau dont la paroi et le contenu sont modifiés par l'inflammation spéciale de la tuberculose. »

Malassez s'élève contre cette interprétation. Il rappelle que les cellules géantes se voient en si grand nombre et si rapprochées qu'elles se touchent presque et que par cela seul il est difficile d'admettre que ce soient autant de vaisseaux oblitérés. Les cellules géantes peuvent bien, sur des coupes, paraître assez régulièrement circulaires, à la façon de la section d'un vaisseau. Mais lorsqu'on a recours aux dissociations, on voit qu'elles possèdent des prolongements nombreux et si irréguliers qu'il est impossible de les rapprocher d'un vaisseau oblitéré. Dans un sarcome à cellules géantes étudié par lui et Monod, il put s'assurer que les cellules géantes avaient les caractères des cellules vaso-formatrices de Ranvier. Peut-être que pour la cellule géante du tubercule on peut admettre une origine analogue[1].

Charcot et Gombault ne regardent pas la cellule géante comme formée par un élément cellulaire unique ayant pris des proportions excessives et poussé des prolongements dans toutes les directions; ils ne la considèrent pas non plus comme un caillot intra-vasculaire que l'endothélium en voie de prolifération entourerait d'une zone de noyaux. Pour eux, la cellule géante est constituée dans le principe par un amas d'éléments cellulaires tassés les uns contre les autres, comme on peut s'en assurer par la dissociation. Plus tard, les éléments constituant cette petite masse subissent une modification particulière, qu'on peut appeler vitreuse, qui amène la fusion des cellules, pendant que les noyaux de ces cellules entrent en prolifération active; enfin se produit la caséification qui procède du centre vers la périphérie de la cellule géante[2].

Nous ne pouvons que souscrire encore aujourd'hui à l'opi-

1. Malassez, *C. R. de la Soc. de biol.*, 1878, p. 105.
2. Charcot et Gombault, Note sur la structure et le mode de formation des cellules géantes dans le tubercule (*C. R. de la Soc. de biol.*, 1878, p. 281).

nion émise dès cette époque par Malassez, à savoir que sous le nom de cellules géantes on a décrit des éléments qui sont loin d'être anatomiquement semblables. Malassez rappelle à cet égard l'enseignement de Charcot qui pense que les cellules géantes du tubercule doivent être absolument différenciées des éléments analogues que l'on peut rencontrer dans d'autres néoplasies (sarcomes, cellules à noyaux multiples qui se rencontrent dans les inflammations osseuses, bourgeons charnus des plaies, produits inflammatoires des séreuses, etc.). Elles s'en distinguent par différents caractères et notamment par la disposition marginale si frappante des noyaux. Dans les myéloplaxes et les fausses cellules géantes, les noyaux sont disséminés dans le corps de la cellule et se voient au centre aussi bien qu'à la périphérie. Une autre particularité de la cellule géante vraie, tuberculeuse, c'est la dégénérescence caséeuse qui est la règle et qui ne s'observe pas sur les autres variétés de cellules géantes. De même, les cellules géantes expérimentales obtenues par Ziegler, Weiss, Baumgarten, etc., n'ont aussi qu'une ressemblance éloignée avec les cellules tuberculeuses. En somme, pour Malassez, la cellule géante du tubercule a des caractères propres et bien tranchés. Cet histologiste ne va pas jusqu'à lui accorder le rôle et l'importance d'un élément spécifique, puisque, d'une part, elle peut manquer dans certains tubercules vrais et que, d'autre part, sa présence bien constatée ne suffit pas à affirmer la nature tuberculeuse de la néoplasie où on la rencontre; mais il n'en reste pas moins acquis qu'elle constitue un des attributs caractéristiques de la tuberculose[1].

Hip. Martin a pris pour objet d'étude la tuberculose de la séreuse péritonéale, mettant à profit la transparence et la simplicité de structure de cette membrane pour résoudre quelques problèmes relatifs au siège et au développement du tubercule. Ses recherches ont porté sur l'épiploon du lapin, rendu tuberculeux par inoculation, et aussi sur l'épiploon de jeunes enfants tuberculeux. Il fut surtout guidé dans ces recherches par l'analogie des tubercules avec les *plaques laiteuses* sur lesquelles Ranvier venait d'appeler l'attention des

1. MALASSEZ et CH. MONOD, Sur les tumeurs à myéloplaxes (*Arch. de physiol. norm. et pathol.*, t. 5, 1878, p. 398).

histologistes. On sait que Ranvier désigne sous ce nom des amas de cellules lymphatiques, d'aspect blanchâtre à l'œil nu, que l'on voit disséminés sur le grand épiploon des lapins âgés d'un à trois mois. Comme le montrent les imprégnations d'argent, ces amas de cellules sont recouverts par les deux feuillets endothéliaux de la séreuse; les uns sont en rapport avec les vaisseaux, les autres en sont indépendants et ne peuvent se former que par des cellules migratrices. La méthode de l'argent appliquée par Hip. Martin à l'étude des tubercules du grand épiploon du lapin lui donna des images comparables aux *plaques laiteuses*. On peut trouver les deux feuillets endothéliaux intacts et tapissant le nodule tuberculeux, ce qui prouve que celui-ci ne provient pas de la prolifération des cellules endothéliales. D'autre part, beaucoup de ces nodules ne sont pas au contact d'un vaisseau sanguin ou lymphatique. Hip. Martin en conclut que le tubercule (comme la plaque laiteuse physiologique) n'est « qu'une agglomération de cellules migratrices qui, sorties du torrent circulatoire par diapédèse, se sont réunies en un point de cette membrane pour y subir l'évolution pathologique qui caractérise le tubercule... La granulation tuberculeuse des séreuses, la plus facile à étudier et qui peut servir de type, n'est qu'une agglomération de cellules lymphatiques sous-endothéliales[1]. »

Kiener s'est également adressé aux tubercules des séreuses pour élucider l'histogénèse du tubercule. Ses recherches ont été faites sur l'homme et le cobaye tuberculeux. Il montre que les nodules offrent des sièges d'élection; tantôt ils embrassent, à la façon d'un manchon, un capillaire sanguin ou un vaisseau lymphatique, exceptionnellement un tronc nerveux; d'autres fois, ils affectent des rapports de voisinage avec les vaisseaux sanguins, artérioles ou veinules, dont ils dépriment la paroi; un dernier lieu d'élection est le tissu adipeux qui enveloppe les gros troncs vasculo-nerveux.

Le tubercule à son début, d'après Kiener, apparaît sous la forme d'une tache laiteuse constituée par un tissu embryonnaire et par un très riche réseau capillaire. Le tissu embryonnaire,

1. Hip. Martin, Recherches anatomo-pathol. et exp. sur le tubercule (*Thèse de Paris*,1879, p. 11). — Tuberculose des séreuses et du poumon. Pseudo-tuberculose expérimentale (*Archives de physiol. norm. et pathol.*, 1880, p. 131).

comme on peut s'en assurer sur les membranes imprégnées d'argent et colorées par l'hématoxyline, est formé par les divers éléments cellulaires du tissu conjonctif : dans l'épiploon, ce sont à la fois les cellules lymphatiques et les cellules endothéliales de la surface, ainsi que les cellules plates et rameuses de la profondeur; dans les lobules adipeux, ce sont les cellules adipeuses. En même temps, le système vasculaire de la séreuse présente les phénomènes d'accroissement rapide et de néoformation que l'on observe à l'état physiologique chez les animaux nouveau-nés. Les vaisseaux artériels et veineux émettent des branches collatérales qui se dichotomisent et se terminent en un réseau d'angioblastes; c'est dans les points où le réseau angioblastique est le plus serré que se développent, par prolifération des cellules fixes et migration de leucocytes, les nodules tuberculeux. Le développement du réseau angioblastique accompagne ou précède, ou parfois suit de près celui du tissu embryonnaire. « Dans son premier développement, le tubercule est donc tout à fait comparable à la tache laiteuse de l'épiploon du jeune lapin, dont Ranvier a fait connaître la structure et la signification physiologique. » L'évolution ultérieure du tubercule est caractérisée par une déviation pathologique du réseau angioblastique, consistant en une hypertrophie des éléments angioblastiques, bientôt arrêtée par une dégénérescence vitreuse. « Le plus ordinairement cette dégénérescence envahit les capillaires à une seule tunique et les transforme en cylindres vitreux, dont la section transversale donne l'image d'une cellule géante à couronne marginale de noyaux. Plus tardive, elle atteint les vaisseaux déjà pourvus de trois tuniques et les transforme en cordons pleins, épais, flexueux, moniliformes, dont la section transversale présente l'image connue sous le nom de follicule. Dans tous les cas, l'imperméabilité définitive du réseau vasculaire entraîne la dégénérescence caséeuse du nodule. Le processus tuberculeux se résume donc en un processus vasoformatif, qui emprunte à son origine les procédés de l'histogenèse normale et dévie peu à peu, dans le cours de son évolution, du plan d'organisation physiologique[1]. »

1. Kiener, La tuberculose dans les séreuses chez l'homme et chez les animaux inoculés (*Arch. de Physiol. norm. et pathol.*, 1880, t. 7, p. 790 et 894 et *C. R. de la Soc. de Biol.*, 1880, p. 93).

L'exposé qui précède comprend les principales recherches histologiques faites sur le tubercule jusqu'en 1882, où s'ouvre la phase bactériologique de l'histoire du tubercule. Les travaux que nous venons de résumer avaient surtout pour but de caractériser le tubercule au point de vue anatomique et d'en établir la genèse histologique. A ces efforts, nous devons des acquisitions précieuses sur la structure du tubercule, structure plus complexe que celle que lui assignait la description première de Virchow. Toutefois, ni la présence des cellules épithélioïdes, ni celle des cellules géantes, ni leur groupement particulier ne peuvent être considérés comme caractéristiques du tubercule, puisqu'on les retrouve dans d'autres processus tout différents. Pour ce qui est de la genèse même du tubercule, la plupart des anatomo-pathologistes demeuraient fidèles à l'idée maîtresse de Virchow, pour qui tous les néoplasmes pouvaient se ramener à des types histologiques normaux, simplement déviés quant au temps ou quant à l'espace. Lorsqu'il fallut renoncer à identifier le tubercule à un lymphome, on lui chercha d'autres homologues dans les tissus normaux adultes ou en voie de développement. De là le rapprochement de la cellule géante avec les cellules vaso-formatrices, les angioblastes; de là encore, un peu plus tard, l'assimilation du tubercule aux plaques laiteuses de Ranvier. L'idée d'établir la spécificité du tubercule sur des particularités visibles au microscope était si éloignée de l'esprit des anatomo-pathologistes, que les travaux de la plupart d'entre eux avaient précisément pour objet de montrer comment le tubercule naît et se développe « par les procédés de l'histogénèse normale ». Le problème était donc sans cesse ramené, même pour les plus clairvoyants, à une étude d'histogénèse et non à la détermination d'un agent spécifique, d'un parasite. Ces efforts étaient donc d'avance condamnés à demeurer stériles. Et cependant c'était sur ce terrain que la question avait été placée, quinze ans auparavant, par la découverte expérimentale de Villemin, établissant que la tuberculose est une maladie spécifique, virulente et inoculable. C'est cette découverte mémorable, si longtemps combattue, si méconnue d'abord dans ses conséquences et dans sa portée, que je vais maintenant exposer.

CHAPITRE IV

DÉCOUVERTE DE VILLEMIN. — LA TUBERCULOSE EST UNE MALADIE VIRULENTE ET SPÉCIFIQUE

Sommaire. — Tentatives infructueuses de Kortum, Hébréard, etc. — Assimilation erronée du tubercule aux abcès métastatiques expérimentaux (Cruveilhier), aux embolies (Panum). — Parallèle instructif entre la morve et la tuberculose. — Longues controverses sur la contagiosité et la spécificité de la morve. — Klencke.

Villemin, le premier, découvre l'inoculabilité du tubercule ; il établit que la tuberculose est une maladie spécifique et virulente. — Lésions pseudo-tuberculeuses chez les divers animaux. — Identité de la pommelière et de la tuberculose de l'homme.

Discussion à l'Académie de médecine : Colin, Chauffard, Piorry, Pidoux, Béhier, Hérard, Hardy, N. Guéneau de Mussy, Bouley, Colin. — Intérêt historique de cette discussion.

Villemin répond par son livre : *Études sur la tuberculose*. Il apporte de nouvelles preuves et élargit sa découverte. — L'inoculation de la pneumonie caséeuse, comme celle du tubercule proprement dit, donne la tuberculose. Il fournit ainsi la preuve expérimentale de l'unité de la tuberculose. — Virulence des crachats, du sang tuberculeux. — Lutte contre la doctrine de la diathèse et de la spontanéité morbides. — Villemin conclut à la nature parasitaire du virus tuberculeux

Longtemps avant Villemin, la question de l'inoculabilité des produits tuberculeux ou scrofuleux avait été soulevée et des expériences assez nombreuses furent faites dans cette direction. Le « vice scrofuleux », l' « acrimonie scrofuleuse » étaient considérés comme transmissibles par contagion, et l'une des objections le plus souvent élevées contre la pratique de l'inoculation de la variole ou de la vaccine était précisément le prétendu danger d'inoculer en même temps le principe scrofuleux ou tuberculeux. Pour élucider cette question, Kortum eut recours à l'expérimentation. Il frictionna la peau du cou d'un enfant sain avec du pus d'un ulcère scrofuleux ; il inocula de ce même pus à un autre enfant, par piqûre sous-épidermique, à la peau du cou, au-dessous de l'apophyse mastoïde. Ces enfants n'en éprouvèrent aucun effet. « Que l'on répète quand on voudra, ajoute Kortum, ces innocentes expériences (*experimentula*), je réponds qu'il n'en résultera aucun dommage[1]. »

Hébréard, médecin de Bicêtre, fit des expériences analogues sur des chiens. Il pratiqua avec du pus d'ulcères scrofuleux des frictions sur la peau intacte de ces animaux, il déposa ce pus sur des surfaces préalablement dénudées par un vésicatoire; enfin il l'insinua dans des plaies faites au bistouri; les animaux n'offrirent rien de particulier et les plaies se cicatrisèrent normalement[2].

Dans une thèse d'agrégation, dont le titre déjà est significatif, Samade dit avoir inoculé fréquemment aux animaux la matière tuberculeuse et scrofuleuse, sans aucun résultat. « L'expérience, affirme-t-il, prouve que la phtisie n'est pas susceptible de se transmettre par l'inoculation. Nous avons fait, avec le célèbre Bichat, l'épreuve de l'inoculation du virus pulmonaire sur des animaux; il m'est aussi arrivé, en ouvrant le corps de pulmonaires, de me piquer avec l'instrument tranchant tout imprégné de pus, mais il ne m'en est jamais survenu d'accident[3]. »

Lepelletier (de la Sarthe) préleva du pus sur des individus « évidemment scrofuleux et dont un avait une phtisie tuberculeuse bien caractérisée » et l'introduisit sous la peau, dans les veines et dans l'estomac de cobayes; à l'ouverture des animaux, il ne constata « aucun engorgement scrofuleux, ni à l'intérieur ni à l'extérieur ». Il raconte qu'un de ses collègues, qu'il ne veut pas nommer, a vacciné plusieurs enfants avec du vaccin mélangé de pus puisé dans une tumeur scrofuleuse. La vaccine évolua normalement et sans manifestations consécutives de scrofule. Lepelletier ajoute qu'en 1816, il s'inocula à lui-même du pus de plusieurs scrofuleux, sans aucune suite; il en fut de même après qu'il se fut soumis à l'inoculation sous-épidermique de sérosité recueillie sous un vésicatoire appliqué à « un sujet écrouelleux et phtisique »[4].

1. Kortum, *Commentarius de vitio scrofuloso*, etc. Lemgowiæ, 1789, t. 1, p. 218.

2. Hébréard, Essai sur les tumeurs scrofuleuses (*Thèse de Paris*, 1802).

3. Samade, Dissertation qui sert à prouver que la phtisie pulmonaire n'est pas contagieuse (*Thèse de Paris*, 1805).

4. Lepelletier, *Traité complet de la maladie scrofuleuse*. Paris, 1830. — Cette

Laënnec s'est également préoccupé de l'inoculabilité de la tuberculose et il relate à ce sujet son cas personnel, devenu célèbre. « Une inoculation directe, dit-il, peut-elle produire le développement, au moins local, de la matière tuberculeuse? Je n'ai à cet égard qu'un seul fait; et quoiqu'un fait unique prouve peu de chose, je crois devoir le rapporter ici. Il y a environ vingt ans, en examinant des vertèbres dans lesquelles s'étaient développés des tubercules, un coup de scie m'effleura légèrement l'index de la main gauche. Je ne fis d'abord aucune attention à cette égratignure. Le lendemain, un peu d'érythème s'y manifesta; il s'y forma peu à peu, presque sans douleur, une petite tumeur obronde qui au bout de huit jours avait acquis la grosseur d'un gros noyau de cerise et paraissait situé dans l'épaisseur de la peau. A cette époque, l'épiderme se fendit sur la tumeur, au lieu même où avait passé la scie, et laissa apercevoir un petit corps jaunâtre, ferme, et tout à fait semblable à un tubercule jaune cru. Je le cautérisai avec de l'hydrochlorate d'antimoine déliquescent (beurre d'antimoine). Je n'éprouvai presque aucune douleur, et au bout de quelques minutes, lorsque le sel eut pénétré la totalité de la tumeur, je la détachai en entier par une pression légère. La place qu'elle avait occupée formait une espèce de petit kyste dont les parois étaient gris de perle, légèrement demi-transparentes et sans aucune rougeur. Je les cautérisai de nouveau; la cicatrice se fit promptement et je n'ai jamais senti aucune suite de cet accident[1]. » Peu de temps après avoir écrit ces lignes, Laënnec succombait à la phtisie pulmonaire; mais il semble bien difficile d'admettre, comme on le fait communément, que la maladie qui a causé la mort prématurée de ce grand homme ait eu pour point de départ le *tubercule anatomique* contracté par lui plus de vingt ans auparavant.

Les expériences qui précèdent, quoique négatives dans leurs résultats, sont intéressantes en ce sens qu'elles étaient instituées en vue de rechercher si la tuberculose est inoculable à la façon des maladies virulentes. D'autres expériences ont été faites, en

citation et les trois précédentes sont puisées dans un article de BOISSEAU : Quelques mots sur l'inoculation du tubercule, au point de vue historique (*Union médicale*, 1868, t. 5, p. 15).

1. LAENNEC, *Traité de l'auscultation médiate*, édit. de la Faculté de médecine, Paris, 1879, p. 425.

apparence avec succès, pour établir au contraire que des agents d'irritation communs sont susceptibles de provoquer des lésions tuberculeuses. Nous avons déjà fait allusion aux recherches de Cruveilhier qui injecta à des chiens, par une ouverture pratiquée à la trachée, du mercure dans les voies aériennes; à l'autopsie, il trouva dans les poumons des foyers miliaires contenant chacun un petit globule de mercure; ces foyers, dit-il, avaient tous les caractères du tubercule miliaire, la même forme, la même consistance, le même aspect grisâtre et demi-transparent; il en concluait que le tubercule peut se créer à volonté et par des causes qui agissent mécaniquement.

Cruveilhier varia ses expériences. « Dans une série d'expériences sur la phlébite et l'artérite, dit-il, j'imaginai de pousser du mercure dans l'artère fémorale; la gangrène immédiate du membre fut la suite constante de cette injection. Mais une fois, n'ayant injecté qu'une petite quantité de mercure dans l'artère, la gangrène s'est bornée au genou et le chien a survécu quinze jours. Quel n'a pas été mon étonnement en incisant les parties molles de la cuisse, de rencontrer des milliers de tubercules dans le tissu cellulaire sous-cutané et dans l'épaisseur des muscles. Ces tubercules étaient miliaires, parfaitement réguliers, formés par une matière caséiforme au centre de laquelle était un globule infiniment petit de mercure. »

Ayant injecté du mercure dans la veine jugulaire d'un chien, il trouva « les deux poumons affectés de pneumonie lobulaire et de tubercules. Le cœur m'ayant présenté une douzaine de tubercules à la surface du ventricule et de l'oreillette droite, je vis que chaque tubercule était formé de pus concret, au milieu duquel était un globule de mercure ».

« Un chien avait une hernie ombilicale épiploïque. J'en profitai pour injecter dans plusieurs veines épiploïques une certaine quantité de mercure. Je le sacrifiai au milieu du troisième mois. Je trouvai l'épiploon adhérent à la cicatrice de l'abdomen et tout le long de ce repli membraneux un grand nombre de granulations tuberculeuses, très dures, demi-transparentes, les unes isolées, les autres groupées en certain nombre. Le foie était farci d'une multitude innombrable de tubercules jaunâtres, dont les uns occupaient la couche superficielle, et les autres son épaisseur. Ces tubercules contenaient, comme ceux de l'épiploon, dans leur centre un ou plusieurs globules de mercure... Ici, point de doute sur le caractère du travail morbide qui a donné lieu à la production des tubercules : c'est un travail inflammatoire[1]. »

Plus tard, quand Virchow, en répétant et en variant les injections de particules solides dans le système vasculaire, établit la doctrine de l'embolie, on ne tarda pas à l'appliquer à la pathogénie de la tuberculose. Panum, notamment, se prononça en faveur de l'origine embolique probable des tubercules miliaires du poumon. En injectant dans les veines de chiens de petites coagulations sanguines, il provoqua dans les poumons de petits nodules hyalins, blanc jaunâtre, fibroïdes, qu'il compare aux tubercules ; et il pense que les tubercules pulmonaires de l'homme pourraient bien résulter de petites embolies fibrineuses siégeant dans les terminaisons de l'artère pulmonaire[2]. Nous verrons, dans la suite, la tuberculose expérimentale fréquemment confondue avec les métastases d'origine embolique.

De tout temps, vétérinaires et médecins avaient été frappés de l'analogie étroite que la morve-farcin des solipèdes, la morve chronique surtout, présente avec la tuberculose de l'homme. Le rapprochement que l'on peut établir entre ces deux affections porte sur presque tous leurs caractères respectifs. Il n'est pas jusqu'aux fluctuations des opinions sur la nature et la cause des deux maladies qui ne prêtent à un parallèle intéressant.

On sait que la morve est caractérisée anatomiquement par de petites tumeurs siégeant surtout dans les poumons, la muqueuse nasale, souvent aussi dans la rate et le foie; ce sont les granulations morveuses. Il s'agit d'une petite tumeur arrondie, d'abord d'un blanc grisâtre et d'une consistance ferme; plus tard, elle devient blanc jaunâtre, prend une consistance sèche et caséeuse, et finalement elle subit un travail de colliquation aboutissant à la formation d'ulcères. Ces ulcères siégeant sur la pituitaire ressemblent parfois à s'y méprendre aux ulcères tuberculeux de l'intestin chez l'homme. Dans le poumon, les granulations morveuses sont souvent confluentes et affectent l'apparence

1. Cruveilhier, *Traité d'anatomie pathol. générale*. Paris, 1862, t. 4, pp. 444, 705, 707.

2. Panum, Experimentelle Beiträge zur Lehre von der Embolie (*Virchow's Archiv*, 1862, Bd 25, pp. 308 et 483).

de foyers de broncho-pneumonies lobulaires ou pseudo-lobaires qui se ramollissent et donnent naissance à des cavernes. Comme la tuberculose, la morve a une prédilection marquée pour l'appareil lymphoïde; le glandage est un de ses symptômes les plus caractéristiques, occupant les ganglions de l'auge, ceux des bronches et, dans les cas de farcin, les ganglions correspondant aux régions sous-cutanées envahies par le mal. Enfin, on rencontre dans le farcin une lésion des vaisseaux lymphatiques connue sous le nom de corde farcineuse, qui consiste dans l'infiltration des parois de ces vaisseaux et dans la réplétion de leur lumière par la néoplasie morveuse. La corde farcineuse a la plus grande analogie avec les cordons sinueux, bosselés, remplis et infiltrés de matière tuberculeuse que l'on observe assez fréquemment le long du mésentère chez les individus atteints de tuberculose intestinale.

Ces analogies, qu'il serait aisé de multiplier, avaient conduit plusieurs vétérinaires du commencement de ce siècle, surtout Dupuy, à conclure à l'identité des deux maladies. Il est vrai que Dupuy faisait de la morve aiguë et de la morve chronique deux maladies distinctes, et c'est la morve chronique seulement qu'il considérait comme étant la tuberculose du cheval[1].

Il ne faudrait pas croire que pour la morve elle-même la notion de virulence et d'inoculabilité se soient établies sans conteste. Nous assistons là à des controverses qui rappellent singulièrement celles que vont susciter l'inoculabilité et la spécificité de la tuberculose. Quand Viborg (1797), Gohier (1813) et plus tard Saint-Cyr firent connaître les résultats de leurs inoculations, on nia d'abord le fait, puis, forcé par l'évidence, on ne l'admit que pour la morve aiguë. La morve chronique, d'après Delafond, ne reconnaîtrait d'autre cause que « l'action de fatigues longues, soutenues et très pénibles, de l'alimentation longtemps continuée avec des aliments avariés ou peu nutritifs; du séjour dans des lieux humides et froids, peu aérés et sombres; des arrêts de la transpiration; de longues souffrances; des résorptions de toute espèce qui ont lieu pendant le cours de beaucoup de maladies[2]. »

1. Dupuy, *De l'affection tuberculeuse vulgairement appelée morve*. Paris, 1817.

2. Delafond, *Traité sur la police sanitaire des animaux domestiques*. Paris, 1839, p. 595.

La contagion de la morve du cheval à l'homme, signalée en 1821 déjà par Schilling et établie d'une façon définitive en 1836 par les belles recherches de Rayer, ne suffit même pas pour entraîner toutes les convictions. La spécificité même de la morve fut révoquée en doute et l'on prétendit provoquer cette maladie par l'inoculation de substances autres que les produits morveux. Rappelons à ce sujet l'expérience si souvent citée de Renault et Bouley qui annoncèrent avoir provoqué la morve typique chez le cheval par l'injection intra-veineuse de pus prélevé sur un cheval non morveux[1]. Nous pouvons aujourd'hui affirmer qu'il s'agissait là certainement d'une erreur d'expérimentation : le cheval qui avait fourni le pus ou celui qui l'avait reçu était sûrement atteint de morve latente et méconnue. Mais cette expérience qui eut un grand retentissement, et d'autres analogues, exercèrent pendant longtemps une influence fâcheuse, non seulement sur les notions relatives à la spécificité et à la virulence de la morve, mais aussi sur la conception de la spécificité en général. On les invoquait volontiers comme une preuve frappante de la possibilité de provoquer une maladie spécifique, telle que la morve, par un agent commun et banal, le pus phlegmoneux, le traumatisme, etc.

Ainsi l'exemple de la morve, si instructif cependant, devait, pendant longtemps encore, rester infructueux pour la tuberculose.

Dans son travail historique très complet sur la tuberculose, publié quelques années après la découverte de Villemin, Waldenburg signale un ouvrage de H. Klencke, paru en 1843, consacré à des recherches diverses sur « l'anatomie, la physiologie, la micrologie et la médecine scientifique[2] » ; l'auteur y développe cette idée que la contagion est produite par « des cellules demi-individuelles, des cellules pathologiques » parmi lesquelles il range les cellules carcimonateuses, tuberculeuses, mélanotiques, celles des verrues, du molluscum, de l'ozène, du charbon, de la rage. Ces cellules auraient la propriété de généraliser l'affection à partir du point primitivement atteint et même de la

1. Renault et H. Bouley, Introduction dans les veines d'une jument d'une émulsion de matière purulente provenant d'un cheval non affecté de la morve ; développement de la morve aiguë ; contagion (*Recueil de méd. vétérin.*, 1840, t. 16, p. 257).

2. H. Klencke, *Untersuchungen und Erfahrungen im Gebiet der Anatomie, Physiologie, Mikrologie, wissenschaftlichen Medicin*, Leipzig, 1843, Bd 1, p. 123.

communiquer d'un organisme à un autre. Il dit avoir ainsi réussi à transmettre, par injection intra-veineuse chez le chien et le chat, le cancer et la mélanose de l'homme.

Klencke consacre à la tuberculose les lignes suivantes : « Les cellules tuberculeuses se comportent comme les cellules cancéreuses ; elles sont susceptibles d'être transplantées. Une expérience démonstrative de ce fait est la suivante : des cellules tuberculeuses préparées préalablement et montrées à mes assistants sous mon appareil de Shiek furent introduites dans la veine jugulaire d'un lapin qui, sacrifié six semaines après, présenta une tuberculose étendue du foie et du poumon. Ce lapin servit ensuite à inoculer une corneille, mais sans que l'on espérât ni qu'on obtînt quelque résultat. » — Tout se borne à ces quelques lignes et l'auteur passe à un autre sujet, paraissant méconnaître lui-même la valeur du résultat annoncé.

Koch, dans son mémoire sur l'*Étiologie de la tuberculose*, fait un exposé sommaire de l'historique de la tuberculose expérimentale, dans lequel il s'exprime ainsi : « Des tentatives isolées, incomplètes et négatives quant aux résultats, furent faites à la fin du siècle dernier pour provoquer expérimentalement la tuberculose. Les premières expériences suivies de succès datent de Klencke qui, en l'an 1843, par l'inoculation de tubercules miliaires et infiltrés de l'homme, pratiquée par injection dans la veine jugulaire, sur des lapins, provoqua une tuberculose généralisée au poumon et au foie. Klencke doit donc être désigné comme celui qui a découvert la tuberculose expérimentale. Il n'a pas poursuivi ses expériences, aussi tombèrent-elles presque dans l'oubli. Villemin étudia la tuberculose expérimentale d'une façon plus systématique et plus approfondie. Il inocula non seulement la tuberculose de l'homme, mais aussi la pommelière du bœuf et établit, par la voie expérimentale, l'identité des deux maladies[1]. »

Telle est la revendication formulée d'une façon inattendue par Koch, en faveur de Klencke, contre Villemin. Personne sans doute ne s'y associera. Kelsch a fait justice aussitôt de cette étrange exhumation : « C'est sur une simple mention de huit lignes à peine que se fonde l'assertion de M. Koch. Une découverte réelle peut sans doute tenir en quelques mots, mais elle

1. R. Koch, Die Aetiologie der Tuberkulose (*Mittheilungen aus dem kais. Gesundheitsamte*. Bd 2, 1884, p. 2).

occupe assurément une grande place dans la pensée de son auteur. Comment admettre que Klencke ait senti la portée du résultat obtenu, puisqu'il lui attribue la même signification qu'à la transplantation des cellules cancéreuses d'un point de l'organisme à l'autre, puisque ce résultat ne provoque chez lui ni réflexion, ni recherches ultérieures, qu'il est tout aussitôt oublié par lui-même, méconnu par ses contemporains, et qu'il reste ignoré par ses successeurs? Quelle distance entre cette expérience rudimentaire, perdue entre des inoculations de carcinome et de mélanose, et les imposants travaux sur lesquels Villemin a fondé la doctrine nouvelle[1]! »

Il est impossible de mieux dire; nous estimons que la part que Koch s'est faite dans l'investigation de la tuberculose expérimentale est assez belle pour que ce savant n'ait rien à gagner en essayant d'amoindrir celle qui revient légitimement à Villemin. Vouloir attribuer à Klencke et non à Villemin la découverte de la virulence de la tuberculose nous semble une prétention tout aussi injuste que celle qui consisterait à réclamer pour Klebs ou pour Toussaint, aux dépens de Koch lui-même, la découverte du microbe de la tuberculose. Du reste, sur ce point, nous ne pouvons mieux faire que de nous en rapporter au jugement de Cohnheim, qui fut d'abord l'un des adversaires et qui devint plus tard l'un des plus éloquents et des plus ingénieux adeptes de la doctrine de Villemin. Dans son célèbre opuscule sur la tuberculose envisagée comme maladie infectieuse, il rappelle dès les premières lignes le grand événement scientifique qui se produisit en 1865. « A cette époque, dit-il, se fit en France cette fameuse découverte, d'où date pour l'histoire de la tuberculose non seulement un incomparable progrès, mais une révolution radicale dans la façon de comprendre cette maladie. A coup sûr, il est peu de découvertes qui aient autant frappé l'esprit des médecins que la démonstration, due à Villemin, de la transmissibilité de la tuberculose. Partout où l'on se livrait à la recherche scientifique, on se mit à l'œuvre pour vérifier les assertions de Villemin et répéter ses expériences[2]. »

1. Kelsch, L'histoire de la tuberculose expérimentale selon Koch. (*Gaz. hebd.* 1884, p. 325.)

2. Cohnheim, *Die Tuberkulose vom Standpunkte der Infectionslehre*. Leipzig, 1881, p. 1.

Ce fut le 5 décembre 1865 que Villemin communiqua à l'Académie de médecine les premiers résultats de ses expériences sur la tuberculose[1]. Je relate *in extenso* cette note mémorable, qui ouvrit une voie nouvelle à la médecine expérimentale.

« La tuberculose est l'effet d'un agent causal spécifique, d'un virus. Cet agent morbide doit se retrouver, comme ses congénères, dans les produits morbides qu'il a déterminés par son action directe sur les éléments normaux des tissus affectés. Introduit dans un organisme susceptible d'être impressionné par lui, cet agent doit donc se reproduire et reproduire en même temps la maladie dont il est le principe essentiel et la cause déterminante. L'expérimentation est venue confirmer ces données de l'induction.

Première série d'expériences. — Le 6 mars nous prenons deux jeunes lapins, âgés d'environ trois semaines, tétant encore leur mère et vivant avec elle dans une cage élevée au-dessus du sol et convenablement abritée. A l'un de ces lapins nous insinuons, dans une petite plaie sous-cutanée pratiquée derrière une oreille, deux petits fragments de tubercule et un peu de liquide puriforme d'une caverne pris sur le poumon et l'intestin d'un phtisique mort depuis trente-trois heures. Le 30 mars et le 4 avril nous répétons l'inoculation d'une parcelle de tubercule. Le 30 juin nous sacrifions les deux lapins. Nous constatons chez celui qui a été inoculé les lésions suivantes : semis tuberculeux le long de la grande courbure de l'estomac; quelques tubercules dans l'intestin grêle et dans les deux substances du rein ; les poumons sont pleins de grosses masses tuberculeuses formées par l'agglomération de plusieurs granulations.

Le lapin frère, qui a partagé avec ce dernier toutes les conditions de l'existence ne présente *absolument aucun tubercule.*

Deuxième série d'expériences. — Le 15 juillet, nous inoculons trois beaux lapins bien portants, vivant au grand air et jouissant d'une nourriture abondante et variée (pain, son, légumes). Le 22 du même mois, nous répétons l'expérience sur chacun d'eux et inoculons en même temps et pour la première fois, un quatrième lapin de même provenance que les précédents et vivant avec eux. Les 15, 16, 18 et 19 septembre, nous les sacrifions. Voici le résumé des autopsies : N° 1, tubercules pulmonaires abondants faisant saillie à la surface des poumons. N° 2, tubercules pulmonaires à peu près comme chez le n° 1. N° 3, tubercules pulmonaires comme chez les précédents; un tubercule blanc jaunâtre sur l'appendice iléo-cæcal. N° 4 (ce lapin n'a été inoculé qu'une seule fois, le 22 juillet), tubercules pulmonaires, siégeant surtout dans le poumon gauche, de la

1. VILLEMIN, Cause et nature de la tuberculose (*Bulletin de l'Académie de médecine*, 1865, 5 décembre).

grosseur d'un pois, quelques-uns sur l'enveloppe péritonéale du foie; trois tubercules dans la portion supérieure de l'intestin grêle.

Pendant que ces lapins étaient en expérience, deux autres vivant dans es mêmes conditions que les inoculés, mis à mort pour d'autres usages physiologiques, n'ont offert aucune trace de tuberculisation. Un nouveau lapin ayant aussi toujours vécu avec eux et subi des causes particulières d'épuisement (section du sciatique, suppurations) est sacrifié le 22 novembre seulement, sans présenter le moindre tubercule.

Troisième série d'expériences. — Le 2 octobre, nous nous procurons trois paires de jeunes lapins, âgés d'environ trois mois; les deux lapins de chaque paire sont frères et de la même portée. Chaque paire est d'une souche maternelle différente. Nous inoculons un lapin de chacune d'elles, et les deux lapins frères, dont l'un est inoculé tandis que l'autre ne l'est pas, sont mis ensemble dans une même cage. Le même jour et dans les mêmes conditions, nous inoculons un quatrième lapin adulte, de grande taille et extrêmement vigoureux.

Paire n° 1. Le 23 novembre, le lapin inoculé est trouvé mort. A l'autopsie nous constatons les lésions suivantes : congestion pulmonaire à la partie postérieure des deux poumons; très petites granulations grisâtres au niveau des poumons congestionnés, situées principalement sous la plèvre. Le lapin frère, immédiatement sacrifié, ne présente aucune lésion.

Paire n° 2 (29 novembre). Le lapin inoculé offre une très grande quantité de granulations miliaires siégeant principalement au-dessous de la plèvre. Le lapin frère est entièrement exempt de tubercules.

Paire n° 3 (29 novembre). Le lapin inoculé présente dans les poumons des marbrures au milieu desquelles on constate de toutes petites granulations grises; elles siègent sous la plèvre. Le lapin frère est exempt de toute lésion pulmonaire ou autre.

Paire n° 4 (gros lapin isolé, nourri et logé comme les précédents). Toute la surface des deux poumons est criblée de granulations sous-pleurales; les plus petites sont entourées d'une auréole congestive; deux ou trois tubercules, de la grosseur d'un petit pois, saillants à la surface; le parenchyme est aussi semé de granulations; la surface de la rate en est également couverte.

L'examen histologique de toutes les productions tuberculeuses ainsi provoquées a confirmé les caractères que nous avons attribués au tubercule dans notre mémoire : *Du tubercule au point de vue anatomique*, 1862.

Parallèlement à ces inoculations de tubercules, Villemin en avait fait à un lapin avec différentes substances, telles que la matière de la psorentérie d'un cholérique, du pus d'abcès phlegmoneux, du pus d'anthrax, et le lapin sacrifié plus tard ne présenta aucune lésion tuberculeuse.

Ne sachant à quel degré de son évolution le tubercule est le plus propre à l'inoculation, Villemin avait toujours pris la matière à inoculer sur deux granulations, l'un grise et l'autre au début de son ramollissement. Il les choisissait, autant que possible, ailleurs que dans le poumon, afin d'être moins exposé à prendre des produits inflammatoires simples, plus communs dans cet organe que dans tout autre. Les sujets auxquels il empruntait cette matière n'étaient morts que depuis vingt-quatre à trente-six heures. Avec un bistouri à lame étroite, il faisait une petite ponction sous-cutanée vers la base de l'oreille, et insinuait dans la plaie un petit fragment de substance tuberculeuse après l'avoir un peu désagrégée en la triturant avec la pointe de l'instrument.

A la suite de ces expériences Villemin formulait les conclusions suivantes : « La tuberculose est une affection spécifique. Sa cause réside dans un agent inoculable. La tuberculose appartient donc à la classe des maladies virulentes et devra prendre place, dans le cadre nosologique, à côté de la syphilis, mais plus près de la morve-farcin. »

Dans un travail publié quelques mois plus tard et qui est un modèle d'étude de pathologie comparée [1], Villemin recherche quels sont les animaux chez lesquels la phtisie spontanée existe réellement; il appelle le premier l'attention sur « les maladies qui la simulent dans la série animale », c'est-à-dire sur ces *pseudo-tuberculoses*, comme on les appelle maintenant, dont la confusion avec la tuberculose vraie devait, pendant longtemps encore, si gravement embrouiller la question de l'inoculabilité et de la spécificité de la tuberculose.

« Toute production morbide, dit Villemin, qui a la forme d'un petit nodule gris ou jaune, est acceptée comme une manifestation de la tuberculose. Or, il y a chez un très grand nombre d'espèces animales des altérations anatomiques extrêmement fréquentes qui affectent la forme de nodosités ayant l'analogie la plus frappante avec les granulations tuberculeuses et, comme elles, subissant à une certaine phase de leur évolution cette métamorphose régressive que l'on regarde comme spéciale au tubercule. Ces processus ne sont autre chose que les réceptacles kystiques d'animaux parasites ou des lésions provoquées par la

1. VILLEMIN, De la phtisie et des maladies qui la simulent dans la série zoologique (*Gaz. hebd.* 1866, pp. 664, 679 et 713).

présence de ces êtres vivants... Cependant c'est avec les idées que nous venons de rapporter et qui sont celles de l'immense majorité des anatomo-pathologistes, qu'on s'est appliqué à la recherche de la phtisie chez les animaux, ce qui n'a pas manqué de conduire à une série de méprises qu'il importe de faire ressortir. A l'appui de ce que nous avançons, nous rapportons un fait qui montre combien il est facile de se méprendre.

« Un lapin auquel nous avions pratiqué l'inoculation du tubercule mourut accidentellement trois jours après cette opération. A l'autopsie, nous constatons ce qui suit : les deux poumons sont remplis de granulations nombreuses, du volume d'un grain de chènevis à peu près; elles sont grises, transparentes, un peu jaunâtres à leur centre et font saillie au-dessus de la surface de section pratiquée dans le poumon. Le foie, comme celui de beaucoup de lapins, contient un certain nombre de grains jaunes, caséeux. A la vue de ces lésions, nous étions persuadé qu'il s'agissait d'une véritable tuberculisation, non provoquée par l'inoculation, attendu qu'elle remontait à trois jours seulement, mais d'une tuberculisation antérieure et naturellement développée. Celle du foie fut reconnue comme appartenant à des infarctus caséeux dans lesquels se trouvent ces corps réguliers, si semblables à des œufs d'entozoaires et qui ont reçu le nom de *corps oviformes*. Ce processus est extrêmement fréquent chez les lapins domestiques. Passant ensuite à l'examen des granulations du poumon, quel ne fut pas notre étonnement de rencontrer d'abord les débris d'un animal, et puis ensuite, en procédant avec plus de précautions, de trouver cet animal entier, mais mort; c'était un *acarus*. Chaque granulation formait une sorte de kyste servant de tombeau au parasite... Sans cette investigation, plus complète que celle que l'on pratique généralement dans de pareils cas, nous aurions déclaré notre lapin tuberculeux et tous les médecins l'auraient fait avec nous, tant était grande la ressemblance entre cette production vermineuse et le tubercule des poumons. »

Dans le cours de ce travail, Villemin montre que la tuberculose spontanée ne s'observe guère, parmi les animaux domestiques, que chez le singe, le bœuf (pommelière) et plus exceptionnellement chez les rongeurs (lapin, cobaye, écureuil). Nous savons aujourd'hui que cette liste doit être élargie et que la tuberculose spontanée peut s'observer, quoique rarement, chez le cheval, le chien, le chat, qu'elle est fréquente chez le porc et surtout chez les gallinacés. Villemin insiste sur la confusion, chez le mouton notamment, de la tuberculose avec les lésions tuberculiformes provoquées par des helminthes, le strongle filaire, la douve du foie et l'échinocoque, et montre que ces *phtisies vermineuses* n'ont rien à voir avec la phtisie vraie. La fréquence de la tuberculose spontanée chez les rongeurs, le lapin particulièrement, a été singulièrement exagérée et Rayer avec raison en signalait déjà la rareté. Tous les physiologistes qui expérimentent si fréquemment sur cet animal s'accordent à dire que la tuberculose s'y observe d'une façon tout à fait exceptionnelle. Chez les oiseaux on rencontre parfois, dans les sacs aériens, des masses crayeuses, jaunes, friables, décrites sous le nom de tubercules et qui sont dues au développement de parasites végétaux, de moisissures.

Dans un deuxième mémoire lu à l'Académie de médecine[1], Villemin complète et étend ses expériences. On lui avait objecté que le lapin est trop souvent tuberculeux naturellement pour servir à des expériences sur la tuberculose; c'est sur des animaux rarement tuberculeux ou qui ne le deviennent jamais spontanément que la démonstration devrait se faire. Villemin répond que la tuberculose spontanée du lapin est tout à fait exceptionnelle; que, du reste, en admettant même qu'elle soit beaucoup plus fréquente, il serait bien extraordinaire que, dans les expériences telles qu'il les a instituées, par séries comparatives, le hasard ait voulu qu'il ait constamment inoculé des lapins tuberculeux et conservé comme témoins des lapins sains. Il fait observer que lui imposer comme sujets d'expérimentation des animaux absoluments réfractaires, c'est vouloir systématiquement faire échouer sa tentative. La syphilis cessera-t-elle d'être considérée comme une maladie inoculable, parce que son inoculation ne réussit pas sur les animaux? La clavelée cessera-t-elle d'être virulente, parce que le mouton seul est apte à la contracter et l'inoculabilité de la variole sera-t-elle mise en doute parce que les chats, les oiseaux y sont réfractaires? Le propre de la plupart des mala-

1. VILLEMIN, Cause et nature de la tuberculose, 2e mémoire (*Bulletin de l'Acad. de méd.*, 30 octobre 1866).

dies spécifiques est au contraire de se restreindre à un nombre plus ou moins limité d'espèces zoologiques. Bien loin donc de choisir des animaux qui ne sont jamais phtisiques pour démontrer l'inoculabilité de la tuberculose et étudier les problèmes qui s'y rattachent, on doit au contraire expérimenter sur les espèces reconnues aptes à présenter spontanément les manifestations de cette maladie.

La phtisie du bœuf, la *pommelière*, est caractérisée par la présence dans les poumons et la plèvre de masses arrondies, lobulées, grises et transparentes au début, puis qui jaunissent et s'infiltrent rapidement de sels calcaires. On a beaucoup discuté sur la nature de cette affection et nous verrons plus loin que Virchow particulièrement s'est refusé à y voir une maladie tuberculeuse; d'autres au contraire la considéraient comme identique à la phtisie humaine. « Il y avait là, dit Villemin, un point litigieux difficile à résoudre avec les moyens ordinaires. L'inoculation est venue en rendre la solution facile. » Un lapin, inoculé avec de la matière tuberculeuse provenant d'une vache atteinte de pommelière, succomba plus tard, présentant une éruption de tubercules « d'une abondance extraordinaire » dans les poumons, la rate, le foie, les reins, le péritoine, les ganglions et l'intestin. Cette expérience montre « que la phtisie calcaire de la vache est de nature identique avec la tuberculose de l'homme ».

On avait fait à Villemin l'objection qu'en inoculant du tubercule pris sur le cadavre au bout de vingt-quatre ou de trente-six heures, il inoculait en réalité une matière cadavérique à laquelle on devait peut-être attribuer les accidents produits. Pour répondre à cette objection, il inocula à deux lapins de la matière tuberculeuse prélevée sur un autre lapin qui venait d'être sacrifié; ces deux lapins devinrent rapidement et profondément tuberculeux. La tuberculose inoculée de l'homme au lapin est donc inoculable de lapin à lapin et semble même augmenter de virulence par le fait de la transmission de l'animal à l'animal.

Villemin montra en outre que la tuberculose de l'homme est inoculable au cobaye et que cet animal est un réactif au moins aussi sensible que le lapin. L'inoculation de la tuberculose pratiquée sur quatre chiens et trois chats ne fut suivie de généralisation tuberculeuse que sur un chien seulement et sur un chat. « La tuberculose, conclut Villemin, semble donc pouvoir atteindre les carnassiers, mais on la provoque avec une moindre facilité que chez les rongeurs, et l'on peut regarder le chien et le chat comme relativement réfractaires à cette affection. Cela explique la rareté, sinon l'absence de la phtisie spontanée chez ces animaux. »

Le mouton passait pour être très souvent phtisique, mais Villemin précisément venait de montrer que les prétendus tubercules du mouton sont des lésions vermineuses ou des dilatations bronchiques; jamais il ne put trouver d'altérations rappelant le tubercule de l'homme ou la pommelière vraie du bœuf. Pour résoudre la question, il eut encore recours à l'inoculation. Celle-ci pratiquée, il est vrai, par simples piqûres faites sous le ventre, sur plusieurs moutons et sur une chèvre, demeura sans résultat. « D'après ces expériences, il y a tout lieu de croire que le mouton est réfractaire à la tuberculose, à moins que des faits ultérieurs ne viennent infirmer ceux que nous venons de rapporter. »

Enfin l'inoculation des tubercules (de l'homme) à un coq et à un ramier ne lui donna aucun résultat.

L'absorption par les voies respiratoires peut-elle amener l'infection tuberculeuse? Tel est le problème que Villemin essaya aussi d'aborder expérimentalement. Dans ce but, il injecta un demi-centimètre cube d'eau tenant en suspension de la matière tuberculeuse, dans la trachée de deux lapins; la trachée avait été ouverte par une incision. L'un de ces lapins ne présenta rien de particulier, le deuxième présenta un certain nombre de granulations grises dans les poumons et un des ganglions profonds du cou était caséeux. Villemin reconnaît que cette expérience n'est pas à l'abri de toute critique, car le virus était ainsi introduit par une plaie qui pouvait elle-même être contaminée et dans ce cas on se retrouvait dans les conditions d'une inoculation ordinaire.

Le principe morbide de la tuberculose se reproduit au point d'inoculation : des lapins, inoculés avec de la matière caséeuse développée au lieu d'inoculation sur un lapin vivant, ont présenté, à l'autopsie, des lésions tuberculeuses. Ce fait est important au point de vue de la pathologie générale; il montrait, une fois de plus, l'analogie de la tuberculose avec les maladies virulentes. « L'évolution du tubercule au point d'inoculation, le temps qui s'écoule entre le moment de cette inoculation et l'éruption tuberculeuse dans les différents organes, la multiplication et l'intensité progressive du produit morbide nous font croire que le tubercule initial, développé au point d'insertion de la matière virulente, devient la source de la généralisation de l'affection, de même que, dans la syphilis, le chancre constitue une lésion locale d'abord et d'où découle l'infection générale de l'organisme. »

L'éruption des granulations tuberculeuses dans les organes internes se fait en effet quelque temps après l'inoculation; on assiste à une véritable incubation de la maladie; c'est du dixième au vingtième jour, d'après Villemin, que l'éruption tuberculeuse du poumon semble commencer chez le lapin; dans les reins et la rate, les tubercules apparaissent déjà avant le vingt-huitième jour.

Enfin, l'étude expérimentale de l'hérédité tuberculeuse a également préoccupé Villemin. « Les faits qui se rattachent à cette question, dit-il en terminant son mémoire, pourront facilement s'éclairer par l'expérimentation sur les animaux, dont les accouplements se font à notre gré. La tuberculose chez les lapins inoculés a eu pour effet habituel l'avortement ou la mort très prématurée des petits. La même particularité s'est aussi présentée chez les cochons d'Inde. Cette mort devait être attribuée, selon nous, à l'insuffisance de la sécrétion lactée des mères et à leur négligence pour leur lignée... Aucun des petits n'avait de tubercules. Deux seulement ont vécu environ cinq mois, mais ils sont toujours restés chétifs... Ces deux lapins, descendants de parents phtisiques, n'ont présenté aucune trace de tuberculisation. »

Les expériences de Villemin, établissant que la tuberculose est une maladie virulente et inoculable, provoquèrent dès leur apparition une vive émotion dans le monde médical. Partout on se mit à l'œuvre pour les contrôler. Hérard et Cornil répétèrent, les premiers, l'inoculation du tubercule au lapin. Ils inoculèrent à plusieurs lapins des granulations grises, demi-transparentes ou opaques et jaunâtres, prises sur le péritoine et les plèvres d'un phtisique; à d'autres lapins ils inoculèrent la matière jaune caséeuse qu'Hérard considérait comme un produit typique de « pneumonie caséeuse ». Les lapins inoculés avec les tubercules présentèrent des lésions tuberculeuses généralisées que l'examen microscopique révéla être identiques aux tubercules humains; les lapins inoculés avec les produits de la pneumonie caséeuse demeurèrent sains. Hérard et Cornil en concluent que leurs expériences « confirment pleinement les résultats obtenus par M. Villemin »; ils pensent en outre qu'elles « peuvent servir à établir nettement une différence capitale entre la granulation grise, lésion spécifique de la tuberculose, et les produits inflammatoires caséeux des poumons[1] ».

Dans la même séance de l'Académie où Villemin communiquait son deuxième mémoire, Lebert (de Breslau) fit connaître les résultats de ses recherches sur l'inoculabilité du tubercule. Ses expériences ont porté sur trois cobayes et deux lapins. Il relate longuement l'observation et l'autopsie des phtisiques ayant fourni la matière tuberculeuse, empruntée à des granulations grises ou jaunes, à du pus de caverne tuberculeuse et une fois à une glande mésentérique tuméfiée, prise sur un enfant mort de méningite tuberculeuse. Au lieu de pratiquer l'inoculation à l'aide du bistouri, comme le faisait Villemin, il injecta sous la peau de la nuque, à l'aide d'une seringue, la matière tuberculeuse triturée et délayée dans l'eau. A la suite de ces injections, les animaux présentèrent des tubercules dans les poumons, le foie, la rate, sur les plèvres, sur l'épicarde et dans les ganglions. L'examen microscopique confirma l'identité de ces tubercules d'expérimentation avec ceux de l'homme. Les conclusions de ce travail diffus sont hésitantes et quelque peu contradictoires. Lebert admet que « la transmissibilité des tubercules par contact et absorption est un fait réellement considérable et qu'il ne s'agit pas là d'un simple travail phlegmasique propagé, mais d'un élément spécial et propre à la tuberculose, comme il en existe pour la variole, la syphilis et la morve »; cependant il ne pense pas que la contagiosité de la phtisie soit établie par ces expériences et il recommande, en

1. HÉRARD, De l'inoculabilité du tubercule (*Soc. méd. des hôp.*, 1866, p. 39). — Dès 1867, Hérard, dans la discussion ouverte à l'Académie sur la tuberculose, revenant sur sa première opinion, annonçait que ses recherches ultérieures avec Cornil n'avaient pas confirmé cette distinction entre la granulation tuberculeuse et la pneumonie caséeuse.

face de la doctrine nouvelle, « une appréciation aussi sobre que sévère »[1].

L'Académie de médecine avait désigné une commission composée de Louis, Grisolle, H. Bouley et Colin, chargée d'examiner le travail de Villemin. Colin fut nommé rapporteur et, dans la séance du 16 juillet 1867, il lut à l'Académie le résumé des travaux de la commission dont la partie expérimentale lui appartient tout entière[2].

Ce travail de contrôle comportait 22 expériences, portant sur le lapin, le cochon d'Inde, le chien, l'agneau et la brebis.

Les premières expériences de Colin furent faites avec des tubercules « transparents et gris, fermes et ramollis », provenant d'un phtisique et qui lui furent envoyés par Villemin lui-même. Ces tubercules, réduits en pulpe homogène sur une lame de verre, furent insérés, à la dose de deux gouttes, dans un godet sous-cutané pratiqué à la base de l'oreille chez quatre lapins. La petite poche fut ensuite fermée à l'aide d'une épingle dorée, entourée d'une anse de fil, pour empêcher la matière insérée de s'échapper. Un seul de ces lapins devint tuberculeux. Dans des expériences ultérieures, Colin, au lieu de pratiquer un simple godet pour l'insertion de la matière tuberculeuse, creusa à l'aide d'une baguette de verre « une sorte de galerie de plusieurs centimètres de long, qui étalait cette matière sur une plus grande surface absorbante. A compter de ce moment, les succès de l'inoculation devinrent plus constants, cependant moins qu'entre les mains de M. Villemin. »

Colin se demanda alors quelles étaient les formes de tubercules qui possédaient le pouvoir infectant, point qui n'avait pas encore été abordé par Villemin. « Cette sorte d'analyse expérimentale, dit-il, me parut de nature à contrôler certaines idées modernes sur l'histologie du tubercule. S'il était vrai, en effet, que les produits développés dans les vésicules pulmonaires, sous l'influence de l'inflammation, n'eussent du tubercule que l'apparence; s'il était vrai que les masses caséeuses, prises jusqu'ici pour des tubercules purs parvenus à un certain état, ne

1. Lebert, Quelques expériences sur la transmission par inoculation des tubercules (*Bulletin de l'Acad. de méd.*, 1867, t. 32, p. 119).
2. G. Colin, Rapport sur deux communications de M. Villemin, ayant pour titre : *Cause et nature de la tuberculose* (*Ibid.*, p. 897).

fussent pas des produits tuberculeux, mais les résultats d'un travail régressif, d'une métamorphose graisseuse commune à une foule d'éléments qui cessent de vivre; si enfin les dépôts crétacés n'étaient que des reliquats tuberculeux, des masses salines dépouillées de leurs éléments tuberculeux par le fait de la résorption; si, en un mot, tous ces produits, encore confondus sous une appellation commune, n'étaient plus identiques, devraient-ils se comporter de la même manière par l'inoculation? »

Des expériences furent donc faites avec des granulations grises récentes, des granulations jaunes, des masses caséeuses et enfin des tubercules calcaires pris sur la vache, qui furent inoculés à deux lapins et à deux agneaux. Les granulations miliaires grises et les masses caséeuses se montrèrent également actives et transmirent la tuberculose. Le tubercule en voie de transformation crétacée donna également des résultats positifs; la matière tout à fait crétacée, seule, rassemblée sous forme de calculs très durs, se montra inapte à reproduire le tubercule. Colin en conclut justement à l'identité de ces diverses lésions, « à l'encontre des idées de Virchow et de ses nombreux partisans qui ne voudraient plus voir de tubercules en dehors de la granulation grise ». « Pour mon compte, ajoute-t-il, j'incline du côté de l'expérimentation, au risque d'encourir les anathèmes des micrographes. »

Colin eut l'idée d'inoculer à un jeune bélier des tranches d'une tumeur pleine de strongles vivants, prise sur une brebis morte de phtisie vermineuse. Tué au bout d'un mois et demi, ce bélier aurait présenté « des granulations tuberculeuses », autour de la plaie du flanc, dans le ganglion précrural, dans les ganglions profonds et dans le poumon. Nous assistons là à un premier exemple, qui devait si fréquemment se renouveler depuis, de la confusion de fausses tuberculoses expérimentales avec la tuberculose vraie.

Colin aborde finalement la question doctrinale; comment interpréter ce fait indéniable que le tubercule, déposé sous la peau, se généralise et provoque des éruptions dans les différents organes? « M. Villemin, dit-il assez dédaigneusement, s'est jeté dans l'arène des rapprochements, des vagues analogies; son esprit un peu systématique semble ne l'avoir dirigé que vers les expériences propres à confirmer ses vues ou à étayer ses suppositions. Partant de l'hypothèse que le tubercule possède un principe virulent, il admet que ce principe doit agir comme celui de la plupart des maladies contagieuses, c'est-à-dire qu'il doit, après un certain temps d'incubation, déterminer d'abord des accidents locaux, se reproduire sur place, et enfin provoquer consécutivement à ceux-ci des accidents généraux. » Le professeur d'Alfort ne partage pas cette manière de voir. Dans un certain nombre d'inoculations, il put s'assurer que la dissémination du tubercule s'effectuait par la voie lymphatique, irradiant du foyer d'inoculation pour se propager dans le sens du cours de la lymphe. « Lorsque l'inoculation a été faite au flanc, comme dans presque toutes nos expériences, le ganglion isolé de cette région, les précruraux, les sous-lombaires, les satellites de l'aorte et du canal thoracique, c'est-à-dire tous les ganglions placés sur la route des matières tuberculeuses et purulentes en ont été pénétrés; de plus, et ceci est très significatif, les ganglions en dehors de l'itinéraire suivi par ces produits morbides sont demeurés sains et tous ceux du côté opposé à l'inoculation ont conservé leur état normal... Une fois que la matière tuberculeuse s'est introduite dans le système lymphatique, elle n'a plus qu'à marcher vers le centre; or, elle le fait, à ce qu'il semble, avec lenteur, car elle détermine sur son chemin l'adénite, la lymphangite et elle laisse dans les ganglions des dépôts considérables. Ce n'est qu'au bout de plusieurs semaines qu'elle arrive à destination pour produire ces résultats si graves que nous avons constatés. Elle se répartit alors, sous forme de petits amas, dans le poumon, le foie, les reins, les ganglions mésentériques. »

Pour Colin, l'hypothèse d'un virus pullulant d'abord sur place puis se généralisant dans l'économie n'est pas nécessaire. Il pense qu'il s'agit simplement de l'absorption et de la dissémination des particules solides contenues dans la matière tuberculeuse inoculée. Ces particules fines, absorbées par « les bouches béantes des réseaux capillaires et lymphatiques blessés », pénétreraient ainsi dans les voies lymphatiques d'abord, puis dans la voie sanguine et envahiraient ainsi les organes. Il va tellement loin dans cette explication purement mécanique, qu'il rapproche la dissémination expérimentale du tubercule de ce qu'on observe dans le tatouage ou à la suite de l'insertion sous-cutanée ou intra-veineuse de poudres colorées insolubles. La porte était ainsi ouverte à l'assimilation erronée de la tuberculose expérimentale au transport mécanique de particules inertes, aux embolies capillaires et aux lésions métastatiques de toute nature.

En d'autres termes, pour Colin c'est simplement « la matière tuberculeuse importée au point d'inoculation qui est transportée au poumon et à d'autres organes et y fait surgir une éruption tuberculeuse. Les dix à vingt jours représentant, pour M. Villemin, la période d'incubation pendant laquelle, selon lui, se reproduirait sur place le virus tuberculeux, ne sont en réalité que le temps employé par la matière pour parcourir la filière des vaisseaux et des ganglions qui la séparent du poumon. »

Colin, cependant, est bien obligé de reconnaître que « la masse de tubercule développée dépasse celle qui a été inoculée, d'où il suit que du tubercule de nouvelle formation s'est ajouté au tubercule venu du dehors ». Il se demande sous quelle influence a eu lieu cette multiplication. « La matière introduite, dit-il expressément, a-t-elle exercé l'action catalytique des ferments, ou a-t-elle simplement proliféré? Peu importe! »

Il importait si bien, que là était au contraire le vrai nœud du problème; Villemin l'avait bien compris et en cela réside justement l'originalité et la grandeur de sa découverte. Dès le début, il osa assimiler la tuberculose aux maladies rigoureusement virulentes, telles que la variole, la morve, la syphilis. Soustraire les faits de généralisation observés à la suite de l'inoculation des produits tuberculeux à la simple conception mécanique de l'embolie alors universellement régnante; y voir, au contraire, un processus virulent et spécifique : là était proprement le trait profond et original de la découverte de Villemin.

Tout en confirmant l'exactitude matérielle des faits annoncés par Villemin et en reconnaissant « qu'ils jettent sur la nature de la phtisie un jour nouveau », Colin, dans son rapport, se refusait donc à reconnaître la nature virulente de la maladie. Il confondait en outre la maladie expérimentale provoquée par l'inoculation du vrai tubercule avec les lésions engendrées par l'inoculation de produits tout différents, ceux de la phtisie vermineuse du mouton notamment. Il ouvrait ainsi cette série d'expériences mal engagées ou mal interprétées qui serviront de base à la controverse et qui obscurciront, pendant de longues années, les résultats si nets et si décisifs de la découverte de Villemin.

A la suite du rapport de Colin s'ouvrit devant l'Académie la célèbre discussion sur la tuberculose, à laquelle prirent part successivement Chauffard, Piorry, Pidoux, Béhier, J. Guérin, Hérard, Hardy, N. Guéneau de Mussy, Bouley, Colin, Bouillaud, les plus grands noms de la médecine d'alors. Les plus graves problèmes de la pathologie générale, la spécificité, la virulence, la contagion, l'hérédité étaient posés. Le débat fut principalement oratoire; ce que l'on apportait à la tribune, c'étaient des raisonnements et des argumentations plutôt que des expériences nouvelles. Presque tous les orateurs s'inscrivivent sinon contre les faits annoncés par Villemin, du moins contre les conséquences qu'il en tira. Ces discours, dont quelques-uns sont éloquents, résument les principales objections, qu'au nom de la tradition et des enseignements séculaires de la médecine, on élevait contre la doctrine nouvelle; ils constituent à ce titre un document des plus instructifs et une page intéressante d'histoire médicale[1].

Chauffard commença le débat. Il accepta comme un fait acquis l'inoculation de la matière tuberculeuse, tel que l'ont établi les expériences de Villemin. « Il s'agit, dit-il, de savoir ce que vaut ce fait; il s'agit de savoir s'il renverse ou du moins s'il modifie profondément les enseignements donnés jusqu'à ce jour sur la tuberculose; il s'agit de savoir si l'étiologie consacrée de l'affection tuberculeuse et si la place étiologique désignée par cette étiologie doivent s'effacer de la science et rentrer dans la causalité des maladies essentiellement spécifiques. La tuberculose est-elle destinée à prendre rang parmi les affections virulentes? C'est une sorte de révolution pathologique qui frappe à nos portes; elle s'affirme par un simple fait expérimental, qui prétend faire taire les convictions fondées sur l'observation clinique et sur les analogies anatomo-pathologiques les plus incontestables. »

1. Voir : Discussion sur la tuberculose (*Bulletin de l'Académie de médecine*, 1867, t. 32, pp. 1160, 1208, 1242, 1269, et t. 33, pp. 75, 119, 236, 345).

Pour Chauffard, la matière tuberculeuse inoculée par Villemin et « composée des matériaux solides et d'éléments histologiques » n'est pas un liquide virulent vrai; les vrais virus « examinés au microscope, soumis à l'analyse chimique, n'offrent ni éléments figurés, ni caractères propres ». En inoculant du tubercule, on introduit des éléments figurés, des cellules dans le tissu cellulaire, au contact des vaisseaux lymphatiques divisés et béants.

Du reste, si Villemin a obtenu la reproduction interne de matière tuberculeuse en inoculant du tubercule gris et du tubercule caséeux, d'autres expérimentateurs sont venus qui, eux aussi, auraient provoqué le développement de la même matière tuberculeuse, en inoculant des produits entièrement étrangers d'origine à l'affection tuberculeuse. Et Chauffard invoque ici les expériences de Clark qui aurait provoqué chez le lapin l'éruption de granulations grises à la suite de l'inoculation de pus ordinaire; celles d'Empis, qui aurait obtenu les mêmes résultats en inoculant les produits morbides les plus divers, le pus de la péritonite puerpérale, celui des plaques de Peyer de la fièvre typhoïde, celui de la pneumonie franche suppurée. Il signale aussi les expériences récentes de Lebert qui, revenant sur ses recherches premières, aurait déterminé, dans les poumons des animaux, l'éruption de granulations et de nodules possédant les caractères histologiques du tubercule, à la suite de l'inoculation ou de l'injection des produits pathologiques les plus variés, et même de substances minérales telles que le mercure et le charbon.

« Ces expériences, poursuit Chauffard, ne sont-elles pas démonstratives? Cette aptitude égale de tant de produits différents ne renverse-t-elle pas à elle seule la spécificité et la virulence de la granulation grise et de la matière caséeuse? Peut-on considérer ces produits comme spécifiques et virulents, alors que les maladies auxquelles ils sont dus ne sont ni spécifiques ni virulentes, alors que quelques-uns sont des agents minéraux ou inorganiques? S'ils ne sont pas spécifiques et virulents, ces produits peuvent-ils, par inoculation, engendrer une maladie spécifique et virulente? M. Villemin, pour effacer ou affaiblir la portée d'expériences contraires aux siennes, prétend qu'elles reposent sur des confusions. Suivant lui, les expérimentateurs auraient pris des pseudo-tubercules du foie chez les lapins ou des embolies dans les petits vaisseaux du poumon, suivis de noyaux de pneumonie, pour des produits tuberculeux véritables. Rien ne prouve que de tels reproches soient fondés dans leur généralité. On ne saurait accuser ces savants d'ignorance sur de simples suppositions. Les faits qu'ils avancent subsistent donc. »

Chauffard, d'accord en cela avec Colin, rejette l'hypothèse d'un virus tuberculeux et pense que c'est la matière tuberculeuse elle-même, les cellules inoculées qui, absorbées par les voies lymphatiques, sont disséminées dans les ganglions et dans les organes où elles provoqueraient l'éruption tuberculeuse par une sorte de greffe ou de « fécondation ». « La matière tuberculeuse insérée dans les tissus vivants et offerte à l'absorption, devient l'agent fécondant qui va solliciter le système lymphatique, vaisseaux et ganglions, le féconder, le pousser à la prolifération d'éléments semblables, lesquels iront se multipliant de ganglions en ganglions, jusqu'à ce que la masse des humeurs, que le sang en soient imprégnés, et qu'une fécondation se transmette aux éléments du tissu conjonctif, si abondant dans les viscères, si disposé d'ailleurs à la prolifération que Virchow a pu soutenir qu'il était l'origine de toutes les tumeurs néoplasiques et proliférantes. Quoi de plus légitime que de faire rentrer l'inoculation de la matière tuberculeuse et ses résultats dans cette doctrine de l'hétérologie, dans cette genèse par fécondation et par génération? Cette conviction se fortifie si l'on pense quelles analogies de structure rapprochent la matière tuberculeuse inoculée, qui va servir d'agent excitant et fécondant, et les éléments histologiques normaux qui vont être fécondés, excités à proliférer. Les ganglions lymphatiques sont ici le tissu mère, la matrice, suivant les expressions de Virchow, destinés à être fécondés; c'est vers eux que les vaisseaux lymphatiques vont diriger la matière tuberculeuse introduite dans les tissus. Or, les éléments histologiques propres de ces ganglions, les corpuscules ou cellules lymphatiques sont tellement voisins de la granulation tuberculeuse que la plupart des anatomo-pathologistes, Virchow en tête, les ont déclarés identiques et qu'ils ont considéré la granulation tuberculeuse comme une formation hétérologique des éléments lymphatiques normaux. En sorte que la matière tuberculeuse pénétrant et excitant les ganglions lymphatiques, ne ferait que solliciter une génération homologue en quelque sorte. Cette identité des éléments tuberculeux et lymphatiques explique encore comment des injections de substances minérales, injections purement irritantes, arrivent cependant à provoquer le développement de granulations tuberculeuses en apparence. Tout ce qui peut en effet irriter, pousser à la prolifération des éléments lymphatiques et même des éléments du tissu conjonctif, doit conduire au même résultat, les éléments ainsi proliférés n'ayant rien qui les distingue des éléments anormaux engendrés par l'affection tuberculeuse... Les faits avancés par M. Villemin, contrôlés et très exactement appréciés dans leurs conditions anatomiques par M. Colin, sont désormais acquis à la science; mais l'interprétation de ces faits, telle qu'elle a été donnée jusqu'à présent, n'est point con forme aux enseignements de la physiologie et de la clinique. L'inoculation de la matière tuberculeuse amène, comme fait primitif, un travail local de prolifération tuberculeuse, et, comme fait secondaire, une dissémination de tubercules sur les organes internes. Ces accidents, par leur marche et leur nature, demeurent complètement distincts de l'affection morbide générale connue sous le nom de *tuberculose*. Les inoculations pratiquées par M. Villemin ne jugent donc pas la question de la spécificité et de la contagion de la phtisie pulmonaire. »

Piorry, intervenant ensuite, a une explication toute prête des prétendus faits d'inoculation du tubercule; il rappelle les anciennes expériences de Magendie, de Dance et les siennes propres sur l'introduction de pus dans les veines; il estime que les faits de Villemin sont de même nature; « la matière tuberculeuse ne paraît être autre chose que du pus qui a subi par suite de son séjour dans les organes, des modifications nombreuses et variées. Ce n'est pas, dans ces expériences, de l'inoculation et de la reproduction d'un miasme ou d'un virus qu'il s'agit, mais bien de la pénétration du pus dans les vaisseaux et de son dépôt dans les tissus; ce pus s'y altère, s'y dessèche, s'y modifie et provoque par sa présence le dépôt de nouveau pus, dont les apparences et la consistance varient. Parmi les apparences que peut prendre ce pus il faut surtout noter, à l'état chronique, la forme granuleuse et tuberculeuse. »

Le discours de Pidoux, très apprêté et intéressant par son allure littéraire, tint deux séances de l'Académie. Pidoux commence par déclarer « qu'on peut dire sans exagération qu'il (Villemin) a été grisé par les résultats de ses inoculations. L'avenir dira si elles doivent révolutionner, comme il le croit déjà, la doctrine de la tuberculose. En attendant, je vais essayer de faire voir que, jusqu'à présent, les conséquences si nettes et si favorables qu'il tire de ses inoculations sont nettement et formellement déniées par la pathologie générale et par l'observation clinique. »

Pidoux, comme on le sait, était un des partisans les plus convaincus de la doctrine des diathèses et de la spontanéité morbide de l'organisme. Même pour les maladies les plus strictement spécifiques[1], telles que la variole et la morve, qui certainement sont virulentes, inoculables et contagieuses, il « n'est pas sûr qu'elles ne puissent naître que par inoculation et contagion ». Il est d'avis que la morve, dans certaines conditions bien connues, peut naître spontanément. Comment alors admettre avec Villemin, « fasciné par ses inoculations », que la tuberculose ne puisse naître que de la tuberculose? Comment accepter « que les maladies spécifiques ne puissent se développer, comme les espèces animales, que par leurs semences ou leurs germes? » Villemin est donc obligé de « couronner sa théorie en proclamant une panspermie nosologique et en faisant flotter dans les nuages les germes de la tuberculose et de toutes les maladies. Si M. Pasteur a besoin de nouvelles preuves pour étayer la doctrine de l'homogénie illimitée, cette théorie va lui en fournir d'innombrables et de bien inattendues. Je crois cependant que la pathologie est un champ où la doctrine plus philosophique et plus vraie, selon moi, des générations spontanées ou de l'hétérogénie pourrait recueillir bien des faits précieux. »

La tuberculose, pour Pidoux, se distingue précisément des

1. « Une maladie spécifique, selon la définition très juste de Pidoux, est une maladie qui *fait espèce*, ou qui se comporte comme une espèce naturelle; qui, par conséquent, se reproduit et ne peut se reproduire que d'elle-même, et toujours la même, dans l'espace et dans le temps. » (*Discours cité*, p. 1247.)

maladies proprement spécifiques en ce que celles-ci, tout en étant susceptibles de naître spontanément, ne naissent, dans les circonstances ordinaires, que d'elles-mêmes, c'est-à-dire d'un virus ou d'un contage déjà préalablement élaboré. Au contraire, « le tubercule naît de tout. Les causes externes les plus diverses et les plus opposées le déterminent également; tout lui est occasion, tant il vient de nous, tant il est bien un des produits de l'altérabilité propre et spontanée de nos éléments organiques. Si beaucoup de causes non spécifiques déterminent sa génération spontanée, un plus grand nombre la préparent. Et ce sont les causes les moins occultes et les plus naturelles, des causes qui n'ont rien de séminal; dans un très grand nombre de cas, on peut les toucher du doigt et voir la phtisie redoutée, prévue par conséquent, naître et se développer sans aucune intervention spécifique et contagieuse. C'est vraiment par trop simple de dire que les maladies ont pour cause les maladies, c'est-à-dire leurs semences; que le tubercule a pour cause le tubercule ou son virus, comme le lapin et le chou ont pour cause la graine de chou et la semence de lapin. Il ne reste plus alors aux médecins qu'à tendre des filets aux sporules de la tuberculose, ou à en trouver le vaccin! »

Villemin, avec une clairvoyance que l'avenir devait sanctionner d'une façon éclatante, se refusait à voir dans les cellules ou dans la sérosité de la matière tuberculeuse le principe virulent, le virus; celui-ci, plus subtil, s'y trouverait simplement logé et contenu. Pidoux n'a pas assez de dédain pour cette conception et il la réfute dans des termes qui n'ont rien d'académique. « Notre auteur, dit-il, a donc bien l'air de croire que les virus sont essentiellement distincts d'une matière organique commune — sérum, pus, déliquium caséeux, granulation — matière inerte par elle-même à laquelle ils seraient incorporés et qui ne leur servirait que d'enveloppe. A ce compte, le tubercule tout entier ne serait que la mèche du virus tuberculeux, si je puis ainsi dire, et le virus abstrait de M. Villemin pourrait être combiné à une matière quelconque. Cette conception est à la fois grossière et naïve. Elle vient tout droit du moyen âge. »

« Voilà, poursuit Pidoux, jusqu'où entraîne un système fait

après coup. Des expériences sur les animaux vous donnent tel ou tel résultat, et au lieu de les contrôler par l'expérience clinique et par toutes les données de la physiologie humaine, vous échafaudez sur elles une doctrine générale de la tuberculose pulmonaire et de toutes les maladies. Pour cela, vous renversez toutes les notions acquises ; et il faut que nous acceptions du jour au lendemain que la phtisie tombe des nues et que, dans sa pathogénie, le sujet, la constitution, les conditions hygiéniques, l'hérédité, les diathèses ne sont rien, et que tout est sur la lame d'une lancette chargée de virus tuberculeux impossible, provenant sans doute d'un tuberculeux qui le tenait d'un autre, ainsi de suite jusqu'au premier homme, qui ne le tenait pourtant de personne et devait l'avoir formé de toutes pièces ! »

Pidoux va jusqu'à faire le procès à Laënnec. « Laënnec, dit-il, s'est tellement prononcé contre la part que les causes externes peuvent prendre à la phtisie ; il a tellement posé le tubercule comme un parasite, une espèce d'entozoaire sans autre raison d'être que son existence même, et dont il est inutile de rechercher l'étiologie, que les partisans d'un virus tuberculeux le revendiquent maintenant comme un des leurs. Cela n'est pas flatteur pour Laënnec ; et pourtant, je dois dire qu'il a mérité ce triste honneur par son scepticisme à l'endroit des causes et des remèdes de la phtisie tuberculeuse. »

Pidoux s'efforce ensuite d'établir qu'il y a des phtisies d'origine multiple ; d'abord des phtisies acquises par des causes extérieures, par l'action des refroidissements répétés, d'une alimentation mauvaise, d'un travail excessif, etc. ; des phtisies résultant de la transformation d'autres maladies chroniques, la goutte, le rhumatisme, l'herpétisme, qui « en vieillissant, en s'affaiblissant ou en dégénérant » aboutissent à la tuberculose ; enfin des phtisies « diathésiques » dues à une disposition spéciale, constitutionnelle, innée de l'individu. Dans cette multiplicité d'origines qu'il invoque, il voit la preuve de la non-spécificité du tubercule. « Est-ce là, dit-il, la conduite des maladies spécifiques ? Est-ce qu'elles dérivent d'autres maladies par transformation rétrograde ? Est-ce qu'elles ont des équivalents ? Ne sont-ce pas là les allures et les vicissitudes des maladies communes ? »

Dans sa dissertation, Pidoux fait appel enfin à des arguments d'ordre sentimental. La notion de la spécificité et de la virulence de la tuberculose l'épouvante. « Quel malheur ne serait-ce pas qu'un pareil résultat! L'économie sociale, l'hygiène publique et privée, la prophylaxie, la médecine, condamnées d'avance dans leurs aspirations et leurs efforts; les pauvres phtisiques séquestrés comme des pestiférés; la tendresse des familles en lutte avec la peur et l'égoïsme en face d'une maladie capable de fatiguer le dévouement par ses longueurs et son atmosphère homicide! Si la phtisie est contagieuse, il faut le dire tout bas... Laissez-nous donc croire, jusqu'à preuve du contraire, que nous avons raison, nous, partisans de l'étiologie commune de la phtisie, partisans de la dégénération tuberculeuse spontanée de l'organisme sous l'influence des causes accessibles que nous recherchons partout, pour couper peu à peu le mal dans ses racines[1]. »

Béhier, qui prit ensuite la parole, ne regarde pas les expériences de Villemin comme concluantes, mais pour des raisons différentes de celles développées par Chauffard et par Pidoux. Il blâme le choix du lapin pour établir l'inoculabilité du tubercule, cet animal étant, d'après lui, « le plus facilement tuberculisable qu'il soit possible de rencontrer ». Ayant injecté « de la graisse de lapin, fondue au bain-marie, dans la veine auriculaire de lapins », il dit avoir déterminé ainsi, dans les poumons, « une altération aussi semblable que possible à l'altération tuberculeuse ». C'est parce que le chien et les carnassiers en général ne présentent pas cette disposition à *faire du tubercule*, qu'ils sont à peu près réfractaires. Il conclut dans les termes suivants : « M. Villemin a tenté de nouvelles voies. Je ne crois pas, je le répète, qu'il ait jusqu'à présent réussi à prouver ce qu'il avance, mais il a droit à tous nos éloges et l'avenir doit lui rester ouvert; car le jour où il prouvera que, par l'inoculation de la matière tuberculeuse seule, on peut développer une affection tuberculeuse, force sera bien de changer la place que la tuberculose occupe dans le cadre nosologique, et cela en dépit de toutes les déductions du monde et malgré les opinions les plus accentuées. Mais, à mon sens, son expérimentation est encore peu concluante. Quant à moi, je resterai jusqu'à plus

1. On trouvera les mêmes idées, amplement développées, dans l'ouvrage de Pidoux intitulé : *Études générales et pratiques sur la phtisie*. Paris, Asselin, 1873.

ample informé dans les opinions que j'ai essayé de montrer tout à l'heure. Je reporterai toute l'influence réellement formatrice de la tuberculisation aux qualités du terrain dans lequel la maladie se développe, et bien positivement je ne ferai que répéter ce que disait à ce sujet Laënnec : c'est qu'il faut une disposition particulière de l'économie pour que les diverses circonstances déterminent la formation de tubercules. »

Hérard, qui intervint ensuite dans la discussion, l'abordait avec une compétence toute spéciale; quelques années auparavant il avait, avec Cornil, publié un ouvrage important sur la phtisie pulmonaire; avec le même savant, il avait, aussitôt après la première communication de Villemin, vérifié expérimentalement l'exactitude des résultats annoncés. Il rend donc pleinement justice à la découverte du professeur du Val-de-Grâce et il considère comme établi que « l'inoculation de la granulation grise, de la granulation jaune, de la pneumonie caséeuse provoque chez certains animaux, le lapin en particulier, le développement de granulations qui ont l'aspect extérieur et la composition histologique des granulations tuberculeuses ». Contrairement à l'opinion de Rufz et de Béhier, il n'accepte pas que la tuberculose soit fréquemment observée chez le lapin, en dehors des inoculations; il invoque, à cet égard, l'opinion de Bergeron qui s'est assuré également, dans le cours de nombreuses expériences sur le lapin, que la tuberculose spontanée est rare chez cet animal. Hérard soumet ensuite à une critique très judicieuse les expériences de Colin, de Lebert, de Clark, d'après lesquelles l'inoculation ou l'injection intra-veineuse de matières non tuberculeuses (matière caséeuse qui entoure les strongles, exsudat pneumonique, pus phlegmoneux, matière cancéreuse, charbon pulvérisé) aurait déterminé des tubercules. Il montre qu'il s'agit dans ces cas, non de véritables granulations tuberculeuses, mais de granulations inflammatoires et d'embolies pulmonaires. En faisant ces réserves, « on comprendra, dit Hérard, qu'il ne reste rien, ou du moins bien peu de chose, de toutes ces inoculations de substances non tuberculeuses qui devaient renverser la découverte expérimentale de M. Villemin ».

D'accord complètement avec ce dernier sur le fait expérimental en lui-même, Hérard se sépare de lui pour les conclusions qu'il en tire. « Que l'on place, dit-il, la phtisie, comme le veut notre savant confrère, dans la classe des maladies virulentes, à côté de la morve, du farcin ou de la syphilis, le mode de développement n'en continuera pas moins à être ce qu'il a toujours été, ce qu'il sera probablement toujours, c'est-à-dire *spontané*. » Cette spontanéité de la phtisie, Hérard continue à s'y rallier, tout en reconnaissant que la maladie est inoculable aux animaux, tout en déclarant aussi qu'il se sent « fortement impressionné dans le sens des idées contagionnistes ». « Si, dit-il, comme je le crois, les recherches ultérieures démontrent que la phtisie est, dans une certaine mesure, contagieuse, nous n'oublierons pas que la découverte expérimentale de M. Villemin a contribué pour une bonne part à la démonstration de ce fait important. »

N. Guéneau de Mussy pense que le débat peut se résumer ainsi : « 1° les expériences alléguées en faveur de l'inoculabilité du tubercule sont-elles concluantes? 2° l'observation clinique nous autorise-t-elle à admettre la contagion de la tuberculose? 3° quelles conséquences légitimes peut-on tirer des faits expérimentaux et des faits cliniques pour éclairer la pathogénie et la prophylaxie de cette affection? » A la première question, la réponse est catégorique : « la transmission possible du tubercule par inoculation demeure un fait acquis à la science; c'est à M. Villemin qu'en reviendra tout l'honneur et son travail fera date dans l'histoire de la phymatose ». La contagion de la phtisie paraît également bien probable à Guéneau de Mussy, et il cite à l'appui quelques observations personnelles. Combien de temps, dit-il avec raison, n'a-t-on pas passé, sans la voir et en la niant, à côté de la contagion de la morve, du choléra, de la fièvre typhoïde! Toutefois, la puissance de la contagion tuberculeuse lui paraît faible, elle exige des conditions spéciales de terrain et de réceptivité. A côté et au-dessus de la contagion, il admet comme facteur de la phtisie l'hérédité, l'épuisement de la race et tout ce qui affaiblit l'énergie nutritive. Comment ces causes banales peuvent-elles aboutir à une maladie contagieuse et inoculable? Guéneau de Mussy se borne à constater le fait sans essayer de l'expliquer.

Hardy estime qu'il faut accepter les expériences de Villemin établissant le fait de l'inoculation de matière tuberculeuse aux animaux. Mais doit-on aller aussi loin que lui et déclarer que la tuberculose est une maladie virulente et spécifique? Qui dit maladie spécifique, dit une maladie ne pouvant se développer que sous l'action d'une cause unique; la tuberculose ne pourrait donc naître que par contagion ou par inoculation. L'inoculation n'intervient pas chez l'homme; mais, d'accord sur ce point avec Hérard et Guéneau de Mussy, Hardy incline vers la contagion de la phtisie et cite plusieurs faits où cette contagion paraît avoir été la seule cause de la maladie. L'influence héréditaire de la phtisie ne saurait être niée, mais il est des maladies spécifiques et virulentes qui sont héréditaires, la syphilis notamment. Toutefois, la syphilis héréditaire se manifeste presque toujours dans les premiers mois qui suivent la naissance, tandis que la tuberculose héréditaire met quelquefois vingt, trente ou quarante ans à se développer. « Comment croire, dans ce cas, à l'existence d'un virus qui demeure latent si longtemps? En dehors de ces cas un peu douteux de contagion et de ces cas beaucoup plus nombreux d'hérédité, nous devons dire que souvent la tuberculose se développe d'une manière spontanée et sous l'influence de causes variées. Cette circonstance seule de spontanéité et de diversité de causes est le meilleur argument à opposer à la conclusion de M. Villemin que la tuberculose est une maladie virulente et spécifique. Non, certainement, nous ne pouvons aller jusque-là. »

H. Bouley se déclare convaincu de l'exactitude et de la portée des expériences de Villemin et en accepte toutes les conséquences. Il proteste contre l'assertion de Rufz et de Béhier, d'après lesquels la tuberculose spontanée serait très fréquente chez le lapin domestique; elle est au contraire excessivement rare. Il cite des faits de contagion de pommelière chez le bœuf qui lui paraissent venir à l'appui de la contagion de la phtisie humaine. Il entrevoit la possibilité de l'immunisation contre la tuberculose. « Je voudrais, dit-il, que des lapins, si susceptibles à la contagion de cette maladie, fussent mis sur la défensive, si je puis ainsi dire, par un régime médicamenteux et qu'on essayât ensuite si, dans ces conditions, une immunité à un degré quelconque leur serait acquise contre l'inoculation. »

Colin intervint une seconde fois et rapporta de nouvelles expériences établissant l'exactitude du fait de l'inoculabilité de la tuberculose. L'inoculation sous-cutanée ou l'injection intraveineuse de particules inertes, de charbon porphyrisé, de mercure, de fragments de cancer du cheval, de graisse, produisent des effets tout différents de ceux provoqués par l'inoculation de matières tuberculeuses : dans les cas d'insertion dans le tissu cellulaire sous-cutané, on n'observe pas de généralisation ; quand on introduit ces substances dans la circulation générale, ce sont les effets de l'embolie que l'on obtient.

Néanmoins, Colin estime que Villemin a envisagé la tuberculose sous un faux jour, d'après les effets de ses inoculations sur le lapin. « Il en a exagéré la spécificité ; il en a affirmé la transmission par l'inoculation, avant de l'avoir bien établie et suffisamment analysée, la contagion par l'atmosphère du malade, sans l'avoir étayée de bonnes preuves. Il en a fait une maladie propre à un petit nombre d'espèces. Il a mis presque à néant l'influence de l'hérédité, de la prédisposition et des causes généralement reconnues comme aptes à faire naître la tuberculisation ; il a nié la diathèse ; en un mot, il a façonné cette affection d'après un type nouveau que les praticiens les plus habiles ne connaissent pas. Ses exagérations me paraissent inacceptables. Je me résume et je conclus :

« 1° Il est certain que les résultats matériels constatés à la suite de l'inoculation du tubercule sont exacts.

« 2° Il est extrêmement probable que les dépôts pulmonaires, hépatiques, intestinaux et autres viennent d'une double source : du tubercule déposé sous la peau et du travail pyogénique accompli autour de la plaie, de sorte que, dans beaucoup de cas d'inoculation, il y a une résorption purulente ajoutée à une résorption tuberculeuse.

« 3° L'étendue, la gravité des accidents consécutifs à l'inoculation sont proportionnées à la quantité de tubercule insérée et à l'intensité de la réaction qui se manifeste à l'endroit de la solution de continuité. Les expériences sur les petits animaux tendent à en exagérer l'importance.

« 4° C'est la matière tuberculeuse elle-même, et non un prétendu virus, qui est résorbée, principalement par les vaisseaux lymphatiques, puis transportée avec lenteur et finalement déposée dans le poumon et quelques autres organes.

« 5° Les dépôts pulmonaires qui résultent de l'inoculation sont franchement tuberculeux et ne laissent aucun doute sur leur nature, quand ils sont vus à l'état de granulations fermes, luisantes, demi-transparentes. On n'a plus de certitude sur cette nature lorsqu'on les trouve opaques, jaunes ou blanchâtres, par le fait de la dégénérescence ou d'une résorption purulente.

« 6° Les corps étrangers insolubles et très divisés, portés par l'injection veineuse dans le poumon, n'agissent pas à la manière du tubercule : ils déterminent des embolies sans irritation manifeste à leur périphérie, ou ils s'enkystent au centre de petits îlots de pneumonie. »

On voit que cette discussion qui remplit pendant plus d'un an les séances de l'Académie aboutit à une sorte de fin de non-recevoir. La question principale, soulevée par les expériences de Villemin, fut bien vite déplacée et refoulée au second plan. La plupart des orateurs se sont surtout attachés aux conséquences doctrinales qui en découlaient et ont disserté sur les diathèses, la spécificité, la virulence et la contagion en général. Telle qu'elle est néanmoins, cette discussion demeure singulièrement instructive. Villemin, s'appuyant sur une expérimentation rigoureuse et décisive, avait tiré des faits toutes les conséquences qui en découlaient logiquement. Mais ces conséquences paraissaient tellement subversives, elles heurtaient tellement de front les idées régnantes que Villemin ne trouva devant lui que des adversaires; ceux mêmes qui acceptaient l'entière exactitude de ses expériences, pour les avoir répétées et vérifiées par eux-mêmes, se refusaient à en tirer la conclusion qui s'imposait : la spécificité absolue de la tuberculose.

Là était pourtant le véritable nœud de la question. Le virus tuberculeux seul, à l'exclusion de toute autre cause, est susceptible d'engendrer la tuberculose, telle est la formule à laquelle arrivait forcément Villemin, sous la pression de ses expériences, aussi bien que de ses méditations et de ses enquêtes sur l'étiologie, la distribution géographique et l'histoire pathologique tout entière de la phtisie chez l'homme. Ceux mêmes pour qui la virulence et l'inoculabilité de la maladie ne faisaient plus aucun doute, soutenaient néanmoins que la maladie peut prendre naissance de toutes pièces, sans contamination préalable, sous l'influence de causes banales, telles que la misère, les fatigues, etc.

A toutes ces objections, Villemin répondit bientôt en faisant paraître son célèbre ouvrage où il réunit l'ensemble des preuves établissant la spécificité et la virulence de la tuberculose[1]. Ce livre traite de la plus grande découverte médicale de ce siècle; il est à la hauteur d'un tel sujet. On y trouve non seulement un exposé magistral de la tuberculose envisagée au point de vue de la doctrine nouvelle, mais une série d'études d'une rare pénétration sur la spécificité, la virulence, la spontanéité morbide, c'est-à-dire sur les plus hautes questions de la pathologie générale. Suivons Villemin dans cette dernière étape de son œuvre.

Nous avons vu à quelles discussions sans fin avait donné lieu la question des rapports de la tuberculose et de la pneumonie dite caséeuse; ce fut Villemin qui apporta la preuve la plus péremptoire de « l'unité de la tuberculose ». Pour montrer que ces masses caséeuses que l'on trouve dans les poumons des phtisiques et que depuis Laënnec on connaissait sous le nom de tubercules infiltrés sont bien de nature tuberculeuse, Villemin eut recours à l'inoculation. Il s'assura que les tubercules jaunes et ramollis, les masses caséeuses, inoculés au lapin, le rendent tuberculeux aussi sûrement que la granulation grise. La substance tuberculeuse ramollie, caséeuse, lui avait même donné des résultats plus sûrs et plus constants que celle qui est grise, transparente et dure. Il est difficile de trouver un exemple plus saisissant de la puissance de la méthode expérimentale : cet intarissable sujet de disputes et de controverses se trouvait donc élucidé d'un seul coup, et d'une manière décisive, par l'inoculation. Pidoux lui-même, peu suspect cependant d'entraînement pour les enseignements de la pathologie expérimentale, ne s'y trompa point. « Le jour, dit-il,

1. Villemin, *Études sur la tuberculose. — Preuves rationnelles et expérimentales de sa spécificité et de son inoculabilité.* Paris, 1868.

où, inoculant la matière caséeuse, on reproduit la granulation grise, il ne devait plus y avoir de doute sur leur identité : dis-moi ce que tu as récolté et je te dirai ce que tu as semé. Il (Villemin) sème la matière caséeuse et il recueille la granulation grise; donc il n'y a entre elles aucune différence de nature. » La plupart des médecins et des anatomo-pathologistes ne se montrèrent pas, à cet égard, aussi avisés que Pidoux, et l'on devait encore, pendant de longues années, discuter la question sur le terrain clinique et anatomique, alors que l'expérimentation l'avait tranchée du premier coup.

Il en fut de même pour cet autre thème d'interminables disputes : les rapports de la scrofule et de la tuberculose. Villemin inocule à des lapins un peu de la matière des ganglions caséeux du cou provenant d'un enfant scrofuleux et provoque chez ces animaux l'éclosion de la tuberculose. La lésion scrofuleuse dans ce cas était donc bien de nature tuberculeuse. Villemin ne se croit pas autorisé pour cela à faire rentrer, d'une façon absolue, toute la scrofule dans le cadre de la tuberculose; mais il en conclut qu'une partie au moins des affections dites scrofuleuses des ganglions, des articulations, des os, sont décidément de nature tuberculeuse et c'est à l'inoculation qu'il en appelle pour décider sur ce point litigieux.

L'inoculation de crachats de phtisiques dans le tissu cellulaire sous-cutané des lapins détermine la tuberculose; le même résultat est obtenu par l'inoculation de crachats desséchés depuis vingt jours[1].

Le sang des tuberculeux est-il capable de transmettre la maladie par inoculation? Éclairé par les expériences bien connues de Waller et de l'anonyme du Palatinat sur la virulence du sang des syphilitiques, Villemin insiste sur une précaution indispensable pour obtenir des résultats positifs : c'est l'emploi de quantités de sang assez grandes. Il prélève dans l'artère fémorale d'un lapin rendu tuberculeux 2 centimètres cubes de sang, qu'il injecte sous la peau d'un lapin sain; celui-ci devient tuberculeux. Il en fut de même d'un autre lapin ayant reçu sous la peau environ la même quantité de sang puisé dans les vaisseaux du foie d'un homme mort de phtisie. La tuberculose est donc ino-

1. VILLEMIN, De la virulence et de la spécificité de la tuberculose (*Gaz. hebd.*, 1868, p. 596.)

culable, non seulement avec le produit de la lésion caractéristique, mais aussi avec la sécrétion des bronches et avec le sang, à la façon des maladies virulentes les mieux caractérisées.

Villemin répond une nouvelle fois aux assertions de ceux qui, par l'inoculation de substances autres que des matières tuberculeuses, prétendaient avoir provoqué la tuberculose. Il inocula des produits pathologiques variés « du pus de diverses provenances, du cancer, de la matière caséeuse des tubercules vermineux du mouton, de la pneumonie et des pseudo-membranes pultacées de typhoïques » sans jamais rien provoquer chez le lapin ni chez le chien. Quant aux prétendues lésions tuberculeuses du poumon obtenues par l'injection intra-vasculaire de particules pulvérulentes ou solides, de globules de mercure, de graisse, de poudre d'euphorbe, de spores de lycopode, de pus, etc., il montre à nouveau qu'il s'agit là de processus mécaniques, emboliques, n'ayant rien de commun avec les lésions tuberculeuses généralisées qui se manifestent, elles, non pas à la suite de l'introduction intra-veineuse de la matière tuberculeuse infectante, mais après l'inoculation de cette matière, à dose pour ainsi dire infinitésimale, dans le tissu sous-cutané.

Colin, on se le rappelle, ne voulait voir dans les résultats de l'inoculation tuberculeuse qu'un simple transport dans les voies lymphatiques d'abord, puis dans la circulation générale, de la matière déposée au point d'insertion; il se refusait à admettre la germination et la multiplication d'une matière virulente. Lorsqu'on voit, répond Villemin, à la suite de l'injection hypodermique de quelques gouttes de crachats phtisiques délayés dans de l'eau ou d'un peu de sang défibriné, apparaître au point d'inoculation des granulations et des masses caséeuses, qui bientôt envahissent les viscères, peut-on admettre que ces lésions ne soient autre chose que des reliquats des substances inoculées?

A Chauffard, qui invoquait le mécanisme de la greffe pour expliquer les effets de l'inoculation tuberculeuse, Villemin répond que la greffe ne se manifeste qu'au point même où a lieu le dépôt, mais qu'elle ne se généralise pas. Pour réussir, la greffe nécessite la transplantation de cellules fraîches et pleines de vie; quand on inocule le centre caséeux d'un tubercule, on inocule des cellules mortes, des débris, un véritable détritus.

Peut-on expliquer par une greffe les effets de l'inoculation de crachats tuberculeux desséchés depuis vingt jours? Toutes ces interprétations sont inacceptables, et c'est bien d'une véritable inoculation effectuée avec un produit virulent qu'il s'agit. « On considère, dit Villemin, comme une matière virulente, toute substance pathologique qui, introduite en faible quantité dans un organisme, y détermine des lésions constantes et s'y retrouve, au bout d'un certain temps, en proportions plus considérables, dans des points fort variés et fort éloignés, comme si elle s'était multipliée à la façon des parasites. Ces conditions sont incontestablement applicables à la matière tuberculeuse. Quelle que soit l'explication qu'on donne du fait, il faut se résigner à l'admettre et ranger la tuberculose parmi les affections dont on attribue l'existence à un germe morbide, capable de se multiplier dans l'économie et que, pour cette raison, on a appelées *maladies zymotiques*... L'inoculation du tubercule n'agit pas par la matière visible et palpable qui entre dans ce produit pathologique, mais en vertu d'un agent plus subtil qui s'y trouve contenu et qui échappe à nos yeux. »

Le grand argument élevé contre la doctrine de Villemin, consistait à faire de la tuberculose une diathèse, acquise ou héréditaire. Ce mot, qui signifie une disposition à donner naissance à tel ou tel produit morbide, suffisait à tout et était l'oreiller commode sur lequel s'assoupissait la médecine traditionnelle. La conception vague que ce mot comportait s'accommodait bien avec les idées alors dominantes de la spontanéité des actes pathologiques et de l'éclosion des maladies sans l'intervention d'une cause spécifique. Le tubercule, d'après cette manière de voir, était une production spontanée, ou pouvant apparaître à la suite d'une sollicitation quelconque : le froid, l'humidité, la poussière, la fatigue, la mauvaise alimentation, etc., etc. La diathèse était là, expliquant tout, prête à se manifester à la moindre occasion ou même sans cause occasionnelle. C'est contre cette conception erronée et inféconde de la diathèse et de la spontanéité morbide que Villemin, dans son livre, s'éleva avec une pénétration, une hauteur de vue et une puissance de dialectique qu'aujourd'hui encore on ne saurait assez admirer.

Il passe successivement en revue les diverses causes qu'on a invoquées comme étant susceptibles de provoquer la tuberculose et montre combien une semblable étiologie est fragile et supporte peu la critique.

La statistique a voulu chercher dans certaines professions des indices sur les causes de la phtisie. A ce point de vue, on a surtout été préoccupé de l'action directe, irritante, que certaines substances, maniées par l'ouvrier, exercent sur les voies respiratoires. On a accusé les professions exposant à respirer des poussières et des matières pulvérulentes, et prétendu que les boulangers, les amidonniers, les charbonniers étaient, plus fréquemment que d'autres, frappés de phtisie. Villemin montre que les statistiques invoquées portent sur des chiffres trop faibles et que, sans nier leur exactitude matérielle, elles ne prouvent pas ce qu'elles veulent prouver.

Depuis longtemps, Laënnec et Louis avaient réfuté l'opinion d'après laquelle les bronchites, la pleurésie, la pneumonie seraient capables d'engendrer la tuberculose. Souvent ces affections, la pleurésie surtout, ne sont autre chose que des manifestations premières de la tuberculose; quand ces phlegmasies sont réellement indépendantes de la tuberculose, elles ne l'entraînent pas à leur suite. De même, et contrairement aux idées de Baumes et de Morton, les hémoptysies si fréquentes au début de la tuberculose sont déjà un signe de cette dernière, mais ne la provoquent pas.

Le froid surtout a été incriminé comme causant la phtisie, par l'intermédiaire de phlegmasies de l'appareil pulmonaire. Or, l'observation de tous les jours nous montre que les individus qui sont le plus exposés aux intempéries des saisons et aux refroidissements, les ouvriers des champs, payent un tribut beaucoup moins lourd à la phtisie que les ouvriers des villes, mieux garantis du froid par leurs occupations, leurs vêtements et leurs ateliers.

L'étude de la répartition géographique de la phtisie est une nouvelle preuve que la phtisie ne dérive pas du froid. La tuberculose serait rare dans les régions polaires, en Islande, aux îles Féroë, dans le nord de la Scandinavie et de la Laponie. Dans les régions chaudes et équatoriales, elle affecte au contraire une fréquence et une malignité exceptionnelles. « Ainsi donc, cette maladie, qu'on s'est plu à rapporter au froid de nos climats, décime les populations des régions intertropicales, épargne les habitants des régions polaires et, qui plus est, acquiert dans les climats chauds une malignité rare dans notre pays. » Les statistiques, d'après Villemin, établiraient également que, dans les diverses contrées, et sous toutes les latitudes, la fréquence de la phtisie diminue avec l'altitude. C'est là, pense-t-il, un trait commun qui rapproche la tuberculose d'autres maladies infectieuses, la fièvre jaune notamment. Nous verrons plus loin que cette prétendue immunité des hautes latitudes ainsi que des altitudes élevées à l'égard de la phtisie a été singulièrement exagérée et que si, effectivement, la phtisie diminue généralement de fréquence dans les régions circumpolaires et dans les hautes montagnes, la rareté de la maladie tient, non pas à une immunité locale, mais simplement à la faible densité de la population, circonstance qui diminue les occasions et les chances de contamination.

Bien plus convaincants, en effet sont les arguments que Villemin puise dans la distribution de la tuberculose, envisagée précisément au point de vue de la densité de la population. Il montre que la fréquence de la maladie est en raison directe de l'agglomération des populations; elle règne surtout dans les capitales, dans les villes de fabrique ou de commerce; dans les campagnes, elle est plus rare. Le confinement, la sédentarité et la cohabitation exercent une influence du même ordre. De là l'extrême fréquence de la phtisie dans les prisons, les fabriques, les couvents, les casernes. Les soldats casernés, en pleine paix, fournissent un contingent plus nombreux à la phtisie que les troupes en campagne, bivouaquant ou campant sous la tente et supportant toutes les fatigues et toutes les misères de la guerre. La tuberculose épargne les individus isolés, dispersés ou vivant au grand air; elle est presque inconnue chez les habitants des grandes steppes de la Russie, les Kirghis; elle est très rare chez les Arabes nomades, vivant sous la tente. Les choses se passent donc pour la tuberculose comme pour les maladies infectieuses, dont la fréquence augmente avec l'agglomération des populations, tandis qu'elles s'atténuent et s'éteignent par la dispersion et l'isolement des individus.

Villemin signale une dernière particularité dans l'histoire de la phtisie et qui complète ses analogies avec les maladies proprement infectieuses. « Les maladies zymotiques, dit-il, dont l'essence réside dans un agent spécifique, n'ont généralement pas été connues de tout temps sur la terre entière ; elles sont apparues, à un moment donné, dans certaines contrées et ne se sont étendues sur différents peuples de la surface du globe que progressivement et à la suite de communications entre les peuplades primitivement affectées et celles qui ne l'étaient pas encore. Ce phénomène se constate pour la syphilis, la variole, la peste, le choléra. L'existence de la tuberculose remonte bien jusqu'aux temps historiques, en ce qui concerne l'ancien continent; mais en est-il de même pour le Nouveau Monde et les îles océaniennes? Il ne paraît pas. Différents documents tendent au contraire à prouver qu'un certain nombre de peuplades ne connaissaient pas ce fléau et qu'ils le doivent à l'importation de leurs conquérants. » Dans l'Amérique du Nord, la phtisie paraît n'avoir fait son apparition chez les peuplades indiennes qu'à la suite de leurs rapports avec les Européens. En Australie, dans la Nouvelle-Zélande et dans les îles polynésiennes, le même fait s'est manifesté; il en est de même de Taïti et de la plupart des îles océaniennes, où la phtisie, naguère à peu près inconnue, exerce actuellement parmi la population indigène des ravages effrayants. « N'y aurait-il pas encore, conclut Villemin, un rapprochement à établir entre la tuberculose et les maladies spécifiques touchant cette particularité : que ces affections sont d'autant plus malignes qu'elles s'attaquent à des populations vierges de leurs atteintes? Ce fait, évident pour les maladies zymotiques, ne semble-t-il pas se reproduire à propos de la phtisie? Ne serait-ce pas pour cette raison que les habitants de l'Australie, de la Nouvelle-Zélande, de Taïti, etc., sont si cruellement éprouvés? C'est assurément un phénomène bien curieux que de voir ces races indigènes se fondre, pour ainsi dire, et tendre à disparaître par les ravages d'un fléau qu'ils ne connaissaient pas avant leurs rapports avec les Européens. En face de pareils faits, quoi de plus rationnel que d'envisager cette endémicité de la phtisie comme une contamination par la race envahissante? Il y a longtemps, assurément, que telle aurait été l'explication donnée, si les théories régnantes sur la maladie l'avaient autorisé. »

La tuberculose est inoculable et rentre dans la classe de

maladies virulentes, telle est la formule qui résume l'ensemble des travaux de Villemin. Il expose, sur la nature de la tuberculose et des maladies virulentes en général, des considérations qu'on ne saurait assez admirer si l'on réfléchit qu'elles ont été écrites il y a plus d'un quart de siècle... « Les virus, dit-il, se comportent comme les parasites; ils se multiplient eux-mêmes et par eux-mêmes; nous ne leur fournissons que les moyens de vivre et de se reproduire; jamais nous ne les créons. » Il rappelle l'analogie qui, de tout temps, a été signalée entre les maladies infectieuses et virulentes et les fermentations; de ce rapprochement est né le nom de maladies *zymotiques*, donné aux affections virulentes. Les grands travaux de Pasteur venaient d'établir que les différentes fermentations sont des phénomènes d'ordre biologique, liés à la vie d'organismes inférieurs, de véritables parasites microscopiques. Les récentes recherches de Davaine avaient fait rentrer le charbon dans la classe des maladies parasitaires, comme l'étaient déjà la gale, la trichinose, les affections vermineuses, la teigne, etc.

« Il faut établir, dit très justement Villemin, une distinction fondamentale entre le virus et la substance qui le recèle et qui est, elle, un produit de l'organisme né des sollicitations du virus lui-même. Le virus varioleux est contenu dans le pus de la pustule, mais ce pus n'est pas le virus, l'un est l'effet de l'autre. Le pus est une production de l'organisme qui s'engendre par l'opération toute physiologique de la prolifération cellulaire, sous l'influence des irritations les plus variées. *Le virus est une chose étrangère à l'économie*, au contraire, et qui, dans la variole, est l'agent provocateur de la formation pustuleuse, comme pourrait l'être, par exemple, le tartre stibié. Il en est de même de l'induration chancreuse, de la granulation tuberculeuse, etc. Il ne faut pas plus confondre les lésions anatomiques des maladies virulentes avec les virus qui les provoquent que les ulcérations parasitaires avec les parasites dont elles dérivent. » Villemin ne doute pas du reste que l'investigation microscopique, en se perfectionnant, ne nous permette un jour de reconnaître, *de visu*, les différents parasites virulents.

L'opinion universellement dominante, au moment de la découverte de Villemin, était que les affections virulentes peuvent reconnaître deux modes de génération : 1° la contagion; 2° la spontanéité. Rien n'a été plus funeste aux progrès de la science que cette doctrine de la spontanéité des maladies zymotiques. Toutes les fois que l'on voyait une maladie virulente survenir sans que l'on pût en suivre la transmission, on admettait que l'affection était née *spontanément*. On supposait que l'économie, sous l'influence de certaines sollicitations, est susceptible de *créer*, d'*engendrer le virus*. Au lieu de déclarer simplement que, dans certains cas, le fait et le mode de la transmission nous échappent, on préférait se réfugier dans l'hypothèse commode de la création spontanée de la maladie virulente par l'organisme[1]. C'était admettre implicitement que l'organisme est susceptible de créer de toutes pièces le parasite virulent. Villemin rappelle à cet égard l'époque, relativement encore peu éloignée, où certains médecins croyaient à la génération spontanée de la phthiriase, des helminthes, de la gale, de la teigne, croyance basée uniquement sur des faits où la contagion n'était pas évidente. Le temps viendra, pense-t-il, ou l'on renoncera également à la spontanéité des maladies zymotiques. L'économie est incapable de créer de toutes pièces un virus. « Si un virus se multiplie dans l'économie, ce n'est pas par une action procréatrice des tissus vivants ; le virus naît de lui-même. L'économie n'est pour lui qu'un milieu ; elle lui est, toutes différences réservées, ce que les substances fermentescibles sont aux ferments, ce que nos tissus sont aux parasites de toutes sortes. Le produit morbide, qui se forme par l'introduction d'un virus dans l'économie, n'est pas le virus : c'en est un effet. Tout virus qu'on retrouve dans un organisme a fatalement dû y être introduit à un moment donné. Si l'organisme ne joue qu'un rôle accessoire dans la multiplication des contages, à

1. Tout aussi clairement que Villemin, Chauffard, ce partisan convaincu de la spontanéité, a formulé l'incompatibilité qui existe, au point de vue de la doctrine parasitaire, entre la spécificité et la spontanéité. « La conception parasitaire de la maladie spécifique, dit-il, est devenue populaire ; elle exclut formellement l'idée d'une maladie spécifique spontanée. Il n'est pas possible de concevoir qu'une espèce végétale naisse autrement que d'un germe ; de même, il n'est pas admissible que la maladie spécifique, qui lève de germes, surgisse parfois spontanément, comme si le germe n'était pas son origine véritable et nécessaire. L'exception ici ne serait pas la confirmation de la règle ; elle en serait le renversement. La plante se sème toujours, elle ne croît jamais spontanément par exception ; la maladie réellement spécifique ne saurait indifféremment se récolter après ou sans ensemencement préalable ; c'est tout un ou tout autre, mais non tantôt l'un et tantôt l'autre. » (P.-E. CHAUFFARD, *De la spontanéité et de la spécificité dans les maladies*, Paris, 1867, p. 5.)

plus forte raison ne peut-il les créer de toutes pièces... Ainsi donc, aucun virus ne se multiplie par l'organisme, mais seulement dans l'organisme, à la façon des parasites et des ferments... Ces faits s'appliquent entièrement à la tuberculose. Cette affection, comme toutes ses congénères, n'est pas une création spontanée de l'économie. Il n'y a ni débilitation, ni fatigue, ni misère, ni froid, ni chaud, etc., qui puissent la faire éclore dans l'organisme. Pour naître, *il lui faut un germe qui ne peut lui venir que du dehors;* son inoculabilité démontre que ce germe se multiplie et se perpétue dans les milieux organiques de l'homme et de certains animaux. »

CHAPITRE V

LONGUES CONTROVERSES SUR LA DÉCOUVERTE DE VILLEMIN DÉCOUVERTE DU BACILLE DE LA TUBERCULOSE

SOMMAIRE. — Expériences contradictoires. — On prétend provoquer la tuberculose par l'inoculation des matières les plus diverses, de corps inertes. — On assimile le tubercule expérimental aux abcès métastatiques, aux embolies capillaires, aux pseudo-tubercules vermineux. — Chauveau : production expérimentale de la tuberculose par ingestion. — Klebs. — Gerlach. — Tuberculose expérimentale par inhalation. — Expérience de Cohnheim et Salomonsen. — Plaidoyer de Cohnheim en faveur de la doctrine de l'infectiosité. — Recherches expérimentales d'Hip. Martin : les inoculations en série.

Nature parasitaire du virus tuberculeux. — Recherches de Chauveau sur la cause intime de la virulence; elle réside dans des particules solides des « granulations élémentaires », mais qui ne servaient pas des proto-organismes. — Klebs : *monas tuberculosum.* — Schüller. — Toussaint.

Découverte du bacille de la tuberculose par Koch.

La notion de la virulence et de la spécificité de la tuberculose, venant se substituer brusquement à la conception séculaire de la diathèse et de la spontanéité morbide, ne pouvait que se heurter d'abord à toutes les oppositions. Nous avons résumé, dans les pages précédentes, les principales objections élevées, surtout au nom des enseignements de la pathologie générale et de la clinique, contre la doctrine nouvelle. Dans le domaine même des faits expérimentaux, elle devait, pendant longtemps encore, rencontrer des hostilités et des contradictions, reposant sur des expériences défectueuses, mal faites ou mal interprétées. De là une longue période de malaise. A un moment donné la découverte de Villemin parut singulièrement compromise, et ce ne fut qu'au prix d'efforts multiples et d'ardentes controverses qu'on arriva enfin à la confirmation éclatante de la doctrine de la spécificité et de la virulence du tubercule.

Nous avons déjà relaté (p. 79) les expériences d'Hérard et

Cornil qui, les premiers, répétèrent et confirmèrent les recherches de Villemin. Roustan pratiqua, avec des résultats positifs, des inoculations de matière tuberculeuse sur le lapin, le cobaye et le chien ; on trouve, à la fin de sa thèse, une planche reproduisant des granulations tuberculeuses expérimentalement provoquées chez le chien[1]. Constantin Paul fit également des expériences (consignées dans la thèse de Roustan) favorables à l'idée de l'inoculabilité. Verga et Biffi (de Milan), Mantegazza (de Pavie)[2] confirmèrent aussi les résultats annoncés par Villemin, et la nature tuberculeuse des lésions obtenues par eux fut établie par un examen microscopique, pratiqué par Bizzozero.

Lebert, qui, comme nous l'avons vu, s'était d'abord rallié complètement à la manière de voir de Villemin, fit de nouvelles expériences, en collaboration avec Wyss. Il prétendit avoir provoqué des lésions tuberculeuses non seulement par l'inoculation sous-cutanée de granulations tuberculeuses, de fragments de pneumonie caséeuse, mais par l'injection intra-veineuse, chez le chien, de pus, de mélanose, de sarcome, de cancroïde et de carcinome. L'injection dans la veine jugulaire de particules de charbon et de mercure aurait provoqué la formation, dans les poumons, de lésions identiques aux lésions tuberculeuses. Lebert en conclut que la tuberculose n'est pas une maladie spécifique, due à un virus, mais un processus inflammatoire, de nature embolique, pouvant être suscité par des causes multiples[3].

Clark communiqua à la Société pathologique de Londres des expériences d'inoculation de tubercules gris sous la peau du lapin, suivie au bout de deux ou trois semaines d'une éruption de granulations dans les poumons et les autres organes. Mais ces granulations, pour lui, ne sont pas tuberculeuses, parce qu'on y constate, au microscope, une structure nettement cellulaire, tandis que le tubercule de l'homme serait essentiellement nucléaire ; d'autre part, ces prétendus tubercules du lapin seraient susceptibles de disparaître par résorption ; enfin, on n'observerait pas à leur suite les altérations secondaires du poumon, pneumonie lobulaire, dégénérescence caséeuse, em-

1. Roustan, Recherches sur l'inoculation de la phtisie (*Thèse de Paris*, 1867.)

2. Inoculation tuberculeuse (*Union médicale*, 1868, p. 165).

3. Lebert et Wyss, Beiträge zur experimental-Pathologie der heerdartigen Lungentzündung, etc. (*Virchow's Arch.* 1867, Bd 40, p. 142 et 551.) — Lebert, Lettre sur la tuberculose. (*Bull. de l'Acad. de méd.* 25 février 1868).

physème, que l'on observe dans la phtisie de l'homme. En outre, Clark dit avoir obtenu deux fois du tubercule après l'inoculation de pus et de cancer. Il prétend aussi avoir réussi à provoquer, chez le lapin, une affection du poumon analogue à la tuberculose, par respiration d'air impur et par une alimentation insuffisante[1].

W. Marcet, au contraire, se rangea complètement à l'opinion de Villemin. Il provoqua régulièrement la tuberculose chez le cobaye, non seulement par l'inoculation du tubercule de l'homme, mais aussi par celle de divers produits d'origine tuberculeuse, en particulier des crachats, du sang et du pus. Ses expériences sur les crachats des phtisiques méritent d'être rappelés. Il injecta les crachats sous la peau de cobayes, ou bien introduisit en séton sous la peau des fils imprégnés de ces crachats. Sur onze cobayes ainsi inoculés, tous, à l'exception d'un seul, chez lequel le résultat fut quelque peu douteux, présentèrent après la mort, qui eut lieu du quarantième au cinquante-quatrième jour, des tubercules dans tous les organes. Un certain nombre d'autres cobayes, auxquels il avait inoculé par ce même procédé des crachats de bronchite simple, non tuberculeuse, demeurèrent sains. Marcet en conclut que l'inoculation des crachats au cochon d'Inde peut servir de moyen de diagnostic précieux dans les cas de tuberculose douteuse chez l'homme[2].

Burdon Sanderson, en collaboration avec John Simon, présenta à la Société pathologique de Londres les résultats d'expériences déposant contre la spécificité de la tuberculose. L'inoculation de matières tuberculeuses au cobaye lui donna des résultats identiques à ceux obtenus par d'autres expérimentateurs; mais il dit avoir provoqué les mêmes effets par l'inoculation de produits non tuberculeux, de pus pyémique par exemple, ou par l'entretien prolongé de suppurations traumatiques, à l'aide notamment d'un séton de coton passé sous la peau. Un cobaye, qui mourut après quatre mois de suppuration ainsi provoquée, présenta « les lésions typiques de la tuberculose miliaire ». Comme étape constante, intermédiaire

1. A. Clark, Inoculability of tubercle (*The med. Times and Gaz.* 1867, t. 1, pp. 346, 399, 426).

2. William Marcet, On the inoculation of animals as a means of diagnosis in tubercular phthisis (*Med. chirurg. Transact.* Londres, 1867, p. 439).

entre la lésion locale et les lésions nodulaires généralisées, Sanderson signale l'inflammation et la transformation caséeuse des ganglions correspondant à la lésion locale. Il en conclut qu'il n'existe pas de « virus tuberculeux » et que le processus miliaire généralisé procède, comme le pensait Buhl, de la résorption de produits pathologiques en voie de caséification[1].

Wilson Fox arriva, indépendamment des recherches de Sanderson, aux mêmes résultats que lui. Il put par l'inoculation de diverses substances autres que des matières tuberculeuses provoquer chez le cobaye et le lapin une affection qu'il déclare identique à la tuberculose de l'homme. Comme matière d'inoculation il employa du tubercule gris, des fragments d'hépatisation rouge et jaune du poumon, des fragments de foie gras, des fils imprégnés de pus varioleux, un morceau de muscle putréfié et un simple séton. Des tubercules généralisés se produisaient quand l'inflammation locale n'était pas trop intense ni trop aiguë et que localement se développait une lésion caséeuse. La conclusion naturelle à laquelle arrive Fox est que la tuberculose n'est pas un processus spécifique[2].

Feltz (de Strasbourg) fit quelques inoculations de tubercule sous la peau et dans la veine jugulaire de lapins. D'après lui, les lésions nodulaires provoquées ainsi dans les organes ne seraient pas des tubercules dans le sens précis du mot, mais des infarctus ou des abcès dus à des embolies capillaires[3]. Plus tard, un élève de Feltz, Metzquer, d'abord dans plusieurs lectures à l'Académie de médecine, puis dans un long mémoire paru en 1874, continua à combattre avec véhémence l'idée de spécificité et de virulence de la tuberculose. Les granulations tuberculeuses expérimentales ne seraient ou que des infarctus résultant d'embolies capillaires, ou des pneumonies alvéolaires[4].

Waldenburg, dans sa grande monographie sur la tuberculose, relate les résultats d'un grand nombre d'expériences personnelles. Il dit avoir provoqué la tuberculose miliaire chez

1. Sanderson, *The patholog. Soc.* Séance du 7 avril 1868 (*British med. Journal*, 1868, nº 381).

2. Wilson Fox, A lecture on the artificial production of tubercle (*British med. Journal*, 23 et 30 mai et 6 juin 1868).

3. Feltz, Résultats d'expériences sur l'inoculation de matières tuberculeuses (*Gaz. méd. de Strasbourg*, 1867, p. 244).

4. Metzquer, *Étude clinique de la phtisie galopante; preuve expérimentale de la non spécificité des phtisies*. Paris, 1874.

différents animaux à la suite de l'inoculation, non seulement de la matière tuberculeuse grise ou jaune fraîchement prise sur le cadavre humain, mais avec ces mêmes matières provenant de pièces durcies dans l'alcool. Les mêmes effets auraient été obtenus par l'inoculation de *produits nullement tuberculeux ou caséeux*, de crachats muqueux d'un sujet sain, de sang normal, de poudre de charbon, de particules de bleu d'aniline, etc. Il en conclut qu'il faut renoncer à admettre, avec Villemin, que la tuberculose soit une maladie spécifique, comme la syphilis ou la variole. La tuberculose peut être engendrée par l'inoculation des substances les plus hétérogènes. C'est proprement « une maladie de résorption » due à la pénétration dans le sang d'éléments corpusculaires très ténus qui sont ensuite déposés dans les divers organes et y provoquent l'issue des globules blancs, ce qui est la lésion initiale du tubercule. La tuberculose serait donc une maladie du sang, se rapprochant, à certains égards, de la pyémie. La tuberculose chez l'homme ne résulterait presque jamais de l'inoculation ou de la pénétration, par une voie quelconque, de particules venant du dehors. Elle proviendrait presque toujours de la résorption d'éléments corpusculaires très ténus existant dans le corps ou formés par lui. Elle serait donc « une sorte d'auto-infection » dans le sens de Buhl et de Dittrich, et n'ayant aucun caractère de spécificité[1].

Cohnheim et B. Fränkel firent à l'Institut pathologique de Berlin une série d'expériences, en apparence plus décisives encore contre la spécificité de la tuberculose[2]. Ces expériences ont surtout porté sur des cobayes auxquels ils introduisirent dans le péritoine, par une incision ensuite fermée à l'aide d'une suture, du tubercule miliaire et des produits caséeux provenant de cadavres de phtisiques. Ils provoquèrent ainsi chez ces animaux une éruption généralisée de granulations identiques, tant pour l'aspect macroscopique que pour les caractères histologiques, aux granulations tuberculeuses de l'homme. Mais ils obtinrent les mêmes résultats en introduisant dans la cavité péritonéale de leurs animaux des fragments de tissus prélevés sur des

1. Waldenburg, *Die Tuberculose, die Lungenschwindsucht und Scrofulose*. Berlin, 1869, pp. 248-425.

2. Cohnheim et B. Fraenkel, Experimentelle Untersuchungen über die Uebertragbarkeit der Tuberculose auf Thiere (*Virchow's Arch.*, 1869, Bd. 46, p. 216).

cadavres non tuberculeux, des particules de cancer, de condylomes, de sarcomes, enfin des corps étrangers quelconques, des boulettes de papier joseph, de la charpie propre, des morceaux de gutta-percha, du caoutchouc, du cinabre. Mêmes résultats encore en injectant dans la jugulaire de cobayes du pus phlegmoneux, du sang normal défibriné, ou même en faisant simplement, sur un de ces animaux, l'opération de la mise à nu de la veine jugulaire, sans inoculer le moindre corps étranger. Constamment, au point d'inoculation, Cohnheim et B. Fraenkel trouvaient un foyer encapsulé de pus épais, formé de leucocytes privés de motilité et morts. Ce serait ce pus mort et inspissé qui, par sa résorption et son passage dans la circulation générale, provoquerait l'éruption de la tuberculose. De semblables expériences émanant d'une autorité aussi considérable que Cohnheim, semblaient devoir porter un coup mortel à la doctrine de la spécificité de la tuberculose.

Klebs cependant intervint très vigoureusement en faveur des idées émises par Villemin. Il se refusa à admettre la nature prétendue tuberculeuse des lésions provoquées par Lebert et Wyss et par Waldenburg à la suite d'injections de substances non tuberculeuses. Ses propres expériences lui avaient montré d'une part que l'inoculation de produits tuberculeux provoque régulièrement la tuberculose, d'autre part que des produits non tuberculeux, des substances pulvérulentes par exemple, introduits dans le corps peuvent bien donner naissance à des altérations qui se rapprochent macroscopiquement du tubercule, mais qui en diffèrent par les caractères microscopiques et par l'évolution. Il appelle en outre l'attention sur ce fait que l'inoculation des matières tuberculeuses ne provoque, au point d'insertion, des accidents inflammatoires que quand la matière inoculée est en voie de putréfaction ou quand la plaie est contaminée par des substances irritantes. De tous ces faits, il conclut que la tuberculose est une maladie spécifique et virulente[1].

Sur ces entrefaites, Chauveau avait apporté un nouvel et précieux argument en faveur de la virulence de la tuberculose :

1. Klebs, Ueber die Entstehung der Tuberculose und ihre Verbreitung im Körper (*Virchow's Arch.*, 1868, Bd 44, p. 278). — Zur Geschichte der Tuberculose (*Ibid.*, 1870, Bd 49, p. 360).

c'est la possibilité de provoquer cette maladie par *ingestion*. Le tube digestif sert fréquemment de porte d'entrée aux agents virulents. De temps immémorial on savait que le charbon peut se contracter par la voie intestinale et les expérimentateurs modernes (Renault, Davaine, Pasteur, Koch) ont mis le fait hors de conteste. Renault a montré également que la morve peut être transmise au cheval par ingestion de produits morveux. Roche-Lubin et Belliol ont réussi à claveliser les moutons en leur faisant avaler des croûtes de pustules claveleuses. Enfin Chauveau lui-même avait montré que l'on peut provoquer chez le cheval une éruption vaccinale par ingestion de vaccin[1].

Chauveau, guidé par ces données, fut conduit à rechercher si cette aptitude absorbante du tube digestif pouvait être utilisée dans cette question si controversée de la virulence de la tuberculose. Ce mode d'infection, en effet, échappe aux objections que peut soulever l'inoculation sous-cutanée ou intra-veineuse, puisqu'il ne nécessite ni effraction cutanée, ni traumatisme d'aucune sorte.

Les recherches de Chauveau sont importantes encore par ce qu'elles portèrent sur de grands animaux, des veaux d'abord, et plus tard sur des solipèdes, cheval et âne. Villemin, nous l'avons vu, n'avait guère pu expérimenter que sur des lapins et des cobayes, et volontiers on s'était servi, pour combattre sa doctrine, de cet argument devenu banal, à force d'avoir été répété, que les résultats obtenus sur ces animaux n'avaient aucune valeur, le moindre traumatisme pouvant, chez eux, provoquer le développement de la tuberculose. Chauveau choisit pour sujet de ses expériences des animaux de l'espèce bovine, dont l'organisme constitue un milieu très favorable au contage tuberculeux, « car ils sont, suivant lui, les seuls qui partagent avec l'espèce humaine le triste privilège d'entretenir la tuberculose à la surface du globe ». Il fit acheter, dans les environs d'Aix-les-Bains, quatre

1. Dans des expériences encore inédites que j'ai faites en collaboration avec Chambon et Saint-Yves Ménard, nous avons pu nous assurer de la possibilité de la transmission de la vaccine, par la voie digestive, chez la génisse. On fit avaler à un jeune veau du lait additionné de deux centimètres cubes de lymphe vaccinale prélevée sur une génisse en pleine éruption. L'animal ne présenta aucun symptôme apparent ni aucune éruption sur la peau ni sur les muqueuses. Mais, soumis, huit jours après l'ingestion du vaccin, à une inoculation de cowpox (environ 50 scarifications sur la peau du ventre), il ne présenta aucune pustule vaccinale. *Il avait acquis l'immunité* à la suite de l'ingestion de la lymphe vaccinale.

génisses âgées de 6 à 12 mois, bêtes originaires de la montagne où la phtisie est, pour ainsi dire, inconnue (on sait, en outre, que la tuberculose est très rare chez les veaux). Les trois plus belles de ces génisses furent destinées à être infectées, la quatrième servit de témoin. On fit avaler à chacune des trois premières 30 grammes environ de substance tuberculeuse provenant des poumons d'une vieille vache phtisique ; la matière avait été broyée dans un mortier, délayée dans de l'eau et l'on fit boire ce breuvage aux animaux par petites gorgées à l'aide d'une bouteille introduite dans l'arrière-bouche. Au bout de vingt jours déjà, il ne pouvait plus subsister de doute sur le succès de ces expériences ; les trois génisses maigrirent profondément, s'affaiblirent, eurent le poil hérissé, terne, et présentèrent de la toux. Cinquante-trois jours après l'ingestion, les trois génisses étaient tout à fait cachectiques, tandis que la génisse témoin était superbe. A ce moment, deux des trois génisses infectées furent sacrifiées et à l'autopsie on constata « les plus belles lésions de tuberculose généralisée, avec prédominance extrêmement marquée du côté du mésentère et de l'intestin ». Les ganglions mésentériques étaient caséeux ; plusieurs avaient acquis le volume du poing ; c'était un magnifique exemple de carreau ou de phtisie mésentérique. L'intestin, surtout au niveau de l'iléon, présentait de nombreuses ulcérations tuberculeuses ; ni l'estomac, ni le foie, ni la rate, ni les reins ne paraissaient malades. Les poumons et les ganglions bronchiques et médiastinaux contenaient des tubercules, mais moins abondants que dans les organes de la cavité abdominale.

« En présence de ces faits, conclut Chauveau, est-il possible de concevoir des doutes sur la virulence de la tuberculose ? Je ne le crois pas. Il me paraît prouvé maintenant que l'identité de la tuberculose et des maladies reconnues virulentes est si complète et si absolue qu'il faut, ou bien reconnaître à la tuberculose le caractère de la virulence, ou bien nier la virulence elle-même. La conséquence que M. Villemin a tirée de ses faits d'inoculation a donc bien la valeur qu'il lui a attribuée[1]. »

Les recherches de Chauveau, en établissant la possibilité de

1. CHAUVEAU, Démonstration de la virulence de la tuberculose par les effets de l'ingestion de la matière tuberculeuse dans les voies digestives (*Gazette hebd.*, 1868, p. 753).

l'infection tuberculeuse par la voie digestive, ont ouvert une voie nouvelle; elles faisaient pressentir que chez l'homme, aussi bien que chez le bœuf, une semblable transmission est possible par l'usage de viande ou de lait provenant d'animaux phtisiques. Nous aurons amplement à revenir sur ce point quand nous traiterons de la tuberculose par ingestion, et que nous signalerons les nombreuses recherches et les discussions auxquelles a donné lieu l'étude de cette question si importante au point de vue de l'hygiène et de la santé publique.

Gerlach fit connaître des expériences confirmatives, à certains égards, de celles de Villemin; il s'assura que l'on provoque chez le lapin des lésions tuberculeuses par l'inoculation soit du tubercule de l'homme, soit de celui du singe, soit de la pommelière. Mais, pour lui, ces expériences ne démontrent ni la virulence ni la spécificité de la tuberculose. Gerlach dit avoir obtenu les mêmes résultats, chez le lapin, à la suite de suppurations traumatiques, ou de l'inoculation de matières organiques non tuberculeuses qui provoquent chez cet animal des foyers caséeux au point d'inoculation et dans les ganglions lymphatiques correspondants. C'est par l'intermédiaire de ces lésions caséeuses que s'effectuerait, par une véritable auto-infection, la généralisation des tubercules. Tout ce qui est susceptible d'engendrer de la matière caséeuse peut aussi engendrer la tuberculose. Le lapin et le cobaye sont donc des animaux très mal choisis pour établir le fait de la contagiosité et de la spécificité du tubercule, puisque chez eux tout traumatisme ou toute irritation inflammatoire prolongée sont suivis de caséification des ganglions. Le traumatisme ne provoque pas cette lésion chez le cheval, le bœuf, le mouton, la chèvre et le chien, et c'est pour cela que la tuberculose ne peut être suscitée chez ces animaux par des suppurations chroniques, par des corps étrangers quelconques, etc. Même l'inoculation de la matière tuberculeuse ne réussit chez eux que d'une façon incertaine, à cause de la difficulté que l'on rencontre à produire un processus caséeux au point d'inoculation[1]. En somme, la matière tuberculeuse, pour Gerlach,

1. GERLACH, Ueber die Impfbarkeit der Tuberculose und der Perlsucht bei Thieren, etc. (*Jahresb. der K. Thierarzneischule zu Hannover*, 1869, p. 127; analysé in *Virchow's Archiv*, 1879, Bd 51, p. 290).

n'est pas, à proprement parler, une matière spéciale, virulente, quoique cependant elle soit plus apte que d'autres produits à provoquer des lésions caséeuses au point d'inoculation et dans les ganglions correspondants.

Parmi les adversaires de la virulence et de la spécificité du tubercule, vint aussi à cette époque se ranger Friedländer, qui déclare que *la maladie provoquée expérimentalement chez les animaux n'est pas la tuberculose*. « Les nodules développés par l'inoculation chez les animaux ne présentent pas la structure typique du tubercule et ne renferment pas de cellules géantes. J'ai pratiqué des inoculations dans la cavité péritonéale de lapins et j'ai obtenu constamment au bout de quelques semaines une éruption des plus nettes de granulations dans le péritoine, irradiant du foyer caséeux provoqué par l'inoculation; en outre, des nodules analogues, mais moins nombreux, se rencontraient dans les poumons, le foie, la rate et les reins. Il était absolument indifférent, pour obtenir ces résultats, que l'on employât des masses tuberculeuses prélevées sur le cadavre de l'homme ou des morceaux de caoutchouc. La formation des nodules dans les replis transparents du mésentère est particulièrement propice à l'étude de leur développement. Ces nodules débutent par une agglomération de cellules rondes, uninucléaires, occupant la charpente conjonctive de la membrane; à l'aide de préparations argentées on peut aisément s'assurer que les deux revêtements endothéliaux règnent intacts au-dessus et au-dessous des nodules. Ceux-ci sont sans aucun rapport appréciable avec les vaisseaux sanguins et lymphatiques; ils acquièrent graduellement le volume d'une tête d'épingle, puis dégénèrent à leur centre. On n'y trouve pas de cellules géantes caractéristiques... Ces nodules ne présentent donc pas la structure typique du tubercule, avec sa cellule géante caractéristique; il en est de même des nodules se développant dans les reins, le foie et la rate... Les nodules existant dans les poumons ne sont en réalité que des pneumonies lobulaires. Là encore il ne s'agit pas de tubercules. L'affection pulmonaire consécutive à l'inoculation se comporte absolument comme les pseudo-tubercules que Cruveilhier et Lombard provoquaient par l'injection de mercure dans les bronches ou le poumon, par des embolies des petites ramifications de l'artère pulmonaire; ce sont, comme l'avait dit Virchow, des pneumonies miliaires mais non des tubercules... Après toutes ces constatations, il faut renoncer à l'illusion si séduisante d'après laquelle il serait possible de provoquer expérimentalement, par inoculation, une maladie identique à la tuberculose de l'homme[1]. » Il est difficile de comprendre comment Friedländer a pu méconnaître la structure tuberculeuse si caractéristique, au contraire, et si typique des lésions de la tuberculose expérimentale chez le cobaye.

La grande objection élevée contre la spécificité de la tuberculose reposait sur les faits, sans cesse réédités, d'après lesquels on réussirait à provoquer chez les animaux une tuberculose généralisée, soit par l'injection de matières pulvérulentes inertes, soit par la production d'un foyer inflammatoire chronique, caséeux quelconque. Il est vrai que ces résultats étaient formellement contestés par les expérimentateurs les plus compétents. Nous avons déjà vu que Villemin n'avait jamais réussi, par l'injection ou l'inoculation des matières les plus diverses, autres que les produits tuberculeux, à provoquer la tuberculose. Chauveau fit un grand nombre d'expériences dans la même direction, toujours avec des résultats négatifs. Sur des animaux des espèces bovine et chevaline, il introduisit du pus, caséeux ou non, de provenance non tuberculeuse, dans le tissu cellulaire sous-cutané, dans les voies digestives, dans les veines, sans jamais réussir à faire naître des lésions tuberculeuses. De même, il déclare avoir « toujours été très malheureux dans ses tentatives pour faire naître, chez le lapin, la prétendue tuberculose, sans levain tuberculeux ». Il en conclut que toute matière caséeuse n'est pas apte à faire du tubercule et que « l'on peut complètement écarter du débat ces expériences contradictoires de la spécificité d'action de la matière tuberculeuse »[2].

Klebs fait également remarquer qu'il a pu, comme bien d'autres expérimentateurs, provoquer des lésions traumatiques de très longue durée chez les cobayes et les lapins, en leur introduisant dans la cavité péritonéale des corps étrangers, ou en extirpant tel ou tel organe, ou en sectionnant la moelle épi-

1. C. Friedlænder, Ueber locale Tuberkulose (*Volkmann's Sammlung*, 1873, n° 64, p. 532).

2. Chauveau, Lettre à Villemin sur la Transmission de la tuberculose (*Gaz. hebd.* 1872, p. 215); voir aussi Lépine, De la pneumonie caséeuse (*Th. d'agrégat.* Paris, 1873, p. 92).

nière; traumatismes souvent accompagnés de suppuration très longue, mais qui jamais n'étaient suivis de tuberculose. Il est porté à croire que les résultats opposés, surtout ceux de Cohnheim et B. Fränkel, sont dus à une infection tuberculeuse passée inaperçue et contractée par les animaux à la suite de leur séjour dans des cages contaminées[1].

Les expériences sur la transmission de la tuberculose se multipliaient de plus en plus, mais toujours amoindries dans leur portée par des faits contradictoires. Tappeiner institue des expériences pour établir que la tuberculose peut se transmettre par des particules desséchées de crachats répandues dans l'air[2]. Nous reviendrons plus loin sur l'ensemble des recherches établissant la production de la tuberculose par inhalation; rappelons seulement ici que dès la publication des premières expériences de Tappeiner, Schottelius en produisit de contradictoires, d'après lesquelles on pourrait provoquer des lésions tuberculeuses miliaires du poumon par l'inhalation de particules pulvérulentes quelconques. C'était, on le voit, la même objection, sans cesse renaissante, élevée contre la spécificité de la tuberculose.

Cohnheim, qui tout d'abord s'était rangé parmi les adversaires de la spécificité des produits tuberculeux, en devint bientôt le défenseur le plus convaincu. Cherchant à répéter à Breslau les expériences qu'il avait faites jadis à Berlin, en commun avec B. Fränkel, et dans lesquelles il obtenait une tuberculose généralisée à la suite de l'inoculation des substances les plus variées, il échoua constamment; il ne doute pas que les résultats auxquels il était arrivé d'abord n'aient été la conséquence de quelque contamination tuberculeuse tenant à la mauvaise installation et à la promiscuité des animaux. C'est alors qu'il fit, avec Salomonsen, les expériences classiques d'inoculation de substances tuberculeuses dans la chambre antérieure de l'œil du lapin. Mais avant de les relater, je dois signaler des expériences analogues, de date plus ancienne et peu connues, dues à Armanni (de Naples).

En 1872, Armanni pratiqua, sur le centre de la cornée de

1. Klebs, Die künstliche Erzeugung der Tuberkulose (*Arch. f. experim. Pathol.*, 1873, Bd 1, p. 165).

2. Tappeiner, Ueber eine neue Methode Tuberkulose zu erzeugen (*Virchow's Arch.* 1878, Bd 74, p. 393).

cobayes, de petites piqûres très superficielles (en évitant de pénétrer dans la chambre antérieure) à l'aide d'une fine aiguille imprégnée d'une émulsion de matière caséeuse dans de l'eau distillée. Au bout de quelques jours, les piqûres se cicatrisèrent et la cornée demeura transparente et intacte en apparence pendant environ quinze jours; puis l'on vit apparaître au niveau des points d'inoculation de petits nodules blanc-grisâtres, submiliaires. Bientôt la cornée se troubla du centre à la périphérie, avec des ulcérations d'abord superficielles, puis plus profondes et plus étendues et qui persistèrent jusqu'à la mort des animaux, survenant au bout de trois à quatre mois, avec amaigrissement et cachexie. A l'autopsie, on constata une tuberculose généralisée de la rate, du poumon et du foie. Armanni insiste sur les particularités remarquables de ces expériences, sur la quantité infinitésimale de la matière inoculée, sur l'incubation prolongée à laquelle on assiste régulièrement et enfin sur le caractère de la lésion qui se développe ensuite, progressive, sans aucune tendance à la guérison et entraînant finalement une tuberculose viscérale généralisée. Rien de semblable ne s'observe quand on provoque la kératite par des irritations communes, par des caustiques, par exemple, ou par des agents mécaniques. Dans cette longue incubation de la lésion cornéenne provoquée par l'inoculation tuberculeuse, l'expérimentateur italien voit un argument décisif « en faveur du pouvoir spécifique et virulent de la substance inoculée »[1]. J'ai tenu à signaler ce travail d'Armanni qui a passé jusqu'ici presque entièrement inaperçu et qui offre de l'analogie avec les expériences ultérieures de Cohnheim et Salomonsen.

Ces expériences consistèrent à introduire, dans la chambre antérieure de l'œil d'un lapin, un petit fragment de tissu tuberculeux, emprunté à un cadavre aussi frais que possible, ou mieux encore à un ganglion caséeux qui venait d'être extirpé. Les lapins albinos sont préférables, à cause de l'absence de pigment sur l'iris. Si la substance tuberculeuse introduite est bien fraîche et si l'opération est pratiquée avec propreté, l'irritation traumatique se dissipe au bout de quelques jours, la cornée demeure transparente et l'on peut facilement apercevoir, au-devant du cristallin, le fragment de tissu implanté; ce tissu

1. Armanni, Sulla specificità e virulenza delle sostanze caseose e tubercolose *Movimento medico-chirurg.* Naples, 1872, tirage à part).

diminue graduellement de volume, et peut même disparaître complètement par résorption au bout de quelques semaines. A la suite de cette véritable incubation, on voit apparaître inopinément, vers le 20e ou 30e jour, à la surface de l'iris, une éruption de granulations grises, extrêmement fines, qui augmentent un peu de volume, puis deviennent opaques, jaunes et caséeuses. Plus tard, la cornée se prend, et l'œil tout entier peut être envahi par une panophtalmie tuberculeuse. A l'autopsie, on trouve le plus souvent des tubercules plus ou moins abondants dans les poumons, les ganglions lymphatiques, la rate et les autres viscères. « Ces expériences, dit Cohnheim, montrent : premièrement, l'établissement préalable d'un exsudat caséeux au point d'insertion; deuxièmement, qu'il existe un stade d'incubation qui est en moyenne chez le lapin de vingt-cinq jours et de quinze jours environ chez le cobaye[1]. »

Salomonsen poursuivit plus tard ces expériences à Copenhague; chez 34 lapins, il introduisit dans la chambre antérieure de l'œil divers fragments de tissu non tuberculeux, normal ou pathologique, ou des fragments d'organes tuberculeux, mais préalablement soumis à l'ébullition. Il détermina ainsi une simple iritis qui se dissipa rapidement. 34 autres lapins qui reçurent dans la chambre antérieure de l'œil du tissu tuberculeux ou scrofuleux présentèrent au bout de trois à quatre semaines de la tuberculose de l'iris et plus tard des tubercules pulmonaires[2].

Hänsell répéta ces expériences; il introduisit dans la chambre antérieure de l'œil de lapins du pus de tumeur blanche, de l'urine de sujets atteints de tuberculose rénale et d'autres produits d'origine tuberculeuse; quand l'expérience était réalisée avec les précautions nécessaires et en l'absence de contamination septique, elle donna régulièrement naissance à l'iritis tuberculeuse caractéristique. Hänsell inocula ces mêmes produits dans l'épaisseur de la cornée et provoqua ainsi une kératite tuberculeuse, ainsi que l'avait déjà fait Armanni[3].

Baumgarten entreprit d'abord l'inoculation dans la chambre

1. Cohnheim et Salomonsen, *Sitzungsber. der Schles. Gesellsch. für vaterl. Kultur*, 13 juillet 1877.

2. Salomonsen, On indpodning af Tuberculose, särligt i Kaninens Iris (*Nordisk med. Arch.*, 1879, n° 19).

3. Haensell, Beiträge zur Lehre von der Tuberkulose der Iris, Cornea und Conjunctiva nach Impfversuchen an Thieren, etc. (*Arch. f. Ophthalmol.*, 1879, Bd 25, Abt. 4, p. 1).

antérieure de l'œil avec des produits tuberculeux provenant de cadavres humains, mais sans résultats. Il employa ensuite des tissus frais de pommelière et réussit constamment à provoquer une tuberculose typique de l'iris et de l'œil, suivie de généralisation dans les viscères. Baumgarten fit un grand nombre d'expériences de contrôle; il détermina des inflammations plus ou moins intenses du globe oculaire par divers corps étrangers, organiques ou inorganiques, par des matières septiques, par des produits pathologiques variés, sans jamais provoquer ainsi ni tuberculose oculaire, ni tuberculose généralisée. Plus tard, il obtint avec des produits tuberculeux pris sur le cadavre humain les mêmes résultats positifs que ceux que lui donnait la pommelière, à la condition de les inoculer aussi frais que possible, peu de temps après la mort ou immédiatement après l'extirpation. Du sang de lapin profondément tuberculeux, injecté dans la chambre antérieure à la dose de quelques gouttes, détermina une tuberculose oculaire suivie de généralisation. Du sang d'animal sain, inoculé de la même façon, se résorbe au bout de quelques jours sans accidents; du sang septique peut provoquer la suppuration du globe de l'œil, mais non la tuberculose de cet organe[1].

Schuchardt, dans ses expériences avec des produits tuberculeux prélevés sur le cadavre de l'homme, obtint constamment des résultats positifs. Mais il appelle l'attention sur ce fait, que la tuberculose oculaire peut pendant très longtemps demeurer *locale* et n'entraîner aucune généralisation[2]. Cette remarque est exacte et j'ai par devers moi plusieurs expériences d'inoculation dans la chambre antérieure, pratiquées non seulement avec des produits tuberculeux naturels, mais avec des cultures, où les lapins présentèrent la phtisie du globe de l'œil, tout en augmentant de poids; sacrifiés au bout de plusieurs mois et même après plus d'un an, ils ne montrèrent aucune localisation tuberculeuse dans les viscères.

On voit donc que l'ingénieuse variante apportée à l'expé-

1. Baumgarten, Ueber das Verhältniss von Perlsucht und Tuberkulose (*Berl. klin. Wochens.*, 1880, p. 698). — Zur Contagiosität der Tuberkulose (*Centralbl. f. d. med. Wissensch.*, 1881, p. 274).

2. Schuchardt, Die Impftuberkulose des Auges und ihr Zusammenhang mit der allgemeinen Impftuberkulose (*Virchow's Arch.*, 1882, Bd. 88, p. 33).

rience de Villemin par Cohnheim et Salomonsen, et qui permet de suivre pas à pas toutes les phases successives de la lésion locale, fut le point de départ d'une série de recherches, qui confirmèrent, d'une façon univoque, la virulence et la spécificité de la tuberculose. Mais ce fut surtout Cohnheim qui, dans une de ces études de pathologie générale où il excellait, résuma le débat et fit tomber les dernières résistances[1]. Quoique ce travail soit surtout une œuvre de vulgarisation, il mérite cependant d'être signalé ici : jamais, depuis Villemin, l'ensemble des faits militant en faveur de l'infectiosité de la tuberculose n'avait été exposé d'une façon aussi démonstrative et aussi saisissante que dans l'élégante synthèse de Cohnheim.

Il commence par rappeler les interminables discussions auxquelles, depuis Laënnec, on s'est livré pour distinguer ce qui appartient au tubercule, à la scrofule, aux inflammations chroniques régressives ou plastiques. Si l'on voulait prouver par un exemple frappant combien la méthode exclusivement anatomique peut être trompeuse et insuffisante, on ne saurait mieux faire que de citer l'histoire de la tuberculose. Laënnec, en regardant comme tuberculeux tous les produits caséeux, allait trop loin, puisque la transformation caséeuse peut s'observer dans d'autres processus, à l'intérieur des sarcomes et des carcinomes, des myomes même et dans les exsudats inflammatoires. Virchow, en n'admettant comme tuberculeux que ce qui procède par formation nodulaire, non seulement écartait du cadre de la tuberculose le « tubercule infiltré » de Laënnec, mais s'exposait à y faire rentrer, de par sa définition, les nodules syphilitiques, morveux, les lymphomes et même l'inoffensif tissu de granulation. Ni la « cellule tuberculeuse » de Lebert, qui n'est autre qu'une cellule ayant subi cette altération particulière mieux étudiée depuis sous le nom de nécrose de coagulation, ni la cellule géante de Langhans ne sont exclusivement propres aux formations tuberculeuses.

Pendant que l'on s'épuisait dans ces luttes décevantes sur le terrain purement anatomique, on passait presque indifférent à côté de la grande découverte de Villemin, montrant que la tuberculose est une maladie infectieuse et transmissible.

1. Cohnheim, *Die Tuberkulose vom Standpunkte der Infectionslehre*, 1re édit. 1879 ; 2e édit 1881 ; trad. française par Musgrave-Clay, 1882.

A partir de ce moment cependant, on disposait d'un criterium sûr et tout à fait décisif. « Appartient à la tuberculose tout ce qui, inoculé à des animaux réceptifs, provoque chez eux la tuberculose; tout ce qui ne la provoque pas doit en être rejeté. » On croit pouvoir contester la nature tuberculeuse du tubercule infiltré de Laënnec, de la pneumonie caséeuse; l'inoculation montre que ce produit confère la tuberculose aussi sûrement que la granulation grise et donne gain de cause à Laënnec contre Virchow. Les adénites scrofuleuses, les écrouelles relèvent-elles d'inflammations chroniques ou sont-elles de nature tuberculeuse? L'expérience montre que « rien n'est plus apte à provoquer la tuberculose que l'inoculation d'une parcelle d'un ganglion scrofuleux du cou fraîchement extirpé ». Tous ces processus divers, malgré leurs dissemblances anatomiques, reconnaissent donc une cause unique, le virus tuberculeux. La notion anatomique doit donc céder le pas à la notion étiologique.

Cohnheim ne doute pas cependant que l'on ne puisse un jour arriver à caractériser morphologiquement ce virus tuberculeux encore insaisissable. « Celui, dit-il, qui est convaincu de l'origine parasitaire des maladies infectieuses, ne doutera pas de la nature corpusculaire, figurée du virus tuberculeux et attendra avec confiance que, dans un avenir probablement peu éloigné, on décèle, dans les produits tuberculeux et scrofuleux, ces éléments figurés, spécifiques. » Ces paroles prophétiques étaient écrites en 1879; trois ans après, Koch découvrait le bacille de la tuberculose.

En attendant, la notion de l'infectiosité fournit déjà un criterium d'une sûreté presque absolue, comme l'on peut s'en rendre compte par l'analyse des simples particularités anatomiques de la maladie. Cohnheim pose en principe que partout où le virus tuberculeux s'introduit et séjourne pendant un temps suffisant, un produit tuberculeux ou scrofuleux prend naissance. Pour cette localisation première, c'est la porte d'entrée du virus qui joue le rôle important; une fois introduit dans le corps, le virus se propage et se dissémine d'après les dispositions locales, en empruntant les voies naturelles de l'organisme, les voies lymphatiques et veineuses. L'importance de la porte d'entrée pour la localisation de la tuberculose est surtout mise en évidence par les expériences d'inoculation. Si l'on introduit la matière infectieuse dans la cavité abdominale, on provoque une tuberculose du péritoine, de la rate et du foie; si on l'introduit dans la chambre antérieure de l'œil, c'est l'iris qui se prend d'abord; si la matière tuberculeuse est ingérée, l'intestin et les glandes mésentériques seront les premiers atteints; le poumon et les ganglions bronchiques sont envahis d'abord, lorsqu'on fait respirer à l'animal des crachats desséchés de phtisique; à la suite de l'inoculation sous-cutanée, ce sont les ganglions lymphatiques avoisinants qui se caséifient les premiers.

L'examen des cadavres des phtisiques, dit Cohnheim, permet, d'après certaines particularités qui se présentent presque régulièrement, de suivre également les étapes successives du virus.

Le plus souvent, il pénètre dans l'organisme humain avec l'air que l'on respire. Voilà pourquoi l'organe de beaucoup le plus souvent et le plus profondément atteint par la tuberculose est le poumon. Souvent la plèvre et plus souvent encore les ganglions bronchiques sont atteints profondément alors que le poumon ne présente que de rares nodules ou de faibles infiltrations caséeuses; mais cela n'a pas lieu de nous étonner si l'on réfléchit avec quelle rapidité des particules de charbon introduites par inhalation gagnent également la plèvre et les ganglions bronchiques. Exceptionnellement, le virus tuberculeux peut se fixer d'emblée sur la muqueuse du larynx, d'où la phtisie laryngée primitive, bien connue des cliniciens.

Lorsque les tubercules pulmonaires se ramollissent et s'ulcèrent, les crachats infectants cheminent le long de la trachée et du larynx; ils peuvent s'y fixer et y provoquer de nouveaux tubercules; il en est de même du pharynx, du voile du palais et de la racine de la langue. Beaucoup de ces crachats sont avalés, mais ils franchissent l'œsophage sans s'y arrêter; d'autre part, l'estomac, par la nature acide de son contenu, est peu favorable à la pullulation du virus : de là l'extrême rareté de la tuberculose de l'œsophage et de l'estomac. Arrivés dans l'intestin grêle, les crachats virulents séjournent surtout là où existe un arrêt mécanique, au niveau de la valvule iléo-cæcale et du cæcum; les effets de l'infection s'y manifesteront précisément dans les points où les substances absorbées sont d'abord retenues, c'est-à-dire dans les follicules isolés et agminés de l'intestin; ces follicules sont, en effet, le siège de prédilection de la tuberculose intestinale. Puis c'est le tour des ganglions mésentériques. Par les radicules de la veine porte, le virus pénètre des ulcères intestinaux dans la veine porte et va infecter le foie qui est, chez les phtisiques, si fréquemment envahi par les tubercules. C'est là, pour ainsi dire, le tableau classique de la phtisie commune. La matière virulente peut aussi suivre le canal cholédoque et provoquer des lésions tuberculeuses des voies biliaires, comme elle peut se propager du fond des ulcères tuberculeux de l'intestin au péritoine.

Cette tuberculose intestinale est secondaire ; il en est une autre qui est primitive, l'intestin constituant la porte d'entrée du virus. Ce sont les cas où l'on trouve une tuberculose avancée de l'intestin, des ganglions mésentériques et du péritoine, avec intégrité ou lésions très peu accusées du poumon; forme rare chez l'adulte, fréquente chez l'enfant : c'est la phtisie mésaraïque; peut-être sa fréquence si grande chez l'enfant résulte-t-elle de l'usage de lait de provenance tuberculeuse.

La tuberculose uro-génitale constitue un groupe intéressant. Cohnheim ne regarde pas comme absolument impossible qu'un homme puisse contracter, par le coït avec une femme atteinte de tuberculose utérine, une tuberculose de l'urèthre; il se pourrait aussi qu'un homme tuberculeux transmît la maladie à la muqueuse utérine d'une femme par l'intermédiaire du sperme, en admettant que ce liquide possède la virulence tuberculeuse. Mais ce ne seraient toujours que des faits très exceptionnels et ce n'est pas là le mécanisme habituel des cas relativement fréquents de tuberculose uro-génitale. Celle-ci, pour Cohnheim, est une *maladie d'excrétion*, due au dépôt embolique du virus dans le rein. Le virus se fixe dans les canalicules du rein lui-même, dans la substance corticale ou dans la pyramide; ou bien il est arrêté soit dans le bassinet, soit dans l'uretère, dans la vessie, ou dans la portion uréthrale de la prostate, qui peuvent être le siège primitif du mal. De chacun de ces points, la tuberculose peut se répandre, le plus souvent dans le sens du cours de l'urine, parfois en sens inverse, dans les différents segments du canal uro-génital. Du bassinet la lésion gagne l'uretère, puis la vessie ; elle peut gagner de là l'autre uretère et remonter jusqu'au rein du côté opposé; chez l'homme, la prostate est ensuite atteinte, puis le canal éjaculateur, la vésicule séminale, le canal déférent, l'épididyme et le testicule; la transmission peut aussi s'effectuer directement de l'uretère au canal déférent, au point où ils s'entre-croisent. Chez la femme, la tuberculose urinaire proprement dite suit la même marche que chez l'homme. La tuberculose génitale, chez elle, est indépendante de la tuberculose des voies urinaires; il est extrêmement rare qu'elle occupe le vagin; le plus souvent elle siège sur la trompe et moins fréquemment sur la muqueuse utérine. Il est probable que l'infection procède du péritoine qui, dans la tuberculose génitale de la femme, n'est presque jamais exempt de tubercules. On voit donc que, pour Cohnheim, la tuberculose urogénitale n'est que très exceptionnellement une manifestation rigoureusement primitive de la maladie.

Il semble bien, particulièrement chez les enfants, que la méningite tuberculeuse puisse être réellement primitive et Cohnheim ne rejette pas absolument l'hypothèse émise à un moment donné par Weigert, d'après laquelle le virus pénétrerait des fosses nasales supérieures dans la cavité cranienne, directement à travers les trous de la lame criblée.

Plus énigmatiques encore sont certaines tuberculoses primitives des os et des articulations, qui existent fréquemment chez des individus ne présentant pas d'autres localisations tuberculeuses. Le traumatisme, volontiers invoqué, ne peut tout au plus servir que d'appel pour le virus déjà préexistant dans le corps.

Plus simple et plus facile à comprendre est la dissémination du virus tuberculeux par la voie sanguine. A la suite d'une tuberculose primitive du poumon et de tout autre organe, le virus peut pénétrer par effraction dans les veines et ainsi s'expliquent les tubercules métastatiques que l'on rencontre, à l'autopsie des phtisiques, dans le cerveau, dans les os, dans le testicule, dans le corps thyroïde ou dans la rate.

Il est une forme de tuberculose, caractérisée par l'invasion de la plupart des organes s'effectuant dans un temps très court, en quelques semaines : c'est la tuberculose miliaire aiguë généralisée. Pourquoi, dans ces cas, le virus provoque-t-il, en si peu de temps, l'éruption généralisée d'innombrables granulations? Cohnheim pense qu'on ne peut guère l'expliquer qu'en admettant une pénétration rapide, en masse relativement considérable, du virus dans la circulation générale. Ponfick, dans certains cas de tuberculose miliaire aiguë, a signalé une tuberculose et une infiltration tuberculeuse du canal thoracique; c'est là un fait rare et que Cohnheim n'a pu constater que trois fois chez des sujets ayant succombé à la tuberculose miliaire aiguë. Plus importante est la tuberculose des veines pulmonaires sur laquelle Weigert a appelé l'attention et qui, chez un sujet ayant un foyer caséeux dans la plèvre interlobaire, par exemple, dans un ganglion bronchique ou dans un point limité du poumon, peut entraîner l'inondation du système vasculaire par des produits virulents; d'où l'explosion de la tuberculose miliaire généralisée.

Si la généralisation du processus tuberculeux trouve ainsi son explication mécanique toute naturelle, il est plus difficile de comprendre pourquoi certaines tuberculoses, chez certains individus, restent indéfiniment cantonnées dans tel ou tel organe; pourquoi il existe des *tuberculoses locales*, ou plutôt sans tendance à la généralisation; pourquoi enfin il y a des tuberculoses, qui non seulement se localisent, mais qui guérissent, soit par calcification, soit par cicatrisation. De même qu'il existe des individus qui paraissent réfractaires à la tuberculose et qui ne permettent pas au virus de les envahir, de même il en est d'autres qui sont susceptibles de réagir contre l'invasion une fois effectuée, qui arrivent à localiser le mal contre lequel ils luttent pendant un temps plus ou moins long et dont parfois ils triomphent définitivement.

La pathologie expérimentale elle-même, fait remarquer Cohnheim, nous permet d'assister à des différences individuelles tout à fait remarquables. Si, chez un certain nombre de cobayes ou de lapins, on introduit dans la cavité péritonéale ou dans la chambre antérieure de l'œil un égal fragment d'un ganglion caséeux, la lésion locale ainsi provoquée sera à peu près la même chez tous, mais l'évolution ultérieure du processus pourra varier étrangement. Tel animal succombera au bout de cinq semaines, ayant tous les organes, le péritoine, le foie, la rate, les poumons, la choroïde, etc., criblés de granulations ou de foyers caséeux; un second vivra plus de deux mois, un troisième trois mois et au delà; chez celui-ci, outre le globe oculaire, les poumons seront presque totalement envahis, tandis que chez l'autre l'appareil respiratoire sera presque indemne, alors que les organes abdominaux seront largement envahis ; un quatrième enfin présentera une panophtalmie tuberculeuse complète, mais l'animal restera en parfaite santé, sans amaigrissement, conservant l'appétit et toute sa vigueur ; si, au bout de longs mois, on le sacrifie, on ne trouvera, en dehors de l'œil inoculé, aucune lésion tuberculeuse. Le virus a été le même et a pu prendre pied chez tous, mais combien différente est son évolution chez les différents individus ! Il faut bien admettre une *prédisposition* à la tuberculose, variable selon les individus, à la condition toutefois de ne pas y voir quelque chose de mystérieux et d'inaccessible à l'investigation scientifique, mais plutôt un sujet de recherches et un stimulant pour de nouvelles études.

Tel est, en substance, le brillant plaidoyer de Cohnheim. Ce court opuscule contribua singulièrement à la vulgarisation de la doctrine de Villemin, et à ce titre sa place restera marquée parmi les documents essentiels de l'histoire de la tuberculose infectieuse.

Il nous reste encore à signaler, dans le domaine même des faits expérimentaux, une succession de travaux très remarquables, dus à Hip. Martin, et qui ont notablement contribué à éclaircir quelques-unes des obscurités que des recherches mal instituées ou mal interprétées avaient jetées sur la question de la tuberculose. Martin s'assura, à la suite de Ziegler, de Baumgarten, etc., que les corps étrangers les plus variés, des spores de lycopode, de la poudre de cantharide, du poivre de Cayenne pulvérisé, de l'huile de croton délayée dans de l'huile d'amandes douces, etc. injectés à des lapins dans le péritoine ou dans la circulation générale, provoquent dans le poumon ou dans le péritoine des lésions nodulaires dont l'aspect macroscopique aussi bien que la structure histologique rappellent de tout point le tubercule à ses différents stades et avec ses différentes formes. Ces nodules peuvent contenir des cellules épithélioïdes et des cellules géantes types. Mais ces expériences ne confirment qu'en apparence l'idée de non-spécificité du produit tuberculeux. Si l'on inocule de la matière tuberculeuse, on provoque une lésion tuberculeuse d'abord au point d'inoculation ; au bout de quelques semaines, cette tuberculose locale donne naissance à une tuberculose généralisée dans les différents viscères. Autre caractère fondamental : si l'on prélève sur un animal ainsi infecté une parcelle tuberculeuse et qu'on l'inocule à un autre animal de même espèce, on reproduira chez lui la même succession d'accidents, et ainsi de suite, en série indéfinie. La virulence de la matière tuberculeuse, dans ces inoculations successives, semble même augmenter, du moins au début de la série, ainsi que l'avait déjà observé Villemin.

Si on inocule au contraire de la même façon la matière morbide extraite des tubercules consécutifs à l'inoculation de corps étrangers non tuberculeux, on ne provoque jamais de tuberculose généralisée; d'autre part, si l'on réinocule cette matière à un autre animal, elle perd, dès le deuxième terme de la série, au plus tard dès le troisième, la propriété de déterminer une inflammation locale, même fugace, et devient absolument inoffensive. Le tubercule ainsi obtenu par l'injection de substances non tuberculeuses n'a donc du tubercule que l'aspect anatomique : c'est un tubercule stérile, un pseudo-tubercule. Le tubercule seul engendre le tubercule et les *inoculations en séries* sont un excellent moyen de distinction entre le tubercule vrai et le pseudo-tubercule[1]. L'inoculation en série, pratiquée d'une façon systématique, comme l'a enseigné Hip. Martin, a donc été un criterium précieux et qui a contribué, pour une bonne part, à dissiper la confusion qui pendant si longtemps a plané sur la tuberculose expérimentale.

Ainsi triomphait enfin, après bien des vicissitudes et des hésitations, la grande idée émise par Villemin; elle triomphait au moment même où la preuve dernière et irréfutable allait être faite par la découverte de l'agent animé de la maladie, du parasite attendu et annoncé, du bacille de Koch.

Après toutes ces luttes et toutes ces controverses il ne restait plus, en effet, qu'à déterminer la cause même et la nature du virus. Nous avons vu que Villemin, bien inspiré et pénétrant comme d'ordinaire, s'était prononcé hardiment pour la nature

1. Hip. Martin, Nouvelles recherches sur la tuberculose spontanée et expérimentale des séreuses (*Arch. de physiol. norm. et pathol.*, 1883, p. 49). — Recherches sur les propriétés infectieuses du tubercule; tuberculose infectante et tuberculose non infectante ou fausse tuberculose (*Ibid.*, p. 272). — Contribution à l'étude des rapports entre la tuberculose et la scrofulose (*Revue de médecine*, 1882, p. 299).

parasitaire du contage tuberculeux[1]. A l'appui de cette manière de voir, il invoquait les analogies étroites qui rapprochent les maladies virulentes des fermentations, dont les admirables travaux de Pasteur venaient de démontrer l'origine animée. Il invoquait en outre les récentes recherches de Davaine, qui faisaient rentrer le charbon dans la classe des maladies zymotiques, dues à l'intervention d'un agent animé, d'un micro-organisme.

A la même époque se placent les remarquables recherches de Chauveau sur la cause intime de la virulence. Elles portèrent principalement sur la vaccine, la clavelée et la morve, accessoirement sur les produits tuberculeux et elles lui servirent de base pour une théorie générale de la virulence[2]. A quoi les humeurs virulentes doivent-elles leur activité? tel est le problème que se posa l'éminent expérimentateur. Ces humeurs (vaccine, claveau, pus morveux) se composent d'une partie fluide, le sérum et de particules figurées en suspension (leucocytes, granulations). C'est sur ces particules figurées et non dans les substances en solution qu'est fixée la propriété virulente.

Pour arriver à cette donnée fondamentale, l'emploi de la filtration semblait tout indiqué, comme le procédé le plus direct et le plus démonstratif; mais Chauveau dut y renoncer, les moyens de filtration employés à cette époque étant trop défectueux et n'assurant pas, d'une façon certaine, la séparation des particules solides d'avec les liquides qui les baignent. Il recourut donc à deux autres méthodes, celle de la dilution et celle de la diffusion. La méthode de dilution, utilisée par Chauveau pour l'étude des humeurs virulentes, est une application du procédé imaginé par Spallanzani pour démontrer que la propriété fécondante du sperme ne réside pas dans la partie fluide de cette sécrétion, mais dans les particules solides, les spermatozoïdes. On sait que Spallanzani, en pratiquant la fécondation artificielle d'œufs de poissons avec du sperme dilué d'eau, constata : 1° que les dilutions faibles se comportent comme le

1. Voir notamment la dix-septième étude de son livre, pp. 602-607 et 617, intitulée : « *Nature probable des virus* ».

2. Chauveau, Nature du virus vaccin: détermination expérimentale des éléments qui constituent le principe actif de la sérosité vaccinale virulente (*C. R. de l'Acad. des sciences*, 1868, t. 66, p. 289. — *Ibid.* p. 317). — Détermination expérimentale des éléments qui constituent le principe virulent dans le pus varioleux et le pus morveux (*Ibid.*, p. 359).

sperme pur, c'est-à-dire que tous les œufs arrosés avec le liquide sont fécondés ; 2° qu'avec les dilutions plus grandes, un certain nombre d'œufs seulement sont fécondés, quoique tous soient baignés de la même manière dans le liquide dilué. Ce résultat ne peut s'expliquer qu'en admettant que le pouvoir fécondant est l'apanage de particules disséminées dans le liquide. Si ce pouvoir résidait dans les parties liquides solubles, toutes les molécules du liquide participeraient, au même degré, de cette activité qui devrait alors, dans tous les cas, se manifester d'une manière égale. Or, c'est ce qui n'a pas lieu; il en faut donc conclure que le pouvoir fécondant est inhérent aux particules solides, aux spermatozoïdes.

Appliquant cette méthode de la dilution à différents virus (vaccine, variole, clavelée, morve), Chauveau constata d'abord que ces virus faiblement dilués sont aussi actifs que les produits virulents purs; mais à mesure que la dilution augmente, on voit un nombre toujours croissant d'inoculations qui échouent, à côté de quelques-unes qui réussissent. Du reste, celles-ci présentent des caractères identiques avec ceux que provoque l'inoculation du virus pur. « Échec ou succès, tout a été net dans ces expériences; jamais il ne s'est rien manifesté de mixte, d'intermédiaire ou d'atténué dans ces expériences... Les choses se passent donc comme si les agents actifs de ces humeurs étaient des éléments solides, en suspension. »

L'autre méthode mise en œuvre par Chauveau repose sur le phénomène bien connu de la diffusion. L'expérience est instituée de la façon suivante. Le liquide virulent (vaccine, pus morveux, etc.) est déposé au fond d'une très petite éprouvette; on a soin, pendant l'opération, que le liquide ne touche pas les parois du vase au-dessus du niveau que ce liquide doit atteindre. Puis on verse dessus de l'eau distillée qu'on fait couler doucement le long de la face interne du vase, à l'aide d'une fine pipette, de façon que l'eau s'étale à la surface de la matière virulente sans se mélanger avec elle. On a ainsi dans l'éprouvette une colonne liquide formée de deux couches, de densité et de composition différentes : une supérieure, composée d'eau pure; une inférieure, constituée par l'humeur virulente et renfermant, avec les éléments solides de celle-ci, toutes les matières solubles, albumine, sels, etc., qui entrent dans sa composition. Au bout de quelques jours de repos complet, les corpuscules solides demeurent au fond de la couche inférieure, tandis que les substances albumineuses et salines ont passé par diffusion dans la couche aqueuse supérieure. L'inoculation de cette couche supérieure, contenant les principes solubles de la matière virulente, demeure sans effet, tandis que l'inoculation de la couche inférieure, renfermant les particules solides, est efficace. Nouvelle preuve que « les substances solubles des humeurs virulentes ne possèdent pas la faculté virulente, qui appartient exclusivement aux particules solides ou figurées tenues en suspension dans ces humeurs ».

Ces particules solides, d'après Chauveau, sont composées de leucocytes et de « granulations élémentaires ». A l'aide de la décantation, on peut arriver à séparer les leucocytes et l'on peut s'assurer que le liquide virulent, le vaccin par exemple, privé de leucocytes, est tout aussi virulent que celui qui en est chargé. Les leucocytes ne constituent donc pas les éléments nécessaires de la virulence; celle-ci réside, en dernière analyse, dans les plus petites particules solides, dans les « granulations élémentaires ».

On doit donc à Chauveau d'avoir établi, d'une façon satisfaisante, que la virulence réside non dans les parties liquides et solubles des humeurs virulentes, mais dans les particules solides qu'elles renferment : notion capitale, nous fixant désormais sur l'état physique de ces virus. Chauveau a été moins heureux quand il s'est agi de se prononcer sur la nature de ces éléments figurés, de ces « granulations virulentes », comme il les appelait. Il se refusa à admettre, par analogie avec ce qui venait d'être établi par Davaine pour le charbon, par Pasteur pour la pébrine et la flacherie des vers à soie, que « ces éléments virulifères fussent des proto-organismes ». Pour lui, « les vraies maladies virulentes, contrairement aux maladies septiques ou septicoïdes, n'ont pas le parasitisme pour cause et pour moyen de transmission... Les granulations virulentes font partie du protoplasma cellulaire dans lequel elles naissent et se développent; ce sont de simples éléments anatomiques[1] ». Tant était profond, à ce moment, le discrédit que les assertions aventurées de Hallier avaient jeté sur la doctrine micro-parasi-

1. Chauveau, Physiologie des maladies virulentes (*Revue scientifique*, 1871, t. 2, n°s 16, 17, et 1872, t. 2, n°s 2, 3, 4, 5 et 10).

taire des maladies infectieuses; et tant, d'autre part, étaient puissantes encore les idées de pathologie cellulaire, d'après lesquelles l'activité des cellules de l'économie constituait le *primum movens* de tout processus pathologique, sans en excepter la genèse même et la propagation des virus!

Cependant la doctrine de Pasteur, de Davaine et de Villemin, regardant le contage comme quelque chose de vivant, d'animé, provenant du dehors et envahissant l'économie, cette doctrine prenait une place de plus en plus grande dans les préoccupations des chercheurs. La tuberculose commençait à être étudiée à ce point de vue, avec des résultats plus que douteux, il est vrai, en rapport avec les moyens techniques rudimentaires dont on disposait à cette époque.

L'aspect finement et régulièrement granuleux du protoplasma de la cellule géante du tubercule permettait, à un examen superficiel, la confusion avec des colonies de micro-organismes; quelques observateurs, en effet, considérèrent ces grains uniformes du corps de la cellule géante comme étant des amas de microcoques. Mais en faisant agir une solution de potasse, surtout à chaud, on voit ces granulations se dissoudre et disparaître, ce qui montre leur nature protéique et les distingue aussitôt des micro-organismes (Friedländer).

En 1877, Klebs appliqua à l'étude des produits tuberculeux sa méthode des « cultures fractionnées ». Il introduisait dans des ballons stérilisés du blanc d'œuf recueilli avec pureté et y semait des fragments d'organes tuberculeux. Au bout de deux ou trois jours, ce liquide se troublait et on y reconnaissait, à l'examen microscopique, un grand nombre de petits points mobiles, mêlés parfois à de courtes bactéries. Ces mêmes organismes se retrouvaient dans les cultures successives pratiquées dans le même milieu. L'injection d'un peu de ces cultures dans le péritoine provoquait chez les animaux, au dire de Klebs, l'éruption de tubercules identiques à ceux qui résultaient de l'inoculation des produits tuberculeux eux-mêmes. Dans ces tubercules il retrouvait le micro-organisme développé dans les cultures. Il en concluait que cet organisme, qu'il désigna du nom de *monas tuberculosum*, était la cause animée de la tuberculose[1].

1. KLEBS, Ueber Tuberkulose (*Prager med. Wochenschr.*, 1867, nos 42 et 43).

Ces recherches furent répétées par Schüller, qui obtint dans les milieux ensemencés avec des produits tuberculeux et scrofuleux un microbe qu'il considéra comme étant identique au *monas tuberculosum* de Klebs. L'inoculation de ces liquides de culture, par une plaie trachéale, provoquait chez les animaux une tuberculose pulmonaire et une tuberculose articulaire dans les articulations préalablement soumises à des contusions[1].

Ces données de Klebs furent aussi confirmées par Reinstadler qui dit avoir provoqué la tuberculose généralisée chez le lapin par l'inoculation de liquides de culture de troisième génération, d'après le procédé de Klebs[2].

En 1881, Toussaint communiqua à l'Académie des sciences le résultat de ses recherches sur le parasite de la tuberculose. Du sang fut recueilli avec pureté sur une vache tuberculeuse et le sérum obtenu après coagulation fut ensemencé dans du bouillon de viande de chat, de porc et de lapin; du sérum pur fut aussi transvasé dans un ballon et le tout placé à l'étuve. Au bout de quelques jours, les ballons ensemencés s'étaient troublés et présentaient des granulations simples, géminées ou réunies en petits amas. Une culture de deuxième génération fut inoculée à quatre chats; deux moururent prématurément, sans lésions appréciables; les deux autres furent sacrifiés au bout de 47 jours et présentèrent des tubercules dans les ganglions et dans les poumons. Toussaint fit encore une nouvelle tentative; sur une jeune truie infectée par injection de matières tuberculeuses, il recueillit du sang et de la pulpe des ganglions pharyngés, pulmonaires et intestinaux. Il ensemença avec ces produits sept flacons contenant du bouillon de lapin légèrement alcalin. Dès le lendemain, les *bouillons étaient troubles* et contenaient tous un seul et même microbe, identique à celui obtenu dans l'expérience précédente. « Les cultures, poussées jusqu'à la dixième, ont conservé toute leur pureté. L'activité de la multiplication dure de 10 à 15 jours, puis, après ce temps, le liquide épuisé s'éclaircit, les microbes tombent au fond du vase et for-

1. SCHUELLER, *Experiment. und histolog. Untersuchungen über Entstehung der scroful. und tuberk. Gelenkleiden.* Stuttgart, 1880.
2. REINSTADLER, Ueber Impftuberkulose (*Arch. f. experim. Pathol.* 1879, Bd 12, p. 108).

ment un dépôt jaunâtre. Ce dépôt est exclusivement formé de très petites granulations isolées, géminées, réunies par groupes de trois à dix ou de petits amas irréguliers. Dans les premiers jours de la culture, on voit des flocons blanchâtres, assez consistants, qui ressemblent beaucoup aux filaments des cultures de bactéridies. » Avec ces liquides de culture Toussaint fit des inoculations à des lapins, dans le tissu cellulaire sous-cutané; toutes demeurèrent infructueuses, sauf chez un lapin, tué au trente-huitième jour et qui présenta quelques tubercules dans les poumons. Un chat, inoculé dans le péritoine, mourut avec des ganglions abdominaux caséeux, et la pulpe de ces ganglions inoculée à des lapins les rendit tuberculeux[1].

Il est facile aujourd'hui de juger de la valeur des faits annoncés par Klebs et par Toussaint et de reconnaître qu'ils ont, l'un et l'autre, fait fausse route. Klebs décrit l'organisme qu'il considère comme la cause de la tuberculose sous la forme d'un microcoque, mobile, se cultivant sur l'albumine de l'œuf; nous savons maintenant que le microbe de la tuberculose est un bacille immobile dont une des particularités, comme l'a montré Koch, est précisément de ne pas se cultiver sur le blanc d'œuf. Le micro-organisme obtenu par Toussaint troublait le bouillon, et dès le premier jour de l'ensemencement; le bacille de la tuberculose, ainsi que nous le verrons, ne se développe que très lentement dans le bouillon, qu'il ne trouble jamais. Ces seuls caractères permettent de penser que ni l'organisme isolé par Klebs, ni celui de Toussaint n'étaient le vrai parasite de la tuberculose. Si l'inoculation de ces cultures prétendues pures a parfois donné la tuberculose, cela tenait sans doute à ce qu'à côté de ces organismes d'impureté cultivés comme étant les agents de la virulence tuberculeuse se trouvaient des produits tuberculeux passés inaperçus. Watson Cheyne eut occasion d'examiner des pièces provenant d'animaux rendus tuberculeux par Toussaint à la suite de l'inoculation de ces cultures de microcoques. Il y constata la présence des bacilles de Koch, sans aucuns microcoques. Les cultures de Toussaint renfermaient donc, à son insu, à côté de microcoques d'impureté, des matières tuber-

1. Toussaint, Sur le parasitisme de la tuberculose (*C. R. de l'Acad. des sciences*, 1881, t. 93, p. 350).

culeuses bacillifères[1]. Cornil put faire la même constatation sur des pièces de même origine qui lui furent remises par Bouley. C'est donc à tort que l'on a revendiqué parfois, pour l'un ou l'autre de ces expérimentateurs, l'honneur de la découverte du microbe de la tuberculose. Cette découverte appartient tout entière à Rob. Koch.

Le 24 mars 1882, ce savant communiqua à la Société physiologique de Berlin le résultat de ses recherches sur l'étiologie de la tuberculose. Ces recherches, faites de main de maître, établissaient d'une façon définitive et irréfutable la nature parasitaire et bactérienne de la maladie[2].

Grâce à l'emploi d'un procédé particulier de coloration (solution légèrement alcalinisée de bleu de méthylène, décoloration par la vésuvine), Koch réussit à mettre en évidence, dans les divers produits tuberculeux, la présence d'un bacille spécial « très mince, ayant comme longueur la moitié ou le quart du diamètre d'un globule rouge, parfois davantage, très analogue au bacille de la lèpre, mais plus effilé que celui-ci, et qui s'en distingue en outre par cette particularité qu'il se colore par la simple méthode de Weigert ». Ces bacilles se trouvent en abondance dans les tubercules jeunes et en voie de développement; ils sont moins nombreux et se décèlent moins aisément par la coloration dans les foyers anciens, caséeux; ils siègent de préférence à l'intérieur des cellules géantes. Koch put constater la présence de ces bacilles, chez l'homme, dans les granulations grises de la tuberculose miliaire aiguë, dans les cas de pneumonie caséeuse, dans les parois des cavernes : « Les petits grumeaux caséeux qui se voient dans les cavernes sont composés presque exclusivement d'amas bacillaires. » Il trouva aussi le bacille dans la moitié des cas environ, dans les crachats des phtisiques, alors qu'il faisait constamment défaut dans l'expectoration de sujets atteints d'autres maladies. Le bacille de la tuberculose fut également trouvé dans un tubercule solitaire du cerveau, dans les ganglions bronchiques caséeux, dans les ulcères tuberculeux de l'intestin, dans des glandes scrofuleuses fraîchement

1. Watson Cheyne, *The Practitioner*, avril 1883.

2. R. Koch, Die Ætiologie der Tuberkulose (*Berlin. klin. Wochenschr.*, 1882, nº 15, p. 221).

extirpées, dans les fongosités des tumeurs blanches. Le même bacille fut constaté dans les produits de la pommelière, dans un ganglion caséeux de la région du cou, chez un porc, dans les organes d'une poule tuberculeuse, dans ceux de singes, de cobayes et de lapins morts de tuberculose spontanée. Ce bacille fut constaté également chez 172 cobayes, 32 lapins et 5 chats atteints de tuberculose expérimentale, à la suite d'inoculation de produits tuberculeux provenant de l'homme ou du bœuf. En résumé, dans toutes les affections tuberculeuses de l'homme et des animaux, on trouve un bacille spécial, doué de particularités caractéristiques.

Koch réussit, avec le même succès, à résoudre le difficile problème de la culture du bacille de la tuberculose; comme milieu de culture, il se servit de sérum du sang de bœuf ou de mouton stérilisé par la méthode de Tyndall et solidifié à 68° sans perdre sa transparence. A la surface de tubes de sérum ainsi obtenu, il ensemença des tubercules excisés du poumon de cobayes tuberculeux fraîchement sacrifiés, ou des fragments de ganglions en voie de caséification. Les produits tuberculeux prélevés chez l'homme ou chez le bœuf sont moins favorables à l'ensemencement. Les tubes ainsi ensemencés furent maintenus à l'étuve de d'Arsonval à 37°-38°. Au bout de la deuxième semaine seulement, l'œil commence à apercevoir un début de développement qui s'effectue sous forme de petites écailles sèches, dures, blanchâtres, déjà presque caractéristiques par leur aspect. A l'examen microscopique, elles se montrent formées exclusivement de fins bacilles ayant l'aspect et les réactions colorantes de ceux que l'on rencontre dans les produits tuberculeux naturels. Pour obtenir des cultures en série sur tubes de sérum, le mieux est de réensemencer tous les quinze jours environ.

Les cultures en semant des tubercules provenant de cobayes inoculés avec des produits de pommelière, de tuberculose spontanée du singe, se montrèrent identiques à celles obtenues avec des produits provenant de l'homme ou de cobayes inoculés avec des produits humains. L'inoculation de ces cultures, de génération diverse, provoqua chez les animaux une tuberculose identique, pour son évolution et l'ensemble de ses caractères, à la tuberculose déterminée par l'inoculation de produits tuberculeux naturels, que l'injection eût été faite sous la peau, dans la chambre antérieure de l'œil (chez le lapin) ou dans le péritoine. L'injection d'un peu de culture dans la veine de l'oreille de lapins entraîna la mort de ces animaux au bout de quinze à trente jours, avec une tuberculose miliaire extrêmement abondante des poumons, du foie, de la rate et du péritoine. L'inoculation intrapéritonéale de culture de tuberculose chez des animaux peu réceptifs à la tuberculose, tels que les rats blancs, les chats, les chiens, provoqua également la mort par tuberculose généralisée.

La nature parasitaire de la tuberculose est ainsi démontrée par des preuves à l'abri de toute conteste, et, en même temps, nous sommes mis en possession d'un criterium infaillible pour la détermination de ce qui appartient ou n'appartient pas à la tuberculose. L'identité, au point de vue de la cause, de la tuberculose miliaire aiguë, de la pneumonie caséeuse ou de la bronchite caséeuse, des adénites caséeuses, des arthrites scrofuleuses chez l'homme, de la pommelière, de la tuberculose spontanée ou inoculée des rongeurs, était établie d'une façon certaine.

Le bacille de la tuberculose ne se développe que dans des limites de température assez restreintes, de 30° à 40°; d'autre part, sa croissance est extrêmement lente et demande non pas des heures, comme le bacille du charbon, par exemple, mais des semaines à s'accomplir. On en peut conclure que ce bacille ne trouve pas, dans le monde extérieur, des conditions favorables à sa croissance : il ne peut se développer que dans le corps de l'homme ou des animaux ; il est rigoureusement parasite.

« Désormais, conclut Koch, nous n'avons plus affaire, dans la lutte contre le terrible fléau de la tuberculose, à quelque chose de vague et d'indéterminé ; nous sommes en présence d'un parasite visible et tangible, dont nous connaissons déjà en partie les conditions d'existence, conditions que nous pourrons encore étudier de plus près. Nous savons que ce parasite ne trouve des conditions d'existence que dans le corps de l'homme et des animaux et qu'il ne peut se développer, comme le bacille du charbon, en dehors de l'économie animale, dans le milieu ambiant: c'est là une donnée très consolante au point de vue de la lutte contre la tuberculose. Il en résulte qu'il faut s'attacher avant tout à tarir les sources d'où dérive l'infection. Une de ces sources, et la principale certainement, est l'expectoration des phtisiques, qu'il faut s'appliquer à désinfecter et à rendre inoffensive; ainsi on supprimera la plus grande partie du contage tuberculeux. La désinfection des habits, de la literie, etc., souillés par les phtisiques mérite aussi une sérieuse attention. Une autre source d'infection est la tuberculose des animaux domestiques, en première ligne, la pommelière. Celle-ci est identique à la tuberculose de l'homme et peut par conséquent se transmettre à l'homme par l'usage de la viande et du lait provenant d'animaux tuberculeux. Il faut donc en agir avec elle comme avec les autres maladies infectieuses transmissibles des animaux à l'homme. »

L'exposé complet des recherches de Koch parut deux ans plus tard, dans un mémoire qui demeurera comme un modèle d'investigation bactériologique et expérimentale[1]. Je n'entreprendrai pas ici l'analyse de ce travail mémorable; j'aurai amplement à l'invoquer dans le cours de cet ouvrage, et il servira de base à l'histoire de la tuberculose, étudiée comme maladie parasitaire, que je vais maintenant aborder[2].

1. R. Koch, Die Ætiologie der Tuberkulose (*Mittheilungen aus dem kais. Gesundheitsamte*, Bd 2 p. 1884, p. 1.)

2. Je ne signalerai ici que pour mémoire quelques publications qui parurent peu de temps après la première communication de Koch et qui mirent en doute la validité de sa découverte. Un travail de Spina (de Vienne) fit surtout une certaine sensation à cette époque[1]. Spina contestait l'exactitude de la plupart des faits annoncés par Koch. Il niait la réaction colorante spécifique du bacille de la tuberculose et prétendait l'avoir obtenue avec d'autres microbes, notamment avec des bactéries de la putréfaction. Il fit aussi quelques tentatives de culture, mais d'une façon si primitive et si défectueuse qu'il ne faut pas s'étonner qu'il ait échoué dans cette entreprise délicate.

Les objections élevées contre la découverte du microbe de la tuberculose par divers médecins américains, allemands ou hongrois (E. Cutler, Schmidt, Formad, Crämer, Balogh, Schottelius, Dettweiler) ne reposaient pas sur des données beaucoup plus solides. Nous renvoyons le lecteur qu'intéresseraient ces détails rétrospectifs à un curieux article critique de Koch, où il réfute, d'une façon quelque peu dédaigneuse, les attaques de ses adversaires[2]. Klebs, à diverses reprises[3], essaya de défendre les « micrococques » qu'il avait obtenus en cultivant des produits tuberculeux et qu'il continuait à considérer comme le véritable agent pathogène. Il crut même retrouver ces « micrococques » reconnaissables à ce qu'ils se colorent mal par les couleurs d'aniline, dans des cultures sur sérum qu'il tenait de Koch; mais ce dernier montra qu'il ne s'agissait pas, dans ces préparations, de micrococques, mais simplement de particules de sérum finement granuleuses et à peu près réfractaires aux couleurs d'aniline[4].

1. Spina, *Studien über Tuberculose*. Wien, 1883.

2. Koch, Kritische Besprechung der gegen die Bedeutung der Tuberkelbacillen gerichteten Publicationen (*Deutsche med. Wochenschr.*, 1883, p. 137).

3. Klebs, Weitere Beiträge zur Geschichte der Tuberkulose (*Arch. für experim. Pathol.* 1883, Bd 17).

4. Koch (*Mittheilungen a. d. kais. Gesundheitsamte*, Bd 2, p. 104, en note).

CHAPITRE VI

MORPHOLOGIE DU BACILLE DE LA TUBERCULOSE

Sommaire. — Procédé primitif de Koch pour la coloration du bacille de la tuberculose. — « Réaction négative » de Baumgarten. — Procédé d'Ehrlich; ses avantages. — Double coloration. — Emploi des objectifs à immersion homogène, avec éclairage Abbe. — Distinction du bacille de la tuberculose d'avec celui de la lèpre. — Bacille de Lustgarten. — Théorie de la coloration spécifique du bacille de la tuberculose. — Procédé de Ziehl. — Influence du chauffage. — Bacilles du smegma d'Alvarez et Tavel. — Diverses variantes apportées au procédé fondamental d'Ehrlich.

Description du bacille de la tuberculose. — A-t-il des spores? — Formes insolites, filamenteuses, ramifiées et renflées du bacille.

Pour un certain nombre de maladies infectieuses, le charbon par exemple, la détermination du microbe pathogène ne comportait pas de grandes difficultés; le simple examen microscopique, sans autre artifice, était suffisant, grâce aux dimensions considérables de la bactérie et à sa présence à l'état de pureté et en grande abondance dans le sang. Pour la tuberculose on devait s'attendre, comme le fait remarquer Koch, à des difficultés particulières, étant donné l'insuccès des efforts tentés jusqu'alors pour en découvrir le parasite. Pour aborder à nouveau et conduire à bonne fin cette recherche délicate, il n'était pas de trop de disposer des perfectionnements nouveaux dont la technique bactériologique s'était enrichie : les colorations par les couleurs d'aniline et l'emploi d'appareils optiques perfectionnés.

Koch fit porter ses premières recherches sur des produits tuberculeux éminemment virulents et contenant à coup sûr le principe infectieux, notamment sur des tubercules gris développés dans les poumons d'animaux sacrifiés trois à quatre semaines après l'inoculation tuberculeuse. Des coupes de ces poumons, durcis dans l'alcool, furent colorées selon le procédé de Weigert par diverses couleurs basiques d'aniline[1], puis examinées à l'aide d'objectifs à immersion homogène, avec éclairage Abbe et sans diaphragme. Il fut impossible de mettre en évidence la présence de microbes dans ces préparations. Des parcelles de ces tubercules furent écrasées et étalées en couche très mince sur des lamelles qu'on laissait sécher à l'air et qu'on fixait ensuite en les passant à plusieurs reprises dans la flamme d'un bec de Bunsen. Les tentatives de coloration faites sur les lamelles ainsi préparées demeurèrent également sans résultats. Koch s'appliqua alors à modifier le procédé ordinaire de Weigert. Des essais antérieurs lui avaient appris que la coloration de divers microbes était facilitée, lorsque à l'emploi de simples solutions aqueuses de couleurs basiques d'aniline, on substituait ces mêmes solutions légèrement alcanilisées. Le bleu de méthylène fut choisi comme matière colorante et sa solution aqueuse fut additionnée de potasse dans une proportion telle qu'il ne se formât point de précipité et que le liquide ne se troublât point. Voici la composition de cette solution :

Solution alcoolique concentrée de bleu de méthylène.	1 cc.
Eau distillée.	200 cc.
Solution de potasse à 10 p. 100	0 cc. 20

Après avoir laissé séjourner pendant 24 heures dans ce liquide des lamelles portant du frottis d'organes tuberculeux, Koch vit pour la première fois, çà et là dans la préparation, de *fins bâtonnets colorés en bleu*. Le bacille de la tuberculose était trouvé.

Dans les coupes, la coloration et la recherche du bacille par ce procédé étaient infiniment plus difficiles, à cause de la peine qu'il y a à distinguer les bacilles au milieu des noyaux et des

1. Par couleurs « basiques » ou « acides » d'aniline, il ne faut pas entendre des couleurs présentant l'une ou l'autre de ces réactions. Dans la nomenclature d'Ehrlich, les couleurs d'aniline sont dites basiques quand, comme pour le chlorhydrate de rosaniline (fuchsine), par exemple, c'est une base colorante, la rosaniline, qui est combinée à un acide indifférent, l'acide chlorhydrique. Les couleurs sont dites acides quand, comme, par exemple, pour le picrate d'ammoniaque, elles résultent de la combinaison d'un acide colorant, l'acide picrique, avec une base indifférente, l'ammoniaque. Ce sont les couleurs basiques d'aniline qui se distinguent par leur affinité spéciale pour les microbes ainsi que pour les noyaux des cellules (Voir Ehrlich, *Zeitschrift für klinische Medicin*, 1880, Bd 1, p. 556).

détritus de cellules qui les entourent et les cachent. Il y avait donc intérêt à recourir à l'artifice imaginé par Weigert et utilisé par lui pour les coupes d'organes charbonneux, artifice consistant à colorer les tissus d'une façon différente que les bacilles. Ce résultat fut obtenu par l'emploi d'une solution aqueuse concentrée de vésuvine. On place dans cette solution les lamelles (ou les coupes) déjà colorées en bleu par un séjour de 24 heures dans le bain de bleu de méthylène et on les laisse un temps suffisant pour qu'elles prennent une teinte franchement brune. A l'examen microscopique des préparations, on constate alors que les noyaux des cellules, les débris cellulaires et les autres éléments histologiques, qui primitivement étaient colorés en bleu, ont pris une teinte brune; il en est de même (surtout lorsqu'il s'agit des crachats) des bacilles étrangers que contient la préparation. Seuls les bacilles de la tuberculose demeurent nettement bleus et tranchent ainsi sur les éléments environnants.

Peu de semaines après la première communication de Koch, Baumgarten publia une note sur des recherches faites par lui, indépendamment de celles de Koch, et qui l'avaient également conduit à trouver, dans les produits tuberculeux, une bactérie spéciale. Ces recherches ont porté sur des tubercules provoqués chez le lapin par l'inoculation de la pommelière. Les pièces étaient durcies dans l'alcool absolu et n'y séjournaient que pendant 24 à 36 heures. Des coupes fines de ces organes traitées par une solution faible de soude ou de potasse se montrèrent remplies d'éléments bacillaires. Ces bacilles présentaient cette particularité remarquable qu'il ne se coloraient pas par la méthode de Weigert. Comme il n'avait rencontré dans aucun autre produit pathologique des bactéries présentant cette « réaction négative » à l'égard des solutions aqueuses des couleurs d'aniline, Baumgarten considéra ces bactéries comme « pathognomoniques de la tuberculose ». Quand Baumgarten soumit ses préparations à Koch, dans une séance de la Société de médecine de Berlin, ce savant reconnut que les bactéries réfractaires aux procédés ordinaires de coloration qu'elles contenaient étaient identiques à son bacille de la tuberculose[1].

1. Baumgarten, Tuberkelbakterien (*Centralbl. f. med. Wissensch.*, 1882, nº 25). — Ueber Tuberculose (*Deutsche med. Wochenschr.*, 1882, p. 305).

En 1881, Aufrecht avait parlé de la présence, au centre des tubercules miliaires, de microcoques et de bacilles. Il décrivait ces derniers comme des bâtonnets courts, brillants, deux fois plus longs que larges[1]. De là une revendication de priorité. Koch répond à ce sujet « qu'il eut occasion, au congrès de médecine de Wiesbaden, d'examiner une préparation présentée par Aufrecht comme contenant des bacilles de la tuberculose. Ces bacilles avaient été colorés directement par la fuchsine; ils répondaient presque, pour la longueur et l'épaisseur, au bacille du charbon. Il n'est donc pas douteux qu'Aufrecht n'avait pas vu le vrai bacille de la tuberculose[2]. »

Le procédé de coloration primitivement employé par Koch ne présente plus qu'un intérêt historique, qu'il gardera comme ayant été le point de départ de la découverte du bacille de la tuberculose. Dès les premières semaines qui suivirent la communication de Koch, Ehrlich[3] fit connaître un procédé beaucoup plus commode et plus sûr, préconisé aussitôt par Koch lui-même et adopté par tous les chercheurs; ce procédé a efficacement contribué à la diffusion rapide et à la vulgarisation de la nouvelle découverte.

Partant de l'idée émise par Koch, d'après laquelle ce serait la réaction alcaline du bleu de méthylène qui permettrait la coloration du bacille de la tuberculose, Ehrlich substitua à la potasse une autre base, l'aniline (vulgairement huile d'aniline). Depuis longtemps il avait remarqué que le violet de méthyle *impur* donnait mieux la réaction caractéristique de la substance amyloïde et colorait plus énergiquement les microbes que la même substance, chimiquement pure. Il était probable que l'impureté qui procurait cet avantage n'était autre que l'aniline. L'expérience montra en effet que l'addition d'aniline à du violet de méthyle pur en augmente la puissance colorante[4]. C'est ce

1. Aufrecht, *Pathol. Mittheilungen*. Magdeb. 1881, 1 Heft, p. 42. — Die Ætiologie der Tuberkulose (*Centralbl. f. med. Wissensch.* 1882, n° 17).

2. Koch, Die Ætiologie der Tuberkulose (*Mittheil. a. d. kais. Gesundheitsamte*, Bd 2, p. 17, en note).

3. Ehrlich, Communication faite à la Société de méd. interne de Berlin, le 1er mai 1882 (*Deutsche med. Wochenschr.*, 1882, p. 269). — Beiträge zur Theorie der Bacillenfärbung (*Charité-Annalen*, 1886, pp. 123-138).

4. Le *violet de gentiane*, dont les avantages pour la coloration des microbes avaient été signalés dès le début par Weigert, est un violet de méthyle très impur et

qui le détermina à choisir, comme liquide additionnel, l'aniline.

L'aniline est un liquide de consistance huileuse, incolore à l'état frais et qui brunit en vieillissant. Le liquide colorant d'Ehrlich se compose « d'une solution saturée d'aniline dans de l'eau distillée, obtenue en agitant vivement et à plusieurs reprises un excès d'aniline dans l'eau ; on filtre, et au liquide limpide ainsi obtenu on ajoute goutte à goutte une solution alcoolique saturée de fuchsine ou de violet de méthyle, jusqu'à ce qu'il devienne opalescent. On fait flotter les lamelles à la surface de ce liquide; au bout d'un quart d'heure à une demi-heure, elles sont colorées d'une façon intense. Pour les décolorer, on peut employer les agents les plus énergiques, de préférence l'acide azotique, dans la proportion d'un volume étendu de deux volumes d'eau. Au bout de quelques secondes, on voit la préparation pâlir; lavée ensuite à grande eau, elle offre une teinte blanchâtre ou grisâtre. A l'examen microscopique, elle apparaît complètement décolorée, sauf les bacilles de la tuberculose qui conservent leur franche coloration rouge ou bleue. Le même résultat est obtenu pour les coupes; seulement il faut les laisser séjourner plus longtemps, 12 à 24 heures, dans le bain colorant. »

Tel est, en substance, le procédé de coloration d'Ehrlich qui offre sur celui employé d'abord par Koch l'avantage de colorer les bacilles plus sûrement, en plus grand nombre et dans un temps bien plus court. Je donne ci-dessous le détail plus circonstancié de la technique des colorations d'après le procédé d'Ehrlich, avec les perfectionnements qu'il a subis et un certain nombre des procédés nouveaux qui ont été proposés et qui, pour la plupart, en dérivent plus ou moins directement.

Le liquide d'Ehrlich, comme il vient d'être dit, est une solution alcoolique concentrée de fuchsine ou de violet de méthyle étendue d'eau saturée d'aniline. Pour obtenir cette dernière, on verse environ 5 cc. d'aniline dans 100 cc. d'eau distillée; on agite énergiquement à plusieurs reprises et on laisse reposer pendant environ une demi-heure. A la température ordinaire l'aniline se dissout dans la proportion de 3 à 4 p. 100; le reste

qui doit probablement son grand pouvoir colorant pour les microbes à la présence d'une certaine quantité d'aniline.

tombe au fond du flacon, sous forme de gouttes épaisses, luisantes. On filtre sur un filtre mouillé; le liquide doit passer parfaitement limpide. Il ne se conserve pas et doit être chaque fois préparé fraîchement.

La solution saturée de violet de méthyle ou de fuchsine dans l'alcool s'obtient en mettant dans un flacon bien bouché environ 20 grammes de la matière colorante et en y ajoutant 100 à 150 grammes d'alcool absolu; on agite et on laisse reposer pendant quelques jours; il doit toujours rester au fond du flacon un excès de couleur non dissoute, qu'on utilise ultérieurement en rajoutant de l'alcool.

Ehrlich versait goutte à goutte dans l'eau d'aniline la solution alcoolique de fuchsine ou de violet de méthyle, jusqu'à production d'une légère opalescence. Weigert a précisé les proportions du mélange les plus favorables, qui sont les suivantes :

Eau d'aniline . . . . 100 cc.
Solution alcoolique saturée de fuchsine ou de violet de méthyle. . . . . 11 cc.

Koch conseille d'ajouter : alcool absolu, 10 cc. ce qui permet la conservation du liquide pendant une dizaine de jours et dispense de filtrer chaque fois avant de s'en servir.

D'une manière générale, on tend de plus en plus à employer, pour la coloration du bacille de la tuberculose, les couleurs rouges d'aniline, la fuchsine ou la rubine, de préférence aux divers violets. La couleur rouge a plus d'éclat que le violet; les bacilles ainsi colorés se voient mieux à la lumière artificielle, avec laquelle les bacilles colorés en violet apparaissent noirs; enfin, il semble que les préparations à la fuchsine se conservent mieux et plus longtemps que celles où les bacilles sont colorés en violet.

Les lamelles sur lesquelles on veut étaler les produits tuberculeux doivent être très minces, parfaitement propres; il est bon de les soumettre à un lavage à l'acide nitrique dilué, puis à l'alcool; on les débarrasse ainsi de la graisse qui les souille presque toujours par le contact des doigts, etc., et qui empêcherait l'adhérence parfaite des produits étalés. Cet étalement doit toujours se faire en couche aussi mince que possible.

Quand il s'agit de matière caséeuse, de tissu tuberculeux de la rate, du foie, du poumon, des ganglions, etc., on en place une très petite parcelle sur la lamelle et on l'étale à l'aide de la pointe d'un scalpel ou d'une aiguille à dissocier[1]; les tubercules gris, à cause de leur consistance, sont assez difficiles à écraser; on en promène une parcelle en l'appliquant avec force et en la frottant à la surface de la lamelle.

La préparation des crachats demande aussi certaines précautions. Les bacilles existent de préférence et souvent presque exclusivement dans les grumeaux jaunâtres, consistants, qui flottent dans l'expectoration et non dans le liquide muqueux qui les baigne et qui provient, non pas des excavations tuberculeuses, mais des voies aériennes supérieures et de la bouche. C'est donc une parcelle de ces grumeaux qu'il faut choisir pour l'étaler sur la lamelle avec la pointe d'un scalpel ou d'un fil de platine résistant. Toutefois, quand les crachats, au lieu d'être « nummulaires » ou « déchiquetés », sont homogènes et puriformes, les bacilles y sont à peu près uniformément répartis et on y peut puiser presque au hasard[2].

La lamelle ainsi préparée, il faut attendre que la couche étalée soit *parfaitement sèche*. On peut hâter cette dessiccation en agitant la lamelle dans l'air ou en la maintenant, la face enduite dirigée en haut, à une certaine distance (suffisante pour que les doigts ne soient pas incommodés par la chaleur) au-dessus de la flamme d'un bec de Bunsen. On peut aussi activer cette dessiccation en promenant sur la face non enduite de la lamelle l'anse d'un fil de platine modérément chauffée.

Quand la préparation a été bien desséchée, on saisit la lamelle entre les mors d'une pince et on la fait passer lentement, à trois reprises, la face enduite dirigée en haut, dans la flamme d'un bec de Bunsen ou d'une lampe à alcool. Cette opération a pour but de coaguler les matières albumineuses de la préparation, de les *fixer*, ainsi que les microbes, à la surface de la lamelle et d'empêcher ainsi que la couche étalée et des-

1. Une excellente aiguille à dissocier est simplement une plume métallique montée sur son manche et dont on a brisé un des becs : le bec restant sert à étaler par la pointe et à couper le fragment par son tranchant (Ehrlich).

2. On trouvera au chapitre XVIII des détails plus circonstanciés sur le mode de coloration des bacilles dans les crachats et sur la valeur diagnostique de cette recherche.

séchée ne se redissolve dans les liquides où elle sera plongée. Cette fixation par la chaleur ne modifie pas sensiblement la forme des cellules et des bactéries, à une condition toutefois, souvent négligée par les commençants : c'est que la dessiccation préalable de la préparation soit complète avant de la soumettre à la chaleur. Ce mode de préparation des lamelles, pour les recherches bactérioscopiques, est due à Koch[1]. Cette méthode si simple devait être féconde en résultats, puisque nous avons vu que c'est en colorant des frottis d'organes tuberculeux sur la lamelle que Koch découvrit le bacille de la tuberculose.

La lamelle est ensuite mise flotter à la surface du liquide d'Ehrlich, la face enduite dirigée en bas. Un séjour d'un quart d'heure à une demi-heure suffit pour assurer la coloration de la plupart des bacilles tuberculeux que renferme la préparation; toutefois, dans les cas douteux, il est bon de prolonger la durée du séjour dans le bain colorant pendant plusieurs heures. Rindfleisch a montré qu'en chauffant le liquide on hâte la coloration des bacilles, qui est obtenue en quelques minutes[2]. Pour cela on met le liquide d'Ehrlich où flotte la lamelle dans un verre de montre que l'on chauffe sur la flamme de la lampe à alcool ou du bec de Bunsen. En opérant ainsi, on est exposé à voir le verre de montre éclater; il vaut mieux se servir d'une capsule en porcelaine ou d'une capsule métallique, de préférence d'une capsule en platine, à parois très minces (Wurtz), qui a l'avantage de s'échauffer très rapidement, de se refroidir de même et de ne pas s'oxyder.

Pour la recherche des bacilles dans les coupes d'organes, il faut se servir de fragments peu volumineux, recueillis aussi fraîchement que possible et placés dans l'alcool. Toutefois les autres modes de durcissement, par le liquide de Müller, l'acide chromique faible, l'acide osmique, le liquide de Flemming, le sublimé en saturation dans l'eau, additionné de 5 p. 100 d'acide

1. Verfahren zur Untersuchung, zum Conserviren und Photographiren der Bakterien (Cohn's *Beiträge zur Biologie der Pflanzen*, 1877, Bd 2, p. 399). — Voir aussi Ehrlich, Ueber das Methylenblau, und seine klinisch-bakterioscopische Verwerthung (*Zeitschr. für klin. Medicin*, 1880, Bd 2, p. 710). — Ehrenberg déjà avait eu l'idée de dessécher rapidement les infusoires sur une lame de verre et avait constaté qu'ils conservaient ainsi leur forme; il obtenait de cette façon des préparations durables dont il faisait collection.

2. *Deutsche med. Wochenschr.*, 1883, p. 16.

acétique cristallisable, complétés par le séjour dans l'alcool, sont moins défavorables qu'on ne le pensait d'abord pour la coloration des bacilles. On aura recours à ces méthodes de durcissement quand il s'agira d'étudier les détails histologiques, notamment les figures karyokinétiques. Les coupes doivent être aussi minces et aussi régulières que possible, ce qui s'obtient aisément par l'emploi du microtome. Elles seront aussitôt placées dans le bain colorant, où elles séjourneront douze à vingt-quatre heures et même plus longtemps sans inconvénient. L'emploi de la chaleur pour aider la coloration n'est pas à conseiller sans restrictions pour les coupes, à cause du ratatinement qu'elle provoque; toutefois une chaleur modérée, le séjour pendant quelques heures à l'étuve à 40 ou 50° hâte beaucoup la coloration sans endommager la coupe.

Les lamelles ainsi que les coupes, au sortir du liquide d'Ehrlich, sont colorées d'une façon très intense, en bleu foncé presque noir ou en rouge sombre. Dans cet état, la préparation se trouve colorée dans toute sa masse et aucun détail, même grossier, n'est appréciable. Pour rendre ces préparations propres à l'examen microscopique, il faut les débarrasser de l'excès de couleur. Dans ce but, on peut employer l'acide nitrique dilué de deux parties d'eau (Ehrlich). L'acide nitrique doit être pur d'acide nitreux qui décolorerait les bacilles, à la façon du chlore ou de l'iode. L'acide chlorhydrique (Orth) ou l'acide sulfurique au tiers (Neelsen) n'exposent pas à cet inconvénient. On peut du reste étendre davantage ces acides minéraux (dans 3 ou 4 volumes d'eau) sans inconvénient; les acides ainsi dilués présentent l'avantage de moins altérer les éléments histologiques[1]. Au sortir du bain colorant, on agite la lamelle ou la coupe, pendant quelques secondes, dans l'acide nitrique au tiers; il se produit dans le liquide un nuage jaune ou verdâtre, selon que la couleur employée est la fuchsine ou le violet de méthyle. Puis on retire la préparation et on la lave dans l'eau, où elle reprend une légère coloration rougeâtre ou bleue; dans

1. On peut aussi employer comme décolorant l'alcool faiblement acidulé avec l'acide nitrique (Rindfleisch); ou même des acides organiques, l'acide acétique glacial (Petri), l'acide formique (Watson Cheyne), l'acide oxalique (Cornil, Alvarez et Tavel). — Si l'on fait agir les acides minéraux *à chaud*, les bacilles de la tuberculose sont décolorés instantanément.

ce cas, on la repasse dans l'acide nitrique durant quelques secondes[1], jusqu'à ce que, lavée dans l'eau, elle soit à peu près incolore. Il ne faut pas s'attacher à la décolorer complètement car on risque ainsi de décolorer en même temps les bacilles; une très légère teinte rose ou violette de la préparation ne gêne pas. Il ne faut surtout pas s'obstiner à décolorer entièrement les taches de matière colorante qui parsèment çà et là la prépara-

FIG. 5. — Bacilles de la tuberculose dans les crachats; double coloration. Les bacilles sont colorés en rouge par la fuchsine anilinée, les noyaux en bleu par le bleu de méthylène.

tion, car alors on s'expose fort à décolorer les bacilles qui se trouvent dans les parties plus claires. Plus la préparation est mince, plus la durée de la décoloration doit être courte. D'une façon générale, il est impossible de fixer par des règles le temps néces-

1. L'action décolorante de l'acide nitrique, ainsi que des autres acides minéraux, s'explique par l'affinité de ces acides pour les couleurs (sels) d'aniline avec lesquelles ils forment des combinaisons très solubles dans l'eau et à peu près incolores. Lorsqu'on agite dans l'acide nitrique une préparation colorée en rouge par la solution anilinée de fuchsine ou en bleu par le violet de méthyle, la première prend une coloration jaunâtre pâle, et la seconde une couleur verdâtre. Si alors on lave la préparation à l'eau, elle reprend la teinte rouge ou bleue. Cela tient à

saire à la décoloration; la pratique à cet égard est supérieure à tous les préceptes.

Koch conseille de placer la lamelle, au sortir de l'acide nitrique, dans de l'alcool à 60°, où on la laisse séjourner pendant quelques minutes : l'alcool dissout les restes de matière colorante laissés par l'acide nitrique; puis on lave dans l'eau.

Si alors on examine la coupe ou la lamelle ainsi traitée et

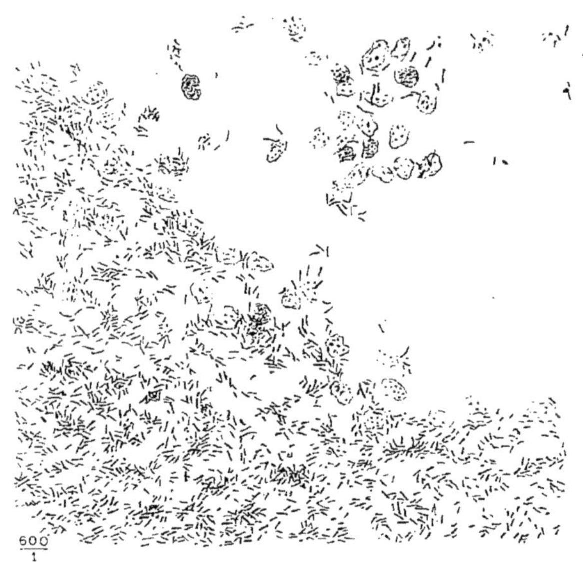

Fig. 6. — Coupe de la paroi d'une caverne tuberculeuse de l'homme; double coloration : fuchsine phéniquée et bleu de méthylène.

simplement montée dans l'eau, on constate que tout est presque entièrement décoloré, sauf les bacilles de la tuberculose qui sont colorés d'une façon intense en rouge ou en bleu. Dans une préparation ainsi complètement décolorée, les bacilles seuls apparaissent nettement et on ne peut apprécier leurs rapports avec les éléments histologiques au milieu desquels ils sont plongés. Il y a donc intérêt à colorer ces éléments à l'aide

ce que, sous l'action de l'acide, la matière colorante (sel monoacide) s'est transformée en un sel triacide, beaucoup moins coloré. Par l'addition de l'eau, le sel triacide est décomposé, il redevient en partie monoacide, d'où le retour partiel de la coloration primitive.

d'une couleur différente de celle des bacilles, à « colorer le fond », comme on dit. La coloration du fond a en outre pour avantage de faciliter la mise au point. Pour obtenir le meilleur contraste entre la couleur des bacilles et celle des noyaux des cellules, on emploie une solution hydro-alcoolique faible de bleu de méthylène, de vert de malachite, ou d'hématoxyline, si les bacilles sont colorés en rouge, une solution de vésuvine, de safranine ou de carmin si les bacilles sont violets. Il faut ne laisser agir ces solutions que pendant peu de temps, une ou deux minutes, puis on lave à l'eau, afin de ne pas surcolorer le fond et de ne pas masquer un certain nombre de bacilles de la tuberculose. Il est bon aussi pour le même motif d'acidifier légèrement la solution.

Quand il s'agit de préparations de crachats, la coloration du fond porte aussi sur les divers microbes qui se rencontrent si abondamment dans l'expectoration des phtisiques et que l'acide a décolorés. La différence de couleur empêchera leur confusion avec les bacilles de la tuberculose.

Lorsque, dans une préparation de crachats ou dans une coupe, on veut simplement constater la présence ou l'absence de bacilles de la tuberculose, on peut généralement se dispenser de la double coloration : il reste toujours un peu de matière colorante fixée sur les tissus, de manière à rendre facile la mise au point. Mais dans les cas douteux, surtout avant d'affirmer un résultat négatif, il est toujours prudent de colorer le fond, afin de s'assurer le bénéfice du contraste des couleurs.

Quand on n'a pas l'intention de conserver la préparation, on peut se contenter de la monter dans l'eau, ce qui simplifie beaucoup les manipulations. Si, au contraire, on veut une préparation persistante, on essuie la lamelle avec du papier buvard, puis on la fait bien sécher, soit à l'air, ou mieux et plus rapidement en la plaçant pendant une demi-heure sur une plaque métallique chauffée à 100 degrés (Ehrlich) ; puis on monte dans du baume du Canada dissous dans le xylol. Le baume dissous dans le chloroforme et même dans l'essence de térébenthine (autrefois conseillée par Koch) décolore rapidement les bacilles. S'il s'agit d'une coupe, on la déshydrate par l'alcool absolu, on l'éclaircit, non pas à l'aide de l'essence de clou de girofle, qui décolore les microbes, mais avec le xylol, et on monte dans le baume dissout dans le xylol.

Pour l'examen microscopique des préparations du bacille de la tuberculose, un objectif à immersion homogène, à grand angle d'ouverture, donnant un grossissement de 500 à 700 et combiné avec l'éclairage Abbe, est extrêmement utile. Il est probable que, sans le secours de ces moyens optiques perfectionnés, la découverte du bacille aurait été, sinon impossible, du moins beaucoup plus difficile à réaliser. Quand il s'agit de l'examen de crachats et que l'observateur est déjà familiarisé avec l'aspect que présentent les bacilles de la tuberculose, on peut se passer d'un objectif à immersion homogène et employer soit un objectif à immersion à eau (quand la préparation est montée dans l'eau), soit un bon objectif sec à fort grossissement. Il est bon, dans ces cas, de recourir au condensateur de Dujardin ou d'Abbe et de supprimer le diaphragme. Mais quand les résultats de l'examen sont négatifs, il faut, avant de se prononcer, recourir aux modes d'investigation les plus sûrs : dans ce cas, l'usage d'un objectif à immersion homogène est indispensable, des bacilles en très petit nombre pouvant fort bien passer inaperçus avec des procédés d'exploration relativement primitifs. Pour l'examen des coupes, l'emploi des objectifs à immersion à huile est encore plus indiqué, à cause de la difficulté plus grande qu'il y a à distinguer les bacilles au milieu des tissus. L'éclairage Abbe sans diaphragme constitue dans ce cas un auxiliaire précieux, car il supprime « les images de structure » et permet d'autant plus facilement la perception des « images colorées ».

Le bacille de la tuberculose présente une particularité remarquable et singulièrement heureuse pour le diagnostic : c'est d'être seul à se colorer par le procédé de Koch ou celui d'Ehrlich. Tous les autres bacilles actuellement connus, traités comme il vient d'être dit, se décolorent. C'est donc proprement une réaction caractéristique du bacille de Koch.

Une seule espèce bactérienne toutefois fait, dans une certaine mesure, exception à cette règle : c'est le bacille de la lèpre. Il se comporte comme le bacille de la tuberculose quand on le traite soit par le procédé primitif de Koch (bleu de méthylène alcalin et vésuvine), soit par la méthode d'Ehrlich ou par les divers procédés dérivés de cette méthode. On sait également qu'au point de vue morphologique, tant pour les dimensions que pour l'aspect, le bacille de la lèpre est à peu près identique à celui de la tuberculose; ce fait est d'autant plus remarquable que d'autres analogies encore, anatomiques et étiologiques, rapprochent les deux maladies. Cependant la distinction des deux bacilles, par les seules réactions colorantes, est aisée. Le bacille de la lèpre se colore plus facilement que celui de la tuberculose par le bleu de méthylène alcalin (Neisser, Kühne, Bordoni-Uffreduzzi); coloré par le procédé d'Ehrlich, il résisterait mieux que le bacille de la tuberculose à l'action décolorante d'une solution à 1 p. 100 d'hypochlorite de soude (Lustgarten). Mais ce qui caractérise surtout le bacille de la lèpre, c'est la facilité avec laquelle il se colore, même à froid, par la simple méthode de Weigert, par les solutions aqueuses de couleurs basiques d'aniline, tandis que le bacille de la tuberculose ne se colore ainsi qu'au bout d'un temps très long ou avec l'aide de la chaleur (Neisser, Baumgarten)[1]. Le groupement particulier des bacilles de la lèpre, en touffes serrées, à l'intérieur des cellules (cellules lépreuses) est aussi un caractère qui les distingue du bacille de la tuberculose (voir fig. 7).

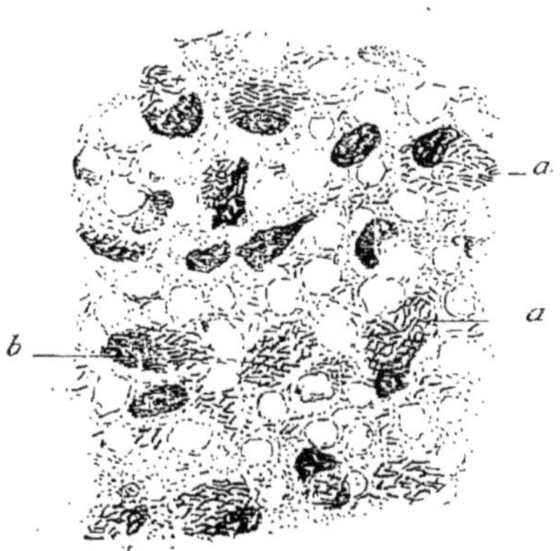

Fig. 7. — Bacille de la lèpre. Coupe d'un nodule lépreux de la joue; double coloration : fuchsine phéniquée et bleu de méthylène.

Le bacille de la syphilis de Lustgarten coloré par le violet de gentiane aniliné ou par le liquide de Ziehl ressemble beaucoup aussi au bacille de la tuberculose; mais il se décolore par l'emploi des acides minéraux. Plus loin, il sera question des moyens de distinguer le bacille de Koch d'avec les bacilles du smegma et du cérumen.

1. Consulter à ce sujet : Baumgarten, Ueber Untersuchungsmethoden zur Unterscheidung von Lepra-und Tuberkelbacillen (*Zeitschr. f. Mikroskopie*, 1884, Bd. 1, p. 367).

La théorie de cette réaction colorante spécifique du bacille de Koch est encore entourée de grandes obscurités, qui tiennent au vague de nos connaissances sur la constitution chimique des bactéries et sur le phénomène de la coloration. Il y a cependant intérêt à rappeler les principales hypothèses émises à cet égard et dont quelques-unes ont inspiré des modifications plus ou moins heureuses apportées au procédé d'Ehrlich.

Pour expliquer le fait que le bacille de la tuberculose se colore par le bleu de méthylène alcalinisé par le violet de méthyle ou par la fuchsine additionnés d'aniline et qu'il ne se décolore pas par les acides, Ehrlich avait supposé que ce bacille avait une enveloppe douée de propriétés spéciales. Elle ne se laisserait traverser par les matières colorantes que sous l'influence d'un alcali, et d'autre part elle serait imperméable aux acides minéraux.

Koch se rallia pleinement à cette manière de voir : « Plusieurs raisons, dit-il, font supposer que les bacilles de la tuberculose, de même que d'autres bactéries, possèdent une membrane d'enveloppe qui se comporte autrement à l'égard des matières colorantes, que le corps bacillaire lui-même. Les bacilles colorés avec le bleu de méthylène paraissent plus minces que ceux que l'on colore par le violet de méthyle ou la fuchsine. Dans les cultures, où les bacilles sont étroitement juxtaposés, ils semblent se toucher quand la préparation est faite avec le violet de méthyle, tandis que, si la coloration est obtenue à l'aide du bleu de méthylène, les bacilles plus minces sont séparés les uns des autres par des espaces nettement visibles. Si les préparations de bacilles faites à l'aide du violet de méthyle se mettent à pâlir et à se décolorer, la décoloration ne porte pas sur la totalité du bacille : c'est à la périphérie que celui-ci commence à pâlir; de sorte que le bacille épais se transforme en un bacille plus mince, mais encore énergiquement coloré et ayant à peu près le diamètre d'un bacille coloré par le bleu de méthylène. Enfin, le fait que les bacilles de la tuberculose, dans les cultures, sont fortement agglutinés les uns aux autres plaide aussi en faveur d'une gaine de substance unissante. On peut donc admettre qu'il existe une membrane spéciale enveloppant le bacille, membrane permettant la pénétration de la matière colorante à la faveur d'un alcali, de l'aniline, etc., mais qui est à peu près imperméable aux acides. Toutefois, ce n'est là qu'une hypothèse. »

Cette hypothèse ne tarda pas à soulever des objections. Ziehl montra que l'on peut aciduler le liquide d'Ehrlich en y ajoutant de l'acide acétique, sans pour cela lui faire perdre la propriété de colorer les bacilles de la tuberculose. Il faut reconnaître toutefois que la coloration ainsi obtenue est beaucoup plus faible et plus lente. Ziehl eut l'idée de remplacer l'aniline par un autre corps de la série aromatique, par le phénol (acide phénique). Il se servit d'eau saturée d'acide phénique et additionnée de 2 p. 100 d'une solution alcoolique de violet de méthyle. La coloration des bacilles réussit aussi bien qu'avec le liquide d'Ehrlich et résista à l'acide nitrique. Les mêmes résultats furent obtenus par la substitution à l'huile d'aniline de la résorcine et de l'acide pyrogallique. L'addition aux couleurs basiques d'aniline d'un alcali n'est donc pas indispensable pour la coloration du bacille de la tuberculose [1].

Peu après, Lichtheim [2] et de Giacomi [3] constatèrent que pour colorer le bacille de Koch il n'est pas nécessaire d'ajouter une substance quelconque aux simples solutions aqueuses concentrées de fuchsine ou de violet de gentiane. Quelques heures de séjour dans ces liquides, à froid, suffisent pour le colorer, et pour qu'il résiste, contrairement à tous les autres microbes, à l'action des acides minéraux forts. L'emploi de la chaleur hâte la coloration. Toutefois ces observateurs reconnaissent que le liquide d'Ehrlich colore les bacilles plus rapidement, plus énergiquement et probablement en nombre plus grand. « Donc la caractéristique du bacille de Koch est, non pas de ne se colorer que dans des liquides rendus alcalins, mais de ne pas se décolorer sous l'influence des acides minéraux. »

Prior montra, comme Ziehl, que le liquide d'Ehrlich a une réaction neutre et non pas alcaline, et que, même légèrement acidulé, il est encore capable de colorer les bacilles de la tuber-

1. Ziehl, Zur Färbung des Tuberkelbacillus (*Deutsche med. Wochenschr.*, 1882 p. 451). — Ueber die Färbung des Tuberkelbacillus (*Ibid*, 1883, p. 247).
2. Lichtheim, Zur diagnostischen Verwerthung der Tuberkelbacillen (*Fortschr. d. Medicin*, 1883, Bd. 1, p. 4).
3. De Giacomi, Die diagnostische Bedeutung des Nachweisses der Tuberkelbacillen im Stuhl (*Ibid*, p. 145).

culose. Il montra en outre que l'on peut, sans inconvénient, substituer l'essence de térébenthine à l'huile d'aniline[1]. L'orthotoluidine (B. Frænkel), le thymol (Brieger), l'ammoniaque (Weigert), le borax (Sahli), remplissent le même but. Petri s'assura aussi que l'addition d'eau d'aniline n'est pas indispensable pour obtenir la coloration des bacilles de Koch et que les solutions aqueuses des couleurs basiques d'aniline les colorent également, quoique au bout d'un temps plus long, temps qui peut du reste être abrégé en chauffant le bain colorant. Il emploie comme agent décolorant l'acide acétique concentré, moins énergique que l'acide nitrique[2].

Baumgarten constata à son tour que les bacilles de la tuberculose se colorent dans les solutions aqueuses ou hydroalcooliques, faibles ou concentrées, des couleurs basiques d'aniline, sans addition ni d'alcali, ni d'aniline ou de phénol, ni d'aucune substance adjuvante quelconque. Cette coloration résiste à l'action des acides minéraux concentrés. Il faut donc renoncer à l'opinion première émise par Koch, d'après laquelle le bacille de la tuberculose ne se colorerait pas par la méthode ordinaire de Weigert. Ce bacille se distingue cependant de tous les autres par le fait qu'il se colore beaucoup plus lentement et plus difficilement par cette méthode. Aussi faut-il laisser séjourner les lamelles dans une solution aqueuse concentrée de violet de méthyle ou de fuchsine à la température ordinaire pendant un quart d'heure à une demi-heure pour colorer les bacilles de la tuberculose, tandis que toutes les autres bactéries (sans en excepter le bacille de la lèpre) traitées de cette façon se colorent presque instantanément. Mais le bacille de la tuberculose, une fois coloré par la méthode de Weigert, présente la même particularité que quand il a été traité par le procédé d'Ehrlich : c'est de retenir énergiquement la matière colorante, même quand on fait agir des acides minéraux forts[3].

Ehrlich s'est assuré de l'exactitude de ces faits, et il a constaté que si les solutions aqueuses de fuchsine ou de violet de mé-

1. Prior, Beitrag zur Färbbarkeit des Tuberkelbacillus (*Berl. klin. Wochenschr.*, 1883, p. 497).

2. Petri, Die Färbung des Koch'schen Bacillus in Sputis, etc. (*Berl. klin. Wochenschr.*, 1883, p. 739).

3. Baumgarten, Beitrag zur Darstellungsmethode der Tuberkelbacillen (*Zeitschr. f. wissensch. Mikroskopie*, 1884, Bd. 1, p. 51).

thyle, à froid, ne colorent qu'un petit nombre des bacilles tuberculeux qui existent dans la préparation, elles les colorent tous si on provoque la réaction à chaud. Toutefois Ehrlich montra que la coloration des bacilles ainsi obtenue, quelque solide qu'elle paraisse, est moins résistante à l'égard de certains réactifs décolorants que ne le sont les préparations faites avec des couleurs additionnées d'aniline ou d'acide phénique. Dans ce dernier cas, les lamelles peuvent être placées pendant vingt-quatre heures et même au delà dans une solution concentrée de bisulfite de soude, sans que les bacilles de Koch se décolorent. Quand la coloration a été obtenue par les simples solutions aqueuses, les bacilles se décolorent déjà au bout d'une demi-heure de séjour dans le bisulfite de soude[1].

Je me suis aussi occupé de l'étude de la coloration des bacilles de la tuberculose à l'aide des simples solutions aqueuses ou hydro-alcooliques des couleurs basiques d'aniline. Mes essais ont surtout été faits avec la fuchsine (rubine) et le violet de méthyle. J'ai déjà dit que tous les auteurs sont d'accord pour reconnaître que la coloration est hâtée si l'on a soin de chauffer le liquide colorant; mais ils se contentaient ou bien de le placer à l'étuve à 50°, ou bien de le chauffer sur la flamme d'une lampe à alcool ou d'un bec de Bunsen, d'après le conseil de Rindfleisch, jusqu'à ce que des vapeurs commencent à se dégager. J'ai pensé qu'il pourrait y avoir utilité à prolonger l'action de la chaleur, et pour cela je fais bouillir la solution hydro-alcoolique, avec la lamelle, dans une capsule de platine, pendant environ cinq minutes. Les bacilles de la tuberculose sont alors magnifiquement colorés et résistent à l'action de l'acide nitrique aussi bien que les préparations colorées par la méthode d'Ehrlich ou de Ziehl. La chaleur, quand son action est prolongée, joue donc un rôle analogue à celui de l'addition d'aniline ou de phénol au liquide colorant.

Toutefois on peut, même après le chauffage prolongé, constater encore des différences en faveur des préparations obtenues par les méthodes d'Ehrlich et de Ziehl : celles-ci résistent mieux à l'action de la solution concentrée de bisulfite de soude que les préparations colorées par le séjour de cinq minutes

1. EHRLICH, Beiträge zur Theorie der Bacillenfärbung (*Charité Annalen*, 1886, p. 123).

dans la solution aqueuse ou hydro-alcoolique de fuchsine ou de violet de méthyle maintenue bouillante. J'ai eu l'idée aussi d'essayer l'eau bouillante comme agent de décoloration : j'ai constaté que les bacilles colorés par le procédé d'Ehrlich ou de Ziehl conservent, mais en partie seulement, leur coloration, après un séjour de près d'une minute dans l'eau en ébullition. Les bacilles colorés dans les simples solutions aqueuses se décolorent tous et presque instantanément.

On voit donc que le bacille de Koch ne possède pas, à proprement dire, de réaction colorante spécifique. Comme tous les autres microbes, on peut le colorer par les simples solutions aqueuses des couleurs basiques d'aniline. Il s'en distingue toutefois par ce fait qu'il se colore et que de même il se décolore plus difficilement. Nous avons vu les objections qui ont été élevées contre l'hypothèse d'Ehrlich, d'après laquelle il existerait autour du bacille de la tuberculose une membrane d'enveloppe que les couleurs pénètrent difficilement, si ce n'est à la faveur de moyens chimiques ou thermiques, et qui serait imperméable aux acides. Si l'on renonce à cette explication physique, il faut admettre qu'il existe, dans la constitution chimique du bacille de la tuberculose, des particularités encore inconnues qui lui donnent sa réaction colorante spéciale. Cette dernière hypothèse est celle qui paraît la plus plausible, car nous verrons plus loin, quand il sera question de la composition chimique du bacille de la tuberculose, que l'on peut retirer de ce bacille une matière amorphe, soluble dans certains réactifs et qui possède la réaction caractéristique d'Ehrlich.

A un moment donné, on crut avoir trouvé l'explication très simple de la réaction colorante du bacille de Koch; ce fut lors de la découverte des « bacilles du smegma » par Alvarez et Tavel. On sait que ces auteurs ont rencontré, dans le smegma et la desquamation humide des parties génitales des sujets sains, des bacilles se comportant comme le bacille de Lustgarten au point de vue des réactions colorantes. Ces bacilles traités par la méthode d'Ehrlich se comportent aussi de la même façon que

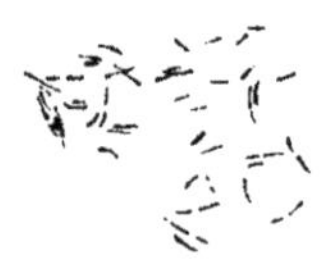

FIG. 8. — Bacilles du smegma, colorés par le procédé de Ziehl.

les bacilles de la tuberculose[1]. Il était à supposer que ces bacilles sont redevables de leur réaction colorante particulière au milieu riche en sébum sur lequel ils se développent. Bienstock fit des expériences dans cette direction et cultiva sur de la gélose nutritive additionnée de beurre différents microbes, des saprophytes, le bacillus subtilis, le bacille du charbon, etc. Il constata que les bactéries ayant ainsi végété dans un milieu imprégné de graisse présentaient d'une part les réactions colorantes du bacille de Lustgarten, et d'autre part celles du bacille de la tuberculose. Colorés pendant dix minutes dans le liquide chauffé de Ziehl, ces divers bacilles résistaient énergiquement à la décoloration par l'acide nitrique au tiers. Bienstock en concluait que la réaction d'Ehrlich ne devait pas être considérée comme caractéristique du bacille de Koch, celui-ci empruntant uniquement cette réaction à un manteau graisseux qui se formerait autour de lui dans la sécrétion des cavernes et dans les masses caséeuses[2].

On pouvait déjà objecter à cette manière de voir que le bacille de la tuberculose présente la réaction d'Ehrlich non seulement dans les crachats et dans les masses caséeuses, où il a pu s'envelopper de graisse, mais aussi dans les tubercules gris et dans les cultures artificielles obtenues sur des milieux où la graisse fait complètement défaut. D'autre part, si le fait de se développer dans un milieu riche en matières grasses, comme le contenu des cavernes, suffisait à donner aux microbes la réaction colorante d'Ehrlich, il faut se demander pourquoi néanmoins cette réaction ne s'observe que pour le bacille de Koch et nullement pour les autres microbes qui se rencontrent associés avec lui dans le contenu des cavernes.

Gottstein, à la même époque, constata que les bacilles que l'on rencontre dans le cérumen du conduit auditif présentent les mêmes réactions colorantes que celles assignées par Alvarez et Tavel aux bacilles du smegma. Répétant, en les variant, les cultures de différents bacilles sur des milieux additionnés de matières grasses (beurre, lanoline), il arriva aux mêmes résultats que Bienstock. Enfin, en faisant des lamelles avec des cultures de

1. ALVAREZ et TAVEL, Recherches sur le bacille de Lustgarten (*Arch. de physiol. norm. et pathol.*, 1885, t. 6, p. 303).

2. BIENSTOCK, Zur Frage der sogenannten Syphilisbacillen und der Tuberkelbacillenfärbung (*Fortschr. d. Medicin*, 1886, p. 193).

divers bacilles additionnées de très petites quantités de matière grasse (beurre, cire, paraffine, etc.), il s'assura que ces lamelles, traitées selon la méthode d'Ehrlich, restent colorées malgré le séjour prolongé pendant plusieurs minutes dans l'acide nitrique au tiers. Il y a cependant un moyen facile de différencier ces bacilles, ainsi que les « bacilles du smegma » et les « bacilles du cerumen » d'avec le bacille de Koch. Si l'on soumet les premiers pendant dix minutes à l'action à chaud de la lessive de soude additionnée de 5 p. 100 d'alcool, et qu'ensuite on les lave soigneusement à l'eau et à l'alcool, on les débarrasse de la totalité de leur graisse, qui est ainsi saponifiée et dissoute dans l'alcool et dans l'eau (le chloroforme est un moyen de dégraissage beaucoup moins sûr). Les préparations ainsi dégraissées ne se colorent plus par la méthode d'Ehrlich. Les choses se passent tout différemment pour les bacilles de la tuberculose. On a beau les chauffer dans la lessive de soude additionnée d'alcool, ils continuent à se colorer, comme auparavant, par le procédé d'Ehrlich. Ils ne doivent par conséquent pas cette réaction caractéristique à une enveloppe ou à un contenu graisseux[1]. Nous verrons en effet que ces bacilles contiennent une substance spéciale, douée de la propriété de fixer et de retenir les couleurs d'aniline.

Le nombre des variantes apportées au procédé de coloration d'Ehrlich est très grand, et il serait oiseux de les reproduire toutes ici. Nous indiquerons seulement les modifications qui ont une réelle utilité.

Procédé de Ziehl, modifié par Neelsen[2]. Le liquide colorant a la composition suivante :

Fuchsine	1 gr.
Acide phénique	5
Eau distillée	100
Alcool absolu	10

Ce liquide a l'avantage, sur celui d'Ehrlich, de se conserver indéfiniment. On y met les lamelles, en chauffant jusqu'à production de vapeurs; les lamelles se colorent en quelques minutes; les coupes y sont suffisamment colorées, au bout de dix minutes environ, à la température ordinaire. On

1. Gottstein, Die Beeinflussung des Färbenverhaltens von Mikroorganismen durch Fette (*Fortschr. d. Medicin*, 1886, p. 252).
2. *Fortschr. der Medicin*, 1885, p. 200, en note.

décolore dans de l'acide sulfurique dilué (acide sulfurique, 25 ; eau 100). On colore le fond avec une solution faible de bleu de méthylène. C'est un procédé très commode, surtout pour l'examen clinique des crachats.

Procédé de B. Frænkel[1]. — Le liquide colorant est obtenu de la façon suivante : on chauffe l'eau d'aniline jusqu'à ébullition dans un tube à essai ; on verse le liquide chaud dans un verre de montre et on y ajoute goutte à goutte une solution alcoolique concentrée de fuchsine ou de violet de méthyle, jusqu'à production de franche opalescence. On fait flotter la lamelle à la surface du liquide, et on attend cinq à dix minutes.

Dans le procédé de B. Frænkel, la décoloration de la lamelle et la coloration du fond s'effectuent en un seul et même temps. Ce résultat avantageux est obtenu avec l'une ou l'autre des solutions suivantes (qui se conservent indéfiniment) :

1° Quand la préparation a été colorée à la fuchsine, on emploie le liquide suivant :

Alcool.	50 gr.
Eau.	30
Acide nitrique	20
Bleu de méthylène, en quantité suffisante pour qu'il y ait excès.	

Bien agiter et filtrer.

2° Si la préparation a été colorée au violet de méthyle, on la traitera par le liquide ainsi composé :

Alcool.	70 gr.
Acide azotique.	30
Vésuvine en excès. — Filtrer.	

Au sortir du bain de fuchsine par exemple, on passe la préparation pendant une à deux minutes, dans le liquide n° 1, puis on lave à l'eau : à l'examen microscopique, les bacilles de la tuberculose apparaîtront colorés en rouge, tandis que les cellules et les autres bactéries seront colorées en bleu. On traitera de même, avec le liquide n° 2, les lamelles colorées par le violet de méthyle : les bacilles tuberculeux apparaîtront colorés en violet et le fond en brun. Par ce procédé, on peut obtenir, en quatre à cinq minutes, une préparation de bacilles avec double coloration.

Il faut cependant reconnaître que ce procédé, qui consiste à décolorer la lamelle et à colorer le fond en un seul temps, est moins sûr que le procédé classique et donne souvent des images moins satisfaisantes.

Procédé de Gabbet. — Il n'est qu'une modification de celui de B. Frænkel. La préparation est placée pendant deux minutes s'il s'agit d'une lamelle, plus longtemps quand c'est une coupe, dans le liquide suivant :

1. B. Frænkel, Ueber die Färbung des Koch'schen Bacillus, etc. (*Berl. klin. Wochenschr.*, 1884, pp. 193 et 214).

Rouge Magenta (fuchsine).	1 gr.
Acide phénique.	5 —
Alcool absolu	10 —
Eau.	100 —

Puis on la traite par le deuxième liquide suivant :

Acide sulfurique.	25 gr.
Eau.	100 —
Bleu de méthylène.	1 à 2 gr.

Les bacilles de la tuberculose sont colorés en rouge, le fond de la préparation et les bacilles étrangers en bleu[1]. La substitution de l'acide sulfurique à l'acide azotique peut avoir quelques avantages, en ce qu'il expose moins à décolorer les bacilles de la tuberculose.

Procédé de Gibbes. — Il présente cette particularité tout à fait remarquable de colorer, en un seul temps, et par une couleur différente, les bacilles de la tuberculose d'une part, et d'autre part les noyaux des cellules et les autres bacilles (quand il s'agit de crachats).

Le liquide colorant a la composition suivante :

Fuchsine (chlorhydrate de rosaniline).	2 gr.
Bleu de méthylène.	1 —

que l'on broie ensemble dans un mortier de verre et que l'on dissout dans

Aniline.	3 cc.
Alcool absolu..	15 —

On y ajoute 15 cc. d'eau distillée et l'on conserve la liqueur dans un flacon bouché à l'émeri. On place les lamelles dans ce liquide chauffé pendant environ cinq minutes, puis on les décolore simplement dans l'alcool. Les bacilles apparaissent colorés en rouge, le fond de la préparation en bleu. Cette méthode est intéressante en ce qu'elle montre que, si l'on emploie un mélange de deux couleurs, le bacille de la tuberculose se colore, d'une façon élective, par l'une d'entre elles[2].

Procédé de Gram. — Le bacille de la tuberculose peut aussi se colorer par la méthode de Gram qui s'emploie surtout pour les coupes. Cette méthode consiste, comme l'on sait, à laisser séjourner la préparation pendant un quart d'heure dans une solution anilinée de violet de gentiane (pour les bacilles de la tuberculose, il est bon de prolonger ce séjour pendant 12 à 24 heures), puis on la transporte pendant quelques minutes dans une solution d'iode dans l'iodure de potassium (solution de Lugol) composée ainsi qu'il suit :

Iode.	1 gr.
Iodure de potassium.	2 —
Eau distillée.	300 —

1. Gabbet, Rapid Staining of the tubercle Bacillus (*The Lancet*, 9 avril 1887, p. 757).

2. Gibbes, A rapid method of demonstrating the tubercle bacillus without the use of nitric acid (*The Lancet*, 5 mai 1883, p. 771).

Un précipité se forme et la coupe prend une coloration brun foncé presque noir. On traite ensuite par l'alcool absolu, plusieurs fois renouvelé, jusqu'à décoloration complète. On éclaircit la préparation par l'essence de clou de girofle, ou mieux par le xylol (Günther), et l'on monte dans le baume. Les éléments anatomiques, y compris les noyaux des cellules, sont complètement décolorés, les bacilles colorés d'une façon très intense, en violet presque noir. Comme Gram l'avait déjà observé, les bacilles de la tuberculose ainsi colorés se présentent fréquemment sous forme de points colorés séparés par des intervalles clairs, de façon à simuler une chaînette de très petits coccus[1]. Il est facile d'obtenir une double coloration des coupes : celles-ci, après un séjour de quelques minutes dans la solution iodée, sont lavées dans l'eau ou l'alcool faible, puis placées pendant quelques minutes dans une solution aqueuse de safranine ou dans le picro-carminate d'ammoniaque. On déshydrate ensuite par l'alcool pur, on éclaircit par le xylol et l'on monte dans le baume. On peut aussi colorer la préparation par un carmin quelconque, avant de la traiter par la méthode de Gram.

Procédé de Weigert. — Dans le procédé de Gram, la décoloration ainsi que la déshydratation sont obtenues par l'alcool absolu, qui présente l'inconvénient de dessécher et de raccornir la préparation. Weigert a substitué avec avantage à l'emploi de l'alcool celui de l'huile d'aniline. L'aniline, en effet, possède la propriété d'absorber 5 p. 100 d'eau, en même temps qu'elle décolore le tissu, tout en respectant la coloration des bacilles. La préparation est mise pendant une dizaine de minutes dans le liquide violet d'Ehrlich, puis la coupe est lavée à l'eau et placée sur la lame porte-objet où elle subit le reste des manipulations. On ajoute la solution de Lugol que l'on laisse agir pendant quelques minutes. On lave de nouveau la coupe et on a soin de l'essuyer en appliquant sur elle une feuille de papier à filtrer; puis on met quelques gouttes d'huile d'aniline. Toutes ces opérations doivent se faire sur la lame porte-objet, pour éviter les plissements de la coupe. On fait exécuter des mouvements d'inclinaison à la lame, pour laisser écouler l'huile d'aniline chargée de matière colorante que l'on remplace au fur et à mesure par de l'huile fraîche. La coupe se décolore en même temps qu'elle devient transparente, car l'huile a déshydraté la coupe en même temps qu'elle l'a décolorée. On enlève soigneusement ce qui reste d'huile d'aniline en versant du xylol sur la coupe, puis on monte dans le baume.

Par cette méthode, les bacilles de la tuberculose sont colorés en violet foncé, déjà au bout de quelques minutes. Cette méthode offre en outre l'avantage de colorer la fibrine d'une façon caractéristique en bleu franc, qui tranche sur la coloration foncée, presque noire, des bacilles. Les produits caséeux et frappés de nécrose de coagulation ne sont pas colorés[2].

Procédé de H. Kuehne. — Kühne a apporté diverses modifications de détail

1. Gram, Ueber der isolirte Färbung der Schizomyceten (*Fortschr. der Medicin*, 1884, p. 185).

2. Weigert, Ueber eine neue Methode zur Färbung von Fibrin und von Microorganismen (*Fortschr. der Medicin*, 1887, p. 228).

aux procédés de coloration du bacille de la tuberculose, mais dans l'exposé desquelles je ne puis entrer ici[1]. Je mentionnerai seulement la substitution, pour la décoloration des coupes, à l'acide nitrique ou à l'acide sulfurique, de la solution aqueuse d'aniline chlorhydrique (2 gr. pour 100 gr. d'eau). L'aniline chlorhydrique est un sel qui a un pouvoir décolorant très grand et qui est moins nuisible aux éléments histologiques que les acides minéraux. La coupe, au sortir du liquide de Ziehl où elle séjourne pendant quinze minutes, est placée pendant quelques secondes dans la solution d'aniline chlorhydrique à 2 p. 100; puis on achève de décolorer par l'alcool, on éclaircit par le xylol et on monte dans le baume[2].

On peut examiner le bacille de la tuberculose à l'état frais et sans artifice de coloration. Dans ce but, Koch se servait de granulations tuberculeuses fraîches du cochon d'Inde, dans lesquelles les colorations lui avaient préalablement révélé la présence de nombreux bacilles. On écrase et l'on dissocie aussi finement que possible un fragment de ces tubercules dans du sérum frais ou dans une goutte de solution physiologique de sel marin, et l'on examine, en goutte suspendue, sur un porte-objet creusé d'une cupule. On aperçoit alors, placés entre les cellules, de nombreux bâtonnets fins et courts, le plus souvent réunis en amas. Ces bâtonnets sont immobiles. Si ensuite on sèche et fixe la préparation et qu'on la colore, on s'assurera qu'il s'agit bien là des bacilles de la tuberculose. Les bacilles colorés paraissent plus minces qu'à l'état naturel, ce qui tient, comme l'explique Koch, à ce qu'on est obligé d'examiner les bacilles non colorés en diaphragmant étroitement : il en résulte sur les bords de l'objet des lignes d'interférence qui en augmentent le diamètre apparent; les préparations colorées, au contraire, sont examinées sans diaphragme, baignées dans la lumière, ce qui supprime ces effets d'interférence.

Examinés après coloration, avec l'objectif à immersion homogène et l'éclairage Abbe, les bacilles de la tuberculose apparaissent en général (fig. 9) sous la forme de bâtonnets mesurant, comme longueur, environ le quart ou la moitié du diamètre d'un globule rouge ($0^{mm},0015$ à $0^{mm},0035$). Si leur longueur est variable, leur épaisseur, très faible du reste, est toujours la

1. H. Kühne, *Recherche des bactéries dans les tissus animaux*, trad. française par Herman, Paris, 1889.

2. Voir à ce sujet : Borrel, Tuberculose pulmonaire expérimentale, étude anatomo-pathologique (*Annales de l'Inst. Pasteur*, 1893, p. 602).

même, pour un procédé de coloration donné. Les bacilles ne sont pas absolument droits, mais le plus souvent légèrement infléchis; quelquefois ils sont comme brisés et formés de segments articulés à angle très ouvert. En général, les bacilles sont plus courts dans les cultures jeunes que dans les crachats et que dans les cultures anciennes, où l'on trouve parfois des formes très allongées, sur lesquelles nous aurons à insister tout à l'heure.

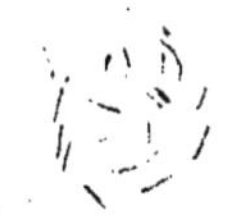

Fig. 9. — Bacilles de la tuberculose d'une culture récente; coloration par le procédé de Ziehl.

On rencontre fréquemment, soit dans les produits tuberculeux, soit dans les cultures, des bacilles qui, au lieu d'être colorés dans toute leur continuité, d'une façon uniforme, présentent, à des espaces réguliers, des parties claires, fortement réfringentes, ovoïdes, réfractaires aux matières colorantes (fig. 10). Koch, qui le premier a signalé ces points clairs, les considère comme des spores. « Si l'on emploie, dit-il, de forts grossissements, on s'assure que le bacille sporulé de la tuberculose présente exactement la même image, mais en miniature, que le bacille sporulé du charbon. Les spores sont ovoïdes, au nombre de deux à six dans un bacille, limitées latéralement par une fine ligne colorée. Si on examine les bacilles sporulés sans coloration, on constate qu'ils renferment des points brillants fortement réfringents. Il ne s'agit donc pas là de vacuoles, mais bien de véritables spores[1]. » Flügge admet aussi que ce sont bien des spores : « Les spores, dit-il, ne fixent pas la matière colorante, et le bacille sporifère, après coloration, apparaît comme un filament sombre parsemé d'espaces clairs, ovoïdes. Parfois il semble que les spores débordent un peu latéralement le contour du bacille[2] ».

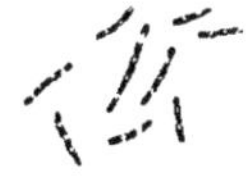

Fig. 10.

Une question qui est loin d'être bien élucidée est celle de savoir s'il s'agit là de spores endogènes ou simplement de formes régressives, de vacuoles échelonnées le long du corps du bacille.

Cette dernière opinion tend de plus en plus à prévaloir. Les espaces clairs signalés par Koch n'ont pas la réfringence propre

1. Koch, Die Ætiologie der Tuberkulose (*Mitth. a. d. kais. Gesundheitsamte*, 1884, Bd 2, p. 22).
2. Flügge, *Die Mikroorganismen*, p. 210.

aux vraies spores, à celles du charbon par exemple. Quand les cultures sporulées de charbon, sous l'influence de l'âge, se résolvent en détritus, les spores claires, brillantes, y subsistent nettement; il n'en est pas de même pour les vieilles cultures du bacille de la tuberculose. La résistance aux matières colorantes était, naguère encore, considérée comme un des principaux attributs des spores; les recherches de Neisser, de Buchner, de Hueppe, etc., nous ont appris que cette résistance n'est pas absolue, que l'on arrive très bien à colorer les spores, qu'on peut même les colorer d'une façon différente du reste du bacille. Malheureusement, les artifices de coloration qui triomphent de cette résistance des spores et qui nous permettent de les colorer si nettement dans le bacille charbonneux, par exemple (emploi du liquide d'Ehrlich, de la fuchsine phéniquée, chauffage prolongé du bain colorant), sont précisément, avec quelques variantes, les mêmes procédés que l'on emploie pour la coloration du bacille de la tuberculose. Il en résulte que ces méthodes, excellentes et sûres pour colorer les spores d'un certain nombre d'autres microbes, le sont beaucoup moins quand il s'agit du bacille de Koch. Toutefois, il nous faut mentionner les principales tentatives faites dans cette direction, quoiqu'elles n'aient pas, jusqu'ici, donné des résultats bien décisifs.

Si l'on colore énergiquement des bacilles tuberculeux avec de la fuchsine phéniquée ou anilinée et qu'on fait agir ensuite le bisulfite de soude (Ehrlich) on arrive à décolorer tout le bacille sauf quelques portions de forme ovalaire qui restent colorées en rouge [1]. Nocard et Roux, en colorant des cultures un peu vieilles par la méthode d'Ehrlich, constatèrent dans l'intérieur des bacilles « des grains plus foncés, soit au nombre de deux, un à chaque extrémité, soit au nombre de trois, deux aux extrémités, un au milieu du bacille. Un bacille n'a quelquefois qu'un grain, soit au bout, soit avant son milieu, parfois aussi on en voit plusieurs répartis sur toute sa longueur. Ces grains, qui ont tout à fait l'aspect de spores, deviennent plus nombreux et plus nets avec l'âge des cultures [2] ». Metchnikoff appelle avec

1. Ehrlich (*Deutsche med. Wochenschrift*, 1883, p. 159). — Beiträge zur Theorie der Bacillenfärbung (*Charité-Annalen*, 1886, p. 124).

2. Nocard et Roux, Sur la culture du bacille de la tuberculose (*Annales de l'Institut Pasteur*, t. 1, 1887, p. 28).

raison l'attention sur ce fait que les espaces clairs signalés par Koch et considérés par lui comme des spores ne se colorent pas, même si on les laisse séjourner longtemps dans le liquide colorant chauffé, procédé qui colore pourtant même les spores du charbon, si réfractaires aux moyens ordinaires de coloration. « On peut plutôt considérer comme des spores, dit-il, de petits corps arrondis qui se colorent plus fortement que le protoplasma environnant et qui ressemblent beaucoup aux spores d'autres bactéries. J'ai souvent observé de ces spores dans les cultures et aussi dans les crachats; elles sont remarquables par leur disposition régulière et la netteté de leurs contours[1]. » Ce sont probablement ces images qui ont conduit quelques observateurs (Lutz, Unna, Heidenreich) à décrire d'une façon erronée le bacille de la tuberculose comme formé de microcoques alignés en chaînette (coccothrix).

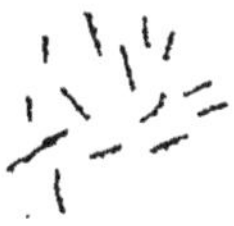

Fig. 11.

J'ai pu maintes fois m'assurer de l'existence, à l'intérieur du bacille tuberculeux, de ces corps arrondis, plus fortement colorés et plus résistants à la décoloration que le reste du bacille (fig. 11). Un procédé qui m'a surtout réussi pour les mettre en évidence consiste à placer la lamelle dans une solution hydro-alcoolique de fuchsine ou dans une solution de Ziehl très faible (étendue de quatre ou cinq fois son volume d'eau) et de faire bouillir pendant plusieurs minutes. Il suffit alors de décolorer très rapidement par les acides minéraux, ou bien, ce qui est préférable, de laver simplement à l'eau, pour voir un certain nombre de bacilles contenant, à des espaces réguliers, des corps arrondis ou ovoïdes, à contours nets, fortement colorés, tandis que le reste du bâtonnet est à peine teinté en rose. Morphologiquement, ces corps ressemblent à s'y méprendre à des spores.

Ce qui rendrait cette opinion encore plus plausible, c'est que l'on a réussi à mettre ces corps en évidence, à l'intérieur du bacille, par la double coloration, comme pour les spores les plus légitimes. Babes a coloré des cultures pures du bacille de la tuberculose par un séjour de plusieurs jours dans la solution d'Ehrlich, après quoi il les a décolorées fortement et colorées de nouveau d'une façon intense par le bleu de méthylène.

1. Metchnikoff, Ueber phagocytäre Rolle der Tuberkelriesenzellen (*Virchow's Arch.*, 1888, Bd 113, p. 70).

« Par ce procédé, certains grains restent rouges, tandis que les bâtonnets sont bleus ou d'un rouge pâle. Ces grains (spores?) sont ronds et ordinairement terminaux. Un bacille n'en possède habituellement qu'un[1]. »

Plus récemment, Czaplewski a également réussi cette double coloration par un procédé analogue. Une culture un peu âgée de tuberculose est étalée et fixée sur la lamelle, puis placée pendant plusieurs heures dans le liquide de Ziehl chauffé; on décolore par le bisulfite de soude, puis on colore à nouveau par le bleu de méthylène phéniqué. On voit alors à l'intérieur du bacille coloré en bleu de petits corps ovoïdes fortement colorés en rouge, débordant beaucoup le contour du bacille et rappelant tout à fait les spores colorées[2].

A en juger par les réactions colorantes, il semble bien qu'il s'agit là en effet de quelque chose d'analogue aux spores. Mais il faut reconnaître que les particularités biologiques qui caractérisent les vraies spores ne se retrouvent pas, d'une façon nette, pour les bacilles sporulés de la tuberculose. On n'a pas pu constater pour ces bacilles une résistance plus grande à l'égard de la chaleur, de la dessiccation ou des antiseptiques, qui est l'attribut des « formes durables ». De nouvelles preuves sont donc nécessaires avant de déclarer qu'il s'agit là de spores véritables ou bien simplement de condensation du protoplasma ou d'accumulation de chromatine à l'intérieur du bacille de la tuberculose. Ce sont vraisemblablement, sinon des spores types, comme celles du charbon, du moins des formes durables, plus persistantes que les formes bacillaires. Quand on examine une vieille culture de tuberculose, humaine ou aviaire, on peut ne trouver que de rares bacilles, plus ou moins vacuolés, et des détritus formés de points arrondis, fixant énergiquement la matière colorante. Quand on réensemence ces cultures sur un milieu approprié, on obtient une culture jeune typique. Il est probable que le développement s'est fait aux dépens de ce détritus, de ces grains représentant la forme plus résistante du bacille. La même constatation peut être faite dans les vieux foyers caséeux où, en l'absence de bacilles, on ne trouve quelquefois que les grains

1. Cornil et Babes, *Les Bactéries*, 3e édit., t. 2, p. 382.

2. Czaplewski, *Die Untersuchung des Auswurfs auf Tuberkelbacillen*. Iéna 1891, p. 53.

en question, offrant les mêmes réactions colorantes que le bacille lui-même. Ce caséum, on le sait, est très virulent, et il doit probablement cette virulence à ces débris persistants des bacilles. Toute cette question des formes durables du bacille de la tuberculose n'est encore qu'esquissée; elle est cependant de la plus haute importance, si nous voulons être renseignés sur la façon dont le virus se maintient et se perpétue dans les vieux foyers et dans les cas latents de tuberculose.

La description que j'ai donnée jusqu'ici du bacille de la tuberculose se rapporte principalement à celle qui a été faite dès le début par Koch et qui a trait à l'aspect du microbe dans les produits tuberculeux ou dans les cultures jeunes de la tuberculose des mammifères. Dans ces derniers temps, les caractères morphologiques du microbe se sont montrés plus variables et plus compliqués.

Quand on étudie le bacille de la tuberculose dans le corps des animaux, il apparaît constamment sous la forme d'un bacille, continu ou interrompu dans sa longueur par des vacuoles, ou sous la forme de grains, représentant les détritus du bacille, mais ayant encore la réaction colorante spécifique. Dans les cultures, surtout dans les cultures âgées, et surtout dans les cultures aviaires, d'autres formes se manifestent, très intéressantes, quoique nos notions sur ce point soient encore insuffisantes. Il se passe pour le bacille de la tuberculose quelque chose d'analogue à ce que l'on connaît pour le bacille du charbon : on sait que dans le corps des animaux le bacille du charbon n'apparaît que sous la forme d'un bâtonnet, simple ou articulé, plus ou moins long, mais qui n'affecte jamais le développement filamenteux que l'on observe dans les cultures. Jamais non plus il ne donne de spores dans le corps de l'animal. Il existe donc, pour ce bacille, des différences morphologiques considérables selon qu'il se développe en parasite dans le corps des animaux ou qu'il est cultivé sur des milieux inertes. Nous allons voir que pour le bacille de la tuberculose les choses se passent, dans une certaine mesure, de la même façon.

C'est à Metchnikoff[1] surtout que l'on doit d'avoir appelé l'at-

1. Metchnikoff, Ueber die phagocytäre Rolle der Tuberkelriesenzellen (*Virchow's Arch.*, 1888, Bd 113, p. 63).

tention sur les formes variables qui s'observent dans les cultures. Dans les cultures sur sérum ou sur gélose glycérinée il signala, outre la forme commune du bacille, d'autres formes remarquables par leur petite dimension qui les rapprocherait d'un coccus, n'était l'allongement manifeste dans un sens qu'elles présentent néanmoins. Parfois ces bacilles offrent une forme ovoïde ou en lancette. Metchnikoff fait remarquer qu'il est des cultures qui sont presque exclusivement composées de ces formes très courtes.

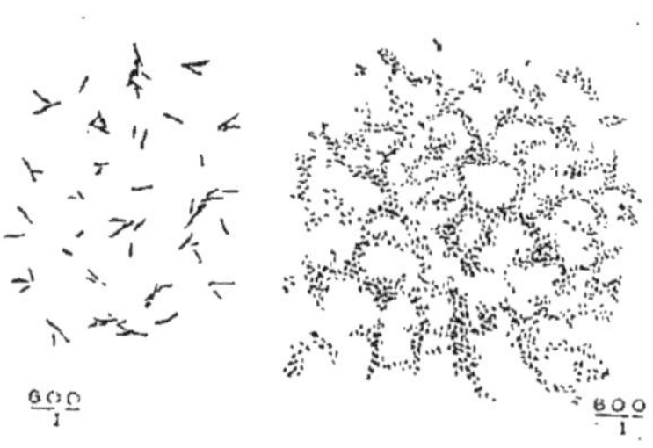

Fig. 12. — Formes naines du bacille de la tuberculose (culture aviaire jeune). A gauche de la figure sont dessinés, au même grossissement, des bacilles de la tuberculose offrant leurs dimensions habituelles.

J'ai pu m'assurer de l'exactitude de ce fait. J'ai obtenu des cultures de bacille (aviaire) ayant poussé en voile à la surface de bouillon glycériné à la température de 37° à 38°, et qui, examinées au bout de trois à quatre semaines, étaient constituées presque exclusivement de ces *formes naines* du bacille de la tuberculose (fig. 12). En injectant une culture de ces bacilles nains dans la veine de l'oreille du lapin, je les faisais mourir au bout de deux à trois semaines, sans tubercules apparents dans les organes, mais ceux-ci étaient remplis de ces bacilles avec les mêmes dimensions exiguës. Réensemencés dans les mêmes conditions sur milieu liquide ou sur gélose glycérinée, les bacilles conservaient leur extrême petitesse; mais, en les laissant séjourner plus longtemps à l'étuve, on voyait apparaître, çà et là, des bacilles de dimensions normales, dont il existait du reste déjà quelques exemplaires isolés dans les cultures jeunes.

Nocard et Roux examinant une culture vieille de plusieurs mois sur gélose glycérinée rencontrèrent « des formes renflées plus longues qu'à l'ordinaire; quelques-unes d'entre elles présentaient comme un bourgeon latéral branché presque à angle droit sur le bacille principal et terminé quelquefois par un renflement à son extrémité »[1]. Metchnikoff a étudié plus spé-

1. Nocard et Roux, Sur la culture du bacille de la tuberculose (*Annales de l'Institut Pasteur*, 1888, p. 24).

cialement ces formes sur des cultures faites à température élevée (43°,6). Dans ces conditions, « environ vingt jours après l'ensemencement (sur gélose glycérinée) on voit au milieu des bacilles ordinaires plusieurs notablement allongés et manifestement épaissis. Ces bacilles se colorent en général d'une manière plus intense et sont surtout remarquables par le renflement de leurs deux extrémités, d'où un aspect tout particulier (voir fig. 13). Dans des cultures plus anciennes, âgées de trois mois environ, le cycle de pareilles formes est bien plus varié, et on constate une succession de stades pouvant se résumer dans le schéma suivant : les bacilles, très allongés, renflés à une ou aux deux extrémités, émettent en leur milieu un petit bourgeon auquel d'autres viennent ensuite s'ajouter, si bien qu'il en résulte une colonie ramifiée, dont les rameaux présentent, en général, à leur extrémité terminale, un renflement fusiforme en forme de massue. Plus rarement, les bourgeons allongés de première génération en émettent d'autres qui tantôt se détachent du bourgeon original, ou bien, sous forme de bourgeons latéraux, forment un nouveau rameau. Les formes ramifiées subsistent dans leur entier ou se fragmentent en segments plus ou moins renflés ».

Metchnikoff pense que ces formes particulières allongées et ramifiées du bacille de la tuberculose rentrent dans la catégorie des formes dites involutives, ce qui ne veut pas dire qu'il s'agisse là de formes dégénératives. « La présence de formes bourgeonnantes montre qu'il n'est pas question d'états régressifs et que les bactéries sont susceptibles de présenter un développement par bourgeonnement. »

Metchnikoff, à l'exemple d'Ehrlich et de Koch, admet l'existence d'une enveloppe très résistante et très épaisse autour du bacille : de là la difficulté de les colorer, de là aussi leur résistance à la décoloration; les spores des bactéries et des moisissures, les coccidies du foie des lapins, les œufs de divers helminthes, qui sont munis d'une enveloppe, présentent pour ce motif les mêmes réactions colorantes. La coloration plus intense que présentent les formes bourgeonnantes du bacille de la tuberculose permet de penser que « ces formes colossales » possèdent une membrane d'enveloppe relativement plus épaisse que les bacilles.

En tenant compte de ces particularités morphologiques nouvelles du bacille de la tuberculose dans les cultures, du développement filamenteux qu'il affecte parfois, de l'enveloppe épaisse qui l'entoure, Metchnikoff estime que l'on pourrait dé-

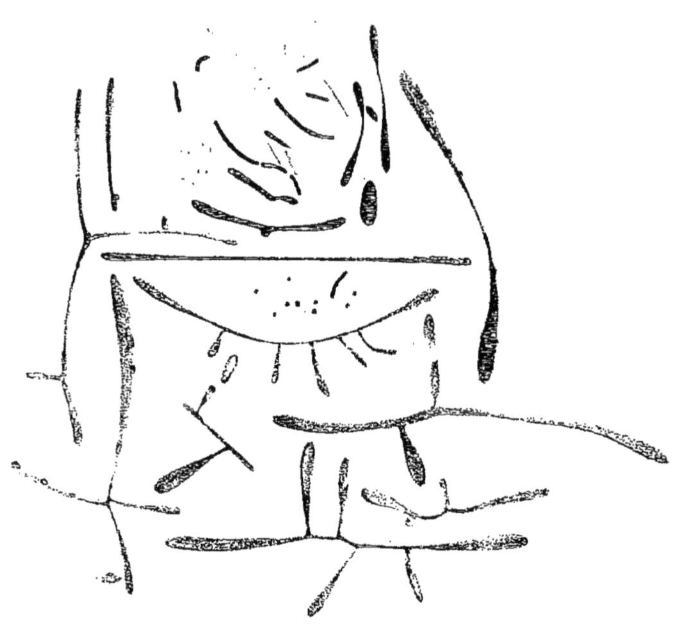

Fig. 13. — Formes gigantesques, ramifiées et renflées du bacille de la tuberculose (aviaire), d'après Metchnikoff.

signer le genre dans lequel rentre ce bacille sous le nom de *Sclerothrix* et l'espèce à laquelle il appartient sous le nom de *Sclerothrix Kochii*. Quoi qu'il en soit de cette tentative de classification, on voit que c'est à Metchnikoff que l'on doit d'avoir appelé l'attention sur le polymorphisme du bacille de la tuberculose, sur les formes filamenteuses et ramifiées et sur les curieux renflements terminaux en massue.

Au moment de la publication du travail de Metchnikoff, la distinction du bacille des mammifères et du bacille aviaire n'était pas faite, mais il n'est pas douteux que sa description n'ait porté sur des cultures aviaires, puisque ces cultures étaient obtenues à la température de 43°,6, qui ne permet pas le développement du bacille des mammifères.

La figure 14 représente des formes géantes, ramifiées et renflées que j'ai fait dessiner d'après une préparation de culture aviaire, sur bouillon glycériné, à la température de 37°, âgée de 2 mois. Ce sont les formes que l'on rencontre habituellement dans les cultures aviaires; je ne les ai jamais observées dans les cultures du bacille de l'homme ou des mammifères.

Klein (de Londres) trouva dans les cultures du bacille de la tuberculose sur agar glycériné ou dans du bouillon, à côté des bacilles ordinaires, des formes filamenteuses, avec des renflements terminaux en forme d'outre ou de massue; souvent ces filaments sont non seulement plus longs, mais plus épais que le bacille de la tuberculose. Ces formes se rencontrent surtout dans les vieilles cultures et leur nombre s'accroît avec l'âge de la culture. Klein pense qu'il ne s'agit pas là de formes involutives et relève ce fait, que beaucoup de ces filaments sont ramifiés à la manière d'un mycélium. On voit souvent des filaments se divisant en deux à la façon d'une fourche, d'autres qui émettent à angle droit des ramifications latérales terminées par des renflements; aspect tout à fait comparable aux hyphes d'un mycélium. Il en conclut que « le bacille de la tuberculose, tel qu'il se rencontre dans le corps de l'homme ou des animaux, dans les cultures sur sérum, sur agar glycériné ou dans le bouillon, ne représente qu'une phase dans le cycle de développement d'un micro-organisme se rapprochant morphologiquement d'un champignon à mycélium ». Klein avait pu faire la même observation pour le bacille de la diphtérie. Les recherches de Metchnikoff paraissent lui avoir échappé[1].

Plus récemment, Maffucci a décrit et figuré pour le bacille de la tuberculose aviaire des formes tout à fait analogues à celles qu'avait signalées Metchnikoff. A côté des bacilles ordinaires, il a observé des formes très allongées, renflées à leurs

1. Klein (E.), Ein weiterer Beitrag zur Ætiologie der Diphterie (*Centralbl. f. Bakteriol.*, 1890, Bd 7, p. 793). — Zur Geschichte des Pleomorphismus des Tuberculose-Erregers (*Ibid.*, 1892, Bd 12, p. 905).

extrémités en massue et émettant des prolongements latéraux; parfois aussi les bacilles se divisent en forme de fourche à une ou à leurs deux extrémités. D'après lui, ces formes ne s'observent jamais dans les cultures du bacille des mammifères. Elles ne s'observeraient pas non plus sur les cultures aviaires faites à la température de 37° à 38°, mais seulement sur celles obtenues à 45° et au delà. Elles seraient donc exclusivement propres au bacille aviaire cultivé à haute température[1].

Fischel, dans un travail fait sous la direction de Hueppe, a également étudié la morphologie du bacille de la tuberculose, cultivé sur divers milieux et à diverses températures. Il a retrouvé les formes filamenteuses, ramifiées, non seulement sur les cultures aviaires, mais aussi sur les cultures du bacille des mammifères, surtout quand l'examen portait sur le bord des colonies. Il décrit et figure des formes filamenteuses, émettant de courts rameaux latéraux, d'autres se bifurquant à l'extrémité en forme de fourche. Il est vrai que les photogravures qui accompagnent le travail de Fischel donnent des images qui sont loin d'être nettes et d'entraîner la conviction. Rien ne prouve que les formes bifurquées notamment ne soient autre chose que l'écartement de deux bacilles primitivement accolés. Dans les cultures aviaires âgées, Fischel a observé des formes en baguettes de tambour, à tige mince et à bout fortement renflé et allongé. Parfois le centre de ce renflement ne se colore pas et apparaît sous la forme d'un point clair, réfringent. Fischel regarde ces formes en massue comme des sortes de gonidies, des organes de fructification; ce seraient des formes durables, marquant un stade d'évolution et non d'involution. En semant

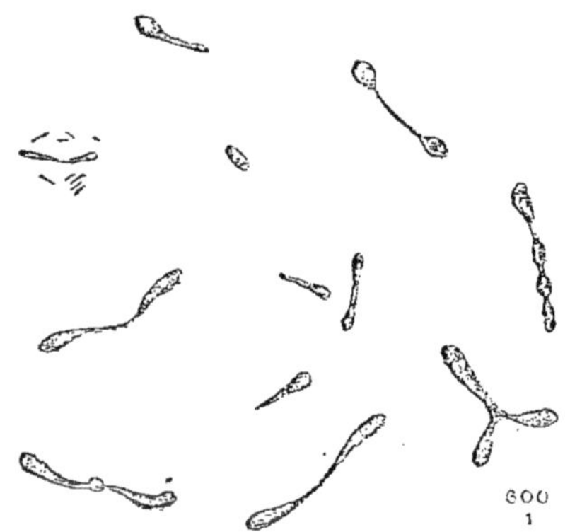

FIG. 14. — Formes géantes, ramifiées et renflées du bacille de la tuberculose (aviaire).

1. MAFFUCCI, Die Hühnertuberculose (*Zeitschr. f. Hyg. u. Infectionskrankheiten* Bd 11, p. 472).

de la tuberculose humaine et aviaire sur de l'agar glycériné additionné de 2 p. 100 d'une solution saturée de thymol, il dit avoir obtenu des cultures rappelant par leur aspect à l'œil nu celui des vieilles cultures d'actinomyces sur agar glycériné. Dans ces conditions, le bacille humain présente de longs filaments ramifiés, et l'aviaire des exemplaires très nombreux de formes en baguette de tambour.

En cultivant le bacille des mammifères d'abord dans des œufs, puis en le transportant sur de l'agar glycériné et boriqué, Fischel dit avoir obtenu des cultures ressemblant tout à fait, comme aspect, aux cultures aviaires. A l'examen microscopique, on y constate des filaments avec prolongements latéraux et intumescence terminale, comme pour les cultures aviaires.

Hueppe avait déjà signalé les analogies que présentent les formes ramifiées et renflées des cultures du bacille de la tuberculose avec le mode de développement, dans les cultures, de l'actinomyces et il avait insisté sur les ressemblances notamment des formes en baguette de tambour avec les renflements si caractéristiques de l'actinomyces. Fischel revient sur ces analogies. Pour lui, le bacille de Koch, tel qu'il se rencontre dans le corps des animaux, est la forme bacillaire d'un microorganisme qui, dans les cultures artificielles, se développe sous l'aspect d'un filament ramifié. « Morphologiquement, ce n'est pas un bacille, ni un cladothrix : d'après son aspect dans les cultures, il semble appartenir à une espèce pléomorphe plus élevée. Les analogies macroscopiques des cultures avec celles de l'actinomyces, le fait qu'à l'examen microscopique on trouve des images analogues dans les cultures des deux organismes, permettent de supposer qu'il y a des rapports de parenté entre le microbe de la tuberculose et l'actinomyces[1]. » L'assimilation du bacille de Koch aux filaments d'actinomyces me paraît quelque peu hasardée, et je suis moins frappé que Hueppe et Fischel des analogies macroscopiques lointaines que les cultures du bacille de la tuberculose sur agar glycériné peuvent offrir avec les vieilles cultures d'actinomyces; il en est de même de l'assimilation des formes renflées du bacille avec les massues de l'actinomyces.

1. Fischel, *Untersuchungen über die Morphologie und Biologie des Tuberculose-Erregers* Wien, 1893.

CHAPITRE VII

CULTURE DU BACILLE DE LA TUBERCULOSE

SOMMAIRE. — Culture sur sérum. — Préparation du sérum. — Difficulté d'obtenir une première culture. — Acclimatement aux milieux de cultures artificiels. — Aspect des colonies aux divers grossissements. — Progrès réalisé par l'emploi des milieux de cultures glycérinés, solides et liquides (Nocard et Roux). — Cultures du bacille de la tuberculose des mammifères et des oiseaux ; leurs caractères différentiels. — Comment on fut amené à établir cette distinction. — Recherches de Rivolta, Maffucci, Koch, Straus et Gamaléia. — Objections élevées contre la distinction des deux cultures, d'aprés leurs aspects macroscopiques. — Cette distinction doit être maintenue.
Culture du bacille de la tuberculose sur pomme de terre et autres milieux végétaux.

Tel est le microbe, caractéristique par sa coloration et par sa forme, que l'on rencontre dans tous les foyers tuberculeux, non seulement dans ceux dont la nature tuberculeuse ne saurait faire de doute, mais encore dans les produits tels que les adénites scrofuleuses, le lupus, les tumeurs blanches, sur la nature desquels naguère encore la discussion était ouverte. Il se trouve aussi, non seulement dans la tuberculose de l'homme, mais dans la tuberculose des animaux, toujours le même, malgré les différences symptomatiques et anatomiques que la maladie présente dans les diverses espèces animales. D'autre part ce bacille ne se rencontre que dans les produits tuberculeux ; jamais on ne l'observe chez l'homme ou l'animal sains ou atteints d'une autre affection. Quand nous étudierons l'histogénèse du tubercule, nous apprendrons à connaître les rapports que les bacilles affectent avec les éléments histologiques, et nous y trouverons de nouveaux arguments en faveur de la subordination des lésions tuberculeuses à la présence de ces bacilles. « Le fait, dit Koch,

12

que les bacilles se trouvent régulièrement et exclusivement dans la tuberculose, que leur nombre, leur apparition et leur disparition sont en rapport direct avec l'évolution et la marche de la maladie, ce seul fait permet déjà de conclure, avec une grande vraisemblance, que la présence de ces bacilles ne tient pas à une simple coïncidence, mais qu'il s'agit là d'un rapport qui est celui de la cause à l'effet. » Toutefois, pour le prouver, il fallait tenter pour la tuberculose ce qui venait d'être fait avec tant de succès pour le charbon : il fallait isoler le bacille des produits naturels où il s'était développé, le cultiver en dehors du corps à l'état de pureté et montrer que ce bacille, ainsi isolé et inoculé à un animal sain, est susceptible de provoquer la maladie.

Après avoir essayé, mais vainement, l'ensemencement de tubercules pulmonaires écrasés sur divers milieux de culture, notamment sur la gélatine nutritive, Koch s'adressa à un milieu de culture spécial, solide et transparent, le sérum du sang coagulé. Le sérum du sang, stérilisé d'abord par le chauffage discontinu, d'après la méthode de Tyndall, devient solide, sans perdre sa transparence, si on le soumet pendant quelque temps à une température de 65° à 68°. Des produits tuberculeux furent étalés à la surface de ce sérum et les tubes maintenus à l'étuve à 37°. En les examinant à la loupe, au bout d'un certain nombre de jours, on vit apparaître sur la surface ensemencée des colonies particulières qui, colorées par les réactifs appropriés et examinées au microscope, se montrèrent exclusivement formées par des bacilles de la tuberculose. Entrons maintenant dans le détail de ces opérations.

Pour obtenir le sérum, il est nécessaire de recueillir le sang à l'abattoir, au moment où il sort de la veine de l'animal (bœuf, veau, mouton), en observant la propreté la plus rigoureuse. Le sang est reçu dans des vases de verre stérilisés[1] : il est bon de ne pas recueillir les premières portions, qui peuvent être souillées par les poils et les impuretés de la peau incisée. On remplit les cristallisoirs presque jusqu'au bord, on les porte, sans trop les remuer, dans un endroit frais (une cave par exemple), à l'abattoir même, et on les abandonne au repos pendant vingt-

1. Koch se servait, pour recevoir le sang, d'éprouvettes de 20 centimètres de

quatre à trente-six heures. En été, il est bon de les entourer de glace. La coagulation une fois effectuée, il faut éviter de secouer les vases, pour ne pas obtenir un sérum rouge et impropre à la culture; aussi est-il préférable de procéder au remplissage des tubes à l'abattoir même, au lieu de transporter le sang au laboratoire. Au bout d'un ou de deux jours, le caillot s'est rétracté; il occupe le centre du cristallisoir: on répartit le sérum, avec une pipette, dans des tubes stérilisés à l'avance. Il faut éviter de piquer le caillot avec la pipette, pour ne pas teinter le sérum en rouge. Mis en tube, le sérum de bœuf doit présenter une coloration jaune d'or ou jaune ambré; celui du cheval est plus citrin.

Malgré toutes les précautions employées, les tubes de sérum ainsi recueilli renferment toujours des bactéries provenant de l'air, des poils, etc. Il importe de les stériliser. L'ébullition ne saurait être employée ici, elle rendrait le sérum tout à fait opaque. Il faut donc recourir au mode de stérilisation par chauffage discontinu imaginé par Tyndall. On place les tubes dans une étuve réglée à 58°, quatre jours de suite, pendant trois heures par jour. Dans l'intervalle, on maintient les tubes à la température de 20° pour favoriser la germination des spores qui n'ont pas été tuées par la chaleur de 58°. Quand cette opération aura été répétée pendant quatre ou cinq jours, le sérum sera stérilisé.

Pour juger de l'efficacité de la stérilisation, il est bon de placer les tubes pendant quelques jours dans une étuve à 37°; on rejettera ceux qui se troubleront.

haut et de 8 à 10 centimètres de large, fermées par un bouchon de verre. Il arrive souvent que le caillot occupe tout le diamètre de l'éprouvette en englobant le sérum, qui est alors difficile à recueillir. Il vaut mieux se servir de cristallisoirs en verre de Bohême, d'une contenance de deux litres environ et recouverts d'un couvercle (fig. 15). Ces cristallisoirs devront être stérilisés à l'autoclave, de préférence à la chaleur sèche. Lorsqu'on les stérilise de cette dernière façon, le sang, au lieu de se coaguler en formant un caillot au centre du vase, adhère souvent aux parois qui sont sèches, et on recueille alors une quantité de sérum beaucoup moindre. (Voir : R. Wurtz, *Technique bactériol.* Encyclop. scient. de Léauté, p. 57.)

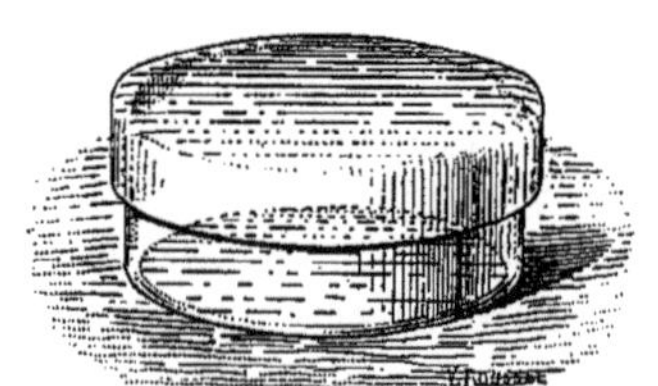

Fig. 15.

Le sérum est encore à l'état liquide dans les tubes : il s'agit de le coaguler de façon à ce qu'il présente une surface oblique, afin d'augmenter le champ d'ensemencement. On se sert pour cela d'une étuve à plan incliné imaginée par Koch (fig. 16). C'est une boîte à double paroi, plate, rectangulaire, contenant de l'eau et qu'on chauffe par la partie inférieure. Elle est fermée par un couvercle de verre. Deux vis de serrage permettent de donner à la boîte l'inclinaison voulue. On peut adapter à l'appareil un régulateur de d'Arsonval. L'eau contenue dans la double paroi doit être chauffée à une température suffisante pour qu'un thermomètre placé parmi les tubes déposés au fond de la boîte marque 65°. A cette température, le sérum se solidifie au bout d'une demi-heure à une heure. Le sérum des différentes espèces animales se comporte à cet égard diversement : le sérum de mouton se prend le plus vite, celui de veau le plus lentement. Porté à 68°, le sérum, tout en devenant solide, ne se coagule pas à proprement parler : il subit plutôt une sorte de *gélatinisation* et conserve sa transparence. Si le sérum est porté à une température plus élevée, à 70° par exemple, il se coagule plus rapidement, mais il devient opaque. Un sérum bien préparé doit être clair, transparent, ambré et de consistance ferme, comme celle du blanc d'un œuf dur. Il s'amasse généralement au fond du tube une petite quantité de liquide; loin de gêner, cette petite couche liquide chargée de matière nutritive constituera un bon milieu de culture pour le bacille de la tuberculose et donnera des indications utiles, comme nous le verrons, sur la pureté de la culture.

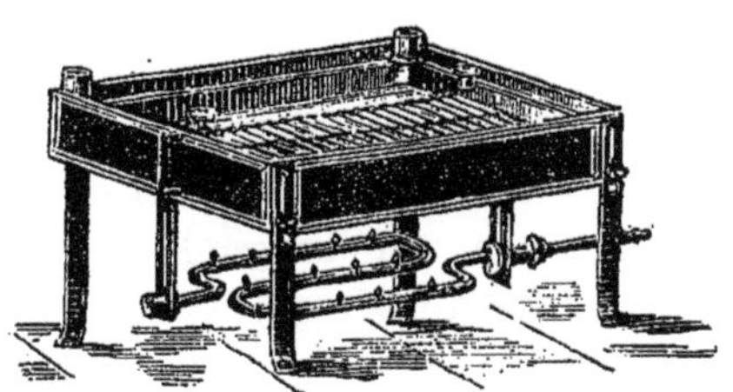

Fig. 16. — Étuve à plan incliné de Koch, pour la coagulation du sérum.

Les produits tuberculeux destinés à l'ensemencement doivent être aussi frais que possible. Le mieux est de sacrifier un cobaye trois à quatre semaines après qu'il a subi l'inoculation sous-cutanée de matières tuberculeuses. On prélève, pour l'ensemencement, des fragments de la rate, ou du foie, ou des ganglions à peine caséeux, que l'on excise en se servant de pinces et de ciseaux flambés. Une condition indispensable pour la réussite et sur laquelle Koch insiste avec raison, est de bien broyer la matière tuberculeuse avant de la déposer à la surface du sérum gélatinisé, afin que les bacilles ne restent pas emprisonnés dans le tissu et viennent au contact de la substance nutritive. Il faut donc écraser la matière tuberculeuse entre deux scalpels ou entre deux lames de verre stérilisées, ou bien la broyer au fond d'un petit tube de verre, avec une baguette de verre stérilisée, de façon à la réduire en pulpe. Un peu de cette pulpe bien broyée est étalé soigneusement et par frictions assez fortes, à l'aide d'un fil de platine résistant, sur la surface inclinée des tubes de sérum. Il est nécessaire, pour éviter l'évaporation, de coiffer les tubes avec des doigts de caoutchouc stérilisés dans une solution de sublimé. Les tubes sont placés dans une étuve bien réglée à 37°.

Le développement des bacilles est remarquable par sa lenteur. Les premiers jours, on ne voit rien, même à l'examen le plus attentif. Si, dès ces premiers jours, on observe l'apparition de colonies blanchâtres à la surface du sérum, si l'on voit le liquide occupant le fond du tube se troubler, on peut être assuré que le tube a été contaminé.

Ce n'est qu'au bout d'une à deux semaines que l'on voit, au niveau des parcelles de tissu ensemencé, ainsi que dans leur intervalle, apparaître de petits grains arrondis, d'un blanc mat. En prélevant un de ces grains et en l'écrasant sur la lamelle de verre, on constate qu'il est sec, de consistance assez ferme et qu'il s'étale avec une certaine difficulté. A l'examen microscopique, après coloration, on s'assure qu'il s'agit de colonies exclusivement formées de bacilles de Koch.

Au bout d'une nouvelle semaine, les grains augmentent de volume, deviennent un peu saillants, avec des bords irrégulièrement arrondis ou anfractueux. Ces grains sont secs, ternes, d'aspect écailleux. Chaque écaille n'acquiert qu'un développement limité; de sorte que, dans les cultures initiales, provenant directement de l'animal, ces écailles demeurent généralement isolées. Rarement le nombre des bacilles ensemencés et arrivés à développement est assez grand pour que la culture initiale donne des colonies confluentes.

Les débutants doivent être prévenus que, même en se conformant à toutes ces prescriptions dont aucune n'est à négliger, ils ne peuvent pas s'attendre à réussir à tout coup; il faut ensemencer un assez grand nombre de tubes de sérum, et se féliciter si quelques-uns donnent des cultures.

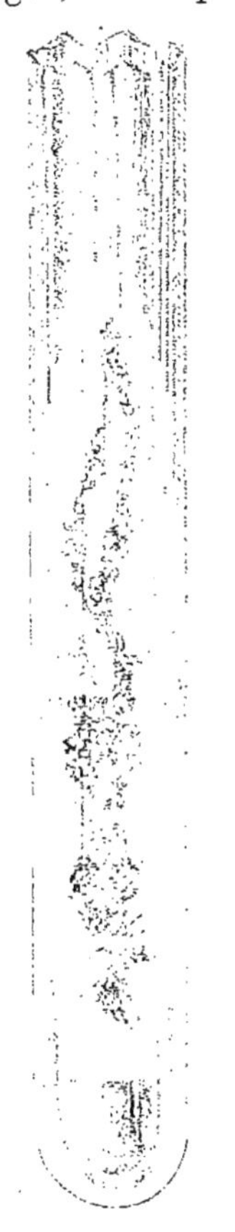

Fig. 17. — Culture de tuberculose (humaine) sur sérum solidifié.

De même les deuxièmes et même les troisièmes cultures sur sérum ne sont pas toutes fécondes; bon nombre de tubes ensemencés ne présentent aucun développement, et les tubes fertiles continuent à ne donner que des colonies petites et isolées. Dans les nombreux essais de culture auxquels je me suis livré, avec Gamaleia, ce n'est qu'à partir de la quatrième ou bien de la cinquième génération que la culture s'est effectuée d'une façon plus régulière, plus rapide et plus abondante. Il y a là un phénomène d'*acclimatement* sur lequel nous avons beaucoup insisté et qui domine toute l'histoire de la culture du bacille de la tuberculose[1].

Les cultures subséquentes, ainsi obtenues, ne se composent pas seulement d'écailles isolées, mais de colonies confluentes; toute la surface du sérum est recouverte d'une couche mince et sèche, parsemée de petites saillies (fig. 17). Comme le fait remarquer Koch, les bacilles, en se multipliant, ne se développent pas en profondeur, mais toujours en surface, et en faisant en quelque sorte cheminer la membrane déjà formée à la surface du sérum. Ce fait est surtout remarquable quand la membrane est arrivée au niveau de la couche liquide amassée au fond du tube; elle ne pénètre pas dans cette couche, mais s'étale à sa surface; habituellement même elle remonte de quelques millimètres sur la face opposée du tube de verre, sous la forme d'une pellicule blanchâtre.

1. Straus et Gamaleia, Recherches expérimentales sur la tuberculose; la tuberculose humaine, sa distinction de la tuberculose des oiseaux (*Arch. de méd. expér. et d'anat. pathol.*, 1891, t. 3, p. 457).

Les cultures sur sérum offrent encore d'autres caractères qui les distinguent de celles des autres microbes et qui ont été bien mises en lumière par Koch. Jamais elles ne fluidifient le sérum, non plus qu'elles ne pénètrent dans sa profondeur; elles restent toujours superficielles et à peine adhérentes au sérum sous-jacent. Quand elles arrivent ou qu'elles sont mises au contact du liquide situé au fond du tube, elles ne troublent jamais ce liquide; elles ne s'y délayent pas non plus, mais se fragmentent en petites particules solides qui tombent au fond. Le liquide continue à demeurer clair, même quand les débris de culture y sont immergés depuis longtemps.

La forme des colonies varie aussi avec le degré de consistance du sérum. Plus celui-ci est ferme, plus les cultures offrent l'aspect membraniforme et sec qui vient d'être décrit. Si le sérum est mou, semi-gélatineux, l'aspect change. Lors de l'ensemencement, les bacilles s'étalent moins uniformément; d'autre part, pendant le développement, cette sorte de glissement de la membrane à la surface du sérum a plus de mal à s'effectuer. Il en résulte la formation de masses plus épaisses, verruqueuses, adhérentes au sérum sous-jacent. Il faut alors un certain effort pour les enlever avec le fil de platine, et l'on entraîne toujours en même temps un peu de sérum.

Tels sont les aspects macroscopiques des cultures du bacille de la tuberculose sur le sérum. Tout aussi remarquables sont les apparences que présentent les colonies quand on les examine au microscope, à un faible grossissement (60 à 80 diamètres). Cet examen peut déjà se faire six à sept jours après l'ensemencement, c'est-à-dire à un moment où rien encore n'est appréciable à l'œil nu. A ce moment déjà apparaissent à la surface du sérum des images particulières, tout à fait caractéristiques: ce sont des lignes contournées, très élégantes; les plus petites ont la forme d'un S; d'autres, plus infléchies, sont comparées par Koch aux arabesques des calligraphes; la partie moyenne de ces lignes est pleine, tandis que les extrémités s'effilent en pointe (fig. 18). En avançant en âge, les colonies deviennent plus larges et se rapprochent, les pointes finissent par se confondre en une plaque, dont les contours ondulés rappellent cependant les colonies isolées qui l'ont formée par leur confluence.

Les cultures en tubes ne se prêtent pas à l'examen microscopique direct; d'autre part, il est impossible par le procédé ordinaire d'obtenir des cultures sur plaques du bacille de la tuberculose. Pour cet examen des colonies, Koch s'est servi de cultures faites dans des godets en verre; après développement, on peut placer ces godets sur la platine du microscope et procé-

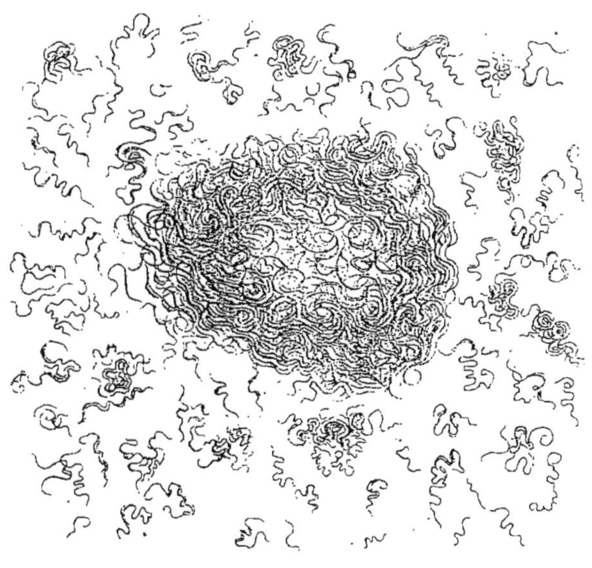

FIG. 18. — Aspect, à un faible grossissement, des colonies du bacille de la tuberculose sur sérum solidifié, d'après Koch.

der à l'examen direct des colonies, à l'aide d'un faible grossissement.

Examinons maintenant ces colonies, à un fort grossissement et par les procédés appropriés. On applique une lamelle à la surface du sérum, à l'endroit où les colonies se sont développées, on appuie légèrement sur la lamelle puis on la soulève. On constate alors qu'une ou plusieurs colonies sont demeurées adhérentes à la lamelle, tout en conservant leur forme et leur disposition naturelle (*Klatschpræparat*). Le même résultat peut être obtenu en déposant avec précaution sur la lamelle une parcelle de la pellicule développée à la surface d'un bouillon de culture. On laisse sécher à l'air, on fixe par la chaleur et on colore par le procédé d'Ehrlich. On voit alors que ces arabesques sont formées exclusivement de bacilles de la tuberculose, bacilles disposés avec ordre, leur axe étant à peu près parallèle au grand axe de la colonie (fig. 19). Il faut noter en outre que ces bacilles ne sont pas directement juxtaposés, mais séparés les

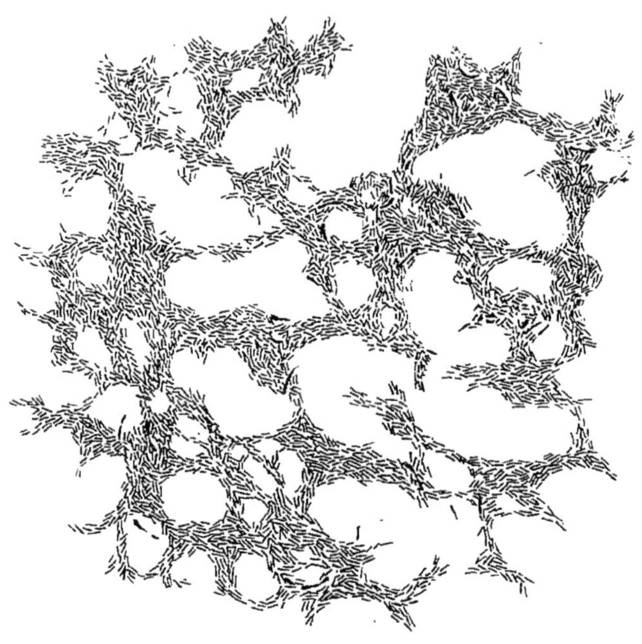

FIG. 19. — Culture de tuberculose (aviaire) sur bouillon glycériné, à la température de 45° Fragment de pellicule fixée dans sa forme, colorée par le procédé de Ziehl et examinée à un fort grossissement. La substance unissante interposée entre les bacilles est plus faiblement colorée que les bacilles. Quelques formes renflées en massue.

uns des autres par un espace clair. Il en faut conclure qu'ils sont réunis par une substance unissante qui fait précisément que les colonies présentent un degré si remarquable de consistance et de cohésion. Il sera question plus loin des autres particularités microscopiques que présente le bacille de la tuberculose dans les cultures.

Au bout d'un mois les cultures sur sérum ont généralement acquis leur maximum de développement; il est donc bon de les réensemencer toutes les trois ou quatre semaines; toutefois elles sont encore vivantes au bout de plusieurs mois.

Koch obtint ces cultures par l'ensemencement de tubercules provenant de cobayes inoculés avec des produits tuberculeux de l'homme, du singe et du bœuf; il en obtint également par l'*ensemencement direct* de tubercules pulmonaires de l'homme, de contenu de cavernes, de fragments de glandes scrofuleuses, de tubercules testiculaires, de fongosités articulaires, de lupus, de masses caséeuses de la pommelière, de nodules calcifiés de pommelière, de pneumonie caséeuse du porc et de tuberculose spontanée du cobaye. Quelles que fussent les différences d'origine de ces cultures, elles se montrèrent identiques à l'examen microscopique, identiques aussi par les effets de l'inoculation.

Les cultures successives continuées pendant un grand nombre de générations ne paraissent pas modifier d'une façon appréciable les propriétés originelles du bacille. Il diffère en cela de beaucoup d'autres microbes pathogènes que la vie en dehors du corps des animaux modifie rapidement. Koch déclare que les cultures du bacille de la tuberculose continuées par lui depuis plus de neuf années et qui depuis ce temps n'avaient plus fait retour dans le corps d'un être vivant, avaient conservé d'une façon immuable leurs propriétés, sauf peut-être une légère diminution dans la virulence[1].

Koch a surtout utilisé comme milieu de culture le sérum solidifié; toutefois il a essayé aussi d'autres milieux de culture. Des parcelles de culture prélevées sur le sérum solide ont été déposées à la *surface* de sérum liquide : elles donnèrent un développement sous forme d'un voile mince, blanchâtre, fragile, qui se rompait quand on agitait le ballon et tombait au fond. Le sérum demeurait absolument clair. On n'observait pas de développement appréciable des fragments de culture submergés.

Le blanc d'œuf coagulé ne donna aucun développement.

En ensemençant dans du bouillon neutralisé des fragments de cultures, Koch crut constater au bout de quelques semaines qu'ils avaient un peu augmenté de volume. Les résultats furent un peu meilleurs en broyant finement la culture et en la se-

1. Koch, Ueber bakteriologische Forschung (*Congrès international de Berlin*, 1890).

mant dans un flacon d'Erlenmeyer dans lequel la couche de bouillon atteignait au plus un centimètre de hauteur. Le liquide demeurait constamment clair; mais au bout de quelques semaines on voyait se former au fond du ballon un dépôt de grains semblables à des grains de sable : c'étaient de petites colonies du bacille de la tuberculose. Koch essaya également la culture sur la gélose nutritive, mais avec beaucoup moins de succès que sur le sérum gélatinisé.

La culture du bacille de la tuberculose, telle que nous venons de l'exposer, présente un certain nombre de difficultés. La première, la plus grande de toutes et que l'on n'est pas encore arrivé à supprimer, consiste à obtenir une *première culture;* la seconde consiste dans les lenteurs et les minuties de la préparation du sérum. Un des progrès les plus heureux réalisés depuis, dans l'étude de la tuberculose, a porté sur les procédés de culture du bacille : nous sommes redevables de ce grand progrès à Nocard et Roux.

En 1885, Nocard réussit à obtenir la culture du bacille de la *tuberculose de la poule* sur du sérum additionné, avant la solidification, d'un peu de peptone (1 p. 100), de chlorure de sodium (0,25 p. 100) et de sucre de canne (0,15 p. 100)[1]. Bientôt après, Nocard et Roux trouvèrent un perfectionnement beaucoup plus important[2]. Pour éviter le desséchement trop rapide du sérum gélatinisé, ils avaient pensé à y ajouter, avant la coagulation, une substance hygroscopique, de la glycérine, dans la proportion de 6 à 8 p. 100. Le résultat dépassa toute attente, et ils purent constater que le développement du bacille de la tuberculose s'effectuait ainsi d'une façon beaucoup plus abondante et plus rapide. Nous avons vu que la gélose nutritive est à peine utilisable pour la culture du bacille de Koch ; en l'additionnant également de 6 à 8 p. 100 de glycérine, Nocard et Roux la transformèrent au contraire en un milieu de culture très favorable. La gélose glycérinée, qui se prépare et se stérilise avec la plus grande facilité, s'est depuis substituée, d'une

1. Nocard, Recherches expérimentales sur la tuberculose des oiseaux; culture du bacille (*C. R. de la Soc. de biol.*, 1885, p. 601).

2. Nocard et Roux, Sur la culture du bacille de la tuberculose (*Annales de l'Institut Pasteur*, 1887, p. 19).

façon presque générale, à l'emploi du sérum solidifié, pour la culture du bacille de la tuberculose.

L'addition de 5 à 8 p. 100 de glycérine aux divers bouillons (de veau, de bœuf, de poule[1]) neutralisés rend également ces milieux liquides beaucoup plus propices à la culture du microbe tuberculeux. Si l'on ensemence une parcelle de culture provenant d'un milieu solide dans un bouillon glycériné, les flocons se développent au fond du vase beaucoup plus abondamment que dans du bouillon ordinaire. Cela prouve que la glycérine n'est pas seulement un empêchement à la dessiccation de la surface nutritive des milieux solides, mais qu'elle joue le rôle d'un aliment favorisant la végétation du bacille.

Les cultures de tuberculose sur milieux glycérinés, solides ou liquides, ont une odeur assez forte, agréable, rappelant celle de la pomme rainette.

Les avantages de l'emploi des milieux glycérinés, pour la culture du bacille de la tuberculose, sont considérables et demeurent acquis à la science. Ce procédé nouveau si commode et si utile a été néanmoins, pendant plusieurs années, le point de départ de certaines confusions qui constituent un épisode curieux dans l'histoire du bacille de la tuberculose.

Nocard et Roux avaient cru constater que l'addition de glycérine aux milieux nutritifs non seulement facilitait singulièrement la croissance du bacille, mais semblait aussi modifier les caractères macroscopiques, la consistance, l'aspect des cultures et même en changer les propriétés pathogènes. Ainsi les cultures, au lieu d'être sèches, fermes, écailleuses ou verruqueuses, comme celles que l'on obtient sur le sérum, seraient au contraire grasses, humides, semi-transparentes, sur la gélose glycérinée. Yersin, inoculant des cultures faites sur milieu glycériné dans la veine de lapins, provoquait chez ces animaux « une forme de tuberculose toute particulière dans sa marche, sa durée et ses lésions », caractérisée à l'autopsie par

1. D'après Hip. Martin, le bouillon glycériné de hareng frais serait plus favorable que les bouillons de viande pour la culture du bacille de la tuberculose (*Arch. de méd. expérimentale*, 1889, p. 77). — Hammerschlag remplace le bouillon par la décoction de levure de bière additionnée de 5 p. 100 de glycérine; on peut l'employer comme milieu de culture liquide, ou comme milieu solide, en l'additionnant de gélose (*Sitzungsb. der wiener Acad. der Wissensch.*, 13 déc. 1888).

l'absence de tout tubercule apparent, avec hypertrophie considérable de la rate et du foie[1]. Résultats bien remarquables en effet, si on les compare à ceux obtenus par Koch par l'injection intra-veineuse de ses cultures, qui provoquaient régulièrement une tuberculose miliaire généralisée.

D'autres expérimentateurs, opérant sur le cobaye, par inoculation sous-cutanée de ces mêmes cultures, ne réussissaient pas à provoquer les lésions progressives et étendues si caractéristiques de la tuberculose expérimentale chez cet animal; ils en concluaient que le bacille de Koch subit une atténuation graduelle par sa culture répétée sur milieux glycérinés. Non seulement la virulence, mais d'autres propriétés biologiques du bacille de la tuberculose semblaient modifiées par l'emploi des milieux de culture glycérinés : ainsi Koch avait montré que le bacille de la tuberculose est incapable de se développer à une température supérieure à 41°; Metchnikoff, qui se servait de cultures sur gélose glycérinée, les voyait se développer encore abondamment à 43°,6[2].

Koch, mis en possession de divers échantillons de cultures sur gélose glycérinée, fut frappé de certaines particularités différentes de celles des cultures qui lui étaient familières; les effets des inoculations sur les animaux, notamment, étaient différents. Il essaya vainement de l'action de toutes les températures, de divers agents chimiques, de la lumière, du passage sur des animaux peu réceptifs, pour provoquer sur ses propres cultures les modifications qu'il remarquait dans « ces cultures énigmatiques ».

C'est par une voie détournée qu'on finit par s'orienter au milieu de ces apparentes contradictions.

Les cultures obtenues par Koch avaient uniquement pour point de départ la tuberculose des mammifères (homme, singe, bœuf). Dans son mémoire de 1884, il se prononce, il est vrai, pour l'identité de la tuberculose humaine (ou des mammifères) avec la tuberculose des oiseaux, mais en se basant uniquement sur l'identité d'aspect des bacilles et de leurs réactions colo-

1. Yersin, Étude sur le développement du tubercule expérimental (*Annales de l'Inst. Pasteur*, 1888, p. 285).

2. Metchnikoff, Ueber die phagocytäre Rolle der Tuberkelriesenzellen (*Virchow's Arch.*, 1888, Bd 103, p. 63).

rantes. Faute de pièces fraîches, il ne put pratiquer de cultures d'origine aviaire. Nocard et Roux, dans leur mémoire, ne précisent pas d'une façon bien nette la source de leurs cultures, sauf toutefois la culture initiale obtenue par Nocard et qui provenait d'un cas de tuberculose chez un faisan.

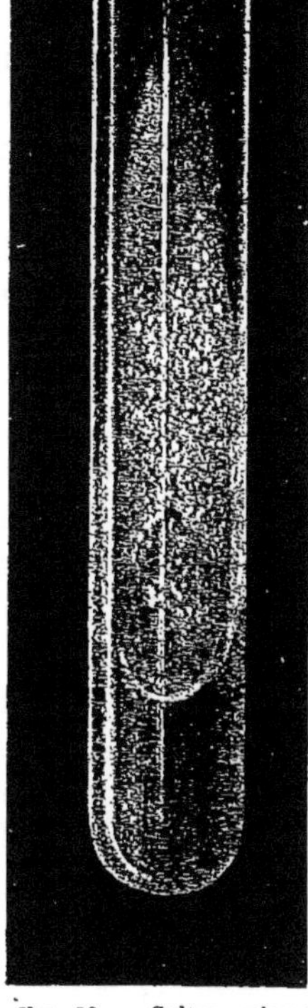

Fig. 20. — Culture récente de tuberculose humaine sur gélose glycérinée.

Depuis, de divers côtés, des faits expérimentaux se produisirent montrant l'extrême difficulté de communiquer la tuberculose de l'homme ou des mammifères aux oiseaux. On trouvera l'exposé de ces faits plus loin, au chapitre de la tuberculose aviaire. Se basant sur ces faits, Rivolta, le premier, émit l'idée que la tuberculose humaine et celle des oiseaux sont deux espèces différentes[1]. Maffucci a étudié de plus près les deux tuberculoses, et le premier s'efforça de les distinguer au point de vue bactériologique[2]. Il constata que le bacille de la tuberculose des gallinacées, cultivé sur milieux solides, se développe sous forme de colonies blanchâtres, plus *molles* que les colonies grisâtres et sèches de la tuberculose des mammifères. Le bacille de la tuberculose des mammifères ne se cultive pas au delà de 40°, tandis que le bacille de la tuberculose aviaire vit et se développe abondamment à 43°. Maffucci établit aussi un certain nombre de différences qui existent entre les deux bacilles au point de vue de leur pouvoir pathogène, faits que nous exposerons plus loin. Koch, de son côté, put enfin trouver la source de ces cultures si différentes, à certains égards, des cultures obtenues et décrites par lui. Ayant eu l'occasion de se procurer plusieurs poules tuberculeuses vivantes, il en profita

1. Rivolta, Sulla tuberculosi degli uccelli (*Giornale di Anat. e Fisiol.* 1889, fasc. Ier).
2. Maffucci, Contribuzione all'etiologia della tuberculosi (tuberculosi dei gallinacei) (*Riforma medica*, mai 1890).

pour combler une lacune dans ses recherches et pour pratiquer des cultures directes avec les organes de ces animaux. Quand ces cultures se développèrent, elles présentèrent exactement l'aspect et aussi les autres particularités des cultures qui l'avaient tant intrigué. Il apprit alors que ces dernières provenaient de tuberculose aviaire, mais avaient été confondues avec les bacilles légitimes de la tuberculose. « Je n'hésite pas, conclut Koch sans entrer davantage dans les détails de la différenciation, à considérer les bacilles de la tuberculose des poules comme une espèce à part, quoique très rapprochée des vrais bacilles de la tuberculose. Il en résulte un problème important pour la pratique, à savoir si le bacille de la tuberculose des poules est pathogène pour l'homme. Cette question ne pourra être résolue que quand on aura réussi, par des recherches suivies, à rencontrer un jour ce bacille chez l'homme ou à établir, par une série suffisante de constatations négatives, qu'il n'existe pas dans l'espèce humaine[1]. »

Dans leur remarquable mémoire, Nocard et Roux n'avaient pas fait de distinction précise entre la tuberculose des mammifères et celle des gallinacés, alors considérées comme identiques. L'étude qu'ils ont faite des cultures sur milieux glycérinés demandait donc à être reprise. Il fallait rechercher si les propriétés nouvelles constatées pour ces cultures résultaient, comme on le pensait généralement, de l'influence exercée par le milieu glycériné, ou bien, au contraire, si elles ne venaient pas de la confusion de deux bacilles différents. C'est là un des problèmes que nous avons abordés, Gamaléia et moi, dans notre étude comparative du bacille de la tuberculose humaine et de celui de la tuberculose aviaire[2]. Depuis, Maffucci a publié l'exposé plus détaillé de ses recherches sur la tuberculose aviaire, accentuant encore plus nettement que dans ses premières notes la distinction des deux bacilles[3].

Pour avoir des cultures authentiques de tuberculose humaine,

1. Koch, Ueber bakteriol. Forschung (*Congrès internat. de médecine*, Berlin 4 août 1890).

2. Straus et Gamaleia, Recherches expérimentales sur la tuberculose; la tuberculose humaine, sa distinction de la tuberculose aviaire (*Arch. de méd. expérimentale et d'anat. pathol.*, 1891, t. 3, p. 457).

3. Maffucci, Die Hühnertuberculose (*Zeitschr. für Hyg. und Infectionskrankheiten*, 1892, Bd 5, p. 445).

nous avons procédé d'après la méthode indiquée par Koch, en semant sur des tubes de sérum gélatinisé des fragments d'organes bien broyés prélevés sur des cobayes rendus tuberculeux par l'inoculation de produits pris sur l'homme phtisique. La culture s'est effectuée avec les caractères macroscopiques indiqués plus haut.

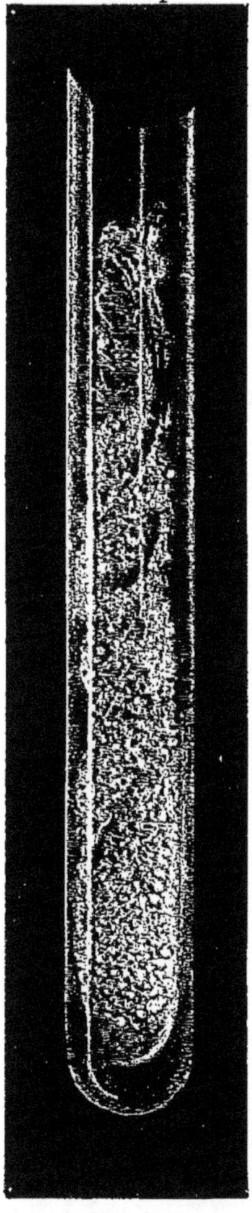

Toutes nos tentatives, très multipliées, d'ensemencement direct des produits tuberculeux sur la gélose glycérinée ont constamment échoué. Pour obtenir une première culture du bacille de la tuberculose des mammifères, nous avons toujours dû recourir à l'emploi du sérum solidifié.

La transplantation sur gélose glycérinée des cultures sur sérum ne s'effectue pas non plus sans quelque difficulté, surtout si l'ensemencement est fait avec les premières générations sur sérum. Le développement sur gélose glycérinée ne nous a réussi avec sûreté et rapidité qu'en ensemençant des cultures sur sérum qui étaient déjà de cinquième ou de sixième génération. Il semble donc, comme nous l'avons déjà fait remarquer, que la culture du bacille de la tuberculose, pour s'effectuer sûrement et activement, nécessite un certain acclimatement au milieu nutritif artificiel.

FIG. 21.— Culture plus âgée de tuberculose humaine sur gélose glycérinée.

La culture du bacille de la tuberculose humaine sur la gélose glycérinée présente les caractères suivants : le développement commence toujours par de petits points isolés, de grandeur inégale, secs, écailleux, d'une couleur blanc grisâtre, mate, terne. La figure 20 représente une de ces cultures jeunes. Un peu plus tard, les grains secs grandissent à leur pourtour par des expansions étalées, irrégulières, qui finissent par se rejoindre et par recouvrir toute la surface de la gélose. En même temps, les

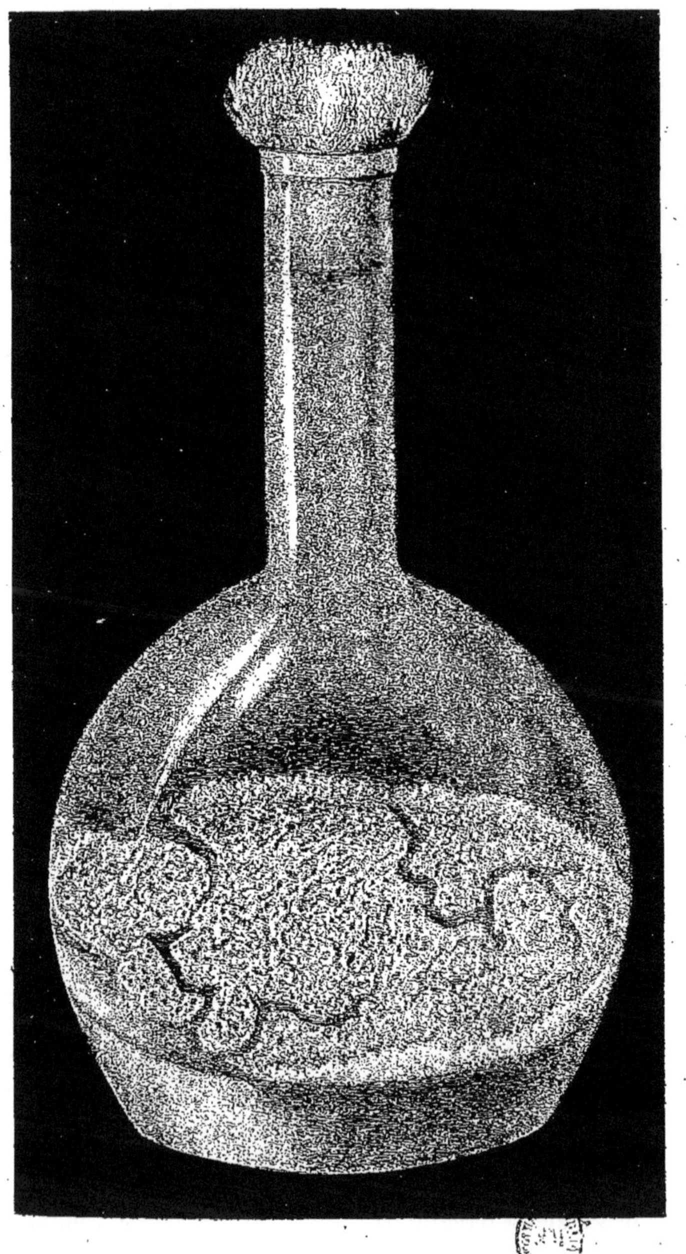

FIG. 22. — Culture de tuberculose humaine développée en surface sur du bouillon glycériné.

grains deviennent plus saillants. La culture, arrivée alors dans toute sa plénitude (4 à 6 semaines), se présente comme un enduit continu, blanchâtre, hérissé d'une foule de petites saillies arrondies, verruqueuses. La surface de la culture demeure toujours sèche, terne et mate (fig. 21).

Sur les tubes de gélose glycérinée, comme sur les tubes de sérum, le développement se continue à la surface du liquide de condensation qui occupe le fond du tube et la culture monte un peu sur la face opposée du tube.

L'aspect que nous venons de décrire ne change pas avec les générations successives de culture sur la gélose glycérinée.

On voit que l'aspect des cultures du bacille de la tuberculose humaine sur gélose glycérinée se rapproche de celui des cultures sur sérum, avec cette différence que le développement sur le milieu glycériné est plus rapide et plus abondant. Le bacille de la tuberculose humaine transporté d'une culture sur sérum gélatinisé ou sur gélose glycérinée dans un milieu liquide, dans du bouillon glycériné de préférence, s'y développe, mais très médiocrement, au fond du ballon, où les fragments ensemencés tombent par leur poids. Nous avons trouvé un artifice qui nous a donné au contraire une culture extrêmement abondante et rapide du bacille : il consiste à *faire flotter à la surface du bouillon glycériné des pellicules minces de culture provenant du milieu solide*. Au bout de deux à trois semaines, on obtient ainsi un développement d'une richesse extrême, sous la forme d'une membrane continue, épaisse, blanche, rugueuse, sèche, ridée, remontant à une certaine hauteur sur les parois du vase (voir fig. 22). Grâce à cet artifice consistant à ensemencer la surface du bouillon nutritif, et en ayant soin de répéter fréquemment les ensemencements, on obtient des cultures se développant avec une rapidité et une abondance surprenantes. Il est même difficile de trouver un autre microbe pathogène susceptible de fournir, dans un même espace de temps, une récolte aussi abondante. Les figures 22, 25 et 26 donnent une idée de l'aspect tout à fait caractéristique de ces cultures. Koch, de son côté, a utilisé le même artifice de culture pour la fabrication en grand de la tuberculine[1].

1. Koch, Weitere Mittheilung über das Tuberkulin (*Deutsche med. Wochenschr.*, 1891, p. 1192.

Le fait que le bacille de la tuberculose ne pousse jamais en profondeur dans les milieux solides, et que, même dans les milieux liquides, où la diffusion de l'oxygène se fait cependant plus aisément, il se développe de préférence à la surface, est une preuve que ce bacille est éminemment aérobie. Cette croissance facile et rapide du bacille de la tuberculose, dans certaines conditions déterminées, contraste singulièrement avec la difficulté qu'on rencontre à obtenir les premières cultures et à les transplanter.

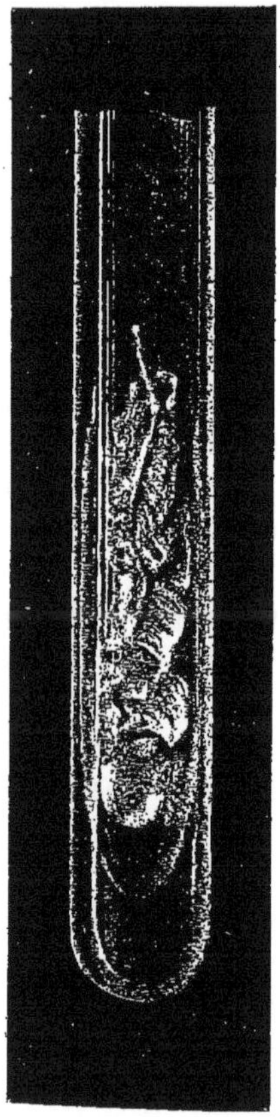

Fig. 23. — Culture récente du bacille de la tuberculose aviaire sur gélose glycérinée.

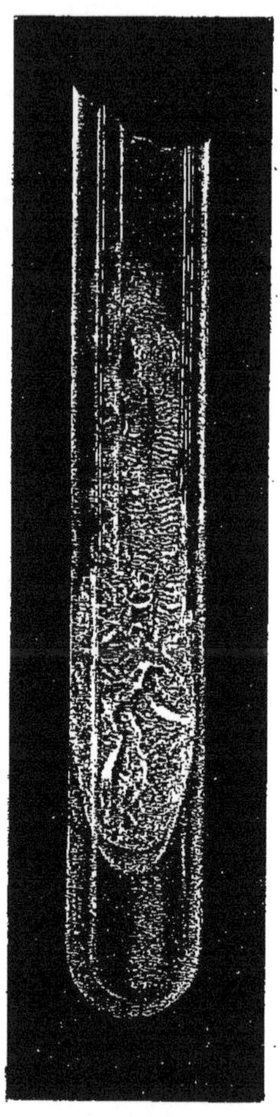

Fig. 24. — Culture plus âgée du bacille de la tuberculose aviaire sur gélose glycérinée.

Notablement différents sont les caractères des cultures de la tuberculose aviaire. Nos cultures ont eu pour origine une poule atteinte de tuberculose spontanée, avec foyers caséeux volumineux sur l'intestin, le foie et la rate.

Il est plus facile d'obtenir une première culture avec les produits de la tuberculose des oiseaux qu'avec ceux de l'homme ou des mammifères. Les ensemencements directs faits par nous avec la rate de la poule tuberculeuse sur sérum, sur gélose simple, sur gélose glycérinée, sur gélose sucrée, ont été fertiles.

Les cultures sur sérum commencent, comme l'a indiqué

Maffucci, par des taches arrondies, d'un blanc de cire, humides, qui, après un deuxième ou troisième réensemencement, forment une couche continue à la surface du sérum, d'aspect tout différent des écailles maigres, sèches et discrètes des premières générations de la culture de tuberculose humaine.

Sur la gélose glycérinée, la culture est également humide et grasse. Dès la seconde génération, la surface ensemencée du tube se recouvre, au bout de dix à quinze jours, d'un enduit continu, blanchâtre, d'aspect gras, luisant et humide (fig. 23). Quand la culture est âgée d'un mois à six semaines, toute la surface de la gélose est envahie par une couche continue, surmontée de plis ou de saillies (fig. 24). L'aspect de la culture demeure encore pendant quelque temps humide et un peu luisant et prend une teinte jaunâtre; ce n'est qu'au bout d'un long séjour à l'étuve que la culture peut prendre un aspect sec.

Un caractère distinctif remarquable et constant des cultures des deux tuberculoses, sur gélose aussi bien que sur sérum gélatinisé, c'est la différence de consistance qu'elles présentent. Les cultures de tuberculose humaine sont cohérentes, dures et difficiles à écraser, même avec un fort fil de platine. Quand on en veut faire des préparations sur lamelles, on a de la peine à obtenir un étalement convenable, et le fragment écrasé se divise en petits éclats. La culture aviaire, au contraire, est molle et peu consistante : quand on applique un peu de cette culture sur la lamelle à l'aide du fil de platine, elle s'étale aisément et sans aucune pression.

Le bacille aviaire transporté du milieu solide en un milieu liquide (bouillon simple, bouillon glycériné, etc.) s'y cultive plus facilement que le bacille humain, au fond du ballon, sous forme de grains arrondis. Semé en surface sur le liquide, il pousse beaucoup plus énergiquement que quand il est submergé; mais le voile qu'il forme présente un aspect moins sec, moins mat que le voile de la culture du bacille humain.

Les cultures du bacille aviaire présentent la même odeur particulière que les cultures de tuberculose humaine. Toutefois, il m'a semblé que les cultures aviaires, sur bouillon glycériné, ont une odeur moins fine, plus aigrelette que celle des cultures du bacille humain.

Les cultures des deux tuberculoses, sur milieux liquides ou

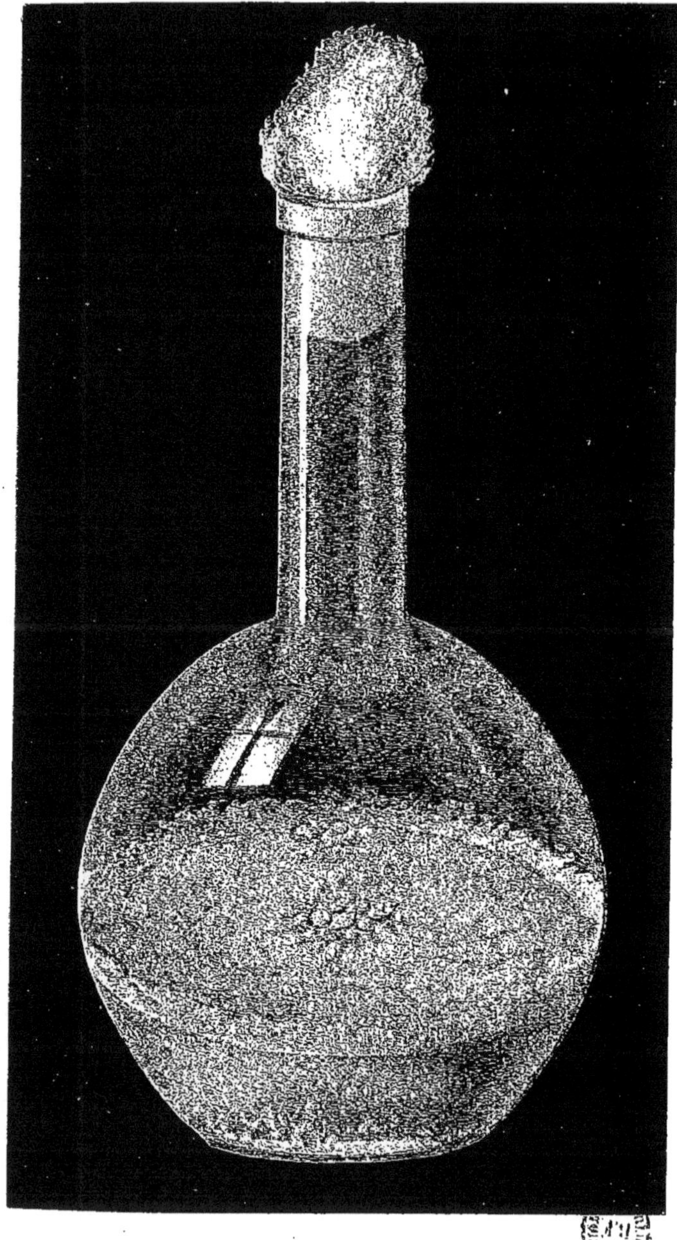

FIG. 25. — Culture de tuberculose aviaire développée en surface sur du bouillon glycériné.

solides prennent souvent, en vieillissant, une teinte rosée particulière.

On voit donc que l'aspect des cultures, soit sur sérum gélatinisé, soit sur gélose glycérinée, permet presque toujours, à la simple inspection, de décider si l'on a affaire à une culture du bacille humain ou du bacille aviaire. Cette distinction est surtout frappante pour les cultures jeunes, au début de leur développement. Quand les tubes de la culture aviaire sont âgés de plusieurs mois, ils subissent un certain degré de dessiccation, et alors leur aspect peut être, surtout à un examen superficiel, confondu avec celui des cultures humaines.

Les deux bacilles sont sensiblement identiques pour la forme et les réactions colorantes. Babes, il est vrai, croit que les bacilles, dans les organes des poules tuberculeuses, se colorent plus facilement que ceux de l'homme; Maffucci trouve que, dans les cultures, les bacilles aviaires sont plus minces et plus longs que les bacilles humains; Arloing trouve également le bacille aviaire généralement un peu plus long ou plutôt un peu plus variable dans sa forme que le bacille humain; mais ce sont là des différences que pour ma part je n'ai jamais pu retrouver d'une façon constante et régulière.

Les cultures de tuberculose humaine âgées de six mois ou moins encore se réensemencent difficilement. Au bout de huit à dix mois, elles ont presque toujours perdu leur végétabilité. Le bacille aviaire vit plus longtemps dans les cultures: Maffucci parle de cultures encore vivantes, cultivables et susceptibles d'infecter la poule au bout d'un an et même de deux ans[1].

C'est donc à tort que l'on a attribué à l'emploi des milieux glycérinés l'aspect gras et humide des cultures que l'on opposait à leur aspect sec, maigre et écailleux sur sérum. Ces aspects différents tiennent non à la nature du milieu nutritif, mais à la provenance différente de la semence tuberculeuse. Si l'on sème des produits de tuberculose aviaire spontanée sur des tubes de sérum, la culture s'y développe, aussi bien que sur la gélose glycérinée, en un enduit gras et humide. D'autre part, la tuberculose humaine, acclimatée par de nombreuses

1. Maffucci, Die Hühner-Tuberculose (*Zeitschr. f. Hygiene und Infectionskrankh.*, 1892, Bd 11, p. 445).

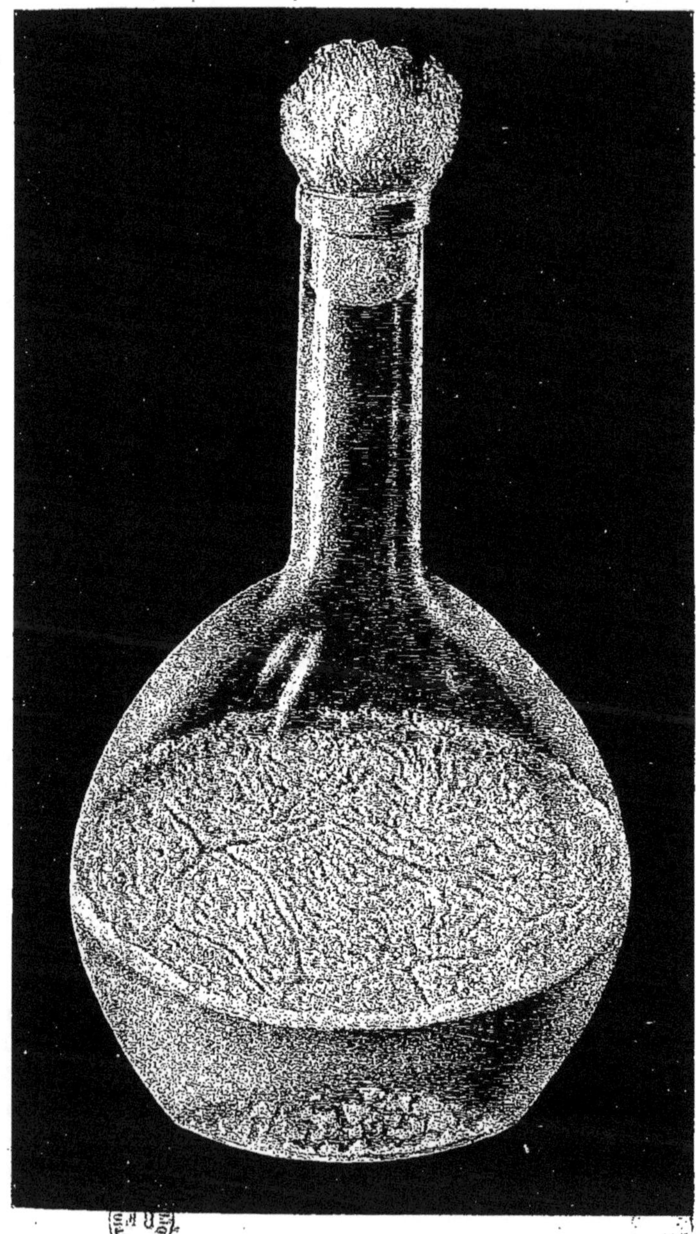

Fig. 26. — Autre aspect d'une culture de tuberculose aviaire développée en surface sur du bouillon glycériné.

générations sur la gélose glycérinée, y conserve toujours son aspect sec, verruqueux, et sa consistance spéciale.

On a révoqué en doute la valeur de ces caractères macroscopiques distinctifs des deux cultures ; on a objecté que parfois on rencontre des cultures de tuberculose aviaire qui présentent l'aspect sec, verruqueux des cultures humaines, et inversement, des cultures humaines qui offrent l'aspect mou et luisant des cultures aviaires. On peut, en effet, quand il s'agit de cultures âgées, trouver très exceptionnellement des exemplaires qui, à un examen superficiel, prêteraient à la confusion. Mais presque toujours un examen plus minutieux permet de faire la distinction. C'est ainsi que, dans les cas où la culture aviaire, sur milieux solides ou liquides, présente un aspect sec et verruqueux pouvant induire en erreur, il suffit d'étaler un peu de cette culture sur la lamelle de verre pour s'assurer qu'elle ne possède pas la cohésion et la résistance de la culture du bacille des mammifères. Pour ma part, depuis quatre ans, j'ai pratiqué et entretenu parallèlement un nombre extrêmement grand de cultures des deux tuberculoses sur milieux solides et liquides, et je peux déclarer que je n'ai jamais été embarrassé pour les discerner par l'ensemble de leurs seuls caractères macroscopiques.

Fischel prétend qu'en cultivant le bacille humain d'abord dans un œuf, puis sur de l'agar glycérinée boriquée, on obtient une culture « offrant une certaine ressemblance avec les cultures aviaires[1] ». Même en admettant le fait énoncé par cet auteur, ce ne serait pas un argument contre la distinction des deux bacilles, puisque la modification dans l'aspect macroscopique ainsi obtenue ne l'est qu'à la suite d'une modification apportée au milieu de culture.

Kruse a eu occasion d'étudier un certain nombre de cultures tuberculeuses provenant de l'homme ou des mammifères. Ces cultures lui ont paru présenter plusieurs des particularités macroscopiques : aspect gras et luisant, mollesse, facilité d'étalement, etc., propres aux cultures aviaires. Ces cultures inoculées aux cobayes et aux lapins se comportèrent aussi, dans la

1. Fischel, *Untersuchungen über die Morphologie und Biologie des Tuberculose-Erregers*, Wien, 1893, p. 15.

plupart des cas, comme les cultures aviaires; dans un cas, l'inoculation intra-péritonéale chez la poule fut suivie de développement de tubercules sur le péritoine et les viscères abdominaux. Kruse en conclut qu'il s'agit là de cultures du bacille aviaire provenant de l'homme et des mammifères, et il pense avoir établi la possibilité de l'existence de la tuberculose aviaire chez les mammifères et chez l'homme. Mais il reconnaît lui-même que ses recherches ne sont encore qu'ébauchées et qu'elles doivent être complétées : c'est assez dire que ses conclusions ainsi que les expériences qui leur servent de base ne doivent être acceptées que sous toutes réserves[1].

Il existe encore d'autres milieux de culture pour les bacilles des deux tuberculoses, milieux moins fertiles et moins communément employés que les précédents, mais intéressants à connaître. Koch avait essayé, mais sans succès, de cultiver le bacille de la tuberculose sur pomme de terre; Pawlowsky fut plus heureux. Il ensemença la surface de tranches de pommes de terre stérilisées à l'autoclave, dans des tubes de Roux, avec des cultures du bacille de la tuberculose sur gélose glycérinée. Il avait soin de faire pénétrer la semence dans la substance de la pomme de terre par des frictions avec une spatule de platine. Les tubes ensemencés furent fermés à la lampe à la partie supérieure, pour éviter sûrement l'évaporation, et placés à l'étuve à 39°. Au bout de deux semaines environ, la surface de la pomme de terre présenta des points blanchâtres, secs, lisses, pouvant at-

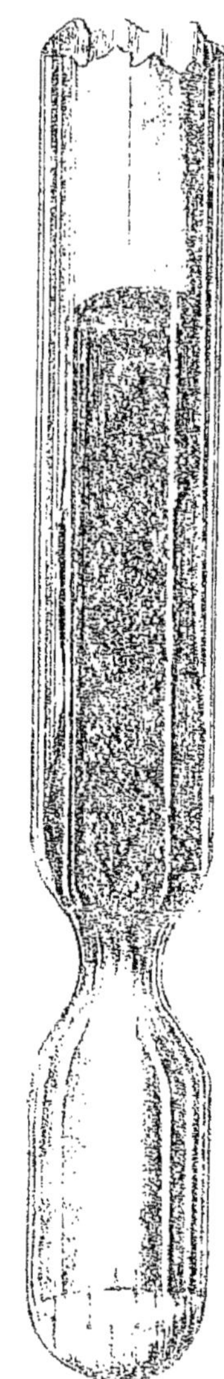

Fig. 27. — Culture du bacille de la tuberculose humaine sur pomme de terre.

1. Kruse (Walther), Ueber das Vorkommen der sog. Hühnertuberculose beim Menschen und bei Säugethieren (*Ziegler's Beiträge z. pathol. Anat. u. allgem. Pathol.*, 1893, Bd 12, p. 544).

teindre jusqu'aux dimensions d'une tête d'épingle : c'étaient des cultures du bacille tuberculeux; ces cultures furent continuées, pendant dix générations, sur pomme de terre, avec les mêmes caractères. La réaction des tranches de pomme de terre était légèrement alcaline. L'addition d'eau glycérinée à 5 p. 100, avant la stérilisation, semble favoriser un peu le développement des cultures. La virulence des bacilles ainsi cultivés ne différa pas de celle des cultures obtenues sur les milieux ordinaires. Le bacille de la tuberculose peut donc se développer sur des substrats végétaux, quoique moins abondamment et moins sûrement que sur des milieux de provenance animale[1].

Maffucci prétend que le bacille de la tuberculose humaine seul se cultive sur pomme de terre, et il voit là un caractère distinctif entre le bacille des mammifères et celui des oiseaux. Il n'en est rien : j'ai pu cultiver sur pomme de terre le bacille aviaire abondamment et facilement.

Fischel a constaté le même fait, mais il se trompe en affirmant qu'il est nécessaire, pour la réussite de cette culture, de sceller le tube.

Sander a fait des recherches nombreuses sur la croissance du bacille de la tuberculose sur des milieux végétaux, en particulier sur la pomme de terre. Ces recherches ont été faites uniquement avec le bacille des mammifères. Ce bacille semé sur pomme de terre dans des tubes de Globig pousse plus rapidement et plus abondamment quand le tube n'est pas fermé à la lampe, mais simplement avec un bouchon d'ouate et un doigt de caoutchouc. Le renouvellement de l'air est donc utile à la réussite de ces cultures. On sait que la réaction des pommes de terre (bouillies dans l'eau) n'est pas toujours la même, qu'elle est légèrement acide ou plus ou moins alcaline. Ces différences de réaction ne paraissent pas exercer une influence appréciable sur la croissance du bacille. Les pommes de terre qui, après l'ébullition, sont fermes et luisantes à la coupe (les pommes de terre nouvelles, par exemple) sont plus favorables à la culture que les pommes de terre farineuses, sans doute parce qu'elles sont plus riches en eau. Les cultures peuvent se transplanter avec succès de pomme de terre à pomme de terre. L'ense-

1. PAWLOWSKY, Culture des bacilles de la tuberculose sur la pomme de terre (*Annales de l'Institut Pasteur*, 1888, p. 303).

mencement sur pomme de terre réussit non seulement quand il est pratiqué avec des cultures déjà acclimatées, mais quand il est pratiqué avec des produits tuberculeux venant de l'animal.

Ensemencé en surface sur de la macération de pulpe de pomme de terre, le bacille de la tuberculose se développe, que ce milieu liquide si peu nutritif soit acide ou neutralisé, additionné ou non de 4 p. 100 de glycérine. Chose inattendue, le milieu à réaction acide se montra plus favorable au développement que le milieu neutralisé. Sander s'assura en outre que la réaction primitivement acide de la macération de la pomme de terre devient alcaline par le fait de la végétation du bacille; quand ce changement est effectué, le développement s'arrête. Les milieux additionnés de glycérine deviennent au contraire acides et le demeurent malgré le développement du bacille. Sander pense que si la glycérine favorise si singulièrement le développement du bacille de la tuberculose, cela tient à ce qu'elle maintient la réaction acide du milieu, en dépit des produits alcalins élaborés par le bacille.

Pour Sander, le développement du bacille de la tuberculose s'effectuerait avec plus de rapidité et d'abondance sur ces milieux végétaux que sur les milieux d'origine animale; la pomme de terre serait un meilleur terrain de culture que la gélose glycérinée. Sander réussit aussi à cultiver le bacille de la tuberculose sur des radis noirs, des radis blancs, des choux-raves et sur du macaroni préalablement stérilisés dans la vapeur d'eau à 100°. La réaction de tous ces milieux est plus ou moins acide. D'après les inoculations faites par Sander, avec les cultures développées sur pomme de terre, sur des lapins et des cobayes, la virulence de ces cultures serait moins grande que celle des cultures faites sur gélose glycérinée [1].

1. Sander, Ueber das Wachsthum von Tuberkelbacillen auf pflanzlichen Nährboden (*Arch. f. Hygiene*, 1893, Bd 16, p. 238).

CHAPITRE VIII

BIOLOGIE DU BACILLE DE LA TUBERCULOSE

SOMMAIRE. — Température eugénésique. — Durée de la végétabilité et de la virulence. — Résistance à la dessiccation, au séjour dans l'eau, à la putréfaction, à l'enfouissement, etc. — Action du suc gastrique. — Action de la chaleur sèche ou humide. — Action de la lumière. — Action des antiseptiques sur les produits tuberculeux naturels et sur les cultures. — Mode d'action de l'iodoforme.

Composition chimique du bacille de la tuberculose. — Substance qui possède la colorabilité spécifique du bacille de la tuberculose.

Effets des bacilles tuberculeux morts. — Leur longue conservation dans le corps des animaux. — Ils provoquent de vrais tubercules. — Toxicité des bacilles morts. — Le poison tuberculeux paraît surtout siéger dans le corps des bacilles et non dans les liquides où ces bacilles ont végété. — Expériences sur les effets des cadavres des bacilles tuberculeux.

Le bacille de la tuberculose de l'homme et des mammifères se développe de préférence à une température de 37° à 38°; il cesse de se cultiver au delà de 42°; à 30° et au-dessous, le développement est extrêmement faible; il est complètement arrêté entre 28° et 29° (Koch). Les limites de température entre lesquelles oscille la végétabilité du bacille de la tuberculose aviaire sont plus étendues. Il pousse très activement entre 30° et 43° et même 45°. D'après Maffucci, les cultures une fois acclimatées sur les milieux artificiels pourraient encore être obtenues à 20°, mais alors le développement est très lent; la limite supérieure de température où s'arrête la végétabilité du bacille aviaire serait de 50°. D'après mes expériences, souvent répétées, les cultures du bacille de la tuberculose aviaire ensemencé en surface sur du bouillon glycériné s'effectuent très énergiquement à 43°; le développement est moins actif, mais encore très réel à 44°. Il ne s'est plus effectué d'une façon sensible à 45°. Je me suis aussi assuré, à diverses reprises, que le bacille de la tuberculose humaine cesse de se développer au-dessus de 42°. Il y a là un caractère distinctif très important entre le bacille aviaire et celui des mammifères.

On voit donc que le bacille de la tuberculose, celui de la tuberculose humaine notamment, ne peut se développer qu'à des températures relativement élevées et constantes. Ces conditions de température ne sont guère réalisées que dans le corps de l'homme ou des animaux : le bacille de la tuberculose ne saurait donc vivre et se multiplier en dehors du corps, dans les circumfusa, dans le sol, dans les eaux, comme peuvent le faire d'autres microbes pathogènes, celui du charbon par exemple, de la fièvre typhoïde ou du choléra. Il doit donc être considéré comme étant rigoureusement parasite (Koch).

La durée de la végétabilité et de la virulence des cultures des deux bacilles de la tuberculose n'est pas tout à fait la même : elle est plus courte pour le bacille humain que pour le bacille aviaire. Des cultures du bacille de la tuberculose humaine âgées de cinq à six mois ne se reproduisent qu'exceptionnellement; au bout de huit à douze mois, le réensemencement échoue régulièrement. Si on inocule ces cultures dans le tissu cellulaire du cobaye, on peut ne déterminer aucune lésion lorsque la quantité de culture insérée sous la peau est peu considérable; si elle est plus abondante, on provoque un abcès au point d'inoculation, sans aucune généralisation tuberculeuse. Nous verrons plus loin que ce sont précisément là les effets de l'inoculation sous-cutanée des bacilles tuberculeux *morts*.

Les bacilles de la tuberculose aviaire conservent plus longtemps leur végétabilité et leurs propriétés pathogènes dans les cultures sur milieux solides ou dans les milieux liquides. Le réensemencement est encore possible au bout de dix mois, un an, un an et demi, même, d'après Maffucci, au bout de deux ans; mais les cultures obtenues dans ces cas se développent avec lenteur. Maffucci dit avoir encore réussi à tuberculiser une poule avec une culture aviaire âgée de deux ans.

D'une façon générale, pour les deux bacilles de la tuberculose, la virulence diminue manifestement avec l'âge des cultures; les lésions provoquées par les cultures âgées de plusieurs mois se développent plus lentement et se généralisent moins rapidement que celles déterminées par l'inoculation de cultures jeunes.

Les notions que nous possédons sur la résistance du bacille de la tuberculose à l'égard d'un grand nombre d'agents reposent sur des expériences faites en partie à l'aide de cultures pures, en partie aussi, et avant la découverte du bacille, avec des produits tuberculeux naturels.

Les crachats, considérés avec raison, dès le début, par Villemin, comme le moyen principal de dissémination du virus, ont été l'objet des premières recherches faites dans cette direction. Villemin soumit des crachats de phtisiques à la dessiccation rapide sur une assiette, et s'assura qu'ils étaient encore virulents au bout de plusieurs semaines[1]. Koch laissa sécher des crachats tuberculeux, pendant quatre à huit semaines, à la température du laboratoire, puis les délaya dans de l'eau et les injecta à des cobayes, qui devinrent régulièrement tuberculeux. Il supposa que cette résistance des bacilles à la dessiccation tient à la présence de spores à l'intérieur des bacilles[2]. Malassez et Vignal soumirent des crachats de phtisiques pendant douze jours à des alternatives successives de dessiccation et de mouillage, et y retrouvèrent les bacilles, décelables par la coloration d'Ehrlich et virulents à l'inoculation[3].

Schill et Fischer s'assurèrent que des crachats desséchés assez rapidement conservent leur virulence, d'une façon régulière, pendant environ quatre mois; vers le sixième mois, quelques inoculations échouent, alors que les autres sont encore efficaces; à partir du septième mois, toutes les inoculations demeurent sans effet. La virulence des crachats subsiste malgré une putréfaction de six semaines[4]. De Toma trouva également les crachats tuberculeux virulents au bout de dix mois de dessiccation; d'après lui, cette virulence disparaîtrait par suite de putréfaction, au bout de dix à onze jours[5]. Galtier sou-

1. Villemin, De la propagation de la phtisie (*Mémoire lu à l'Acad. de médecine*, 13 avril 1869).
2. Koch, Die Ætiologie der Tuberculose (*Berl. klin. Wochenschr.*, 1882, p. 229).
3. Malassez et Vignal, *C. r. de la Soc. de biol.*, 1883, p. 366.
4. Schill et Fischer, Ueber die Desinfection des Auswurfs der Phthisiker (*Mittheil. a. d. kais. Gesundheitsamte*, Bd 2, 1884, p. 133).
5. De Toma, Sulla virulenza dello sputo tubercolare (*Annali univers. di medic.*, juillet 1886).

mit à la dessiccation des produits tuberculeux variés, provenant du porc et de la vache, en les maintenant à l'air et à la lumière (diffuse sans doute) à diverses températures inférieures à 30°. Après 15, 30 et 38 jours de dessiccation, ces produits inoculés déterminaient encore la tuberculose. De même le séjour dans les eaux qui se renouvellent ou qui ne se renouvellent pas laisse longtemps subsister la virulence tuberculeuse. Galtier a obtenu des résultats positifs en inoculant à des lapins des fragments de rates tuberculeuses maintenues dans l'eau à la température de 3° à 8° pendant 8, 10, 15 et 17 jours et arrivées à un état plus ou mois avancé de putréfaction. Enfin il obtint encore une tuberculose lente chez le cobaye en lui inoculant de la matière tuberculeuse de la vache laissée deux mois dans de l'eau qui se renouvelait; la température avait oscillé entre 4° et 10°, et les quatre derniers jours l'eau s'était congelée par un froid de — 3°.

Chantemesse et Widal, en opérant avec des cultures qu'ils plaçaient dans l'eau de Seine stérilisée et maintenue à la température de 8° à 18°, ont constaté que les bacilles étaient encore vivants au bout de 50 et de 70 jours; ils avaient perdu presque toute virulence[1]. Avec Dubarry, j'ai constaté que le bacille de la tuberculose (aviaire) se conserve 95 jours dans de l'eau de l'Ourcq stérilisée et 115 jours dans l'eau de Seine stérilisée[2]. Ces recherches, faites avec des eaux préalablement stérilisées, ne peuvent pas, il est vrai, donner la mesure exacte de ce qui se passe quand les bacilles de la tuberculose sont introduits dans les eaux naturelles, où ils ont à lutter contre la concurrence des diverses bactéries aquatiles.

La putréfaction à l'air libre, dans l'obscurité ou à la lumière, la putréfaction dans l'eau et la putréfaction dans la terre, respectent longtemps, d'après Galtier, la virulence tuberculeuse. Il a obtenu des résultats positifs par l'inoculation de suc de rate et de poumons tuberculeux en putréfaction depuis 10 à 30 jours, dans un milieu dont la température variait chaque jour de 8° à 20°[3].

1. Chantemesse et Widal, Résistance des germes de la tuberculose dans l'eau de rivière (*Congrès pour l'étude de la tuberculose*, 1888, p. 317).

2. Straus et Dubarry, Durée de la vie des microbes pathogènes dans l'eau (*Arch. de méd. expérim. et d'anat. pathol.*, 1889, p. 7).

3. Galtier, Dangers des matières tuberculeuses qui ont subi la dessiccation, le contact prolongé de l'eau, etc. (*C. r. de l'Acad. des sciences*, 1887, t. 105, p. 231, et *Congrès pour l'étude de la tuberculose*, 1re session. Paris, 1888, p. 305).

Cadéac et Malet ont également étudié l'influence de la dessiccation sur les produits tuberculeux. Ils faisaient dessécher des fragments très petits de poumon d'une vache tuberculeuse sur du papier Joseph; puis, quand les fragments étaient bien desséchés, ils les broyaient dans un moulin à poivre et conservaient la poussière dans des flacons pour l'inoculer après un temps variable. La poussière ainsi obtenue fut inoculée après 43 jours, 102 jours, 126 jours et 150 jours de dessiccation; après 102 jours, elle s'est montrée inoffensive. Dans d'autres expériences, ils plaçaient un morceau de poumon, de la grosseur du poing environ, dans une soucoupe, sur la fenêtre du laboratoire; après un début de putréfaction, la dessiccation s'en emparait; ils inoculaient, au bout d'un temps variable, des parcelles prélevées au centre de ce poumon et purent encore transmettre la tuberculose après 150 jours d'exposition à l'air; au delà de ce terme, les résultats ont été négatifs[1].

Maffucci a étudié l'influence de la dessiccation sur la virulence des bacilles de la tuberculose aviaire et humaine. Une culture de bacilles aviaires est délayée dans du bouillon dans lequel on trempe des fils de soie stérilisés; les fils imprégnés de culture sont ensuite desséchés sous une cloche, en présence de chaux anhydre. Ces fils, introduits dans la cavité péritonéale de poules après quinze jours, un mois de dessiccation, provoquaient chez ces animaux la mort avec tuberculose généralisée du foie, de la rate et du péritoine; une poule inoculée dans le péritoine avec des fils desséchés depuis deux mois fut tuée au bout de dix mois : le foie non plus que le péritoine ne présentaient de lésions, mais on trouva dans le poumon un nodule avec des bacilles.

Des cultures de tuberculose humaine, desséchées par le même procédé, furent inoculées au bout de quinze jours et d'un mois de dessiccation sous la peau de cobayes, qui moururent de tuberculose; des cobayes ayant reçu sous la peau des cultures desséchées depuis deux et trois mois moururent également dans le marasme, sans tubercules[2].

1. CADÉAC et MALET, Sur différents modes de transmission de la tuberculose (*Congrès pour l'étude de la tuberculose*, 1888, p. 310).

2. MAFFUCCI, Die Hühnertuberculose (*Zeitschr. für Hyg. u. Infectionskrankh.*, 1892, Bd 2, p. 461 et 467).

Sawizky a fait connaître de nouvelles expériences sur la durée de la virulence dans les crachats soumis à des conditions identiques à celles où ils se trouvent quand ils sont répandus sur le plancher dans nos habitations. Il s'assura que les crachats ainsi desséchés peuvent conserver leur virulence pendant deux mois et demi; il n'y avait pas de différence entre les crachats maintenus dans l'obscurité et ceux qui étaient exposés aux rayons solaires [1].

Les débris cadavériques et les cadavres entiers de sujets tuberculeux conservent longtemps leur virulence dans le sol. Un lapin tuberculeux fut enfoui à $0^{m},80$ de profondeur, puis examiné 23 jours après, en putréfaction avancée : des fragments du poumon, inoculés à un lapin, lui communiquèrent la tuberculose (Galtier).

Cadéac et Malet enfouirent des morceaux de poumon tuberculeux : ils obtinrent des résultats positifs par l'inoculation de fragments de ce poumon après 77, 124, 159 et 167 jours d'enfouissement. Ils retrouvaient les bacilles par le procédé d'Ehrlich dans les produits putréfiés.

Schottelius affirme que des poumons de phtisiques, enterrés pendant « plusieurs années », contiennent encore des bacilles colorables et que ces poumons possèdent encore la virulence tuberculeuse [2]. Tous ces faits établissent donc que les matières tuberculeuses peuvent conserver leur virulence pendant un temps relativement long dans les eaux non renouvelées, dans les fumiers et dans le sol.

L'action du suc gastrique sur le bacille de la tuberculose mérite une attention particulière, pour l'interprétation de ce qu'on observe dans la tuberculose d'origine alimentaire. Falk soumit des masses caséeuses provenant de poumons humains à l'action du suc gastrique artificiel obtenu par un mélange de pepsine dans de l'eau additionnée de 2 à 3 p. 1000 d'acide chlorhydrique. Ces produits, après un séjour de plusieurs heures dans le suc gastrique (l'auteur ne précise pas davantage), furent

1. Sawizky, Zur Frage über die Dauer der infectiösen Eigenschaften des getrockneten tuberculösen Sputums (*Dissert. inaug. Saint-Pétersb.*, 1891; analysé in *Centralb. für Bakteriol.*, 1892, Bd 11, p. 153).

2. Schottelius, Ueber Temperatursteigerung in beerdigten Phthisikerlungen (*Centralbl. f. Bakteriol.*, 1890, Bd 7, p. 265).

inoculés à des cobayes; ces animaux succombèrent à la tuberculose[1]. Des tentatives du même genre sont dues à Wesener. Des crachats tuberculeux furent placés « pendant quelques heures » dans du suc gastrique artificiel, à la température de 38°, puis injectés, après la gastrotomie, dans le cæcum de lapins. Chez quelques-uns de ces animaux, qui survécurent à l'opération, on constata le développement de tubercules caséeux sur la paroi du cæcum, au point d'inoculation. Cinq inoculations analogues, faites chez le lapin dans la chambre antérieure de l'œil, donnèrent des résultats positifs[2].

Wurtz et moi avons étudié l'action exercée par le suc gastrique sur des cultures du bacille de la tuberculose (aviaire). Nous nous servions de suc gastrique naturel provenant d'un jeune chien vigoureux, porteur depuis plusieurs mois d'une fistule gastrique. Pour obtenir ce suc, on donnait à manger au chien, à jeun depuis la veille, des morceaux du ligament suspenseur du cou du bœuf (fibres élastiques). Une heure ou deux après le repas, on recueillait par la fistule un liquide abondant, trouble, que l'on filtrait sur un filtre de papier. Ce suc gastrique était très actif et digérait bien le blanc d'œuf cuit. Les cultures étaient obtenues sur agar glycériné et âgées d'environ six semaines à deux mois.

On procédait de la façon suivante : dans des tubes à essai contenant un centimètre cube de suc gastrique fraîchement recueilli, on semait une anse de fil de platine de la culture. Puis les tubes étaient mis à l'étuve à 38° pendant un laps de temps de 1, 2, 3, 4, 5... jusqu'à 24 et 36 heures. Au bout de chacune de ces durées, le contenu des divers flacons était inoculé, à la dose d'un demi-centimètre cube, dans le tissu cellulaire sous-cutané ou dans le péritoine de lapins et de cobayes. Les animaux moururent ou furent sacrifiés au bout d'un temps variable. A l'autopsie, on constata que ceux qui avaient reçu des cultures ayant séjourné dans le suc gastrique pendant 1, 2, 3, 4, 5 et 6 heures étaient devenus tuberculeux. Ceux qui avaient été inoculés dans le péritoine présentaient une tuber-

1. Falk, Ueber das Verhalten von Infectionstoffen im Verdauungskanale (*Virchow's Arch.* 1883, Bd 93, p. 144).
2. Wesener, *Beiträge zur Lehre von der Fütterungstuberculose.* Freiburg in B., 1885, pp. 55-60.

culose péritonéale avec des nodules disséminés dans le foie, la rate et les poumons; ceux qui avaient été inoculés sous la peau présentaient, au point d'inoculation, un abcès caséeux, riche en bacilles. La même injection sous-cutanée, faite avec une culture soumise à l'action du suc gastrique pendant dix à douze heures, ne provoquait qu'un abcès tuberculeux local (contenant des bacilles colorables par le procédé d'Ehrlich); cette tuberculose finissait par guérir (disparition des bacilles au niveau du point inoculé). Nous en concluions, au moment de la publication de notre travail, qu'un séjour de huit à douze heures dans le suc gastrique atténuait le bacille, de façon que son inoculation ne donnait plus naissance qu'à une tuberculose locale, curable. Aujourd'hui nous savons que les bacilles tuberculeux *morts* provoquent sous la peau un abcès caséeux, où les bacilles persistent très longtemps, avec leur réaction colorante caractéristique; il y aurait donc lieu peut-être de modifier cette dernière conclusion : il faut se demander si, après un séjour de huit à douze heures dans le suc gastrique, les bacilles de la tuberculose sont non seulement atténués dans leur virulence, mais s'ils ne sont pas morts. Pour décider la question il faudrait recourir, non pas à l'inoculation, mais à l'ensemencement.

Comment doit-on comprendre l'action destructive exercée par le suc gastrique sur les microbes en général et sur le bacille de la tuberculose dans le cas particulier qui nous occupe? Agit-il par une action spéciale, digestive, ou simplement à la faveur de l'effet antiseptique développé par l'acide chlorhydrique qui entre dans sa composition? Falk et Wesener s'étaient déjà prononcés pour la deuxième alternative. Nos expériences nous ont aussi montré que le suc gastrique n'agit sur les microbes qu'en vertu de son acidité. De l'eau distillée contenant de l'acide chlorhydrique dans la proportion de 1 à 3 p. 1000 exerce sur les microbes une action destructive au moins aussi énergique qu'un suc gastrique doué du même degré d'acidité. Ce n'est donc pas en digérant les microbes, c'est-à-dire en exerçant sur eux une action spéciale analogue à celle qui transforme les albuminoïdes en peptones que le suc gastrique intervient; son rôle est celui d'un antiseptique, et cet antiseptique est l'acide chlorhydrique.

Il résulte de tous ces faits que les bacilles de la tuberculose offrent une résistance très grande à l'action du suc gastrique. Dans ces expériences, faites *in vitro*, où le suc gastrique pur agit directement sur la culture pure, l'action de ce suc doit être bien plus énergique que lorsqu'on a affaire à des substances tuberculeuses ingérées dans l'estomac. Dans ce cas, en effet, les bacilles sont contenus dans les tissus ingérés (viande, viscères) et en partie protégés par eux. D'autre part, le suc gastrique est dilué par les aliments et les boissons; enfin, la durée du séjour des aliments dans l'estomac atteint rarement la limite de six heures; on peut donc en conclure qu'il ne faut pas compter, chez l'homme, sur l'intervention du suc gastrique pour le garantir contre le danger de l'ingestion de produits tuberculeux[1].

Galtier a montré que la congélation de produits tuberculeux à des températures de — 3° à — 8°, alternant avec des dégels successifs et des températures diurnes de + 3° à + 8°, pendant plusieurs semaines, ne détruit pas la virulence de ces produits. Cadéac et Malet ont fait des constatations analogues.

Les expérimentateurs qui ont étudié l'action de la chaleur sur le bacille de la tuberculose, en culture pure ou contenu dans des produits tuberculeux, sont arrivés à des résultats qui ne concordent pas toujours. Et cependant, il importerait d'être bien fixé à cet égard, tant pour donner une base précise aux mesures de désinfection par la chaleur que pour connaître la température nécessaire pour détruire sûrement le virus tuberculeux dans la viande et le lait suspects.

Les premières expériences à ce sujet, laissant du reste à désirer pour la précision, furent faites par Toussaint dans le but de s'assurer si le virus tuberculeux résiste à une température égale à celle qui suffit pour faire arriver les chairs au degré de cuisson qui les rend comestibles. Il préleva, sur une truie tuberculeuse, des tranches dans les muscles de la cuisse, les chauffa sur un réchaud comme on fait pour obtenir un rôti saignant; le jus exprimé ensuite à la presse et inoculé à deux

1. STRAUS et WURTZ. De l'action du suc gastrique sur le bacille de la tuberculose (*Congrès de la tuberculose*, session de 1888, p. 330). — De l'action du suc gastrique sur quelques microbes pathogènes (*Arch. de méd. expérim. et d'anat. pathol.*, 1889, p. 370).

lapins les rendit tuberculeux[1]. Plus tard, il continua ses recherches, dont quelques résultats ont été publiés par Bouley : « Un morceau de muscle pris sur un bœuf très gras, dont les poumons étaient remplis de gros tubercules caséeux, a été chauffé sur un gril jusqu'à ce que le thermomètre marquât 52° dans son centre. Le jus exprimé de ce morceau fut répandu sur du pain qui servit à deux repas de cinq lapins placés dans la même cage. Un de ces lapins, tué le 75e jour, montra des ganglions tuberculeux et quelques granulations grises sur les poumons. Les quatre autres moururent tuberculeux dans la période de 120 jours[2]. »

Galtier a fait des expériences analogues. « Du suc musculaire et du lait, dit-il, préalablement tuberculisés, n'ont pas transmis la maladie aux lapins qui en ont reçu dans la veine, après un chauffage poussé jusqu'à l'ébullition. Il en a été tout autrement quand ces matières avaient été soumises à une température moins élevée. Ainsi j'ai rendu tuberculeux des lapins en leur inoculant du suc musculaire et du lait chauffés à des températures qui ne dépassent pas celle que présente le centre d'un gros morceau de viande cuit sur le gril ; j'ai donné la maladie à des cobayes en leur inoculant de la matière tuberculeuse qui, après avoir été enfermée dans des tubes scellés à la lampe, avait subi pendant vingt minutes un chauffage à 60° ou pendant dix minutes un chauffage à 71°. Les différences constatées par les divers expérimentateurs tiennent sans doute aux conditions et au mode de chauffage ainsi qu'à la nature et à la réaction du milieu dans lequel se trouvaient les germes chauffés. Quoi qu'il en soit, le conseil donné, il y a quelques années, par Toussaint, mérite bien d'être suivi : la viande d'un animal tuberculeux ou suspect ne doit pas être mangée saignante ; toute viande tuberculeuse ou suspecte ne devrait entrer dans la consommation de l'homme qu'après avoir subi une réelle et complète cuisson[3]. »

Schill et Fischer ont étudié la résistance des bacilles contenus dans les crachats à la chaleur sèche et à la chaleur humide. Des crachats de phtisiques desséchés sur une plaque de verre à

1. Toussaint, Contribution à l'étude de la transmission de la tuberculose ; infection par le jus de viande chauffé (*C.-R. de l'Acad. des sciences,* 1881, t. 93, p. 281).
2. Bouley, *La nature vivante de la contagion.* Paris, 1884, p. 217.
3. Galtier, Dangers de la viande et du lait tuberculeux (*Congrès pour la tuberculose,* 1re session 1888, p. 78).

la température ordinaire furent placés dans une étuve sèche à 100° et, maintenus à cette température pendant une heure, purent encore provoquer la tuberculose chez les cobayes; ces auteurs n'ont pas recherché au bout de combien de temps la chaleur sèche de 100° arrive à détruire le bacille. Des crachats tuberculeux préalablement desséchés furent soumis à l'action du courant de vapeur d'eau à 100° pendant quinze minutes; sur 3 cobayes inoculés avec ces crachats, 2 devinrent tuberculeux. Un séjour de trente minutes dans la vapeur d'eau à 100° abolit complètement la virulence de ces crachats. Des crachats frais, non desséchés, soumis pendant quinze minutes à la vapeur d'eau à 100° devinrent complètement inoffensifs. La désinfection par la chaleur humide des crachats frais semble donc s'effectuer plus facilement que celle des crachats desséchés.

Des crachats tuberculeux contenus dans un ballon en verre à la dose d'environ 7 cc. furent soumis à l'ébullition, sur un bec de Bunsen, pendant 2, 5 et 10 minutes; puis on en inocula 1/2 cc. dans le péritoine de cobayes. Les animaux ayant reçu les crachats bouillis pendant deux minutes seulement contractèrent la tuberculose; les autres restèrent sains; une ébullition de cinq minutes suffit donc à détruire la virulence des bacilles dans les crachats.

Vœlsch répéta ces expériences avec des résultats en apparence contradictoires. Ses recherches ont été faites avec des produits tuberculeux provenant du lapin, broyés et délayés dans de l'eau, avec des cultures pures du bacille sur sérum également en suspension dans de l'eau et enfin avec des crachats de phtisiques. Ces divers produits furent soumis à une ébullition ou bien à deux ébullitions successives, puis inoculés à des lapins. Les animaux furent sacrifiés au bout de 15 jours, « le manque de temps, dit l'auteur, ne lui permettant pas de garder les animaux plus longtemps ni d'attendre le développement de la tuberculose généralisée ». Dans tous les cas, il trouva les organes internes sains, mais un abcès caséeux au point d'inoculation, contenant des bacilles. Il en conclut que l'ébullition subie une fois ou même deux fois de suite ne détruit pas la virulence du bacille de la tuberculose. Appréciant la virulence de la substance inoculée d'après les dimensions variables du nodule développé au point d'inoculation, il conclut encore que l'ébullition deux fois répétée affaiblit la virulence, sans la supprimer.

Ces conclusions ne peuvent plus être acceptées, maintenant que nous savons que les bacilles de la tuberculose morts développent, au point d'inoculation, un abcès caséeux (Koch, Prudden et Hodenpyl); Gamaleia et moi avons montré que les bacilles de la tuberculose soumis, non pas seulement à une ou à deux ébullitions momentanées, mais au séjour à l'autoclave à 115° à 120°, ou à 130° pendant un grand nombre d'heures sont encore susceptibles de provoquer des abcès au point d'inoculation et que ces bacilles se retrouvent dans le pus, avec leur réaction colorante caractéristique. Vœlsch, en provoquant ainsi une lésion caséeuse locale, sans aucune généralisation, opérait donc, sans s'en douter, avec des bacilles tuberculeux morts. Nous n'en voulons pour preuve que le fait qu'il signale lui-même : un lapin inoculé avec des crachats chauffés comme il vient d'être dit fut exceptionnellement conservé en vie pendant 42 jours. A l'autopsie, on ne trouva, comme chez ceux qui étaient tués au 15e jour, qu'un abcès au point d'inoculation, sans aucune généralisation tuberculeuse, alors qu'un lapin témoin, inoculé avec les mêmes crachats non chauffés, présentait des lésions tuberculeuses généralisées des viscères. Les expériences de Vœlsch n'établissent donc pas, comme il le croyait, que le bacille de la tuberculose puisse demeurer vivant et virulent après avoir été soumis une ou deux fois à l'ébullition[1].

Les recherches de Yersin ont été faites avec une vieille culture du bacille dans du bouillon glycériné; beaucoup de ces bacilles présentaient très nettement ce qu'on prenait alors pour des spores. Il aspirait dans des tubes effilés un peu de cette culture et après avoir fermé ces tubes à la lampe, il les plongeait dans un bain-marie dont la température était bien réglée. Après chauffage pendant un temps déterminé, on semait le contenu du tube dans du bouillon glycériné. La quantité de matière chauffée ainsi est très petite, et, comme elle est contenue dans une effilure très fine, elle prend rapidement la température du bain-marie et est chauffée également dans tous les points. Pour éprouver la vitalité des bacilles, Yersin substitue

1. Vœlsch, Zur Frage nach der Tenacität der Tuberkelbacillen (*Ziegler's Beiträge zur pathol. Anat.* 1888, Bd 2, p. 239).

donc l'ensemencement dans un milieu nutritif à l'inoculation au cobaye. Les bacilles ont été ainsi chauffés, pendant 10 minutes, aux températures de : 55°, 60°, 65°, 70°, 75°, 80°, 85°, 90°, 100°. Au bout de 10 jours, les bacilles chauffés à 55° avaient donné une culture dans le bouillon glycériné; ceux chauffés à 60° ont poussé après 22 jours; les bacilles chauffés au-dessus de 70° n'ont donné aucun développement. Cette expérience, répétée un grand nombre de fois, a fourni toujours le même résultat.

Yersin fit des expériences analogues avec des bacilles tuberculeux qu'il supposait privés de spores, puisés dans la pulpe de la rate d'un lapin mort à la suite d'une injection intraveineuse de culture sur gélose glycérinée. Un peu de cette pulpe fut aspirée dans des tubes effilés qui, après avoir été fermés à la lampe, furent chauffés au bain-marie. Les flacons de bouillon glycériné ensemencés avec les bacilles chauffés à 55° pendant dix minutes ont donné une culture après quinze jours; ceux ensemencés avec des bacilles portés à 60° pendant dix minutes ont cultivé après trente-sept jours; les bacilles chauffés à 70° pendant dix minutes n'ont pas donné de culture. Yersin en conclut que les bacilles munis de spores ne paraissent pas offrir une résistance à la chaleur supérieure à celle des bacilles sans spores[1].

Grancher et Ledoux-Lebard ont étudié avec soin les effets de la chaleur sur la vitalité ainsi que sur la virulence des bacilles de la tuberculose humaine et aviaire. Des cultures du bacille aviaire diluées dans de l'eau distillée furent chauffées au bain-marie, dans des pipettes effilées, à des températures variables. Les résultats furent les suivants : à 50° les bacilles se développent encore après 50 minutes d'exposition à cette température; ils restent stériles après 60 minutes. A 60°, la culture pousse après 10 minutes de chauffage; elle est stérile après 20, 30 minutes. A partir de 70° et jusqu'à 100° tous les ensemencements restent stériles après 1 minute de chauffage, ou même après une demi-minute à 100°. Le développement des cultures chauffées est en retard sur les cultures normales. Grancher et Ledoux-Lebard ont constaté que l'action de la chaleur humide à 50° pendant 15 minutes ne modifie pas d'une façon sen-

1. Yersin, De l'action de quelques antiseptiques et de la chaleur sur le bacille de la tuberculose (*Annales de l'Inst. Pasteur*, 1888, p. 60).

sible la virulence du bacille aviaire : les lapins inoculés dans la veine de l'oreille avec les cultures chauffées à 50° sont morts à peu près dans le même temps que les lapins témoins inoculés avec la même dose de culture non chauffée. A partir de 60°, l'affaiblissement de virulence s'accuse nettement; la survie a plus que doublé dans deux cas sur trois. Tels sont les effets de la chaleur humide sur le bacille aviaire. Pour étudier les effets de la chaleur sèche, des cultures furent desséchées sur des lamelles minces de platine, placées dans un tube à essai, puis plongées dans un bain de glycérine maintenu à une température déterminée. Le chauffage accompli, on semait la lamelle dans du bouillon glycériné. Voici les résultats obtenus : les cultures soumises à une température sèche de 45° pendant 25 jours étaient encore fertiles : elles avaient cessé de l'être après 26 jours. Elles sont moins fertiles après 72 heures d'exposition à 50°, après 48 heures à 60°, après 14 heures à 70°; elles sont devenues stériles après quelques heures d'exposition à la chaleur sèche de 80°, 90° et au-dessus. Les cultures desséchées depuis deux mois à la température de la chambre ne présentaient pas de diminution appréciable de leur virulence; cette diminution ne se manifestait qu'à partir du troisième mois; celles qui étaient maintenues à 40° présentaient déjà au bout d'un mois une diminution notable de virulence.

Les mêmes expériences faites avec les bacilles de la tuberculose humaine ont donné les résultats suivants : ces bacilles, soumis à l'action de la chaleur humide de 50° pendant 15 minutes, sont encore susceptibles de se développer dans le bouillon glycériné; après un chauffage de 60° pendant 15 minutes, on n'observe plus aucun développement. Le bacille de la tuberculose humaine, d'après Grancher et Ledoux-Lebard, serait donc plus sensible à l'action de la chaleur humide que le bacille aviaire. La virulence de ce bacille diminue déjà lorsqu'il a subi une température de 60° pendant 5 minutes. Les cultures chauffées à 70° pendant 1, 2, 5 et 10 minutes n'ont plus déterminé de tuberculose généralisée; elles avaient perdu leur virulence; à 100°, une demi-minute suffit pour rendre inactive une culture qui tuait le cobaye témoin en 28 jours. Les cultures de tuberculose humaine préalablement desséchées et soumises à la chaleur sèche à 70° pendant 2, 6 et 7 heures ont conservé leur virulence;

soumises à la chaleur sèche de 100° pendant 1, 2 et 3 heures, leur virulence s'est graduellement affaiblie, mais sans s'éteindre[1].

Une particularité intéressante qui ressort de ces expériences de Grancher et Ledoux-Lebard, c'est que, pour les bacilles soumis à l'action de la chaleur, la perte de la végétabilité et celle de la virulence ne marchent pas parallèlement. La première disparaît bien avant la seconde. Ce fait, ainsi que j'ai pu m'en assurer, ne s'observe pas seulement pour les effets de la chaleur, mais aussi pour ceux du vieillissement, des antiseptiques et de la lumière. Cela est d'autant plus remarquable que, pour le bacille du charbon, par exemple, les choses se passent d'une façon précisément inverse, le pouvoir pathogène disparaissant généralement bien avant la végétabilité. Il en faut conclure que les milieux de culture artificiels dont nous disposons actuellement pour le bacille tuberculeux sont bien défectueux, car ils ne permettent plus le développement de bacilles affaiblis, il est vrai, mais vivants encore et virulents, puisque ces mêmes bacilles inoculés aux animaux sont encore susceptibles de provoquer une tuberculose généralisée et la mort.

Forster (d'Amsterdam) a étudié l'action de la chaleur humide au-dessous de 100° sur le bacille de la tuberculose, principalement en vue de rechercher si la pasteurisation du lait détruit sûrement les bacilles de Koch que ce lait peut renfermer. Ses recherches portèrent sur du lait de vaches tuberculeuses, sur des nodules de pommelière écrasés dans l'eau et sur des crachats tuberculeux dilués. Ces produits furent introduits dans des tubes capillaires scellés et portés au bain-marie à des températures variables, de 40° à 95°. L'expérience montra que les bacilles étaient tués par une température de 60° au bout de 45 à 60 minutes, par une température de 70° au bout de 5 à 10 minutes. L'action d'une température de 50° pendant 12 heures ne suffit pas pour amener ce résultat. On s'assurait de la vie des bacilles par l'inoculation dans le péritoine ou sous la peau de cobayes[2]. Bonhoff fit des expériences analogues avec des cultures de bacille de la tuberculose à la surface de bouillon glycé-

1. Grancher et Ledoux-Lebard, Action de la chaleur sur la fertilité et la virulence du bacille tuberculeux (*Arch. de méd. expér. et d'anat. pathol.*, 1892, p. 1).

2. Forster. Ueber die Einwirkung von hohen Temperaturen auf Tuberkelbacillen (*Hygienische Rundschau*, 1892, p. 869).

riné ; les résultats auxquels il arriva sont à peu près les mêmes que les précédents; d'après lui, une température de 60° tuerait le bacille déjà au bout de 20 minutes[1].

De Man a fait récemment, sous la direction de Forster, des recherches sur l'action de la chaleur humide sur le bacille de la tuberculose. Ces recherches ont porté non pas sur des cultures, mais sur des liquides tuberculeux naturels, sur du lait virulent de vaches atteintes de pommelière, sur le suc laiteux purulent extrait des mamelles de vaches atteintes de mammite tuberculeuse, sur des crachats de phtisiques dilués avec de l'eau salée, ou enfin sur des nodules tuberculeux ou de pommelière broyés et dilués de la même façon. Les liquides ainsi obtenus étaient mis dans des tubes de verre de 2 millim. de lumière, scellés et plongés pendant un temps variable dans un grand bain-marie à température constante. Au sortir de ce bain, les tubes étaient brusquement refroidis dans un courant d'eau froide. On s'assurait de la survie ou de la mort des bacilles par l'inoculation du liquide dans le péritoine de cobayes. De Man constata ainsi que toute virulence avait disparu, c'est-à-dire que les bacilles étaient tués :

à 55° au bout de 4 heures,
à 60° — 1 heure,
à 65° — 1/4 d'heure,
à 70° — 10 minutes,
à 80° — 5 —
à 90° — 2 —
à 95° — 1

Ces résultats sont instructifs pour juger de la valeur de la *pasteurisation* du lait. On appelle ainsi une opération qui consiste à chauffer le lait, pendant un temps déterminé, à une température inférieure à celle de l'ébullition, puis à le refroidir brusquement. Cette opération a pour but de tuer la plupart des germes contenus dans le lait, tout en évitant le goût particulier que donne au lait l'ébullition prolongée ou la stérilisation à l'autoclave. On voit donc que si l'on veut que la pasteurisation du lait détruise sûrement les bacilles tuberculeux que le lait peut contenir, il faut porter le liquide à 70° au moins pendant 10 minutes. Un autre procédé de pasteurisation

1. Bonhoff, Die Einwirkung höherer Wärmegrade auf Tuberkelbacillen-Reinkulturen (*Ibid.*, p. 1009).

fréquemment employé consiste à faire couler le lait sur une surface chauffée à une température donnée, puis à le refroidir brusquement. Le lait ne subit ainsi que pendant quelques secondes la température maxima de la surface chauffante, et la température de cette surface n'atteint jamais 95°. Par ce mode de pasteurisation, qui a l'avantage d'altérer très peu le goût du lait, il n'est donc pas possible de détruire sûrement le bacille de la tuberculose[1].

L'action de la lumière sur les bacilles de la tuberculose a été étudiée par Koch. Il constata que les bacilles peuvent être tués par une exposition aux rayons solaires directs, au bout de quelques minutes à quelques heures, selon l'épaisseur de la couche ainsi exposée. Il constata en outre que la lumière diffuse, quand son action se prolonge, produit le même effet : des cultures placées près de la fenêtre au grand jour, mais à l'abri des rayons solaires directs, périssaient au bout de 5 à 7 jours[2]. J'ai pu également m'assurer que des cultures très abondantes du bacille humain et du bacille aviaire, développées à la surface de ballons de bouillon glycériné, étaient tuées après avoir été exposées sur un balcon, pendant deux heures, aux rayons du soleil d'été. A côté de ces ballons, j'avais exposé au soleil des cultures préalablement desséchées, en couche mince, sur des lamelles de verre ; déjà au bout d'une demi-heure, elles avaient perdu leur végétabilité et leur virulence.

L'action des désinfectants chimiques a été l'objet de recherches nombreuses et qui n'ont pas toutes la même valeur. Dans beaucoup d'entre elles, on faisait agir, pendant un temps variable, tel ou tel antiseptique sur les produits tuberculeux naturels, crachats ou fragments de tissu tuberculeux, que l'on inoculait ensuite pour s'assurer de la conservation ou de la perte de la virulence. Ces expériences ont une réelle valeur pratique, en ce sens qu'elles nous renseignent sur le pouvoir désinfectant que possède un antiseptique donné sur les matières tuberculeuses ; mais elles ne nous renseignent pas d'une façon précise sur l'action directe exercée par l'agent antiseptique sur

1. De Man, Ueber die Einwirkung von hohen Temperaturen auf Tuberkelbacillen (*Arch. f. Hygiene*, 1893, Bd 18, p. 133).
2. Koch, Ueber bacteriol. Forschung (*Congrès international de Berlin*, 1890).

le bacille lui-même, une partie de l'antiseptique pouvant être décomposée ou transformée en un corps inerte par sa combinaison avec les matières protéiques des tissus; c'est ce qui a lieu notamment pour le sublimé et les autres sels de mercure. A ce point de vue les expériences faites avec des cultures pures, en suspension dans de l'eau, donnent mieux la mesure de l'efficacité réelle des divers antiseptiques.

Schill et Fischer, dans le travail que nous avons déjà eu occasion de citer, ont fait beaucoup d'essais de désinfection avec diverses substances sur les crachats tuberculeux frais ou desséchés. Les crachats étaient mis en contact dans un flacon bien bouché avec environ 8 à 12 fois leur volume du liquide antiseptique, que l'on laissait agir pendant 1 à 20 heures. Quand l'antiseptique était volatil, on plaçait les crachats sous une cloche ou dans un flacon bouché à l'émeri, au fond duquel était déposée la substance volatile, que l'on laissait agir pendant un temps variable.

Les crachats tuberculeux soumis ainsi pendant 10 heures à l'action de l'alcool absolu avaient perdu toute virulence. Les crachats furent soumis pendant le même laps de temps à l'action de l'eau créosotée à 1 p. 100, de l'acide arsénique en solution dans l'eau à 1 p. 100, de la solution saturée aqueuse de naphtaline, de l'iodure ou du bromure de potassium en solution aqueuse à 1 p. 100, de l'eau bromée à 1 p. 100, de l'eau iodée à 1/500, de l'eau saturée d'iodoforme, aux vapeurs d'iodoforme, aux vapeurs d'essence de térébenthine; après une action prolongée pendant 20 heures de ces divers antiseptiques, les crachats inoculés sous la peau de cobayes provoquaient encore la tuberculose généralisée. Il en était de même de l'acide phénique en solution à 1 et à 2 p. 100; il faut une solution à 3 p. 100, agissant pendant 20 heures, pour détruire la virulence des crachats.

On doit à Vallin des expériences sur la résistance que les produits tuberculeux desséchés opposent à l'action de l'acide sulfureux. Des fragments d'organes tuberculeux provenant du cobaye furent écrasés dans de l'eau distillée; le suc obtenu servit à imbiber des feuilles de papier à filtrer qui furent desséchées pendant vingt-quatre heures à l'air. Le lendemain ce papier imprégné de suc tuberculeux virulent fut coupé en bandes de dimensions égales. Quelques-unes de ces bandes furent humectées avec un peu d'eau et le liquide obtenu par expression fut inoculé dans le péritoine de cobayes ; ceux-ci devinrent tous tuberculeux. On exposa les autres bandes suspendues à 2 mètres du sol, pendant quatorze heures, dans une chambre hermétiquement close, aux vapeurs d'acide sulfureux résultant de la combustion de soufre. Ces bandes avaient perdu toute virulence lorsque la quantité de soufre brûlée par mètre cube était de 30 grammes; les produits tuberculeux desséchés, exposés pendant vingt-quatre heures à l'acide sulfureux provenant de la combustion de 20 grammes de soufre par mètre cube, demeuraient virulents[1].

Thoinot a exposé à l'acide sulfureux dégagé par la combustion du soufre dans un espace bien clos divers produits tuberculeux, des crachats desséchés et des cultures pures du bacille de la tuberculose dans du bouillon glycériné. Il s'assura qu'après vingt-quatre heures d'exposition à l'acide sulfureux produit par la combustion de 60 grammes de soufre par mètre cube, le bacille de Koch est détruit, même sous la forme qui paraît la plus résistante, le crachat ; une dose moindre ne donnerait avec les crachats qu'une sécurité inconstante[2].

Parrot et Hip. Martin ont fait agir pendant vingt-quatre à trente-six heures sur du suc d'organes tuberculeux des solutions d'acide salicylique à 1 p. 500, sans que la virulence en fût affaiblie; il en fut de même en mettant, pendant deux jours, du suc tuberculeux en contact avec huit ou dix fois son volume d'eau oxygénée. La virulence tuberculeuse résiste à l'action, prolongée pendant deux jours, de l'eau bromée à un millième; après quarante-huit heures d'action, l'acide phénique à 3 p. 100 détruit absolument la virulence du suc tuberculeux. La solution aqueuse saturée de créosote, après quarante-huit heures de contact, ne modifie pas sensiblement cette virulence. Le sublimé corrosif mêlé, dans la proportion d'un millième, au suc tuberculeux, n'en abolit pas la virulence après vingt-quatre heures de contact[3].

1. E. Vallin, Sur les neutralisants du suc tuberculeux (*Revue d'hygiène*, 1883, p. 89).
2. Thoinot, Étude sur la valeur désinfectante de l'acide sulfureux (*Annales de l'Instit. Pasteur*, 1890, p. 500).
3. Parrot et H. Martin, Expériences transformant le tubercule infectieux en corps étranger inerte (*Revue de médecine*, 1893, p. 809).

Yersin a étudié l'action de divers antiseptiques sur le bacille de la tuberculose en culture pure, procédé beaucoup plus précis que ceux qui consistent à opérer sur des crachats ou des produits tuberculeux naturels, où une partie de la substance active peut se combiner avec la matière organique sans agir sur les bacilles. Après leur contact avec l'antiseptique, Yersin éprouvait la vitalité des bacilles, non pas en les inoculant à des cobayes, mais en les semant sur un milieu nutritif favorable. Nous avons déjà dit que ce n'est pas là le moyen le plus propre à montrer que les bacilles sont réellement tués, car les milieux de cultures artificiels peuvent demeurer stériles à l'ensemencement de bacilles dont l'inoculation est encore susceptible de provoquer la tuberculose généralisée chez le cobaye.

Quoi qu'il en soit, Yersin procédait de la façon suivante : avec une effilure de verre il prélevait un peu de culture à la surface d'un tube de gélose glycérinée ensemencé quinze jours auparavant. L'effilure chargée de bacilles était plongée dans un tube à essai contenant la solution antiseptique. Après un temps déterminé, on faisait une prise dans le dépôt au moyen d'un tube effilé et on la laissait tomber dans un tube à essai plein d'eau distillée, stérilisée. Quelques heures après, on puisait à nouveau cette semence bien lavée pour la porter dans un ballon contenant du bouillon glycériné, que l'on plaçait à l'étuve à 39°. En opérant ainsi, les bacilles seuls étaient soumis à l'action de l'antiseptique, pendant des temps variables, sans qu'on fût exposé à une action secondaire de l'antiseptique sur les milieux de culture.

ANTISEPTIQUES.	MILLIÈMES.	A	B
Acide phénique	50		30 secondes,
— —	10		1 minute.
Alcool absolu	1000		5 —
Éther iodoformé	10		5 —
Éther	1000	5 minutes.	10 —
Bichlorure de mercure	1	5 —	10 —
Thymol	3	2 heures.	2 heures.
Eau saturée de créosote	—	1 —	—
Eau saturée de naphtol	—	1 —	—
Acide salicylique	2.5	1 —	6 —
Acide borique	40	12 —	—

Le tableau ci-dessus, emprunté au mémoire de Yersin, résume les résultats obtenus par lui avec les antiseptiques les plus employés. Les proportions indiquées dans la seconde colonne le sont en millièmes en volumes pour les liquides, en millièmes en poids pour les solides. La troisième colonne (A) donne la durée du contact des bacilles et de l'antiseptique pour laquelle tous les germes ne sont pas tués, la quatrième colonne (B) les durées d'action suffisantes pour tuer tous les germes[1]. Il y a apparence que les expériences de Yersin, ainsi que celles de P. Villemin dont il va être question, ont été faites avec des cultures de tuberculose aviaire.

P. Villemin, dans sa thèse inaugurale, relate une série d'expériences bien conduites sur l'action d'un certain nombre d'agents chimiques sur la végétabilité du bacille de la tuberculose dans les cultures. Des tubes de gélose glycérinée furent additionnés de divers corps antiseptiques, et on détermina à quelle dose chacun de ces corps empêche le développement du bacille de la tuberculose. On voit donc que, dans ces expériences, il ne s'agit pas de doses susceptibles de tuer le bacille, mais seulement de doses suffisantes pour en arrêter la végétation. Tout développement fut entravé par l'addition au milieu de culture de $\frac{1}{100}$ d'iodure de potassium, de $\frac{1}{1000}$ ou de $\frac{1}{5000}$ d'acide hydrofluosilicique, de $\frac{1}{830}$ de fluosilicate de potasse, de $\frac{1}{900}$ d'acide arsénieux, de $\frac{1}{900}$ d'acide borique. Des cristaux d'iode nageant dans le liquide amassé au fond du tube n'ont pas sensiblement entravé la culture. Il est vrai qu'il faut se demander si la matière organique coagulée autour du cristal n'a pas empêché la dissémination des vapeurs dans le tube. Il en a été de même quand on a laissé tomber au fond du tube des fragments de phosphore blanc; quoique à la température ordinaire ce corps émette des vapeurs alliacées très appréciables, la culture ne s'en effectuait pas moins et a présenté un développement remarquable. Les vapeurs d'alcool éthylique ne paraissent pas entraver notablement les cultures; celles d'alcool méthylique, d'éther et de chloroforme les gênent sans les empêcher totalement[2]. La gélose nutritive à laquelle on a

1. Yersin, De l'action de quelques antiseptiques et de la chaleur sur le bacille de la tuberculose (*Annales de l'Instit. Pasteur*, 1888, p. 60).

2. Pour éviter l'évaporation des corps volatils ajoutés au milieu nutritif, P. Vil-

incorporé de l'iodoforme finement pulvérisé a donné des cultures médiocres, mais évidentes. Toujours ces tubes ont permis de sentir l'odeur pénétrante du corps en suspension. Le bacille de la tuberculose pousse encore même quand la culture contient $\frac{1}{100}$ de chloral. La présence d'essence de térébenthine, de benzine, de nitrobenzine, de terpine, permet le développement, mais il s'effectue avec une grande lenteur. Les vapeurs de créosote, de toluène n'entravent pas la végétation du bacille à la surface de l'agar. Il en est de même des vapeurs d'huile de naphte, d'essence d'eucalyptus. Les vapeurs d'ammoniaque arrêtent toute culture[1].

Mosetig-Moorhof, Verneuil, Terrillon, Mikulicz et un grand nombre de chirurgiens ont signalé les bons effets des pansements ou des injections d'iodoforme dans le traitement des foyers tuberculeux, des abcès froids notamment, et on en avait conclu à une action anti-tuberculeuse directe de l'iodoforme. Baumgarten mélangea intimement des cultures de tuberculose avec 10 à 40 parties d'iodoforme et inocula le tout sous la peau de lapins et de cobayes. Le développement de l'accident local et de la tuberculose généralisée s'effectua exactement comme chez les animaux témoins; d'où la conclusion que l'iodoforme n'a pas d'action antiseptique sur le bacille de la tuberculose[2]. Rovsing, dans un travail fait au laboratoire de Salomonsen, à Copenhague, s'assura aussi expérimentalement que l'iodoforme ne possède aucun pouvoir antituberculeux. En injectant dans la chambre antérieure de l'œil de lapins des produits tuberculeux triturés avec 8 à 10 fois leur poids d'iodoforme, la tuberculose oculaire et la tuberculose généralisée se déclaraient aussi sûrement et même plus rapidement que chez les lapins inoculés de la même façon, avec les mêmes produits tuberculeux non mélangés d'iodoforme. Les effets incontestablement utiles de l'iodoforme dans le traitement des tubercules chirurgicaux ne pourraient donc s'interpréter par une action destructive directe exercée par

lemin bouchait les tubes avec un bouchon de liège fixé hermétiquement avec de la paraffine.

1. P. Villemin, Étude expérimentale de l'action de quelques agents chimiques sur le développement du bacille de la tuberculose (*Thèse de Paris*, 1888).

2. Baumgarten, Ueber das Iodoform als Anti-parasiticum (*Berl. klin. Wochenschr.*, 1887, p. 20).

ce corps sur les bacilles de la tuberculose[1]. Gosselin (de Caen) a soumis des lapins à l'inoculation sous-cutanée quotidienne et continue pendant deux mois de 3 gouttes d'éther iodoformé, puis il a inoculé à ces animaux la tuberculose; celle-ci a suivi sa marche normale, peut-être un peu retardée; il en conclut que l'iodoforme ne possède pas de pouvoir prophylactique à l'égard de la tuberculose. Au contraire, Gosselin prétend avoir obtenu un arrêt dans l'évolution de la tuberculose, chez le lapin, par l'injection quotidienne sous-cutanée d'iodoforme [2].

Jeannel a fait un certain nombre d'injections d'éther iodoformé chez le lapin inoculé de la tuberculose; le traitement, appliqué sous forme de traitement local ou de traitement général, s'est toujours montré inefficace [3].

Cette étude a été reprise récemment, dans le laboratoire de Baumgarten, par Troje et Tangl. Ils s'assurèrent que l'iodoforme, en contact prolongé avec les bacilles de la tuberculose, finit par les tuer. Même sous forme de vapeurs, l'iodoforme produit ce résultat, au bout de 50 jours d'action il est vrai. Une action moins prolongée atténue la virulence des bacilles sans les détruire. L'iodoforme en poudre ou en émulsion glycérinée ou huileuse est plus actif; néanmoins un contact de 2 à 3 semaines est encore nécessaire pour assurer la mort des bacilles. En inoculant au contraire des bacilles de la tuberculose mélangés à de l'iodoforme, même quand ce corps est employé en très grande porportion, on n'empêche en rien le développement ultérieur de la tuberculose. De même, l'injection d'iodoforme dans les abcès tuberculeux expérimentalement provoqués chez les animaux n'amène pas les effets favorables que l'on constate dans le même traitement appliqué aux abcès froids de l'homme. Enfin, à l'aide des bacilles atténués par l'iodoforme, Troje et Tangl purent provoquer chez le lapin diverses lésions chroniques tuberculeuses, des abcès froids, des adénites caséeuses, des phtisies pulmonaires avec cavernes, comme on les observe chez l'homme. Ils disent même avoir ainsi réussi à

1. Thorkild Rovsing, Hat das Iodoform eine antituberculöse Wirkung? (*Fortschr. d. Med.*, 1887, p. 257).
2. Gosselin (de Caen), Sur l'atténuation du virus de la tuberculose (*Etudes expérim. et cliniques sur la tuberculose*, publiées par Verneuil, t. 1, 1887, p. 17).
3. Jeannel, Nouvelles recherches expérim. sur la tuberculose et sa curabilité (*Ibid.*, p. 416).

produire chez le lapin, sur les séreuses, des nodules tuberculeux sessiles ou pédiculés, à marche chronique et avec tendance à la calcification, comme dans la pommelière[1].

Stchégoleff (de Saint-Pétersbourg) a fait dernièrement dans mon laboratoire des recherches intéressantes, relatives à l'action de l'iodoforme sur le bacille de la tuberculose. Du bouillon glycériné (qui dissout une certaine proportion d'iodoforme à la faveur de la glycérine) est additionné de 5 p. 100 d'iodoforme; puis on sème à sa surface du bacille de la tuberculose humaine ou aviaire, et on place à l'étuve à 37° : aucun développement ne s'effectue. Après 2 jours de contact avec le bouillon glycériné à 37° le bacille est tué, car, réensemencé sur des milieux ordinaires, il ne donne aucun développement, et inoculé sous la peau de cobayes à la dose de 1/2 cc. d'une émulsion assez dense, il ne provoque même pas d'abcès local; la même dose, injectée dans le péritoine, produit des nodules caséeux dans l'épiploon, sans généralisation tuberculeuse, comme le font les cultures mortes. Si l'on inocule sous la peau ou dans le péritoine de cobayes des cultures vivantes et virulentes du bacille de la tuberculose émulsionnées dans un liquide tenant en suspension 10 p. 100 d'iodoforme, les animaux succombent avec une tuberculose généralisée, mais à évolution plus lente et avec des lésions moins étendues que chez les animaux témoins inoculés avec une dose semblable de la même culture, sans mélange d'iodoforme. On voit donc que dans les expériences *in vitro* l'iodoforme exerce une véritable action antiseptique sur le bacille de la tuberculose. Dans le corps des animaux, les bacilles mélangés avec de l'iodoforme ne sont pas tués, mais atténués dans leur virulence.

Stchégoleff a fait en outre des expériences sur l'action de l'iodoforme sur le staphylocoque doré, expériences qui jettent de la lumière sur la manière dont il faut comprendre en général le rôle antiseptique exercé par l'iodoforme. Le staphylocoque doré se développe parfaitement en milieux solides ou liquides additionnés de 5 p. 100 d'iodoforme, mais l'inoculation sous-cutanée

1. Troje et Tangl, Ueber die antituberkulöse Wirkung des Iodoforms und über die Formen der Impftuberkulose bei Impfung mit experimentell abgeschwächten Tuberkelbacillen (*Arbeiten a. d. pathol. Institute zu Tübingen*, 1891, Bd 1, p. 177).

de ces cultures sous la peau des lapins ne provoque même pas la formation d'un abcès local. En inoculant sous la peau une culture virulente de staphylocoques mélangée à de l'iodoforme, on détermine la formation d'un abcès, mais moins développé que celui qu'on obtient avec la même culture sans mélange d'iodoforme.

Du staphylocoque doré est cultivé dans du bouillon additionné d'iodoforme, puis filtré au filtre Chamberland. Le filtrat peut être injecté à la dose de 5 ccm. dans la veine de l'oreille d'un lapin sans déterminer d'accident appréciable, tandis que l'injection de la même dose du filtrat obtenu avec une culture ordinaire tue régulièrement l'animal dans un espace de temps variant de 2 minutes à 2 jours.

Le filtrat d'une culture virulente de staphylocoque dans le bouillon est mélangé de 10 p. 100 d'iodoforme et placé à l'étuve à 37° pendant 2 jours. Le liquide est filtré à nouveau sur du papier, pour retenir l'iodoforme, puis injecté à la dose de 5 ccm. dans la veine de l'oreille d'un lapin : l'animal supporte très bien cette injection. Ces expériences prouvent que l'iodoforme exerce une action antitoxique manifeste sur la toxine si énergique des cultures du staphylocoque doré. Il est probable que les résultats intéressants signalés par Stchégoleff pour le staphylocoque pourraient aussi être obtenus avec les toxines élaborées par le bacille de la tuberculose. On aurait ainsi l'interprétation des effets anti-tuberculeux de l'iodoforme, que les chirurgiens sont unanimes à signaler[1].

Koch a récemment étudié un grand nombre de substances qui, par leur mélange à faible dose avec les milieux nutritifs, sont susceptibles d'entraver la culture du bacille de la tuberculose. Il cite parmi ces corps un certain nombre d'huiles éthérées, des composés aromatiques, la B-naphthylamine, la paratoluidine, la xylidine, plusieurs couleurs dérivées de l'aniline, notamment la fuchsine, le violet de gentiane, le bleu de méthylène, l'auramine ; parmi les métaux, les vapeurs mercurielles et les sels d'or et d'argent. Les cyanures d'or se montrèrent particulièrement actifs : déjà dans la proportion de 1 à 2 millionièmes ils arrêtent le développement des bacilles tuberculeux dans les cultures. Il est vrai que Koch s'empresse d'ajouter que

1. STCHEGOLEFF, Comment il faut interpréter l'action antiseptique de l'iodoforme (*Arch. de méd. expérim. et d'anat. pathol.* 1894, p. 813).

ces mêmes substances, administrées à des animaux tuberculeux, se montrèrent absolument inefficaces[1].

En somme, si le bacille de la tuberculose présente, à certains points de vue, une résistance assez notable, à la dessiccation par exemple, et une longévité parfois considérable dans les milieux de culture, il offre à d'autres égards une grande vulnérabilité, à l'action de la chaleur notamment, à celle de la lumière et de plusieurs agents antiseptiques, des sels d'or entre autres. Même dans le corps des animaux ou de l'homme, le bacille de la tuberculose ne possède pas cette vitalité dont on fait volontiers un de ses principaux attributs. Il ressort en effet des recherches de Kitasato que la plupart des bacilles contenus dans les crachats expectorés par les phtisiques ou dans les cavernes du cadavre sont des bacilles morts. Il est possible qu'il en soit de même des bacilles contenus dans l'intimité des tissus, et ainsi s'expliquerait en partie la difficulté que l'on rencontre à obtenir des cultures en ensemençant des produits tuberculeux. Mais si le bacille de la tuberculose semble périr assez facilement, même dans l'organisme de l'homme et des animaux qu'il a envahis, ce bacille mort est loin d'être inoffensif : les cadavres des bacilles tuberculeux, ainsi que nous allons le voir, continuent pendant longtemps à persister dans les organes où ils ont vécu et y exercent une action à la fois phlogogène et toxique qui n'est pas un des traits les moins curieux dans l'histoire de ce microbe.

Les recherches sur la constitution chimique des bacilles de la tuberculose sont encore peu nombreuses, si l'on en excepte celles qui ont porté sur la tuberculine et dont il sera question au chapitre consacré à l'histoire de cette substance.

Hammerschlag, l'un des premiers, a fait sous la direction de Nencki une série de recherches sur la composition chimique des bacilles de la tuberculose ainsi que des produits qu'ils élaborent dans les bouillons de culture[2]. En traitant par un mé-

1. Koch, Ueber bakteriol. Forschung (*Congrès international de Berlin*, 1890).
2. Hammerschlag, Bakteriologisch-chemische Untersuchungen über Tuberkelbacillen (*Sitzungs-Ber. d. k. Acad. d. Wissensch.* Wien, 13 déc. 1888 et *Centralbl. für klin. Medicin*, 1891, p. 1).

lange d'éther et d'alcool, les bacilles préalablement bien lavés à l'eau et desséchés il constata qu'ils perdent 27 p. 100 de leur poids, chiffre énorme et qui dépasse de beaucoup celui que l'on obtient en traitant de la même façon n'importe quel autre microbe (la perte de poids, en moyenne, dans ce cas, est de 7 à 10 p. 100). L'extrait alcoolique et éthéré ainsi obtenu est formé de graisse et de lécithine, sans cholestérine; il contient en outre une matière toxique qui, injectée aux cobayes et aux lapins, leur donne des convulsions et les fait périr. En traitant la masse insoluble dans l'alcool éthéré par une solution de potasse à 1 p. 100, on dissout une matière albuminoïde donnant les réactions habituelles (acide xanthoprotéique, réactif de Millon, réactif de Tanret). Il reste un résidu qui est probablement de la cellulose; ce résidu se dissout en effet dans l'acide sulfurique concentré en donnant une solution qui réduit la liqueur de Fehling.

Il est très intéressant de voir la façon dont se comporte la colorabilité spécifique des bacilles pendant ces diverses opérations chimiques. Les bacilles conservent leur forme, malgré l'action de l'éther et de l'alcool et celle de la solution de potasse; mais à la suite de l'action de cette dernière, ils perdent leur colorabilité par la méthode d'Ehrlich; ils continuent à se colorer par la solution anilinée de violet de gentiane ou par le liquide fuchsiné de Ziehl, mais cette coloration ne résiste pas à l'action des acides forts. La lessive de potasse a donc extrait du corps des bacilles la substance qui retient la matière colorante et qui résiste à l'action des acides. La substance albuminoïde extraite ne résiste pas davantage à la décoloration par les acides, d'où Hammerschlag conclut que la matière qui présente la réaction colorante caractéristique est une sorte de combinaison d'albuminoïde et de cellulose.

Hammerschlag s'est assuré que les bouillons additionnés de glycérine ou d'hydrate de carbone (sucre de canne, de raisin, lactose, glycogène, dextrine) donnent seuls un développement notable de bacilles tuberculeux; la glycérine est particulièrement favorable. Toutefois les divers sucres sont à peine attaqués dans les bouillons où a végété le bacille de la tuberculose et ils s'y retrouvent en presque totalité. En traitant, par les procédés appropriés, les bouillons dans lesquels a vécu le bacille de la tuberculose, Hammerschlag dit avoir obtenu une toxalbumine, peu active du reste, qui injectée sous la peau des lapins provoque une élévation de la température. Ces inoculations ne sont pas immédiatement suivies d'effet. L'odeur particulière « de fruit » des cultures de tuberculose tiendrait à un alcool, qui n'est pas l'alcool éthylique.

Bouveault a fait des analyses chimiques comparatives du bouillon glycériné, avant et après la culture du bacille de la tuberculose aviaire. Il a constaté que le bacille consomme, comme aliment non azoté, surtout la glycérine et laisse presque intact le sucre. Pour ce qui est des principes azotés du bouillon, ils seraient d'autant plus facilement assimilés par le bacille qu'ils sont plus simples et que l'ammoniaque ou une amine peut en être dégagée plus facilement. L'ammoniaque, la créatine et la créatinine ne se retrouvent plus dans le bouillon après la culture; la sarcosine au contraire et les diverses matières albuminoïdes du bouillon (gélatine, peptone) se retrouveraient presque intactes[1].

Les recherches chimiques de Th. Weyl ont porté sur des cultures de tuberculose humaine sur gélose glycérinée. Ces cultures, détachées de la gélose, sont traitées à chaud par de la lessive de soude diluée. Il en résulte un mélange jaunâtre, trouble, dans lequel flottent de petits grumeaux blanchâtres. Par refroidissement, le liquide se prend en une gelée trouble, formée de deux couches; la couche supérieure ressemble à s'y méprendre à de la gélose qui a fait prise; la couche inférieure est formée par le dépôt de flocons blancs. La couche supérieure, détachée de l'inférieure avec la spatule, est dissoute dans de l'eau chaude additionnée d'un peu de lessive de soude et filtrée à chaud à travers un filtre double de papier très épais; puis on laisse le liquide faire prise lentement par refroidissement. En répétant à trois reprises ce traitement, on obtient une séparation complète de la couche gélatineuse et de la couche blanche.

La couche floconneuse, blanche, examinée au microscope, est formée de membranes irrégulièrement plissées; elle contient du carbone, de l'hydrogène, de l'azote et du soufre. Elle est insoluble

1. Bouveault, Études chimiques sur le bacille de la tuberculose aviaire (*Thèse de Paris*, 1892).

dans les dissolvants habituels ainsi que dans l'acide sulfurique à 5 p. 100 et ne se dissout lentement que dans l'acide sulfurique concentré. Cette substance est particulièrement intéressante, car elle possède, comme le bacille lui-même, la propriété colorante caractéristique et résiste, comme lui, à l'action décolorante des acides. Weyl pense que cette substance blanche représente la membrane d'enveloppe des bacilles, tandis que la couche gélatineuse supérieure provient de leur protoplasma. Il est probable que c'est cette même substance blanche qui confère aussi aux cadavres des bacilles tuberculeux la propriété remarquable, mise en évidence par Prudden et Hodenpyl et par Gamaleia et moi, de rester plusieurs mois intacts et parfaitement colorables au sein des tissus vivants.

Quant à la couche gélatineuse, lorsqu'on la dissout dans l'eau chaude additionnée de lessive de soude et qu'on traite par l'acide acétique, on obtient un précipité floconneux, brunâtre, insoluble dans un excès d'acide. Ce précipité contient du carbone, de l'hydrogène, de l'azote, du soufre et du phosphore; il semble se rapprocher des mucines. Un peu de cette substance, dissoute dans une solution à 2 p. 1000 de soude et injectée sous la peau de cobayes et de souris, provoque une plaque de nécrose au point d'injection. On peut donc extraire du corps des bacilles tuberculeux un corps que Weyl appelle une toxomucine et qui a un effet nécrotisant[1].

J'ai pu m'assurer que les bacilles de la tuberculose ayant poussé sur gélose glycérinée placés dans de l'acide sulfurique à 10 p. 100, maintenu bouillant pendant plusieurs heures, conservent leurs contours et leur aspect morphologique et continuent, traités par la méthode d'Ehrlich ou de Ziehl, à présenter leur réaction colorante caractéristique. Si on traite la culture par une solution concentrée de soude bouillante et qu'on neutralise ensuite par un acide, on obtient une masse amorphe qui, examinée au microscope, ne permet plus de discerner les contours des bacilles; mais cette substance, traitée par le procédé d'Ehrlich ou de Ziehl, se colore comme le font les bacilles et résiste à l'action des acides.

1. Th. Weyl, Zur Chemie und Toxicologie des Tuberkelbacillus (*Deutsche med. Wochenschr.*, 1891, p. 256).

J'ai placé une culture de tuberculose humaine dans une solution assez concentrée de soude caustique et je l'ai mise à l'autoclave à 125° pendant quinze minutes. On laisse reposer et on ajoute de l'eau, pour diluer la solution. Il se forme un léger dépôt, en même temps que surnage une matière floconneuse. Cette matière est soluble dans l'éther; après évaporation de l'éther, on la traite par le procédé de Ziehl; la coloration résiste parfaitement à l'action prolongée de l'acide sulfurique concentré. La matière qui forme le dépôt, lavée et traitée par le procédé de Ziehl, se colore également, mais la coloration résiste moins à l'action des acides minéraux.

Les effets des bacilles tuberculeux morts ont été étudiés presque simultanément par des recherches poursuivies, d'une façon indépendante, par divers expérimentateurs, dans des buts différents et à des points de vue variés.

C'est par l'étude des effets des cultures mortes du bacille de la tuberculose que Koch a été conduit à la découverte de la tuberculine. Il constata que des cultures du bacille de la tuberculose, tuées soit par l'action prolongée de températures relativement peu élevées, soit par l'ébullition, soit par certains agents chimiques, et injectées en quantité assez forte sous la peau de cobayes provoquent simplement une suppuration locale. C'est là un des moyens les plus sûrs pour produire du pus sans l'intervention de microbes vivants. Tout différents sont les effets provoqués par les mêmes cadavres de bacilles tuberculeux sur les cobayes déjà tuberculeux. L'injection sous-cutanée même de doses très faibles de bacilles morts fait périr ces animaux au bout de 6 à 48 heures. Si on diminue la dose des cadavres de bacilles injectés, les cobayes tuberculeux demeurent plus longtemps vivants, mais on peut voir survenir, au point d'inoculation, une nécrose étendue de la peau. En employant des suspensions plus diluées encore de bacilles morts, de façon à ce que le liquide soit à peine louche, les animaux demeurent vivants. Si ces injections de doses très faibles sont fréquemment répétées, on peut constater une amélioration notable dans l'état des cobayes tuberculeux : le chancre d'inoculation diminue d'étendue et peut se fermer, les ganglions engorgés se rapetissent, l'état général devient meilleur et le processus morbide, s'il n'est pas déjà trop avancé, subit un véritable arrêt. Ce qui, dans la pensée de Koch, exerce dans ces cas une action curative sur le processus tuberculeux est sans doute une substance soluble, extraite en quelque sorte des bacilles morts de la tuberculose par les humeurs des organes au sein desquels ces bacilles sont injectés; cette substance, pour exercer son action salutaire sur tout le corps, doit être facilement absorbable et diffusible. L'emploi pratique, chez l'homme, d'injections sous-cutanées de bacilles tuberculeux morts n'était guère encourageant, puisque ces bacilles ne sont pas résorbés, demeurent longtemps intacts sur place et amènent de la suppuration. De là l'idée d'extraire artificiellement du corps des bacilles de la tuberculose la substance soluble qui possède ce pouvoir curateur, sans exposer aux effets pyogènes inhérents aux cadavres des bacilles; c'est ainsi que Koch dit avoir été amené à la découverte et à l'emploi de la tuberculine pour la guérison de la tuberculose[1].

Maffucci avait observé qu'en inoculant des œufs avec des cultures stérilisées de tuberculose aviaire et en soumettant ces œufs à l'incubation, on obtenait des poulets cachectiques, quoique non tuberculeux. Le même résultat était obtenu avec des œufs auxquels on inoculait le bacille aviaire vivant; ce bacille ne se développe pas pendant l'incubation, mais subit une métamorphose régressive et se résout en petits grains; les poulets issus des œufs ainsi infectés restent maigres et chétifs et succombent dans le marasme, sans lésions tuberculeuses ni bacilles dans les organes. Le bacille de la tuberculose des mammifères, inoculé aux poules adultes, les fait aussi parfois mourir de marasme, sans lésions tuberculeuses. Maffucci concluait de ces faits que les bacilles de la tuberculose renferment un poison cachectisant qui, mis en liberté grâce à la dissolution du bacille par les humeurs animales, tuerait à longue échéance.

Maffucci fut ainsi amené à étudier de plus près l'action des cultures stérilisées de la tuberculose. Des cultures de tuberculose des mammifères sur sérum solide ou liquide âgées de 1 à 6 mois furent tuées par le chauffage à 65° à 70° pendant 2 heures, chauffage subi une ou plusieurs fois. On se servit

1. Koch, Fortsetzung der Mittheilung über ein Heilmittel gegen Tuberculose (*Deutsche med. Wochenschr.*, 1891, 15 janv., p. 101).

aussi de cultures mortes par suite du vieillissement, au bout de 10, 11 à 12 mois. Ces cultures mortes, inoculées sous la peau de cobayes, provoquaient au point d'inoculation la formation d'un abcès, contenant encore au bout d'un mois des bacilles fortement granuleux. L'animal mourait à peu près constamment dans le marasme, après un temps variant entre 15 jours et 6 mois, selon la dose de bacilles injectés. A l'autopsie, on trouvait de l'atrophie des organes, notamment du foie et de la rate, sans tubercules ni bacilles. Maffucci en conclut que le bacille de la tuberculose contient une substance toxique qui résiste à un chauffage à 70° pendant plusieurs heures et qui agit à longue échéance sur les cobayes. Des doses modérées de ce poison entraînent une intoxication chronique avec marasme et forte destruction des globules rouges du sang, au sein de la rate notamment qui est pigmentée. La substance toxique ne serait pas détruite par le corps de l'animal auquel elle est injectée, car des fragments de rate de cobayes morts à la suite de l'inoculation de cultures tuées, introduits sous la peau d'autres cobayes, les faisaient encore mourir de cachexie au bout d'un certain temps. Enfin, plus récemment, Maffucci prétend avoir provoqué la cachexie mortelle chez les cobayes en les nourrissant avec des cultures mortes de bacilles de la tuberculose[1].

On doit à Prudden et Hodenpyl des expériences très intéressantes sur l'action exercée par les cadavres des bacilles tuberculeux[2]. Ils se sont inspirés à cet égard des recherches de Buchner sur l'action pyogène exercée par les bactéries mortes (bacille de Friedlænder, staphylocoque pyogène, bacillus prodigiosus, bacille pyocyanique, etc.). On sait que Buchner a cherché à isoler chimiquement la substance pyogène contenue dans les cellules bactériennes en employant la méthode de Nencki (digestion de la culture dans les alcalis dilués et précipitation par l'acide chlorhydrique étendu); on peut ainsi extraire des cadavres des bactéries une substance albuminoïde ou protéine (alcali-albumine) qui se montre douée d'un pouvoir chimiotactique très énergique sur les leucocytes. Des tubes

1. Maffucci, Ueber die Wirkung der reinen, sterilen Culturen des Tuberkelbacillus (*Centralbl. f. allgem. Pathol. u. pathol. Anat.*, 1890, p. 825).

2. Prudden et Hodenpyl, Studies on the action of dead Bacteria in the living body (*New-York med. Journal*, 6 et 20 juin 1891).

capillaires de verre contenant ces protéines bactériennes, introduits sous la peau de lapins ou de cobayes, se montrent au bout d'un jour ou deux remplis de leucocytes attirés par les protéines; ainsi s'expliquerait l'action pyogène développée par ces bactéries[1].

Prudden et Hodenpyl eurent l'idée que la formation des tubercules pourrait aussi résulter de l'intervention de la bactério-protéine des bacilles tuberculeux, c'est-à-dire que le corps des bacilles pourrait laisser échapper une protéine attirant les leucocytes et favorisant la production des cellules épithélioïdes et des cellules géantes. Pour soumettre cette idée au contrôle de l'expérience, ils stérilisèrent des cultures du bacille de la tuberculose sur gélose glycérinée par le séjour pendant plusieurs heures dans le courant de vapeur d'eau à 100°; l'origine des cultures employées n'est pas spécifiée. Les bacilles furent en outre lavés pendant plusieurs heures dans de l'eau distillée bouillante ou dans un mélange bouillant d'eau et de glycérine, afin de les débarrasser des produits solubles qu'ils pouvaient retenir. Les bacilles ainsi traités conservaient leur forme et leur réaction colorante spéciale. Ces bacilles, en suspension fine dans de l'eau distillée, injectés sous la peau de lapins, y déterminaient la formation d'abcès. Des tubes capillaires ou des cellules de Ziegler remplis de ces mêmes bacilles furent introduits sous la peau de lapins; on put s'assurer ainsi que ces bacilles morts étaient doués d'une action chimiotactique positive des plus nettes. Lorsqu'on injecta une quantité modérée de ces bacilles en suspension dans l'eau, dans la veine de lapins, ces animaux demeurèrent en général bien portants; quelques-uns seulement périrent très amaigris vers la troisième semaine. Les animaux furent sacrifiés au bout d'un intervalle de temps variant de 1 à 60 jours et présentèrent, à l'examen microscopique des organes, les particularités suivantes. Lorsque l'animal avait été mis à mort 24 heures après l'injection, les capillaires du poumon étaient remplis de bacilles, ainsi que ceux du foie; ceux de la rate en contenaient aussi, mais en petit nombre. Chez les lapins sacrifiés au bout d'une à deux

1. Buchner (H.), Ueber pyogene Stoffe in der Bakterienzelle (*Berl. klin. Wochenschr.*, 1890, p. 674). — Die chemische Reizbarkeit der Leukocyten und deren Beziehung zur Entzündung und Eiterung (*Ibid.*, p. 1084).

semaines, on trouva dans les poumons de fins nodules blanchâtres, de 2 à 3 millimètres de diamètre, formés de cellules épithélioïdes et de cellules géantes et à la périphérie de cellules rondes; ces nodules contenaient en abondance des bacilles de la tuberculose, parfaitement reconnaissables par la coloration. Chez les animaux sacrifiés plus tard, les nodules étaient plus consistants et formés de cellules épithélioïdes et de tissu fibreux. De la troisième à la cinquième semaine, les nodules étaient très abondants dans le poumon, qui présentait un aspect comparable à celui qu'il a dans la tuberculose miliaire aiguë; à l'œil nu, le foie paraissait normal, mais, à l'examen microscopique, on y décelait des nodules analogues, renfermant des bacilles. Aucune de ces granulations ne présentait, en aucun cas, de dégénérescence caséeuse. Prudden et Hodenpyl pensent que les formations tuberculeuses ainsi provoquées dans les tissus par les bacilles tuberculeux morts sont dues à la protéine spécifique de ces bacilles, lentement extraite du corps des bacilles pendant leur séjour au sein des tissus de l'animal.

Dans une étude subséquente [1], Prudden pratiqua des injections de bacilles tuberculeux morts dans la trachée de lapins qui furent sacrifiés au bout de 1 à 72 jours. A l'autopsie, les poumons seuls présentèrent des lésions consistant en foyers d'hépatisation de grosseur variable, les uns semblables aux tubercules miliaires, les autres occupant presque tout un lobe. Ces foyers étaient principalement constitués par des amas de leucocytes, des cellules épithélioïdes et des cellules géantes; on y rencontrait de nombreux bacilles de la tuberculose. Le centre des foyers se nécrosait et se résorbait graduellement, tandis qu'à la périphérie il se formait un véritable tissu de granulation, riche en vaisseaux; finalement le tout se transformait en un nodule fibreux, au sein duquel les cellules épithélioïdes et géantes pouvaient persister longtemps; jamais on n'y observerait de dégénérescence caséeuse, comme dans les vrais tubercules. Les bacilles tuberculeux vivants seuls seraient susceptibles de donner naissance à la substance spéciale qui détermine le processus de caséification.

1. Prudden, A study of experimental Pneumonitis in the Rabbit (*New-York med. Journal*, 5 déc. 1891).

Les recherches poursuivies par Gamaleia et par moi sur le même sujet ont été instituées dans le but de mettre en évidence le poison tuberculeux[1]. Elles ont été faites avec des cultures de tuberculose humaine sur agar peptonisé et glycériné ou dans différents milieux liquides (bouillon peptonisé et glycériné, sucré). L'âge de ces cultures variait entre un mois et demi et six mois.

Dans une première série d'expériences, des bouillons à la surface desquels le bacille tuberculeux avait depuis plusieurs mois très abondamment poussé en voile très épais furent filtrés sur du papier et à travers le filtre Chamberland. La filtration sur le papier a l'inconvénient de laisser passer un certain nombre de microbes; néanmoins nous l'avons employée dans la plupart des expériences portant sur les lapins; on sait, en effet, que lorsque les bacilles de la tuberculose sont injectés en très petit nombre sous la peau ou dans les veines des lapins, ils ne déterminent aucun effet appréciable.

Des bouillons de culture ainsi filtrés furent injectés à la dose de 1 à 10 cc. dans la veine de l'oreille ou sous la peau de lapins. Un certain nombre de ces lapins furent soumis à plusieurs de ces injections, répétées trois ou quatre fois, à cinq ou six jours d'intervalle. Après chaque injection, l'animal présentait une légère diminution de poids, puis il récupérait rapidement son poids normal; il restait en parfait état de santé et quand on le sacrifiait au bout de quelques semaines ou de plusieurs mois, on ne trouvait aucune lésion.

Il en était autrement quand l'injection sous-cutanée du liquide était pratiquée sur des animaux (lapins, cobayes) déjà tuberculeux. Ces animaux présentaient alors un ensemble de symptômes rappelant tout à fait la réaction que provoque chez eux la tuberculine de Koch.

En somme, en dehors de ces effets spéciaux sur les animaux déjà tuberculeux, nous n'avons pas décelé, en quantité appréciable, dans les parties liquides des cultures tuberculeuses un poison capable de reproduire l'un des symptômes ou l'une des lésions de la tuberculose. Nous nous sommes alors appliqués à l'étude de l'action toxique des bacilles eux-mêmes, tués par

1. STRAUS et GAMALEIA, Contribution à l'étude du poison tuberculeux (*Arch. de médecine expérim. et d'anat. pathol.*, 1891, p. 705)

différents moyens. Nous avons trouvé qu'effectivement ces bacilles tués sont capables de reproduire plus ou moins fidèlement les principaux symptômes et les lésions de la tuberculose infectieuse. Voici l'exposé de ces recherches.

Des cultures abondamment développées du bacille de la tuberculose humaine sur gélose glycérinée sont détachées de la surface de la gélose à l'aide du fil de platine, broyées dans un mortier et délayées dans de l'eau distillée. Pour apprécier approximativement la teneur en bacilles de ces diverses suspensions, nous avons pratiqué la pesée des bacilles contenus dans un centimètre cube de ces suspensions, procédé commode introduit par Grancher et Ledoux-Lebard. Les suspensions épaisses contenaient approximativement, par centimètre cube, $0^{gr},01$ de bacilles desséchés dans l'exsiccateur à acide sulfurique; nous avons aussi employé d'autres émulsions : l'une contenant en poids environ 20 fois moins de bacilles que la première et enfin une émulsion très délayée, contenant un poids de bacilles 200 fois plus faible que la première.

Pour tuer ces bacilles, nous avons le plus souvent employé le séjour à l'autoclave à 115° pendant dix minutes, pendant une heure, et même pendant plusieurs heures consécutives.

Injections intra-veineuses. — Les résultats les plus nets sont obtenus par l'injection intra-veineuse des cadavres des bacilles tuberculeux. Lorsqu'on injecte dans la veine de l'oreille d'un lapin des cultures tuées de bacilles tuberculeux, en suspension épaisse dans l'eau distillée, à la dose d'un demi à plusieurs centimètres cubes, l'animal ne présente aucun symptôme immédiat. Au bout de quelques jours, il commence à maigrir et, si on le pèse régulièrement, on voit qu'il perd graduellement de son poids, surtout pendant les dix premiers jours, au bout desquels il a souvent perdu 400 à 500 grammes. La mort peut déjà survenir à ce moment. Plus souvent l'animal semble se remettre pendant cinq à dix jours, puis survient une nouvelle chute rapide du poids, et l'animal finit par succomber avec un amaigrissement extrême; il perd parfois la moitié de son poids initial. La mort a lieu ainsi généralement au bout de trois semaines à un mois.

A l'autopsie, on trouve des lésions remarquables. Les poumons sont parsemés de granulations plus ou moins abondantes, parfois extrêmement nombreuses, ressemblant à s'y méprendre aux granulations tuberculeuses. Elles sont de dimensions variables, les unes extrêmement petites, les autres de la grandeur d'un grain de mil et au delà. Lorsque la mort a été relativement rapide, on ne trouve souvent à l'œil nu qu'un semis extraordinairement fin de granulations qui n'apparaissent nettement qu'avec la loupe. Le foie et la rate ne présentent pas de lésions analogues. A l'examen microscopique des coupes du poumon, durci par l'alcool, on constate que ces granulations sont formées par des amas de cellules embryonnaires et de cellules épithélioïdes; au début on ne constate pas de cellules géantes, qui toutefois apparaissent quand la mort est moins rapide. Au milieu des cellules se trouvent des bacilles en nombre variable, facilement colorables par le procédé d'Ehrlich ou de Ziehl. Le plus souvent ces bacilles sont enchevêtrés les uns dans les autres et agglomérés. En pratiquant sur la lamelle des frottis avec le tissu du foie et de la rate et en les traitant par le procédé de Ziehl, on met aussi en évidence la présence dans ces organes de bacilles nettement colorables.

L'injection de bacilles tués par la chaleur, pratiquée dans la veine jugulaire du cobaye, donne les mêmes résultats : présence dans les poumons d'une véritable éruption de tubercules. Les cobayes ayant reçu dans les veines une injection de 1 cc. d'une suspension assez dense de bacilles sont morts très rapidement, au bout d'une semaine environ; à l'autopsie, nombreuses granulations tuberculeuses dans les poumons, bacilles colorables dans le frottis des divers organes.

Les lésions qui viennent d'être décrites se développent quand la suspension des bacilles morts est assez épaisse. Quand, au contraire, on prépare une suspension extrêmement fine, dans laquelle les bacilles sont séparés les uns des autres autant que possible et qu'on les injecte cependant en quantité à peu près égale à celle qui vient d'être dite, les effets sont autres : les animaux maigrissent et meurent exactement comme nous l'avons dit plus haut; mais, à l'autopsie, les lésions nodulaires du poumon font défaut. La mort dans ce cas a lieu par une sorte d'intoxication, avec cachexie progressive.

Les résultats qui viennent d'être exposés sont ceux que détermine l'injection intra-veineuse de fortes doses de bacilles tués. Si chez le lapin on injecte des doses vingt fois plus faibles, la mort est plus lente à venir; elle peut arriver au bout d'un, deux, trois mois après l'injection. L'animal maigrit d'abord; au bout de quelques semaines, il reprend son poids primitif et semble avoir récupéré la santé. Mais il reste très vulnérable et très sensible aux divers agents perturbateurs, par exemple au froid. Si on lui injecte de nouveau des doses très faibles de bacilles, vivants ou morts, la mort a lieu généralement déjà au bout de 24 heures, ce qui ne s'observe jamais, même par l'inoculation de doses énormes, chez le lapin sain. Dans ces cas, les bacilles morts provoquent, non pas une maladie chronique, mais une intoxication aiguë qui se traduit par une fièvre intense et peut amener la mort rapide de l'animal. Ce fait prouve que l'animal, sain en apparence, est cependant profondément modifié par le fait de la première injection qui lui imprime une susceptibilité extrême à l'égard d'une nouvelle infection tuberculeuse. Cette même susceptibilité se retrouve chez le chien soumis à la même injection intra-veineuse préalable d'une faible dose de cadavres de bacilles tuberculeux.

Avec des doses extrêmement petites de cadavres de bacilles tuberculeux (par exemple $0^{gr},00005$ en poids sec), les effets sont absolument nuls. L'animal supporte parfaitement l'injection et continue à demeurer bien portant. Si on le sacrifie, on ne trouve aucune lésion.

Si l'on répète tous les dix à douze jours l'injection de ces faibles doses, en les augmentant graduellement, on arrive à constater chez les lapins une certaine accoutumance à l'introduction des cadavres de bacilles tuberculeux. On peut ainsi faire supporter aux lapins des doses très considérables de bacilles morts, doses qui, injectées à des animaux non préparés, détermineraient sûrement cette vulnérabilité spéciale à l'égard de la réinfection dont il vient d'être parlé.

Injections intra-péritonéales. — L'injection dans la cavité péritonéale de 1 à 5 cc. d'une suspension assez dense de bacilles de la tuberculose, tués par la chaleur humide, provoque chez le lapin, le cobaye et le chien des effets généraux analogues à ceux qu'entraîne l'injection intra-veineuse (vulnérabilité plus grande pour la réinfection tuberculeuse, amaigrissement progressif et mort); mais ces effets sont beaucoup plus lents à se manifester.

Les lésions constatées à l'autopsie des animaux morts spontanément ou sacrifiés au bout d'un temps assez long (un à trois mois) peuvent se ramener à deux types principaux.

Dans certains cas, on trouve dans la cavité péritonéale des tumeurs de la grosseur d'un grain de poivre à celle d'une noisette, arrondies, isolées ou disposées en chapelet, surtout dans le voisinage du grand épiploon. Quand on incise ces masses, on voit qu'elles sont formées d'une matière puriforme, blanc jaunâtre, homogène, dense, enkystée dans une membrane fibreuse assez épaisse et vascularisée. Cette matière puriforme est constituée par des leucocytes et par des amas de bacilles parfaitement colorables. Par places, à la surface du péritoine, on trouve des plaques jaunâtres, molles, circulaires, peu adhérentes à la séreuse, que l'examen microscopique montre presque exclusivement formées d'une véritable purée de bacilles entremêlés de globules de pus. Lorsque ces plaques siègent à la surface du foie et de la rate, elles y creusent une légère dépression cupuliforme.

Les lésions qui relèvent de ce premier type sont produites par l'injection intra-péritonéale de quantités relativement considérables de bacilles tués, tenus en suspension grossière dans le liquide. Lorsque, au contraire, on a soin de diviser très finement la culture morte, de façon à obtenir une émulsion aussi parfaite que possible, les lésions sont différentes. On trouve alors tout le péritoine viscéral et pariétal ainsi que l'épiploon recouverts de granulations saillantes, dures, la plupart très petites, quelques-unes plus volumineuses, ayant tout à fait l'aspect de granulations grises, miliaires. La surface du foie, de la rate, celle des intestins sont recouvertes de ce même semis. L'aspect rappelle d'une façon frappante celui de la péritonite tuberculeuse chez l'homme. Les lésions sont exclusivement localisées à la surface péritonéale; elles ne s'observent jamais dans l'intérieur du foie, de la rate ou dans aucun autre organe. A l'examen microscopique, ces granulations se montrent formées de cellules embryonnaires, de cellules épithélioïdes et de cellules géantes en très petit nombre, avec des bacilles facilement colorables.

Injections sous-cutanées. — Si l'on injecte dans le tissu cellulaire sous-cutané d'un cobaye 1 cc. d'eau tenant en suspension assez épaisse des bacilles de la tuberculose, tués par le séjour à l'autoclave à 110°, un empâtement se développe lentement au lieu de l'injection; l'animal continue à se bien porter. Au bout de quelques semaines, l'abcès s'ouvre, donnant issue à du pus crémeux. Ce pus contient des bacilles colorables par les réactifs appropriés. Les abcès ainsi provoqués ont peu de tendance à se fermer: plusieurs mois après leur ouverture, on fait encore sourdre du pus par la pression. Les ganglions correspondants (ceux de l'aine quand l'injection a été faite à la face interne de la cuisse) sont normaux, parfois augmentés de volume et hyperémiés, mais ne renferment pas de pus ni de tubercules; aucune lésion tuberculeuse dans les viscères. Les lésions se bornent donc à un abcès à l'endroit de l'injection.

Un certain nombre de cobayes, porteurs d'un ou de plusieurs de ces abcès, ont vécu pendant deux à trois mois sans présenter aucun phénomène morbide et sans maigrir. Plusieurs sont morts sans amaigrissement bien prononcé et sans lésions appréciables; d'autres, dans un état de cachexie plus ou moins accusée.

L'injection sous-cutanée de bacilles morts, chez le lapin, provoque également un abcès. Cet abcès a moins de tendance à s'ouvrir spontanément que chez le cobaye.

Les résultats qui viennent d'être exposés ont été obtenus par Gamaleia et moi principalement en employant des cultures de tuberculose humaine tuées par un court séjour à l'autoclave. Les mêmes résultats s'observent lorsque les bacilles ont été soumis à une ébullition prolongée pendant plusieurs heures, au séjour à l'autoclave à 120° ou à 130° pendant une heure, plusieurs jours de suite (dix jours). Il en est de même si on fait bouillir les bacilles dans la solution colorante de Ziehl. Les bacilles tuberculeux tués par l'exposition pendant cinq jours aux rayons du soleil d'été présentent les mêmes particularités. Il en est de même des cultures tuées par la chaleur sèche (120° à 140°) pendant plusieurs heures; celles-ci cependant semblent douées de propriétés pathogènes moins actives. Ces mêmes propriétés se retrouvent, tout entières, pour les bacilles tués, après dessiccation préalable, par le séjour prolongé et l'épuisement dans l'éther. Les bacilles soumis plusieurs jours de suite pendant une heure, à l'ébullition dans l'alcool absolu conservent aussi les mêmes propriétés, mais moins énergiques.

Nous avons fait un certain nombre d'expériences analogues avec des cultures de tuberculose aviaire. Les bacilles aviaires morts, injectés en quantité notable dans la circulation générale, produisent aussi l'intoxication avec cachexie progressive et la mort, tantôt sans lésions apparentes, tantôt avec formation de tubercules dans les organes.

Un premier point qui se dégage de cette étude est que les bacilles tuberculeux morts, introduits dans le corps des animaux, s'y retrouvent avec leur aspect et leur réaction colorante spécifique au bout d'un temps très long, pendant plusieurs mois. C'est là, dans l'histoire des microbes pathogènes, une particularité remarquable et à peu près unique. Rien de semblable ne s'observe quand on injecte les cadavres d'autres espèces pathogènes. Nous avons injecté dans la veine, à des lapins, des quantités énormes de bacilles du charbon, tués par la chaleur humide. Au bout de quelques jours, malgré un examen très attentif, on ne trouvait plus trace de ces bacilles ni dans le sang, ni dans les organes, quoique parfois ces injections eussent exercé des effets toxiques et déterminé l'amaigrissement progressif et la mort. Des expériences analogues, faites avec les cadavres d'autres espèces bactériennes (bacille de la morve, du choléra, vibrion avicide, etc.) ont donné les mêmes résultats : la disparition rapide de ces bactéries mortes dans le corps des animaux.

Les cadavres des bacilles tuberculeux n'ont pas seulement la propriété de se conserver pendant longtemps dans le corps des animaux. Ils présentent une autre particularité plus importante encore : c'est de garder, quoique morts, une grande partie des propriétés pathogènes caractéristiques du bacille vivant. Nous avons vu, en effet, que l'introduction de ces bacilles morts dans la circulation générale ou dans le péritoine détermine des lésions qui ressemblent, à s'y méprendre, à celles que provoquent les cultures vivantes. L'absence de caséification dans les lésions déterminées par le bacille mort est loin d'être la règle, contrairement à l'opinion de Prudden; nous avons constaté que cette phase ultime du processus tuberculeux s'observe également dans les tubercules dus aux bacilles morts (fig. 28). Il en faut conclure que le pouvoir de déterminer des lésions tuberculeuses n'est pas lié, de toute nécessité, à la vie et à la végétabilité du bacille de Koch. Cette propriété subsiste pour ce même bacille introduit, à l'état de cadavre, dans l'intimité des tissus. Elle doit donc dériver de quelque substance spéciale contenue dans ces cadavres.

Il y a plus. Nos expériences montrent qu'outre ces lésions

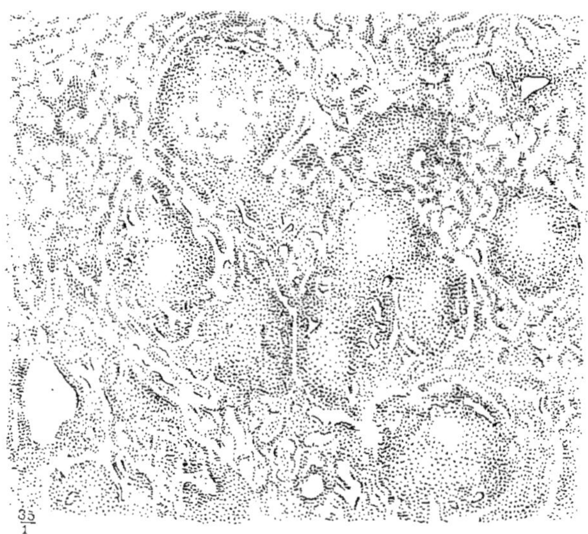

Fig. 28. — Tubercules développés dans les poumons d'un lapin ayant reçu une injection intra-veineuse de bacilles tuberculeux morts. Coloration par la safranine. Vue d'ensemble; gross. 35. *c*, cellules géantes; *f*, *f*, centre caséeux des nodules tuberculeux.

spéciales, et même en l'absence totale de ces lésions, les cadavres des bacilles tuberculeux exercent une autre action, plus profonde et plus générale, sur l'économie, se traduisant par l'amaigrissement progressif, la cachexie et la mort, probablement sous l'influence d'une substance toxique contenue dans les bacilles et lentement abandonnée par eux.

Le caractère fondamental qui différencie les effets ainsi provoqués par les bacilles morts de ceux qu'entraîne l'inoculation des bacilles vivants est que les bacilles morts ne déterminent de lésions tuberculeuses qu'à l'endroit même où ils ont été déposés; ces lésions ne se généralisent pas, comme le font celles que provoque la culture vivante. L'inoculation des cultures mortes nous donne donc un moyen très commode et sûr de déterminer à volonté une lésion tuberculeuse circonscrite, une véritable *tuberculose locale*.

Même alors que, par la réduction de la dose inoculée, les manifestations générales font défaut, que les animaux continuent à se bien porter et augmentent de poids, l'influence profonde exercée sur eux par l'insroduction des bacilles morts n'en persiste pas moins : elle se révèle par la susceptibilité extrême que présentent ces animaux, sains en apparence, à l'égard d'une nouvelle introduction de bacilles tuberculeux. Tous ces faits montrent qu'aux bacilles morts est inhérente une propriété toxique, à longue échéance, qui rappelle celle des cultures vivantes.

Nous sommes ainsi conduits à une notion importante sur le mode d'action du bacille de la tuberculose. Contrairement à ce qu'on observe pour beaucoup d'autres microbes pathogènes, pour le bacille de la diphtérie, par exemple, ou pour celui du tétanos, ce n'est pas dans le milieu de culture où ce bacille a végété que l'on trouve les principaux produits toxiques qu'il élabore. Ces substances sont fixées et retenues dans le corps même du bacille; elles résistent à des traitements très énergiques qui ne parviennent ni à les détruire, ni à les extraire du corps bacillaire. De même elles résistent très longtemps au séjour dans le corps des animaux.

D'autres conséquences, d'une portée plus directement pratique, découlent de ces notions. Pour le traitement de beaucoup de maladies infectieuses, le but souverain et en apparence le plus logique semble consister à tuer le microbe qui a envahi l'économie. Les faits qui viennent d'être exposés montrent que, si ce *desideratum* venait à se réaliser pour le bacille de la tuberculose, la guérison de la maladie n'en serait pas toutefois assurée, puisque les bacilles morts continuent à conserver une action délétère énergique. C'est l'élimination des foyers tuberculeux éteints ou la neutralisation du poison qui serait le vrai but à atteindre.

Voici quelques-unes des expériences que nous avons faites, Gamaleia et moi, sur l'action des cultures mortes de tuberculose :

I. — On injecte dans la veine de l'oreille d'un lapin pesant 1850 grammes une culture vivante de tuberculose humaine, en suspension assez dense dans 1 cc. d'eau. Il meurt dix jours après, pesant 1325 grammes. Les poumons présentent un semis très abondant de fines granulations tuberculeuses.

En même temps, on injecte dans la veine d'un autre lapin, pesant 2110 grammes, exactement la même quantité de bacilles de la même culture, mais préalablement tués par le séjour à l'autoclave à 115° pendant dix minutes. Le lapin meurt six jours après l'inoculation; poids : 1395 grammes. Aucune lésion nodulaire; nombreux bacilles facilement colorables dans les divers organes.

II. — On injecte dans la veine d'un lapin, pesant 2080 grammes, 2 cc. d'une suspension fine dans de l'eau distillée d'une culture vivante de tuberculose. Il meurt treize jours après; poids 1550 grammes. A l'autopsie, quelques tubercules dans les poumons qui sont fortement congestionnés. Nombreux bacilles dans le frottis de tous les organes.

Le même jour, on injecte dans la veine de l'oreille d'un autre lapin la même quantité de bacilles de la même culture, mais préalablement tués par le séjour à l'autoclave pendant dix minutes à 100°. Il meurt seize jours après, pesant 1275 grammes. Pas de lésions macroscopiques. Nombreux bacilles, bien colorables, dans les organes.

Le même jour aussi, on injecte dans la veine d'un troisième lapin, pesant 2180 grammes, la même quantité de la même culture, stérilisée à l'autoclave à 125° pendant vingt minutes. Mort vingt-huit jours après; poids : 1180 grammes. Pas de tubercules apparents. Bacilles parfaitement colorables dans les organes.

III. — On injecte un demi-centimètre cube d'une culture de tuberculose humaine tenue en suspension dans de l'eau et stérilisée à 115° pendant cinq minutes dans la veine d'un lapin pesant 1870 grammes. Il meurt quatorze jours après; poids : 1390 grammes. Nombreux tubercules dans les poumons.

IV. — On injecte 5 cc. d'une culture de tuberculose humaine en suspension assez épaisse dans l'eau et stérilisée à 115° pendant cinq minutes dans la veine de l'oreille d'un lapin pesant 1800 grammes. Il meurt six jours après. Les poumons présentent, à un examen minutieux à l'œil nu, un semis d'innombrables grains un peu saillants, extrêmement fins. A l'examen microscopique, ces points se montrent formés d'amas nodulaires de cellules rondes et de cellules épithélioïdes, contenant de nombreux bacilles se colorant parfaitement.

V. — Une culture de tuberculose humaine en suspension assez dense dans l'eau est stérilisée à l'autoclave à 115° pendant cinq minutes, et 2 cc. et demi de ce liquide sont injectés dans la veine d'un lapin pesant

1960 grammes. Il meurt douze jours après; poids : 1490 grammes. Nombreux nodules tuberculeux dans les poumons, avec bacilles facilement colorables.

VI. — On injecte 4 cc. d'une culture humaine en suspension assez épaisse dans de l'eau et stérilisée à 100° pendant dix minutes dans la veine d'un lapin pesant 1930 grammes. Pas de tubercules dans les poumons ni dans les autres organes, mais nombreux bacilles, parfaitement colorables, dans le frottis de ces organes.

VII. — On injecte 1 cc. d'une culture de tuberculose humaine en suspension assez épaisse dans de l'eau et stérilisée à 120° pendant quinze minutes dans la veine d'un lapin pesant 2100 grammes. Mort 21 jours après; poids 1120 grammes. A l'autopsie, tubercules en petit nombre dans les poumons; ils contiennent beaucoup de bacilles parfaitement colorables.

VIII. — Un quart de cc. d'une culture de tuberculose humaine en suspension assez épaisse dans de l'eau, tuée par le séjour à l'autoclave à 115° pendant dix minutes, est injecté dans la veine d'un lapin pesant 1840 grammes. Il meurt neuf jours après; poids : 1060 grammes. Pas de tubercules dans les poumons ni dans les autres organes.

IX. — On injecte dans la veine d'un lapin pesant 1760 grammes 10 cc. d'une suspension très fine dans l'eau de bacilles humains tués par le séjour à l'autoclave à 115° pendant dix minutes. Pour assurer la ténuité de la uspension, on avait eu soin de faire passer le liquide à travers de la batiste très fine. Le lapin meurt douze jours après; poids : 1170 grammes. Pas de lésions nodulaires visibles dans le poumon.

X. — On injecte dans la veine de l'oreille d'un lapin pesant 2075 grammes 1 cc. d'une culture de tuberculose humaine, finement délayée dans l'eau et portée dix jours de suite à 120° à l'autoclave, chaque fois pendant une demi-heure. Le lapin meurt vingt-quatre jours après, pesant 1410 grammes. Quelques nodules tuberculeux dans les poumons.

XI. — Un lapin reçoit dans la veine 1 cc. d'une émulsion fine de culture de tuberculose humaine stérilisée vingt fois à l'autoclave à 130° pendant une heure. Poids : 2170 grammes. Il meurt vingt-huit jours après, pesant 1 360 grammes. Les poumons sont criblés d'innombrables granulations, les unes extrêmement fines, d'autres de la grosseur d'une tête d'épingle, jaunâtres; elles renferment des bacilles qui se colorent parfaitement. A la base d'un des poumons existe un foyer caséeux typique. La rate est volumineuse, sans tubercules, non plus que dans le foie.

XII. — Un cobaye est inoculé sous la peau de la cuisse gauche avec un peu de la suspension de bacilles qui a servi pour l'expérience précédente. Il meurt dix jours après, avec un gros abcès à la cuisse, sans autre lésion appréciable,

XIII. — Un cobaye reçoit sous la peau de la cuisse un quart de cc. d'une culture de tuberculose humaine en suspension dans l'eau et stérilisée vingt fois à l'autoclave à 125°, pendant une heure. Il meurt trente-trois jours après, très amaigri. Abcès caséeux au point d'inoculation, riche en bacilles parfaitement colorables. Pas d'autres lésions.

XIV. — Une culture de tuberculose humaine sur gélose glycérinée est exposée pendant quatre jours aux rayons solaires pendant le mois de juin. Une suspension dans l'eau de cette culture est injectée, à la dose de 2 cc. et demi, dans la veine d'un lapin pesant 2140 grammes. Il meurt au bout de vingt-six jours, pesant 1400 grammes. Poumons criblés de tubercules; pas d'autres lésions. Les bacilles exposés à la lumière solaire étaient bien tués, car tous les réensemencements demeurèrent stériles, et un cobaye inoculé avec cette culture sous la peau n'a présenté qu'un abcès au point d'inoculation.

XV. — On prélève un peu de la pellicule de bacilles de tuberculose humaine développée en surface sur du bouillon, on la broie finement et on la met dans l'éther où elle reste pendant dix-huit jours. Après évaporation de l'éther, une suspension assez dense de la culture ainsi traitée dans l'eau est injectée à la dose de 1 cc. dans la veine d'un lapin pesant 2 330 grammes. Il meurt au bout de vingt-deux jours, pesant 1550 grammes. Pas de lésions nodulaires dans les organes, même à l'examen microscopique.

La même culture traitée par l'éther a été réensemencée sans succès; un cobaye inoculé sous la peau par la même suspension que le lapin précédent n'a eu qu'un abcès au point d'inoculation; la culture avait donc bien été tuée par le séjour dans l'éther.

XVI. — Un cobaye reçoit dans le péritoine un demi-centimètre cube d'une fine suspension dans l'eau d'une culture de tuberculose humaine, stérilisée à l'autoclave à 115°. Il meurt après vingt-sept jours. L'épiploon est rétracté vers l'estomac, épaissi et renferme plusieurs abcès caséeux de la grosseur d'un pois. Dans le pus de ces abcès, la coloration décèle de nombreux bacilles de la tuberculose.

XVII. — On injecte dans le péritoine d'un cobaye 2 cc. d'une émulsion dans l'eau de bacilles de la tuberculose, tués par le séjour à l'autoclave à 100° pendant cinq minutes, puis traités en outre par le liquide fuchsiné de Ziehl bouillant. L'animal demeure bien portant en apparence. On le sacrifie au bout de cent trente-quatre jours. A l'autopsie, on trouve le long de la grande courbure de l'estomac un chapelet formé par trois tumeurs de la grosseur d'une petite noisette, contenant du pus crémeux bien enkysté. Ce pus renferme de nombreux bacilles, parfaitement colorables. Le parenchyme du foie et de la rate, les plèvres, les poumons sont entièrement sains.

XVIII. — On injecte dans le péritoine d'un cobaye pesant 600 grammes 5 cc. d'une suspension fine dans l'eau de bacilles de la tuberculose humaine tués par le séjour à l'autoclave à 115° pendant dix minutes. Quarante-quatre jours après, il pèse 620 grammes. On le tue. A l'autopsie, petite collection purulente enkystée dans l'épaisseur de la paroi abdominale, sur le trajet de la piqûre d'injection. Sur le grand épiploon, petites tumeurs arrondies, de la grosseur d'un grain de mil et au-dessous, ayant tout à fait l'aspect de tubercules et renfermant des bacilles facilement colorables.

XIX. — On injecte dans le péritoine d'un lapin pesant 2085 grammes 20 cc. d'une suspension très fine d'une culture tuberculeuse tuée par le séjour à l'autoclave à 115° pendant dix minutes. Un mois plus tard, il pesait 2445 grammes; on lui fait une nouvelle injection dans le péritoine de 30 cc. d'une émulsion un peu plus dense. Un mois après, il pèse 2 300 grammes. On lui pratique une troisième injection de culture morte, cette fois dans la veine de l'oreille; il meurt quelques heures après. A l'autopsie, le péritoine est recouvert d'un semis très abondant de tubercules, les uns petits, semi-transparents, comme de fines granulations miliaires, les autres plus volumineux, jaunâtres, de la grosseur d'un petit pois, caséeux à l'intérieur, d'autres également volumineux, contenant un pus blanchâtre, crémeux. La surface du foie et celle de la rate sont pareillement recouvertes d'une éruption de tubercules, mais l'intérieur de ces organes n'en renferme pas. Le frottis de ces nodules contient de nombreux bacilles se colorant parfaitement. Tous les autres organes sont sains.

XX. — Une suspension très fine dans l'eau de bacilles de la tuberculose humaine tués par le séjour à l'autoclave à 115° pendant dix minutes est injectée, à la dose de 55 cc., dans le péritoine d'un chien pesant 7 kilogrammes. Trois mois plus tard, il paraît souffrant et pèse 5kil,750. On le sacrifie. A l'autopsie, on constate dans le péritoine environ 200 grammes de sérosité trouble. Toute la séreuse péritonéale, viscérale et pariétale est recouverte d'un semis extraordinairement fin de granulations dures, ressemblant à des granulations grises, miliaires. Toute la surface séreuse de l'intestin grêle, du gros intestin et de l'estomac en est aussi recouverte, ce qui lui donne un aspect chagriné. Un certain nombre de ces granulations sont plus volumineuses, de la grosseur d'un grain de mil et au delà. La tunique séreuse des intestins est fortement hyperémiée, avec arborisations vasculaires très accusées. L'ensemble rappelle, d'une façon frappante, celui de la péritonite tuberculeuse chez l'homme. La surface de la rate et celle du foie sont également parsemées de ces nodules qui jamais ne pénètrent en profondeur. Toutefois, quand les granulations sont volumineuses, elles causent une légère dépression à la surface de ces organes, mais les parties profondes n'en renferment point. Entre la rate et l'estomac se trouve un boudin de tissu fibreux renfermant de très petites collections jaunâtres, d'aspect puriforme. La face péritonéale du diaphragme est chagrinée par de fines granulations, tandis que la face pleurale est absolument lisse et saine. Tous les autres organes sont normaux.

Les granulations contenues dans la cavité péritonéale sont formées de cellules embryonnaires et épithélioïdes, plusieurs en voie d'élongation fusiforme, et renferment des bacilles parfaitement colorables.

XXI. — Un cobaye reçoit dans le péritoine un demi-cc. d'une suspension dans l'eau d'une culture de tuberculose aviaire, stérilisée à l'autoclave à 115° pendant dix minutes. Il meurt trente-sept jours après, l'épiploon parsemé de petits abcès enkystés, jaunâtres, renfermant un liquide puriforme dans lequel les colorations ne parviennent pas à déceler la présence de bacilles.

XXII. — Un cobaye reçoit dans le péritoine 1 cc. d'une suspension fine dans l'eau de culture aviaire stérilisée à l'autoclave. Il meurt huit jours plus tard; l'épiploon est rétracté et présente dans son épaisseur un abcès caséeux, dont le pus est rempli de bacilles se colorant bien. Rien dans les organes.

XXIII. — Un lapin pesant 2350 grammes reçoit dans la veine de l'oreille 1 cc. et demi d'une suspension fine de culture de tuberculose aviaire tuée par le séjour à l'autoclave à 115° pendant dix minutes. Il meurt trente-huit jours après, pesant 1275 grammes. Pas de tubercules dans les poumons ni dans les autres organes. Les frottis faits avec ces différents organes ne révèlent la présence d'aucun bacille.

Grancher et Ledoux-Lebard ont fait des constatations analogues avec le bacille de la tuberculose aviaire. Ils ont vu que les cultures aviaires, chauffées pendant quelques minutes à 70° et au-dessus, perdaient leur végétabilité et leur virulence. Toutefois, injectées dans le sang, elles pouvaient encore provoquer la mort des lapins, soit par leur toxicité, soit par un autre mécanisme. Elles déterminaient aussi, si on les inoculait dans le tissu cellulaire ou dans le péritoine, tantôt un abcès caséeux ou même une tuberculose semblable, en apparence, à la tuberculose vraie. Grancher et Ledoux-Lebard désignent du nom de *nécro-tuberculose* les réactions cellulaires des tissus vivants contre le bacille tuberculeux mort et n'agissant que comme un corps étranger spécial par la qualité de ses protéines[1].

Vissmann a injecté dans la veine de l'oreille des lapins une fine suspension dans l'eau de bacilles de la tuberculose tués par le séjour dans le courant de vapeur d'eau à 100° pendant deux à trois heures, ou bien encore, comme nous l'avions fait, Gamaleia et moi, en les faisant bouillir dans une solution anilinée ou phéniquée de fuchsine. Il provoqua ainsi dans les poumons et dans le foie la formation de nodules ressemblant parfaitement à des tubercules jeunes, avec cette différence qu'ils ne caséifiaient pas, mais aboutissaient à des productions fibreuses. Les cellules géantes s'observaient rarement; les bacilles se retrouvaient, avec leur colorabilité spéciale, au sein des nodules[2].

Kostenitsch injecta des bacilles de la tuberculose humaine, tués par le séjour à l'autoclave à 115° pendant une demi-heure,

1. Grancher et Ledoux-Lebard, Tuberculose aviaire et humaine. Action de la chaleur sur la fertilité et la virulence du bacille tuberculeux. (*Arch. de méd. expérim. et d'anat. pathol.*, 1892, p. 25).

2. Vissmann, Wirkung todter Tuberkelbacillen und des Tuberkulins auf den thierischen Organismus (*Virchow's Arch.*, 1892, Bd 129, p. 163).

dans la chambre antérieure de l'œil chez des lapins; sur d'autres de ces animaux il injecta la culture morte directement dans le poumon par piqûre à travers la paroi thoracique. L'examen microscopique des nodules provoqués dans l'œil et dans le poumon par l'injection de bacilles tuberculeux morts montre que leur structure ne diffère en rien de celle des nodules provoqués par les bacilles vivants. Il n'a pu, toutefois, observer la transformation caséeuse signalée par Gamaleia et par moi, mais il ne doute pas que cette transformation ne fût survenue au centre des nodules si les animaux avaient survécu plus longtemps. Il n'a pu constater, comme l'avaient fait Prudden et Hodenpyl, la guérison, par transformation fibreuse, des tubercules provoqués par les bacilles morts; comme dans nos expériences, tous les lapins inoculés par lui ont succombé [1]. Les recherches futures nous diront à quoi peut tenir cette virulence moindre des cadavres bacillaires dans les expériences de Prudden et Hodenpyl, d'une part, dans celles de Gamaleia et moi et celles de Kostenitsch, d'autre part. Peut-être faut-il accuser une origine différente dans les cultures et y a-t-il lieu de se demander si les expérimentateurs américains n'avaient pas affaire au bacille aviaire.

1. KOSTENITSCH, De l'évolution de la tuberculose provoquée chez les lapins par les bacilles morts et de son traitement par la tuberculine (*Arch. de méd. expérim. et d'anat. pathol.*, 1893, p. 1).

CHAPITRE IX

HISTOGÉNÈSE DU TUBERCULE

SOMMAIRE. — Formation du nodule tuberculeux d'après Koch : le tubercule dériverait surtout des cellules blanches migratiles. — Conception de Baumgarten : l'édification première du tubercule se ferait par la prolifération des éléments fixes des tissus. — Importance de la division karyokinétique des cellules fixes. — Origine et signification des cellules géantes. — Metchnikoff continue à faire dériver le tubercule de leucocytes extravasés. — Rôle phagocytaire de ces cellules et des cellules géantes. — Récents travaux sur l'histogénèse du tubercule.

Les premières études sur la répartition des bacilles dans les tissus tuberculeux sont dues à Koch. On trouve ces bacilles le plus sûrement dans les tubercules jeunes, là où le processus est à ses débuts ou en voie de développement rapide. Dans les cellules épithélioïdes qui apparaissent dès les phases initiales du tubercule, on voit un ou plusieurs bacilles situés à l'intérieur du protoplasma, en dehors des noyaux. Dans les stades plus avancés, le nombre des bacilles augmente considérablement, au point parfois de remplir toute la cellule et de lui donner l'aspect d'une cellule lépreuse. A ce moment, les cellules centrales du nodule ne tardent pas à se nécroser et à subir la régression caséeuse. Les noyaux se fragmentent et ne fixent plus la matière colorante. Au début de la caséification, surtout quand elle s'est effectuée rapidement, les bacilles sont encore visibles en assez grand nombre ; plus tard, ils cessent à leur tour de fixer la matière colorante. Néanmoins cette matière caséeuse, où les réactifs colorants ne décèlent la présence d'aucun microbe, se montre encore virulente quand on vient à l'inoculer. Koch expliquait ce fait en admettant que les bacilles avaient disparu, mais laissaient dans le caséum leurs spores résistantes. Aujourd'hui l'existence de ces spores n'est acceptée qu'avec des réserves; mais, quelle que soit l'opinion qu'on s'en fasse, il faut bien admettre qu'il existe dans les foyers caséeux des formes modifiées du bacille qui apparaissent dans certains cas comme de simples grains colorés ou qui même sont totalement réfrac-

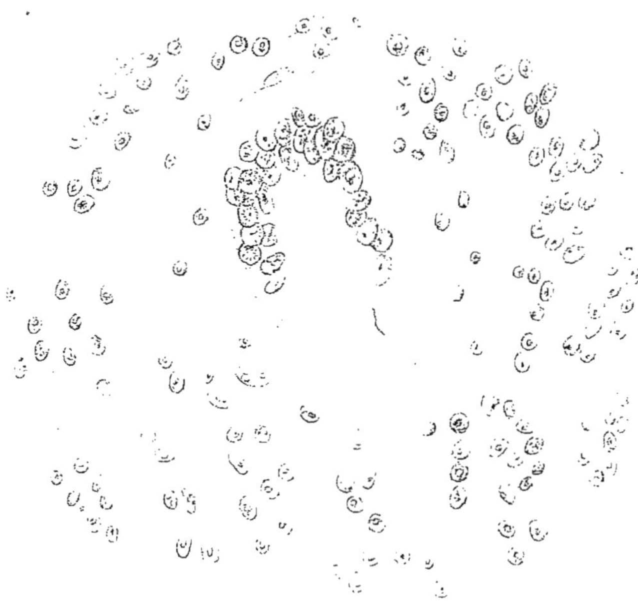

Fig. 29. — Cellule géante d'un nodule de lupus de la peau, avec un seul bacille (figure empruntée au mémoire de Koch).

taires aux réactifs colorants, tout en étant néanmoins vivantes, susceptibles de rajeunissement et virulentes.

Koch a aussi étudié d'une façon spéciale la distribution des bacilles dans les cellules géantes. Il constata que dès que ces cellules apparaissent dans le tubercule, on y trouve presque sûrement des bacilles. Quand il s'agit de tuberculoses torpides, à marche lente, dans les lésions scrofuleuses par exemple ou dans les tumeurs blanches, les bacilles, peu nombreux en général, se rencontrent presque exclusivement dans les cellules géantes, et presque toujours en nombre très restreint (fig. 29). Quand le processus tuberculeux est plus actif, le nombre des bacilles contenus dans les cellules géantes devient plus grand et peut dépasser 50 (fig. 30). Dans ces cas, on les aperçoit déjà à un faible grossissement sous la forme de petits cercles bleus ou rouges, à l'intérieur de la couronne des noyaux de la cellule géante. Koch a cru remarquer que lorsque le nombre des bacilles contenus dans la cellule géante est peu considérable, lorsqu'il n'y en a qu'un seul par exemple, ce bacille occupe généralement une position toute particulière à l'égard des noyaux. Quand ceux-ci sont disposés en couronne à la périphérie de la cellule, le bacille siège au centre même de l'élément; quand les noyaux sont accumulés à l'un des pôles, le bacille occupe le pôle opposé, privé de noyaux. « L'image fournie ainsi par la cellule géante suggère l'idée d'une sorte d'antagonisme entre les noyaux de la cellule géante et les parasites qu'elle renferme; d'où il résulte que les noyaux et les bacilles se tiennent en quelque sorte à la plus grande distance possible. » Ce groupement inverse s'observe surtout quand le nombre des bacilles est peu considérable. Quand ce nombre augmente, les bacilles envahissent le rempart formé par les noyaux, s'insinuent dans les intervalles de ces derniers et en provoquent la destruction régressive. A ce moment, la cellule géante est bien près d'être détruite, ses vestiges n'apparaissent plus que sous la forme de bacilles affectant une disposition radiée, mais qui ne sont plus entourés d'une zone de noyaux colorables (fig. 31).

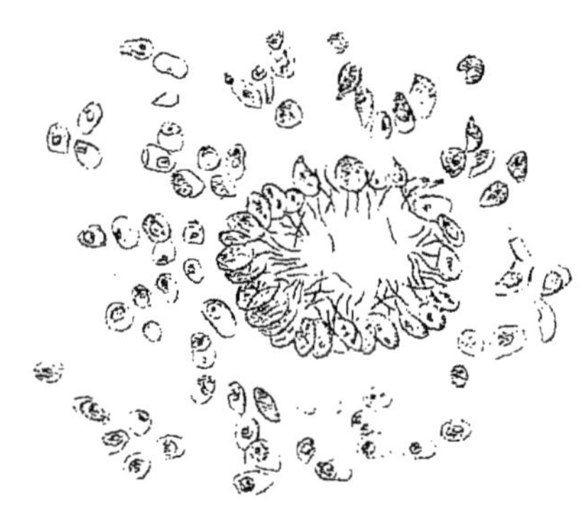

Fig. 30. — Cellule géante d'un tubercule de l'homme (ganglion bronchique); nombreux bacilles affectant une disposition radiée à l'intérieur de la cellule (fig. empruntée à Koch).

D'après ces données, Koch interprète de la façon suivante les rapports des bacilles avec les éléments cellulaires du tubercule. Il pense que le début du processus est marqué par l'apparition d'un ou de plusieurs bacilles à l'intérieur de cellules revêtant le caractère épithélioïde. Comme les bacilles de la tuberculose sont immobiles, il suppose que leur transport n'a pu s'effectuer que par l'intermédiaire des cellules migratiles du sang ou de la lymphe. « Cette cellule migratile chargée de bacilles se détruit-elle là où elle s'arrête, mettant en liberté les bacilles qu'elle a transportés et qui pénètrent ensuite dans les cellules fixes avoisinantes, en provoquant leur transformation en cellules épithélioïdes; ou bien, ce qui paraît plus probable, sont-ce ces cellules migratiles elles-mêmes, chargées de bacilles, qui se transforment en cellules épithélioïdes d'abord, puis en cellules géantes? C'est là une question dont la solution demeure indécise. » A l'appui de l'hypothèse que ce sont les leucocytes migratiles qui servent de véhicule aux bacilles, Koch invoque l'exemple de la septicémie de la souris, maladie expérimentale étudiée par lui quelques années auparavant et dans laquelle les bacilles pathogènes sont visiblement incorporés dans les cellules blanches du sang. Si on injecte par la veine de l'oreille du lapin, dans la circulation générale, une quantité notable de bacilles tuberculeux et que l'on sacrifie l'animal au bout de quelques jours, le sang renferme de nombreux globules blancs chargés de bacilles; en outre, dans les divers organes, les poumons, le foie, la rate, « on trouve des cellules rondes typiques, uninucléaires ou à noyaux multiples, qui ne présentent nullement l'aspect épithélioïde, mais qui ressemblent absolument aux globules blancs du sang et qui contiennent également des bacilles tuberculeux. Il est difficile de ne pas admettre qu'il ne s'agisse là de cellules migratiles, qui se sont emparées des bacilles dans le courant sanguin et qui les ont transportés dans le tissu avoisinant. Le même fait s'observe chez les cobayes auxquels on injecte de notables quantités de bacilles tuberculeux dans le péritoine, et qui succombent dans la première semaine. »

L'évolution ultérieure du tubercule est envisagée par Koch de la façon suivante. La cellule migratile qui a transporté le bacille se fixe en un point donné et se transforme en cellule épithélioïde. En même temps, le bacille qu'elle héberge, ou plutôt les produits que ce bacille, semblent exercer une action pathogène sur les cellules environnantes, que ces cellules dérivent de la prolifération de cellules fixes ou qu'elles soient elles-mêmes des éléments migratiles. Toutes ces cellules, dans un rayon déterminé, se transforment en cellules épithélioïdes.

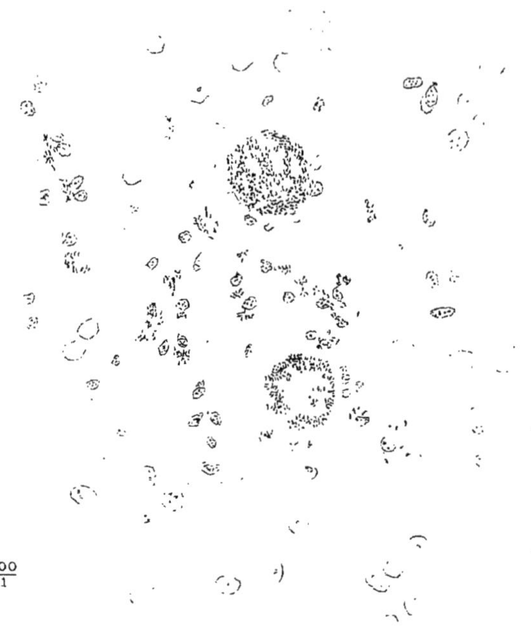

Fig. 31. — Coupe de la paroi d'une caverne tuberculeuse de l'homme. Les cellules géantes n'apparaissent plus que sous forme d'amas bacillaires; en un point la disposition radiée des bacilles est très nette.

Quant à la cellule qui renferme le bacille, elle présente une multiplication nucléaire considérable et se transforme finalement en cellule géante. On peut voir toutes les formes intermédiaires entre une simple cellule épithélioïde, contenant un seul bacille, et la cellule géante complète, riche en noyaux et riche en bacilles. Les tissus tuberculeux du bœuf et du cheval, où les cellules géantes sont très abondantes, seraient particulièrement propices à l'étude de la genèse de ces cellules.

La destinée ultérieure de la cellule géante est variable, dit Koch, selon que le processus morbide évolue d'une façon lente ou rapide. Dans le premier cas, le nombre des bacilles contenus dans la cellule se maintient toujours très faible. Le plus souvent, on ne trouve qu'un ou deux bacilles. Il est douteux que le bacille contenu dans la cellule géante soit celui-là même qui en a causé primitivement le développement : il en est plus vraisemblablement un rejeton. Parfois à côté d'un bacille parfaitement coloré, on en voit un autre plus faiblement teinté, en voie de régression et appartenant sans doute à une génération antérieure. En somme, la cellule géante serait un élément assez durable, plus durable que les bacilles qu'elle contient et qui ont le temps d'y fournir plusieurs générations. Koch suppose aussi que les bacilles flétris y déposent leurs spores. Quelquefois aussi les bacilles y meurent, et la cellule géante subsiste comme l'habitat vide du parasite disparu. Quand, au contraire, la végétation bacillaire s'effectue activement et avec rapidité, la cellule géante succombe, ses noyaux sont envahis et dissociés en débris granuleux; elle se désagrège et est détruite.

Les modifications que subissent ensuite les cellules géantes et les cellules épithélioïdes des tubercules sont toutes de nature régressive et rentrent pour la plupart dans le processus décrit par Weigert sous le nom de nécrose de coagulation : ainsi se forment les masses caséeuses qui apparaissent au milieu des tissus tuberculeux. Les bacilles eux-mêmes disparaissent rapidement dans les foyers caséeux, surtout quand ceux-ci sont un peu anciens. Dans certains cas, l'extinction de la végétation bacillaire, au lieu d'aboutir à la caséification, s'accompagne de la transformation et de la rétraction fibreuse du tissu tuberculeux.

On voit donc que Koch fait dériver les éléments cellulaires du tubercule des globules blancs du sang émigrés hors des vaisseaux, n'accordant aux cellules fixes des tissus qu'un rôle tout à fait subalterne. En cela, il se conformait à l'opinion, de plus en plus accréditée depuis la découverte de la diapédèse par Cohnheim, surtout propagée par Ziegler, et d'après laquelle toutes les « granulations infectieuses », le nodule tuberculeux particulièrement, proviendraient en dernière instance de globules blancs du sang émigrés. Arnold cependant, dans diverses publications, avait signalé la présence, au sein du tissu tuberculeux, de cellules épithéliales (du rein, du poumon) en voie de karyokinèse; d'où il concluait à la participation des épithéliums préexistants à la formation des cellules épithélioïdes ou géantes du tubercule[1]; mais c'est surtout aux recherches de Baumgarten que l'on doit d'avoir montré que le rôle attribué aux leucocytes dans la genèse du tubercule était excessif et que la prolifération des cellules fixes y intervient d'une façon prépondérante[2].

Les investigations de Baumgarten portèrent d'abord sur les tubercules intra-oculaires provoqués par l'introduction dans la chambre antérieure de l'œil d'un fragment de tissu tuberculeux fraîchement enlevé. La cornée et l'iris sont de bons objets d'étude, à cause de l'absence d'éléments épithéliaux préexistants qui pourraient gêner pour la recherche et la détermination histogénétique des cellules épithélioïdes tuberculeuses. Les cellules pigmentées de l'iris constituent des repères très utiles pour établir l'origine fixe ou migratile des éléments constitutifs du tubercule, les cellules mobiles étant privées de pigment ou n'en contenant que des grains isolés.

Les globes oculaires, extirpés à des époques plus ou moins éloignées du moment de l'inoculation, étaient placés aussitôt dans une solution très faible d'acide osmique (0,2 p. 100) ou dans une solution concentrée d'acide picrique : ce sont là les agents fixateurs les meilleurs pour la recherche simultanée des figures karyokinétiques et des bacilles. Le séjour dans le liquide de Müller pendant une semaine ou deux, puis dans l'alcool, donne également de bons résultats et n'entrave nullement la coloration des microbes. L'emploi du liquide de Flemming (solution chromo-osmio-acétique) est excellent pour l'étude de la karyokinèse, mais ne permettrait plus, d'après Baumgarten, la coloration des bacilles[3]. Ceux-ci étaient colorés par la méthode

1. Arnold, Beiträge zur Anatomie des miliaren Tuberkels (*Virchow's Archiv*, Bd 82, 83, 87 et 88).

2. Baumgarten, Experimentelle und pathol.-anat. Untersuchungen über Tuberkulose (*Zeitschr. f. klinische Medicin*, 1885, Bd 9, p. 93, 245, et Bd 10, p. 24). — *Lehrbuch der pathol. Mykologie*, 1890, Bd 2, p. 555-600).

3. Il résulte des recherches récentes de Kostenitsch et Wolkow que la fixation préalable par le liquide de Flemming n'est nullement préjudiciable pour la coloration des bacilles, à la condition de soumettre les pièces, au sortir de ce liquide, à un lavage continu dans l'eau courante, pendant quatre à six jours, selon la dimension des pièces. Le durcissement est ensuite achevé dans de l'alcool de plus en plus concentré.

d'Ehrlich et les noyaux des cellules par une solution aqueuse de vésuvine. Pendant les premiers jours qui suivent l'insertion du fragment de tissu tuberculeux dans la chambre antérieure, rien d'apparent ne se manifeste, sauf la cicatrisation de la plaie cornéenne et l'enkystement du corps étranger introduit. A l'intérieur de celui-ci, à partir du deuxième jour, on peut constater une notable augmentation du nombre des bacilles, qui en pullulant franchissent le tissu de granulation formé autour du corps étranger et ne tardent pas à envahir l'iris et la cornée. Vers le cinquième jour, on les aperçoit déjà, disséminés dans le tissu de l'iris, au voisinage du point d'inoculation; ils sont libres dans la substance intercellulaire ou engagés dans l'intérieur des cellules fixes. Un certain nombre de ces cellules présentent déjà à ce moment des figures de mitose. Un peu plus tard, vers le septième ou le huitième jour, le nombre des figures karyokinétiques devient plus abondant; au niveau des foyers bacillaires, ces figures s'observent sur tous les éléments fixes du tissu de l'iris (cellules fixes du tissu conjonctif, cellules endothéliales des vaisseaux, cellules épithéliales des deux faces de la membrane). Quelques jours plus tard on trouve en ces mêmes points des amas de cellules épithélioïdes : la plupart des cellules fixes du tissu conjonctif ou de l'endothélium vasculaire en voie de division indirecte montrent une transformation de leur protoplasma aplati en un corps protoplasmique plus abondant, arrondi, polygonal ou cubique. On peut suivre toutes les étapes de la transformation des cellules fixes en cellules épithélioïdes, à noyau ovalaire, vésiculeux, comme celui des cellules fixes dont elles dérivent. Les cellules en karyokinèse peuvent contenir un ou plusieurs bacilles; la plupart n'en renferment pas, mais des bacilles s'observent dans leur voisinage.

A ce moment apparaissent, d'une façon discrète d'abord, puis plus abondants, des éléments cellulaires migratiles, caractérisés par la petitesse, la forme ronde et la forte coloration de leur noyau et par leur pauvreté en protoplasma, et se distinguant ainsi facilement des cellules épithélioïdes à protoplasma abondant et à noyau ovalaire, volumineux, vésiculeux, et fixant moins énergiquement les matières colorantes. Ces cellules migratiles sont de deux espèces : les unes à protoplasma nettement visible, relativement abondant et munies de plusieurs noyaux groupés en forme de feuille de trèfle ou de fer à cheval : ce sont les leucocytes polynucléaires ; les autres ne possédant qu'un seul noyau entouré d'une couche de protoplasma tellement mince que le noyau paraît pour ainsi dire nu : ce sont les leucocytes mononucléaires ou lymphocytes. Ces cellules migratiles ne présentent jamais de figures karyokinétiques. Les nodules tuberculeux naissants se composent presque exclusivement de cel-

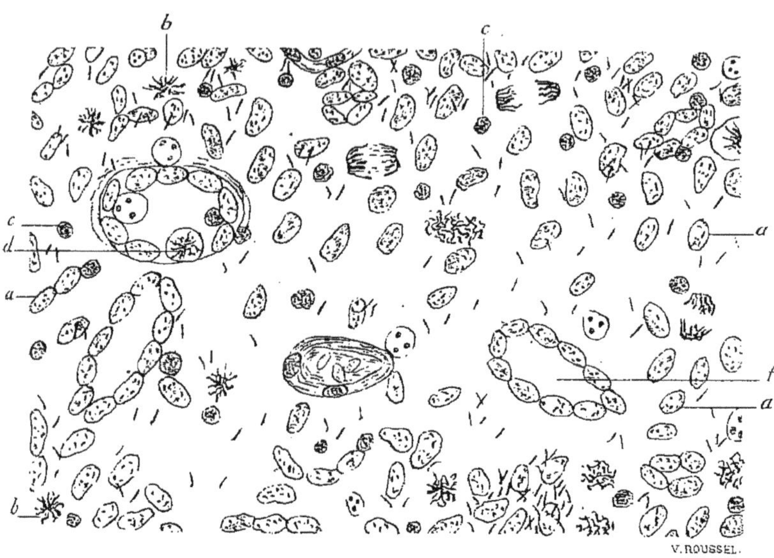

FIG. 32. — Schema du développement initial du tubercule, d'après Baumgarten ; *aa*, cellules épithélioïdes se développant aux dépens des cellules fixes du tissu conjonctif ; *bb*, cellules fixes en voie de karyokinèse ; *cc*, cellules lymphoïdes migratiles ; *d*, endothélium d'un capillaire en voie de karyokinèse ; *f*, coupe d'un capillaire.

lules épithélioïdes, dérivant des cellules fixes dont elles conservent le noyau caractéristique, vésiculeux, ovalaire. Ce n'est que plus tard que les leucocytes y apparaissent : ils sont manifestement d'origine migratile et proviennent des vaisseaux par diapédèse ; jamais ils ne présentent de modifications de nature progressive (augmentation du protoplasma, division nucléaire) ; leur évolution est au contraire toute régressive ; ils ne tardent pas à se ratatiner et à se fragmenter en petits grains.

L'histogénèse des tubercules de la cornée ressemble de

tous points à celle des tubercules de l'iris. Mais, malgré sa structure plus simple et l'absence de vaisseaux, la formation du tubercule se poursuit moins facilement sur la cornée que sur l'iris, parce que, dès le début du processus, des cellules lymphoïdes migratiles pénètrent du sac conjonctival dans le foyer d'inoculation cornéen et masquent ainsi les modifications éprouvées par les cellules fixes.

Nous avons vu que Koch admettait que les bacilles pénètrent dans les tissus par l'intermédiaire des éléments migratiles du sang ou de la lymphe qui leur serviraient de véhicule. Baumgarten n'accepte pas ce mode de propagation. Il fait remarquer que les bacilles se rencontrent libres dans les fentes de la cornée ou dans les canaux du suc, ou bien à l'intérieur des cellules fixes, à un moment où le tubercule naissant ne possède encore aucun leucocyte. La dissémination des bacilles doit donc se faire dans les canaux du suc par la lymphe interstitielle, ou par végétation progressive. A un stade plus avancé du tubercule, quand les leucocytes y font leur apparition en nombre considérable, plusieurs d'entre eux peuvent englober des bacilles et les transporter à une certaine distance; mais ce ne serait là qu'un épiphénomène et non la condition fondamentale de la genèse et de la diffusion du tubercule.

Un peu plus tard, vers le dixième ou le onzième jour, on voit apparaître à l'intérieur du nodule tuberculeux, entre les cellules épithélioïdes, un réticulum fibrillaire très fin, déjà signalé par E. Wagner et qui est surtout visible sur les préparations fixées par l'acide chromique. Nous avons déjà mentionné l'opinion de ceux pour qui ce réticulum serait purement artificiel, résultant de la coagulation, par l'acide chromique, de l'exsudat albumineux interstitiel. Ce réticulum existe néanmoins, surtout à la périphérie du nodule, où l'on peut voir les fines fibrilles se continuer directement avec les fibrilles conjonctives des portions saines de l'iris. Il résulte probablement de la raréfaction des fibrilles préexistantes, atrophiées par la végétation cellulaire active du tubercule. En même temps l'on constate une sorte d'encapsulement du nodule dont le contour extérieur se limite très nettement. Les cellules marginales du tubercule subissent une sorte d'aplatissement, probablement sous l'influence de la pression excentrique qu'elles éprouvent de la part des cellules accumulées au centre du nodule.

C'est alors aussi que les leucocytes deviennent de plus en plus abondants dans le néoplasme. En même temps s'établit une hyperémie manifeste de l'iris, dont les vaisseaux se dilatent. A l'examen microscopique on constate que les capillaires et les veinules de cette membrane sont bondés de leucocytes disposés le long de la paroi vasculaire. Beaucoup de ces leucocytes ont franchi la paroi et ont ainsi envahi le tubercule. Ces leucocytes sont donc manifestement des éléments migratiles provenant des vaisseaux et non pas de la prolifération des cellules fixes qui, à ce moment, ne présentent déjà plus de karyokinèse. La pénétration du nodule par les leucocytes devient tellement abondante et touffue, que la plupart des cellules épithélioïdes en sont masquées. Le tubercule paraît alors un simple amas de cellules blanches et revêt l'aspect lymphoïde que Virchow avait pris pour la forme primitive et typique du tubercule. Cependant, à un examen plus attentif et avec de forts grossissements, on arrive toujours à démêler la présence de cellules épithélioïdes au milieu de l'amas de leucocytes. Parallèlement à cette accumulation de lymphocytes, s'accomplit la multiplication de plus en plus active des bacilles au sein du tubercule.

Vient enfin la phase de mortification et de dégénérescence. Elle débute au centre du nodule et frappe d'abord les leucocytes qui se ratatinent, prennent des formes irrégulières et dont le protoplasma se détruit; les noyaux se fragmentent et les débris nucléaires, qui continuent à se colorer assez vivement pendant un certain temps, finissent par perdre toute affinité pour les matières colorantes. Les mêmes altérations s'observent sur les cellules épithélioïdes qui se transforment en masses opaques, sans coloration nucléaire, renfermant des bacilles en abondance. Le processus marche progressivement du centre à la périphérie et tout le nodule finit par subir la caséification, caractérisée, comme l'a établi Weigert, par une sorte de coagulation du protoplasma avec destruction du noyau (nécrose de coagulation) puis par l'apparition de gouttelettes graisseuses et la colliquation finale.

Jusqu'ici il n'a pas été question de cellules géantes dans

cette description des tubercules de l'iris et de la cornée; Baumgarten n'en a pas observé, lorsqu'il inoculait des fragments de tissu tuberculeux provenant du cobaye ou du lapin; il en constatait au contraire lorsque l'inoculation dans la chambre antérieure se faisait avec des fragments de pommelière ou avec de la culture tuberculeuse. A quoi tient cette différence dans les effets de ces inoculations? D'après Baumgarten, la cellule géante résulte de la prolifération nucléaire d'une seule cellule (épithélioïde) sans que le protoplasma prenne part à cette division. Pour que la division du protoplasma ne marche pas ainsi de pair avec celle du noyau, il suppose un faible degré d'irritation, s'épuisant au premier stade de l'irritation cellulaire, à la division du noyau. Quand l'irritation est intense, comme celle que provoque l'inoculation d'un fragment de tubercule du cobaye ou du lapin, la division cellulaire est complète et on ne rencontre dans le tubercule que des cellules épithélioïdes. Les nodules de pommelière contiennent généralement moins de bacilles, de sorte que par leur inoculation on réalise des conditions d'irritation moindre qui donneraient naissance aux cellules géantes. Les cultures artificielles du bacille de la tuberculose exerceraient également sur le tissu de l'iris et de la cornée une irritation relativement faible et permettant la formation de cellules géantes. C'est pour ce motif aussi que, dans les diverses manifestations de la tuberculose humaine, les cellules géantes sont nombreuses et très volumineuses dans le lupus, dans les fongosités des tumeurs blanches, dans les adénites scrofuleuses où le nombre des bacilles est très restreint et par conséquent l'irritation exercée par eux est très modérée; ces cellules sont rares au contraire là où les bacilles sont abondants, dans les granulations miliaires de la tuberculose aiguë, par exemple.

L'étude du développement des tubercules secondaires, métastatiques, dans les divers organes, au cours de la tuberculose expérimentale du lapin, a conduit Baumgarten à vérifier là encore cette donnée fondamentale que l'édification première du tubercule s'effectue aux dépens et par la prolifération des éléments fixes des tissus. Ainsi, dans les ganglions lymphatiques cervicaux du lapin, qui se prennent les premiers après l'inoculation intra-oculaire, les lésions débutent par les follicules, où l'on trouve des bacilles libres ou contenus dans l'intérieur des cellules fixes du réticulum, ou bien encore dans les cellules endothéliales des capillaires. Ces cellules apparaissent nettement en karyokinèse, et c'est à leurs dépens que prendraient naissance les cellules épithélioïdes et les cellules géantes. Les lymphocytes mobiles ne pénètrent dans le nodule tuberculeux que tardivement, comme on l'a vu pour les tubercules de l'iris et de la cornée. Dans le poumon, les tubercules, à leur naissance, siègent le plus souvent dans les alvéoles; ils proviennent de la division karyokinétique des cellules épithéliales alvéolaires et de l'endothélium des capillaires, que l'on observe dans les points où les bacilles sont arrêtés; ainsi se développe, au sein d'un groupe d'alvéoles, le tubercule pulmonaire, avec des cellules épithélioïdes et géantes entremêlées de rares leucocytes et de filaments de fibrine. Ce n'est que plus tard que l'invasion des leucocytes devient abondante, au point de masquer, là aussi, à un examen superficiel, la présence des cellules épithélioïdes. Bientôt après, le nodule subit la caséification progressive.

Le tubercule miliaire pulmonaire dont il vient d'être question est d'origine métastatique, les bacilles étant apportés au poumon par la voie sanguine. Si l'on injecte directement dans la trachée d'un lapin ou d'un cobaye une culture pure du bacille de la tuberculose, on provoque ainsi une tuberculose pulmonaire par inhalation ou par « aspiration » qui offre de grandes analogies avec la pneumonie caséeuse de l'homme. Un grand nombre d'alvéoles ou même plusieurs lobules sont envahis à la fois, d'où des infiltrations lobulaires ou lobaires. Là aussi, d'après Baumgarten, la lésion première et fondamentale consisterait dans la prolifération, par voie de karyokinèse, du revêtement épithélial alvéolaire; seulement, dans ces cas de pneumonie caséeuse expérimentale, l'accumulation des leucocytes dans le foyer tuberculeux s'accomplit d'une façon plus précoce et plus intense que dans le tubercule miliaire ordinaire.

Le tubercule expérimental du rein prend naissance par un processus analogue; la prolifération des éléments épithéliaux y jouerait le rôle prépondérant; les endothéliums des capillaires intertubulaires et glomérulaires, l'épithélium de la capsule du glomérule y prendraient part également, quoique d'une façon plus accessoire. Dès que les bacilles ont pénétré dans ces éléments, ou arrivent à leur voisinage, on voit les cellules entrer en karyokinèse et donner ainsi naissance aux cellules épithélioïdes et aux cellules géantes. Plus tard, des leucocytes sortis des vaisseaux environnants pénètrent en nombre variable dans le tubercule rénal.

La rate n'échappe pas non plus à la règle commune. Comme dans les ganglions, ce sont, d'après Baumgarten, les cellules fixes aplaties des cloisons qui entrent en karyokinèse au début du processus tuberculeux.

Dans le parenchyme du foie, le tubercule se développerait par la prolifération des cellules hépatiques, accessoirement aussi par celle de l'endothélium des capillaires et des rares cellules fixes du tissu conjonctif intra-acineux. Le tubercule, ainsi constitué, est formé de cellules épithélioïdes et de cellules géantes; plus tard, il est envahi par les leucocytes. Des tubercules peuvent naître aussi dans les espaces portes au milieu du tissu conjonctif de la gaine de Glisson; leur évolution se ferait alors d'après le type des tubercules de l'iris ou de la cornée.

En résumé on voit, d'après ces recherches, que le tubercule ne commence pas, comme le croyaient naguère Ziegler et ses élèves, par une accumulation de globules blancs émigrés des vaisseaux, globules qui se transformeraient graduellement en cellules épithélioïdes et en cellules géantes. Ce sont les éléments fixes des tissus, cellules épithéliales et cellules du tissu conjonctif, qui servent exclusivement de point de départ pour la formation du tubercule. Sous la sollicitation des bacilles, ces éléments prolifèrent et se transforment en cellules épithélioïdes et en cellules géantes. Ces dernières ne résultent pas de la confluence de plusieurs cellules épithélioïdes, mais de la prolifération nucléaire d'une seule de ces cellules, qui ne s'accompagne pas de segmentation concomitante du protoplasma. Plus les tubercules sont jeunes, plus l'aspect épithélioïde des cellules qui les composent est prépondérant. Ce n'est que plus tard, « en seconde ligne seulement » qu'apparaissent les leucocytes émigrés par suite de l'irritation inflammatoire exercée par les bacilles sur les vaisseaux. Plus le processus est actif, plus cette invasion secondaire est prononcée; dans certains cas, elle peut être tellement rapide et active que, dès le début, le tubercule affecte l'aspect d'un simple amas de cellules lymphoïdes : c'est la forme la plus maligne du néoplasme tuberculeux. Quand le processus est plus lent et la végétation bacillaire plus torpide, l'invasion leucocytaire peut faire presque complètement défaut et le tubercule demeure presque exclusivement constitué par des éléments épithélioïdes. Une fois envahi par les leucocytes, le tubercule aboutit à peu près fatalement à la mortification caséeuse.

Nous assistons donc, après les exagérations de la doctrine de la diapédèse, à un retour manifeste vers les idées premières de Virchow : le tubercule n'est pas un amas de globules blancs émigrés, il naît de la prolifération des cellules fixes. Toutefois nos notions sur la structure du tubercule diffèrent singulièrement de celles qu'avait formulées le fondateur de la pathologie cellulaire. Pour lui le tubercule se développerait exclusivement aux dépens des cellules du tissu conjonctif, cette « matrice » de la plupart des néoplasmes. Nous savons aujourd'hui que le tubercule peut naître de la prolifération des cellules fixes les plus variées, cellules épithéliales, glandulaires ou de revêtement, cellules endothéliales, cellules fixes du tissu conjonctif. Pour Virchow, le tubercule était essentiellement constitué par un amas de cellules lymphoïdes; c'était proprement un lymphome. Nous pensons maintenant que les éléments cellulaires fondamentaux et essentiels du tubercule sont au contraire des cellules plus hautement différenciées, à protoplasma abondant, reconnaissant le type épithélioïde (cellules épithélioïdes, cellules géantes).

Ces recherches nous ramènent encore à préciser la signification et l'origine de la cellule géante tuberculeuse. Nous avons déjà mentionné les diverses explications qui en avaient été données (p. 31, 53 et suiv.). Nous pouvons maintenant les discuter en meilleure connaissance de cause. On ne peut les considérer comme caractéristiques du tubercule, quoique la cellule géante tuberculeuse, la cellule de Langhans, offre des particularités qui, en dehors de la présence du bacille, la distinguent presque sûrement des autres cellules géantes (myéloplaxes, cellules sarcomateuses). Dans celles-ci, les noyaux sont d'ordinaire uniformément répandus dans le protoplasma de la cellule, ou groupés à son centre; dans les cellules géantes tuberculeuses les noyaux, ovalaires plutôt que ronds, siègent habituellement à la périphérie, soit sur tout le pourtour de la cellule, soit à un de ses pôles, en laissant libre une notable partie de la cellule. Nous rappellerons toutefois que cette

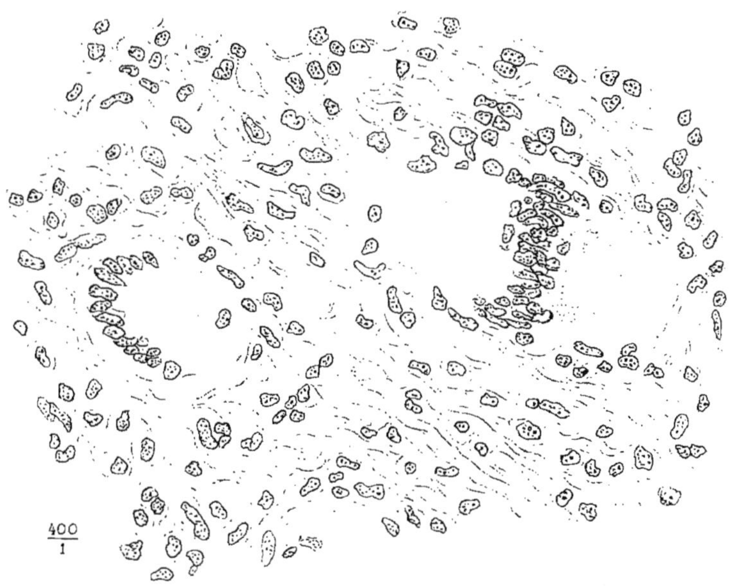

FIG. 33. — Cellules géantes dans les tubercules du poumon d'un lapin ayant reçu dans la veine une injection de bacilles de la tuberculose tués par un séjour de deux heures dans l'autoclave à 115°.

disposition marginale des noyaux n'est pas absolument caractéristique et qu'elle se retrouve aussi dans les cellules géantes développées autour d'un corps étranger inerte, d'un poil, d'un fil de catgut, d'un grain de poivre, par exemple. Prudden et Hodenpyl, Gamaleia et moi avons montré que des cellules géantes types se forment dans les poumons de lapins auxquels on injecte dans la veine des bacilles tuberculeux morts. La figure 33 montre une coupe de poumon de lapin mort à la suite de l'injection dans l'oreille d'une culture de tuberculose humaine, tuée par le séjour à l'autoclave à 115° pendant deux heures. Les tubercules qui criblaient ce poumon contenaient des cellules géantes typiques. Il faut aussi éviter de confondre la cellule de Langhans avec les fausses cellules géantes que simule parfois, dans les préparations, la coupe transversale ou oblique d'un canalicule glandulaire enflammé, par exemple, d'un conduit hépatique dans le foie, ou d'un canalicule urinaire. Avec un peu d'attention, on s'apercevra aisément qu'il s'agit là d'un épithélium de revêtement disposé autour de la lumière plus ou moins oblitérée d'un canal glandulaire.

Nous savons aussi que ces cellules ne proviennent pas d'une cellule blanche migratile ou de la confluence de plusieurs de ces cellules. L'origine intra-vasculaire, thrombosique, doit être également rejetée : nous n'en voulons pour preuve que la présence de cellules géantes dans les tubercules de la cornée, où les vaisseaux font entièrement défaut. Tout tend à faire admettre qu'elles dérivent des cellules épithélioïdes, issues elles-mêmes des cellules fixes des tissus.

Weigert, dans une intéressante étude sur la signification des cellules géantes tuberculeuses[1], admet, comme Baumgarten, que ces cellules se développent sous l'influence d'une irritation relativement faible, insuffisante pour entraîner le protoplasma dans le travail de division subi par le noyau. Il étudie avec soin la topographie des bacilles à l'intérieur de la cellule géante. Nous avons vu que Koch assignait comme siège principal aux bacilles la partie centrale, privée de noyaux, de la cellule. Weigert montre au contraire que les bacilles se voient de préférence à la périphérie de la partie privée de noyaux, et, plus précisément, à la limite qui sépare les noyaux de la portion privée de noyaux, ou dans les intervalles des noyaux eux-mêmes. Quant à la portion de la cellule où les noyaux n'existent pas, les bacilles y font généralement défaut.

Il existe donc, à cet égard, une analogie frappante avec ce que l'on observe dans les foyers tuberculeux devenus caséeux. Là aussi, dans la plupart des cas, le centre est à la fois privé de noyaux et de bacilles, tandis qu'à la périphérie du foyer, où les noyaux subsistent, les bacilles se voient en assez grand nombre. Dans ce cas, cette disposition s'explique aisément en admettant que les bacilles qui avaient primitivement occupé le centre du no-

1. WEIGERT, Zur Theorie der tuberkulösen Riesenzellen (*Deutsche med Wochenschr.*, 1885, p. 986).

dule ont disparu et sont morts graduellement, en même temps que le centre lui-même subissait la nécrose et devenait un milieu défavorable à la multiplication de ces bacilles. A la périphérie du nodule, au contraire, où le tissu demeure vivant, ils continuent à subsister. Ce qui s'observe là pour l'ensemble du follicule tuberculeux se passe sans doute aussi, en miniature, pour la cellule géante envisagée isolément. Le centre de la cellule, primitivement occupé par les bacilles, subit une mortification partielle qui entraîne à sa suite la disparition des bacilles, tandis que ceux-ci continuent à vivre dans la portion périphérique de la cellule encore vivante elle-même et munie de noyaux. On peut donc considérer la cellule géante de Langhans comme une cellule en voie partielle de caséification; la portion de cette cellule privée de noyaux et de bacilles se comporte effectivement à l'égard des réactifs colorants comme le font les tissus morts, se colorant par l'acide picrique en jaune et cessant de fixer le carmin et les couleurs basiques d'aniline.

La plupart des anatomo-pathologistes se sont rangés à l'opinion de Weigert et de Baumgarten, d'après laquelle la cellule géante du tubercule constitue un élément en voie de dégénération et frappé de nécrose partielle. Metchnikoff cependant arrive à une conception toute différente de la cellule de Langhans. Ses recherches ont principalement porté sur le spermophile (*spermophilus guttatus*), petit rongeur très abondant dans les campagnes aux environs d'Odessa, auquel il inoculait, sous la peau ou dans le péritoine, une culture de tuberculose (aviaire). Cet animal est assez réfractaire à ces inoculations et ne succombe qu'au bout de plusieurs semaines ou de plusieurs mois, ne présentant dans les divers organes que des tubercules visibles au microscope. Ces tubercules sont riches en cellules géantes, qui proviennent le plus souvent d'une seule cellule épithélioïde dont les noyaux subissent la division indirecte, sans division concomitante du protoplasma. Toutefois, Metchnikoff admet que la cellule géante peut aussi, dans de certaines circonstances, résulter de la confluence de plusieurs cellules épithélioïdes. Les cellules épithélioïdes et particulièrement les cellules géantes sont, d'après lui, des types de phagocytes, c'est-à-dire de cellules entrant en lutte avec le parasite tuberculeux, s'en emparant et le détruisant par un véritable travail de digestion intra-cellulaire. Metchnikoff décrit et figure les différents aspects de dégradation progressive que présentent les bacilles contenus dans la cellule géante qui les tue et les digère. « Les bacilles deviennent plus gros et perdent peu à peu la propriété de fixer la coloration. Le plus souvent c'est la partie centrale qui se décolore; quelquefois c'est au contraire la partie périphérique qui perd sa coloration. Ensuite le bacille se transforme en un corps jaunâtre, en forme de saucisson, dans l'intérieur duquel on voit un canal très mince. Les bacilles ainsi déformés se réunissent en une masse qui prend l'aspect caractéristique d'un morceau d'ambre. » Ce sont là, pour Metchnikoff, des images régressives tout à fait particulières, qui ne rappellent en rien les formes involutives que présentent les bacilles morts, dans les cultures, ou les bacilles en dehors des cellules, et qui résulteraient exclusivement de l'action phagocytaire exercée par les cellules géantes. Loin d'être des éléments frappés de mortification partielle, ces cellules sont au contraire des formes éminemment vivaces, « constituant la défense essentielle de l'organisme contre le parasite de la tuberculose ». Ce qui le prouve encore c'est que, d'après Metchnikoff, les cellules géantes seraient susceptibles de se diviser en cellules plus petites; elles seraient aussi douées de mouvements amœboïdes très actifs, et les prolongements multiples qu'elles présentent seraient de véritables pseudopodes. La présence de corps étrangers et de bacilles à l'intérieur des cellules géantes accuserait leur rôle phagocytaire; parfois les bacilles sont contenus dans des vacuoles qui sont considérées comme des vacuoles de digestion [1].

Nous n'entrerons pas dans le détail de la polémique qui s'engagea à ce sujet entre Weigert et Metchnikoff, portant principalement sur la question de savoir si les bacilles contenus à l'intérieur des cellules étaient tués par l'activité phagocytaire de ces cellules, ou si, au contraire, ils étaient déjà morts avant d'y pénétrer [2]. Les controverses si vives élevées il y a quelques années au sujet de la phagocytose ont aujourd'hui perdu une

1. METCHNIKOFF, Ueber die phagocytäre Rolle der Tuberkelriesenzellen (*Virchow's Arch.* 1888, Bd 113, p. 63).

2. WEIGERT, Ueber Metchnikoff's Theorie der tuberculösen Riesenzellen (*Fortschr. der Med.* 1888, p. 809). — METCHNIKOFF, Réponse à la critique de M. Weigert au sujet des cellules géantes de la tuberculose (*Annales de l'Institut Pasteur*, 1888, p. 604).

partie de leur intérêt. Metchnikoff a incontestablement rendu un réel service en nous apprenant à étudier, avec plus de soin et de suite qu'on ne le faisait avant lui, les moyens de défense de l'organisme contre les microbes pathogènes et le mécanisme intime de l'immunité. La phagocytose constitue certainement un de ces moyens de défense, et le premier par ordre de date qui ait été bien mis en évidence. Mais, quelque instructives que soient les données relatives au conflit des microbes avec les éléments anatomiques, elles doivent aujourd'hui céder le pas à des notions d'un tout autre ordre. Nous savons maintenant que la défense de l'économie contre les microbes envahisseurs et les phénomènes qui s'y rattachent doivent être ramenés, en grande partie, à des modifications chimiques éprouvées par le milieu intérieur Le pouvoir bactéricide de certains liquides de l'organisme, leur propriété antitoxique, plus importante encore, donnent déjà une solution satisfaisante d'un grand nombre de problèmes. Ces acquisitions nouvelles nous fournissent, sur la nature et le mécanisme de l'immunité et de la guérison des notions bien plus pénétrantes, plus générales et plus fécondes que la seule intervention phagocytaire des leucocytes.

La majorité des anatomo-pathologistes acceptèrent ces données relatives à l'histogénèse du tubercule et la part prépondérante qui revient aux cellules fixes, contrairement au rôle presque exclusif que l'on revendiquait jusque-là pour les leucocytes. Cornil, notamment, développa ces vues nouvelles et les appuya de ses propres recherches sur les images karyokinétiques observées dans les lésions tuberculeuses [1]. Toutefois, plus tard, par l'examen de tissus d'animaux infectés par l'injection intra-veineuse de bacilles, Cornil constata la formation de tubercules naissants à l'intérieur des capillaires du foie et de la rate, et il admit que les cellules épithélioïdes et les cellules géantes se formaient par prolifération karyokinétique des leucocytes intra-vasculaires [2]. Cette manière de voir fut adoptée et développée par Yersin, dans une intéressante étude sur la tubercu-

1. CORNIL, Sur les phénomènes de karyokinèse observés dans la tuberculose (*Études expérimentales sur la tuberculose* publiées par VERNEUIL, t. 1, 1877, p. 1).
2. CORNIL, *Journal des connaissances médicales*, 1888, n°s 4, 5 et 6. — CORNIL et BABES, *Les Bactéries*, 3e édit., 1890, t. 2, p. 392.

lose provoquée chez le lapin par injection intra-veineuse de cultures du bacille de la tuberculose (aviaire très probablement) sur gélose glycérinée[1]. Les animaux ainsi inoculés succombent en général au bout de deux à trois semaines, avec une rate énorme, mais sans tubercules apparents dans aucun organe. A l'examen microscopique, le foie, la rate sont, au contraire, farcis de jeunes tubercules très riches en bacilles. Pour suivre le développement des lésions, Yersin inocula une série de lapins; puis, tous les deux jours, il sacrifiait un animal et pratiquait l'examen histologique des organes. D'après ses recherches, les bacilles, pendant les premiers jours qui suivent l'injection, s'arrêtent dans les capillaires du foie et de la rate et y déterminent des coagulations fibrineuses au milieu desquelles ils se multiplient abondamment sans provoquer de réaction dans le tissu avoisinant. Puis les leucocytes s'amassent autour des bacilles et les englobent : ainsi se forme un tubercule intra-vasculaire, dilatant par place le capillaire. Dans les tubercules du foie, Yersin déclare n'avoir observé, à aucun moment, de multiplication karyokinétique des cellules hépatiques. Les leucocytes, chargés de bacilles, se changeraient en cellules épithélioïdes « sous l'influence très probable d'une diastase sécrétée par les bacilles ». Bientôt un certain nombre de leucocytes sont entièrement détruits par les bacilles et se réduisent en détritus granuleux. D'autres leucocytes alors « reviennent à la charge », et, entourant en demi-cercle le détritus granuleux, formeraient ainsi la cellule géante. Yersin pense ainsi avoir établi « le rôle important que jouent les leucocytes dans la formation des tubercules et saisi, de la façon la plus nette, la transformation des leucocytes en cellules épithélioïdes[2] ».

Avec ce que nous savons actuellement sur l'histogénèse du

1. YERSIN, Étude sur le développement du tubercule expérimental (*Annales de l'Institut Pasteur*, 1888, p. 245).

2. Pour l'intelligence de ces détails, je crois bien faire en résumant ici les principales notions actuelles sur la nature des diverses espèces de leucocytes, notions dues surtout à Ehrlich. On distingue dans le sang quatre variétés principales de globules blancs : 1° De petits leucocytes mononucléaires (fig. 34,1), avec un grand noyau rond entouré d'une couche très mince de protoplasma se colorant faiblement. Le noyau se colore fortement par l'hématoxyline et les couleurs basiques d'aniline. On les appelle aussi *lymphocytes*, car on suppose qu'ils proviennent principalement des ganglions lymphatiques. 2° Les grands leucocytes mononucléaires, dont le noyau unique est entouré d'une couche notable de protoplasma (fig. 34,2). Le noyau, rond ou ovale, se colore moins énergiquement par les couleurs d'aniline

tubercule et sur les problèmes délicats qui s'y rattachent, il faut bien reconnaître que ces descriptions histologiques sont quelque peu sujettes à revision et que Yersin en tire des conclusions trop hâtives et trop absolues, pour affirmer l'origine exclusivement leucocytaire du tubercule provoqué par la dissémination des bacilles dans le sang. Ainsi Yersin ne donne pas, dans son mémoire, d'indication précise sur la technique suivie par lui pour mettre en évidence les figures karyokinétiques; de sorte qu'il est difficile de savoir pourquoi les images de karyokinèse, constatées par tous ceux qui ont étudié la tuberculose hépatique, lui ont toujours échappé. Il a pu de même laisser passer inaperçues les mitoses de l'endothélium des capillaires, si importantes pour la détermination précise de l'origine intra-vasculaire du tubercule.

Nous avons vu plus haut combien la théorie qui faisait dériver le tubercule de leucocytes extravasés avait perdu de plus en plus du terrain. Metchnikoff continue à en demeurer un des défenseurs les plus absolus. Cet histologiste appuie sur-

que le noyau des petits lymphocytes. Ces grands leucocytes mononucléaires offrent une grande ressemblance avec certaines cellules fixes du tissu conjonctif, surtout quand ces cellules sont en voie de multiplication inflammatoire, et on est souvent embarrassé pour les en distinguer. 3° Les leucocytes polynucléaires (fig. 34,3); ce sont des cellules de volume variable, munies de plusieurs noyaux disposés en grappes, en feuille de trèfle, en fer à cheval ou en anneau. Ces leucocytes polynucléaires sont de beaucoup les plus nombreux dans le sang normal. Les noyaux se colorent fortement par les couleurs d'aniline, tandis que le protoplasma est à peine coloré. Le protoplasma renferme des granulations spéciales, souvent très abondantes, chez le lapin notamment, et qui ont pour propriété de ne se colorer que par un mélange de couleurs acides et de couleurs basiques d'aniline, d'où le nom de leucocytes *neutrophiles* qui a été appliqué aux leucocytes polynucléaires par Ehrlich. 4° Leucocytes éosinophiles : ce sont des cellules dont le noyau est de forme variable, souvent lobé, et dont le protoplasma contient des granulations volumineuses, réfractaires aux couleurs basiques d'aniline et se colorant au contraire parfaitement en rouge par l'éosine. Les cellules éosinophiles paraissent surtout provenir, à l'état normal comme à l'état pathologique, de la moelle des os, et leur abondance, dans certaines formes de leucémie, peut servir à reconnaître la leucémie d'origine ostéomyélique[1].

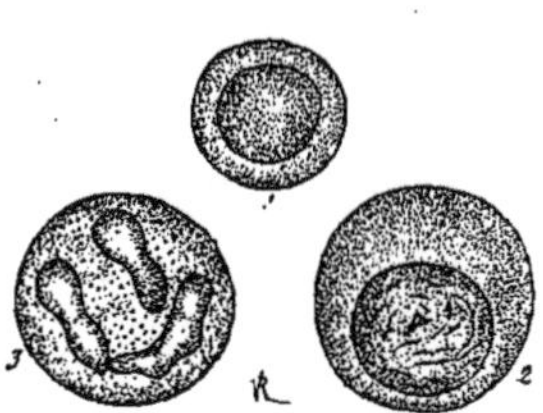

FIG. 34. — Trois variétés de leucocytes.
1, petits leucocytes mononucléaires. 2, grands leucocytes mononucléaires. 3, leucocytes polynucléaires.

Un des principaux attributs physiologiques de tous les leucocytes est d'émettre

1. Les recherches hématologiques d'EHRLICH et de ses élèves ont été rassemblées en volume : *Farbenanalytische Untersuchungen zur Histologie und Klinik des Blutes*, Berlin, 1891.

tout son opinion sur l'examen des tubercules microscopiques provoqués chez le lapin à la suite de l'injection intra-veineuse de culture de tuberculose (aviaire). Les tubercules ainsi développés dans le foie peuvent, dit-il, servir de type; les cellules tuberculeuses, épithélioïdes et géantes se formeraient uniquement aux dépens des phagocytes, c'est-à-dire, des grands leucocytes mononucléaires émigrés et, accessoirement, des cellules endothéliales des capillaires intra-acineux. « Jamais aucune cellule hépatique ou épithéliale ne contribue à la formation du tubercule. Il est vrai que quelquefois on trouve des noyaux de ces éléments en voie de division karyokinétique; mais cette prolifération n'affecte aucun rapport direct avec la formation du tubercule et ne sert qu'à régénérer les éléments propres du tissu hépatique[1]. » De même, dans les autres organes, le poumon, la rate, les tubercules résulteraient d'amas de phagocytes (grands leucocytes mononucléaires) englobant les bacilles tuberculeux et décrits sous le nom de cellules épithélioïdes : ces cellules, en se fusionnant, engendreraient les cellules géantes. Les lymphocytes (petites cellules mononucléaires) émigrés pourraient aussi se transformer en

des prolongements amœboïdes, d'être doués par conséquent de locomotion, et de pouvoir ainsi, dans de certaines circonstances, traverser la paroi des vaisseaux. Ils ont aussi la propriété, surtout les grands leucocytes mononucléaires et les leucocytes polynucléaires, d'englober et d'avaler, à la façon des amibes, des particules étrangères, graisse, globules rouges, microbes, etc.

La motilité ainsi que la propriété d'englober des particules étrangères n'est pas l'apanage exclusif des leucocytes du sang ou de la lymphe. Les jeunes éléments provenant de la prolifération inflammatoire des cellules fixes du tissu conjonctif jouissent aussi de ces propriétés. Il en résulte que la présence d'un élément migratile dans un foyer inflammatoire n'implique pas, de toute nécessité, l'origine hématique de cet élément. (Ziegler.)

Les leucocytes se multiplient surtout par division directe, ainsi que Ranvier l'a observé sur les cellules lymphatiques de l'axolotl[1]. Toutefois ils peuvent aussi, quoique exceptionnellement, présenter la division indirecte; Flemming a constaté des figures karyokinétiques sur des leucocytes de salamandre; Spronck et Metchnikoff, sur des leucocytes de lapin[2].

1. Gilbert et Girode, dans un travail récent sur la tuberculose hépatique expérimentale du lapin, arrivent à la même conclusion; ils pensent que les granulations tuberculeuses du foie provoquées chez le lapin par injection intra-veineuse de produits tuberculeux résultent exclusivement des leucocytes se transformant en cellules épithélioïdes et géantes; les cellules hépatiques ne joueraient qu'un rôle passif et disparaîtraient en grande partie par atrophie. — GILBERT et GIRODE, Histogénèse du tubercule hépatique (*Congrès de la tuberculose*, 1891, p. 617).

1. RANVIER, *Traité technique d'histologie*, 2e édit. 1889, p. 136.

2. Consulter à ce sujet : METCHNIKOFF, *Leçons de la pathologie comparée de l'inflammation* Paris, 1892, p. 154. — LETULLE, *l'Inflammation*, Paris, 1893, p. 29.

grandes cellules mononucléaires, c'est-à-dire en cellules épithélioïdes. Quant aux leucocytes polynucléaires, ils ne prendraient qu'une part indirecte à la formation du tubercule. « Les leucocytes polynucléaires englobent très facilement les bacilles tuberculeux, mais périssent au bout d'un temps très court et deviennent, avec leur contenu microbien, la proie des différents phagocytes mononucléaires qu'on peut désigner sous le nom générique de *macrophages*. » Metchnikoff résume ces données par la définition suivante : « Le tubercule est composé d'une réunion de phagocytes d'origine mésodermique qui affluent vers les endroits où se trouvent les bacilles, et les englobent[1]. »

Je ne saurais me rallier sans réserve à la manière de voir de ce savant, et l'examen histologique de nombreuses préparations de tuberculose expérimentale ou spontanée, chez les animaux et chez l'homme, me font plutôt partager l'opinion de Baumgarten, de Cornil, de Ziegler, et de la plupart des anatomo-pathologistes, qui ramènent au contraire la formation du tubercule à la prolifération des cellules fixes, parenchymateuses ou conjonctives, des divers organes. Les tubercules expérimentaux du foie du lapin, à la suite de l'injection intra-veineuse de culture pure de tuberculose, surtout si l'on a soin de choisir, non pas la tuberculose aviaire, comme le faisait Metchnikoff, mais la tuberculose humaine ou des mammifères, fournissent précisément des images qui mettent bien en évidence la participation des cellules hépatiques à la formation du tubercule. Il n'est pas rare, dans ces cas, de voir des nodules nettement circonscrits, formés de cellules contenant des bacilles, et offrant l'aspect de cellules épithélioïdes, mais rappelant les cellules hépatiques par leur protoplasma fortement granuleux, leurs contours cubiques et par les formes de transition qui les rattachent au parenchyme sain du foie. Ce sont manifestement des cellules hépatiques transformées en cellules épithélioïdes et servant de point de départ à l'édification du nodule tuberculeux. Par l'action de la solution iodo-iodurée, j'ai même pu constater à l'intérieur de ces cellules, surtout des cellules marginales du nodule, la présence de grains de matière glycogène, comme

1. METCHNIKOFF, *Leçons sur la pathologie comparée de l'inflammation*, p. 190.

ceux que l'on rencontre dans les cellules hépatiques normales.

Dans un intéressant travail sur la tuberculose du foie chez l'homme, Brissaud et Toupet ont également constaté la participation des cellules hépatiques à la formation du tubercule : « Le centre du tubercule, disent-ils, est souvent constitué par des cellules hépatiques dégénérées, dont le protoplasma est fusionné, mais qui conservent encore certains caractères qui permettent de les reconnaître[1]. » Pilliet, dans une bonne étude du tubercule du foie, tout en prenant une position éclectique et en admettant en partie l'origine leucocytaire du tubercule, signale expressément la participation des cellules hépatiques à la formation du nodule tuberculeux[2]. Le foie tuberculeux, choisi par Metchnikoff comme l'objet le plus démonstratif à l'appui de sa thèse, est au contraire, selon moi, celui qui donne les images les plus nettes et les moins discutables pour mettre en évidence la participation des cellules hépatiques à la formation du tubercule.

La détermination du rôle des leucocytes dans la genèse des néoplasies pathologiques a été mise à l'ordre du jour au Congrès international de médecine de Berlin. Ziegler, dans son rapport, revenant sur son ancienne manière de voir, arriva à cette conclusion que les leucocytes ne prennent pas une part active aux néoformations inflammatoires. J'ai déjà eu occasion (p. 54) d'exposer les expériences faites par Ziegler, à l'aide de petites chambres de verre introduites dans le tissu cellulaire sous-cutané. On voit dans ces conditions, entre les deux lamelles de verre, des accumulations de cellules rondes, à protoplasma abondant, à noyaux vésiculeux, qui se transforment plus tard en cellules épithélioïdes et en fibroblastes. Ces cellules n'ont pu pénétrer dans l'interstice des deux lamelles que par des mouvements amœboïdes : il s'agit donc évidemment de cellules libres et mobiles. Naguère encore, on ne reconnaissait comme tels que les éléments mobiles du sang sortis des vaisseaux. On en concluait donc que le tissu

1. Brissaud et Toupet, Sur la tuberculose du foie (*Études exp. et clin. sur la tuberculose*, publiées sous la direction de Verneuil, t. 1, 1887, p. 108).

2. H. Pilliet, Étude sur la tuberculose expérimentale et spontanée du foie (*Thèse de Paris*, 1892).

de nouvelle formation rencontré à l'intérieur des cellules de Ziegler provenait de leucocytes, et l'on admettait que ceux-ci sont susceptibles de donner naissance à des cellules épithélioïdes, à des cellules géantes et à des fibroblastes.

Les recherches ultérieures de Ziegler et celles faites sous sa direction par Nikiforoff[1] ont montré que les choses se passent différemment. Si l'on provoque dans le tissu cellulaire souscutané d'un animal une lésion par traumatisme ou par irritation chimique, on voit dès les premières heures se manifester un exsudat séro-fibrineux mêlé de leucocytes polynucléaires et mononucléaires. Bientôt, dès le deuxième jour, ou même avant, les cellules fixes du tissu lésé entrent en prolifération ; les cellules jeunes qui naissent de ce processus sont douées de motilité et se mêlent aux leucocytes extravasés. Ce sont des cellules relativement volumineuses, munies d'un gros noyau clair, vésiculeux, assez semblables aux grands leucocytes mononucléaires, dont elles se distinguent toutefois assez aisément par l'intensité moindre de coloration du noyau et parfois par la présence de figures de karyomitose. Ce sont ces cellules, dérivées des cellules fixes, qui, en vertu de leur amœboïsme, pénètrent dans les chambres de Ziegler pour s'y organiser à nouveau en tissu stable. Ce seraient elles aussi qui constitueraient les cellules épithélioïdes du tissu de granulation. Quant aux leucocytes, leur rôle dans la formation du tissu inflammatoire serait purement passif ; ils subissent la fragmentation régressive, et les détritus qui en proviennent sont en grande partie englobés, absorbés par les cellules épithélioïdes du tissu de granulation[2].

Les mêmes données peuvent s'appliquer à la genèse de l'inflammation spéciale qui aboutit au tubercule : là aussi, comme nous l'avons déjà vu, les éléments émigrés du sang ne joueraient qu'un rôle accessoire, et ce seraient les éléments dérivés de la prolifération des cellules fixes qui contribueraient presque exclusivement à l'édification du tubercule.

1. Nikiforoff, Untersuchungen über den Bau und die Entwickelungsgeschichte des Granulationsgewebes (*Ziegler's Beiträge*, 1890, Bd 8, p. 400).

2. Ziegler, Ueber die Betheilung der Leukocyten an der Gewebsneubildung (*Verhandl. des Xten internat. Congresses*, Berlin, 1891, Bd 2, Abtheil. III, p. 1). — Marchand et Grawitz se rallièrent aux conclusions du rapport de Ziegler, en l'appuyant de leurs propres observations.

L'histogénèse du tubercule expérimental a été tout récemment l'objet d'un important travail de Kostenitch et Wolkow, exécuté en partie à l'Institut Pasteur, en partie dans mon laboratoire [1]. Leur étude a porté sur les tubercules provoqués par l'inoculation de cultures de tuberculose humaine sur la cornée ou dans la chambre antérieure de l'œil, ou dans le corps vitré de lapins ou cobayes ; elle a porté aussi sur les tubercules du rein produits par injection directe de la culture, à travers les

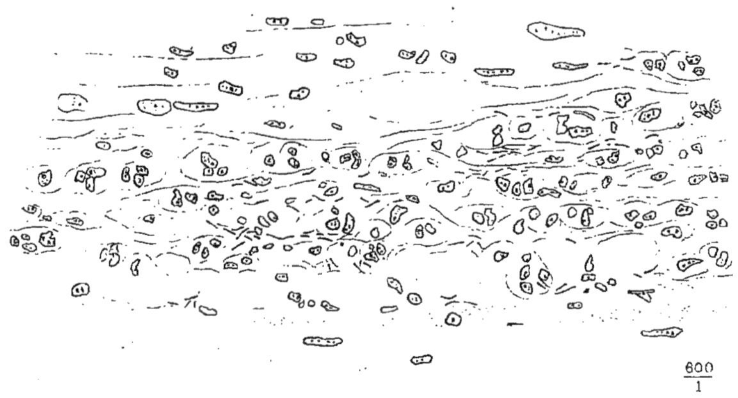

Fig. 35. — Inoculation du bacille de la tuberculose dans l'épaisseur de la cornée du lapin. Phase d'invasion leucocytaire primitive (d'après une préparation de Kostenitch et Wolkow).

parties molles, dans le tissu du rein, chez le lapin et le cobaye. Le développement de la tuberculose oculaire et rénale a été étudié depuis les premières heures qui suivaient l'injection jusqu'à la formation complète du tubercule typique, avec dégénérescence caséeuse ultime. Pour juger de la réaction spéciale provoquée ainsi par le bacille de Koch, Kostenitch et Wolkow injectaient comparativement à d'autres animaux des particules inertes, telle qu'une dilution stérilisée d'encre de Chine, dans la chambre antérieure de l'œil ou dans le parenchyme du rein.

Dans les premiers moments qui suivent l'injection de la culture de la tuberculose, Kostenitch et Wolkow constatent la

1. Kostenitch et Wolkow, Recherches sur le développement du tubercule expérimental (*Arch. de med. expérim. et d'anat. pathol.*, 1892, p. 741).

formation d'un exsudat séro-fibrineux, surtout notable dans la chambre antérieur eet dans le corps vitré. Le même phénomène se voit aussi après l'introduction d'encre de Chine, mais moins accusé : on ne peut donc guère l'attribuer à l'action spécifique des microbes. Au bout de trois heures environ, on constate déjà une réaction intense de l'organisme se manifestant par l'afflux de nombreux leucocytes polynucléaires autour des bacilles injectés : c'est ce que Kostenitch et Wolkow appellent la *phase de leucocytose polynucléaire primitive.* Les leucocytes polynucléaires s'accumulent dans les vaisseaux environnant le foyer d'infection et pénètrent dans ce dernier. Lorsque l'inoculation a eu lieu dans l'épaisseur de la cornée (sans perforation de cette membrane), les leucocytes proviennent probablement du sac conjonctival (fig. 35).

Les jours suivants, l'accumulation des leucocytes polynucléaires augmente de plus en plus, formant des foyers autour des bacilles. Ceux-ci n'affectent avec les leucocytes polynucléaires que des rapports de voisinage. On ne parvient pas à voir ces leucocytes englobant les bacilles, encore moins les digérant ou les transportant à distance.

Après avoir atteint un certain degré d'accumulation, les leucocytes subissent rapidement la destruction régressive; les noyaux prennent des contours irréguliers et se vacuolisent; bientôt surviennent les phénomènes de la chromatolyse; la chromatine se fragmente en grains séparés, se colorant mal. Dans cet état, les débris des leucocytes polynucléaires sont souvent englobés par les éléments fixes des tissus.

L'injection d'encre de Chine provoque également une invasion de leucocytes polynucléaires, mais elle est moins prononcée et moins durable qu'à la suite de l'infection par des bacilles, qui jouissent à un plus haut degré de la propriété d'attirer ces éléments migratiles.

Quand les leucocytes polynucléaires commencent à subir la désintégration, le processus entre dans une phase nouvelle, caractérisée par la *réaction des éléments fixes des tissus.* Le protoplasma de ces éléments se gonfle, le nombre des noyaux augmente et les figures karyokinétiques apparaissent. Les cellules fixes donnent naissance à des cellules épithélioïdes, qui jouissent de la propriété d'englober dans leur protoplasma les bacilles et les débris cellulaires (fig. 36). Les cellules fixes du tissu conjonctif, l'endothélium des vaisseaux et celui de la membrane de Descemet, l'épithélium pigmenté ds l'iris et de la rétine se transforment en cellules épithélioïdes et donnent ainsi naissance à des nodules tuberculeux. Dans le rein, Kostenitch et Wolkow assurent avoir aussi constaté, d'une façon certaine, la participation de l'épithélium rénal à la formation des tubercules. La

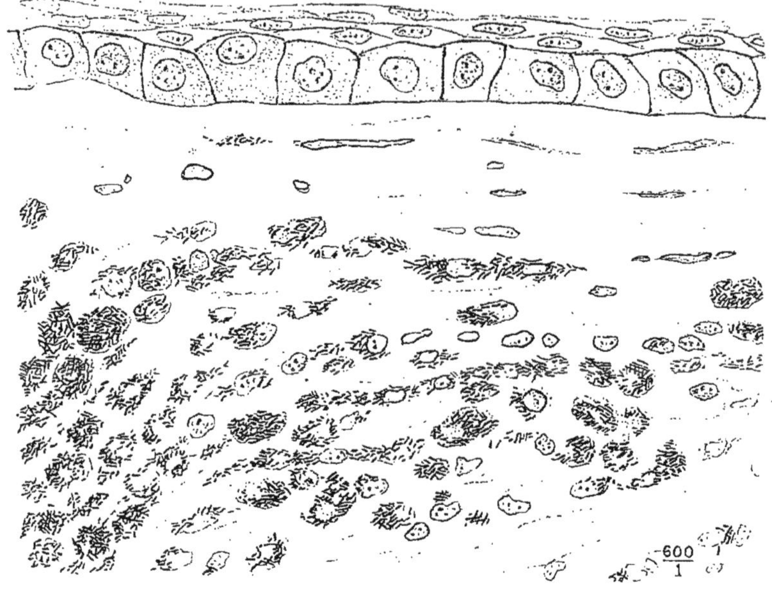

Fig. 36. — Inoculation de bacilles tuberculeux sur la cornée d'un lapin. Cellules fixes de la cornée en voie de transformation épithélioïde et englobant des bacilles (d'après une préparation de Kostenitch et Wolkow).

prolifération des cellules fixes des tissus se fait principalement d'après le type de la karyokinèse, mais elle s'effectue aussi probablement par division directe des noyaux.

Parallèlement au développement des cellules épithélioïdes, on voit apparaître le réticulum, ce réseau fin de fibrilles qui est presque caractéristique pour le tubercule. Les histologistes russes partagent à cet égard l'opinion de Baumgarten et considèrent ce réticulum comme le vestige des fibrilles du tissu fondamental des organes et non pas comme un produit, artificiel résultant de la coagulation d'un exsudat albumineux sous l'influence des réactifs.

Le développement des cellules épithélioïdes n'est pas non plus exclusivement propre au processus tuberculeux. En étudiant comparativement ce qui se passe à la suite de l'injection d'encre de Chine, on s'assure que les différences d'effet sont surtout quantitatives. Autour des particules d'encre, les cellules fixes des tissus, conjonctives et endothéliales, prolifèrent et donnent naissance à des cellules qui offrent le caractère de véritables cellules épithélioïdes. Seulement ces cellules sont moins abondantes et ne se rangent pas en groupes arrondis, à disposition concentrique. Nous avons vu du reste que ces mêmes formations ont été observées, dans le tissu de granulation, par un grand nombre d'anatomo-pathologistes qui les font également dériver des éléments fixes des tissus.

Le nodule formé par l'amas de cellules épithélioïdes ne tarde pas à être successivement envahi par des cellules rondes migratiles d'une nouvelle espèce, les leucocytes mononucléaires ou lymphocytes : c'est ce que Kostenitch et Wolkow appellent la phase de *leucocytose mononucléaire*. C'est généralement du sixième au neuvième jour après l'infection qu'ils apparaissent à la périphérie du foyer, tantôt en petit nombre, tantôt en zone serrée. Cette disposition périphérique est caractéristique pour les leucocytes mononucléaires. Ainsi se constitue le tubercule typique, à centre clair formé de cellules épithélioïdes et à zone périphérique formée de lymphocytes. Les vaisseaux avoisinants sont remplis de ces mêmes éléments. L'infiltration par les leucocytes mononucléaires persiste pendant toutes les périodes ultérieures que parcourt le tubercule. Dans les stades plus avancés, il s'y mêle des leucocytes mononucléaires volumineux, pour lesquels il est difficile de décider s'il s'agit de lymphocytes hypertrophiés ou de gros leucocytes mononucléaires provenant des vaisseaux. L'infiltration des leucocytes mononucléaires n'est pas non plus spécifique pour le processus tuberculeux; on l'observe aussi à la suite de l'injection d'encre de Chine et elle est même dans ce cas plus accentuée et plus turbulente; mais bientôt le processus inflammatoire et exsudatif causé par ce traumatisme purement mécanique se calme, et le tissu de granulation aboutit à la formation de tissu fibroïde de cicatrisation.

Enfin vient la phase de dégénérescence du tubercule, caractérisée par la nécrose et la régression caséeuse, procédant du centre du nodule à la périphérie. Ces modifications régressives ont été déjà exposées plus haut et Kostenitch et Wolkow n'ajoutent rien de fondamental à ces faits connus. A ce moment s'effectue une nouvelle invasion de leucocytes polynucléaires (*leucocytose polynucléaire secondaire*) moins active et moins abondante que celle de la période initiale. Ces nouveaux et derniers éléments migratiles ne tardent pas à subir le même sort que le reste du tubercule et à être englobés dans le processus de caséification.

Quant à l'origine des cellules géantes, Kostenitch et Wolkow les regardent comme résultant de la fusion de plusieurs cellules épithélioïdes englobées dans un exsudat albumineux coagulé autour des bacilles. L'irritation exercée par les bacilles sur ces cellules se traduirait par une multiplication de noyaux, sans division concomitante du protoplasma gêné et maintenu par l'exsudat albumineux.

La forme des cellules géantes est déterminée par leurs rapports avec les éléments environnants et par les cavités qu'elles remplissent. « Sous l'action des liquides fixateurs, la cellule géante se rétracte, se détache des éléments environnants et les parties ayant pénétré dans les intervalles de ces derniers prennent la forme d'appendices ramifiés; les fibres modifiées réticulaires et celles du tissu conjonctif, en se fusionnant avec la cellule géante, contribuent à la formation de ces appendices. Si on considère la cellule géante dans ses rapports avec les éléments environnants, on peut se rendre compte de ses connexions; tandis que si on se figure la cellule géante à l'état isolé, ces mêmes appendices peuvent suggérer l'idée erronée des pseudopodes d'une grande cellule amiboïde. »

Borrel a fait récemment, sous la direction de Metchnikoff, des recherches qui viennent à l'appui des vues soutenues par son maître[1]. Ces recherches ont principalement porté sur le poumon de lapins auxquels on avait injecté dans la veine de l'oreille des cultures pures de bacilles de la tuberculose humaine bien dis-

1. BORREL, Tuberculose pulmonaire expérimentale (*Annales de l'Institut Pasteur*, 1893, p. 593). — Tuberculose expérimentale du rein (*Ibid.*, 1894, p. 65).

sociées. Les animaux étaient sacrifiés 5, 10, 20, etc., minutes jusqu'à plusieurs jours après l'inoculation, de façon à pouvoir suivre ainsi pas à pas le processus pathologique. Le poumon, retiré immédiatement après la mise à mort de l'animal, était fixé par une solution de sublimé à saturation dans l'eau additionnée de 5 p. 100 d'acide acétique, ou dans le liquide de Flemming. Chez les animaux sacrifiés immédiatement après l'injection intra-veineuse, Borrel constata dans les vaisseaux du poumon une leucocytose polynucléaire intense, avec groupement des leucocytes dans les endroits où se trouvent les bacilles et inclusion des bacilles dans un grand nombre de ces leucocytes. « Les bacilles introduits dans la circulation sont immédiatement appréhendés par les leucocytes polynucléaires. » Chez les animaux sacrifiés de 10 minutes à 14 heures après l'injection, on trouve les mêmes aspects; au bout d'un jour, la leucocytose est moins générale dans les vaisseaux du poumon; on assiste à la localisation, dans certains foyers, des bacilles et des leucocytes; vers le 3e jour, les leucocytes commencent à subir un processus de dégénération; le noyau devient trouble, il se fragmente en gouttelettes chromatiques et vers le 5e jour les leucocytes polynucléaires ont complètement disparu; leur rôle est alors terminé.

Dès la fin du 2e jour, pendant la désintégration des leucocytes polynucléaires, dans les vaisseaux et les capillaires du poumon, aux endroits où se trouvent les bacilles et les leucocytes polynucléaires, on constate l'arrivée de nouveaux éléments dont le rôle sera plus durable : les grands leucocytes mononucléaires (grandes cellules à noyau unique, vésiculeux, gros et peu chromatique, à protoplasma abondant présentant des expansions nombreuses). Ces leucocytes mononucléaires envoient des prolongements protoplasmiques autour des amas bacillaires; ces prolongements se confondent; ainsi naîtrait la cellule géante qui ne serait que la fusion de nombreux leucocytes mononucléaires. La formation des cellules géantes dans le vaisseau est un phénomène tout à fait initial, contemporain de l'arrivée des leucocytes mononucléaires dans les points où se trouvent les bacilles. Dès le 3e jour, la granulation tuberculeuse est constituée.

Le centre de la granulation est un capillaire dilaté; on

trouve au milieu du capillaire un amas de leucocytes polynucléaires dégénérés, tout autour une ou plusieurs cellules géantes contenant des bacilles; à la périphérie sont des leucocytes mononucléaires destinés à devenir des cellules épithélioïdes. Cellules géantes et leucocytes mononucléaires englobent, outre les bacilles, des fragments de chromatine provenant de la destruction des cellules polynucléaires. Autour du capillaire dilaté existe une agglomération cellulaire considérable; les capillaires des parois alvéolaires environnantes sont remplis de lymphocytes. L'ensemble de ces phénomènes est tellement rapide, la formation des cellules géantes si précoce, que Borrel n'admet pas la possibilité de l'intervention des cellules fixes.

Jusqu'ici il n'a été question que du processus observé à l'intérieur des vaisseaux; mais les alvéoles avoisinants sont le siège de lésions parallèles. Les leucocytes polynucléaires chargés de bacilles peuvent sortir du vaisseau et tomber dans les alvéoles; là aussi ils sont rapidement détruits; alors interviendraient les cellules à poussière (Staubzellen) qui existent normalement dans les cavités alvéolaires; ces cellules sont contractiles; elles englobent les particules étrangères; elles ne proviennent pas de l'épithélium desquamé, mais elles sont d'origine lymphatique, analogues aux grands leucocytes mononucléaires et jouant le même rôle qu'eux. Comme dans les vaisseaux aux dépens des grands leucocytes mononucléaires, on voit se former dans les alvéoles des cellules géantes, aux dépens des cellules à poussière. C'est par ce double processus, intra-vasculaire et intra-alvéolaire, que naissent les tubercules. Dès le 5e jour, les granulations tuberculeuses sont visibles à l'œil nu et elles grossissent progressivement. Cette croissance du tubercule paraît due à la pénétration de nouveaux éléments migrateurs; les éléments fixes du poumon ne présenteraient pas de karyokinèse. Ces phénomènes se continuent pendant une vingtaine de jours, au bout desquels se manifeste un fait nouveau, la caséification. Avec la caséification des tubercules initiaux coïncide la généralisation de la tuberculose, se traduisant par une éruption de tubercules dans tous les organes. Dans le poumon, ces granulations siègent dans les canaux lymphatiques ou à l'intérieur des alvéoles; dans ce dernier cas, les tubercules secondaires se forment eux aussi aux dépens des cellules lymphatiques épanchées, car, au début du processus, l'épithélium alvéolaire apparaîtrait intact, sans figures karyokinétiques. En somme « granulations nodulaires, pneumonie caséeuse sont deux manifestations morphologiques différentes d'un même processus, tout entier lymphatique. Dans les deux cas, les cellules fixes du poumon servent de support passif et ne jouent aucun rôle important dans la réaction de l'organisme. La cellule tuberculeuse est toujours une cellule lymphatique. »

Borrel a étudié aussi la tuberculose rénale provoquée chez le lapin par l'injection de culture humaine dans l'aorte (par le bout central de la carotide). Sur les tubercules ainsi formés au niveau des capillaires glomérulaires ou dans les capillaires de la substance corticale, il a retrouvé le même processus; ces tubercules se formeraient aussi exclusivement aux dépens des cellules lymphatiques. Les éléments fixes, épithélium des tubes contournés et cellules du tissu conjonctif, n'y prendraient aucune part; les phénomènes d'irritation ou de dégénérescence que ces éléments fixes peuvent présenter n'auraient qu'une signification secondaire.

J'ai tenu à exposer, avec leurs divergences et leurs antagonismes, les opinions principales relatives à l'histogénèse du tubercule. Selon moi, la notion générale qui se dégage le plus nettement de l'ensemble de ces travaux est la suivante : Les éléments cellulaires primordiaux et caractéristiques du tubercule, les cellules épithélioïdes et les cellules géantes dérivent, par voie karyokinétique, des cellules fixes des tissus : cellules du tissu conjonctif, endothélium vasculaire ou cellules épithéliales. Les éléments migratiles (leucocytes polynucléaires et mononucléaires) issus des vaisseaux enflammés du voisinage envahissent, à divers moments, le nodule tuberculeux. Mais ces éléments lymphoïdes émigrés ne sont pas susceptibles d'évolution progressive; ils ne donnent pas naissance aux cellules épithélioïdes ni aux cellules géantes, mais subissent rapidement la fragmentation nucléaire, la chromatolyse et les autres modifications régressives des cellules en voie de désintégration.

CHAPITRE X

TUBERCULOSE CHEZ LES DIVERSES ESPÈCES ANIMALES POMMELIÈRE

SOMMAIRE. — Tuberculose des bovidés, pommelière. — Opinions anciennes sur la nature de la pommelière. — Villemin établit l'identité de la pommelière et de la tuberculose humaine. — Caractères macroscopiques et histologiques des tubercules de la pommelière. — Localisations diverses des tubercules chez les bovidés. — Forme thoracique. — Forme abdominale. — Tuberculose génitale de la vache. — Mammite tuberculeuse. — Symptomatologie de la tuberculose chez les bovidés. — Diagnostic.

Documents statistiques sur la fréquence de la tuberculose parmi les bovidés, d'après l'âge, le sexe, la provenance. — Distribution géographique de la pommelière. — Rôle de la contagion dans la propagation de la maladie.

Emploi de la tuberculine comme agent révélateur de la tuberculose chez les bovidés.

Quoique cet ouvrage vise spécialement l'étude de la tuberculose de l'espèce humaine, il y a utilité, je pense, à exposer ici les notions fondamentales que nous possédons sur la tuberculose tant spontanée qu'expérimentale chez les diverses espèces animales. Ces notions de pathologie comparée, puisées dans la médecine vétérinaire et dans l'expérimentation, sont indispensables pour la compréhension complète et précise de la tuberculose en général. J'étudierai donc successivement la tuberculose des bêtes bovines, celle du cheval, du porc, du mouton, de la chèvre, du chien, du chat (et accessoirement celle des grands félins); la tuberculose du singe; celle des rongeurs (lapins, cobayes, rats et souris) et enfin la tuberculose des oiseaux.

Les notions relatives à la tuberculose des bovidés et des animaux domestiques en général sont étroitement subordonnées aux progrès réalisés dans l'étude de la tuberculose chez l'homme. Les anciens vétérinaires décrivaient, sous le nom de phtisie pulmonaire ou phtisie calcaire de la vache ou du bœuf, des lésions ulcéreuses de l'appareil respiratoire, accompagnées de consomption, sans les rattacher, pas plus du reste que les médecins leurs contemporains, à la présence de tubercules, dans l'acception actuelle du mot. Au point de vue descriptif, les auteurs français désignaient la maladie sous le nom de *pommelière*, caractérisée qu'elle est souvent par des tumeurs volumineuses, arrondies, siégeant dans les poumons, dans les ganglions ou sur les séreuses. Ces tumeurs débutent ordinairement par des nodosités plus petites, visibles surtout sur les plèvres et le péritoine, d'où le nom de maladie perlée (*Perlsucht, Pearl disease*) que lui ont donné les Allemands et les Anglais. Parfois ces tumeurs étaient qualifiées de tubercules, mais dans le sens descriptif du mot seulement. Nous savons aujourd'hui qu'il est une localisation particulière de la maladie, chez la vache, portant principalement et quelquefois primitivement sur l'appareil génital, sur l'utérus et les trompes. Les vaches manifestent souvent, dans ce cas, une excitation violente de l'instinct sexuel; elles ne conçoivent plus ou avortent rapidement. Cette forme spéciale de la tuberculose, chez la vache, était décrite, par les vétérinaires allemands surtout, comme une maladie à part, sous le nom de nymphomanie ou de satyriasis. Ces mêmes vétérinaires la regardaient comme une maladie vénérienne se rapprochant de la syphilis (*morbus gallicus boum*) et que van Helmont déjà faisait dériver de l'homme, par suite de pratiques de bestialité. Pour ce motif, la consommation de la viande de ces vaches était rigoureusement prohibée, dans diverses contrées d'Allemagne, par des règlements de police, jusque vers la fin du siècle dernier[1]. Il fallut, pour dissiper le préjugé absurde de l'origine vénérienne de la maladie, qu'un vétérinaire du Mecklembourg, Graumann, publiât en 1784 un traité spécial sur ce sujet: il décrivit la pommelière comme une variété d'hydatides.

Dupuy, le premier, sur les conseils de Dupuytren, introduisit dans la pathologie vétérinaire la notion anatomique du tubercule, telle que Bayle venait de l'établir; mais, par une

1. Consulter à ce sujet : Johne, *die Geschichte der Tuberkulose, mit besonderer Berücksichtigung der Tuberkulose des Rindes*, Leipzig, 1883.

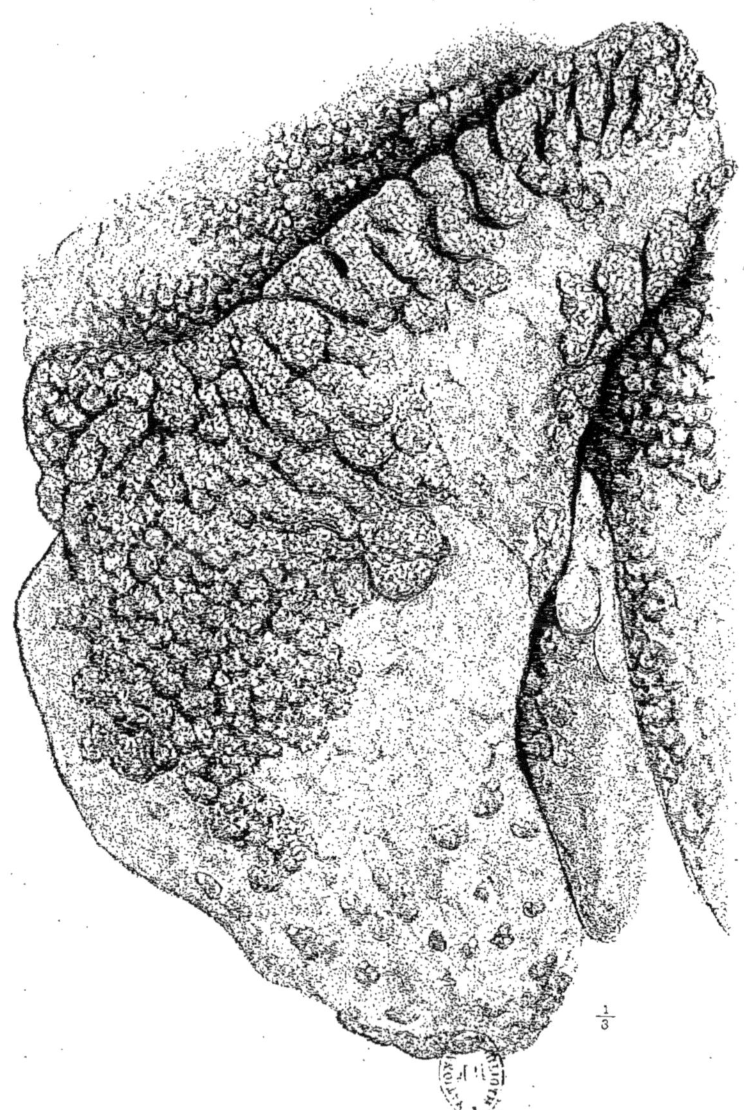

FIG. 37. — Poumon et plèvre viscérale d'une vache atteinte de pommelière.

exagération fâcheuse, il y fit rentrer non seulement la pommelière et la phtisie des singes et d'autres animaux, mais encore la morve et le farcin; il rattacha toutes ces affections à l'existence de cysticerques[1].

En Allemagne, Gurlt, dans la description anatomique de la phtisie de la vache, se plaça exactement au point de vue de Laënnec et la décrivit sous le nom de phtisie tuberculeuse; pour lui, les foyers ramollis, caséeux ou crétacés des poumons dérivaient constamment de tubercules, et la suppuration vraie du poumon était tout à fait exceptionnelle[2]. Pour Hurtrel d'Arboval et la plupart des vétérinaires français, la phtisie pulmonaire des bovidés, d'une part, les tumeurs des séreuses (pommelière), d'autre part, étaient considérées comme des localisations différentes d'un seul processus, le tubercule.

Virchow aborda à son tour le problème, mais d'une façon assez malheureuse. Dès 1855, il décrivit les tumeurs de la pommelière, tant des poumons que des séreuses et des ganglions lymphatiques, comme des productions sarcomateuses, des lymphosarcomes, remarquables par leur tendance à la crétification. Dans ses publications ultérieures, il maintint cette manière de voir et s'éleva contre l'assimilation de la pommelière à la tuberculose humaine. Il rappelle à ce sujet l'opinion de John Simon qui niait l'existence du tubercule chez les lapins, les brebis, les chats et les chiens et ne l'admettait que chez les singes, et il ajoute : « Je ne puis pas dire, d'après ma propre expérience, que j'aie jamais vu le véritable tubercule chez des animaux[3]. »

L'intervention de Villemin dans la question fut décisive. Il inocula à des lapins de la matière provenant d'une vache phtisique et il constata que les effets de l'inoculation étaient les mêmes que ceux provoqués par les produits de la tuberculose humaine. Il en conclut que « la phtisie calcaire de l'espèce bovine est de nature identique à celle de la tuberculose de

1. Dupuy, *De l'affection tuberculeuse vulgairement appelée morve, pulmonie, gourme, farcin, fausse gourme, pommelière, phtisie du singe, du chat, du chien et des oiseaux domestiques*, Paris, 1817.

2. Gurlt (E.-F.), *Lehrbuch der pathol. Anatomie der Haussäugethiere*, Berlin, 1831, Bd 1, p. 25, 52.

3. Virchow, *Pathologie des tumeurs*, trad. française, Paris, 1871, t. 3, p. 161, et 184.

l'homme ». Villemin fit en outre une étude histologique des tubercules de la pommelière, étude qu'actuellement encore on peut citer comme un modèle. « La pommelière vraie, dit-il, est caractérisée par la présence dans les poumons et la plèvre de masses charnues, mamelonnées, grises et transparentes à leur début, mais qui jaunissent et s'infiltrent de sels calcaires. L'altération naissante se présente sous la forme de petites nodosités transparentes. Les grosses masses ne sont elles-mêmes que le résultat de l'agglomération d'un nombre infini de petits foyers; on trouve du reste des tumeurs de toutes dimensions. Celles qui sont un peu volumineuses sont rarement encore grises en totalité; lorsqu'on y pratique une coupe, la surface de section se présente marbrée de taches jaunes qui s'agrandissent progressivement, deviennent confluentes et envahissent presque la totalité de la tumeur. L'incrustation calcaire suit la même marche; elle succède très rapidement au changement de couleur des parties, et en peu de temps ces masses sont envahies par les sels terreux... Pour étudier ces processus au moyen de l'instrument grossissant, il faut choisir des tubercules à un degré d'évolution aussi peu avancé que possible, avant que les taches jaunes n'apparaissent, ou au moins lorsqu'elles sont à peine visibles. Une coupe pratiquée dans ces conditions laisse voir, sur une faible étendue, un grand nombre de foyers constitués comme les granulations tuberculeuses observées chez l'homme, avec quelques différences légères. La zone centrale est composée de petits éléments ordinairement pénétrés de fines molécules graisseuses. Dans beaucoup de cas, et lors même qu'on ne le soupçonnerait pas par l'inspection à l'œil nu, on constate dans ces parties centrales de petites lamelles irrégulières, d'aspect vitreux, réfractant fortement la lumière : ce sont des concrétions calcaires microscopiques. Dans la zone moyenne se trouvent des cellules plus volumineuses, renfermant souvent de nombreux noyaux; c'est la zone proliférante. Les éléments situés dans la zone la plus externe sont représentés par des cellules fusiformes (fibroplastes). » Villemin en conclut que, pour les caractères histologiques essentiels, les tubercules de la pommelière et les tubercules de l'homme présentent les analogies les plus étroites et sont construits sur le même type; les différences consistent dans les dimensions considérables qu'atteignent les tubercules de la pommelière, dans leur aspect mamelonné et surtout dans la calcification rapide de ces productions.

Colin reprochait à Villemin d'aller trop loin dans cette identification de la pommelière et de la tuberculose humaine; il regardait notamment l'infiltration calcaire comme une différence capitale. « Ce n'est là, répond Villemin, qu'un caractère bien accessoire. Les tubercules de l'homme se crétifient aussi, quoique plus rarement et plus tardivement que ceux de l'espèce bovine; mais il en est de même de tout autre produit pathologique chez ces animaux. Les collections purulentes, le mucus accumulé dans les dilatations bronchiques, les réceptacles vermineux, etc., sont remarquables sous le rapport de l'incrustation calcaire, ce qui ne change en rien leur nature. La similitude anatomique n'existerait pas, que nous n'en maintiendrions pas moins notre assertion, car les caractères étiologiques sont d'un ordre beaucoup plus important, en nosographie, que les caractères anatomiques[1]. »

L'identité de la tuberculose humaine et de la tuberculose bovine avait été établie par Villemin par l'identité de l'effet des inoculations des deux sortes de produits au lapin. La même démonstration fut faite, d'une autre manière, par Chauveau, qui montra que l'on peut provoquer indifféremment la tuberculose, chez le veau ou la génisse, en leur faisant ingérer des produits tuberculeux d'origine humaine ou bovine. A l'autopsie, il était impossible de distinguer les sujets qui avaient avalé de la matière infectante de source bovine de ceux qui avaient avalé des produits tuberculeux humains; chez tous, les lésions tuberculeuses provoquées par l'ingestion de la matière infectante se présentaient avec les mêmes caractères. Chauveau, en injectant dans la veine jugulaire d'un veau une émulsion faite avec le poumon d'un enfant mort de granulie aiguë, provoqua chez cet animal, sacrifié au bout de vingt-neuf jours, des lésions tuberculeuses des poumons et des ganglions bronchiques. Chez sept bovidés, le même expérimentateur inocula, dans le tissu cellulaire sous-cutané (oreille, joue, face externe de la cuisse) divers produits tuberculeux provenant de l'homme

1. VILLEMIN, *Études sur la tuberculose*, Paris, 1868, p. 486 et 539.

(tuberculose aiguë, tumeur blanche). Il détermina ainsi, au point d'inoculation, une tumeur tuberculeuse tout à fait typique, avec infiltration tuberculeuse du ganglion le plus voisin de la région inoculée. A cela se bornaient les effets de l'inoculation sous-cutanée, même chez les bovidés sacrifiés quatre mois après l'inoculation. « Chose remarquable, fait observer Chauveau, l'infection générale qui survient avec une si grande rapidité sur le lapin et le cobaye, à la suite de l'inoculation sous-cutanée, ne s'est pas produite dans mes expériences sur les animaux de l'espèce bovine. Au moins puis-je affirmer qu'il en a été ainsi chez ceux, au nombre de quatre, dont j'ai pu faire l'autopsie d'une manière complète. Aucun de ces quatre animaux n'a présenté trace de lésions tuberculeuses ailleurs que dans la région inoculée et dans le ganglion lymphatique le plus voisin. Ce défaut de généralisation n'a pas été constaté seulement dans les expériences faites avec la matière tuberculeuse provenant de l'espèce humaine. Avant ces expériences, j'avais fait, sur la vache, trois inoculations sous-cutanées avec de la matière tuberculeuse bovine et, j'avais obtenu les mêmes résultats, c'est-à-dire une tumeur spécifique locale, avec tuberculisation du ganglion le plus voisin, sans la moindre manifestation de généralisation de l'infection. Ces expériences comparatives s'accordent donc pour prouver que la tuberculose inoculée (chez le bœuf) peut rester fort longtemps localisée avant de produire des lésions généralisées[1]. » Cette généralisation aurait peut-être été obtenue si Chauveau avait conservé plus longtemps les animaux inoculés.

Klebs injecta des produits tuberculeux provenant de l'homme dans le péritoine d'un veau et provoqua ainsi une tuberculose du péritoine identique comme aspect à celle qu'on rencontre dans la pommelière spontanée[2]. Kitt, au dire de Johne, obtint le même résultat avec lésions tuberculeuses généralisées, en injectant dans le péritoine d'un veau du suc provenant d'un ganglion scrofuleux du cou de l'homme. Dès le sixième jour après, il constatait à l'autopsie une péritonite tuberculeuse, de

1. Chauveau, Sur les conditions et les caractères de la contagiosité de la tuberculose (lettre à Villemin, *Gaz. hebd.*, 1872, p. 215). — L'identité de la tuberculose de l'homme et de la tuberculose du bœuf (2e *Congrès pour l'étude de la tuberculose*, 1891, p. 51).

2. Klebs, Zur Geschichte der Tuberculose (*Virchow's Arch.*, 1878, Bd 49, p. 292).

la dégénérescence tuberculeuse des ganglions bronchiques, de la pleurésie et de la péricardite tuberculeuse.

Crookshank, pour s'assurer que la tuberculose de l'homme peut se transmettre aux bovidés, inocula à un veau des crachats de phtisique; l'animal devint tuberculeux[1]. Baumgarten relate qu'on a fait dans son laboratoire, des inoculations de produits de pommelière dans la chambre antérieure de l'œil de veaux. On provoqua ainsi une tuberculose typique de l'œil, suivie de tuberculose généralisée, tout à fait comparable à la tuberculose miliaire aiguë de l'homme. Des veaux inoculés sous la peau avec des cultures de tuberculose humaine ne présentèrent qu'une lésion localisée au point de l'inoculation, ce que Baumgarten attribue à un affaiblissement dans la virulence des bacilles[2].

L'ensemble de ces faits expérimentaux montre que l'inoculation aux animaux de l'espèce bovine de produits tuberculeux humains, provoque des effets tout à fait identiques à ceux que l'on obtient par l'inoculation des produits de la pommelière. D'autre part, l'inoculation des produits tuberculeux, d'origine humaine ou bovine, au lapin et au cobaye, pratiquée par tant d'expérimentateurs, a constamment donné les mêmes résultats. Il est donc permis de conclure que la tuberculose de l'homme et celle des animaux de l'espèce bovine sont une seule et même maladie.

Il n'existe, à ma connaissance, qu'un seul cas paraissant authentique de transmission de la tuberculose bovine à l'homme; ce cas a été publié par Johne. Un jeune vétérinaire, d'une famille parfaitement saine, se blessa au pouce, au niveau de l'articulation, en faisant l'autopsie d'une vache atteinte de pommelière. La plaie guérit sans suppuration, mais au bout de six mois un tubercule cutané se développa au niveau de la cicatrice; bientôt des symptômes de tuberculose pulmonaire se manifestèrent, qui enlevèrent le malade. L'examen de l'articulation montra qu'elle était profondément tuberculeuse[3].

1. CROOKSHANK, On the morphology, cultivation and toxic products of the Tuberclebacillus (*Transact. of the path. Society*, 1891, vol. 52, p. 330).

2. BAUMGARTEN, *Jahresbericht über die pathogenen Mikroorganismen*, Bd 7, 1891, p. 666.

3. JOHNE, Ein Fall von Uebertragung der Tuberkulose von Menschen auf den Hund, sowie einige casuistische Bemerkungen über die Infection des Menschen durch zufällige cutane Impfungen (*Deutsche Zeitschr. f. Thiermed.*, 1889, p. 111).

Déjà en 1872, Schüppel confirmant pleinement les vues de Villemin établissait, au point de vue histologique, l'identité du tubercule humain et de la pommelière, et montrait qu'il est inexact de vouloir faire rentrer, avec Virchow, ces productions dans le cadre des sarcomes ou des lymphosarcomes [1]. Enfin, Koch apporta une preuve nouvelle et décisive à l'appui de l'identité, en montrant que dans les produits de la pommelière on rencontre constamment un bacille identique, quant à la forme, aux réactions colorantes et aux caractères des cultures, au bacille de la tuberculose de l'homme.

La tuberculose bovine, comme celle de l'homme, affecte les localisations anatomiques les plus diverses. Quoique chez les bovidés, comme chez l'homme, la localisation pulmonaire soit probablement de toutes la plus fréquente, la pommelière se caractérise néanmoins par une grande prédilection pour les séreuses, la plèvre et le péritoine notamment, puis pour les ganglions lymphatiques, dans la poitrine les glandes des médiastins et des bronches, dans l'abdomen les ganglions mésentériques et rétro-péritonéaux. Les lésions viscérales proprement dites sont souvent insignifiantes quand on les compare à l'énorme développement des masses qui occupent l'appareil séreux et lymphatique.

Les tubercules de la pommelière présentent les dimensions les plus variables. La forme la plus rare, principalement sur les séreuses, est la granulation miliaire, que l'on observe un peu plus souvent dans les parenchymes, surtout dans le poumon. C'est une nodosité arrondie, de la grosseur d'un grain de mil, grisâtre, à peine transparente et de consistance ferme, presque fibreuse. Le centre jaunit rapidement, se caséifie et s'infiltre de sels calcaires. Presque toujours un certain nombre de ces granulations deviennent confluentes et sont réunies par une gangue conjonctive, de façon à former des tumeurs grosses comme une lentille ou comme un pois, ou des conglomérats plus volumineux, atteignant les dimensions du poing ou d'une tête d'enfant. Ces masses sont irrégulières, bosselées, en forme de grappes, de choux-fleurs et cet aspect lobulé indique qu'elles

1. Schueppel, Uber die Identität der Tuberkulose mit der Perlsucht (*Virchow's Archiv*, 1872, Bd 56, p. 38.)

proviennent de la confluence de foyers séparés et originairement indépendants. Tantôt ces masses s'insèrent sur la plèvre ou le péritoine par une large base, elles sont sessiles, ou bien elles sont pédiculées et peuvent pendre dans la cavité séreuse, comme des polypes dont le pédicule est formé par du tissu fibreux. Toute la plèvre pariétale et viscérale peut être remplie de pareilles masses dont le poids dépasse parfois 30 à 40 kilogr.

A la coupe ces tumeurs présentent une apparence fibreuse ou charnue quand elles sont relativement jeunes; quand elles sont arrivées à un stade plus avancé, elles offrent sur la coupe une coloration jaune particulière et crient sous le scalpel (fig. 38): les tubercules ont rapidement passé à la caséification et à la crétification; ces masses jaunes sont tantôt assez denses et compactes, d'autres fois elles ont subi un degré plus ou moins prononcé de colliquation et donnent alors au toucher l'impression d'une matière friable, molle, analogue à du mortier. Cette tendance à la crétification est caractéristique pour la tuberculose bovine, au même titre que la caséification pour la tuberculose de l'homme. « Si on voulait distinguer les deux affections d'après leur mode de terminaison, dit justement Virchow, il faudrait appeler ce processus une lithiase. Delafond a parlé, en effet, d'une phtisie crétacée. Des granulations toutes petites, de la grosseur d'un grain de chènevis, contiennent déjà un ou plusieurs noyaux calcaires... La crétification des tumeurs de la pommelière se distingue de la crétification du tubercule humain en ce que la première ne forme jamais de grandes masses calcaires cohérentes, mais qu'il reste toujours une certaine trame de tissu, parsemée de petites particules pierreuses, dures, arrondies ou oblongues, parfois ramifiées. Ces particules ont une couleur jaune ou jaune brun qui tranche fortement sur le fond grisâtre du tissu. Au microscope, on ne trouve que des grains ou des amas amorphes de phosphate ou de carbonate de chaux[1]. »

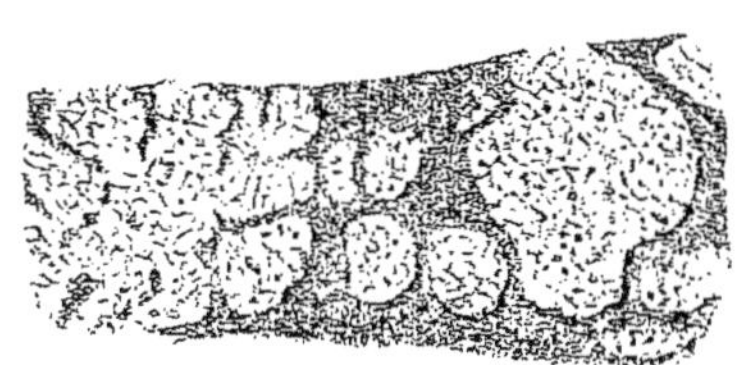

Fig. 38. — Une coupe à travers le poumon montrant la couleur jaune soufre des tubercules calcifiés. Grandeur naturelle.

1. Virchow, *Pathologie des tumeurs*, trad. franç., t. 3, p. 189.

Dans les organes, dans le poumon notamment, ces tumeurs siègent en plein parenchyme et quand elles sont naissantes, elles sont directement entourées de tissu sain. A la surface des séreuses au contraire, elles semblent se développer dans un tissu de nouvelle formation, d'où il résulte qu'elles sont souvent pédiculées.

Pour l'étude histologique du tubercule de la pommelière, le

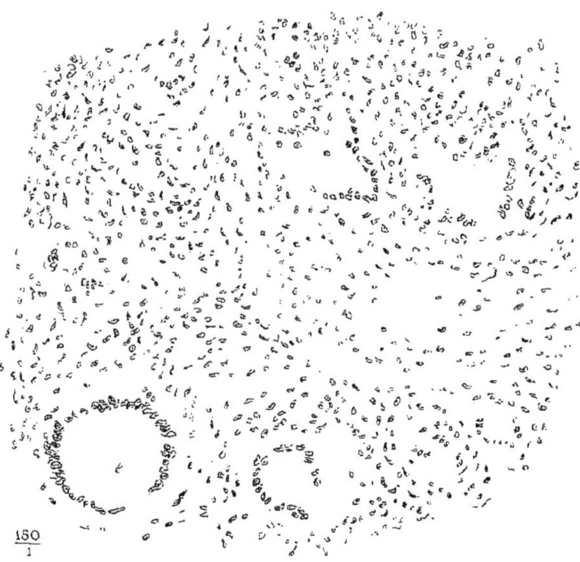

Fig. 39. — Tubercule fibreux du poumon d'une vache tuberculeuse; nombreuses cellules géantes.

mieux est, comme l'indique Schüppel, de choisir une petite tumeur pédiculée ou sessile de la plèvre que l'on place pendant une huitaine de jours dans une solution d'acide chromique ou d'acide picrique, pour la décalcifier, puis l'on durcit la pièce dans l'alcool. Sur les coupes de ces tumeurs, à un faible grossissement, on constate qu'elles sont formées par des nodules serrés les uns contre les autres, demi-transparents, enchâssés dans une gangue plus opaque de tissu conjonctif. Ces nodules offrent en moyenne un quart à un demi-millimètre de diamètre.

A un grossissement plus fort, on s'assure que ces nodules offrent la structure caractéristique du tubercule. Les plus petits ne sont guère constitués que par une cellule géante, arrondie ou ovalaire, pouvant contenir jusqu'à 40 et 50 noyaux; ce sont ces cellules géantes qui servent de point de départ à l'édification du nodule. Autour d'elles, dans les formes un peu plus avancées, se groupent d'autres cellules volumineuses, arrondies ou polyédriques, riches en protoplasma, à un ou plusieurs noyaux; ce sont les cellules épithélioïdes; ces nodules ne renferment jamais de vaisseaux; ils sont englobés dans un tissu de granulation, formé de cellules rondes ou fusiformes qui passent rapidement à la transformation fibreuse. Traités par les réactifs appropriés, ces nodules montrent la présence des bacilles de la tuberculose. Le nombre des bacilles que l'on observe dans les diverses lésions de la pommelière est variable. Koch fait remarquer avec raison qu'il n'est pas exact que les lésions de la pommelière soient plus riches en bacilles que les tubercules de l'homme. D'une façon générale, les bacilles sont assez clairsemés dans les tumeurs des séreuses, où on ne les rencontre guère que dans les cellules géantes. Les jeunes granulations des poumons en contiennent un plus grand nombre, ainsi que les lésions des ganglions lymphatiques.

La tuberculose pleuro-pulmonaire est la localisation la plus commune, dans l'espèce bovine comme chez l'homme. Les poumons sont volumineux et la séreuse hérissée de masses tubéreuses, mamelonnées, mûriformes ou en choux-fleurs, sessiles ou pédiculées qui constituent proprement les tumeurs de la pommelière. Si l'on incise le poumon, on rencontre des lésions variables. Le parenchyme pulmonaire peut être parsemé de granulations blanc jaunâtres de la grosseur d'un grain de mil à une tête d'épingle; le plus souvent ces granulations se réunissent en amas plus ou moins volumineux, dont le centre a subi la caséification ou l'infiltration calcaire. A côté de ces lésions, on trouve des foyers de broncho-pneumonie, parfois très étendus, en voie de transformation caséeuse ou de suppuration puriforme ou donnant au toucher la sensation du mortier.

On voit en outre des cavernes remplies d'une matière jaunâtre, granuleuse, ou visqueuse, parfois fétide. Les parois des cavernes sont irrégulières, anfractueuses, bourgeonnantes, infiltrées de sels calcaires et réunies par des brides formées par les vestiges des bronches et des vaisseaux. Quelquefois ces cavernes contiennent des séquestres plus ou moins volumineux, formés de fragments d'organes mortifiés. Autour des foyers caséeux et des tubercules miliaires, il n'est pas rare de voir se développer du tissu fibreux, très résistant, de consistance demi-cartilagineuse, assez souvent infiltré de sels calcaires. La muqueuse des bronches, de la trachée et du larynx est parsemée de tubercules et d'ulcérations plus ou moins étendues.

Les ganglions bronchiques et médiastinaux sont infiltrés de tubercules et de masses caséeuses et calcaires; ces ganglions prennent parfois un développement énorme, formant des amas de près d'un demi-mètre de long, occupant les deux médiastins et pouvant comprimer l'œsophage et les gros vaisseaux de la région.

Une lésion qui s'observe fréquemment dans la tuberculose pleuro-pulmonaire des bovidés, c'est une péricardite extrêmement accusée, consistant en un dépôt caséo-calcaire entre les deux feuillets de la séreuse. Cet exsudat peut atteindre des proportions énormes, comme c'était le cas chez la vache tuberculeuse dont le cœur est représenté par la figure 40. Le péricarde était rempli d'une sorte de mastic compact, dur, crayeux, de couleur jaune, d'une épaisseur de dix ou douze centimètres. Le cœur avec l'exsudat tuberculeux péricardique qui l'engainait ne pesait pas moins de 18 kilogrammes. Il est tout à fait extraordinaire qu'avec des lésions aussi formidables, le cœur, revêtu de cette carapace caséeuse, ait pu continuer à fonctionner d'une façon à peu près normale.

Les lésions qui viennent d'être décrites sont celles que l'on rencontre dans la forme thoracique de la pommelière; il est de règle cependant que des lésions de même nature se rencontrent en même temps dans la cavité abdominale; la séreuse péritonéale notamment est dans ces cas presque toujours parsemée de touffes plus ou moins nombreuses de tumeurs perlées; le foie, les reins, peuvent aussi contenir des noyaux tuberculeux; mais ces lésions, manifestement secondaires, sont en général beaucoup moins développées que celles que révèle l'appareil pleuro-pulmonaire.

La figure 41 est la reproduction de la section médiane

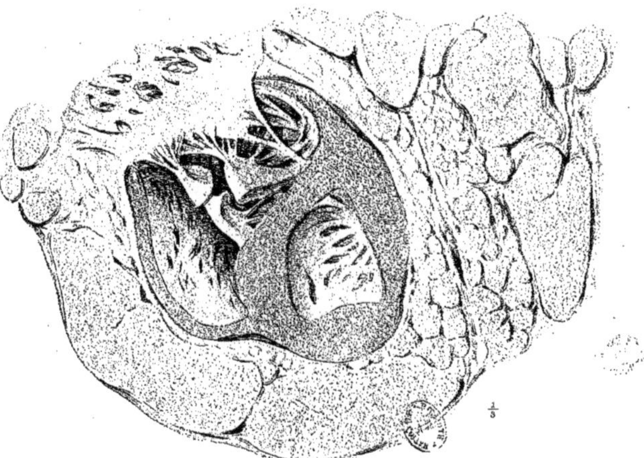

FIG. 40. — Péricardite tuberculeuse avec énorme exsudat caséo-calcaire dans le sac péricardique, chez une vache.

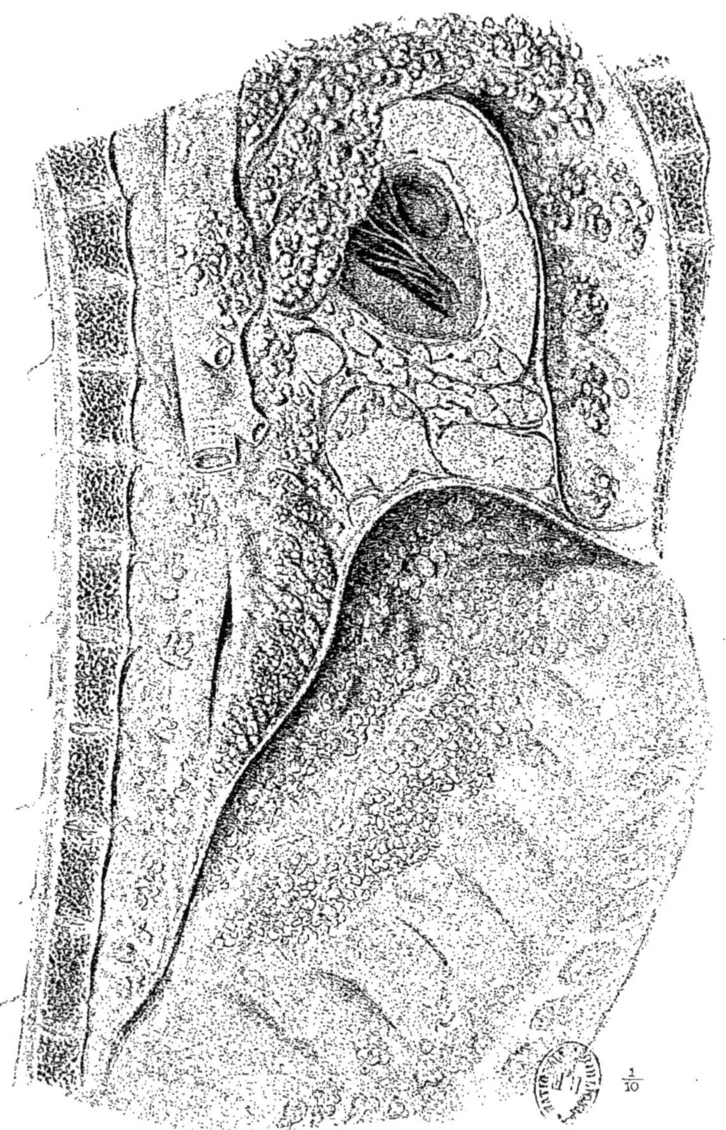

Fig. 41. — Coupe médiane antéro-postérieure du tronc d'une vache tuberculeuse ; dans la cavité thoracique, les viscères sont en place ; la cavité péritonéale, vidée de ses viscères, présente des productions de pommelière, mais moins abondantes que dans le thorax.

antéro-postérieure du tronc d'une vache tuberculeuse dont j'ai fait l'autopsie à l'abattoir de la Villette. Les viscères thoraciques sont en place, notamment le cœur atteint de péricardite tuberculeuse représenté dans la figure précédente. On voit aussi des touffes de productions perlées semées sur la face inférieure du diaphragme et sur le péritoine pariétal, mais moins abondantes que sur les deux feuillets de la plèvre.

Il en est tout autrement dans la forme abdominale de la tuberculose des bovidés; là au contraire les lésions prédominent sur le péritoine et les organes qu'il revêt, la plèvre et les poumons pouvant être à peu près indemnes ou ne présenter que des lésions minimes par propagation ou par dissémination. Les feuillets pariétal et viscéral du péritoine, le mésentère et l'épiploon sont revêtus de tubercules de dimensions les plus variables; les ganglions mésentériques et rétro-péritonéaux sont infiltrés par le néoplasme et peuvent atteindre un volume considérable. La muqueuse de l'intestin est fréquemment le siège de tubercules et d'ulcérations tuberculeuses, occupant surtout les dernières portions de l'intestin grêle et le cæcum. Les tubercules ont souvent comme siège les follicules clos et les plaques de Peyer, quoiqu'ils puissent aussi se développer en dehors des organes lymphoïdes de la muqueuse. On a signalé aussi la présence de tubercules sur la muqueuse des estomacs et de la caillette, mais ces faits sont rares.

Le foie est souvent envahi et présente à sa surface et dans son intérieur des tubercules isolés ou des masses parfois très volumineuses et qui augmentent considérablement le poids de l'organe. On peut observer à l'intérieur du foie de véritables cavernes, semblables à celles du poumon, avec un contenu puriforme ou caséo-calcaire. La rate présente plus rarement des tubercules dans son intérieur et quand on les trouve ils sont peu nombreux, petits, et le plus souvent calcifiés; mais la surface de la rate est souvent parsemée de tubercules.

La tuberculose des reins est assez fréquente, surtout dans le cas où la maladie est avancée. Parfois la totalité de l'organe est parsemée d'une infinité de nodules jaunâtres, de la dimension d'un grain de mil à un pois, entourés d'une capsule fibreuse. D'autres fois, on y rencontre des noyaux caséo-calcaires volumineux (voy. fig. 42), arrondis, également enkystés, siégeant le

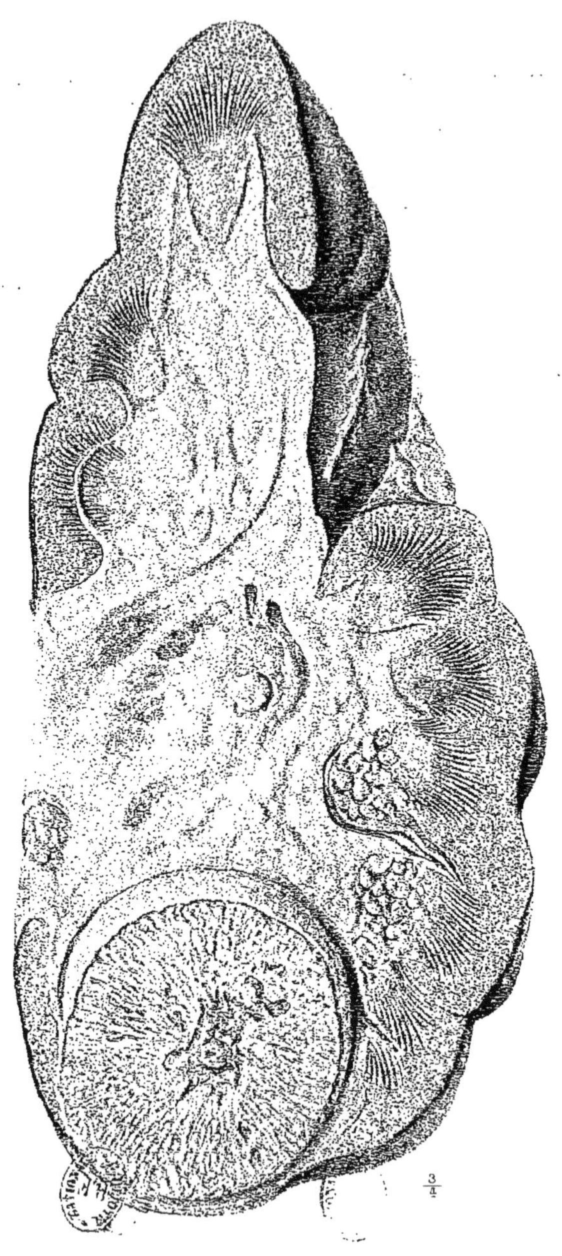

Fig. 42. — Rein de vache tuberculeuse. Énorme noyau caséo-calcaire à la partie inférieure de l'organe ; tubercules disséminés dans le voisinage des sommets des pyramides.

plus ordinairement sous la capsule; le parenchyme rénal est refoulé par la tumeur, mais ne prend pas part à sa formation. Dans quelques cas, on a noté la tuberculose de la vessie, avec de l'hématurie.

La tuberculose de l'utérus, chez la vache, est relativement fréquente et mérite une description spéciale. La muqueuse et la sous-muqueuse sont infiltrées de tubercules, généralement miliaires, qui se calcifient et s'ulcèrent de bonne heure. Dans certains cas cependant, ils résistent à la calcification et la muqueuse, très épaissie, très dure, de couleur blanche, semble envahie par un squirrhe (Nocard); l'examen histologique la montre infiltrée de follicules tuberculeux, riches en cellules géantes, pauvres en bacilles. Mais l'ulcération après la fonte caséo-calcaire est la règle. Parfois une des cornes utérines est principalement envahie et acquiert des dimensions si considérables qu'on pourrait croire à la présence d'un fœtus. Dans d'autres cas, la lésion est généralisée à tout l'utérus qui prend des dimensions excessives. La figure 43 représente un utérus de vache que j'ai recueilli à l'abattoir de la Villette. Cet utérus était énorme : il mesurait un demi-mètre de hauteur; la muqueuse des deux cornes extrêmement distendues et du corps de l'utérus était ulcérée dans toute son étendue et recouverte d'un enduit jaunâtre, crayeux, friable, contenant des bacilles en quantité considérable. La lésion de la muqueuse s'arrêtait net à l'insertion de l'utérus sur le vagin, qui était sain. Les cornes utérines avaient une apparence bosselée, à parois très épaissies, la cavité était comme injectée par les masses tuberculeuses : l'aspect des cornes reproduisait en grand celui que présentent parfois les trompes utérines dans la tuberculose génitale de la femme. La tunique musculeuse de l'utérus était très épaissie, mais non envahie par le néoplasme. La surface séreuse de l'organe était revêtue de houppes de granulations de pommelière, que l'on retrouvait aussi à la surface du péritoine pelvien. Le reste du péritoine était sain, ainsi que les organes de la cavité thoracique. La vache était en bon état de chair. C'est un exemple typique de tuberculose utérine primitive.

La cavité des trompes utérines est fréquemment envahie et oblitérée par des dépôts caséo-calcaires; les ovaires peuvent être convertis en des tumeurs de la grosseur du poing et même

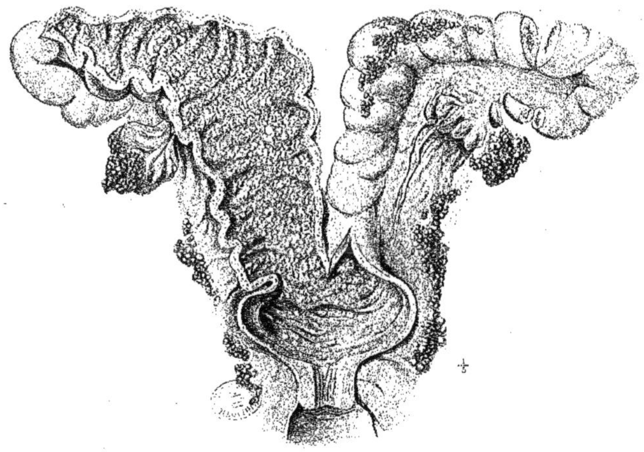

1/5

Fig. 43. — Utérus de vache atteinte de tuberculose génitale primitive. L'une des cornes utérines est incisée dans toute sa longueur et la muqueuse apparaît revêtue d'un enduit jaunâtre, crayeux, friable, riche en bacilles. L'autre corne, incisée transversalement en deux endroits, présente les mêmes lésions.

d'une tête d'adulte. La tuberculose de la muqueuse vaginale est rare, mais se rencontre parfois.

Chez les mâles, le corps du testicule et l'épididyme présentent parfois des noyaux plus ou moins volumineux, caséeux; la tunique vaginale est semée de tubercules et il existe fréquemment de l'hydrocèle; le cordon spermatique, le canal déférent et la prostate peuvent également être intéressés.

La tuberculose de la mamelle se développe tantôt dans le cours d'une tuberculose chronique avec tendance à la généralisation, tantôt elle paraît être primitive. Elle commence généralement par un empâtement diffus, uniforme de la glande, débutant le plus souvent par un seul quartier, le quartier postérieur. La glande à ce moment peut contenir de nombreux bacilles de la tuberculose, décelables par la méthode des frottis, sans qu'il y ait encore de tubercules visibles à l'œil nu (Nocard). Sur la coupe, on trouve disséminés dans le parenchyme glanduleux des points et des traînées jaunâtres, parfois hémorrhagiques, formés de petits tubercules. Plus tard ces granulations augmentent de volume, deviennent confluentes, se ramollissent ou se calcifient, en même temps que la substance glandulaire est étouffée par une abondante végétation de tissu fibreux. Ces masses fibreuses, emprisonnant des foyers caséo-calcaires, peuvent prendre un développement considérable et un poids atteignant et dépassant 20 kilogrammes; la mamelle est alors irrégulière, bosselée et remplie de noyaux durs au toucher comme la pierre. Les gros conduits galactophores renferment des masses caséeuses, jaunâtres, riches en bacilles; leurs parois, ainsi que celles de la citerne, sont épaissies et infiltrées de nombreux tubercules miliaires. Les ganglions lymphatiques situés derrière le dernier quartier sont tuméfiés, indurés ou caséeux. Le lait reste longtemps normal; plus tard, quand la tuméfaction s'étend, il se modifie, devient séreux, jaunâtre et charrie des coagulums qui renferment des bacilles. Il peut déjà contenir des bacilles dans les stades moins avancés, alors qu'il paraît encore absolument normal.

Quand la tuberculose mammaire est très avancée, la sécrétion lactée devient purulente et finit par se tarir.

Demeurisse, vétérinaire-inspecteur à l'abattoir de la Villette, a bien voulu, à ma demande, faire quelques recherches

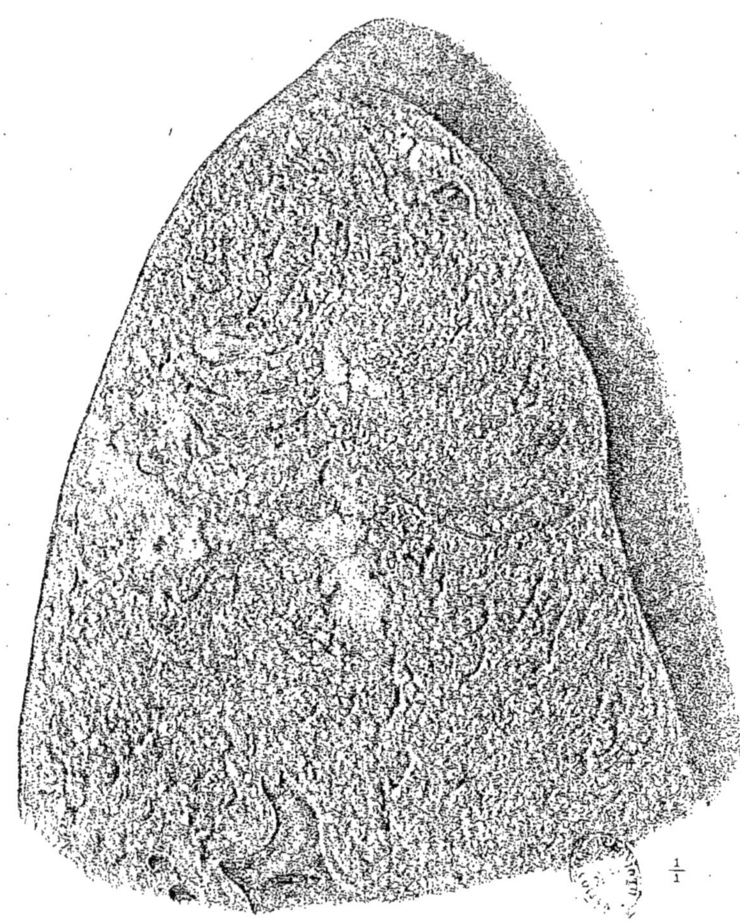

Fig. 44. — Coupe (grandeur naturelle) d'un quartier de mamelle tuberculeuse de vache. Le tissu de la glande est parsemé de foyers tuberculeux jaunâtres.

statistiques sur la fréquence de la tuberculose de la mamelle parmi les vaches reconnues tuberculeuses à cet abattoir. Sur 50 vaches saisies et atteintes de tuberculose généralisée, 6 présentèrent de la tuberculose des mamelles visible à l'œil nu; 4 d'entre elles avaient des lésions tuberculeuses dans tous les quartiers de la glande; 2 n'en avaient que dans un quartier seulement; les ganglions lymphatiques supramammaires, chez tous ces animaux, étaient tuberculeux. Chez 10 autres vaches, toutes profondément tuberculeuses, les ganglions supra-mammaires étaient tuberculeux, sans qu'il fût possible de distinguer à l'œil nu de tubercule dans la glande mammaire.

La figure 44 représente, à peu près en grandeur naturelle, la section d'un quartier d'une mamelle tuberculeuse que Demeurisse m'a obligeamment remise et qui provenait d'une vache normande hors d'âge, maigre, atteinte de tuberculose abdominale et thoracique; le frottis de cette mamelle était extrême ment riche en bacilles.

La figure 45 représente une coupe microscopique de cette mamelle, à un faible grossissement. On voit les acini et les canaux galactophores envahis par des tubercules avec de très grosses cellules géantes.

Le tissu musculaire, chez les bovidés comme chez l'homme, est très rarement le siège de lésions tuberculeuses, même dans les cas de généralisation. « On en trouve parfois cependant; elles affectent alors la forme de petites tumeurs du volume d'un pois, d'une noisette ou d'une bille d'enfant, d'une couleur blanc sale, d'une consistance ferme; il est très rare qu'elles se ramollissent; le tissu musculaire est sclérosé à leur voisinage immédiat (Nocard). » Ces lésions, quand elles existent, se rencontrent principalement sur les muscles de la croupe, du thorax, du ventre et dans le muscle cardiaque. Schütz, Leisering ont signalé la présence de tubercules dans le tissu musculaire, et ils ajoutent que souvent on trouve, chez les animaux atteints d'une phtisie avancée, des productions tuberculeuses dans les glandes lymphatiques intra-musculaires. Johne a observé un cas de tuberculose miliaire généralisée des muscles, chez un bovidé[1]. Toutefois, ces lésions sont rares. Villain, dont l'expérience est

1. JOHNE, *Die Geschichle der Tuberculose*, Leipzig, 1883, p. 54.

si grande en pareille matière, dit n'avoir jamais trouvé de telles altérations, du moins visibles à l'œil nu; il reconnaît cependant que les ganglions inter-musculaires peuvent être atteints[1].

On observe parfois des lésions tuberculeuses de la langue, de préférence chez les jeunes animaux. « L'aspect de l'organe tuberculeux est très analogue à celui qu'offre la *langue de bois*

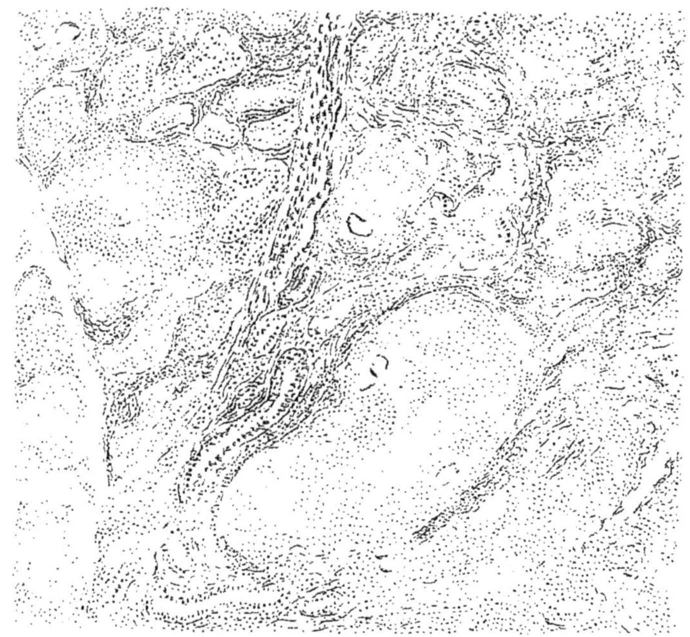

Fig. 45. — Coupe microscopique de la mamelle tuberculeuse représentée dans la figure précédente; gross. 80. Nombreux tubercules disséminés dans le tissu glandulaire, avec des cellules géantes très volumineuses.

(actinomycose linguale). La langue est dure, inflexible, noueuse; sur la coupe, on voit que son parenchyme est remplacé çà et là — notamment dans les parties voisines de la muqueuse, à la base de l'organe — par un tissu blanchâtre, ferme, d'apparence néoplasique, où l'examen microscopique révèle de nom-

1. Villain, cité par A. Ollivier, *Etudes d'hygiène publique*, Paris, 1886, p. 121.

breux follicules tuberculeux très riches en cellules géantes et en bacilles (Nocard). »

La tuberculose du larynx n'est pas très exceptionnelle chez les bovidés. La figure 46 reproduit un bel exemple de cette lésion, observée sur une vache âgée de six à sept ans, atteinte de tuberculose pleuro-pulmonaire, avec envahissement du péritoine et du foie. La trachée était saine. On voit qu'il s'agit d'un énorme chou-fleur tuberculeux occupant le ventricule du larynx, immédiatement au-dessous de l'insertion de l'épiglotte.

Les os sont parfois envahis par les tubercules; la moelle osseuse, dans les cas de généralisation tuberculeuse, est assez souvent, comme chez l'homme, remplie de fines granulations naissantes. Il existe aussi des tuberculoses osseuses chroniques occupant surtout l'os temporal, l'occipital, les vertèbres cervicales, les apophyses épineuses des vertèbres, les côtes, le sternum et les os longs. On trouve dans ces cas dans le tissu spongieux des masses granuleuses, rosées, riches en tubercules et en bacilles et qui aboutissent à des séquestres centraux, caséeux et à de vraies cavernes; des trajets fistuleux peuvent faire communiquer ces collections avec l'extérieur ou avec les articulations. On observe aussi chez les bovidés des arthrites et des synovites tuberculeuses, des tumeurs blanches de la hanche principalement, du genou et des articulations du carpe.

On peut de même rencontrer des lésions tuberculeuses du tissu cellulaire sous-cutané. « Dans un cas, dit Nocard, dû à l'obligeance de M. Rossignol, la queue était comme transformée en un bâton noueux par un grand nombre de petites tumeurs du volume d'une noisette à celui d'une noix, développées dans l'hypoderme; la peau était intacte; ces tumeurs avaient la consistance du caoutchouc; leur tissu, de couleur blanc sale, était homogène dans toute son étendue. Ces tumeurs me paraissent être analogues aux gommes scrofuleuses de l'homme[1]. »

Le cerveau et la moelle épinière sont, plus fréquemment qu'on ne le croit, le siège de lésions tuberculeuses. C'est ainsi que Semmer, à l'autopsie complète de 40 vaches atteintes de pommelière, a rencontré 4 fois des tubercules cérébraux. On trouve sur l'arachnoïde et sur la pie-mère, ou à la surface

1. Nocard, Art. Tuberculose, in *Dictionnaire pratique de médecine vétérinaire* 1892, t. 21, p. 424.

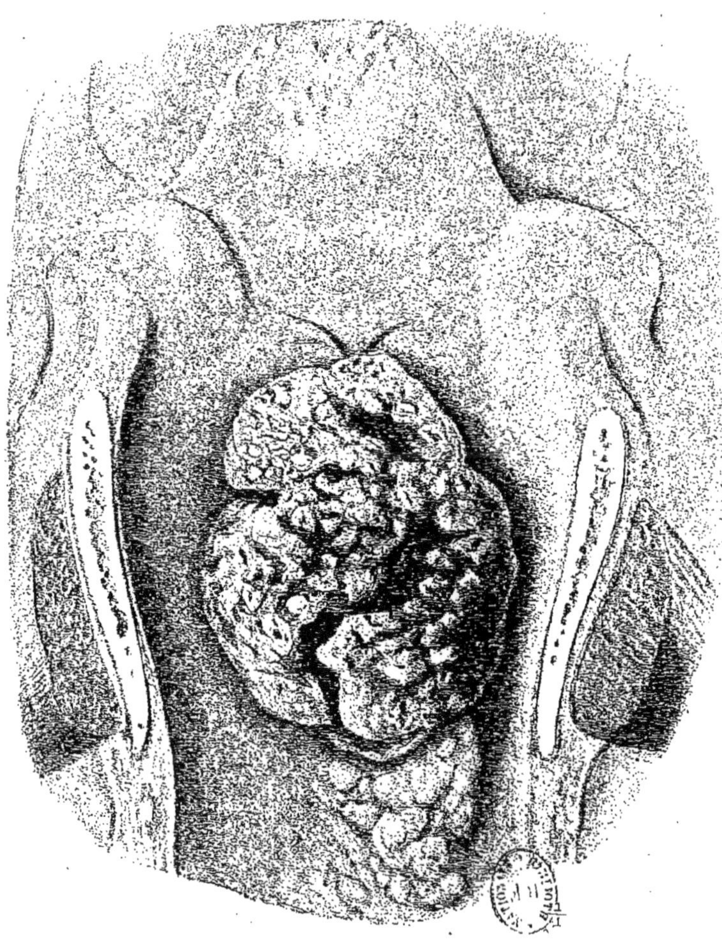

Fig. 46. — Tuberculose du larynx chez une vache. Le ventricule du larynx est occupé par un énorme chou-fleur tuberculeux.

des ventricules, ou bien encore dans la substance cérébrale elle-même des nodules tuberculeux pouvant atteindre jusqu'aux dimensions d'un œuf de poule. On observe parfois une véritable méningite tuberculeuse de la base du cerveau avec exsudat inflammatoire, comme chez l'homme. Comme chez l'homme aussi on peut, chez les bovidés, constater des lésions inflammatoires et suppuratives du cerveau, dans les cas d'otite moyenne et de carie tuberculeuse de l'os temporal. On rencontre également des tubercules sur la pie-mère spinale et dans l'épaisseur de la moelle chez des animaux qui avaient présenté de la paralysie. Galtier donne la description d'une moelle provenant d'une génisse de 18 mois qui avait été paralysée; cette moelle présentait dans son épaisseur, dans la substance grise, au niveau du renflement lombaire, une série d'amas de granulations tuberculeuses, jaunâtres et infiltrées de sels calcaires [1]. Notons enfin que l'on a observé des lésions tuberculeuses de l'œil, des tubercules de l'iris et de la choroïde et la fonte caséo-tuberculeuse du globe oculaire.

Nocard a signalé une variété particulière de tuberculose chez les bovidés, caractérisée par des lésions exclusivement localisées sur les ganglions lymphatiques. « Tantôt, dit-il, ce sont les ganglions pharyngiens, les cervicaux supérieurs et inférieurs et les sus-sternaux qui sont seuls hypertrophiés, indurés et infiltrés de tubercules; tantôt ce sont exclusivement les ganglions bronchiques et ceux des médiastins; tantôt enfin ce sont les ganglions de la cavité abdominale, mésentériques, sous-lombaires, du hile du foie, etc. Quel que soit le groupe envahi, ce qui caractérise cette forme de la maladie, c'est l'absence complète ou l'insignifiance des lésions tuberculeuses de l'organe auquel sont annexés les ganglions malades. Il est des cas, en effet, où, malgré l'examen le plus minutieux, on ne réussit pas à retrouver la porte d'entrée du contage. » Ces lésions ont été longtemps décrites comme appartenant à la leucémie ganglionnaire; dès 1885, Nocard a pu s'assurer par l'examen bactériologique et par l'inoculation qu'il s'agissait réellement de tuberculose.

La tuberculose est, dans la majorité des cas, une maladie

1. Galtier, *Traité des maladies contagieuses et de la police sanitaire des animaux domestiques*. Paris, 1892, t. 2, p. 438.

éminemment chronique et bien supportée par les grands ruminants; aussi est-elle souvent latente et passe-t-elle inaperçue, comportant, avec des lésions même très avancées, un embonpoint et un état de santé en apparence parfaits. Il en résulte que, même à un état avancé de l'évolution de la maladie, le diagnostic est souvent entouré de difficultés.

Au point de vue clinique aussi bien qu'au point de vue anatomique on peut distinguer deux principales formes de tuberculose bovine : la forme thoracique ou pulmonaire et la forme abdominale.

La forme pulmonaire est la plus fréquente, ce qui prouve que chez les ruminants comme chez l'homme, le mode d'infection le plus habituel s'effectue par inhalation de matière virulente. Au début de la maladie, les symptômes sont généralement peu prononcés; chez les vaches, la lactation est conservée, les fonctions semblent normales et les animaux sont encore suceptibles de s'engraisser. Le premier symptôme qui appelle l'attention est la toux. « Elle est profonde, pectorale, un peu sifflante, petite, sèche, avortée, plus ou moins fréquente; elle n'est accompagnée ni d'expectoration ni de jetage; elle se produit parfois par quintes; elle se fait entendre surtout le soir et le matin, pendant le repas, pendant que les animaux boivent, pendant ou après le travail ou un exercice un peu actif, quand les animaux sortent au grand air, quand ils rentrent dans les habitations; elle peut être facilement provoquée par les poussières, par les gaz irritants, par la compression du larynx ou de la trachée, par la percussion de la poitrine, par l'exercice, etc. Ce symptôme est souvent seul au début; il n'est pas pathognomonique; il peut faire défaut dans certains cas de tuberculose pectorale, et il peut exister avec les mêmes caractères sans qu'il y ait tuberculose (Galtier). » L'auscultation et la percussion donnent peu de signes au début; « les grandes dimensions de l'organe exploré; l'épaisseur des téguments et des parois thoraciques; la présence des poils; l'application sur le thorax et la faible motilité des membres antérieurs qui masquent une partie notable des poumons; le voisinage du rumen dont les bruits se propagent aisément jusqu'à l'oreille : toutes ces conditions défavorables font que, à cette période, les signes stéthoscopiques échappent à l'exploration la plus attentive » (Nocard).

Avec le développement des lésions pulmonaires d'autres symptômes se manifestent. La toux devient plus fréquente; elle se produit quand on percute la poitrine, quand on pince l'espace dorso-lombaire ou quand on presse sur les côtes. Elle est encore sèche et rauque, mais elle peut devenir grasse et s'accompagner de l'expulsion par la bouche et par les naseaux d'un jetage muco-purulent, jaunâtre, grumeleux. On peut, dans ces cas, pratiquer l'examen microscopique et l'inoculation du jetage, ce qui lèvera tous les doutes. Mais ces cas sont assez rares, l'animal, le plus souvent, avalant les mucosités. La respiration est plaintive; il y a de l'essoufflement au moindre effort; la pression et la percussion de la poitrine sont douloureuses. La percussion peut révéler des zones de matité disséminées; à l'auscultation on perçoit un affaiblissement du murmure respiratoire, des sibilances, des râles muqueux et caverneux. A ces signes s'ajoutent bientôt des troubles digestifs; l'appétit diminue et devient capricieux, la rumination se ralentit, devient irrégulière; il se produit par moments du météorisme : troubles qui s'expliquent la plupart par la compression exercée par les ganglions du médiastin sur l'œsophage et sur les nerfs pneumogastriques. La sécrétion lactée commence à diminuer; le lait devient séreux et prend une teinte bleuâtre. Parfois, des exacerbations fébriles se manifestent; l'amaigrissement s'accuse; le poil devient terne; la peau est sèche, adhérente et en la pinçant entre les doigts on la détache difficilement des couches sous-jacentes; le pli formé s'efface avec lenteur. Beaucoup de ces signes sont assez vagues, mais les éleveurs et les vétérinaires savent en tirer parti et ces signes acquièrent surtout de la valeur quand ils s'observent sur des animaux occupant une étable que l'on sait infectée.

Lorsque la maladie est arrivée à la dernière période, les symptômes sont tout à fait caractéristiques. « Les malades deviennent véritablement phtisiques; l'amaigrissement s'accuse de jour en jour; la peau est collée aux os, le poil terne et hérissé; tout le facies exprime la tristesse et l'abattement; les yeux larmoyants et chassieux s'enfoncent dans les orbites ; un jetage jaunâtre, grumeleux, fétide s'écoule par les naseaux et souille le mufle que le malade n'a même plus la force de nettoyer d'un coup de langue. L'animal se tient obstinément debout, les coudes écartés comme pour faciliter la dilatation du thorax; la respiration est précipitée, courte, saccadée. La toux est fréquente, faible, douloureuse; le pincement du dos provoque des quintes interminables et, en même temps, l'affaissement du sujet (Nocard). » Les signes stéthoscopiques deviennent alors des plus nets; on perçoit des râles et du souffle caverneux, du gargouillement, et la percussion révèle des nappes étendues de matité.

Presque toujours on observe dans le cours de la maladie d'autres symptômes liés aux localisations extra-pulmonaires du mal et à l'invasion progressive de l'économie par les tubercules. C'est ainsi que l'on constate du météorisme persistant, de la dysphagie avec ptyalisme dus à la compression de l'œsophage par les ganglions médiastinaux; des coliques, avec alternatives de diarrhée et de constipation, liées à la tuberculose secondaire de l'intestin et à celle des ganglions mésentériques: la tuberculose rénale se traduit fréquemment par de l'hématurie. Il est assez commun de constater un engorgement de la plupart des ganglions lymphatiques superficiels, ceux du cou, de l'oreille, de l'aisselle, de l'aine, des ganglions mammaires, etc. La mort a lieu par épuisement ou par asphyxie, après une durée de la maladie qui peut comprendre plusieurs années.

La tuberculose pleurale, sans lésions pulmonaires ou avec des lésions pulmonaires minimes, demeure latente très longtemps. La matité à la percussion et des bruits de frottement pleural ne se perçoivent que quand les lésions sont très étendues. La tuberculose du péricarde passe presque toujours inaperçue; c'est une trouvaille d'autopsie.

Les symptômes de la tuberculose abdominale sont moins accusés que ceux de la forme thoracique. La tuberculose péritonéale se traduit par des signes assez vagues consistant en troubles de l'appareil digestif, météorisme, coliques, diarrhée alternant avec la constipation; ces troubles sont le plus souvent liés à des lésions tuberculeuses de l'intestin et des ganglions mésentériques. Fréquemment, comme nous l'avons dit, la tuberculose du péritoine est consécutive à la tuberculose de l'utérus et de ses annexes; dans ces cas, il existe des manifestations génitales qui facilitent le diagnostic. Les vaches sont excitées, *taurelières*, elles recherchent constamment les approches du mâle; elles poussent des beuglements continuels et, au pâturage, poursuivent leurs compagnes et montent dessus. Souvent elles ne conçoivent pas, ou bien elles avortent. L'avortement est parfois le premier symptôme de l'invasion d'une étable par la tuberculose (Roloff). On constate fréquemment un écoulement purulent par les parties génitales, et l'examen bactériologique permet d'y déceler la présence de bacilles. La cachexie et la généralisation des lésions se produisent plus tardivement que dans la forme pulmonaire.

Les localisations cérébrales de la tuberculose, primitives quelquefois, secondaires le plus souvent, se traduisent par des phénomènes d'excitation, des convulsions, des accès furieux, des crises épileptiformes, de l'hébétude ou du coma. Parfois on observe des phénomènes en rapport avec des lésions en foyer, de l'hémiplégie, du tournis, de la déviation de la tête, des paralysies du facial et du strabisme. La tuberculose spinale se traduit généralement par la paraplégie.

La tuberculose, chez les bovidés, présente d'ordinaire une marche éminemment chronique; il semble que ces animaux jouissent d'une résistance toute particulière au bacille de la tuberculose. La maladie peut, en quelque sorte, demeurer latente pendant des années, les animaux paraissent absolument bien portants, gras, en bon état de chair et fournissent un lait abondant; on les livre à la boucherie en parfait état de graisse et l'autopsie révèle des lésions tuberculeuses extrêmement avancées. Toutefois, après une période latente plus ou moins longue, on voit se manifester des exacerbations fébriles provoquées par de nouvelles poussées. Ces paroxysmes se rapprochent et finissent par amener l'épuisement et la consomption. Quelquefois, la maladie se généralise d'une façon rapide, comme le fait la tuberculose miliaire aiguë chez l'homme, et amène rapidement la mort des animaux.

Le diagnostic de la tuberculose bovine, dans ses premiers stades, est entouré de difficultés. Les symptômes initiaux, la toux, l'essoufflement sont des signes banals et qui n'acquièrent de valeur que quand on les observe chez des animaux occupant une étable infectée. La péripneumonie dans sa forme chronique, les échinocoques du poumon, l'actinomycose peuvent donner lieu aux mêmes symptômes que la tuberculose pulmonaire. La tuberculose péritonéale est d'un diagnostic encore plus obscur, surtout quand l'utérus n'est pas atteint et que l'écoulement vaginal caractéristique fait défaut.

L'examen bactériologique des produits de sécrétion (expectoration, jetage, pus, lait) combiné à l'inoculation peut rendre de précieux services, moins grands cependant qu'en pathologie humaine pour les raisons suivantes. Dans la phtisie pulmonaire de l'homme, si l'on en excepte les tout jeunes enfants, l'expectoration est la règle et permet aisément la recherche du bacille; il n'en est pas de même dans la phtisie bovine, les animaux déglutissant presque toujours la sécrétion bronchique et ne l'expulsant que par hasard, pendant les quintes violentes. Pour obvier à cet état de choses, un vétérinaire hollandais, Poels, avait proposé d'introduire un trocart entre les deux premiers anneaux de la trachée et d'aller puiser le mucus trachéal à l'aide d'une éponge fixée à l'extrémité d'un fil de fer. On dirige l'éponge vers la bifurcation des bronches, on la laisse s'imprégner de mucosités et, après l'avoir retirée, on l'exprime pour examiner le mucus et l'inoculer. Ce moyen est peu pratique et n'offre pas une sûreté suffisante. Friedberger et Fröhner y ont eu recours, chez une vache dans un état de phtisie avancé, et ce n'est qu'après des tentatives réitérées qu'il leur fut possible de colorer quelques bacilles dans le mucus ainsi obtenu [1].

Nocard conseille de frotter les parois du pharynx de l'animal suspect à l'aide d'une éponge solidement fixée à l'extrémité d'une baguette flexible ou entre les mors d'une longue pince à polypes; l'éponge ramène les mucosités retenues dans les cryptes de la muqueuse; on l'exprime et on obtient ainsi un produit que l'on peut examiner et inoculer; mais ce procédé ne donne également que des résultats incertains. L'inoculation du jetage ou du lait à des animaux réceptifs, au cobaye, offre plus de chance de réussite. Le diagnostic de la tuberculose génitale est facile, quand il existe un écoulement vaginal, qui est généralement riche en bacilles. On peut aussi, dans les cas douteux,

1. Friedberger et Fröhner, *Lehrbuch der speciellen Pathol. und Therapie der Hausthiere*, Stuttgart, 1889, Bd 2, p. 526.

extirper un ganglion superficiel malade pour en pratiquer l'examen bactériologique et l'inoculation. Mais ces moyens ne sont applicables que quand la tuberculose est déjà relativement avancée et qu'elle s'accompagne de la fonte et de l'ulcération des produits morbides; tandis qu'il y a surtout intérêt à reconnaître la maladie à ses débuts, alors qu'elle est cliniquement latente. La tuberculine, comme nous le verrons plus bas, semble appelée à rendre de précieux services pour le diagnostic précoce de la tuberculose bovine.

Depuis que l'attention est plus particulièrement attirée sur le danger qui peut découler de l'usage des viandes tuberculeuses, les statistiques mettent de plus en plus en évidence la fréquence de la tuberculose chez les bovidés. « La pommelière, écrivait Zundel en 1882, affecte surtout les vaches laitières, surtout si elles sont nourries à l'étable, et elle n'est pas rare non plus chez les mâles châtrés ou non châtrés. Hurtrel d'Arboval estimait que le nombre des bêtes bovines ruinées par la tuberculose est de une bête sur huit ou dix dans la Brie, la Beauce, le pays de Caux, etc. Wolff admettait une proportion de 15 p. 100 dans le rayon de Liegnitz (Saxe). On a trouvé, il y a cinq ans, un chiffre de 55000 bêtes tuberculeuses pour la Bavière, ce qui, pour les trois millions de bêtes adultes qu'entretient ce pays, fait une moyenne de presque 2 p. 100. La même proportion paraît exister pour l'Alsace-Lorraine (Zundel). Adam, sur 106321 bêtes bovines abattues en neuf ans à Augsbourg a compté 1358 bêtes atteintes de tuberculose, soit environ 1, 3 p. 100; mais il ne faut pas oublier que c'est dans les abattoirs des petites localités et dans les tueries particulières qu'on tue surtout les bêtes phtisiques. En 1875, à l'abattoir de Munich, Dreschseler a compté, sur 55882 bêtes bovines, 704 bêtes tuberculeuses; les bêtes ne présentant que des nodosités isolées n'étaient pas comptées. Fuchs, à Mannheim, sur 44559 bêtes bovines abattues en six ans, a compté 307 tuberculeuses, soit 0,689 p. 100, sur lesquelles 226 ont été encore admises pour la consommation et 81 livrées à l'équarrissage. En 1880, Trapp a compté à l'abattoir de Strasbourg 53 cas de tuberculose généralisée et 167 cas où il a suffi d'enlever les parties malades, sur 10079 bêtes abattues. Mandel à Mulhouse a compté pour la même année 49 cas de tuberculose généralisée et 125 cas de tuberculose partielle sur 5105 bêtes[1]. »

« En France, dit Nocard, il est impossible, dans l'état actuel, d'évaluer même approximativement la proportion de nos bovidés tuberculeux; mais on ne peut nier que la tuberculose ne fasse de grands ravages, çà et là, sur notre territoire. En certains points de la Beauce, de la Champagne, du Morvan, du Béarn, etc., on évalue à 10 p. 100, au bas mot, le nombre des animaux atteints, et l'on sait que la tuberculose est la plaie de notre belle race nivernaise. A l'abattoir de Toulouse, on avait compté, en 1889, 1254 tuberculeux sur 13507 animaux de l'espèce bovine abattus; l'inspecteur ayant strictement appliqué les dispositions du décret du 28 juillet 1888, en 1890, le nombre des tuberculeux tomba à 340 pour 12694 abattus, quatre fois moins que l'année précédente! Le surplus avait été dirigé sur les tueries particulières non inspectées. Par contre, il est des régions où la tuberculose est presque inconnue; sur les bœufs de Salers sacrifiés à l'abattoir de la Villette, on n'observe pour ainsi dire jamais de tuberculose[2]. »

Arloing a ouvert une enquête auprès des vétérinaires inspecteurs dans les abattoirs de chef-lieu de nos départements sur le nombre des animaux tuberculeux trouvés parmi les veaux, bœufs, vaches ou taureaux et les porcs sacrifiés pendant cinq années (1885-1889). Il recueillit des renseignements sur 1734502 veaux, 1013808 bœufs, vaches ou taureaux et sur 1116351 porcs. Les veaux ont fourni 43 tuberculeux, soit la proportion infime de 0,024 p. 1000; les bœufs, vaches ou taureaux, 4326 tuberculeux, soit 3,80 p. 1000; les porcs, 126 tuberculeux, soit 0,112 pour 1000[3].

D'après Bollinger, la proportion des vaches trouvées tuberculeuses à l'abattoir d'Augsbourg était de 8,88 p. 100, à Stuttgart de 17 p. 100, à Schwerin de 12 p. 100. A l'abattoir de Leipzig, en 1889, 15 p. 100 de toutes les bêtes à cornes (les veaux exceptés) furent trouvées tuberculeuses. Dans le royaume de Saxe, la statistique totale des abattoirs des villes a fourni

1. Zundel, Sur la nature parasitaire de la tuberculose (*Société des sciences agriculture et arts de la Basse-Alsace*, 1882, p. 140).

2. Nocard, Art. Tuberculose (*Dictionn. pratique de médecine vétérinaire*, Paris, 1892, t. 21, p. 467).

3. Arloing, *Leçons sur la tuberculose et certaines septicémies*, Paris, 1892, p. 374.

une proportion de 11,4 p. 100 de bovidés tuberculeux; dans quelques abattoirs de cette contrée, cette proportion dépasse 20 p. 100[1].

Riek a publié des documents statistiques très complets et intéressants sur les cas de tuberculose observés à l'abattoir de Leipzig, c'est-à-dire dans la seconde ville du royaume de Saxe, cette terre classique de la tuberculose bovine. Sur 67077 bovidés (sans compter les veaux) sacrifiés à l'abattoir depuis son ouverture en juillet 1888 jusqu'au 31 décembre 1891, 13688 étaient tuberculeux, soit 24,4 p. 100! La proportion était plus grande pour les vaches que pour les bœufs (23,5 p. 100 et 18,2 p. 100). Sur ces 13688 cas, 11066 fois les poumons seuls étaient atteints; la tuberculose était donc exclusivement pulmonaire dans 80 p. 100 des cas. La tuberculose isolée des séreuses (plèvre et péritoine) paraît beaucoup plus rare qu'on ne la trouve signalée dans les anciennes statistiques; presque toujours il existait concomitamment, quand l'examen était minutieusement fait, de la tuberculose ganglionnaire (ganglions bronchiques et mésentériques).

Riek met aussi en doute l'existence d'une tuberculose primitive de l'utérus chez les vaches; il la regarde comme étant presque toujours consécutive à une tuberculose péritonéale.

Sur les 13688 cas, 430 fois (c'est-à-dire dans 3 p. 100 des cas) la tuberculose était généralisée (poumons, foie, intestins, séreuses, reins, muscles, mamelles, os, sternum, vertèbres). Sur 23396 vaches tuberculeuses, la tuberculose des mamelles fut constatée 69 fois (0,29 p. 100 des cas); sur 4070 génisses tuberculeuses, 3 fois (0,07 p. 100 des cas). La tuberculose intestinale primitive est aussi très rare; presque toujours elle se surajoute à la tuberculose pulmonaire.

Riek fait remarquer avec justesse que les anciennes statistiques, celles recueillies par Göring, par Adam et Lydtin entre autres, donnent des chiffres notablement trop faibles. A mesure que le contrôle dans les abattoirs s'exerce avec plus de soin et de compétence, la proportion des cas de tuberculose va en augmentant. Ainsi à Dresde on ne signalait en 1888 qu'une proportion de 2,6 p. 100 de bovidés tuberculeux; en 1889, la proportion s'élève

1. BOLLINGER, Ueber die Verwendbarkeit des an Infectionskrankheiten leidenden Schlachtthieres (*Deutsche Zeitschr. für Thiermedicin*, 1891, Bd 17, p. 215).

à 3,2 100; en 1890, à la suite de l'établissement d'un service d'inspection sanitaire plus exercé et plus nombreux, la proportion atteint 14,4 p. 100. A Leipzig même, avant 1888, la proportion relevée ne dépassait pas 0,5 p. 100 (au lieu de 25 p. 100)! Bromberg comptait, avant l'organisation d'un service sanitaire, comme une localité privilégiée pour la rareté de la tuberculose bovine; depuis elle a fourni le chiffre effrayant de 26,2 p. 100. A Crefeld aussi, les anciennes statistiques de l'abattoir ne donnaient qu'une proportion de 3,4 p. 100 de bovidés tuberculeux; actuellement le chiffre est de 8 p. 100 [1].

Siedamgrotsky, professeur à l'école vétérinaire de Dresde, publie régulièrement, depuis plusieurs années, la statistique des cas de tuberculose observés parmi les bovidés dans le royaume de Saxe, basée sur un questionnaire adressé aux vétérinaires et aux directeurs d'abattoirs. Cette enquête a fourni, pour l'année 1889, les chiffres suivants [2] : le nombre des cas de tuberculose signalés tant dans les abattoirs que dans les tueries particulières a été de 6135, dont 4560 dans les abattoirs; la proportion des bovidés tuberculeux, par rapport au chiffre des animaux (les veaux non compris) sacrifiés dans les abattoirs, est de 8,1 p. 100.

Ces 4560 animaux reconnus tuberculeux dans les abattoirs se répartissent de la façon suivante, d'après le sexe :

Taureaux.	567	=	12,4	p. 100
Bœufs	1313	=	22,8	—
Vaches	2531	=	55,6	—
Génisses et taurillons .	141	=	3,1	—
Veaux	8	=	0,1	—

Si l'on calcule les tuberculeux proportionnellement au nombre d'animaux de chaque catégorie sacrifiés, on obtient les chiffres suivants :

Sur	12218 taureaux	567	tuberculeux	=	4	p. 100
—	17883 bœufs	1313	—	=	7,3	—
—	20882 vaches	2531	—	=	12,1	—
—	3118 génisses et taurillons	141	—	=	4,2	—
—	123725 veaux	8	—	=	0,006	p. 100

1. Riek, Die Tuberculose unter den Rindern auf dem Schlachthofe zu Leipzig in den Jahren 1888 bis 1891 (*Vierteljahrsschr. für gerichtliche Medicin*, 1892, p. 373-399).

2. Siedamgrotsky, Ueber das Vorkommen der Tuberculose bei Rindern im Königreich Sachsen in 1889 (*Deutsche Zeitschr. f. Thiermedicin u. vergleichende Path.* 1890, Bd 16, p. 318).

On voit donc que la proportion de beaucoup la plus grande porte sur les vaches; comme toujours, la proportion des veaux est extraordinairement faible.

D'après l'âge, la proportion des animaux tuberculeux se répartit de la façon suivante :

Sur	123725 veaux	de 0 à 6 semaines.	8 =	0,006	p. 100
—	797 génisses et taurillons	de 6 sem. à 1 an.	3 =	0,3	—
—	6283 bovidés	de 1 an à 3 ans. .	444 =	7	—
—	14401 —	de 3 à 6 — . .	1340 =	9,3	—
—	12110 —	au-dessus de 6 ans.	1943 =	16	—

On voit donc que, chez les bovidés, la fréquence de la tuberculose augmente proportionnellement avec l'âge; la moitié des cas signalés dans les abattoirs se rapportent à des bêtes âgées de plus de 6 ans. Si la tuberculose s'observe plus fréquemment chez les vaches, cela tient à différentes causes : la stabulation prolongée, l'épuisement par la gestation et la lactation, mais aussi à ce fait qu'on les laisse généralement arriver à un âge plus avancé que les bœufs ou les taureaux.

Röckl a réuni les documents statistiques relatifs à la fréquence des cas de tuberculose parmi les bovidés dans l'empire d'Allemagne observés durant l'année 1888-1889. Pendant cette année le nombre total des bovidés sacrifiés soit dans les abattoirs, soit dans les tueries particulières, et reconnus tuberculeux, s'élève à 51377. Ces animaux tuberculeux se répartissent de la façon suivante :

Taureaux.	2935 =	5,7	p. 100
Bœufs	7817 =	15,2	—
Vaches.	35241 =	68,6	—
Génisses et taurillons. .	2867 =	5,6	—
Veaux	208 =	0,4	—
Sans indications	2309 =	4,5	—

Il ressort de ce tableau que les vaches fournissent un contingent quatre fois plus considérable de tuberculeux que les bœufs et 12 fois plus considérable que les taureaux d'une part, que les taurillons et les génisses réunis, d'autre part.

Proportionnellement au nombre des animaux de chacune de ces catégories sacrifiés dans les abattoirs, celui des tuberculeux se répartit de la façon suivante :

Sur 72063 taureaux sacrifiés	1860 tuberculeux	= 2,6 p. 100.
— 129507 bœufs —	4614 —	= 3,6 —
— 178749 vaches —	12314 —	= 6,9 —
— 36813 génisses et taurillons	447 —	= 1,2 —
— 374996 veaux —	37 —	= 0,01 —

Suivant l'âge des animaux, la proportion des tuberculeux est la suivante :

Bovidés au-dessous de 6 semaines. .	208	= 0,4	p. 100
— de 6 semaines à 1 an	312	= 0,6	—
— de 1 an à 3 ans	5852	= 11,4	—
— de 3 ans à 6 ans	16993	= 33,1	—
— de 6 ans et au-dessus. . . .	22279	= 43,4	—
— sans indications	5733	= 11,2	—

On voit donc, d'après ces chiffres recueillis par Röckl, que la tuberculose est fort rare chez les bovidés au-dessous d'un an, où elle ne figure que pour 1 p. 100 de la totalité des cas. La fréquence de la maladie augmente proportionnellement à l'âge; elle devient 10 fois plus forte de 1 à 3 ans, 30 fois plus forte de 3 à 6 ans; au-dessus de 6 ans, la proportion est 40 fois plus forte que chez les sujets de 0 à 1 an[1].

Ces chiffres, que j'ai puisés à diverses sources, sont instructifs à plusieurs égards. La grande rareté de la tuberculose chez les veaux et chez les animaux jeunes montre, avec plus de netteté qu'en pathologie humaine, que la tuberculose n'est pas héréditaire, au sens propre du mot, c'est-à-dire qu'elle ne résulte pas d'une infection congénitale, intra-utérine ou conceptionnelle. L'augmentation régulière de la fréquence de la maladie avec l'âge prouve bien que l'infection s'effectue pendant la vie extra-utérine et que la maladie a d'autant plus de chances de se produire que l'animal, par le fait même d'une vie plus longue, est plus fréquemment exposé aux causes d'infection. Si, ce qui est incontestable pour les bovidés aussi bien que pour l'homme, la tuberculose est plus fréquente chez les sujets issus de tuberculeux, cela tient surtout aux occasions plus fréquentes de contamination auxquelles ces sujets

1. Röckl, Ergebnisse der Ermittelungen über die Verbreitung der Tuberculose (Perlsucht) unter dem Rindvieh im deutschen Reiche, vom 1[en] Oct. 1888-30 Sept. 1889 (*Arb. a. d. kaiserl. Gesundheitsamte*, 1891, Bd 7, p. 479).

sont exposés, après la naissance, par la vie en commun avec leurs parents malades et dans un milieu infecté.

La contagion est la vraie cause de la tuberculose chez les bovidés comme chez l'homme ; c'est là un point sur lequel presque tous les vétérinaires sont d'accord. Souvent la maladie est importée dans une ferme, dans un canton, dans un pays indemne jusqu'alors. Bang, à qui l'on doit une étude intéressante sur la tuberculose du bétail en Danemark, fait observer que la maladie y était presque inconnue au siècle dernier et qu'elle ne s'y est développée qu'à la suite de l'importation de bétail venant de l'Angleterre et de l'Allemagne du Nord. Dans plusieurs îles danoises, où la race autochtone subsiste à peu près pure et où il y a peu d'introduction de bétail exotique, la tuberculose est rare ou inconnue[1]. Les recherches statistiques de Lydtin, portant sur le pays de Bade et la Bavière, lui ont montré que les contrées où l'on fait de l'élevage sans importation de bétail étranger, sont presque complètement épargnées par la tuberculose, tandis que cette maladie est très fréquente là où on introduit du bétail étranger[2]. C'est généralement un an après l'introduction d'une bête malade que l'affection éclate dans l'étable. Rien n'est commun, dans une étable infectée, comme de voir une vache saine devenir malade quelque temps après avoir occupé la place laissée vide par une vache phtisique. Ce qui est surtout dangereux, c'est l'intimité et la longue durée des contacts entre les sujets sains et les sujets malades.

Comme pour l'espèce humaine, l'encombrement est un facteur redoutable. La tuberculose est beaucoup plus fréquente parmi les animaux soumis à la stabulation que chez ceux qu'on laisse pâturer en liberté. Elle s'observe surtout dans les étables étroites, malpropres, mal aérées. Il est de ces étables qui n'ont pas été nettoyées depuis un demi-siècle ! Dans les Hautes-Vosges, les vaches laitières deviennent tuberculeuses dans la proportion de 30 à 40 p. 100. « Ces vaches, dit Spillmann, ne sortent jamais de leur étable ; les étables sont si basses qu'il est impossible de s'y tenir debout ; elles ont tout au plus 70 à

1. Bang, Die Tuberculose unter den Hausthieren in Dänemark (*Deutsche Zeitschr. für Thiermedicin u. vergleichende Pathol.*, 1890, Bd 16, p. 353-433).

2. Lydtin, Die Perlsucht (*Archiv f. d. wissensch. u. prakt. Thierheilkunde*, 1884, Bd 10, p. 1, 161 et 259).

80 centimètres de hauteur. Les bêtes sont si rapprochées les unes des autres, qu'il leur reste à peine un espace de 70 centimètres pour se mouvoir. Toujours attachées, elles ont tout juste assez de liberté pour prendre leur nourriture et se coucher. L'urine s'écoule sur un plancher en bois et infiltre le sol. De fenêtre, il n'y en a point. Les paysans prétendent que pour fournir beaucoup de lait le bétail a besoin de chaleur et d'obscurité, cette dernière favorisant l'immobilité. La phtisie est si fréquente qu'il existe des étables où il y a plus de dix vaches tuberculeuses en quatre ans. Dans certaines étables même, toutes les vaches deviennent tuberculeuses dans un temps donné. On ne prend aucune précaution après le départ d'une vache tuberculeuse. On ne lave ni ne nettoie la place qu'elle occupait, la crèche dans laquelle elle mangeait, le baquet où elle s'abreuvait. La nouvelle arrivante, qui vient de quitter un bon pâturage, est là bloquée, stabulée, exposée immédiatement à tous les germes contagieux[1]. »

Le principal véhicule du contage est la sécrétion grumeleuse ou muco-purulente qui s'écoule du nez des animaux et qui est projetée par les secousses de toux. Quoique cette sécrétion soit moins abondante que l'expectoration de l'homme phtisique et que les vaches aient l'habitude d'en lécher la plus grande partie avec la langue, c'est cependant là une source de souillure pour les mangeoires, les râteliers, les auges, le plancher, etc. Cette sécrétion se dessèche, puis, soulevée sous forme de poussière pulvérulente, elle est inhalée par les animaux (et aussi par l'homme?). Voilà pourquoi, chez les bovidés comme dans l'espèce humaine, le poumon est l'organe frappé de préférence par la tuberculose (dans 80 p. 100 des cas). L'écoulement purulent qui se fait fréquemment chez les vaches atteintes de tuberculose génitale est une autre source de matière infectieuse. L'étable est donc le principal foyer où se conserve et où se perpétue le virus.

Quelques vétérinaires, Lydtin notamment, ont cru apercevoir un certain rapport, dans les campagnes, entre la fréquence de la tuberculose de l'homme et celle de l'espèce bovine; mais

1. Spillmann (P.), Fréquence de la tuberculose chez les animaux d'espèce bovine dans les Hautes-Vosges (*Congrès pour l'étude de la tuberculose*, Paris, 1888, p. 108).

cette manière de voir ne repose pas sur des données bien solides. Bang croit aussi avoir remarqué que la tuberculose bovine est relativement rare dans certains districts de Danemark où la phtisie de l'homme est elle-même peu fréquente; il rappelle que la pommelière est à peu près inconnue en Islande, où la tuberculose est également très rare chez l'homme; toutefois, il se garde bien d'établir un rapport direct entre les deux affections; il rappelle notamment que la tuberculose bovine était presque ignorée en Danemark à la fin du siècle dernier et au commencement de ce siècle, alors cependant que la phtisie chez l'homme y était sans doute aussi fréquente qu'aujourd'hui. Bang ne pense pas que la transmission de la maladie de l'homme aux animaux domestiques s'effectue fréquemment. Cependant il cite quelques faits où les choses semblent s'être passées de cette façon. « Un homme digne de foi, dit-il, m'a raconté que dans une ferme considérable, où la tuberculose n'avait jamais été observée, survint un domestique phtisique qui avait l'habitude de projeter son expectoration dans le fourrage. Peu à peu, la plupart des vaches furent atteintes de phtisie et en moururent. — Dans une ferme de 25 vaches, où la maladie n'avait jamais apparu auparavant, elle se manifesta avec violence pendant deux à trois ans, après l'arrivée d'un valet d'écurie phtisique, toussant et crachant dans l'étable. — Une porcherie de 80 porcs, parfaitement bien tenue, était demeurée saine jusqu'en 1885; cette année survint un valet phtisique, qui toussait et crachait beaucoup. Il demeura pendant quelque temps à la ferme et fut renvoyé mourant chez lui; quelque temps après, la maladie éclata parmi les porcs et en frappa un grand nombre[1]. »

Nous exposerons plus loin, au chapitre XVII, avec les détails que la question comporte, le danger qui résulte pour l'homme de l'usage de la viande et du lait des animaux tuberculeux, ainsi que les mesures propres à écarter ce danger. Jusqu'ici on s'est presque exclusivement contenté de sévir plus ou moins rigoureusement contre la vente des viandes provenant des animaux tuberculeux. Mais dans aucun pays on n'a encore eu recours à des mesures directes destinées à combattre et à éteindre la tuberculose bovine. Les propriétaires sont à peu près abandonnés à eux-

1. BANG, *Mémoire cité*, p. 364.

mêmes; les vaches tuberculeuses, pourvu qu'elles soient bonnes laitières, sont gardées indéfiniment; les bêtes malades sont vendues à bas prix à de petits propriétaires ou sacrifiées, à l'abri de toute surveillance, dans des tueries particulières. C'est à restreindre et à détruire la maladie dans sa source, comme on le fait pour d'autres maladies infectieuses, la morve, la péripneumonie, qu'il faudrait s'appliquer. La bonne tenue et la désinfection des étables réaliseraient déjà un grand progrès, mais comment espérer l'obtenir pour les animaux, alors que, pour l'homme lui-même, la société est encore impuissante à réaliser les mesures hygiéniques et prophylactiques capables de restreindre la tuberculose! Dans toute exploitation, dans toute étable où l'on a constaté l'existence du mal, il faudrait isoler les bêtes malades ou suspectes, les exclure absolument de la reproduction et les préparer pour la boucherie, de façon à en tirer le meilleur parti possible et à supprimer toute chance de contagion. L'exploitation ainsi expurgée devrait être désinfectée et mise à l'abri de toute infection nouvelle par l'introduction de sujets de provenance douteuse. Tout cela nécessiterait une surveillance éclairée des exploitations agricoles, des visites sanitaires régulières et tout un ensemble de mesures restrictives dont les frais ne laisseraient pas que d'être considérables : l'assurance obligatoire, avec indemnisation, paraît être le moyen le plus approprié à la solution pratique de ce difficile problème.

J'ai déjà insisté, à diverses reprises, sur la difficulté qu'il y a à reconnaître la tuberculose bovine, non seulement à ses stades initiaux, mais même quand les lésions sont relativement avancées et que les sujets sont encore en excellent état de chair et de graisse; ce sont ceux-là principalement qu'il y a intérêt à discerner, à surveiller et à éliminer, car c'est par eux surtout qu'à l'insu de tout le monde la maladie se propage et se perpétue. L'emploi de la tuberculine, comme agent révélateur de la tuberculose, a mis les vétérinaires en possession d'un moyen commode, peu onéreux et d'une sûreté très grande, quoique non infaillible, pour reconnaître l'existence de lésions tuberculeuses très limitées et que l'examen clinique serait impuissant à déceler ou même à faire soupçonner.

Aussitôt que Koch eut mis en lumière le parti que l'on pouvait tirer de la tuberculine pour le diagnostic de la tuberculose chez l'homme, les vétérinaires s'empressèrent de rechercher si elle pouvait rendre les mêmes services pour le diagnostic de la tuberculose bovine. Dès le mois de décembre 1890, Guttmann (de Dorpat) injecta à 3 vaches tuberculeuses, à l'une 1 décigramme, à l'autre 2 décigrammes et à la troisième 3 décigrammes de tuberculine diluée dans 9 parties d'eau phéniquée à 1/2 p. 100. En même temps il injectait à 3 taureaux sains, témoins, 3 décigrammes de lymphe. Tandis que les témoins n'éprouvaient aucune réaction fébrile, la température des 3 vaches subit une élévation de 1°,5 à 2°,7; chez les trois, la fièvre apparut entre la 11e et la 12e heure; son intensité et sa durée semblaient être en rapport avec la quantité de tuberculine injectée. De semblables essais furent bientôt répétés de différents côtés par Sticker, Röckl et Schütz, Delvos, Lothes, Gensert, Bang, Siedamgrotsky, Arloing, Nocard, Hutyra, Johne, Lydtin, Jungers et Schmidtke, etc [1]. Parmi ces nombreux documents, je dois me borner à l'indication des principaux d'entre eux. Bang, sur 53 bovidés mis en expérience, en a trouvé 43 tuberculeux à l'autopsie : 38 avaient présenté la réaction ordinaire; chez 5, la réaction avait fait défaut, quoique l'un d'entre eux fût profondément tuberculeux. Sur les 12 sujets non tuberculeux, 2 ont eu une réaction fébrile, à la suite de l'injection de 20 et de 30 centigrammes de tuberculine. Bang a aussi essayé la tuberculine sur 6 porcs, 1 cheval et 1 chien suspects de tuberculose; tous ont réagi, à l'exception de 2 porcs reconnus sains à l'autopsie. Johne et Siedamgrotsky ont expérimenté sur 40 bovidés auxquels ils injectèrent de 2 à 5 décigrammes de lymphe; sur ces 40 animaux, 23 ont été reconnus tuberculeux à l'autopsie; 21 d'entre eux avaient réagi, 2 sujets tuberculeux n'ont eu aucune réaction fébrile. Des 17 vaches reconnues non tuberculeuses, 3 avaient présenté une réaction fébrile plus ou moins intense; l'une n'avait aucune lésion; une autre avait des échinocoques du poumon et un abcès sous-diaphragmatique; la troisième présenta à l'autopsie

1. Consulter à ce sujet une excellente Revue critique de NOCARD : Application des injections de tuberculine au diagnostic de la tuberculose bovine (*Ann. de l'Institut Pasteur*, 1892, p. 44), et une autre d'EBER : Versuche mit Tuberculinum Kochii bei Rindern zu diagnostischen Zwecken (*Centralbl. f. Bakteriol.*, 1892, Bd 11, p. 283).

des échinocoques du poumon, du foie et de la rate et de la distomatose avec cirrhose du foie.

Röckl et Schütz ont publié le compte rendu très détaillé de leurs expériences sur la tuberculine faites à Berlin. Une première série d'expériences porta sur 10 vaches, dont la plupart étaient amaigries, ne donnaient que peu de lait, dont la peau était sèche, le poil terne; plusieurs toussaient, présentaient des ganglions engorgés et des indurations des mamelles, en un mot des signes probables de tuberculose. A la suite de l'injection de tuberculine, 7 de ces vaches réagirent nettement, c'est-à-dire présentèrent une élévation de température de 1 à 3 degrés; toutes les 7 furent trouvées tuberculeuses à l'autopsie; 2 animaux n'avaient pas réagi : ils ne présentaient pas de tubercules; enfin 1 vache, ayant réagi, montra à l'autopsie une lésion ulcéreuse du poumon, sans bacilles de la tuberculose. Sur 10 cas, la tuberculine a donc été une révélatrice exacte dans 9 cas, c'est-à-dire dans une proportion de 90 p. 100.

Une seconde série d'expériences porta sur 42 bovidés (des vaches pour la plupart) soupçonnés tuberculeux; 33 d'entre eux réagirent nettement, dont 26 se révélèrent tuberculeux à l'autopsie, et 7 non tuberculeux. 9 animaux ne réagirent pas ou d'une façon insignifiante; 2 d'entre eux étaient tuberculeux, 7 ne l'étaient pas. En résumé, 33 fois sur 42 cas, c'est-à-dire dans la proportion de 78 p. 100, la tuberculine a fait son office, c'est-à-dire qu'elle a provoqué une réaction chez les animaux tuberculeux et n'a pas eu d'effet sur les animaux non atteints de tuberculose. Deux bœufs atteints d'actinomycose furent également soumis à l'injection de tuberculine; l'un réagit très nettement, l'autre d'une façon peu appréciable.

Une troisième série d'expériences porta sur 12 vaches d'une vacherie de Berlin, paraissant à l'abri de tout soupçon de tuberculose; 10 de ces animaux réagirent énergiquement (la température dépassa chez tous 41°); 2 seulement ne présentèrent pas d'élévation de température à la suite de l'injection de tuberculine. A l'autopsie, 11 furent trouvés tuberculeux, dont les 2 vaches qui n'avaient pas réagi. Les lésions se bornaient à des foyers très restreints, ganglionnaires, qui auraient échappé sûrement si l'autopsie n'avait été faite avec le plus grand soin. Dans 5 cas, l'examen microscopique (frottis des organes suspects sur lamelles) n'avait pas révélé la présence de bacilles, et l'inoculation aux cobayes seule démontra la nature tuberculeuse de la lésion. « Dans 75 p. 100 des cas, la tuberculine s'est donc révélée comme un moyen de diagnostic chez des animaux paraissant absolument sains. » La dose de tuberculine dont l'effet a paru le plus favorable est de 0,5 cc. diluée dans 9 parties d'eau phéniquée à 1/2 p. 100[1].

Je mentionnerai aussi les résultats obtenus par Lydtin à Karlsruhe et à Mannheim. Les recherches ont porté sur 69 bovidés, dont la plupart étaient choisis au hasard sur le marché, et chez lesquels l'examen minutieux, fait par des vétérinaires, n'avait révélé aucun signe de tuberculose. Sur ces animaux, 29 réagirent à la suite de l'injection de la tuberculine; 25 furent trouvés tuberculeux, 4 ne présentaient pas de tubercules. Quant aux 40 animaux qui n'avaient pas donné de réaction, 39 ne présentèrent pas de tubercules, 1 était tuberculeux. Il résulte de ces chiffres que parmi les animaux ayant réagi 86 p. 100 étaient tuberculeux; parmi ceux qui n'avaient pas réagi, 95 p. 100 ne présentèrent pas de tubercules à l'autopsie. « La tuberculine, dit Lydtin, s'est montrée un bon moyen de diagnostic non seulement pour les animaux plus ou moins suspects de tuberculose, mais encore pour ceux qui paraissaient parfaitement sains. Elle s'est montrée comme un réactif particulièrement pénétrant dans les cas où il n'existait que quelques tubercules isolés, pouvant facilement passer inaperçus à l'autopsie des animaux de boucherie. Pour établir la nature tuberculeuse de ces lésions, l'examen à l'œil nu, ou même la recherche du bacille n'a pas toujours suffi : dans quelques cas, il a fallu recourir à l'inoculation au cobaye... La dose de 0,5 cc. de tuberculine est la plus appropriée... Pour affirmer l'existence de la tuberculose, il faut obtenir une élévation de température d'au moins 1 degré et pouvant dépasser 40°. Les animaux qui sont déjà fébricitants se prêtent peu à l'emploi de la tuberculine dans un but de diagnostic; ceux dont la température atteint ou dépasse 39°,5 ne s'y prêtent pas du tout[2]. »

1. Röckl et Schütz, Ergebnisse der Versuche mit Tuberkulin an Rindvieh. Versuche in Berlin (*Arb. a. d. kaiserl. Gesundheitsamte*, Bd 8, 1893, p. 2).

2. Lydtin, Ergebnisse der Versuche mit Tuberkulin an Rindvieh. — Versuche in Karlsruhe und Mannheim (*Ibid.*, p. 48).

Eber réunit dans un travail d'ensemble les résultats des expériences d'injection de tuberculine pratiquées par divers vétérinaires sur 247 bovidés. « Dans 134 cas, les animaux présentèrent une réaction fébrile manifeste; dans 113 cas, la réaction fit défaut. Sur les 134 animaux ayant réagi, 115, c'est-à-dire 85,82 p. 100 furent reconnus tuberculeux à l'autopsie; 19, c'est-à-dire 14,18 p. 100 n'étaient pas tuberculeux. Parmi les 113 qui n'avaient pas eu de réaction fébrile, 101 (89,38 p. 100) furent reconnus indemnes de tuberculose à l'autopsie; 12 (10,62 p. 100) étaient tuberculeux. En somme, sur 247 essais, 215 (87,45 p. 100) ont donné des résultats positifs, 31 (12,55 p. 100) des résultats négatifs en ce qui concerne le pouvoir révélateur de la tuberculine. »

Arloing, Rodet et Courmont provoquèrent de la fièvre (élévation de température de 1 à 2 degrés) chez des génisses saines, à la suite de l'injection de doses même très faibles de tuberculine (1 à 5 centigrammes). Des vaches dûment tuberculeuses ne réagissaient que faiblement et moins que des vaches saines. La conclusion de ces expérimentateurs est formulée ainsi : « Jamais nous n'avons vu la tuberculine nous fournir, pour le diagnostic, des indications précises en lesquelles on pût avoir une confiance aveugle. Cependant nous reconnaissons que les animaux qui recèlent quelque part des lésions tuberculeuses réagissent plus souvent et plus vivement que les animaux sains, sous l'influence de la tuberculine[1]. »

Nocard a fait des expériences nombreuses et fort bien conduites sur l'action de la tuberculine chez les bovidés. « Sur 71 animaux soumis à l'injection, 22 ont éprouvé une élévation de température variant de 1°,4 à 3 degrés; pour un 23e, l'élévation n'a été que de 8 dixièmes de degré; celui-ci n'était pas tuberculeux; il avait de la cirrhose consécutive à de la distomatose; un autre, qui avait réagi fortement à chaque injection de tuberculine, avait de l'adénie généralisée sans aucune lésion bacillaire; tous les autres étaient tuberculeux à des degrés divers, 10 d'entre eux étaient en bon état de santé apparente et il eût été impossible de soupçonner l'existence de la lésion dont ils étaient atteints. Des 48 animaux qui n'avaient pas réagi, 3 étaient

1. ARLOING et COURMONT, *Étude expérimentale sur les propriétés attribuées à la tuberculine de M. Koch*, Paris, 1892, p. 19.

tuberculeux, mais il n'était pas besoin de la tuberculine pour le reconnaître : ils étaient *phtisiques* au dernier degré et la lésion était généralisée à tous les organes... Parmi les animaux non tuberculeux qui n'ont manifesté aucune réaction, il s'en trouvait qui étaient atteints d'emphysème pulmonaire, de bronchite vermineuse, d'échinocoques, d'actinomycose, de péripneumonie aiguë ou chronique, etc. » Nocard a encore publié d'autres expériences où les injections de tuberculine lui ont permis de déceler la tuberculose chez des animaux en parfait état de santé apparent. Souvent les lésions se bornaient à l'infiltration tuberculeuse de quelques ganglions bronchiques, médiastinaux et pharyngiens et il fallait un examen attentif pour trouver ces lésions à l'autopsie [1]. De ces recherches ainsi que de celles de ses prédécesseurs, Nocard conclut que « les injections de tuberculine ont une haute valeur pour le diagnostic de la tuberculose des bovidés, toujours si difficile à établir : la réaction fébrile intense qu'elles provoquent chez les *seuls* sujets tuberculeux (elles restent sans effet chez les sujets sains) permet d'affirmer l'existence de lésions si limitées que les moyens ordinaires (examen clinique ou bactériologique, inoculations) eussent été impuissants à en déceler ou même à en faire soupçonner la présence. »

L'expérience semble de plus en plus montrer que la tuberculine donne rarement de fausses indications; cependant elle n'est pas infaillible. Chez des animaux tuberculeux la réaction ne s'est pas manifestée et, inversement, la réaction fébrile s'est produite chez des sujets qui, à l'autopsie, ont été reconnus n'être pas tuberculeux. Il ne faudrait pas, toutefois, s'exagérer la valeur de ces faits négatifs. On s'est assuré que la réaction à la tuberculine pouvait faire défaut surtout chez les animaux très tuberculeux, phtisiques au sens propre du mot ou déjà fiévreux; il semble même, d'après Nocard, que la réaction soit le plus nette dans les cas où, la lésion étant très limitée, l'animal a conservé les apparences de la santé. Or ce sont précisément ces cas où le diagnostic clinique est impuissant et où la tuberculine peut être d'un secours précieux; quand au contraire

1. NOCARD, La tuberculine. Nouveaux faits prouvant sa haute valeur diagnostique (*Recueil de méd. vétérinaire*, 1892, p. 329).

les lésions sont avancées, il n'est pas besoin de tuberculine pour reconnaître la maladie.

L'inconvénient serait plus grand et la méthode singulièrement compromise si réellement, dans un grand nombre de cas, on observait la réaction chez des animaux non tuberculeux. Il faut d'abord savoir, ainsi que le fait encore remarquer Nocard, que, pour déclarer qu'il y a réaction, il ne suffit pas, comme l'ont fait certains vétérinaires, de constater une élévation de température de 0°,6 ou de 0°,8; une ascension thermique d'un degré et demi au moins peut seule compter comme réaction. D'autre part, les bovidés sains présentent parfois sans motif appréciable une température rectale de 49°,5. Il est donc indispensable, avant de recourir à l'injection d'épreuve, de prendre, pendant quelques jours avant l'injection, régulièrement la température de l'animal, pour s'assurer qu'elle est bien normale. Enfin, il est bien probable que, parmi les animaux ayant réagi et déclarés non tuberculeux à l'autopsie, celle-ci quelquefois n'a pas été pratiquée avec le soin nécessaire. Les autopsies d'abattoir se font d'une façon sommaire et ne peuvent pas s'effectuer d'une manière complète pour ne pas déprécier la viande; un ganglion caséeux caché dans la graisse, un foyer tuberculeux des os peuvent facilement passer inaperçus et leur constatation aurait donné la clef de la réaction provoquée par la tuberculine. Toutefois, malgré toutes ces réserves, il existe des faits où l'autopsie a été faite d'une façon complète et rigoureuse et a montré que chez des sujets non tuberculeux la tuberculine peut provoquer une réaction fébrile.

Voici les principales règles pratiques que l'on peut formuler relativement à l'emploi de la tuberculine pour le diagnostic de la tuberculose des bovidés.

La tuberculine, chez les animaux adultes, doit être employée à la dose de 30 à 50 centigrammes dilués dans 10 centimètres cubes d'eau phéniquée à 0, 5 p. 100; pour les veaux, la dose doit être plus faible (20 centigrammes). L'injection se fait le plus commodément sous la peau de la partie latérale du cou. La réaction se produit généralement 6 à 18 heures après l'injection; elle dure 3 à 12 heures, parfois plus longtemps. Il est donc bon de pratiquer l'injection vers le soir, afin de pouvoir profiter du matin pour constater l'élévation de température. La température s'élève généralement de 1/2 à 3 degrés chez les animaux tuberculeux non fiévreux; on ne devra considérer comme ayant une valeur diagnostique réelle que les réactions supérieures à 1° ou 1°,5.

Il est prudent de prendre la température rectale des animaux, matin et soir, pendant plusieurs jours avant l'injection; il peut s'en trouver qui, pour des causes passagères, présentent des oscillations notables de la température ; il en résulterait une cause grave d'erreur. Les mensurations thermométriques doivent se faire toutes les 2 heures au moins pendant les 6 premières heures qui suivent l'injection, toutes les heures à partir de la sixième jusqu'à la dix-huitième.

En se conformant à ces préceptes, on aura en mains non pas un agent révélateur infaillible et donnant une certitude absolue, mais un moyen précieux de discerner la tuberculose chez les bovidés. Grâce à l'emploi de la tuberculine, le vétérinaire pourra reconnaître la tuberculose à ses débuts et dans ses formes latentes, qui défient tout diagnostic; il pourrra bannir la phtisie d'une étable presque à coup sûr. Quand on n'aura plus, dans une exploitation, que du bétail sain, on n'y admettra aucun animal nouveau sans le soumettre à l'épreuve de la tuberculine; on usera de la même précaution pour les vaches et les taureaux destinés à la reproduction. C'est, dans l'état actuel de nos connaissances, le moyen le plus sûr et le plus efficace pour attaquer le mal à son origine et dans sa source et pour enrayer le progrès toujours croissant de cette redoutable maladie.

CHAPITRE XI

TUBERCULOSE CHEZ LES DIVERSES ESPÈCES ANIMALES (*Suite*)

SOMMAIRE. — Tuberculose du cheval. — Forme abdominale. — Forme thoracique. — Description anatomique. — Symptomatologie.

Tuberculose du porc. — Fréquence chez cet animal des localisations ganglionnaires et osseuses.

Tuberculose du mouton et de la chèvre.

Tuberculose du chien. — Tuberculose expérimentale du chien. — Effets différents, chez le chien, de l'inoculation de la tuberculose humaine et de la tuberculose aviaire (Maffucci, Straus et Gamaléia); le chien est l'animal réactif par excellence pour la différentiation des deux bacilles. — Tuberbulose spontanée du chien : elle est beaucoup plus fréquente qu'on ne le supposait (Jensen, Eber, Cadiot). — Répartition des lésions tuberculeuses chez le chien; prédominance des localisations pulmonaires. — Le chien paraît surtout s'infecter par la cohabitation avec l'homme phtisique. — Symptômes de la tuberculose du chien.

La tuberculose est une maladie relativement rare chez le cheval; bon nombre de cas publiés autrefois sous ce nom ont été probablement confondus avec la morve.

L'expérimentation, entre les mains de Chauveau surtout, avait du reste, depuis longtemps, établi l'aptitude de cet animal à contracter la tuberculose. Chauveau injecta des matières tuberculeuses finement émulsionnées dans la veine jugulaire du veau, du cheval et de l'âne et il provoqua ainsi des lésions tuberculeuses du poumon, surtout accusées chez le cheval et l'âne. « Avec de très petites quantités de matière tuberculeuse, dit-il, j'ai réussi à provoquer dans le poumon de ces animaux des éruptions miliaires grises et transparentes d'une incroyable richesse, comparables aux éruptions les plus fines et les plus abondantes de tuberculose miliaire aiguë chez l'homme [1]. »

1. CHAUVEAU, Lettre à VILLEMIN sur la transmissibilité de la tuberculose (*Gaz. hebd.*, 1872, p. 215).

Dans ces derniers temps, des observations de tuberculose spontanée chez le cheval ont été publiées en nombre suffisant pour permettre de tenter au moins une description didactique de la maladie.

La tuberculose chez le cheval comme chez le bœuf présente deux portes d'entrée principales : l'appareil respiratoire et l'appareil digestif; seulement, à l'inverse de ce qu'on observe chez les bovidés (et chez l'homme), c'est par les voies digestives que le contage paraîtrait pénétrer le plus souvent (Nocard, Czokor). Vu le petit nombre des cas bien étudiés, le mode plus précis d'infection est bien obscur. Lehnert a publié l'observation d'un poulain devenu tuberculeux et qui avait séjourné longtemps dans une étable de vaches notoirement tuberculeuses. Nocard fait remarquer que les cas de tuberculose équine observés jusqu'ici sont toujours restés isolés, quoique le plus souvent le sujet malade appartînt à une écurie nombreuse; cela tient surtout, pense-t-il, « à ce qu'on n'a pas l'habitude de conserver longtemps le cheval qui ne peut plus travailler; on le fait sacrifier; or le cheval tuberculeux devient promptement incapable de tout travail : il en résulte que les lésions pulmonaires, quand elles existent, n'ont pas le temps de subir le ramollissement d'où procède le jetage ou l'expectoration virulente qui constitue l'agent le plus efficace de la contagion ».

Dans la forme abdominale, les lésions occupent surtout les ganglions, la rate, le foie, le péritoine et parfois l'intestin; presque toujours, mais secondairement, le poumon. Le feuillet viscéral et pariétal du péritoine et l'épiploon sont tapissés de tumeurs arrondies, isolées ou réunies en grappes, de la grosseur d'un grain de mil à celle d'une noix ou même du poing, fermes, gris rosé ou blanchâtres, offrant une certaine analogie avec les productions de la pommelière. Les ganglions mésentériques et sous-lombaires sont parfois transformés en tumeurs énormes, bosselées, lisses et blanchâtres à la coupe, tantôt uniformément fermes et résistantes, le plus souvent ramollies par places et caséeuses. Ordinairement la rate et le foie sont volumineux et farcis de nodules de volume variable, fermes, rarement caséeux. « L'intestin est souvent le siège de lésions importantes qui sont surtout localisées sur les plaques de Peyer de l'iléon. Tantôt ce sont de véritables tumeurs épaisses, mollasses, rouges et assez lisses à la surface; tantôt les tumeurs sont ulcérées, le fond de l'ulcération renfermant une matière pulpeuse, jaunâtre ou noirâtre, très fétide; tantôt, enfin, il n'existe au niveau de la plaque qu'une ulcération dont la profondeur est accrue par l'épaississement induré de la muqueuse à son pourtour (Nocard). » Le poumon est presque toujours envahi, mais d'une façon manifestement plus récente; il est parsemé d'un grand nombre de points grisâtres ou blanchâtres. irréguliers, anastomosés, sous forme d'infiltration diffuse, sans foyer de ramollissement ni cavernes.

Dans un cas observé par Koch, les poumons étaient remplis d'un nombre extraordinaire de tubercules miliaires jeunes, d'où l'aspect d'un poumon humain atteint de tuberculose miliaire aiguë; dans ce cas, le point de départ de cette éruption miliaire put être nettement déterminé; le tissu rétro-péritonéal contenait une tumeur énorme, englobant la veine cave inférieure et faisant des saillies anfractueuses dans l'intérieur de la veine; une partie de ces saillies intra-veineuses étaient ramollies et leur contenu pouvait se vider librement dans le vaisseau. Le tissu de cette tumeur renfermait des bacilles en quantité innombrable, libres ou à l'intérieur de cellules géantes; c'est là, fait remarquer Koch, un bel exemple de généralisation de la tuberculose par le mode d'infection veineuse mis en évidence chez l'homme par Weigert.

Depuis quelques années Mc Fadyean a étudié la lésion décrite sous le nom de lymphadénome de la rate, chez le cheval. Sur 40 cas observés par lui, il constata qu'il ne s'agissait de lymphadénome ou de sarcome que dans 2 ou 3 cas, tous les autres se rapportaient à la tuberculose. Il rappelle à ce sujet que la tuberculose, chez le cheval, peut longtemps se localiser dans certains organes, dans les ganglions mésentériques notamment, sans se généraliser. La généralisation se fait parfois par infection veineuse et, dans ces cas, on constate des lésions pulmonaires miliaires extraordinairement abondantes et manifestement d'origine embolique. Toutefois, on rencontre aussi des foyers pulmonaires bronchopneumoniques qui paraissent primitifs et qui constituent probablement la porte d'entrée de la maladie [1].

1. Mc Fadyean, Equine tuberculosis (*Journ. of comparative Pathol. and Ther.*, 1891, vol. 4, p. 383).

Dans la forme pulmonaire primitive, les lésions sont variables. Le poumon peut être parsemé de nodules arrondis, de grosseur diverse, à centre caséeux riche en bacilles; ces nodules sont le plus souvent entourés d'une paroi fibreuse, résistante. Tantôt on trouve dans le parenchyme de grandes masses infiltrées, jaunâtres, de véritables pneumonies caséeuses, avec dilatation des bronches et cavernes. Parfois aussi « on croirait avoir affaire à une néoplasie sarcomateuse ou carcinomateuse, généralisée au poumon : blanches, fermes, homogènes dans toute leur étendue, sans foyers de ramollissement, de dimensions variables depuis celles d'une noisette à celles d'une noix ou d'un œuf de pigeon, ces véritables tumeurs ne provoquent pas d'irritation du tissu pulmonaire qui conserve son aspect normal à leur voisinage immédiat; ces lésions résultent de l'agglomération d'un grand nombre de follicules tuberculeux; elles n'ont aucune tendance à la caséification; elles sont très riches en cellules géantes et très pauvres en bacilles (Nocard). » Constamment les ganglions bronchiques sont tuméfiés, farcis de tubercules miliaires ou caséeux. La plèvre est habituellement parsemée de nodules isolés ou confluents, durs, en grappes ou en choux-fleurs et rappelant l'aspect des tumeurs de la pommelière. Le péricarde peut être envahi également; il en est de même des ganglions sous-maxillaires, pharyngiens, cervicaux, des reins, de l'utérus, de la mamelle. Il existe aussi chez le cheval des lésions tuberculeuses des os (côtes, vertèbres) avec formation de foyers caséeux et périostiques.

Le poumon tuberculeux représenté par la fig. 47 provient d'un cheval mort à Alfort, dans le service du professeur Cadiot qui voulut bien me faire parvenir cette pièce. Les poumons, les ganglions bronchiques et médiastinaux étaient seuls envahis par les tubercules (très riches en bacilles); les intestins, le foie, la rate, les ganglions mésentériques et le péritoine étaient sains; seuls les reins présentaient quelques granulations tuberculeuses.

La calcification des productions tuberculeuses, qui est la règle chez le bœuf, est tout à fait exceptionnelle chez le cheval. Les lésions renferment presque toujours des bacilles en très grande abondance; l'inoculation au cobaye et les cultures démontrent qu'ils sont identiques aux bacilles de la tuberculose de l'homme et des autres mammifères.

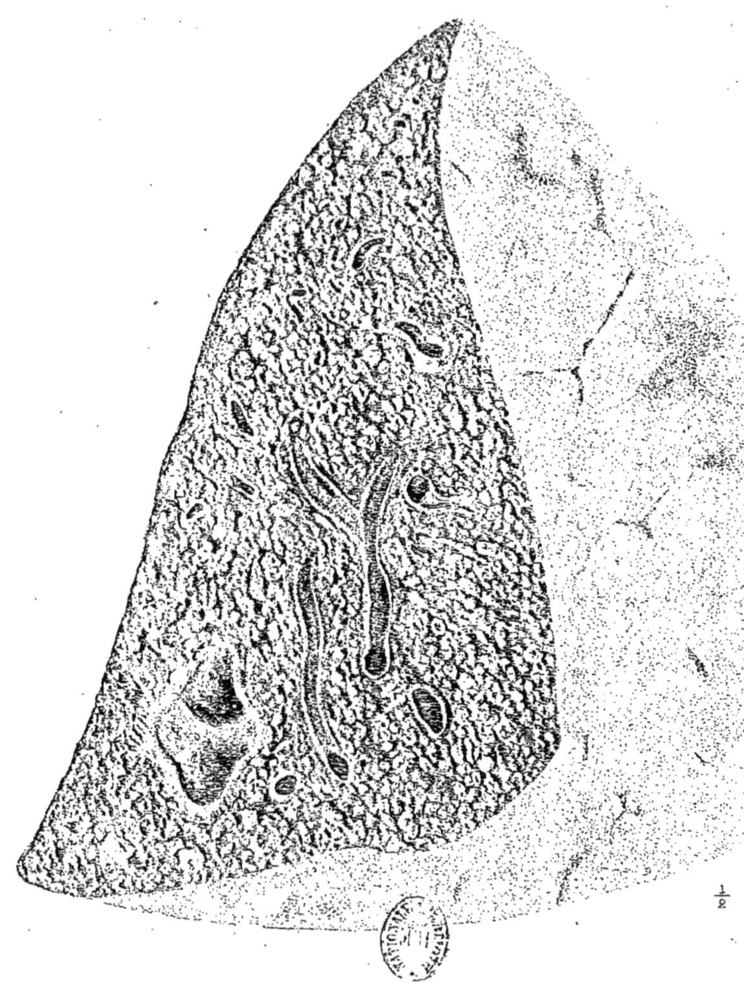

Fig. 47. — Lobe incisé; d'un poumon tuberculeux de cheval, l'organe est parsemé de tubercules blanc jaunâtre, non calcifiés.

Les symptômes de la tuberculose chez le cheval sont loin d'être caractéristiques. L'incapacité au travail, l'essoufflement au moindre effort, sans lésion capable d'expliquer cette impotence fonctionnelle, l'amaigrissement rapide, malgré la persistance de l'appétit, sont des signes qui peuvent faire soupçonner le mal. Nocard a mentionné une polyurie abondante dans onze cas de tuberculose abdominale qu'il a eu occasion d'observer. La quantité d'urine dépassait trois ou quatre fois le chiffre normal; il y avait augmentation de la proportion d'urée et d'acide urique, acide qui fait défaut dans l'urine normale des herbivores, et diminution considérable ou disparition de l'acide hippurique, si abondant d'ordinaire. Nocard attache une grande importance diagnostique à la constatation de cette polyurie, comme signe de la tuberculose abdominale chez le cheval. En même temps, on peut observer une élévation irrégulière de la température de 1° à 1°,5, des troubles de la digestion, du météorisme, de la diarrhée; l'exploration rectale peut augmenter les probabilités du diagnostic en permettant de constater la présence d'une tumeur volumineuse à la région sous-lombaire; dans la dernière période de la maladie, on peut percevoir, à l'auscultation, de la rudesse du murmure vésiculaire et quelques crépitations à l'inspiration; la percussion ne révèle presque jamais rien de bien appréciable. Tels sont les symptômes, en somme assez vagues, de la forme abdominale de la tuberculose équine.

Dans la forme pulmonaire, on remarque une toux sèche, quinteuse, de la dyspnée, parfois de la matité à la percussion du thorax, surtout s'il existe en même temps un épanchement pleurétique; l'auscultation ne donne des signes vraiment importants que quand il existe des cavernes; il est rare que le jetage soit abondant et muco-purulent; dans ces cas, l'examen bactériologique et l'inoculation permettent facilement le diagnostic. L'emploi de la tuberculine pourra sans doute rendre de vrais services dans les cas douteux.

Les expériences d'inoculation et surtout d'ingestion relatées à diverses reprises dans cet ouvrage établissent que le porc a une grande réceptivité pour la tuberculose, principalement quand l'infection a lieu par la voie digestive. Les statistiques des abattoirs confirment cette donnée de la pathologie expérimentale et montrent que c'est le porc qui, après le bœuf, est de tous les animaux domestiques celui qui contracte le plus souvent la tuberculose. Encore faut-il admettre, comme le fait remarquer H. Bouley, que les cas observés dans les abattoirs ne donnent pas une idée exacte de la fréquence réelle de la maladie; cela tient à ce que la tuberculose chez le porc n'est pas, comme chez le bœuf, compatible avec l'engraissement; les porcs atteints de cette maladie sont tués clandestinement et, pour dissimuler la qualité inférieure de leur viande, on l'utilise volontiers pour les besoins de la charcuterie.

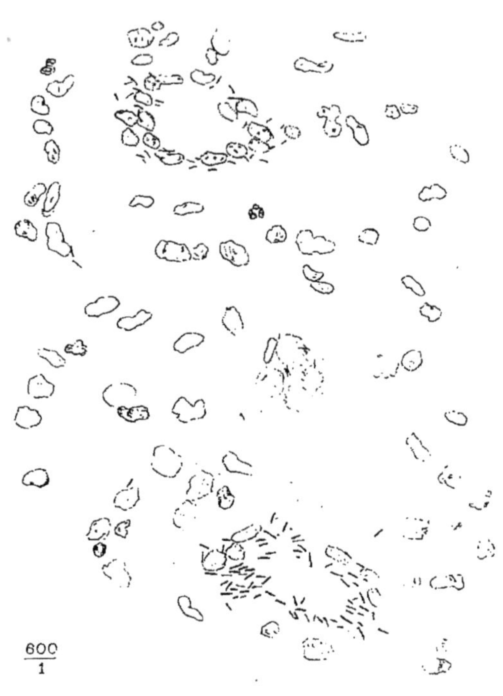

Fig. 48. — Coupe microscopique du poumon de cheval tuberculeux représenté dans la figure précédente; gross. 600. On voit trois cellules géantes avec de nombreux bacilles.

Rien n'est variable, du reste, comme les statistiques des diverses localités. D'après les chiffres réunis par Lydtin, sur 8000 porcs abattus annuellement, de 1874 à 1882, dans le grand-duché de Bade, 22 seulement auraient été reconnus phtisiques, ce qui ferait une proportion tout à fait insignifiante de 0,02 p. 100. A l'abattoir de Berlin, en 1883 et 1884, 0,5 à 0,9 p. 100 de la totalité des porcs sacrifiés furent reconnus tuberculeux. En Saxe, d'après Johne, en 1891, sur 230808 porcs abattus, 2477, soit 1,07 p. 100, étaient tuberculeux. En 1890, à Amsterdam, sur 30406 porcs, 323 étaient tuberculeux, soit un peu plus de

1 p. 100 (Thomassen). A Rouen, en quatre ans, Veyssière n'a trouvé que 15 porcs tuberculeux sur 38164 abattus, soit moins de 0,04 p. 100. A côté de ces chiffres tout à fait minimes, on est étonné de la proportion formidable qu'atteint la tuberculose porcine en Danemark : d'après Bang, on a sacrifié à l'abattoir de Copenhague 8569 porcs, dont 975, soit 11,38 p. 100, étaient tuberculeux.

La tuberculose, contrairement à ce qui se passe pour l'espèce bovine, s'observe surtout chez les sujets jeunes, au-dessous d'un an. Presque toujours, il s'agit manifestement d'une contamination par ingestion, par le lait de truies tuberculeuses (alors toute une portée peut être atteinte), par l'alimentation avec du lait ou les résidus du lait de vaches tuberculeuses, ou avec des viscères tuberculeux provenant des abattoirs, des enclos d'équarrissage. Il est probable que les porcs peuvent aussi s'infecter en avalant des crachats d'homme phtisique (obs. de Bang, mentionnée plus haut). La contamination des porcs par la voie respiratoire semble beaucoup plus rare.

Les granulations tuberculeuses chez le porc se caséifient rapidement, mais subissent bien moins volontiers que chez le bœuf l'infiltration calcaire. La généralisation s'effectue avec rapidité et la tuberculose dans ces cas affecte fréquemment une marche galopante.

Les lésions siègent de préférence sur le tube digestif et ses annexes, dans presque toute leur étendue. On observe assez fréquemment une tuberculose des ganglions sous-maxillaires, parotidiens, pharyngiens, cervicaux, d'où un chapelet de tumeurs allant d'une oreille à l'autre et donnant au cou de l'animal une apparence strumeuse caractéristique (*scrofa*, truie) ; ces lésions rappellent d'une façon frappante l'adénite cervicale scrofuleuse des enfants. Souvent, dans ces cas, on constate en même temps des ulcérations tuberculeuses des amygdales, plus rarement du pharynx, de sorte que l'on peut ainsi saisir sur le fait le mode d'entrée du virus; souvent aussi ces lésions de surface font défaut. La muqueuse du jejunum, de l'iléon et du cæcum est parfois le siège d'ulcérations tuberculeuses plus ou moins profondes, avec participation des ganglions mésentériques (Ostertag). Le foie dans ce cas est fréquemment envahi par infection par la veine porte et parsemé de granulations miliaires qui ne tardent pas à se généraliser dans les autres viscères, les poumons, la rate, les reins, les os.

Les lésions tuberculeuses de l'oreille moyenne, avec carie, nécrose des os et méningite tuberculeuse consécutive s'observent assez souvent chez le porc; d'après Schütz, ces lésions de l'oreille auraient pour point de départ une inflammation tuberculeuse du pharynx propagée à la trompe d'Eustache.

Les poumons sont rarement atteints de tuberculose primitive; dans ce cas, ils sont parsemés de nodules gris, transparents, miliaires ou submiliaires ou de noyaux plus volumineux, jaunâtres, caséeux, souvent indurés et présentant une consistance cartilagineuse. On observe aussi des foyers de bronchopneumonie caséeuse. « Il existe, dit Koch, une forme particulière de pneumonie caséeuse chez les porcs, dans laquelle des portions notables du poumon sont infiltrées de masses gris-rosées ou jaunâtres. J'ai observé cinq cas de ce genre. Les alvéoles par places étaient remplis d'amas considérables de bacilles, dont une partie se trouvait contenue dans des cellules géantes. Il s'agissait là manifestement de pneumonie caséeuse provoquée par l'aspiration de masses notables de bacilles. Dans un cas l'infection encore récente du poumon paraissait avoir pris son point de départ dans les amygdales où existaient des ulcérations caséeuses, avec présence de bacilles[1]. » Fréquemment chez le porc tuberculeux (dans 80 p. 100 des cas, d'après Roloff) on constate l'existence de destructions tuberculeuses des os, dont le siège de prédilection est les côtes, les apophyses épineuses et le corps des vertèbres dorsales; l'utérus, le testicule peuvent être atteints.

On peut aussi chez le porc trouver des lésions tuberculeuses des muscles. Il y a une dizaine d'années, Vulpian me confia l'examen d'un fragment de jambon qui lui avait été adressé par un vétérinaire comme suspect de trichinose. On voyait dans les interstices des fibres musculaires un semis de points blanchâtres, de la grosseur d'une tête d'épingle ou même plus petits. L'examen microscopique ne me permit pas de constater l'existence de trichines, mais révéla pour ces tumeurs une structure nettement tuberculeuse, avec présence de cellules géantes et de

1. Koch, Die Ætiologie der Tuberkulose (*Mittheil. a. d. kais. Gesundheitsamte* Bd 2, 1884, p. 41).

quelques bacilles de la tuberculose. Koch a observé un cas analogue, où les petits nodules musculaires, contenant des bacilles, étaient en grande partie calcifiés.

La figure 49 représente une éruption de tubercules sur la plèvre pariétale d'un porc saisi à l'abattoir de la Villette, sans que j'aie pu obtenir des renseignements précis sur l'état des viscères. A l'examen microscopique, malgré le grand nombre de préparations par frottis que j'ai faites, je ne pus constater la présence du bacille de la tuberculose; mais deux cobayes, inoculés dans le péritoine avec des fragments de ces nodules, devinrent tuberculeux.

La tuberculose intestinale se manifeste généralement chez les jeunes porcs par de l'amaigrissement progressif, la pâleur des muqueuses, de la diarrhée, des coliques, du météorisme. La palpation du ventre peut révéler la présence de masses bosselées, dues aux intestins agglutinés et aux ganglions mésentériques tuméfiés. La tuberculose pulmonaire provoque une toux sèche, courte, quinteuse et accompagnée de vomiturition; il existe de l'anhélation; l'amaigrissement est très rapide et la mort survient en quelques semaines; dans ces deux formes de tuberculose, l'engorgement de quelques ganglions superficiels, cervicaux, sous-maxillaires, facilite ordinairement le diagnostic. La tuberculose ganglionnaire primitive (scrofule) et les lésions tuberculeuses des os (carie des vertèbres, des côtes, arthrites) peuvent affecter une marche chronique et persister longtemps sans généralisation (Nocard). Les bacilles sont ordinairement très peu abondants dans les produits de la tuberculose du porc; là où l'examen bactériologique ne donne pas de résultat, il faut recourir à l'inoculation au cobaye.

La tuberculose spontanée est tout à fait exceptionnelle chez le mouton et la chèvre, quoiqu'elle puisse parfois s'observer chez ces ruminants. Expérimentalement, on leur communique assez facilement la maladie, soit par l'ingestion répétée de matières tuberculeuses, soit par l'inoculation intra-veineuse; l'inoculation sous-cutanée demeure quelquefois sans résultat. Toutefois, Colin (d'Alfort), dans les expériences qu'il fit pour vérifier la découverte de Villemin, réussit à donner ainsi la tuberculose au mouton.

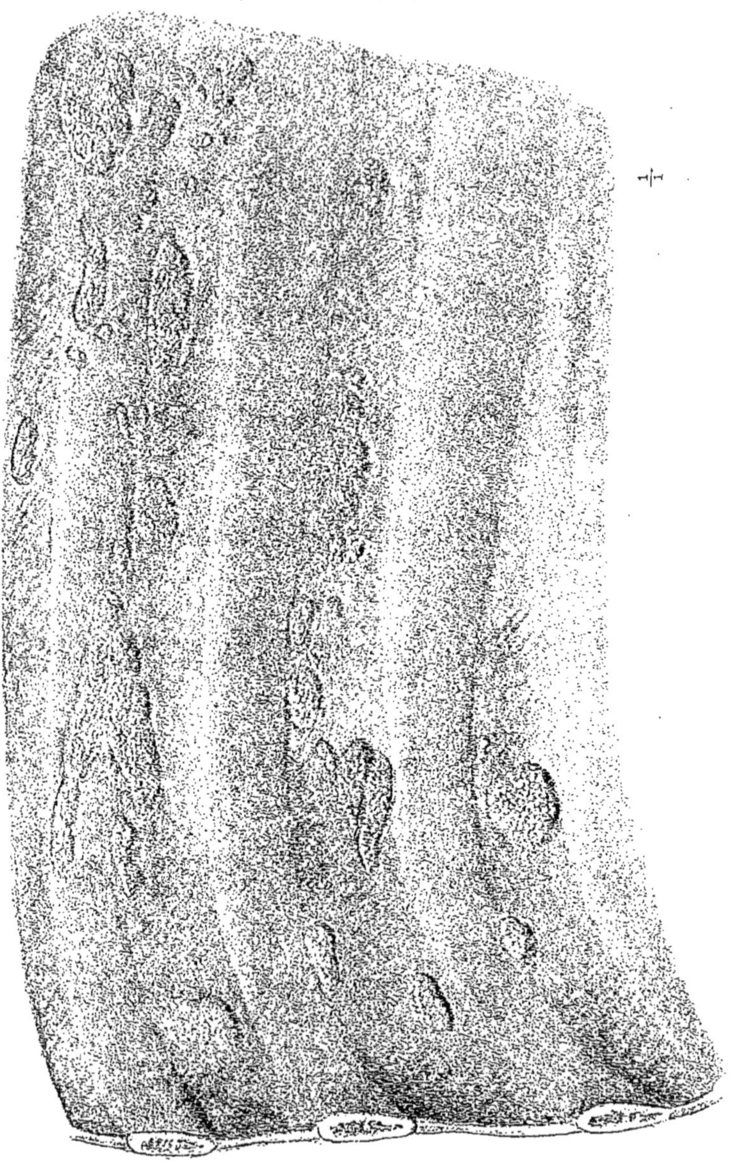

FIG. 49. — Semis de tubercules jaunâtres, agminés, sur la plèvre costale d'un porc tuberculeux.

Ce que les anciens vétérinaires, Hurtrel d'Arboval, Dupuy, Delafond, etc., décrivaient sous le nom de phtisie pulmonaire du mouton s'appliquait probablement à des broncho-pneumonies vermineuses, déterminées par la présence des œufs ou des embryons du *strongylus rubescens*, et qui, macroscopiquement, ressemblent beaucoup à la pneumonie caséeuse de l'homme. Koch n'eut qu'une seule occasion d'observer un poumon tuberculeux de mouton, avec des ganglions bronchiques caséeux et en partie calcifiés. Les tubercules du poumon contenaient des cellules géantes et des bacilles en petit nombre ; ils étaient plus nombreux dans les ganglions. Nocard pense que c'est par la cohabitation prolongée avec des bovidés tuberculeux que le mouton peut finir par contracter la maladie.

Il existe dans la science un certain nombre de cas authentiques de tuberculose spontanée de la chèvre. Lydtin parle de trois chèvres tuberculeuses logées dans une écurie où se trouvaient plusieurs vaches atteintes de cette maladie. Koch a observé un cas de phtisie chez une chèvre qui présentait dans chacun des poumons une caverne de la grosseur presque du poing; « les cavernes étaient en partie remplies de pus caséeux ; leurs parois étaient sinueuses, irrégulières et anfractueuses ; le tissu de ces parois renfermait de nombreuses cellules géantes avec des bacilles de la tuberculose ; quelques bacilles se voyaient aussi dans le contenu des cavernes. Le parenchyme pulmonaire autour des cavernes et à une assez grande distance était semé de tubercules, munis également de cellules géantes avec des bacilles. Il en était de même de quelques noyaux plus volumineux disséminés dans la rate, dans le foie et dans les ganglions bronchiques, qui étaient très tuméfiés et caséeux. »

Thomassen (d'Utrecht)[1] a signalé un cas de tuberculose spontanée de la chèvre, constaté à l'abattoir d'Amsterdam. Il s'agit d'une chèvre de 15 mois, ayant été élevée avec du lait d'une vache probablement tuberculeuse ; cette chèvre présenta à l'autopsie une tuberculose miliaire des poumons, du foie et de la rate ; la muqueuse du jejunum et de l'iléon était couverte d'ulcérations tuberculeuses ; les ganglions thoraciques et mésen-

1. THOMASSEN, Tuberculose spontanée chez la chèvre (*Congrès pour l'étude de la tuberculose*, Paris, 1892, p. 650).

tériques étaient caséeux et calcifiés. Les tubercules des divers organes et le jetage contenaient des bacilles de la tuberculose[1].

Bollinger injecta dans la cavité péritonéale d'un jeune bouc du suc de ganglion lymphatique scrofuleux de l'homme et provoqua ainsi une péritonite tuberculeuse tout à fait caractéristique[2]. Colin (d'Alfort), dans le but de vérifier la prétendue immunité de la chèvre à l'égard de la tuberculose, inocula des produits de pommelière sous la peau d'une chèvre qui, sacrifiée deux mois après, présenta des lésions tuberculeuses énormes et généralisées[3]. Cadiot, Gilbert et Roger inoculèrent à trois chèvres, dans le péritoine, de la matière tuberculeuse provenant du chien et du cheval : ces chèvres présentèrent une tuberculose du péritoine, du foie, des reins, des poumons; dans un cas où, au lieu de sacrifier l'animal, on le laissa mourir spontanément huit mois après l'inoculation, les lésions tuberculeuses étaient généralisées à tous les organes, même au myocarde[4].

Au dernier Congrès pour l'étude de la tuberculose, Moulé relata le cas d'une chèvre présentant des lésions tuberculeuses. Siegen (de Luxembourg) dit avoir constaté à l'abattoir des cas de tuberculose chez la chèvre; Weber a également observé une chèvre tuberculeuse[5].

C'est à l'expérimentation que l'on doit d'avoir montré que le chien, quoique peu prédisposé, est susceptible de contracter la tuberculose. Villemin, dans son livre, relate 6 expériences d'inoculation de produits tuberculeux sous la peau de chiens; quelques-uns de ces animaux subirent plusieurs inoculations

1. Meyers relate l'observation d'une girafe qui mourut après quatre mois d'une affection catarrhale des poumons; dans les produits de l'expectoration, pendant la vie, on trouva à différentes reprises le bacille de Koch. A l'autopsie, les poumons étaient le siège de lésions tuberculeuses très étendues et profondes; le foie contenait aussi un grand nombre de petits tubercules; les masses caséeuses du poumon étaient en partie calcifiées; toutes ces lésions contenaient de nombreux bacilles (Myers, Tuberculosis in giraffe (*Journ. of comparat. med. and veterin. Arch.*, t. 13. 1891, p. 181).

2. Bollinger, Ueber Impf-und Fütterungstuberkulose (*Arch. f. experim. Pathol. u. Pharmak.* 1873, Bd 1, p. 357).

3. Colin (d'Alfort), La chèvre n'est pas réfractaire à la tuberculose (*Recueil de méd. vétérin.*, 1891, t. 8, p. 533).

4. Cadiot, Gilbert et Roger, Tuberculose expérimentale de la chèvre (*Congrès pour l'étude de la tuberculose*. Paris, 1893, p. 445).

5. Moulé, Siegen, Weber, Tuberculose de la chèvre (*Congrès pour l'étude de la tuberculose*. Paris, 1893, p. 449 et 453).

successives. Les animaux furent sacrifiés au bout de 3 à 5 mois; deux d'entre eux étaient manifestement tuberculeux; chez l'un il existait des lésions tuberculeuses des poumons et des ganglions bronchiques; chez l'autre, inoculé sous la peau du ventre par deux incisions réunies par un point de suture, Villemin releva les lésions suivantes : « Au bout d'un mois, les tubercules développés aux lieux des inoculations deviennent volumineux; ils sont gros comme une prune et ulcérés. Un ganglion inguinal tuméfié acquiert les dimensions d'une petite noix... Les deux poumons sont semés d'un très grand nombre de tubercules de dimensions variables, depuis celle d'un petit grain de mil jusqu'à celle d'un gros pois... Un ganglion bronchique a acquis le volume d'un gros haricot. Le foie est criblé de très nombreux tubercules miliaires. Un des reins laisse voir un tubercule miliaire dans sa substance corticale. La rate contient un gros tubercule. Le mésentère et l'épiploon sont parsemés de toutes petites granulations transparentes [1]. » Roustan réussit aussi à provoquer la tuberculose généralisée chez un chien inoculé sous la peau avec des produits tuberculeux humains [2].

Les chiens sont bien plus sensibles à l'inhalation de produits tuberculeux qu'à l'inoculation sous-cutanée. On trouvera relatées plus loin les expériences de Tappeiner qui fit respirer onze chiens dans un espace clos où il pulvérisait de l'eau tenant en suspension des particules de crachats tuberculeux. Tous ces chiens présentèrent à l'autopsie des tubercules dans les poumons, quelques-uns des cavernes et des granulations dans la plupart des viscères. Bertheau, Weichselbaum et Veraguth arrivèrent à des résultats analogues.

Koch injecta à plusieurs chiens dans le péritoine une forte dose de culture de tuberculose sur sérum, en suspension dans de l'eau (2 cc.); les animaux commencèrent à maigrir au bout de trois semaines environ, l'appétit diminua et le ventre se tuméfia. A l'autopsie des animaux sacrifiés ou morts spontanément au bout de 5 semaines, on constata de l'ascite, des nodules tuberculeux très abondants sur le péritoine viscéral et pariétal et sur le

1. Villemin, *Études sur la tuberculose.* Paris, 1868, p. 548.

2. Roustan, Recherches sur l'inoculabilité de la phtisie (*Thèse de Paris*, 1867, p. 37.)

mésentère; le foie, la rate et les poumons étaient criblés de tubercules miliaires. Un jeune chien, qui n'avait reçu qu'une faible dose (1/2 cc.) d'émulsion de culture, fut malade pendant quelques semaines, maigrit, et son ventre se tuméfia, puis il finit par se remettre complètement; 5 mois plus tard, il reçut dans le péritoine une dose plus forte (2 cc.) de culture, en même temps qu'un autre chien témoin. Il succomba au bout de 5 semaines; le chien témoin, très amaigri, fut sacrifié à ce moment; tous deux présentèrent une éruption extrêmement abondante de tubercules sur le péritoine, dans le foie, la rate et les poumons. « C'est là, dit Koch, le seul cas de tuberculose, chez les animaux, que j'aie vu se terminer par guérison. On avait déjà exprimé de divers côtés l'idée qu'il pourrait y avoir, contre la tuberculose comme contre le charbon, une sorte de vaccination préventive avec un virus atténué. Si une première atteinte de la tuberculose pouvait prémunir contre une atteinte nouvelle, ce dont, soit dit en passant, l'observation clinique ne fournit pas d'exemple, ce chien aurait dû résister à une nouvelle infection. Il n'en fut rien et cette expérience n'est pas faite pour encourager cet espoir[1]. »

J'ai fait, en collaboration avec Gamaleia, un grand nombre d'inoculations tuberculeuses chez le chien, dans le but surtout d'étudier comparativement le bacille de la tuberculose humaine et celui de la tuberculose aviaire[2]. Maffucci déjà avait constaté que l'injection intra-veineuse de culture de la tuberculose humaine chez le chien provoque la mort avec une éruption généralisée de tubercules : ce résultat n'était pas obtenu par lui avec des cultures de tuberculose aviaire. Nos expériences avec Gamaleia ont porté sur 15 chiens; depuis je les ai répétées sur 10 autres chiens. Nous avons surtout étudié les effets de l'injection intra-veineuse des cultures des deux tuberculoses. La culture humaine, injectée dans la veine saphène des chiens, tue régulièrement ces animaux, jeunes ou âgés, si l'on emploie une dose d'un quart de centimètre cube ou au-dessus d'une émulsion assez dense de la culture. La mort a lieu au bout d'un mois ou deux,

1. Koch, Die Ætiologie der Tuberkulose (*Mittheil. a. d. kaiserl. Geshundheitsamte*, Bd 2, 1884, p. 72).

2. Straus et Gamaleia, Recherches expérimentales sur la tuberculose. La tuberculose humaine : sa distinction de la tuberculose des oiseaux (*Arch. de méd. expérim. et d'anat. pathol.*, 1891, p. 474).

avec un amaigrissement considérable, de la dyspnée, de l'essoufflement au moindre mouvement. A l'autopsie, on trouve constamment une tuberculose miliaire des poumons. Dans un cas où j'avais injecté dans la veine d'un chien, non pas une culture pure du bacille, mais un fragment de la rate d'un cobaye rendu tuberculeux par l'inoculation de crachats d'un phtisique, fragment finement broyé et émulsionné dans du bouillon, le chien succomba avec une tuberculose du poumon caractérisée non seulement par des granulations, mais par de véritables cavernes. Presque toujours, à la suite de l'injection intra-veineuse de cultures humaines, on constate des lésions tuberculeuses généralisées aux autres viscères, au foie, aux reins, à la rate. Les lésions tuberculeuses du foie s'accompagnent souvent d'une ascite considérable. Dans quelques cas, on notait un foie gras, comme chez les phtisiques. Dans tous les cas, les différents organes étaient remplis de bacilles.

L'injection intra-péritonéale de culture humaine chez le chien provoque ordinairement un épanchement péritonéal louche, abondant. La mort arrive en général au bout de 3 semaines à 2 mois; à l'autopsie, les intestins sont agglutinés par des fausses membranes infiltrées de tubercules; nombreux tubercules dans les poumons.

L'injection sous-cutanée de cultures de tuberculose humaine chez le chien adulte produit généralement un abcès qui s'ouvre et qui donne issue à du pus fluide; l'ulcère qui en résulte n'offre pas l'aspect tuberculeux, mais est lent à guérir. J'ai donc été moins heureux dans mes tentatives que Villemin et Roustan, qui ont chacun réussi par des inoculations sous-cutanées à donner à un chien une tuberculose généralisée ; je n'ai jamais pu la communiquer au chien adulte par inoculation sous-cutanée de cultures humaines. Il se passe là quelque chose de comparable à ce qu'on observe pour la morve. On sait que le chien est un animal à faible réceptivité morveuse. Lorsque, par scarification ou par incision, on insère des produits morveux dans la peau ou sous la peau d'un chien, on détermine un ulcère local qui se cicatrise spontanément au bout d'un mois à six semaines; ce n'est que très exceptionnellement qu'on a pu ainsi produire des lésions morveuses généralisées et la mort. J'ai montré que si au contraire l'on injecte dans la veine du chien une culture de morve en quantité notable (1 cc. à 2 cc. de culture récente dans du bouillon), on provoque constamment la mort au bout de 3 à 6 jours avec des lésions morveuses généralisées de la peau, du foie, de la rate et des poumons. Par conséquent là où l'injection sous-cutanée du virus ne détermine qu'une lésion locale suivie de guérison, l'injection intra-veineuse entraîne constamment des lésions généralisées et la mort[1].

Tout différents sont les effets de l'inoculation de la tuberculose aviaire au chien. L'injection intra-veineuse même de très grandes quantités de culture aviaire ne produit chez le chien aucun effet appréciable. Les animaux, gardés pendant de longs mois, ne manifestent aucun trouble de la santé, engraissent et, quand on les sacrifie, ne présentent aucune lésion tuberculeuse. Il semble que le bacille aviaire est détruit rapidement dans l'organisme du chien. Si l'on injecte des doses énormes (20 à 30 centimètres cubes d'une émulsion dense de culture), l'animal maigrit jusqu'à perdre presque la moitié de son poids et meurt au bout de six semaines à deux mois, sans aucun tubercule et même sans aucun bacille dans les organes : la mort, dans ce cas, paraît être le résultat d'une intoxication spéciale[2].

On voit donc combien sont différentes dans leurs effets, chez le chien, la tuberculose humaine et la tuberculose aviaire. Le chien peut être considéré comme étant l'animal réactif par excellence pour leur différenciation. On voit aussi ce qu'il faut penser de la prétendue immunité du chien à l'égard de la tuberculose et des diverses tentatives thérapeutiques qui ont eu pour point de départ la foi dans cette immunité du chien : on a cru vacciner le lapin contre la tuberculose à l'aide de sérum de chien; on a aussi eu l'idée d'essayer ce sérum pour le traitement de la tuberculose de l'homme. Nous nous expliquerons plus loin sur la prétendue vaccination du chien, à l'égard de la tuberculose humaine, par des inoculations préventives de tuberculose aviaire.

Quoique les faits cliniques que l'on trouvera exposés plus bas semblent établir nettement l'infection tuberculeuse du chien

1. Straus, Essais de vaccination contre la morve (*Arch. de méd. expérim. et d'anat. pathol.*, 1889, p. 489).

2. Nos expériences relatives à l'inoculation au chien de la tuberculose humaine et aviaire se trouvent plus loin, p. 429 et 436.

par les voies digestives, ce mode d'infection n'a guère pu encore être établi, à ma connaissance, par l'expérimentation. La plupart de ceux qui ont tenté de provoquer la tuberculose chez les chiens en leur faisant avaler, à différentes reprises, des matières tuberculeuses, ont échoué. Je citerai à ce sujet les expériences récentes de Zagari. Des chiens furent soumis pendant 3 à 4 mois à l'ingestion de crachats de phtisiques; on leur faisait en même temps manger des organes d'animaux tuberculeux; ces chiens ne présentèrent aucun trouble appréciable; plusieurs engraissèrent; à l'autopsie, ils ne montrèrent aucune lésion tuberculeuse. Les matières fécales des chiens soumis à ces expériences contenaient des bacilles de la tuberculose en très grande abondance; l'inoculation d'une petite quantité de ces matières fécales à des cobayes les rendit tuberculeux, ce qui prouve que le bacille de Koch peut traverser le tube digestif du chien sans infecter ce dernier et sans néanmoins perdre notablement de sa virulence[1].

La tuberculose spontanée du chien, jusque dans ces derniers temps, semblait être une rareté. L'ancienne littérature vétérinaire mentionne quelques cas de tuberculose chez le chien, mais il n'est pas certain qu'on ait évité la confusion avec d'autres affections pulmonaires, d'origine vermineuse. On verra plus loin, au chapitre XVII, le cas publié par Malin d'un chien qui avait l'habitude de lécher les crachats de sa maîtresse phtisique; à l'autopsie de ce chien, on trouva « les deux poumons presque entièrement détruits par la suppuration ». Brusasco fit connaître le premier cas authentique de tuberculose spontanée chez une chienne. Cet animal vivait en promiscuité étroite avec un phtisique; à l'autopsie de la chienne, on trouva des tubercules disséminés dans le poumon et le foie; ces tubercules inoculés à des lapins leur communiquèrent la maladie[2]. A la suite de la découverte du bacille de la tuberculose, les observations se multiplièrent relatives à des cas de tuberculose chez des chiens vivant dans l'intimité d'hommes tuberculeux et paraissant s'être infectés par la déglutition de leurs crachats. Andrieu fit connaître un cas de tuberculose généralisée chez un

1. Zagari, Sul passaggio del virus tubercolare nel tubo digerente del cane (*Giorn. internaz. d. scienze mediche*, 1889, fasc. 9).

2. Brusasco, Tubercolosi miliare per contagione diretta dall'uomo ad una cagna (*Il medico veterinario*, 1882, p. 1).

chien ayant vécu en contact prolongé avec une jeune fille phtisique et ayant été vu plusieurs fois ingérant les crachats de la malade. Nocard, qui examina les lésions de ce chien, constata la présence du bacille de Koch [1]. Marcus eut l'occasion, à l'école vétérinaire de Hanovre, d'autopsier plusieurs chiens qui furent reconnus tuberculeux par la constatation de la présence du bacille [2]. Johne autopsia un chien, compagnon inséparable d'une phtisique : le poumon contenait des foyers de pneumonie caséeuse; les ganglions bronchiques et mésentériques étaient également caséeux; le foie, la rate, les reins et les intestins étaient sains [3]. Czokor observa quatre cas de tuberculose chez le chien; chez deux d'entre eux, il s'agissait de tuberculose de l'intestin et des ganglions mésentériques; chez les deux autres, outre ces lésions, il y avait des tubercules miliaires du poumon et des lésions surtout prononcées des ganglions bronchiques et médiastinaux. Les maîtres de deux de ces chiens étaient phtisiques [4].

Thomassen recueillit, en 1868, à l'école vétérinaire d'Utrecht, trois cas de tuberculose chez le chien; l'un d'entre eux était un chien de boucher [5]. Th. Weyl trouva accidentellement, chez un chien empoisonné pour une expérience pharmacologique, un foyer caséeux enkysté dans le poumon droit, riche en bacilles de la tuberculose; des cobayes inoculés avec un peu de cette matière devinrent tuberculeux [6]. J'ai eu moi-même occasion, il y a quelques années, d'autopsier un chien venant de la fourrière et qui avait succombé, dans mon laboratoire, à la suite d'une inoculation du poison diphtérique. Les deux poumons de ce chien étaient parsemés d'îlots de broncho-pneumonie blanc grisâtre, lisses, ressemblant tout à fait à la broncho-pneumonie au stade de suppuration chez l'homme. Le produit de grattage de ces poumons était très riche en bacilles. Deux

1. Andrieu et Nocard, Transmission de la tuberculose de l'homme aux volailles et au chien (*Bullet. de la Soc. centrale de méd. vétérin.*, 1885, p. 98).

2. Marcus, Zur Prophylaxie der Tuberculose (*Deutsche med. Wochenschr.*, 1888, p. 301).

3. Johne, Ein Fall von Uebertragung der Tuberkulose vom Menschen auf den Hund, etc. (*Deutsche Zeitschr. f. Thiermedicin*, 1889, p. 111).

4. Czokor, Tuberkulose, d'après l'analyse du *Jahresbericht* de Baumgarten, pour l'année 1888, p. 213.

5. Thomassen, Sur la tuberculose animale en Hollande (*Congrès pour l'étude de la tuberculose*. Paris, 1888, p. 128).

6. Weyl (Th.), Spontane Tuberculose beim Hunde (*Centralblatt f. Bakteriol.*, 1888, Bd 6, p. 689).

cobayes inoculés avec ces produits succombèrent à une tuberculose typique. Depuis, grâce à l'obligeance du professeur Cadiot, j'ai pu observer plusieurs autres cas de tuberculose spontanée du chien.

Cadiot, Gilbert et Roger trouvèrent chez un chien qui présentait un épanchement dans la plèvre gauche un foyer caséeux dans le poumon correspondant, avec présence des bacilles caractéristiques[1]. Plus tard, ils firent connaître six nouveaux cas de tuberculose spontanée chez le chien.

Chantemesse et Le Dantec trouvèrent chez un chien, dans le foie et le rein, des masses blanchâtres, lardacées, du volume d'une noisette à celui d'une noix, d'apparence sarcomateuse ou cancéreuse; ces masses renfermaient une grande quantité de bacilles de la tuberculose[2]. S. Bernheim relate également deux cas de tuberculose chez le chien[3].

Jensen s'est livré à une étude systématique de la tuberculose chez le chien (et le chat). Il put recueillir à l'école vétérinaire de Copenhague, dans l'espace de onze mois, quinze cas de tuberculose chez le chien, constatés à l'autopsie. Il s'agissait de chiens malades, traités à l'infirmerie, ou de simples trouvailles d'autopsies. Bang mit à sa disposition ses notes sur 13 cas de tuberculose chez le chien, observés par lui dans des conditions analogues; Jensen put donc faire porter son étude sur 28 cas de tuberculose spontanée chez le chien[4].

Eber, à l'école vétérinaire de Dresde, institua des recherches semblables à celles que Jensen avait poursuivies à Copenhague, dans le but notamment de s'assurer si la tuberculose du chien et du chat était aussi fréquente à Dresde qu'elle paraissait l'être en Danemark. Il fit par conséquent l'autopsie de tous les chiens tués à l'établissement, par l'acide cyanhydrique, d'après le désir de leurs maîtres. Sur 400 chiens ainsi autopsiés, il en rencontra 11 tuberculeux (soit 2,75 p. 100), dont il publia

1. Cadiot, Gilbert et Roger, Notes sur la tuberculose du chien (*C. R. de la Soc. de biol.*, 1891, 17 janvier, p. 20. — *Bulletin de la Soc. centrale de méd. vétérin.*, 1891, t. 45, pp. 108, 250, 587).

2. Chantemesse et Le Dantec, Tuberculose spontanée du chien (*Congrès pour l'étude de la tuberculose*, Paris, 1891, p. 650).

3. Bernheim (S.), Tuberculose du chien (*Ibid.*, p. 140).

4. Jensen, Tuberculose beim Hund und bei der Katze (*Deutsche Zeitschr. f. Thiermed.*, 1891, Bd 17, p. 295-324).

la relation anatomique avec examen bactériologique à l'appui[1]. Enfin, tout récemment, Cadiot a fait paraître une importante monographie sur la tuberculose du chien, portant sur 40 animaux tuberculeux observés parmi un total de 9000 chiens présentés en moins de deux ans (1891-1893) à la clinique d'Alfort (soit une proportion de 1 tuberculeux sur 125 malades)[2]. Grâce à ces derniers travaux de Jensen, d'Eber et surtout de Cadiot, on est maintenant en possession de documents suffisants pour esquisser une description de la tuberculose spontanée chez le chien.

Le chien, comme l'homme, paraît surtout s'infecter par la voie respiratoire; en effet les organes frappés de préférence chez cet animal sont les poumons; sur 28 cas, Jensen a trouvé les poumons malades 19 fois, Eber 9 fois sur 11 cas et Cadiot 33 fois sur 40 cas. Les tubercules miliaires du poumon sont assez rares; plus souvent on trouve des nodules caséeux, de la dimension d'un grain de chènevis à celle d'un pois, parfois de celle d'un œuf et au delà. Un aspect que revêt fréquemment la tuberculose pulmonaire chez le chien est celui d'une pneumonie lobulaire plus ou moins étendue, lisse, grisâtre, en voie de transformation puriforme et non caséeuse, rappelant la broncho-pneumonie grise de l'homme. C'est l'aspect que présentait le poumon dans le cas que j'ai observé dans mon laboratoire. Les foyers de broncho-pneumonie tuberculeuse, à la suite de la fonte purulente, donnent souvent naissance à des cavernes remplies de masses puriformes. Les pneumonies caséeuses proprement dites sont relativement rares chez le chien. Les bacilles sont généralement très abondants dans le pus des tubercules et des cavernes, ainsi que dans le produit de raclage de ces dernières.

Le poumon d'un chien mis gracieusement à ma disposition par Cadiot était parsemé de granulations grises; il présentait en outre une infiltration lobaire grise, lisse et des cavernules remplies de pus verdâtre. Ce pus, ainsi que le frottis du poumon, était riche en bacilles. Chez cet animal, la trachée était saine; les ganglions bronchiques étaient formidablement tuméfiés et totalement caséeux. Le foie offrait à la surface et dans l'intérieur des tubercules jaunâtres de la grosseur d'un

1. Eber, Beitrag zur Kenntniss der Tuberculose bei Hund und Katze (*Deutsche Zeitschr. f. Thiermedicin*, 1893, Bd 17, p. 129).
2. Cadiot, *la Tuberculose du chien*, Paris, 1893.

grain de mil à un pois. Il y avait quelques tubercules sur le péricarde et l'épicarde. Les ganglions mésentériques étaient caséeux; quelques tubercules siégeaient dans la substance corticale des deux reins; l'estomac et les intestins étaient normaux. Ce chien appartenait à un ouvrier tuberculeux depuis 6 ans; l'animal paraissait malade depuis 6 mois.

Les ganglions lymphatiques de la cavité thoracique, en particulier les ganglions bronchiques et médiastinaux, sont très fréquemment atteints : dans la moitié des cas, d'après Jensen. Quelquefois l'altération est tellement accusée qu'ils sont transformés en des tumeurs très volumineuses, lardacées, à centre plus ou moins ramolli. La caséification proprement dite des ganglions fait généralement défaut; il s'agit plutôt d'une sorte de colliquation du tissu, qui le transforme en un magma laiteux, comparable au contenu d'un kyste (Jensen). Ces tumeurs ganglionnaires englobent la trachée, la naissance des bronches et les gros vaisseaux de la base du cœur.

Les deux grandes séreuses pleurale et péritonéale sont très fréquemment envahies : dans la moitié des cas, d'après Jensen; sur un total de 40 chiens, Cadiot a trouvé la plèvre tuberculeuse dans 15 cas; le péritoine et l'épiploon dans 12 cas. La tuberculose pleurale, chez le chien, rappelle l'aspect de la plèvre atteinte de pommelière; on y trouve, au milieu d'un tissu conjonctif lâche de nouvelle formation, des nodules plus ou moins nombreux, isolés ou agminés en tumeurs plus volumineuses. Le processus s'accompagne fréquemment d'un épanchement séreux ou séro-purulent, dont la virulence tuberculeuse est rendue évidente par l'inoculation, et dans lequel l'examen bactériologique permet le plus souvent de constater la présence de bacilles. D'après Cadiot, la plupart des épanchements pleuraux, chez le chien, seraient de nature tuberculeuse. En général, les lésions de la tuberculose pleurale sont beaucoup plus accusées sur le médiastin et sur le feuillet pariétal que sur la plèvre viscérale; souvent le médiastin, grossi à l'excès, est devenu méconnaissable; avec les ganglions hypertrophiés, il forme entre les lobes pulmonaires plusieurs masses volumineuses, irrégulières, couvertes de fines végétations, masses simulant des néoplasies cancéreuses ou sarcomateuses, criant sous le scapel, et dont la coupe lardacée, fibreuse, est criblée de petits tubercules et d'îlots ramollis, caséeux ou crétacés (Cadiot). Nocard a particulièrement insisté sur cette forme hypertrophique de la tuberculose pleurale et médiastine, qu'on rattachait autrefois à la sarcomatose ou à la lymphadénie.

La péricardite tuberculeuse, sèche ou avec épanchement séro-fibrineux, n'est pas très rare. Jensen l'a rencontrée 1 fois sur 19 cas, Eber 1 fois sur 11 cas, et Cadiot 8 fois sur 40 cas.

La tuberculose du cœur paraît beaucoup plus fréquente chez le chien que chez les autres espèces animales. Jensen et Cadiot en ont chacun observé deux cas. Les tubercules occupent généralement les couches superficielles du myocarde, sous-jacentes à l'épicarde; dans un cas de tuberculose généralisée, Cadiot a vu sur le cœur une cinquantaine de tubercules dont les dimensions variaient entre celle d'un grain de chènevis et celle d'un haricot. Chez un setter irlandais, âgé de 15 mois, qui fut obligeamment mis à ma disposition par Cadiot, je constatai à l'autopsie une tuberculose pulmonaire, avec de nombreuses cavernules, de la tuberculose des ganglions trachéo-bronchiques et médiastins; le mésentère, le péritoine et les ganglions mésentériques étaient sains. Dans l'épaisseur des parois du ventricule droit du cœur, on trouva un noyau tuberculo-caséeux de la grosseur d'une noisette; l'épaisseur des parois de l'oreillette gauche était également occupée par des tubercules de plus petite dimension.

La tuberculose abdominale, chez le chien, porte surtout sur les ganglions mésentériques, qui forment parfois, en s'agglutinant, des tumeurs volumineuses, de la grosseur du poing et au delà, dures à la périphérie, et dont le centre est ramolli. En revanche, les lésions tuberculeuses de l'intestin sont tout à fait exceptionnelles; elles se bornent à quelques ulcérations insignifiantes (Jensen); Eber n'a, dans aucun cas, pu constater de lésion tuberculeuse de la muqueuse intestinale. Cadiot insiste aussi sur la rareté de la localisation intestinale; il mentionne surtout l'existence d'un catarrhe intestinal chronique, avec épaississement de la muqueuse. Le péritoine est moins souvent atteint que la plèvre; les lésions siègent surtout sur le mésentère et l'épiploon; celui-ci peut acquérir des dimensions énormes, rempli de granulations et de tubercules de volume variable. L'ascite est la règle; elle est formée par un liquide parfois limpide, plus souvent louche ou puriforme.

Le foie est très souvent envahi (24 fois sur 40, Cadiot);

l'organe est parsemé de nodules de grosseur variable, dont quelques-uns peuvent atteindre le volume d'un œuf et dont le centre a subi la fonte graisseuse. Les lésions de la tuberculose hépatique, chez le chien, ressemblent souvent à s'y méprendre, à l'œil nu, à des lésions cancéreuses.

La figure 50 représente un cas de ce genre. C'est un foie provenant d'un chien tuberculeux, âgé de 15 mois, mis à ma disposition par Cadiot. On voit que l'organe est parsemé de nombreux noyaux arrondis, blanchâtres, un peu saillants, de la grosseur d'un pois à celle d'une petite noix, à centre légèrement déprimé, ressemblant d'une façon saisissante à des noyaux cancéreux. Ces noyaux paraissent incrustés dans le parenchyme hépatique sain. Le frottis est très riche en bacilles.

Le chien dont le foie est représenté ici avait en outre l'auricule de l'oreillette gauche du cœur remplie par un tubercule caséeux de la grosseur d'une noisette; d'énormes noyaux caséeux étaient logés dans l'épaisseur du diaphragme; les ganglions médiastinaux étaient extrêmement volumineux et caséeux. Les poumons contenaient très peu de tubercules; les intestins étaient parfaitement sains.

La rate est rarement atteinte et ne présente, généralement, que quelques tubercules de petite dimension. Les reins, au contraire, sont fréquemment le siège de tubercules (12 fois sur 19, Jensen; 17 fois sur 40, Cadiot); tantôt la lésion occupe un seul rein, tantôt les deux. Les tubercules siègent sous la capsule, dans l'épaisseur de la substance corticale et médullaire; on trouve aussi des foyers caséeux ou suppurés, notamment dans la substance médullaire, entourés d'une zone de néphrite chronique. Dans un cas, Jensen a rencontré un ulcère tuberculeux du bassinet; dans un autre, l'uretère et la vessie étaient envahis par quelques tubercules; dans un cas, il y avait quelques tubercules dans l'épididyme.

Le plus souvent, chez le chien, la tuberculose demeure localisée à un ou à plusieurs organes. La tuberculose miliaire aiguë est rare; elle est caractérisée par une éruption de tubercules miliaires grisâtres dans les poumons, sur la plèvre et les autres viscères; le plus souvent, un examen attentif permet de découvrir le foyer primitif ancien, ordinairement ganglionnaire, qui a servi de point de départ à la généralisation de l'infection.

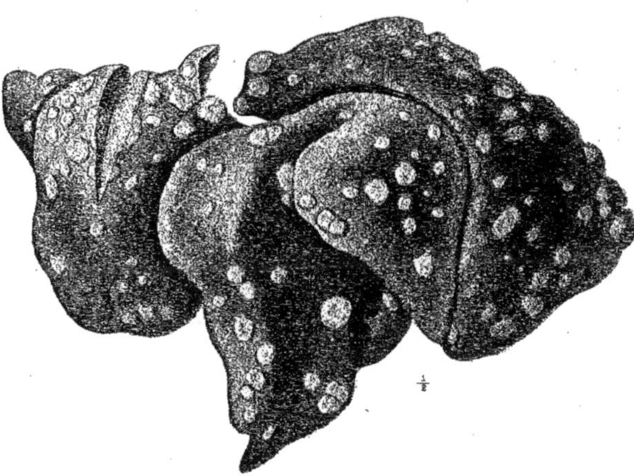

Fig. 50. — Tuberculose du foie chez un chien. Les masses tuberculeuses ressemblent à s'y méprendre à des noyaux cancéreux du foie ; le frottis de ces tubercules est très riche en bacilles. Demi-grandeur naturelle.

La distribution anatomique des lésions de la tuberculose chez le chien, la prédominance de ces lésions sur l'appareil pulmonaire et leur ancienneté relative semblent bien indiquer que, chez cet animal, comme chez l'homme, le mode d'infection le plus habituel est celui par inhalation. L'expérimentation, du reste, nous apprendra avec quelle facilité le chien s'infecte par la voie respiratoire, et combien, au contraire, il est difficile de lui faire contracter la maladie par l'ingestion de produits tuberculeux. Chez les chiens d'appartement, vivant en contact étroit avec les phtisiques, l'inhalation des poussières virulentes résultant de la dessiccation des crachats est sans doute la cause principale de la contamination. Sur les 40 chiens tuberculeux observés par Cadiot, 9 appartenaient à des restaurateurs, cafetiers ou marchands de vin; ils vivaient, par conséquent, dans des milieux où les crachats sont fréquemment répandus sur le sol et, après leur dessiccation, soulevés par le balayage et disséminés sous forme pulvérulente dans l'atmosphère.

L'ingestion fréquemment répétée de crachats de phtisiques, de viscères d'animaux tuberculeux, paraît néanmoins pouvoir entraîner chez le chien une tuberculose abdominale primitive. Dans deux observations de Jensen, il s'agit de chiens de bouchers, nourris habituellement avec des viscères tuberculeux. Nous avons vu que, dans ces cas, l'appareil ganglionnaire est surtout atteint, la muqueuse intestinale n'offrant aucune lésion appréciable; les choses se passent donc dans ces cas comme pour le carreau, chez l'enfant, où les ganglions mésentériques et rétro-péritonéaux sont souvent seuls envahis, sans participation de l'intestin. Ces faits prouvent une nouvelle fois que le bacille de la tuberculose peut franchir une muqueuse saine, digestive ou respiratoire, pour ne manifester ses effets que sur les ganglions lymphatiques correspondants.

En somme, c'est surtout par suite de la cohabitation avec l'homme atteint de phtisie que l'infection tuberculeuse du chien paraît s'effectuer. Dans la moitié des cas recueillis par Cadiot, la contamination humaine semble manifeste; pour les autres cas, l'étiologie n'a pu être éclaircie, et il n'y a vraiment pas lieu de s'en étonner, étant données les causes multiples d'infection méconnues auxquelles le chien, aussi bien que l'homme, est constamment exposé. Si le chien est, le plus souvent, contaminé par l'homme, il peut sans doute, à son tour, devenir pour celui-ci une source d'infection; il est évident que les produits de jetage du chien répandus sur le sol comportent le même danger que celui qui résulte des crachats provenant de l'homme phtisique.

Le symptôme le plus constant de la tuberculose chez le chien consiste dans l'amaigrissement de plus en plus accusé; l'animal est triste, son appétit est diminué et capricieux; il reste volontiers couché. Quand le siège principal de la lésion est le poumon, on observe une toux quinteuse, sèche d'abord, puis qui devient grasse; il y a souvent du jetage muqueux ou muco-purulent, qui n'est jamais abondant comme dans la gourme, et où l'on peut déceler la présence des bacilles. La toux est souvent suivie de vomissements ou de vomituritions. A l'auscultation, on perçoit, selon le stade de la maladie, des râles humides, ou même du gargouillement. Il y a de la dyspnée, qui s'accuse surtout par l'exercice. De la fièvre s'observe dans la plupart des cas, avec des exacerbations vespérales ou des accès irréguliers. La diarrhée est fréquente, séro-muqueuse, parfois sanguinolente. Souvent il y a complication de pleurésie et, aux stades plus avancés de la tuberculose pulmonaire, on note de l'ascite et parfois de l'œdème des membres.

La tuberculose des ganglions bronchiques et médiastinaux est souvent obscure dans ses manifestations, quand elle se produit sans lésions pulmonaires ou pleurales prononcées; elle s'accompagne des signes propres à l'adénopathie bronchique vulgaire (quintes et accès de dyspnée, cornage, etc.). Enfin, la tuberculose, même avec des lésions très accusées, peut évoluer chez les chiens sans provoquer de troubles; les lésions tuberculeuses sont, dans ces cas, de simples trouvailles d'autopsie. Le diagnostic ne peut être entièrement fixé que par l'inoculation, l'examen bactériologique, ou l'emploi de la tuberculine. La nature tuberculeuse d'un épanchement pleurétique sera surtout reconnue par l'inoculation au cobaye; parfois l'examen bactériologique y révèle la présence de bacilles. Quand il y a jetage, les bacilles peuvent également y être décelés.

CHAPITRE XII

TUBERCULOSE CHEZ LES DIVERSES ESPÈCES ANIMALES (*suite*) :

Sommaire. — Tuberculose du chat. — Tuberculose expérimentale. — Tuberculose spontanée ; elle est loin d'être rare et affecte surtout la forme abdominale.
Cas de tuberculose chez une lionne.
Tuberculose du singe, spontanée et expérimentale. — Fréquence de la tuberculose pulmonaire primitive chez le singe.
Tuberculose du cobaye et du lapin ; rareté de la tuberculose spontanée chez ces animaux. — Tuberculose expérimentale du cobaye. — Tuberculose expérimentale du lapin.
Tuberculose des souris et des rats.
Tuberculose chez les serpents, les grenouilles, les vers de terre.

Le chat contracte plus facilement la tuberculose expérimentale ou spontanée que le chien. Villemin déjà, dans son livre, mentionne quelques expériences où il réussit à communiquer la tuberculose au chat par inoculation sous-cutanée. Nous verrons au chapitre XVII les expériences de Viseur qui provoqua la tuberculose intestinale avec généralisation chez des jeunes chats nourris avec des poumons de vache tuberculeuse. Koch injecta de la culture du bacille de la tuberculose dans le péritoine de 9 chats vigoureux, qui moururent ou furent sacrifiés au bout de trois à quatre semaines ; le péritoine, le mésentère étaient criblés de tubercules qui se retrouvaient également dans la rate, le foie et dans les poumons. Plusieurs expérimentateurs vérifièrent la facilité relativement grande avec laquelle les jeunes chats peuvent être rendus tuberculeux lorsqu'on leur fait ingérer du lait ou des viscères tuberculeux. L'aptitude à contracter la maladie par la voie digestive est d'autant plus grande que l'animal est plus jeune. Nocard fit avaler à 4 chats de six semaines et à leur mère une pâtée à laquelle on avait mélangé une très abondante culture du bacille de la tuberculose; les 4 petits chats moururent au bout de six semaines à quatre mois, avec des lésions tuberculeuses très prononcées; la mère demeura longtemps bien portante; mais, sacrifiée trois années après, elle présenta cependant à l'autopsie des lésions tuberculeuses de la rate, du foie et du poumon[1].

La tuberculose spontanée du chat est loin d'être rare. Jensen en a pu constater par l'autopsie 25 cas en moins de deux ans, à l'école vétérinaire de Copenhague, et il en a donné une bonne description qui me servira de guide dans cet exposé. Comme chez le chien, c'est le poumon qui est l'organe le plus fréquemment atteint (16 fois sur 15); on y trouve généralement des nodules miliaires, isolés ou agminés, ou des foyers de la grosseur d'un pois ou d'une fève, ramollis au centre. Les cavernes sont rares. La plèvre et le péritoine, contrairement à ce qu'on observe chez le chien, ne sont envahis qu'exceptionnellement.

Les organes digestifs sont très fréquemment atteints. Dans 14 cas sur 25 les ganglions mésentériques étaient tuberculeux, et dans 5 cas la maladie était exclusivement localisée dans ces organes; les tubercules étaient en partie caséeux, en partie calcifiés. Une seule fois, Jensen put constater l'existence de lésions tuberculeuses de l'intestin, au niveau des plaques de Peyer. La participation du foie au processus tuberculeux est rare; une fois seulement, on y trouva quelques tubercules miliaires; la rate n'était envahie qu'une seule fois. Les reins constituent un des sièges de prédilection de la tuberculose chez le chat; elle s'y manifeste soit par de petits nodules disséminés, soit par des foyers plus volumineux, caséeux. Un seul rein peut être pris; dans ce cas, il s'agissait d'une tuberculose primitive du rein. Jensen trouva chez une chatte une tuberculose primitive de l'utérus, sans lésions des trompes ni de l'ovaire; dans un cas il trouva une tuberculose avancée d'un seul testicule. Dans deux cas, il existait des lésions tuberculeuses primitives du tissu cellulaire sous-cutané, avec adénopathie tuberculeuse des glandes axillaires; l'infection provenait probablement d'une blessure virulente faite à la peau.

1. NOCARD, art. TUBERCULOSE (*Dict. pratique de méd. vétérinaire*, t. 21, p. 508).
2. JENSEN, Tuberculose beim Hund und bei der Katze (*Deutsche Zeitschr. f. Thiermedicin.*, 1891, Bd 17, p. 295).

Dans les faits observés par Jensen, l'infection semble surtout s'être effectuée par la voie intestinale, ainsi que le témoignent les lésions exclusivement localisées sur l'appareil digestif ou ses annexes; l'infection du chat par les voies respiratoires ne semble venir qu'en deuxième ligne par ordre de fréquence.

La tuberculose du chat se distingue de la tuberculose du chien par la rareté des lésions des séreuses, de la plèvre notamment, des ganglions thoraciques et médiastinaux et du foie, qui sont si souvent atteints chez le chien. L'aspect des lésions tuberculeuses offre au contraire de grandes analogies chez les deux espèces animales; les foyers un peu volumineux des poumons et du rein présentent à la coupe cet aspect laiteux, avec colliquation et diffluence de la partie centrale, qui est si fréquent chez le chien et qui rappelle l'aspect carcinomateux ou sarcomateux[1].

J'ai eu l'occasion de faire l'autopsie d'une lionne phtisique de la ménagerie Bidel, que ce dompteur a mise obligeamment à ma disposition. C'était une lionne âgée d'environ 5 ans, capturée au Cap et entrée à la ménagerie en 1890. Vers le mois de janvier 1894, elle commença à perdre l'appétit et à maigrir; graduellement elle s'affaiblit et quand je la vis en mai, elle était arrivée au dernier degré de l'émaciation, essoufflée au moindre mouvement et refusant le plus souvent la nourriture; depuis quelques jours, elle avait une diarrhée sanguinolente; d'après le dire de son gardien, elle ne toussait point. Elle me fut abandonnée par son propriétaire et elle fut tuée le 22 mai, par une injection de cyanure de potassium sous la peau de la patte. Il est à noter que sa sœur, capturée en même temps qu'elle, était morte un an auparavant, également très amaigrie et présentant des symptômes à peu près semblables.

L'autopsie révéla l'existence d'une tuberculose pulmonaire, sans lésions tuberculeuses appréciables des autres organes. Les poumons étaient libres d'adhérences; la plèvre pariétale et vis-

1. Jensen relate divers cas de tuberculose constatés par lui à l'autopsie sur des animaux carnassiers morts au Jardin zoologique de Copenhague : chez 1 renard du pôle (*canis lagopus*), chez 1 chacal, sur 6 ours morts de phtisie avec cavernes, sur 2 lions, 1 tigre royal, 1 panthère noire et 1 jaguar; l'examen bactériologique dans ces cas mit en évidence la présence de bacilles de la tuberculose (Jensen, *Mém. cité*, p. 323).

cérale ne présentaient aucun tubercule; la surface du poumon était simplement parsemée de saillies emphysémateuses. En palpant le poumon, on sentait entre les doigts des nodosités dures, d'une consistance presque cartilagineuse, de la grosseur d'un pois à une noisette, disséminées dans toute l'étendue de l'organe. A la section, on s'assure que ces nodules sont formés d'un tissu dense, grisâtre, comme fibreux. Le poumon dans son entier est creusé de cavernules, de grandeur variable, depuis celle d'un pois jusqu'à celle d'une petite noix, remplies de muco-pus. Les parois de ces cavernules sont remarquablement lisses et régulières et pourraient être confondues à première vue avec des bronches dilatées; elle sont logées dans du tissu scléreux. Nulle part, à la face interne de ces excavations, ni ailleurs, on ne voit de matière caséeuse. Çà et là, mais en assez petit nombre, existent des granulations grises, petites, transparentes, dures; en d'autres points, le tissu pulmonaire présente une hépatisation lisse, rouge, de consistance très ferme (fig. 51). En somme, ce qui imprime à ces lésions macroscopiques une physionomie spéciale, c'est l'abondance et le petit volume des cavernules, qui donnent au poumon un aspect presque aréolaire; c'est, en outre, l'étendue des lésions scléreuses interstitielles. Le poumon de cette lionne présentait un type achevé de phtisie fibreuse. Le muco-pus des cavernules, étalé sur lamelles et coloré par le procédé de Ziehl, montrait la présence de bacilles de la tuberculose, en assez grande abondance; on en trouvait aussi, mais en petit nombre, dans le frottis des portions hépatisées.

Sur des coupes du poumon colorées au picro-carmin ou à l'hématoxyline, on constate que les noyaux durs qui parsèment le poumon sont formés de tissu fibreux, adulte, dense, développé autour de petites excavations à parois tapissées de cellules embryonnaires. Les lésions scléreuses occupent toute l'étendue du poumon, surtout autour des bronches et des vaisseaux. Dans les points hépatisés, les alvéoles subsistent et sont remplies d'un exsudat formé de cellules épithéliales desquamées et de leucocytes mono- et polynucléaires, emprisonnés dans une gangue d'apparence albumineuse. On voit en outre un grand nombre de tubercules exclusivement formés de petites cellules et de cellules épithélioïdes, sans cellules géantes. Quelques rares tubercules commencent seulement à se caséifier à leur centre. Sur les coupes colorées par la méthode de Ziehl, on voit un assez grand nombre de bacilles de la tuberuclose à la

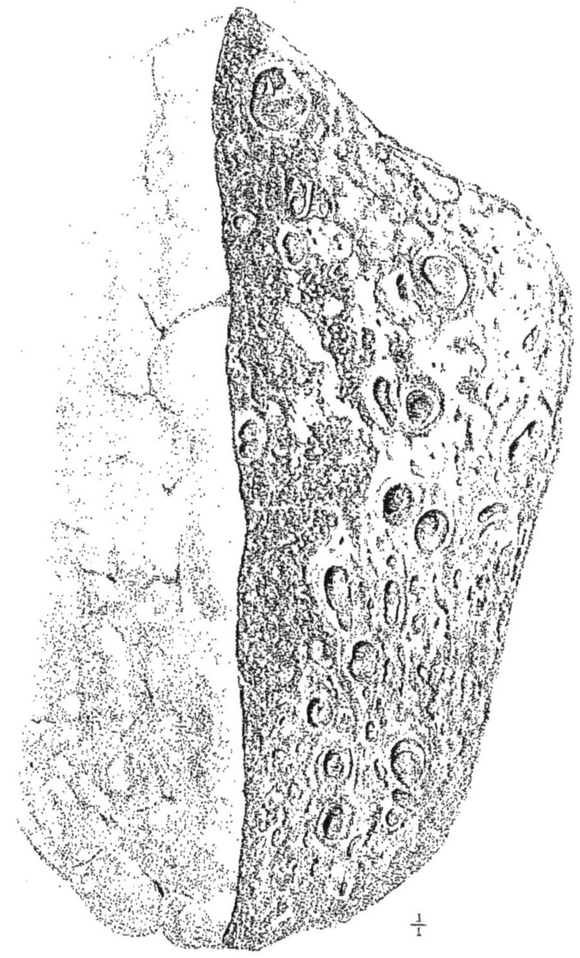

FIG. 51. — Poumon de lionne tuberculeuse, incisé; la section de l'organe est semée de granulations grises et de petites excavations à parois lisses entourées de tissu sclérosé.

surface des parois des cavernules; on en voit aussi disséminées dans le muco-pus qui remplit les bronches.

Le péricarde et le cœur de cette lionne étaient normaux.

Il en était de même du foie, de la rate qui était petite, de l'intestin grêle et du gros intestin, où l'on ne trouvait aucun tubercule. Le frottis de la rate et du foie ne révélèrent la présence d'aucun bacille. La tuberculose était donc exclusivement localisée dans le poumon[1].

Ce fait est intéressant, à cause de la forme fibreuse si nettement accusée de la phtisie chez cette lionne et de l'absence presque totale de lésions caséeuses ; il est intéressant aussi au point de vue étiologique. On admet généralement que les animaux sauvages se tuberculisent dans les ménageries par suite de l'ingestion de viandes de basse qualité, parmi lesquelles peuvent se trouver des viandes tuberculeuses. La localisation exclusive de la maladie sur l'appareil pulmonaire, l'intégrité de l'intestin, de l'estomac, du foie et de la rate prouvent que, chez cet animal, l'infection s'est faite, non pas par le tube digestif, mais par les voies respiratoires. Ces animaux emprisonnés dans des cages et visités quotidiennement par un grand nombre de spectateurs sont exposés à faire pénétrer dans leurs bronches des poussières chargées de matières tuberculeuses provenant de crachats desséchés, et c'est ainsi sans doute, et non par la voie digestive, qu'ils sont le plus souvent contaminés.

J'ignore si la tuberculose existe chez les singes vivant en liberté, mais on sait que la maladie est très fréquente parmi les singes en captivité. Chez le singe comme chez l'homme, la forme de tuberculose de beaucoup la plus fréquente est la forme pulmonaire. Les poumons peuvent être parsemés de granulations miliaires, grises ou jaunes, comme chez l'homme, mais le plus souvent on y trouve des foyers d'infiltration plus volumineux, blanchâtres, puriformes, ressemblant à des pneumonies lobulaires en voie de suppuration (fig. 52). Rarement on observe de vrais foyers caséeux et des cavernes. La trachée et le larynx sont parfois le siège d'ulcérations tuberculeuses ; les ganglions bronchiques sont ordinairement augmentés de volume et infiltrés de tubercules ; les lésions de la plèvre paraissent relativement rares. Habituellement, les lésions tuberculeuses sont généralisées aux autres organes, rate, foie, intestins ; comme dans le poumon,

1. Straus, Sur un cas de tuberculose chez une lionne (*Arch. de méd. expérim. et d'anat. pathol.*, 1894, p. 645).

les tubercules y sont remarquables par leur tendance au ramollissement et à une sorte de colliquation puriforme; « on dirait plutôt, dit Koch, des abcès multiples que des tubercules ». La figure 53 reproduit la rate d'un singe du Jardin des Plantes, ayant succombé à la phtisie pulmonaire; la surface de l'organe

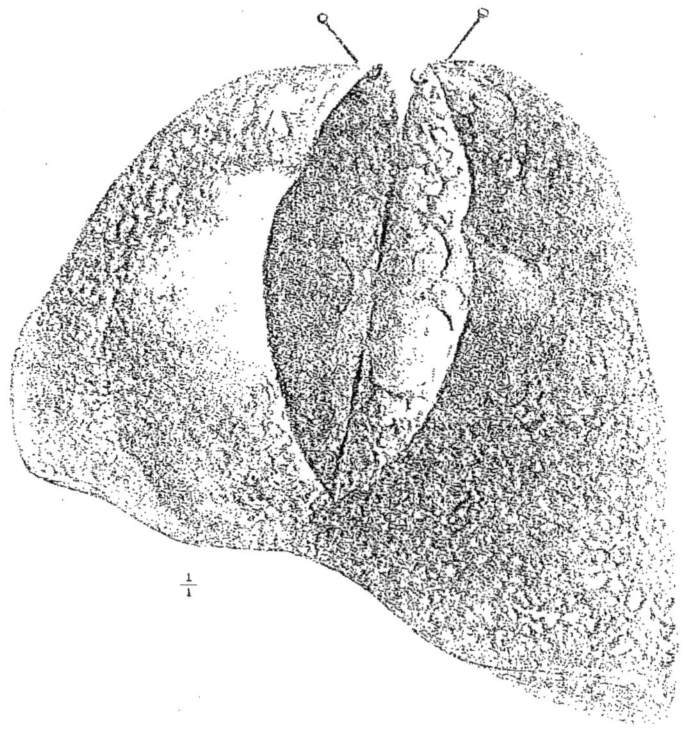

FIG. 52. — Poumon tuberculeux de singe.

était hérissée de foyers arrondis, blanchâtres, saillants, tout à fait semblables à de petits abcès. Rayer déjà avait signalé la fréquence de la tuberculose de la rate chez le singe, qu'il opposait à la rareté de cette localisation chez l'homme. « Ordinairement, dit-il, on rencontre chez le singe la rate remplie d'un grand nombre de tubercules... La fréquence du ramollissement des tubercules de la rate chez les singes est en outre un fait remarquable. Dans les autres mammifères, j'ai noté rarement l'affection tuberculeuse de la rate[1]. »

On doit à Dieulafoy et Krishaber des recherches expérimentales nombreuses et intéressantes, relatives aux effets de l'inoculation du tubercule au singe. Seize singes reçurent dans le tissu cellulaire sous-cutané des produits tuberculeux provenant de l'homme (matière caséeuse ou granulations tuberculeuses). La plupart des animaux succombèrent au bout d'un à plusieurs mois avec des lésions tuberculeuses extrêmement prononcées des poumons, des ganglions bronchiques, de la rate, du foie. du péritoine. Pour cette tuberculose par inoculation, Dieulafoy et Krishaber signalent, comme pour la tuberculose spontanée du singe, l'aspect purulent des foyers tuberculeux, en particulier de ceux de la rate et du foie. Des inoculations de contrôle furent faites sur dix singes avec du pus non tuberculeux; un seul de ces singes, infecté probablement d'une autre manière, présenta des tubercules à l'autopsie.

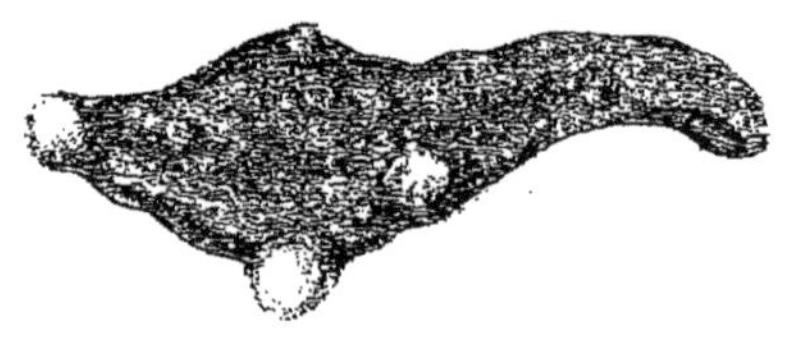

Fig. 53. — Rate tuberculeuse de singe, grandeur naturelle. On voit à la surface de la rate des tubercules blanc jaunâtre, arrondis, presque fluctuants, ressemblant à des pustules.

Dieulafoy et Krishaber purent aussi s'assurer de l'influence de la cohabitation sur la transmission de la tuberculose au singe. Sur 24 singes non inoculés, mais qui avaient vécu en promiscuité avec les singes inoculés avec du tubercule, 5 moururent tuberculeux. A partir de ce moment, la singerie fut évacuée, nettoyée et désinfectée, puis repeuplée avec 28 nouveaux singes; sur ces animaux, au bout de quatorze mois, 1 seul est mort tuberculeux, et ce singe, qui n'avait séjourné que deux semaines dans la singerie, était l'un des derniers arrivés.

De l'enquête à laquelle ils se sont livrés, Dieulafoy et Krishaber tirent cette conclusion que la tuberculose chez le singe transporté dans nos climats n'est pas aussi fréquente qu'on est enclin à le croire. La mortalité par phtisie chez le singe est sur-

1. Rayer, Étude comparative de la phtisie pulmonaire chez l'homme et chez les animaux (*Arch. de médecine comparée*, 1843, t. 1, p. 211).

tout considérable dans les jardins zoologiques, où les singeries ne sont jamais complètement évacuées, où il y a toujours des sujets tuberculeux qui contaminent les nouveaux arrivés et où les conditions hygiéniques sont très défectueuses.

Au Jardin zoologique de Londres, d'après une statistique de Forbes portant sur 173 sujets, la tuberculose a été constatée à l'autopsie dans une proportion de 43 p. 100; au Jardin d'acclimatation de Paris, d'après Saint-Yves Ménard, la proportion des singes morts tuberculeux est d'environ 20 p. 100; au Jardin zoologique de Francfort-sur-le-Mein, elle est d'environ 22 p. 100. Dans les ménageries ou dans les singeries des amateurs, où les soins de propreté et de désinfection sont plus grands, la tuberculose, d'après Dieulafoy et Krishaber, est beaucoup plus rare[1].

Koch a eu l'occasion d'examiner huit singes morts de tuberculose spontanée; chez tous le poumon semblait être le foyer primitif de l'infection. Dans un cas, la maladie avait eu son point de départ dans la cavité des fosses nasales; une ulcération provenant sans doute d'une plaie par grattage s'était développée à l'entrée des narines et avait gagné la cloison et les cornets; en même temps les ganglions sous-maxillaires se tuméfièrent et s'abcédèrent. Ce n'est qu'à ce moment que l'animal, vif et bien portant jusque-là, commença à devenir oppressé et à maigrir; à l'autopsie, on trouva de nombreux tubercules dans le poumon, la rate, le foie et l'épiploon[2].

Grâce à l'extrême obligeance du professeur H. Milne-Edwards, j'ai pu faire l'autopsie de sept singes tuberculeux, morts au Jardin des Plantes; six d'entre eux avaient manifestement une tuberculose pulmonaire primitive, avec généralisation à la rate et au foie; dans un cas, chez un jeune macaque, les ganglions mésentériques et rétro-péritonéaux étaient énormément tuméfiés et ulcérés par places; la rate, le foie et les poumons contenaient de rares tubercules isolés; l'intestin, soigneusement examiné, ne présentait aucune lésion tuberculeuse. Il s'agissait là d'une phtisie mésentérique comparable au carreau des jeunes enfants. Dans un cas de phtisie pulmonaire avec généralisation, il existait chez un singe adulte une carie tuberculeuse du corps

1. Dieulafoy et Krishaber, De l'inoculation du tubercule sur le singe (*Arch. de Physiol. norm. et pathol.*, 1883, t. 1, p. 424).

2. Koch, Die Ætiologie der Tuberkulose (*Mittheil. a. d. kais. Gesundheitsamte*, Bd. 2, 1884, p. 42).

de plusieurs vertèbres dorsales. Dans un autre cas, les deux feuillets du péricarde étaient recouverts de nombreux tubercules; Rayer, du reste, mentionne déjà la fréquence relativement grande de la péricardite tuberculeuse chez le singe.

Koch, dans les faits examinés par lui, a constamment trouvé des bacilles, mais en nombre assez restreint; dans les cas observés par moi, les bacilles étaient au contraire très abondants dans tous les organes atteints. J'ai plusieurs fois inoculé à des cobayes des produits de tuberculose spontanée du singe; les effets de l'inoculation ont été absolument identiques à ceux que détermine l'inoculation des produits tuberculeux de l'homme.

Hénocque a soumis un singe tuberculeux à 5 injections de 1 milligramme de tuberculine; ces injections provoquèrent la réaction caractéristique; elles furent suivies rapidement d'aggravation des symptômes pulmonaires et de la mort de l'animal, avec des lésions de pneumonie caséeuse très étendues. Capitan dit avoir inoculé la lymphe de Koch, à la dose de 1 milligramme, à un singe atteint de tuberculose abdominale très avancée, sans obtenir de réaction bien nette[1]. E. Grawitz a fait dans le Jardin zoologique de Berlin des expériences sur les effets de la tuberculine sur 32 singes, les uns tuberculeux, les autres sains; 20 de ces singes moururent ou furent sacrifiés, de sorte que l'autopsie permit de s'assurer exactement de l'existence ou de l'absence de la tuberculose. Chez les singes tuberculeux et reconnus comme tels à l'autopsie, l'injection de 1/2 à 10 milligrammes provoqua la réaction; ces animaux se comportent donc, à l'égard du remède, à peu près comme l'homme. Sur les 32 singes, 17 ne présentèrent aucune réaction à la suite de l'inoculation d'épreuve; à l'autopsie de 9 d'entre eux, on put s'assurer de l'absence de toute lésion tuberculeuse. Toutefois 9 singes reconnus non tuberculeux à l'autopsie présentèrent une réaction parfois très intense à la suite de l'injection de quelques milligrammes à 1 centigramme de tuberculine. Grawitz croit devoir en conclure que la tuberculine ne possède pas une valeur diagnostique absolue, chez le singe, pour la détermination de la tuberculose[2].

1. Hénocque, Injections de liquide de Koch chez un singe (*C. R. de la Soc. de Biol.*, 1891, p. 132). — Capitan (*Ibid.*, p. 133).
2. Grawitz (E.), Ueber Versuche mit dem Koch'schen Mittel bei Affen (*Deutsche med. Wochenschr.*, 1891, p. 657).

Le cobaye et le lapin, le premier cependant si sensible à l'inoculation de la tuberculose, ne sont pour ainsi dire jamais atteints de tuberculose spontanée. C'est du reste là un fait qui n'est pas isolé et l'on sait que ces mêmes animaux, éminemment sensibles à l'inoculation du charbon, ne sont en quelque sorte jamais atteints de charbon spontané. Tous ceux qui

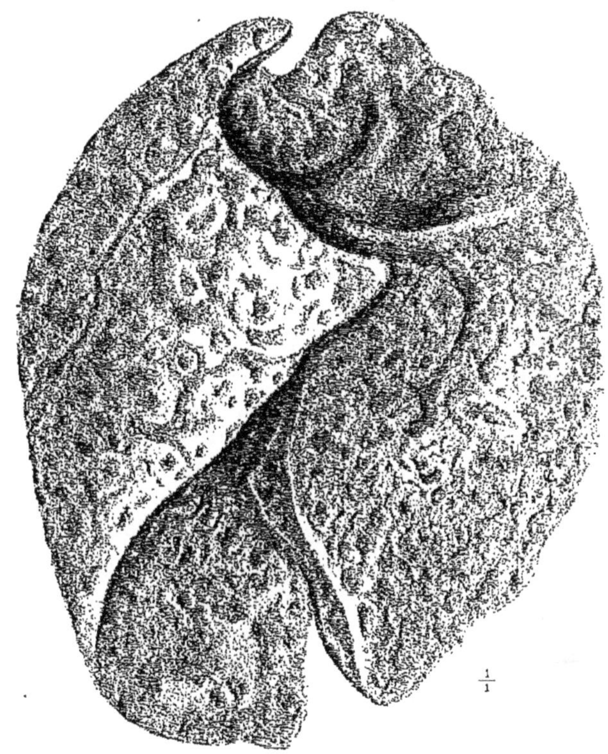

Fig. 54. — Poumon de lapin atteint de tuberculose spontanée. Il est parsemé de tubercules grisâtres, non saillants, semi-transparents, entourés d'une zone d'hyperémie.

ont beaucoup expérimenté sur le cobaye et le lapin sont unanimes à déclarer qu'ils n'ont que rarement eu occasion d'en trouver qui fussent spontanément tuberculeux. Quelquefois, il existe chez ces animaux des lésions du foie ou de la rate qui à première vue ressemblent, à s'y méprendre, à des lésions tuberculeuses, mais qui relèvent de causes toutes différentes (corps oviformes, sporozoaires, diverses bactéries provoquant des lésions en foyer); ce sont des pseudo-tuberculoses, déjà signalées par Villemin et qui, malgré les similitudes macroscopiques et même histologiques, sont toujours reconnaissables par ce fait qu'elles ne renferment pas le bacille de Koch.

Il peut cependant arriver, dans les laboratoires où l'on fait beaucoup de recherches sur la tuberculose, que l'on rencontre très exceptionnellement un cobaye ou un lapin atteint de tuberculose spontanée. Ainsi Koch dit avoir eu occasion d'observer 17 cobayes et 8 lapins atteints de tuberculose spontanée contractée par leur séjour dans un laboratoire infecté. Chez ces animaux les lésions étaient tout à fait spéciales et consistaient en un ou plusieurs foyers tuberculeux des poumons, avec dépôts tuberculo-caséeux concomitants dans les ganglions bronchiques. Chez plusieurs de ces animaux, les poumons étaient très peu atteints et les ganglions bronchiques seuls se montraient très augmentés de volume et caséeux. Les autres organes, rate, foie, etc., ne présentaient que des lésions moins prononcées; quelquefois les foyers pulmonaires étaient tellement accusés, qu'il existait de véritables cavernes, d'où un aspect rappelant tout à fait celui de la phtisie pulmonaire chez l'homme. Il n'est pas douteux que dans ces cas il s'agit, comme pour la phtisie humaine, d'une tuberculose par inhalation.

J'ai eu occasion, une seule fois parmi les très nombreux rongeurs en expérience dans mon laboratoire, de trouver un lapin atteint de tuberculose spontanée. Les lésions portaient exclusivement sur les poumons qui étaient remplis, dans toute leur étendue, de foyers tuberculeux disséminés, en voie de transformation caséeuse (fig. 54); les bacilles s'y trouvaient en très grande abondance; les ganglions bronchiques étaient également dégénérés. Le foie, la rate et l'intestin ne contenaient pas de tubercules.

La tuberculose par inoculation du lapin, puis celle du cobaye ont été les premières artificiellement provoquées; elles nous donnèrent les types les plus connus et les mieux étudiés de tuberculose expérimentale. Les caractères principaux de cette tuberculose ont été déjà signalés au cours de cet ouvrage, dans l'exposé historique de la découverte de Villemin et des innombrables travaux dont elle fut le point de départ. Aussi pourrai-je être bref sur ce sujet et n'insister que sur quelques particularités qui n'ont pas trouvé leur place ailleurs.

Le cobaye est un réactif précieux pour le virus tuberculeux; la maladie inoculée évolue chez lui d'une façon régulière et en quelque sorte caractéristique. Si l'on introduit un peu de tissu tuberculeux finement trituré et délayé dans l'eau ou un peu d'émulsion de culture de tuberculose (humaine ou des mammifères) sous la peau de la cuisse d'un cobaye, à l'aide de l'aiguille d'une seringue de Pravaz, on voit les jours suivants un empâtement se former; au bout de quelques semaines, l'abcès s'ouvrira, donnera issue à du pus caséeux et fera place à un ulcère; si l'on examine les parois de l'ulcère, on y distingue généralement, sur le fond rougeâtre et lardacé, des granulations tuberculeuses. Cet ulcère une fois établi ne se ferme plus. En même temps les ganglions de l'aine se tuméfient, deviennent durs et perceptibles à la palpation. Puis l'animal maigrit progressivement, son poil se ternit et il meurt au bout de six semaines à six mois ou même davantage, selon la quantité et aussi sans doute la virulence des produits inoculés. A l'autopsie, on trouve des lésions tuberculeuses généralisées à la rate, au foie, aux ganglions lymphatiques; les poumons sont ordinairement moins atteints et ne contiennent que des tubercules gris disséminés. Lorsque les cobayes meurent rapidement ou si on les sacrifie au bout de six semaines à deux mois, les lésions sont moins avancées, le foie et la rate ne sont encore parsemés que de tubercules isolés, à l'état gris. Mais si la survie a été plus longue, l'aspect de la rate et du foie sont tout différents. La rate est parfois énorme, dure, de couleur brun rougeâtre, avec des plaques gris jaunâtres, d'où un aspect marbré (fig. 55). Les îlots brun rougeâtre tiennent à des zones d'hyperémie qui, comme l'a fait remarquer Koch, s'accompagnent souvent d'hémorhagies causées par de petites ruptures de la

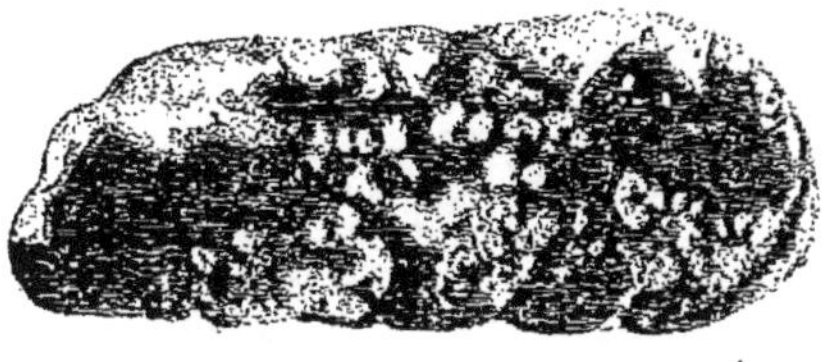

FIG. 55. — Rate de cobaye devenu tuberculeux à la suite d'inoculation sous-cutanée de crachats. (Grandeur naturelle.) Aspect marbré de l'organe; les îlots blancs, nécrosés, alternent avec les plaques d'hyperémie et d'hémorrhagie.

masse friable de la rate. Les îlots blanc jaunâtres sont durs, secs et ne présentent à aucun moment la friabilité et la colliquation de la matière caséeuse ; il s'agit là de foyers de nécrose de coagulation, sans passage à la caséification proprement dite ; les formes et les contours des cellules sont encore visibles, mais leurs noyaux ont perdu la faculté de fixer les matières colorantes. Le foie présente un aspect marbré analogue ; il est très augmenté de volume et offre des îlots jaune blanchâtre de nécrose, alternant avec des zones rouge brun foncé (fig. 56) : ici

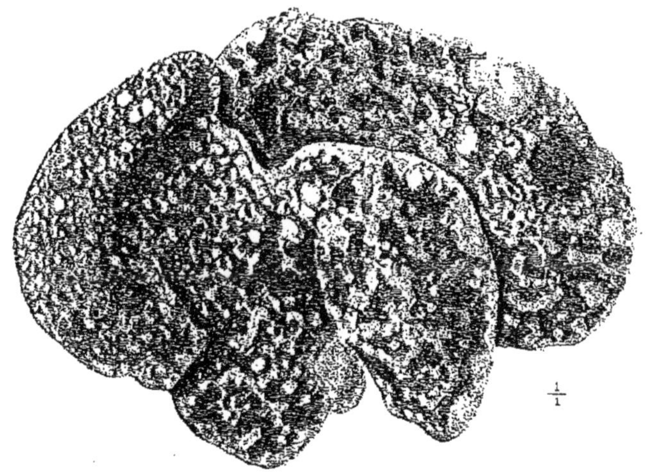

Fig. 56. — Foie du même cobaye, parsemé de marbrures jaunes, formées de tissu nécrosé et d'îlots hyperémiés et hémorrhagiques.

encore, c'est un processus de nécrose et non de caséification. La caséification au contraire est la règle pour les ganglions envahis par les tubercules. Dans la tuberculose par inoculation du cobaye, les reins ne renferment qu'exceptionnellement des tubercules ; ceux-ci ne se voient guère que dans les formes à marche lente, chronique ; ils occupent alors de préférence la substance corticale, plus rarement les pyramides.

Arloing a étudié avec soin la façon dont le virus tuberculeux se propage après inoculation dans le système lymphatique chez le cobaye. Lorsque l'inoculation a eu lieu à la cuisse, les ganglions inguinaux du côté correspondant commencent à se tuméfier vers le 15e jour; vers le 20e après l'inoculation, les ganglions sous-lombaires du même côté se prennent à leur tour, tout le système lymphatique du côté opposé restant encore sain. Vers le 25e jour, les tubercules apparaissent dans la rate, en même temps que le ganglion rétro-hépatique s'engorge. A partir de ce moment, les poumons et les ganglions bronchiques se prennent et la dissémination tuberculeuse perd son caractère unilatéral; vers le 2e mois elle atteint les ganglions sous-lombaires et inguinaux du côté opposé au point d'inoculation. Si l'inoculation a eu lieu à la base de l'oreille, l'envahissement du système lymphatique est descendant au lieu d'être ascendant, avec le même caractère d'unilatéralité au début. Le ganglion préauriculaire du côté inoculé se prend d'abord, puis le préscapulaire correspondant, puis les poumons et les ganglions bronchiques; ce n'est qu'ensuite que l'on observe l'invasion du système lymphatique inférieur et supérieur du côté opposé. On voit donc que chez le cobaye le virus tuberculeux, à la suite de l'inoculation sous-cutanée, se propage d'abord par les voies lymphatiques, et que les étapes ganglionnaires de cette propagation sont nettement marquées. Chez le lapin, les choses se passent différemment. Les lésions ganglionnaires, même pour les ganglions immédiatement en rapport avec le point d'inoculation, sont généralement peu accusées, et les viscères, surtout les poumons, sont souvent envahis d'emblée par l'éruption tuberculeuse. Arloing en tire cette conclusion que, contrairement à ce qui se passe pour le cobaye, le virus tuberculeux emprunte, pour sa dissémination chez le lapin, la voie sanguine de préférence à la voie lymphatique[1].

Lorsque l'inoculation des produits tuberculeux est faite, chez le cobaye, dans le péritoine, l'infection et la généralisation affectent, en général, une marche plus rapide qu'à la suite de l'inoculation sous-cutanée; déjà au bout de quelques semaines l'épiploon est rétracté et infiltré de tubercules, ainsi que la rate et le foie. De là le conseil, formulé par Verneuil et Clado, de préférer l'inoculation intra-péritonéale à l'inoculation sous-cutanée pour arriver rapidement au diagnostic de produits tuber-

1. Arloing, *Leçons sur la tuberculose et certaines septicémies*, Paris, 1892, p. 112.

culeux douteux, tel que le pus d'abcès froid, d'abcès ganglionnaire, de carie osseuse etc[1].

On trouvera aux chapitres correspondants les détails relatifs à la tuberculose par ingestion et par inhalation chez le cobaye, ainsi que l'exposé comparatif des effets provoqués chez cet ani mal, par l'inoculation du bacille aviaire et du bacille humain.

La tuberculose par inoculation chez le lapin évolue d'une façon moins sûre et moins caractéristique que chez le cobaye. D'une manière générale, le lapin est beaucoup plus résistant que le cobaye à l'inoculation sous-cutanée ou intra-péritonéale de produits tuberculeux et survit beaucoup plus longtemps. Les lésions consistent également en un abcès caséeux au point d'insertion avec adénopathie tuberculeuse correspondante; mais, comme l'ont montré les recherches d'Arloing, le système ganglionnaire n'est pas envahi aussi régulièrement ni d'une façon aussi intense et si généralisée que chez le cobaye. Les poumons sont atteints d'une manière plus précoce que chez le cobaye; la rate et le foie présentent des lésions tuberculeuses, mais beaucoup moins prononcées que chez ce dernier; les reins au contraire sont assez fréquemment le siège de tubercules.

On verra, quand il sera question de l'influence de la dose de virus sur les effets de l'inoculation tuberculeuse, que le lapin résiste sans éprouver d'effets appréciables à l'inoculation de petites quantités de virus tuberculeux qui au contraire infectent sûrement le cobaye. Il n'est pas rare de voir des lapins supporter sans effet appréciable des doses même assez fortes de virus tuberculeux. J'ai plusieurs fois observé des lapins auxquels j'ai pratiqué sous la peau, dans le péritoine ou dans le système vasculaire une inoculation de quantités notables de culture de tuberculose humaine (1/8 ou même 1/4 de cc.); ces lapins, conservés pendant un an à dix-huit mois continuaient à se porter bien et engraissaient fortement. A l'autopsie, on ne trouvait aucune lésion tuberculeuse ni au point d'inoculation ni dans les divers organes, ou bien l'on notait simplement un abcès caséeux à l'endroit de l'inoculation. Voici quelques exemples :

I. Le 11 octobre 1891, on inocule dans la veine d'un lapin gris, pesant

1. Verneuil et Clado, Diagnostic des lésions tuberculeuses douteuses par l'inoculation intra-péritonéale des cobayes (*Congrès pour l'étude de la tuberculose*, Paris, 1888, p. 415).

1950 grammes, un sixième de seringue d'une émulsion assez épaisse de culture de tuberculose humaine. Le lapin continue à se bien porter et engraisse d'une façon remarquable. Le 14 mai 1893 (environ dix-huit mois après l'inoculation) on sacrifie l'animal qui pèse 3660 grammes; il ne présente pas la moindre lésion tuberculeuse.

II. Le 30 janvier 1893, on injecte sous la peau du ventre d'un lapin de 2060 grammes un peu d'émulsion de ganglion caséeux finement broyé, provenant d'un cobaye tuberculeux; cette émulsion est riche en bacilles. Le lapin ne présente aucun accident local à la suite de l'injection. Il engraisse énormément. Le 30 décembre 1893, il pèse 3570 grammes, on le sacrifie. L'endroit de l'inoculation, sous la peau du ventre, ne peut plus être déterminé. Rate volumineuse, molle; nulle part de lésion tuberculeuse. Le frottis de la rate et des autres organes ne révèle la présence d'aucun bacille.

III. Le 12 janvier 1893 on inocule sous la peau de la cuisse droite d'un lapin et d'un cobaye un quart de seringue de Pravaz d'une émulsion assez épaisse de culture de tuberculose humaine. Le 24 janvier, le cobaye était déjà mort; il présentait un abcès caséeux (non ouvert) dans l'épaisseur des muscles de la cuisse; la rate était volumineuse avec d'assez nombreuses granulations tuberculeuses contenant des bacilles; quelques rares et très fines granulations sur le foie. Quant au lapin, il continue à se bien porter et engraisse excessivement. Le 28 décembre 1893, on le sacrifie; il pèse 2580 grammes. Sous la peau de la cuisse droite, fusant jusqu'au voisinage de l'articulation du genou, on trouve un grand abcès, renfermant du pus caséeux, riche en bacilles. Aucune autre lésion tuberculeuse nulle part. Tout s'était donc borné chez ce lapin, un an après l'inoculation d'un produit tuberculeux ayant rapidement infecté le cobaye, à la formation d'un abcès caséeux au point d'inoculation.

Les souris et les rats offrent une réceptivité moindre pour la tuberculose que le cobaye et que le lapin. Koch inocula de la culture de tuberculose (provenant du singe) sous la peau de 6 rats blancs, de 5 souris blanches, de 4 souris des champs (*Arvicola arvalis*) et de 1 hamster. Les souris des champs et le hamster, sacrifiés au bout de cinquante-trois jours, étaient tous profondément tuberculeux. Les lésions chez le hamster offraient de grandes analogies avec celles du cobaye; la rate était volumineuse et avait un aspect gris rouge, marbré; le foie était aussi parsemé de gros foyers jaunâtres. Les souris des champs présentaient un engorgement caséeux des ganglions de l'aine; les poumons étaient parsemés de nombreuses granulations miliaires grises; le foie et la rate contenaient des tubercules miliaires jaunâtres. Quant aux souris blanches et aux rats inoculés avec le même virus et sacrifiés au bout de deux mois, ils étaient tous sains, sauf une souris qui présentait dans les poumons quelques rares nodules grisâtres. Dans d'autres expériences, faites avec des cultures de provenance humaine, d'autres souris des champs, inoculées sous la peau, devinrent régulièrement tuberculeuses. La souris des champs paraît donc aussi sensible que le cobaye au virus tuberculeux. En revanche, 12 souris blanches inoculées en même temps sous la peau, avec les mêmes cultures, demeurèrent bien portantes pendant deux mois; sacrifiées au bout de ce temps, elles ne présentaient aucune lésion tuberculeuse.

Dans une autre série d'expériences, Koch injecta dans le péritoine de 5 rats blancs de la culture de tuberculose du singe. Ces animaux, sacrifiés au bout de cinq semaines, avaient d'innombrables tubercules dans l'épiploon, le foie, la rate qui était grosse et dans les poumons. 4 souris blanches inoculées dans le péritoine avec de la culture humaine et sacrifiées au bout de dix semaines avaient de nombreux tubercules dans la rate hypertrophiée et dans les poumons; 4 rats blancs et 4 souris, soumis à l'inhalation de cultures pulvérisées et sacrifiés au bout de vingt-huit jours, présentaient dans les poumons de nombreux nodules miliaires, mais à un état de caséification beaucoup moins avancé que chez les cobayes et les lapins soumis simultanément aux mêmes inhalations[1].

J'ai fait un certain nombre d'inoculations de culture de tuberculose humaine et aviaire à des rats blancs et à diverses variétés de souris domestiques (souris blanches, grises et noires).

I. Deux souris grises reçoivent le 28 janvier 1893 sous la peau du dos un quart de cc. de culture de tuberculose humaine. Les deux souris sont trouvées mortes le 4 février; sous la peau du dos, au point d'inoculation, petite collection de la grosseur d'une lentille d'un pus verdâtre, riche en bacilles. La rate est volumineuse; le frottis fait avec le tissu de la rate et celui du foie est rempli de bacilles.

II. Le 9 février on injecte à une souris blanche et à une souris grise, sous la peau du dos, un peu d'émulsion de culture de tuberculose aviaire. La souris blanche est morte le 13 mars et la grise le 14 mars. Aucune lésion au point d'inoculation. Pas de tubercules dans les organes, ni de bacilles dans le frottis de ces organes.

III. Le 13 février, on inocule sous la peau du dos d'une souris blanche et

1. Koch, Die Ætiologie der Tuberkulose (*Mittheil. a. d. kais. Gesundheitsamte*, Bd 2, 1884, pp. 66, 67, 73 et 75).

d'une souris grise quelques gouttes d'une émulsion assez dense de culture humaine. Les souris demeurèrent parfaitement portantes, présentant seulement à l'endroit de l'inoculation un nodule induré qui diminua graduellement de volume. Elles sont tuées le 16 février. Les points indurés du dos ont presque totalement disparu; on n'y constate pas de bacilles. Les viscères sont normaux et ne renferment pas de bacilles.

IV. Le 13 février, on inocule sous la peau du dos d'une souris blanche et d'une souris grise quelques gouttes d'une émulsion de culture aviaire. Le 26 février la souris grise est trouvée morte, presque entièrement dévorée par sa compagne[1]. Celle-ci meurt le 6 avril; pas de lésion appréciable au point d'inoculation; pas de tubercules dans les organes; la rate est volumineuse; le frottis de la rate ainsi que celui du foie renferment quelques rares bacilles.

V. Le 15 septembre 1893, on inocule sous la peau du dos à deux souris blanches un quart de cc. de culture de tuberculose humaine. Le 3 janvier 1894, ces deux souris paraissent bien portantes. On en sacrifie une qui, à l'autopsie, ne présente aucune lésion tuberculeuse; aucun bacille dans le frottis des organes.

VI. Le 14 janvier 1893, on inocule à un rat blanc, sous la peau du ventre, un quart de cc. d'une émulsion de culture récente de tuberculose humaine. Ce rat maigrit beaucoup; il est mis à mort le 18 septembre. Rien d'apparent au point d'inoculation. La rate est énorme, sans tubercules apparents. Quelques granulations grises disséminées dans les poumons. Tous les organes donnent un frottis riche en bacilles.

VII. Le 9 février, on inocule à un rat blanc, sous la peau du dos, un peu de culture aviaire. Ce rat eut plusieurs abcès sous-cutanés qui s'ouvrirent spontanément, mais dont le pus ne fut pas examiné. On sacrifie l'animal le 8 septembre. Aucune lésion appréciable sous la peau; pas d'engorgement ganglionnaire. Rate volumineuse, foie d'apparence normale; les poumons sont criblés de tubercules. Les frottis faits avec le poumon, la rate et le foie sont pleins de bacilles.

VIII. Le 15 septembre 1893, on inocule un rat blanc dans le poumon, par piqûre à travers la paroi thoracique, avec un peu d'émulsion de culture de tuberculose humaine. Le 3 janvier 1894, ce rat parait parfaitement bien portant. On le sacrifie; à l'autopsie quelques fines granulations dans les poumons, avec bacilles dans le frottis; les autres organes ne renferment pas de bacilles.

IX. Le 15 septembre, on inocule sous la peau du ventre d'un rat blanc un quart de cc. de culture aviaire. Ce rat bien portant en apparence et gros est sacrifié le 3 février 1894. On trouve sous la peau du ventre un petit abcès lenticulaire dont le pus est chargé de bacilles. Pas de tubercules visibles à l'œil nu dans aucun organe. La rate est volumineuse et le frottis fait avec cet organe ainsi que celui du foie sont riches en bacilles.

1. Il faut avoir soin d'isoler, dans des cages séparées, les rats et les souris en expérience, sinon, quand l'un de ces animaux vient à mourir, il est aussitôt dévoré par ses compagnons de captivité.

X. Le 13 avril 1894, on inocule sous la peau du dos d'un rat blanc quelques gouttes d'une émulsion de culture de tuberculose aviaire. Le rat meurt le 9 août. La rate est énorme (3 centimètres et demi de long sur 1 et demi de large), rouge, molle, mais sans trace de tubercules macroscopiques; le foie ne renferme également pas de tubercules visibles, non plus que le péritoine. Les poumons sont parsemés d'un petit nombre de fines granulations grises. Les frottis de la rate et du foie révèlent la présence d'un très grand nombre de bacilles de la tuberculose.

Ces expériences montrent que les souris blanches et les rats blancs présentent,-comme l'a constaté Koch, un degré notable de résistance à l'inoculation de la tuberculose (humaine ou aviaire). Alors cependant que Koch paraît avoir constamment échoué dans les tentatives d'infection par inoculation sous-cutanée, j'ai réussi assez fréquemment par cette voie à infecter ces animaux. Dans mes expériences avec résultat positif, les souris ont succombé assez rapidement, au bout de quelques semaines à quelques mois, sans tubercules apparents dans les viscères, mais avec une rate volumineuse et les organes remplis de bacilles. Les rats, bien portants en apparence, même au bout de quatre à cinq mois, furent sacrifiés. Ils présentaient les uns des lésions tuberculeuses macroscopiques, surtout dans les poumons; les autres n'avaient pas de tubercules apparents, mais les organes (rate, foie) contenaient des bacilles. Peut-être des lésions tuberculeuses visibles se seraient-elles produites ultérieurement, si on avait laissé vivre plus longtemps les animaux. Il n'existe pas, pour la souris et le rat, d'effets sensiblement différents, selon que l'inoculation est faite avec le bacille des mammifères ou avec le bacille aviaire.

Sibley (de Londres) a examiné, dans le laboratoire de Recklinghausen, un cas de tuberculose chez un ophidien. Un serpent originaire d'Italie, le *tropidonotus natrix* (var. *murorum*) mourut après une captivité de plusieurs mois dans un jardin zoologique. Sur le côté droit du corps, englobant plusieurs côtes, se trouvaient trois tumeurs sous-cutanées du volume d'une noisette; d'autres tumeurs plus petites étaient disséminées çà et là sous la peau du reste du corps. Des granulations multiples siégeaient dans le tissu cellulaire prévertébral, derrière les sacs pulmonaires et le long de l'origine de l'aorte. A la coupe, toutes ces tumeurs présentaient une consistance caséeuse. Le foie, les reins et les organes génitaux étaient également parsemés de nodules caséeux. A l'examen microscopique les tumeurs, celles du foie notamment, apparaissaient formées d'amas de cellules rondes dont les parties centrales avaient subi la dégénérescence hyaline; ces nodules étaient entourés d'une mince couche de tissu conjonctif; pas de cellules géantes ni de cellules épithélioïdes. En colorant les coupes par la méthode d'Ehrlich ou par celle de Ziehl, on y décelait, dans la presque totalité des tumeurs, la présence de bacilles de Koch, nombreux surtout dans les parties dégénérées des néoplasmes. Il s'agit donc là d'un cas de tuberculose généralisée chez le serpent[1]. Il est bien regrettable que l'auteur se soit borné à l'investigation anatomique et n'ait pas pratiqué des inoculations et des cultures. Il peut paraître étonnant que le bacille de la tuberculose parvienne à se développer chez un animal à sang froid, dont la température est généralement inférieure à celle qui est nécessaire à la végétation du bacille ; d'autant plus que Sibley, dans son travail, ne signale pas que le serpent dont il s'agit ait été conservé dans la couveuse du jardin zoologique et qu'il ait vécu à une température à laquelle le développement du bacille de la tuberculose est possible; ce renseignement complémentaire ne se trouve que dans deux analyses de son travail[2].

Au congrès international de Berlin, Sibley dit avoir depuis observé quelques nouveaux cas de tuberculose sur divers serpents. Il ne relate qu'un cas, celui d'une vipère portant des tumeurs caséeuses sous la peau; des bacilles de la tuberculose ne purent y être décelés, de sorte que la nature tuberculeuse des lésions semble contestable. Plus récemment, Sibley relate des expériences d'inoculation qu'il a pratiquées sur la couleuvre et la vipère commune d'Angleterre. Il ne spécifie pas quelle sorte de culture (humaine ou aviaire) il a employée. Les reptiles furent maintenus dans une étuve bien aérée, à la température de 35°; après plusieurs tentatives infructueuses, il réussit à produire dans quatre cas la tuberculose chez ces animaux, morts environ cinquante à soixante-dix jours après la première

1. Sibley (Walter R.), Ueber Tuberculose bei Wirbelthieren (*Virchow's Arch.*, 1889, Bd 116, p. 104).
2. *Centralbl. f. Bakteriol.*, 1889, Bd 5, p. 831 et *Jahresbericht* de Baumgarten, 1889, p. 313.

inoculation. Les organes internes ne présentaient pas de lésions appréciables à l'œil nu; mais, à l'examen microscopique, on trouva dans le foie, les poumons et la rate des amas de leucocytes plus ou moins dégénérés et chargés de bacilles de la tuberculose. Un certain nombre de ces amas de leucocytes étaient entourés d'une zone de petites cellules rondes, inflammatoires; c'étaient des nodules tuberculeux élémentaires. Sibley pense qu'il s'agit bien là d'une tuberculose expérimentale chez les serpents, qu'il rapproche des cas spontanés observés par lui[1]. A cela se bornent les documents, encore bien incomplets, que nous possédons sur la tuberculose chez les serpents; ces recherches demanderaient à être confirmées et complétées.

Despeignes a injecté à des grenouilles dans le tissu cellulaire sous-cutané ou dans la chambre antérieure de l'œil des produits tuberculeux divers, cultures pures, crachats, fragments d'organes tuberculeux. Ces batraciens étaient maintenus les uns à la température ordinaire du laboratoire, les autres à la température de 25°; ils mouraient en moyenne au bout de deux à huit jours, sans présenter de lésions tuberculeuses appréciables ni à l'œil nu ni à l'examen microscopique; mais en inoculant des fragments de divers organes de ces grenouilles (poumon, foie, pancréas, etc.) à des cobayes, on put les rendre tuberculeux. Le même résultat fut obtenu quand, au lieu d'inoculer les produits tuberculeux sous la peau ou ailleurs, on introduisait ces produits dans l'estomac des grenouilles. Une expérience faite sur un triton a également abouti au même résultat[2]. Ces expériences ne sont pas, à proprement parler, des faits de tuberculisation de la grenouille; elle ne prouvent pas que le bacille de Koch puisse se multiplier dans le corps des batraciens, comme il le fait chez les animaux à sang chaud; elles établissent simplement, selon moi, que les bacilles inoculés ou ingérés pénètrent dans la circulation générale et se retrouvent dans les organes de la grenouille, conservant encore au bout d'un certain nombre de jours leur virulence. Ce sont là des

1. Sibley, Inoculated tuberculosis in snakes (*Transactions of the pathol. Soc. of London*, 1892, p. 426).

2. Despeignes, Tuberculose expérimentale chez les animaux vertébrés dits à sang froid (*Études sur la tuberculose* publiées sous la direction de Verneuil, 1891, t. 3, p. 31.

faits à rapprocher de ceux signalés par Hip. Martin à la suite de l'inoculation de produits tuberculeux humains à la poule réfractaire.

Lortet et Despeignes, par une variante de l'expérience bien connue de Pasteur sur le rôle des vers de terre dans le transport du virus charbonneux, ont fait des expériences dans le but de rechercher si les lombrics étaient susceptibles aussi d'être contaminés par le bacille de Koch et s'ils pouvaient ainsi servir d'intermédiaires pour la transmission de la tuberculose. Des pots à fleurs furent remplis de terre mélangée avec des crachats de phtisiques ou des fragments d'organes tuberculeux; puis on y introduisit quatre à cinq lombrics. Au bout de plusieurs semaines, les lombrics furent retirés, leur surface externe soigneusement nettoyée, le tube digestif extrait avec précaution; on broya ensuite le lombric privé de son tube digestif et on inocula des cobayes avec le liquide ainsi obtenu; plusieurs de ces cobayes devinrent tuberculeux. La même expérience faite avec les excréments des vers a donné aussi des résultats positifs. Les bacilles tuberculeux avalés par les lombrics se retrouvent donc, encore virulents, dans le contenu du tube digestif et dans les tissus de ces animaux. Les expérimentateurs lyonnais en concluent que l'on doit considérer les lombrics comme pouvant servir à la dissémination de la tuberculose, car il n'est pas impossible qu'ils ramènent à la surface de la terre, avec leurs excréments, des bacilles recueillis sur les cadavres tuberculeux enfouis dans les cimetières. Nous avons vu en effet (p. 209) que le bacille de la tuberculose peut conserver pendant longtemps sa virulence dans le sol, et les expériences de Lortet et Despeignes déposent dans le même sens.

CHAPITRE XIII

TUBERCULOSE CHEZ LES DIVERSES ESPÈCES ANIMALES (*fin*)

TUBERCULOSE DES OISEAUX

SOMMAIRE. — Tuberculose des oiseaux. — Elle était discutée jusqu'à la découverte du bacille. — Siège presque exclusif des lésions sur les organes digestifs, foie, rate, intestins; tumeurs caséo-calcaires, très riches en bacilles. — Étude histologique de la tuberculose des gallinacés. — Tuberculose des oies, des canards.— Tuberculose du perroquet. — Mode d'infection des oiseaux : elle parait se faire par la voie digestive. — Impossibilité de communiquer la tuberculose aux poules, par l'inoculation ou l'ingestion de produits tuberculeux de l'homme ou des mammifères (Hip. Martin, Straus et Wurtz, Rivolta). — Distinction bactériologique du bacille de la tuberculose humaine de celui de la tuberculose aviaire (Maffucci, Koch, Straus et Gamaléia). — Différenciation expérimentale des deux bacilles. — Controverses soulevées à ce sujet (Cadiot, Gilbert et Roger, Courmont et Dor, Arloing). — La transformation d'un des bacilles en l'autre ne peut être réalisée ni par la culture, ni par l'inoculation aux animaux. — Relation de nos expériences.

On sait maintenant que la tuberculose sévit fréquemment sous forme épidémique dans les basses-cours où elle frappe surtout les gallinacés, les poules, les faisans, les dindons, les paons, etc. On a observé la tuberculose, avec constatation du bacille, chez les espèces volatiles suivantes, vivant en captivité : poules, pigeons, faisans, paons, canaris, pinsons, autruches, cygnes, vautours, hibous, chez les oiseaux carnivores aussi bien que chez les granivores. D'après Zürn, la tuberculose est une des maladies les plus fréquentes parmi les gallinacés; sur 600 poules autopsiées par lui, il a constaté la maladie 62 fois, c'est-à-dire dans la proportion de 10 p. 100[1].

On connaissait depuis longtemps l'existence, parmi les

1. ZÜRN, *Die Krankheiten des Hausgeflügels*, 1882, p. 198. (Art. TUBERCULOSE).

oiseaux de basse-cour, d'une maladie caractérisée par la présence, dans diverses viscères, de nodules plus ou moins volumineux que l'on désignait sous le nom de tubercules, sans que pour cela la nature réelle de la maladie, son identité ou ses analogies avec la tuberculose de l'homme fussent mises en évidence. Zundel, en 1877, regardait encore la tuberculose des oiseaux comme problématique. « Cette affection, dit-il, a été affirmée principalement en raison de la matière caséeuse et souvent aussi d'après des symptômes de consomption qui sont loin d'appartenir en propre à la phtisie tuberculeuse. Il ne faut pas oublier que le pus, la fibrine, les fausses membranes, le mucus ou toute autre production inflammatoire se concrètent et se calcifient très rapidement chez les oiseaux[1]. » Roloff[2], Paulicki[3] avaient signalé chez les poules et les faisans la présence sur le foie, la rate, la séreuse péritonéale, le poumon, l'ovaire etc., de foyers jaunâtres, fibro-caséeux, qu'ils considéraient comme des « lympho-sarcomes » ou des « scléromes ». Villemin déclare également que « rien n'est plus problématique que l'existence de la tuberculose chez les oiseaux ». Les lésions pulmonaires, d'apparence crayeuse, jaune, constatées chez les oiseaux sont, comme il le fait remarquer avec raison, dues le plus souvent à des moisissures ayant envahi les sacs aériens, à des pneumonomycoses. Il pense que les lésions caséeuses signalées par Michon, par Gallois, par Rayer et par d'autres sur l'intestin ou le foie de la poule ou du faisan reconnaissent probablement la même origine. Ayant inoculé, à différentes reprises, un coq et un ramier avec des produits tuberculeux, Villemin échoua constamment[4].

O. Larcher, en 1871, avait signalé des cas de « tuberculisation du foie » chez divers oiseaux, notamment chez un épervier adulte[5]; mais il n'est pas prouvé qu'il n'y ait pas eu confusion avec une affection vermineuse ou quelque autre fausse tuberculose. En 1873 Bollinger, relatant diverses expériences d'infection

1. HURTREL D'ARBOVAL et ZUNDEL (Art. TUBERCULOSE, *Diction. de méd. et de chir. vétérin.*, 1877, t. 3, p. 641).
2. ROLOFF, Multiple Lymphosarcome beim Huhn (*Magazin f. d. gesam. Thierheilkunde*, 1868, p. 135).
3. PAULICKI, *Beiträge z. vergleich. pathol. Anat.*, 1872, p. 67.
4. VILLEMIN, *Etudes sur la tuberculose.* Paris, 1868, pp. 518 et 556.
5. O. LARCHER, Note pour servir à l'histoire de la tuberculisation du foie chez les oiseaux (*Recueil de médecine vétérin.*, 1871, p. 697).

tuberculeuse par ingestion, signale en passant la tuberculisation de huit pigeons obtenue, en même temps que celle de nombreux mammifères, par l'ingestion de produits caséeux provenant du bœuf[1]. A la même époque, Arloing et L. Tripier publièrent l'observation d'un poulet présentant sur le foie et sur la face interne de l'intestin un nombre considérable de granulations et de tumeurs remplies de matière caséeuse, « lésions ayant de grandes analogies avec la tuberculose ou la leucémie ». Ils firent ingérer les organes malades de ce poulet à un coq qui mourut au bout de soixante-quinze jours, amaigri, avec un fin semis de granulations dans le foie. Plus tard, Arloing eut occasion d'observer un deuxième poulet présentant les mêmes lésions; les organes malades furent donnés à manger à des moineaux et à des serins qui moururent avec des altérations analogues dans le foie et la rate. Tout en relevant les analogies que les lésions présentaient avec la tuberculose, Arloing et Tripier n'osèrent pas se prononcer à cet égard et les regardèrent plutôt comme déterminées par une grégarine[2].

D'une façon générale, les lésions caséeuses trouvées dans les viscères de différents oiseaux furent confondues avec la diphtérie des gallinacés et décrites communément sous le nom de *tuberculo-diphtérie des oiseaux*[3].

La question entra dans une phase nouvelle et décisive à la suite de la découverte du bacille de la tuberculose. Koch le premier constata la présence de bacilles de la tuberculose dans les tumeurs caséo-calcaires du foie et de l'intestin des poules. Voici la description, aussi nette que sommaire, qu'il donne de la tuberculose de la poule, dans son célèbre mémoire : « Cette maladie dit-il, règne ordinairement d'une façon endémique et il n'est pas rare de la voir détruire toutes les poules d'une basse-cour. Chez les animaux atteints on trouve sur l'intestin et dans le foie des tumeurs bosselées, parfois lisses, de la grosseur d'un pois à celle d'une noix; dans un cas, une tumeur du foie avait atteint

1. Bollinger, Ueber Impf-und Fütterungstuberculose (*Arch. f. experim. Pathol.* 1873, Bd 1, p. 356).

2. Arloing et Tripier, Lésions organiques de nature parasitaire chez le poulet (*Associat. franç. pour l'avancement des sciences*, 2e session, Lyon, 1873, p. 810).

3. Consulter à ce sujet la monographie de A. Léniez : la *Tuberculo-diphtérie des oiseaux*, Amiens, 1855 (Extrait des *Mémoires de la Société Linnéenne du Nord de la France*, t. 4, 1884-1885).

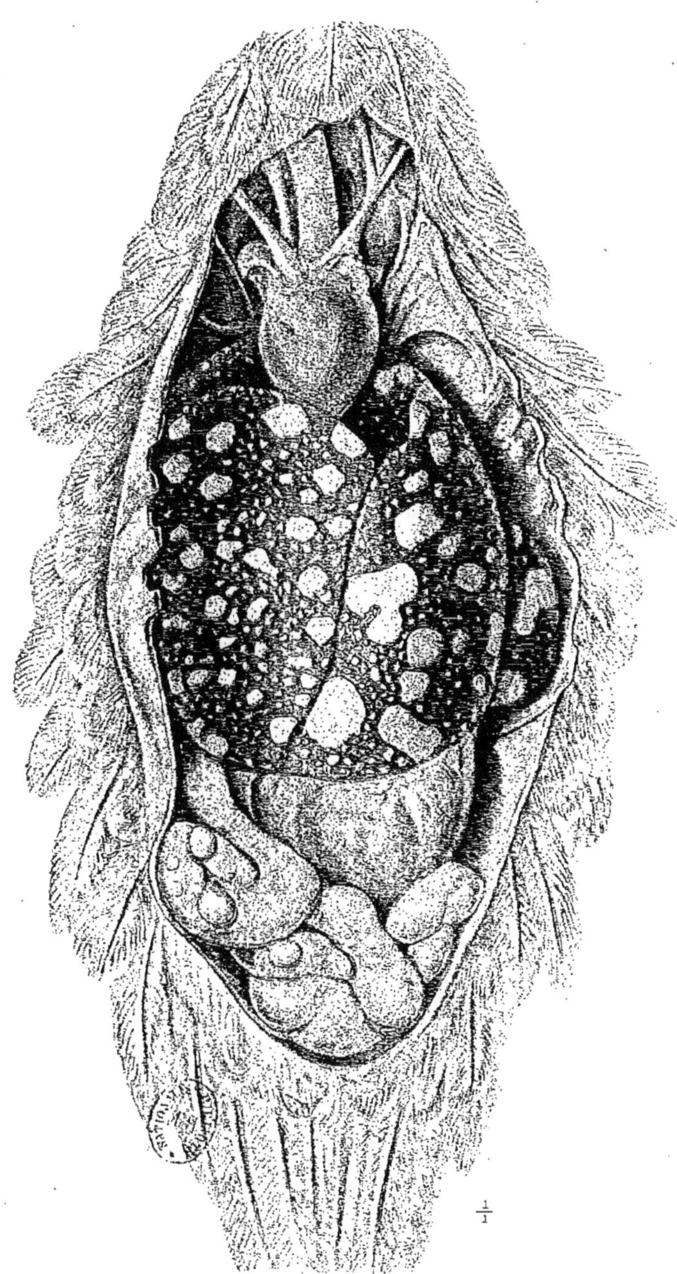

Fig. 57. — Faisan tuberculeux.

la grosseur d'une petite pomme. Ces tumeurs sont dures, blanchâtres à la coupe, avec des taches jaunâtres; au niveau des points jaunes, il existe souvent des dépôts calcaires. Dans un cas, il y avait dans la moelle des os longs des nodules tuberculeux de la grosseur d'un grain de millet; tous ces nodules, provenant de quatre animaux, étaient extraordinairement riches en bacilles de la tuberculose, qu'on trouvait surtout accumulés dans le voisinage immédiat des parties calcifiées. Dans les nodules siégeant sur l'intestin, les bacilles pouvaient être suivis jusque dans les villosités intestinales; il n'est donc pas invraisemblable qu'ils avaient pénétré de l'intestin dans les organes internes; hypothèse d'autant plus plausible que, dans un seul cas seulement, on trouva de rares nodules, très petits, dans les poumons; on peut conclure de ces faits que les bacilles pénètrent dans le contenu intestinal, comme cela se passe dans la tuberculose intestinale de l'homme, pour être ensuite rejetés en dehors et donner ainsi naissance à de nouvelles infections[1]. » Koch, au moment où il écrivait ces lignes, croyait que le bacille de la tuberculose des oiseaux était identique au bacille de la tuberculose de l'homme et des mammifères ; nous verrons qu'il devait changer d'avis plus tard.

A partir de ce moment, la tuberculose aviaire fut l'objet d'un grand nombre de travaux qui seront mentionnés dans l'exposé qui va suivre. Nous avons déjà vu plus haut que ces recherches ont montré que le bacille de la tuberculose des oiseaux diffère notablement, tant par un certain nombre de particularités bactériologiques que par ses effets pathogènes, du bacille des mammifères. Ces différences sont encore à l'étude et l'objet de vives contestations; elles prêtent un intérêt tout particulier à l'histoire de la tuberculose des oiseaux.

Les lésions tuberculeuses, chez les divers oiseaux de basse-cour, siègent de préférence et presque exclusivement sur les organes de l'appareil digestif et ses annexes. Le foie est le plus souvent et le plus profondément atteint. Il est farci de tumeurs de nombre et de volume variables; tantôt c'est un semis très serré de fines granulations blanchâtres; plus souvent ce sont des tumeurs arrondies et bosselées, du volume d'un pois, d'une

1. Koch, Die Ætiologie der Tuberculose (*Mittheil a. d. kais. Gesundheitsamte*, 1884, Bd 2,p. 41).

noisette ou d'une noix, dures, blanchâtres, caséeuses ou crétacées et jaunâtres au centre; ces tumeurs s'énucléent avec une grande facilité et sont logées dans une sorte de géode comme creusée à l'emporte-pièce dans le parenchyme hépatique qui paraît sain. La rate est presque toujours infiltrée de tubercules très petits, blanchâtres, ou de nodules volumineux, durs, caséeux ou calcaires. Sur la face séreuse de l'intestin, depuis l'estomac jusqu'au rectum, on voit ordinairement des tumeurs

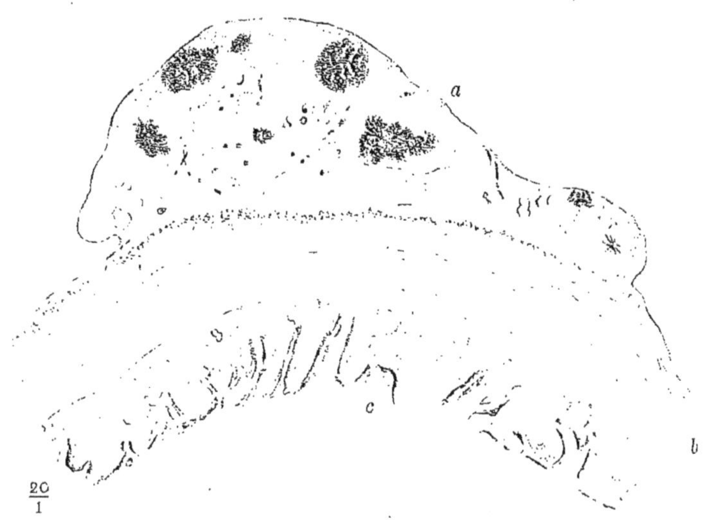

Fig. 58. — Coupe d'un intestin de poule tuberculeuse. Coloration : fuchsine phéniquée, bleu de méthylène; *a* masse caséo-tuberculeuse sur la face péritonéale de l'intestin; les parties teintées en rouge sont des amas de bacilles; *b*, tunique musculeuse; *c*, villosités. Faible grossissement.

arrondies, de la grosseur d'une tête d'épingle à celle d'une noix, faisant saillie sous le péritoine (fig. 58). Arloing a observé une tumeur tuberculeuse appendue à l'intestin, chez une poule, et qui pesait plus de 600 grammes. Les grosses tumeurs font rarement saillie vers la lumière du canal digestif, dont la muqueuse paraît ordinairement saine à leur niveau; cependant, en examinant bien le tube digestif, on trouve çà et là de petites tumeurs, faisant légèrement saillie vers la lumière du conduit et correspondant aux follicules lymphatiques tuméfiés et recouverts par la muqueuse intacte.

Il est rare de trouver la muqueuse ulcérée. J'en ai cependant observé un bel exemple chez une poule faisane. Cette poule, provenant d'une basse-cour infectée du bois de Boulogne, avait le foie et la rate farcis de tubercules jaunes et de noyaux caséeux; les deux feuillets du péritoine étaient adhérents et recouverts d'un semis de petits tubercules; la face séreuse de

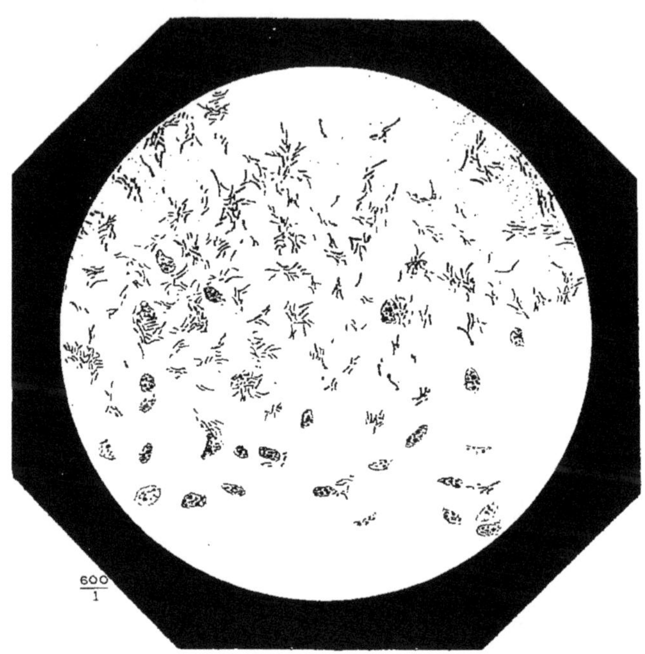

Fig. 59. — Un point de la préparation précédente, au niveau des parties teintées de rouge examiné à un fort grossissement.

l'intestin grêle était parsemée d'un grand nombre de nodules développés dans l'épaisseur des tuniques intestinales; aucun de ces nodules ne faisait saillie sous la muqueuse qui paraissait saine. Mais sur le gros intestin, la lumière du canal, dilaté à ce niveau, était entièrement obstruée par une masse caséeuse, de couleur jaune soufre, du volume d'une grosse noisette, reposant sur une ulcération de la muqueuse et adhérant fortement au fond de l'ulcère. La matière caséeuse de cette tumeur était riche en bacilles; cette masse caséeuse était entourée d'un magma noirâtre de matières fécales, ayant la consistance de la poix. Il y avait là une véritable obstruction du gros intestin par un très gros tubercule caséeux (fig. 60).

Le rein, l'ovaire et les poumons sont beaucoup plus rarement envahis et on n'y trouve ordinairement que quelques tubercules miliaires disséminés.

Il n'est pas exceptionnel de voir se développer des abcès caséeux au niveau des articulations, surtout de celles de l'aile et du pied : ce sont des arthrites et des périarthrites tuberculeuses; les os peuvent également être atteints, ainsi que la peau et le tissu cellulaire sous-cutané, où se développent des ulcères tuberculeux.

Les symptômes de la tuberculose des gallinacés sont en somme peu caractéristiques. Ils consistent surtout en un amaigrissement extrême, avec pâleur de la crête et des muqueuses oculaire et buccale, et en des troubles persistants de la digestion, surtout de la diarrhée chronique. Vers la fin de la maladie, on constate de l'affaiblissement des mouvements et de la paralysie. Le diagnostic est facilité quand il existe des lésions tuberculeuses des os et des ulcérations tuberculeuses de la peau[1]. Souvent la maladie passe inaperçue et n'est reconnue qu'à l'autopsie.

Lorsqu'on fait des frottis avec des produits de tuberculose aviaire et qu'on colore les lamelles par les procédés appropriés, on y décèle la présence de bacilles de la tuberculose, presque toujours très abondants. On a cru saisir des différences morphologiques entre ces bacilles et ceux de la tuberculose de l'homme ou des mammifères; quelques auteurs les décrivent comme étant plus longs, d'autres comme étant plus courts et plus minces; en réalité, toutes ces formes peuvent se rencontrer dans les deux tuberculoses, et une différentiation morphologique des deux bacilles constituerait, selon moi, une tentative tout à fait illusoire.

Ribbert le premier a fait une étude histologique des lésions de la tuberculose des poules, surtout des tubercules du foie. Il insiste sur l'extraordinaire abondance des bacilles qui forment des amas tellement serrés qu'ils sont visibles à l'œil nu sur les préparations colorées. Quand on examine des nodules très

1. Friedberger et Fröhner, *Pathol. und Therap. der Hausthiere*. Stuttgart, 1889, Bd 2, p. 540.

jeunes, à peine visibles à l'œil nu, on constate que le centre est fort riche en bacilles, tandis que la périphérie, formée surtout de cellules embryonnaires, en contient moins. Dans les nodules plus volumineux et plus anciens, le centre en voie de caséification ne décèle presque pas de bacilles; ceux-ci se rencontrent surtout dans une deuxième zone, formée de cellules volumineuses, entourée elle-même d'une zone extérieure de cellules embryonnaires. Les bacilles sont en partie contenus à l'intérieur des cellules de la zone moyenne, en partie interposés entre elles ou situés à l'intérieur des capillaires; ces bacilles sont isolés ou réunis en amas. Ribbert n'a pas pu constater la présence de cellules géantes. Souvent, dans le foie, on voit des colonies de bacilles envahir les parois des veines et pénétrer jusqu'à la tunique interne qu'elles soulèvent sous forme d'une légère saillie rugueuse. La même chose s'observe sur les artères; la lumière de ces vaisseaux n'est point oblitérée à ce niveau par un thrombus[1].

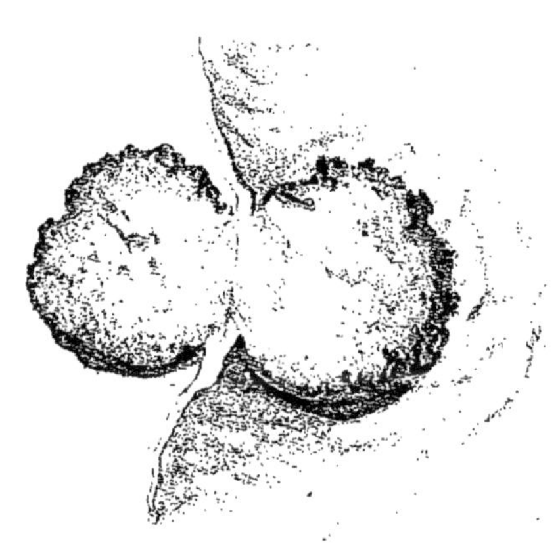

Fig. 60. — Gros intestin de poule faisane tuberculeuse. Grandeur naturelle. L'intestin est ouvert dans le sens longitudinal; on a incisé en même temps une masse tuberculeuse jaunâtre, caséeuse, faisant corps avec la muqueuse et oblitérant presque totalement la lumière de l'intestin.

On doit aussi à Cornil et Mégnin une bonne description histologique des lésions trouvées sur une série de poules et de faisans atteints de tubercules du foie, de la rate et du péritoine. Les bacilles sont contenus, parfois en nombre incroyable, dans de grandes cellules, mais qui ne possèdent généralement qu'un noyau; ces bacilles forment souvent des touffes très serrées, avec une disposition rayonnée, partant du centre. Cornil et Mégnin ont aussi constaté la présence de bacilles à l'intérieur

1. Ribbert, Ueber die Verbreitungsweise der Tuberkelbacillen bei den Hühnern (*Deutsche med. Wochenschr.*, 1883, p. 413).

des vaisseaux portes et sus-hépatiques ainsi que dans les capillaires du foie thrombosés ou encore perméables au sang. Les tubercules calcifiés sont tout aussi riches en bacilles, isolés ou accolés en touffes; ces bacilles ne sont pas contenus dans des cellules, ils s'y sont peut-être développés primitivement, mais les cellules ont été détruites ultérieurement sans qu'il en soit resté de trace[1].

L'absence de cellules géantes dans les tubercules de la poule, en particulier dans les tubercules du foie, a été affirmée par Ribbert; elle a été aussi, plus récemment invoquée par Maffucci comme un caractère histologique différentiel de la tuberculose aviaire. Cette absence de cellules géantes est loin d'être la règle. Weigert déjà avait examiné des tubercules de la poule, au point de vue de l'existence des cellules géantes et il les avait trouvées en très grand nombre, notamment dans le foie, où il pense qu'elles se développent aux dépens des cellules hépatiques[2]. Johne mentionne également leur présence dans les tubercules du foie de la poule, quoique ces cellules n'atteignent pas les dimensions ni la richesse en noyaux qui les caractérisent dans les tubercules des mammifères. J'ai pu aussi m'assurer de la présence de cellules géantes dans les tubercules hépatiques de poules atteintes de tuberculose spontanée ou par inoculation; dans la presque totalité de mes préparations les cellules géantes contenaient régulièrement des bacilles. Cadiot, Gilbert et Roger constatèrent la présence de cellules géantes dans les nodules du foie chez le faisan tuberculeux. Enfin, Pfander récemment s'est également assuré de la présence de « cellules géantes de Langhans types, avec disposition marginale des noyaux » dans la rate d'une poule atteinte de tuberculose par inoculation et dans le foie d'une autre poule morte de tuberculose spontanée. Dans ce dernier cas, le nombre des cellules géantes était considérable[3].

Les canards et les oies semblent offrir une grande résistance à la contagion de la tuberculose des poules; c'est du moins ce

1. CORNIL et MÉGNIN, Sur la tuberculose et sur la diphtérie chez les gallinacés (*Journ. de l'Anat. et de la Physiol.*, 1885, p. 268).
2. WEIGERT, Zur Theorie der tuberkulösen Riesenzellen (*Deutsche med. Wochenschr.*, 1885, p. 599).
3. PFANDER, Beitrag zur Histologie der Hühnertuberkulose (*Arb. a. d. Gebiete d. pathol. Anat. u. Bakteriol.* publié par BAUMGARTEN, Bd 1, 1892, p. 309).

qui paraît ressortir d'observations qui m'ont été communiquées par le docteur Pomay, médecin-major de l'orphelinat Hériot, à la Boissière. Il a eu occasion de suivre une épidémie de tuberculose existant depuis plusieurs années dans la basse-cour d'une ferme possédant environ 600 poules et poulets. J'ai pu m'assurer par moi-même, à diverses reprises, par l'autopsie des poules qui furent envoyées par Pomay à mon laboratoire, que la maladie qui décimait cette basse-cour était bien la tuberculose. Pêle-mêle avec les poules vivaient des dindons, des canards et des oies. Sur 92 dindons, 80 moururent tuberculeux. En revanche, parmi 130 canards et 62 oies qui vivaient aussi en commun avec les poules dans la même cour, buvant la même eau, mangeant la même nourriture et passant la nuit dans le même réduit, aucun canard ni aucune oie ne tomba malade; un grand nombre de ces animaux furent sacrifiés pour la consommation des habitants de la ferme, sans qu'aucun d'eux ne présentât de lésions tuberculeuses. Pomay fait remarquer en outre que de mémoire d'homme il n'y a eu d'individu phtisique dans cette ferme et qu'il n'y en a pas actuellement.

Le perroquet est fréquemment atteint de tuberculose. Fröhner, sur 154 perroquets traités à la clinique de l'école vétérinaire de Berlin depuis 1886 jusqu'en 1893, en trouva 56 atteints de tuberculose, avec diagnostic assuré par la constatation du bacille : soit une proportion de 36 p. 100[1]. On doit à Eberlein une étude intéressante sur la tuberculose du perroquet, portant sur 56 cas. Ce qui caractérise la maladie chez ces oiseaux, c'est la fréquence des lésions tuberculeuses de la peau, qui font au contraire le plus souvent défaut chez les poules et les faisans. Ces lésions consistent en des tumeurs grisâtres, souvent d'apparence cornée, siégeant sur les paupières, sur la conjonctive, le globe oculaire, les commissures du bec, le pharynx, la langue, la peau de l'aile, les articulations. Dans certains cas, il existe sur la peau des saillies multiples de plusieurs centimètres de longueur ; si l'on détache ces croûtes d'apparence cornée, on trouve au-dessous un tissu de granulation grisâtre, parsemé de tubercules jaunes, et renfermant des bacilles de la tuberculose en très grande quantité. La peau de la tête est le

1. Fröhner, Zur Statistik der Verbreitung der Tuberculose unter den kleinen Hausthieren in Berlin (*Monatschefte f. prakt. Thierheilkunde*, 1893, p. 51).

siège de prédilection de ces tumeurs. Les organes internes sont envahis dans certains cas, les poumons plus fréquemment que le foie et l'intestin, ce qui est encore l'inverse de ce qu'on observe chez les gallinacés[1]. Nocard a vu un cas de tuberculose chez un perroquet où seuls les poumons étaient infiltrés de tubercules blanchâtres, incroyablement riches en bacilles; les organes digestifs, foie, rate, intestins, étaient entièrement sains. Cadiot a fait connaître récemment l'observation d'un perroquet présentant des tumeurs grisâtres des commissures du bec, de la langue et du palais, que l'on considérait généralement comme appartenant à la diphtérie des oiseaux et où l'examen bactériologique révéla la présence du bacille de la tuberculose[2]. Ce qui constitue l'intérêt de cette tuberculose du perroquet, c'est la prédominance des lésions au niveau des orifices naturels (bouche, paupières), et sur le tégument externe. Eberlein pense qu'il s'agit dans ces cas de contagion de l'homme à l'animal, par des baisers notamment; mais cette explication ne peut être acceptée que sous toutes réserves, étant donné les faits qui montrent la difficulté de la transmission de la tuberculose de l'homme et des mammifères aux oiseaux. Les expériences, peu nombreuses, il est vrai, faites par moi sur de petites perruches vertes, expériences que l'on trouvera relatées plus bas, semblent montrer que ces oiseaux se comportent, à l'égard des deux tuberculoses, de la même façon que les poules: l'inoculation intra-musculaire d'une culture aviaire a déterminé chez une perruche une éruption de tubercules en voie de généralisation, tandis que, chez une autre perruche, l'inoculation d'une culture humaine ne provoqua aucune lésion tuberculeuse.

La localisation de la tuberculose chez les gallinacés, sur l'appareil digestif et ses annexes, avec intégrité presque complète des poumons, semble bien indiquer que le tube digestif constitue surtout, chez ces animaux, la porte d'entrée du virus. Depuis longtemps, les vétérinaires étaient presque unanimes à admettre que les poules s'infectaient en avalant des produits tuberculeux et surtout des crachats de phtisiques. En 1869, Devillers et Lenglen (d'Arras) envoyèrent à l'Académie de mé-

1. Eberlein, Die Tuberculose der Papageien (*Ibid.*, 1894, Bd 5, p. 248).
2. Cadiot. Sur la tuberculose du perroquet (*Bulletin de la Soc. centrale vétérin.*, 1894, p. 196). — Nocard (*Ibid.*, p. 198).

decine une note communiquée par Bouley : ils avaient observé que les oiseaux de basse-cour, admis dans l'intimité des maisons, comme cela a lieu très souvent dans les campagnes, deviennent tuberculeux après s'être nourris de crachats de phtisiques, dont ils sont très friands[1]. Ribbert, frappé également par ce fait que la tuberculose des poules est une tuberculose intestinale primitive, supposa que le contage se transmet par les selles. Toutefois, il signale la rareté des ulcérations intestinales tuberculeuses chez ces animaux. Il chercha aussi vainement la présence du bacille dans les excréments des poules tuberculeuses. Pendant plusieurs mois il mélangea de semblables excréments à la nourriture de deux poules; celles-ci, sacrifiées au bout de deux mois, furent trouvées saines. Ribbert fut plus heureux dans ses essais d'inoculation : deux poules reçurent dans le péritoine des fragments de tubercules aviaires; sacrifiées au bout de deux mois et demi, ces poules présentaient des foyers tuberculeux peu nombreux, avec de rares bacilles dans la rate et le foie; le tube digestif était intact. Les lésions auraient sans doute acquis un développement plus considérable, si l'on avait laissé les animaux vivre plus longtemps.

Leichtenstern publia la relation d'une épizootie observée sur les poules d'une basse-cour des environs de Cologne; le péritoine, le foie, la rate, la surface séreuse de l'intestin étaient parsemés de tubercules extrêmement riches en bacilles; la muqueuse intestinale était saine chez toutes ces poules. La maladie avait été introduite dans le poulailler, absolument indemne jusqu'alors, par un coq de Cochinchine tuberculeux; tous les descendants de ce coq furent atteints de la maladie. Leichtenstern en conclut que la maladie, dans ce cas, était non pas une tuberculose par ingestion, mais une tuberculose héréditaire[2].

Sibley émet une opinion analogue; la tuberculose dans les basses-cours semble, d'après lui, se limiter à certaines couvées, épargnant les poules d'autres couvées vivant en communauté avec les premières; des pigeons se trouvant dans la même promiscuité demeuraient également indemnes. Dans ces cas,

1. Devillers et Lenglen, Transmission de la phtisie de l'homme aux volailles (*Bullet. de l'Acad. de médecine*, 1869, p. 202).

2. Leichtenstern, Tuberculose bei Hühner (*Deutsche med. Wochenschr.*, 1884, p. 494).

d'après lui, la maladie semble manifestement se propager par hérédité. Les poulets demeurent généralement bien portants en apparence jusque vers l'âge de deux ans, à partir d'où ils sont atteints les uns après les autres.

Johne vit la tuberculose éclater dans un poulailler indemne jusqu'alors et y faire de nombreuses victimes[1]. Une jeune fille phtisique donnait la becquée aux poules et leur faisait prendre des morceaux de pain et de viande qu'elle avait mâchés et souillés de ses crachats. En outre, on vidait journellement sur le fumier le crachoir de la malade et les poules venaient en avaler le contenu. Johne pense que c'est de cette façon que les poules ont été contaminées.

Nocard fit peu de temps après connaître un fait analogue; dans une basse-cour voisine de l'école d'Alfort, on vit périr successivement de tuberculose abdominale une dizaine de poules, jeunes ou vieilles. Le foie était l'organe le premier et le plus gravement atteint, puis l'intestin, la rate, les ganglions, l'ovaire et en dernier lieu les poumons. Un ouvrier de la ferme, phtisique, soignait la basse-cour et disséminait ses crachats dont les poules se montraient très friandes[2]. Bientôt l'on publia de différents côtés des faits analogues. A l'abattoir de Nevers, l'épizootie tuberculeuse sévissant sur les poules paraissait due à l'ingestion de viscères tuberculeux dont le concierge de l'abattoir nourrissait ces poules. Mollereau, Chelkowski publiaient des faits paraissant établir la transmission aux poules de la tuberculose humaine[3]; de Lamellerée faisait également connaître un cas probable d'infection d'un poulailler par des crachats de phtisique[4]; Cagny signala de même une épidémie de tuberculose parmi les poules d'une basse-cour avalant les crachats d'une phtisique[5]. Koch inocula une culture de tuberculose provenant d'un poumon de singe tuberculeux à 6 poules, 4 pi-

1. Johne. Zur Etiologie der Hühnertuberkulose (*Fortschritte der Medicin*, 1884, p. 655.

2. Nocard, Infection d'une basse-cour par un homme phtisique (*Bullet. de la Soc. vétérin.*, 1885, p. 92).

3. Mollereau, Chelkowski, Contagion aux poules de la tuberculose humaine (*Recueil de méd. vétér.*, 1885, p. 583).

4. De Lamellerée, De la contagion de la tuberculose par les poules (*Gaz. méd. de Paris*, 1886, p. 376).

5. Cagny, Tuberculose de l'homme et des volailles dans la même maison (*Congrès pour l'étude de la tuberculose*, Paris, 1886, p. 332).

geons et 2 moineaux. Ces animaux furent sacrifiés deux mois après; 3 poules présentaient de gros nodules tuberculeux du foie et de l'intestin, tels qu'on les observe dans la tuberculose spontanée des gallinacés; les autres oiseaux étaient sains. Dans une autre série d'expériences il injecta de la culture de tuberculose provenant d'un poumon d'homme phtisique dans le péritoine de 4 poules et de 8 pigeons. Ces animaux maigrirent; sacrifiés au bout de dix semaines, ils présentèrent à l'autopsie les nodules caractéristiques des intestins et du foie[1].

Il semblait donc bien établi que les oiseaux de basse-cour peuvent facilement devenir tuberculeux en ingérant des matières tuberculeuses provenant de l'homme ou d'autres mammifères.

Cependant quelques faits discordants avaient été déjà observés. Nous avons vu que Villemin avait échoué dans ses tentatives répétées d'inoculation du tubercule de l'homme à un coq et à un ramier. Verga et Biffi, en 1868, firent des essais d'inoculation de tubercules de provenance humaine à 4 poules et 12 grenouilles, sans résultat. Plus tard, ils prirent 6 poulets de la même couvée; 2 d'entre eux, servant de témoins, furent nourris avec du son, du grain et de la verdure; les 4 autres avec les mêmes aliments mélangés à des crachats de phtisiques. Au bout de trois mois, ces 6 poulets furent sacrifiés; « ils étaient tous gras, augmentés de poids, avec les viscères et les poumons parfaitement sains. » Gotti en 1887 nourrit 7 poules avec des crachats d'hommes phtisiques; le résultat fut également négatif. Il observa en outre une épidémie de tuberculose parmi des poules qui n'avaient jamais été en contact avec des hommes tuberculeux[2]. Hip. Martin fit une série d'expériences sur 14 poules, 2 coqs et 2 pigeons auxquels il inocula, par la voie péritonéale, des quantités considérables de produits tuberculeux provenant de l'homme ou du cobaye. De tous ces animaux, dont plusieurs furent inoculés à différentes reprises et qui furent sacrifiés plusieurs mois et même, dans un cas, plus de trois ans après la première inoculation, aucun ne présenta à l'autopsie la moindre trace de lésions tuberculeuses. « Nous avons

1. Koch, Die Ætiologie der Tuberkulose (*Mittheil a. d. kais. Gesundheitsamte*, Bd. 2, 1884, pp. 66 et 73).

2. Faits empruntés au Mémoire de Rivolta : Sulla tubercolosi degli Uccelli (*Giornale di Anat. e Fisiol.*, 1889, fasc. 1, p. 22).

donc bien le droit de conclure, dit Hip. Martin, que, dans les conditions d'expérimentation où nous nous sommes placés, les poules et les pigeons, inoculés par la voie péritonéale avec du tubercule de cobaye et d'enfant, ont été totalement réfractaires à la tuberculose. »

Hip. Martin fit en outre une constatation fort intéressante. Il préleva du sang sur plusieurs de ces poules et de ces pigeons inoculés avec des produits tuberculeux, mais demeurés indemnes de tuberculose, et il injecta ce sang dans le péritoine de cobayes. Un certain nombre de ces cobayes devinrent tuberculeux. Ces résultats furent obtenus avec du sang de poules et de pigeons tués 2, 4, 7 et 8 mois après avoir subi l'inoculation tuberculeuse. « Ces faits prouvent, dit Martin, que les germes ou microbes tuberculeux peuvent séjourner dans l'organisme de certains animaux réfractaires plusieurs semaines ou plusieurs mois et y conserver, dans une sorte de vie latente, leurs propriétés infectieuses qui ne se manifesteront que plus tard, après transplantation dans un milieu favorable à leur pullulation[1]. »

Mais ces faits négatifs passèrent à peu près inaperçus devant les observations et les expériences semblant établir la transmissibilité de la tuberculose de l'homme et des mammifères aux oiseaux : l'identité de la tuberculose dans toutes les espèces animales n'était du reste mise en doute par personne.

En 1888, je communiquai au Congrès de la tuberculose les résultats d'expériences instituées en collaboration avec R. Wurtz sur l'infection des poules par l'ingestion de produits tuberculeux humains. 7 jeunes poules et 1 coq furent soumis à l'ingestion, systématiquement répétée chaque jour, de crachats de phtisiques. Chacun de ces animaux recevait par jour au moins un plein crachoir de crachats de tuberculeux riches en bacilles. Ces crachats étaient mêlés à du pain trempé et les poules s'en nourrissaient avec avidité ; on leur donnait en outre, mais moins régulièrement, un hachis composé de farine et de poumons d'hommes tuberculeux. Ces animaux étaient tenus dans un hangar spacieux de l'hôpital Saint-Antoine. Les expériences

1. Martin (H.), Recherches ayant pour but de prouver qu'après un séjour variable dans un milieu réfractaire, les microbes tuberculeux peuvent conserver encore à des degrés divers leurs propriétés infectieuses (*Etudes expér. et cliniques sur la tuberculose*, publiées sous la direction de Verneuil, t. 1, 1887, p. 362).

ont été commencées en 1887 et la durée de l'ingestion quotidienne des crachats et des produits tuberculeux a varié entre cinq mois et une année.

Tous ces animaux en expérience se sont maintenus en parfait état de santé, les plumes luisantes, la crête rouge, et ont augmenté de poids ; au printemps et en été les poules ont régulièrement pondu des œufs revêtus d'une solide coque calcaire. Une de ces poules fut sacrifiée le 23 février 1888, après sept mois de ce régime. Deux autres poules ont été sacrifiées le 23 juin ; chacune d'elles avait absorbé plus de 45 kilogrammes de crachats tuberculeux. On ne put constater chez ces animaux aucune trace de tuberculose sur l'intestin, non plus que sur le foie, la rate, les ovaires, le poumon, la moelle des os, etc. Des fragments de ces divers organes furent durcis dans l'alcool absolu et, sur les nombreuses coupes pratiquées, on ne put déceler ni nodules tuberculeux, ni bacilles. Enfin des fragments de ces mêmes organes furent insérés sous la peau et dans le péritoine de cobayes, sans donner naissance à aucune lésion tuberculeuse locale ou généralisée.

Le 27 juillet 1888, nous avons présenté vivants, aux membres du Congrès, les quatre autres animaux : une poule et un coq soumis à ce régime depuis le 1er février (six mois), une poule depuis le 1er janvier (sept mois), et enfin une dernière poule mise à ce régime depuis un an exactement (du 25 juillet 1887 au 26 juillet 1888). Nous avons calculé que cette dernière poule avait ingéré, pendant cette année, au minimum 50 kilogrammes de crachats tuberculeux ! Tous ces animaux étaient en parfait état de santé. L'autopsie de ces poules, faite devant les membres du Congrès, a montré l'intégrité de tous les organes et l'absence de toute lésion tuberculeuse. L'examen microscopique et bactériologique de ces organes, pratiqué depuis, a confirmé ce résultat négatif.

Nous tirâmes de ces expériences la conclusion que les gallinacés sont extrêmement réfractaires à la tuberculose par ingestion et qu'ils peuvent avaler pendant très longtemps des quantités véritablement énormes de matières tuberculeuses, sans présenter aucune lésion tuberculeuse[1].

1. Straus et Wurtz, Sur la résistance des poules à la tuberculose par ingestion (*Congrès pour l'étude de la tuberculose*, Paris, 1888, p. 328).

Ces faits n'obtinrent qu'un accueil très réservé de la part d'un certain nombre de vétérinaires présents au Congrès. Cependant, à partir de ce moment, l'attention demeura attirée sur les rapports de la tuberculose humaine et aviaire. En 1889, Rivolta, professeur à l'école vétérinaire de Pise, inséra à des poules, sous la peau ou dans le péritoine, des produits tuberculeux provenant de cobayes inoculés avec de la tuberculose humaine ainsi que des produits tuberculeux provenant du bœuf. Ces inoculations demeurèrent sans résultat. Des poules inoculées dans le péritoine ou sous la peau avec des tubercules aviaires moururent au contraire avec de nombreux tubercules disséminés dans les divers organes. Des produits de la tuberculose des poules inoculés sous la peau du cobaye provoquèrent des abcès au point d'inoculation, sans infection des organes internes; chez le lapin, l'inoculation sous-cutanée de tubercules aviaires provoqua également un abcès et la généralisation fut remarquablement lente; à la mort de l'animal, on ne trouva que de rares tubercules dans le poumon. « On voit donc, conclut Rivolta, que le virus de la tuberculose des poules ne trouve pas chez le cobaye un terrain bien favorable et, s'il prend chez le lapin, il ne se généralise que très lentement. Au contraire, le virus de la tuberculose des bovidés et de l'homme se multiplie beaucoup plus facilement chez ces rongeurs et se localise rapidement dans leurs organes internes. La tuberculose des poules est donc produite par un virus qui diffère spécifiquement de celui de la tuberculose humaine et bovine[1]. »

Maffucci entreprit à son tour l'étude comparative de la tuberculose des mammifères et de la tuberculose aviaire, non seulement d'après les différences résultant de l'inoculation, mais d'après les particularités bactériologiques des cultures des deux bacilles[2]. On a déjà vu au chapitre VII, p. 189, l'exposé complet des caractères distinctifs des cultures des deux bacilles, tels qu'ils ressortent des recherches de Maffucci, de Koch et de celles que j'ai faites en collaboration avec Gamaléia. Les caractères différentiels fournis par l'expérimentation et les pro-

1. Rivolta, Sulla tuberculosi degli uccelli (*Giorn. di Anatomia e Fisiologia* 1889, fasc. 1, p. 22).

2. Maffucci, Contribuzione all' etiologia della tuberculosi dei gallinacci (*Riforma medica*, 1890, mai).

priétés pathogènes particulières à chacun des deux bacilles doivent seuls nous occuper ici.

Maffucci, dans son premier travail, dit que les poules adultes, inoculées avec des produits de la tuberculose aviaire dans le tissu cellulaire sous-cutané, ne présentent qu'une lésion locale au point d'inoculation; quand celle-ci a lieu dans le péritoine ou dans le sang, on provoque une tuberculose généralisée. Des produits de tuberculose des mammifères, inoculés même à forte dose sous la peau, dans le péritoine, dans la circulation générale ou dans le poumon des poules adultes, ne provoquent pas d'effet pathogène. Les cobayes inoculés avec de la tuberculose aviaire dans le tissu cellulaire sous-cutané présentaient un abcès local, sans lésions internes; parfois l'animal résistait, parfois il mourait au bout de plusieurs mois dans le marasme, avec atrophie et pigmentation de la rate et atrophie du foie; pas de tubercules dans ces organes. Les cobayes inoculés dans le péritoine mouraient au bout de quinze jours à trois mois; dans le premier cas (au bout de quinze jours), on trouvait dans le foie des accumulations d'éléments lymphoïdes avec des bacilles; plus tard, de l'atrophie et de la pigmentation de la rate, de la nécrose partielle et de l'atrophie du foie, sans tubercules. Au bout de trois mois encore, on pouvait trouver, dans les organes, des bacilles cultivables et dont les cultures offraient les caractères propres à celles du bacille aviaire. Inoculés dans le poumon avec le bacille aviaire, les cobayes mouraient généralement au bout de quinze jours, avec de la pneumonie interstitielle, sans tubercules ni bacilles dans les viscères abdominaux. Chez le lapin, l'inoculation du tubercule aviaire dans le tissu cellulaire sous-cutané donnait un abcès riche en bacilles; il pouvait se faire que l'animal présentât aussi des nodules secondaires dans les poumons, nodules riches en bacilles. La tuberculose humaine, inoculée dans les veines des chiens, les rendait tuberculeux; ces animaux supportaient, sans rien éprouver, l'inoculation intra-veineuse des produits de la tuberculose aviaire.

J'ai déjà fait mention (p. 190) de la déclaration de Koch au Congrès international de médecine de Berlin. Revenant sur son ancienne opinion, où il assimilait complètement le bacille de la tuberculose des oiseaux à celui des mammifères, ce savant reconnut qu'il avait affirmé cette identité en l'absence de cultures provenant directement de tubercules aviaires. Ayant eu occasion de pratiquer, depuis, des cultures de cette provenance, il put s'assurer qu'elles différaient notablement de celles que l'on obtient avec les tubercules des mammifères; à l'exemple de Maffucci, il conclut formellement à la distinction des deux tuberculoses[1].

Cadiot, Gilbert et Roger s'assurèrent aussi que des produits de tuberculose aviaire, inoculés dans la veine axillaire ou dans le péritoine de poules, les rendaient tuberculeuses. Ces mêmes produits, injectés dans le péritoine de lapins, déterminèrent une tuberculose généralisée; mais sur douze cobayes inoculés avec des produits de tuberculose aviaire, un seul, mort au bout de cent trois jours, offrit une tuberculose généralisée. Parmi les autres, plusieurs eurent au point d'inoculation un abcès caséeux qui guérit après quelques semaines. Les cobayes furent sacrifiés environ cinq mois après l'inoculation; cinq d'entre eux présentèrent de rares nodules tuberculeux disséminés dans les organes et en voie de guérison fibreuse; six autres ne présentaient aucune lésion tuberculeuse appréciable. D'où la conclusion que les cobayes, si sensibles à l'inoculation de la tuberculose humaine, résistent beaucoup mieux que les lapins à l'inoculation du virus aviaire[2].

Dans l'étude comparative que nous avons faite, Gamaléia et moi, de la tuberculose humaine et de la tuberculose aviaire, nous nous sommes servis de préférence, pour nos expériences, de cultures pures de l'un et de l'autre bacille, cultures dont nous avions préalablement étudié avec soin les particularités distinctives. Nos expériences, très nombreuses, ont porté sur des cobayes, des lapins, des chiens, des poules et des pigeons[3]. Voici le résumé de nos recherches.

Expériences sur les cobayes. — Nos expériences ont porté sur 82 cobayes, dont 56 ont subi l'inoculation de la tuberculose humaine et 26 celle de la tuberculose aviaire. Dans les deux

1. Koch, Ueber bacteriologische Forschung (*Congrès international de Berlin*, 1890, séance du 4 août)..

2. Cadiot, Gilbert et Roger, Note sur la tuberculose des volailles (*C. R. et mémoires de la Soc. de Biologie*, 1890, p. 921.

3. Straus et Gamaleia, Recherches expérimentales sur la tuberculose. La tuberculose humaine, sa distinction de la tuberculose des oiseaux (*Arch. de médecine expér. et d'anatomie pathol.*, 1891, p. 457-484).

séries de recherches, on utilisait soit des produits tuberculeux naturels, soit des cultures pures. L'inoculation se faisait sous la peau, dans le péritoine, dans le poumon et dans les veines. Dans ces expériences comparatives sur le cobaye, ainsi du reste que dans celles qui ont porté sur d'autres espèces animales, les cultures des deux tuberculoses étaient employées à des doses à peu près égales, à peu près aussi du même âge et développées sur des milieux nutritifs identiques.

A. *Inoculations sous-cutanées.* — Quelques jours après l'inoculation de la tuberculose humaine, on voit apparaître, au point d'insertion, un nodule qui se ramollit, s'ouvre et laisse écouler du pus jaunâtre, épais. L'ulcère ainsi formé se déterge à son centre où il se couvre de granulations, tandis que les bords restent décollés et laissent sourdre un peu de pus par la pression. Cet ulcère persiste jusqu'à la mort, sans se fermer.

Quelques jours après l'apparition du nodule, les ganglions correspondants deviennent palpables; ils augmentent graduellement de volume et le nombre des ganglions envahis va croissant. En même temps l'animal maigrit profondément. Quand il meurt, ce qui est la règle constante, on retrouve toujours les mêmes lésions. Outre l'ulcère déjà décrit et la chaîne des ganglions en voie de caséification et de volume décroissant à partir du point inoculé, on constate que la rate est très volumineuse, de couleur jaunâtre, remplie de granulations jaunes et de noyaux caséeux. Le foie est criblé des mêmes granulations. Les poumons sont semés de tubercules ordinairement plus petits, gris, presque transparents.

A la suite de l'inoculation sous-cutanée de la tuberculose aviaire chez le cobaye, on voit également se développer, au point d'inoculation, un nodule qui se transforme en abcès, mais cet abcès ne s'ouvre pas et ne donne pas d'ulcère caractéristique. Les ganglions avoisinants se tuméfient, mais très peu, et cette tuméfaction ne se reconnaît ordinairement qu'à l'autopsie. Les cobayes inoculés par nous sous la peau ou dans les muscles de la cuisse avec de la culture aviaire ou des produits tuberculeux aviaires naturels ont généralement succombé dans l'espace de deux à quatre semaines, sans présenter l'amaigrissement extérieur des cobayes inoculés par la tuberculose humaine. A l'autopsie, les lésions se bornent souvent à l'abcès formé au point d'inoculation et à la simple hyperémie des ganglions voisins. D'autres fois la rate est très grande, rouge; elle présente rarement la couleur jaunâtre qu'elle montre chez les cobayes inoculés avec le bacille de la tuberculose humaine. A cela se bornent presque toujours les lésions visibles à l'œil nu; très exceptionnellement, nous avons trouvé de rares tubercules apparents dans les divers organes. Les bacilles sont nombreux dans le pus au lieu d'inoculation; ils existent aussi dans les ganglions; souvent aussi on les trouve, mais en petit nombre, dans le frottis des organes internes, rate, foie, poumons.

B. *Inoculations intra-péritonéales*. — L'inoculation intra-péritonéale de la tuberculose humaine chez le cobaye donne lieu à une même affection typique. Les animaux maigrissent et meurent généralement au bout de deux à six semaines. A l'autopsie, l'épiploon est rétracté vers l'estomac et transformé en un boudin épais, fibro-caséeux. La rate est énorme, jaune, remplie de tubercules ainsi que le foie; les poumons en contiennent également, mais moins abondants. Les ganglions rétro-péritonéaux et sous-cutanés sont tuméfiés et par endroits caséeux.

Si l'on injecte dans le péritoine du cobaye de la culture de tuberculose humaine, à dose très forte, l'animal meurt très vite; à l'autopsie, on constate la rétraction de l'épiploon et un épanchement séreux abondant dans les plèvres. Dans ce cas, comme Koch l'a déjà signalé, la mort survient avant la production de tubercules visibles dans les organes.

Les cobayes inoculés dans le péritoine avec la tuberculose aviaire sont morts assez rapidement, au bout de deux à quatre semaines. A l'autopsie, on ne trouve qu'exceptionnellement la rétraction et la tuméfaction de l'épiploon. Plus fréquemment, on observe l'hypertrophie de la rate, qui parfois est énorme; elle est toujours rouge et n'offre pas la teinte jaunâtre qu'elle a dans la tuberculose humaine; le plus ordinairement, toutefois, on ne trouve aucune lésion macroscopique chez les cobayes morts à la suite de l'inoculation intra-péritonéale de tuberculose aviaire. Seulement on décèle fréquemment des bacilles dans les frottis de la rate, du foie et des parois de l'intestin; il arrive aussi qu'on n'en retrouve plus au moment de la mort.

C. *Inoculations intra-pulmonaires*. — L'injection, chez le cobaye, dans le tissu pulmonaire, par piqûre à travers les parois thoraciques, d'une émulsion de culture de tuberculose humaine, détermine aussi des lésions tout à fait caractéristiques. L'animal succombe au bout de deux semaines avec un foyer de pneumonie caséeuse siégeant à l'endroit du poumon qui a été piqué. Ce foyer caséeux est entouré d'une zone d'infiltration plus ou moins étendue, où l'on voit un semis très net de fines granulations tuberculeuses, qui deviennent de plus en plus discrètes au fur et à mesure qu'on s'éloigne du foyer caséeux initial. Les autres organes, la rate, le foie, les ganglions lymphatiques présentent les lésions tuberculo-caséeuses déjà signalées précédemment.

Toutes différentes sont les lésions provoquées par l'inoculation intra-pulmonaire d'une culture de tuberculose aviaire. Le cobaye succombe également au bout de deux semaines; mais le poumon, au point de la piqûre, ne présente qu'un noyau d'hyperémie plus ou moins accusée, sans lésion caséeuse et sans tubercule apparent; sur la plèvre, quelques flocons fibrino-purulents, blanchâtres. La rate est grosse et rouge, l'intestin hyperémié; nulle part de tubercules; des bacilles se montrent pourtant dispersés dans tous les organes, rate, foie et poumons.

D. *Inoculations intra-veineuses.* — Si l'on injecte dans la jugulaire externe de cobayes une émulsion fine de tuberculose humaine, les animaux succombent rapidement, dix à vingt jours après l'injection. A l'autopsie, une lésion se manifeste toujours: c'est une éruption de fines granulations tuberculeuses dans les divers organes. Si la mort a été relativement tardive, tous les ganglions lymphatiques sont hypertrophiés et souvent caséeux; la rate est grosse, jaune, bosselée et remplie de granulations, le foie est criblé de tubercules. Quand la mort est plus rapide, on constate une éruption presque confluente de très fines granulations dans les poumons; les ganglions sont engorgés, la rate est grosse et jaune, mais sans tubercules apparents; quelques granulations sur le foie.

Les cobayes auxquels on injecte dans la veine une culture de tuberculose aviaire meurent au bout de dix jours environ. A l'autopsie, rate énorme, rouge; pas de tubercules apparents; nombreux bacilles dans tous les organes.

En résumé, le bacille de la tuberculose humaine, quelle que soit sa porte d'entrée, provoque constamment chez le cobaye une éruption généralisée de tubercules visibles macroscopiquement, l'hypertrophie et la caséification des ganglions et de la rate, qui prend ordinairement une couleur jaunâtre.

L'inoculation du bacille aviaire chez le cobaye ne produit pas, dans l'immense majorité des cas, d'éruption généralisée de tubercules apparents. La lésion la plus fréquente est l'hypertrophie de la rate, qui est rouge ; parfois la mort survient sans aucune lésion macroscopique; parfois même les bacilles font défaut dans tous les organes.

Expériences sur les lapins. — La tuberculose expérimentale du lapin est, par ordre de date, la première qui ait été obtenue; on sait en effet que c'est par l'inoculation au lapin que Villemin a mis en évidence la virulence de la tuberculose. Il faut cependant reconnaître que le lapin est, à l'égard de la tuberculose, un réactif beaucoup moins sensible et moins sûr que le cobaye, et qu'il est loin d'être aussi facilement tuberculisable qu'on est enclin à le penser. Cette réceptivité relativement faible du lapin se vérifie par l'étude comparative des deux tuberculoses.

Koch, agissant avec des cultures pures, les a introduites dans les veines du lapin et a provoqué ainsi chez cet animal la mort avec une éruption extrêmement abondante de tubercules dans tous les organes. Yersin répétant ces expériences avec des cultures de tuberculose sur milieux glycérinés arriva à des résultats différents. Les lapins succombaient au bout de trois semaines environ, très amaigris, et à l'autopsie on ne trouvait comme lésions macroscopiques qu'une rate très hypertrophiée, souvent énorme, et un gros foie. Nulle part aucun tubercule apparent, et cependant tous les organes étaient remplis de bacilles. Cette modification remarquable dans les propriétés pathogènes du bacille tenait, pensait-on, à la culture sur les milieux glycérinés substitués au sérum utilisé par Koch[1]. Nous avons montré, Gamaléia et moi, que ces différences dans les effets pathogènes tiennent, non pas à une simple modification du milieu de culture, mais à l'origine différente du bacille lui-même.

Nos expériences faites avec les deux tuberculoses ont porté sur 75 lapins. Notre attention a surtout été dirigée sur les effets

1. Yersin, Étude sur le développement du tubercule expérimental (*Annales de l'Institut Pasteur*, 1888, p. 245).

de l'inoculation intra-veineuse des cultures; dans d'autres expériences sur les lapins, les inoculations étaient pratiquées sous la peau, dans le péritoine, dans le poumon et dans la chambre antérieure de l'œil.

A. *Inoculations dans l'appareil circulatoire.* — On broyait avec soin dans un mortier de verre un peu de culture de tuberculose humaine, puis on l'étendait avec du bouillon stérilisé; l'émulsion était filtrée, s'il y avait lieu, sur une fine toile. L'injection était généralement pratiquée dans la veine marginale de l'oreille. La dose injectée variait entre un quart de centimètre cube de l'émulsion et 12 cc., ou, pour préciser, entre la parcelle prélevée par l'anse du fil de platine et le contenu entier d'un tube de culture. Le lapin inoculé maigrissait et succombait plus ou moins vite, selon la dose injectée. Avec de fortes doses, la mort arrivait au bout d'une à trois semaines; à l'autopsie, on trouvait une éruption généralisée de tubercules. Quand la mort était un peu plus tardive, cette éruption se répartissait sur tous les organes, poumons, foie, rate. Quand la mort survenait très rapidement, l'éruption était surtout accusée sur les poumons. Il est évident que le poumon joue, dans une certaine mesure, le rôle d'un crible qui retiendrait les bacilles injectés dans la veine; nous nous sommes cependant assurés qu'il ne s'agit pas là d'embolies macroscopiques, grossièrement provoquées. En effet, si l'on sacrifie à des intervalles différents, à partir du moment de l'infection, les lapins inoculés dans la veine, on s'assure que dans les premiers jours les poumons se montrent sains en apparence; ce n'est qu'au bout de la première semaine que les tubercules disséminés dans les poumons deviennent visibles. Il ne faudrait pas croire non plus que cette localisation des tubercules dans le poumon résulte exclusivement de ce fait que les poumons se trouvent les premiers sur le chemin parcouru par les bacilles introduits dans la veine. Cette même localisation pulmonaire ne fait pas davantage défaut quand l'injection est pratiquée dans le bout central de l'artère carotide.

Les résultats de nos expériences ont donc été conformes à ceux que Koch a obtenus par l'injection intra-veineuse de ses cultures : une tuberculose miliaire généralisée. Des résultats identiques ont été obtenus, que l'injection intra-veineuse ait été pratiquée avec des cultures humaines faites sur sérum ou sur milieux glycérinés; nous n'avons pas réussi à provoquer ainsi le type de tuberculose septicémique décrit par Yersin.

L'injection intra-veineuse de culture de tuberculose aviaire réalise au contraire très fréquemment ce type. Les lapins succombent au bout de deux semaines environ, sans tubercules apparents dans aucun organe; la rate est rouge, très grande; tous les organes, particulièrement le foie et la rate, sont remplis de bacilles. A l'examen microscopique, le foie, sain en apparence, est rempli de tubercules naissants (fig. 61).

Ce type, toutefois, n'est pas constamment obtenu à la suite de l'inoculation intra-veineuse de la tuberculose aviaire. Grancher et Ledoux-Lebard notamment ont montré que si l'on injecte dans la veine des quantités relativement fortes de culture du bacille aviaire, la survie des animaux n'est que de vingt à trente jours; à l'autopsie, on constate une hypertrophie du foie et de la rate, sans tubercules apparents : en un mot, la tuberculose septicémique de Yersin. Mais si l'on injecte dans la veine de très faibles quantités de culture, le lapin peut vivre pendant plusieurs mois et à l'autopsie on peut trouver des tubercules disséminés ou des foyers caséeux dans les poumons; dans un cas, Grancher et Ledoux-Lebard déterminèrent ainsi une arthrite tuberculeuse de l'articulation tibiotarsienne[1]. Daremberg a fait connaître des faits analogues où l'injection intra-veineuse de culture aviaire ne tuait les lapins qu'au bout de 102 à 137 jours, « tous les organes étant farcis de tubercules »[2]. Courmont et Dor ont publié les observations de 5 lapins atteints de tumeurs blanches multiples après l'inoculation intra-veineuse de bacilles aviaires « atténués »[3]. Ces observations, sur lesquelles j'aurai à revenir, n'infirment pas la généralité du fait énoncé plus haut.

B. *Inoculations sous-cutanées.* — Le bacille humain, inoculé sous la peau du lapin, détermine un abcès local, la tuméfaction et la caséification des ganglions correspondants et, en général, une éruption graduellement envahissante de tubercules dans

1. Grancher et Ledoux-Lebard, Études sur la tuberculose expérimentale du lapin. — Influence de la dose du virus (*Arch. de médecine expérim. et d'anat. pathol.*, 1891, p. 145).

2. Daremberg, De l'évolution variable de la tuberculose (*Bulletin de l'Acad. de méd.*, 1889, t. 22, p. 391).

3. Courmont et Dor, De la production, chez le lapin, de tumeurs blanches expérimentales par inoculation intra-veineuse de bacilles tuberculeux aviaires atténués (*C. R. de la Soc. de biol.*, 1890 et 1891).

les organes internes; c'est le fait fondamental, point de départ de la découverte de Villemin. Les animaux meurent au bout d'un temps extrêmement variable. Il est cependant des cas où, chez le lapin, l'inoculation sous-cutanée du bacille humain ne

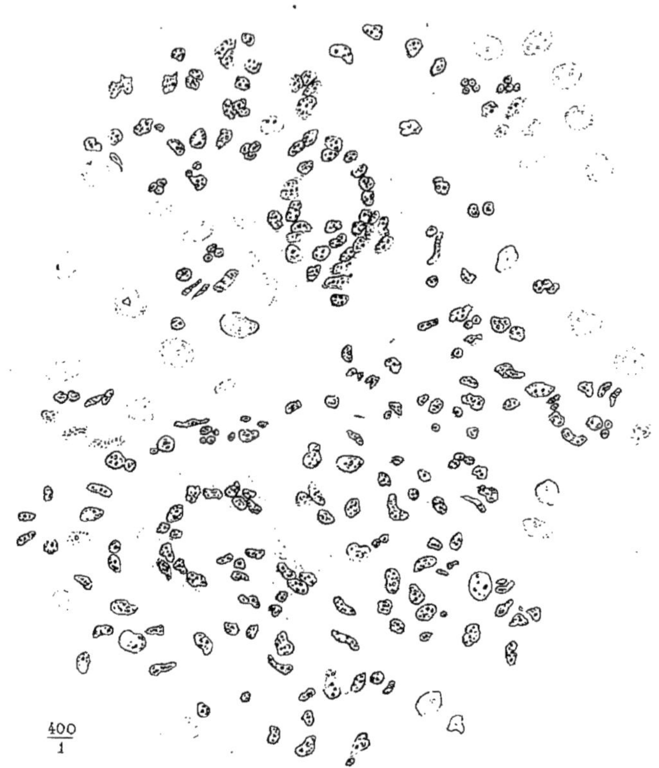

FIG. 61. — Coupe du foie d'un lapin mort à la suite d'une injection intra-veineuse de culture du bacille aviaire et ne présentant pas de tubercules macroscopiques. A l'examen microscopique, cellules géantes et amas de cellules épithélioïdes.

détermine qu'un abcès local et la mort, au bout d'un temps très variable également, sans tubercules dans les organes, ou avec de très rares tubercules, mais qu'il faut chercher avec soin, dans les poumons notamment.

Les lapins inoculés sous la peau avec le bacille aviaire se comportent habituellement comme les cobayes inoculés de la même façon avec ce bacille. Ou bien ils meurent au bout de quelques semaines, sans autre lésion qu'un abcès caséeux au point d'inoculation; le bacille ne se retrouve alors que dans cet abcès. D'autres fois, ils meurent au bout d'un temps extrêmement variable, et à l'autopsie on trouve une rate volumineuse, renfermant des bacilles, ainsi que le foie. Enfin, dans quelques cas, on rencontre quelques granulations tuberbuleuses dans les organes.

C. *Inoculations intra-péritonéales.* — C'est le mode d'inoculation qui, avec les deux tuberculoses, chez le lapin, donne les résultats les plus comparables. La culture de tuberculose humaine, introduite en quantité assez notable dans le péritoine des lapins, détermine l'amaigrissement et la mort au bout de quelques semaines; les lésions peuvent se borner à des nodules caséo-tuberculeux dans le péritoine et l'épiploon, sans tubercules apparents dans les organes. Les cultures aviaires injectées dans le péritoine des lapins les tuent, à doses à peu près égales, dans un temps sensiblement plus court que la tuberculose humaine. Nos lapins succombaient généralement en dix à quinze jours, avec des lésions se rapprochant beaucoup de celles que détermine l'injection intra-péritonéale de la tuberculose humaine.

D. *Inoculations dans le poumon.* — Le bacille humain donne, par son introduction dans le poumon du lapin, par piqûre à travers la paroi thoracique, les mêmes lésions que chez le cobaye: l'animal succombe au bout de deux à trois semaines; on trouve dans le poumon des foyers caséeux entourés par des semis de tubercules assez volumineux. L'éruption tuberculeuse dans les autres viscères est subordonnée à la durée de la survie des animaux.

Le bacille aviaire, injecté directement dans le poumon des lapins, provoque des effets à peu près identiques à ceux de l'injection intra-veineuse; la mort est rapide (douze à quinze jours) et à l'autopsie on trouve que le poumon est engoué, mais généralement sans foyers caséeux ni tubercules apparents; ceux-ci, du reste, font aussi défaut dans les autres organes. La rate est volumineuse et contient, ainsi que le foie et les poumons, de nombreux bacilles.

E. *Inoculations dans la chambre antérieure de l'œil.* — Les effets de l'inoculation de la tuberculose humaine ou des mammifères dans la chambre antérieure de l'œil du lapin sont bien connus depuis les expériences de Cohnheim et Salomonsen, de Baumgarten et enfin celles de Koch qui employait des cultures pures. Comme ce dernier, nous avons constaté que, si l'on injecte la culture en quantité un peu notable, on provoque une phtisie rapide de l'œil, la caséification des ganglions du cou, l'amaigrissement rapide et la mort au bout de deux mois environ, avec d'innombrables tubercules dans le poumon et la rate. Ces résultats s'observent, que la culture humaine ait été faite sur sérum à l'exemple de Koch, ou bien sur gélose glycérinée.

Les choses se passent différemment avec la tuberculose aviaire. L'injection intra-oculaire de quantités très notables de culture aviaire détermine aussi la destruction caséeuse de l'œil. Mais les animaux ne maigrissent généralement pas; leur poids souvent augmente, ils sont des mois entiers en pleine santé apparente. Quand on les sacrifie, on constate la suppuration ou la fonte caséeuse de l'œil, les ganglions du cou sont tuméfiés, mais rarement caséeux. Le plus souvent les autres organes, foie, rate, poumons sont sains en apparence. Exceptionnellement on rencontre quelques tubercules solitaires, ordinairement fibreux, dans les poumons. En multipliant les recherches, on peut déceler la présence de quelques rares bacilles dans la rate. Quelquefois les lapins inoculés dans l'œil avec la tuberculose aviaire succombent au bout de plusieurs mois ; on ne trouve pas alors de tubercules dans les organes, mais ceux-ci renferment des bacilles peu nombreux.

Expériences sur les chiens. — On a vu, p. 349, au paragraphe consacré à la tuberculose du chien, le résumé de nos expériences comparatives sur les effets de l'inoculation au chien des cultures humaine et aviaire. Ces expériences montrent qu'il n'est pas d'espèce animale plus propre que le chien à mettre en évidence les différences qui séparent les deux tuberculoses.

Expériences sur les poules et les pigeons. — Nous avons injecté, en quantité notable, de la culture de tuberculose humaine, sous la peau, dans le muscle pectoral, dans le péritoine et dans la veine axillaire de poules et de pigeons. Dans aucune de ces expériences nous n'avons obtenu d'effet appréciable. Les animaux conservés pendant de longs mois ne paraissaient nullement affectés. Chez les poules auxquelles on avait inoculé, à dose considérable, de la culture humaine sous la peau, dans les muscles, dans le péritoine, dans la crête, on ne trouvait en les sacrifiant, au point d'inoculation, qu'une petite masse jaunâtre, graisseuse, renfermant quelques bacilles déformés, encore colorables. Ces bacilles ne se retrouvaient que difficilement dans les viscères, même chez les poules ayant subi l'injection intraveineuse. Les résultats étaient les mêmes pour les pigeons, si ce n'est que, chez eux, la disparition des bacilles semblait s'effectuer moins rapidement que chez la poule.

L'injection intra-veineuse de culture de tuberculose aviaire provoque au contraire chez la poule et le pigeon un amaigrissement rapide et la mort au bout de quelques semaines ou de quelques mois. Parfois on ne trouve pas de lésions macroscopiques, mais les viscères sont remplis de bacilles. D'autres fois, on provoque une éruption généralisée de tubercules.

L'inoculation intra-péritonéale de culture aviaire entraîne aussi la mort, avec des lésions tuberculeuses du mésentère, du foie et de la rate.

Tels sont, en résumé, les résultats obtenus par Gamaléia et moi dans l'étude comparative des deux tuberculoses. Il me reste à exposer les recherches faites sur ce même point par d'autres expérimentateurs.

Cadiot, Gilbert et Roger firent connaître des faits montrant aussi la différence des deux virus. Ils s'assurèrent d'abord que la tuberculose aviaire se transmet facilement aux poules par inoculation intra-veineuse ou intra-péritonéale ; on provoque ainsi des lésions semblables à celles qui caractérisent la tuberculose spontanée des poules. Quelques gouttes d'une émulsion de foie de poule tuberculeuse furent inoculées dans le péritoine de 5 lapins. Ces animaux moururent ou furent sacrifiés au bout de deux à trois mois ; ils présentaient une tuberculose généralisée à l'épiploon, au péritoine, au foie, à la rate et aux poumons ; d'où la conclusion que le lapin contracte facilement la tuberculose aviaire, au moins quand on introduit le virus dans le péritoine. En inoculant des produits aviaires naturels dans le péritoine de cobayes, les résultats furent variables. Tantôt les animaux succombaient au bout d'un laps de temps variant de 16 à 164 jours, avec ou sans abcès caséeux au point d'inoculation et sans présenter aucune lésion tuberculeuse dans les organes. D'autres animaux restèrent en parfaite santé; sacrifiés au bout de 111 à 248 jours, la plupart n'offraient aucune altération tuberculeuse appréciable, quelques-uns seulement avaient quelques granulations miliaires sur le péritoine, le foie, la rate. Cadiot, Gilbert et Roger concluent de ces faits que « la tuberculose aviaire, contrairement à la tuberculose humaine, est plus active pour le lapin que pour le cobaye; chez ce dernier animal, elle ne produit aucune lésion, ou bien elle donne lieu à un abcès caséeux; dans certains cas elle suscite la production de quelques rares tubercules viscéraux, qui ne troublent guère l'état général et tendent à subir la transformation graisseuse ». Cependant on peut provoquer chez le cobaye une tuberculose miliaire généralisée à la suite de l'inoculation intra-péritonéale de produits aviaires, mais ces faits sont tout à fait exceptionnels.

Dans une autre série d'expériences, Cadiot, Gilbert et Roger ont inoculé à 39 poules et à 1 faisan des produits tuberculeux provenant de l'homme ou de divers mammifères; l'injection de l'émulsion virulente se faisait dans les veines ou dans le péritoine, ou par ces deux voies à la fois. Aucun de ces animaux ne mourut spontanément; 2 vivaient encore au moment de la publication de ce travail; les 38 autres ont été sacrifiés au bout d'un temps variant de 11 à 252 jours; 33 fois on ne constata aucune lésion; 5 fois on trouva des tubercules du péritoine, du foie, de la rate; ces tubercules étaient d'une extrême petitesse, grisâtres, transparents, incontestablement de formation récente. C'étaient des lésions produites par le virus humain, car réinoculées au cobaye elles lui donnèrent une tuberculose généralisée, mais elles ne purent se transmettre à une nouvelle poule; le virus semblait donc avoir conservé ses propriétés originelles. Dans un autre cas, le virus parut se modifier plus profondément, et les lésions purent se réinoculer d'une poule à une autre. « En résumé, l'inoculation aux gallinacés de la tuberculose des mammifères n'entraîne généralement pas la mort; le plus souvent elle est bien supportée; parfois elle suscite, vers le deuxième mois, quelques troubles passagers; enfin, dans quelques cas rares, elle détermine dans les viscères une éruption de granulations tuberculeuses. » Dans leurs conclusions, Cadiot, Gilbert et Roger reconnaissent hautement les différences qui existent entre les deux virus et déclarent qu'« elles sont considérables ». Mais ils nient que ces différences suffisent pour établir une distinction radicale entre les deux bacilles et pour les considérer comme appartenant à deux espèces séparées. « Les résultats que nous avons obtenus, disent-ils, ceux qui ont été signalés par les autres expérimentateurs, nous portent à penser que les deux bacilles tuberculeux ne représentent que deux variétés d'une même espèce. Sans doute, ces deux variétés sont très différentes, et il est impossible d'appliquer à l'une les résultats obtenus avec l'autre; on devra donc, pour éviter le retour des confusions qui se sont produites, toujours indiquer de quel virus on se sera servi. Mais à côté des caractères distinctifs fort importants on retrouve un fonds commun qui permet de rapprocher ces deux agents pathogènes et de les considérer comme dérivant d'une souche unique : l'unité de la tuberculose des mammifères et des gallinacés, telle est la conception qui nous paraît cadrer le mieux avec l'ensemble des faits observés jusqu'ici[1]. »

Courmont et Dor apportèrent également des expériences destinées à mettre en évidence l'identité des deux tuberculoses. Ils constatèrent que l'inoculation sous-cutanée d'une dose assez forte de culture de bacilles aviaires à deux poules les fit périr d'une tuberculose généralisée aux viscères abdominaux et aux poumons; en outre la moelle osseuse des fémurs et des tibias était infiltrée de tubercules, ainsi que le tissu osseux qui avait subi la nécrose en certains points. Avec les produits tuberculeux du foie d'une de ces poules, produits très riches en bacilles, on inocula sous la peau une troisième poule qui demeura bien portante en apparence pendant trois mois ; à l'autopsie, on ne trouva que quelques rares tubercules disséminés sur le foie et l'intestin. Une poule soumise à l'injection d'environ 20 cc. de la même culture fut sacrifiée cinq mois après, dans un état général assez satisfaisant; elle présentait quelques tubercules du foie et de la rate, une éruption tuberculeuse des poumons et quelques granulations sur la muqueuse de l'intestin grêle. Deux poules furent inoculées sous la peau de la cuisse, l'une avec une émul-

1. Cadiot, Gilbert et Roger, Inoculation de la tuberculose aviaire au cobaye et aux gallinacés de la tuberculose des mammifères (*Mém. de la Soc. de Biol.*, 1891, p. 81). — Contribution à l'étude de la tuberculose aviaire (*Congrès pour l'étude de la tuberculose*, Paris, 1891, p. 69).

sion de poumon tuberculeux humain, l'autre avec de la culture de tuberculose humaine. Elles furent sacrifiées trois mois après, en excellente santé apparente, et présentèrent l'une et l'autre des tubercules au point d'inoculation, dans le foie et la rate. Une troisième poule, inoculée avec les produits tuberculeux triturés d'une des poules précédentes et sacrifiée trois mois après, était également tuberculeuse. — Voilà, il faut le reconnaître, une série singulièrement heureuse : 3 inoculations et 3 résultats positifs !

Une poule ingère, en huit jours, 150 grammes de poumon tuberculeux humain ; les produits tuberculeux sont introduits par force dans le gosier ; la poule est sacrifiée cinq mois après ; l'intestin et la rate sont sains ; le poumon contient une grosse masse caséeuse riche en bacilles ; quelques tubercules sous-cutanés. Une autre poule ayant mangé des poumons tuberculeux de bœuf, sacrifiée au bout de cinq mois, se montra indemne, sauf quelques tubercules disséminés dans le tissu conjonctif sous-cutané pectoral.

Courmont et Dor inoculèrent aussi des cultures aviaires entretenues sur agar glycériné depuis trois ans à des cobayes et à des lapins. Tous les lapins et les cobayes inoculés dans le péritoine ont offert une généralisation tuberculeuse aussi intense que possible ; les animaux inoculés dans la cuisse, même avec des doses énormes, se sont montrés absolument réfractaires à l'infection. Courmont et Dor supposent qu'ils avaient affaire à une culture « très atténuée ». Cette même culture, introduite dans la veine de lapins, à des doses variant de quatre gouttes à un demi-centimètre cube, provoqua, au bout de six à sept mois, chez quelques-uns de ces lapins, des tumeurs blanches multiples, sans tuberculose viscérale ; les autres lapins n'ont jamais présenté de lésions tuberculeuses.

Avec des cultures provenant des tumeurs blanches ainsi provoquées, Courmont et Dor procédèrent à de nouvelles expériences. Chez les lapins injectés dans le sang, on obtenait le type septicémique de Yersin, sans tubercules apparents, quand la mort arrivait au bout de 15 à 20 jours ; si la survie avait été plus longue, l'autopsie révélait une généralisation tuberculeuse. Les inoculations sous-cutanées demeurèrent sans effet ; les inoculations intra-péritonéales provoquèrent quelquefois des lésions tuberculeuses.

Sur 48 cobayes inoculés à la cuisse avec ces mêmes cultures, 42 présentèrent « une généralisation tuberculeuse impossible à distinguer d'une généralisation consécutive à la tuberculose humaine ou bovine ». Courmont et Dor pensent que ces bacilles aviaires ont acquis la propriété de devenir pathogènes pour les cobayes, au même degré que les bacilles humains, parce qu'ils avaient été cultivés pendant plusieurs années de suite, sur des milieux artificiels, en dehors de l'organisme de la poule. A l'appui de cette hypothèse, ils invoquent l'expérience suivante : une poule est rendue tuberculeuse par l'inoculation de la culture aviaire en question ; on inocule avec des fragments du foie de cette poule, qui contient un grand nombre de bacilles, 2 lapins et 2 cobayes, sous la peau de la cuisse ; les deux lapins, sacrifiés deux mois après ne présentèrent aucune trace de tuberculose ; les deux cobayes moururent au bout d'un et de deux mois ; le premier présentait seulement un abcès local caséeux, avec caséification des ganglions cruraux ; le second n'offrait aucune lésion appréciable. Un seul passage par la poule aurait donc suffi pour faire perdre aux bacilles aviaires la propriété de tuberculiser le lapin et le cobaye, propriété qu'ils avaient acquise par leur longue culture successive en dehors du corps des poules.

« En conséquence, concluent Courmont et Dor, nous estimons que toutes les probabilités sont en faveur de l'unité de l'espèce : bacille tuberculeux de Koch. Les bacilles aviaires et ceux des mammifères, certainement distincts, ne seraient que deux races d'une même espèce[1]. »

Arloing, s'appuyant surtout sur les recherches précédentes de Courmont et Dor, attribue une importance bien plus grande aux caractères communs qui rapprochent les deux bacilles qu'aux particularités qui les distinguent, et il admet que l'on peut arriver, par une adaptation graduelle, à transformer l'un de ces bacilles en l'autre. « Je pense, dit-il, que la tuberculose aviaire est spécifiquement semblable à la tuberculose humaine et bovine, mais qu'elle présente, par suite d'une sorte d'adaptation acquise dans l'organisme de la poule, des particularités remarquables. J'estime que les différences qui séparent les bacilles aviaires des bacilles humains, au point de vue de leur forme, de leur

1. Courmont et Dor, Tuberculose aviaire et tuberculose des mammifères (*Congrès pour l'étude de la tuberculose*, Paris, 1891, p. 119).

végétabilité ou de leur façon de se comporter vis-à-vis des divers organismes, sont d'importance secondaire et ne suffisent pas à en faire deux espèces distinctes; autrement dit, que le bacille de la tuberculose aviaire est une simple variété bien fixée ou mieux une *race* du bacille tuberculeux de Koch[1]. »

Nocard, d'après ses premières constatations, avait cru pouvoir admettre, comme on l'a vu, que les poules s'infectent aisément et sûrement par l'ingestion de crachats d'hommes phtisiques; il fut amené, à la suite des faits négatifs publiés par Wurtz et par moi, à reprendre expérimentalement la question et à revenir sur ses conclusions antérieures. Il se procura six poules adultes et vigoureuses et les divisa en trois lots : les deux premières reçurent à manger le foie d'une poule tuberculeuse ; deux autres, 1000 grammes de poumon de vache phtisique; enfin, les deux dernières servirent de témoins et furent isolées dans un local où n'avaient jamais séjourné d'animaux malades. Les quatre premières poules moururent avec des lésions tuberculeuses du foie, de la rate et de l'intestin; mais il en fut de même des deux poules témoins. « Ainsi, dit Nocard, mon expérience était à refaire. Ces poules, achetées saines en apparence, grasses et vigoureuses, provenaient d'une basse-cour infectée. » Pour se mettre à l'abri de cette cause d'erreur, Nocard se procura quatre autres poules, adultes et vigoureuses, provenant d'une basse-cour où il n'y avait jamais eu de cas de tuberculose. On divisa ces animaux en deux lots : les deux poules du premier lot reçurent 500 grammes de matière tuberculeuse de la vache ; deux autres poules reçurent une pâtée abondamment arrosée d'une culture de bacille aviaire; ces dernières moururent quatre mois après, avec les lésions ordinaires de la tuberculose spontanée des volailles; les deux premières demeurèrent saines.

Des résultats semblables furent obtenus en expérimentant, non plus sur des poules âgées, mais sur de jeunes poulets de deux mois. Nocard leur fit manger du poumon et des ganglions tuberculeux de vache, des organes tuberculeux de lapin infecté de tuberculose porcine; aucun de ces poulets ne contracta la tuberculose. Inoculés à diverses reprises avec des produits

1. Arloing, *Leçons sur la tuberculose et certaines septicémies*, Paris, 1892, p. 202.

tuberculeux d'origine humaine, porcine et bovine, dans les muscles, le péritoine ou dans les veines, ils résistèrent également. Nocard cette fois apportait donc de nouvelles expériences montrant l'extrême résistance des oiseaux de basse-cour à la tuberculose des mammifères; il évitait cependant de se prononcer sur le fond de la question, sur la différenciation des deux bacilles[1].

En 1892, Maffucci fit paraître un nouveau travail, confirmant et étendant ses recherches antérieures. L'expérimentateur italien insiste à nouveau sur les caractères distinctifs des deux bacilles, qu'il résume ainsi : « Le bacille de la tuberculose aviaire se distingue de celui de la tuberculose des mammifères par un certain nombre de caractères dont les principaux sont les suivants : le bacille aviaire ne provoque pas la tuberculose chez le cobaye; il détermine exceptionnellement une tuberculose généralisée chez le lapin; les cultures aviaires sur les différents milieux nutritifs ont un autre aspect que celles de la tuberculose des mammifères; la température à laquelle s'effectue le développement du bacille aviaire est de 35° à 45° ; cultivé à la température de 45° à 50°, le bacille aviaire présente des formes allongées, épaisses et ramifiées; le bacille aviaire peut conserver pendant deux ans son pouvoir végétatif et pathogène; les tubercules provoqués chez la poule par le bacille aviaire sont privés de cellules géantes[2].

« Le bacille de la tuberculose des mammifères se distingue du bacille aviaire par les particularités suivantes : il provoque la tuberculose chez le cobaye et le lapin, mais non chez la poule; les cultures ont un aspect différent de celles du bacille aviaire; la culture du bacille humain s'effectue activement de 30° à 40°; l'aspect morphologique du bacille n'est pas modifié par la culture à 43°-45°; placé à 45°, il perd au bout de quelques jours ses propriétés végétatives. Sa végétabilité et sa virulence ne dépassent guère la durée d'un an. Le tubercule provoqué par le bacille des mammifères possède presque toujours des cellules géantes. Tous ces caractères distinctifs sont persistants;

1. Nocard, Discussion sur la tuberculose des volailles (*Bulletin de la Soc. cent. vetérin.*, 1891, p. 110).

2. Nous avons vu que cette proposition est loin d'avoir une valeur absolue et que l'on peut observer des cellules géantes types dans les tubercules des oiseaux.

ils montrent bien qu'il existe deux sortes différentes de bacilles de la tuberculose[1]. »

Tels sont les principaux documents relatifs à l'étude comparative des bacilles de la tuberculose des mammifères et de celle des oiseaux. Les rapports qui existent entre ces deux bacilles ont été, surtout depuis la publication de mon travail avec Gamaléia, l'objet de controverses assez vives, au sujet desquelles il importe de s'expliquer ici. Que les deux bacilles offrent entre eux des analogies étroites, tant pour la morphologie que pour les effets pathogènes, cela n'est pas douteux; c'est pour ce motif précisément que, pendant quelque temps, on les a entièrement confondus. Les dissemblances une fois entrevues et mises en lumière, nous avons encouru le reproche, formulé par divers expérimentateurs, d'avoir exagéré et en quelque sorte schématisé ces différences. Voyons jusqu'à quel point ces objections sont justifiées.

J'ai exposé avec détails (p. 192) les différences d'aspect macroscopique que présentent les deux cultures et qui permettent déjà de les distinguer, dans l'immense majorité des cas, au simple examen à l'œil nu. On a objecté que, dans quelques cas exceptionnels, l'aspect des cultures des deux bacilles est à peu près identique. Peut-être cette identification a-t-elle été faite d'après quelques caractères seulement et non pas d'après l'ensemble des particularités qui distinguent les deux cultures. Il peut arriver en effet que le bacille aviaire, dans les cultures anciennes, prenne un aspect sec et verruqueux, comparable à celui de la tuberculose des mammifères. Mais il est un caractère distinctif qui, même dans ces cas, d'après mon expérience personnelle, permet facilement et toujours la distinction : c'est la consistance de la culture aviaire qui demeure toujours molle, facile à étaler à l'aide du fil de platine et ne présente pas la cohésion propre aux cultures humaines.

Le bacille aviaire se cultive à 45° et même au delà, tandis que la végétabilité du bacille des mammifères ne comporte pas une température supérieure à 42°. C'est là un caractère distinctif très important et je ne sache pas que, jusqu'ici, on ait réussi

1. Maffucci, Die Hühnertuberculose (*Zeitschr. für Hyg. u. Infectionskrankheiten*, 1892, Bd 11, p. 445).

à modifier le bacille humain de façon à le rendre cultivable à une limite supérieure de température.

Le chien est réfractaire à l'inoculation sous-cutanée, intra-péritonéale et intra-veineuse de quantités même considérables de culture aviaire, tandis que l'inoculation intra-vasculaire de doses modérées de culture du bacille humain lui donne sûrement une tuberculose miliaire généralisée, mortelle. Dans les critiques qui nous ont été adressées, on ne fait aucune allusion à cette différence, si saisissante cependant, dans les effets pathogènes des deux microbes. Lorsque l'on inocule des doses énormes du bacille aviaire au chien, on peut voir périr cet animal au bout d'un temps variable, avec de l'amaigrissement et de la cachexie, mais sans tubercules dans les organes; le plus souvent on ne trouve plus trace des bacilles injectés, ou on n'en rencontre plus qu'un très petit nombre.

Le lapin est l'animal chez lequel les effets pathogènes développés par les deux bacilles sont le moins dissemblables. L'injection intra-vasculaire de doses moyennes de culture aviaire détermine, dans la plupart des cas, la mort rapide des animaux, avec la présence de bacilles dans tous les organes, mais sans tubercules apparents. Ce n'est pas là, je m'empresse de le reconnaître, un fait constant et l'on peut provoquer, par l'injection intra-veineuse de doses plus faibles (Grancher et Ledoux-Lebard), ou par l'emploi de cultures atténuées (Courmont et Dor), des lésions tuberculeuses à marche lente, plus ou moins généralisées, chez le lapin. On peut aussi, dans un certain nombre de cas, obtenir par l'injection intra-vasculaire de cultures aviaires, chez le lapin, des tubercules miliaires généralisés dans les poumons, le foie et la rate, absolument comme à la suite de l'inoculation intra-veineuse d'une culture humaine. On en trouvera plusieurs exemples consignés à la page 433. La fig. 62 représente une rate de lapin inoculé dans la veine de l'oreille avec une culture de tuberculose *aviaire*. Cette rate est parsemée d'innombrables granulations tuberculeuses, très fines, comme si l'animal avait été inoculé avec une culture de tuberculose humaine. Le lapin est donc un animal mal choisi pour la différentiation des deux tuberculoses.

En revanche, le cobaye constitue un excellent réactif pour distinguer les deux bacilles; dans la grande majorité des cas, l'inoculation sous-cutanée du bacille aviaire, chez le cobaye, tue cet animal en ne provoquant qu'un abcès caséeux au point d'inoculation, avec engorgement des ganglions correspondants, mais sans lésions tuberculeuses macroscopiquement visibles dans les organes internes. L'inoculation sous-cutanée de la tuberculose des mammifères entraîne, au contraire, chez cet animal, les lésions tuberculeuses progressives et généralisées, telles qu'on les connaît depuis Villemin. Les exceptions invoquées par divers expérimentateurs, par Arloing et Courmont notamment, n'enlèvent rien à la généralité de cette constatation.

L'extrême difficulté que l'on éprouve à communiquer la tuberculose de l'homme ou des mammifères aux poules ne saurait,

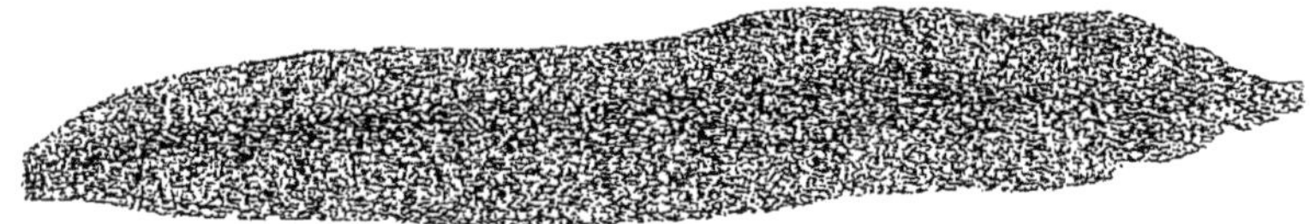

Fig. 62.

à l'heure actuelle, être sérieusement mise en doute. Le débat porte seulement sur quelques cas isolés où cette transmission s'est faite ou a paru s'être faite. Je ne conteste point la possibilité d'une semblable réussite, quoique personnellement j'aie toujours échoué dans mes nombreuses tentatives; mais ici encore, des exceptions très rares et inexpliquées ne sauraient prévaloir contre le fait général : l'immunité des gallinacés à l'égard de la tuberculose de l'homme et des mammifères.

La fréquence relativement considérable de la tuberculose spontanée parmi les poules est un élément dont il faut, quoi qu'on en ait dit, tenir compte pour l'explication de ces réussites exceptionnelles. Je n'en veux pour preuve que le fait suivant, instructif à cet égard. J'inoculai de la culture humaine dans la veine axillaire d'une poule qui venait d'être achetée chez le fruitier et qui paraissait très bien portante; trois jours après, cette poule mourut : elle présentait sur le péritoine, dans le foie et la rate de nombreux tubercules caséeux, dont quelques-uns avaient les dimensions d'une noisette; si l'animal avait vécu plus longtemps, on aurait certainement attribué ces lésions à l'inoculation de la tuberculose humaine.

Cet exemple montre bien qu'en inoculant avec de la tuberculose humaine des poules normales en apparence, on est parfois exposé à tomber sur des animaux qui recèlent déjà en germe ou à un degré plus ou moins avancé de développement la maladie aviaire. Cette éventualité peut surtout se présenter quand on expérimente sur de jeunes sujets. On risque fort alors d'attribuer à une infection par le bacille humain les résultats d'une infection antérieure, héréditaire peut-être, par le bacille aviaire. Ainsi doivent probablement s'expliquer les résultats positifs obtenus d'abord par certains expérimentateurs et qu'il ne leur a plus été possible de réaliser dans des essais ultérieurs.

Roux, Babes, Arloing ont constaté l'identité d'effet de la tuberculine humaine et de la tuberculine aviaire; mais Babes fait remarquer avec raison qu'il ne faut pas y voir une preuve de l'identité des deux bacilles. C'est un caractère commun de plus qui rapproche les deux bacilles, mais qui n'enlève rien à la valeur des caractères qui les différencient.

En somme, les adversaires les plus décidés de la distinction des deux bacilles, Arloing notamment et son élève Courmont, sont loin de nier les différences, si frappantes, qui séparent la tuberculose humaine de l'aviaire; seulement ils nous reprochent d'en avoir fait « deux espèces distinctes » tandis qu'ils veulent n'y voir que « deux variétés ou deux races ». Réduit à cette formule, le débat est bien près de n'être plus qu'une sorte de querelle de mots. Je me suis bien gardé, dans mon travail fait avec Gamaléia, d'aborder la question de la classification rigoureuse des deux bacilles et de la filiation qui peut les réunir. Notre soin était surtout de mettre en lumière les différences, précisément pour faire cesser une identification inexacte et fâcheuse. L'hypothèse d'après laquelle les différences qui séparent la tuberculose aviaire de celle des mammifères résulteraient de l'adaptation d'un type primitivement unique du bacille de Koch à des milieux animaux différents, cette hypothèse est assurément séduisante et la première qui vient à l'esprit. Nous serions les premiers aussi à nous y rallier si l'on était réellement arrivé, soit par des artifices de culture, soit par l'expérimentation, à passer de l'un des bacilles à l'autre.

Mais ce résultat n'a pas encore été obtenu. Si effectivement la tuberculose aviaire n'était autre chose que la tuberculose des mammifères, modifiée d'une façon superficielle par son passage dans le corps des oiseaux, elle devrait reprendre son caractère primitif en faisant retour aux mammifères. Or, c'est le contraire qui s'observe. Si l'on essaie la transmission de la tuberculose aviaire de cobaye à cobaye, les inoculations deviennent presque toujours négatives dès le troisième passage, ainsi que nous l'avons constaté, Gamaléia et moi, puis Maffucci. Loin de gagner en virulence, il suffit de quelques passages chez le cobaye pour détruire le virus aviaire. Nous avons aussi réussi, en injectant dans les veines et dans le péritoine de poules des doses très considérables et plusieurs fois répétées de culture de tuberculose humaine, à tuer quelquefois ces animaux. Mais en semant des parcelles d'organes de ces poules, le bacille humain se développait dans la culture; de même, en inoculant des fragments de ces organes au cobaye, on provoquait constamment chez lui les lésions bien connues de la tuberculose humaine. Quand on aura indiqué un procédé expérimental ou bactériologique certain, à l'aide duquel on transformera le bacille aviaire, qui se cultive encore à 45°, qui est inoffensif pour le chien, etc., en un bacille offrant, dans les cultures, l'aspect et les particularités du bacille humain, ne se développant plus au-dessus de 41°, pathogène pour le chien et provoquant régulièrement chez le lapin et chez le cobaye le type classique de la tuberculose expérimentale de Villemin et de Koch; quand inversement on aura réussi à transformer le bacille humain en bacille aviaire; ce jour-là, mais alors seulement, la preuve de l'identité originelle des deux bacilles sera faite. Mais il est prudent d'attendre ces preuves avant de se prononcer sur cette question théorique du degré de parenté plus ou moins étroit des deux bacilles; dans l'état actuel des choses, tout en reconnaissant les grandes ressemblances qui les rapprochent et qui naguère encore les avaient fait confondre l'un avec l'autre, il importe surtout, comme nous avons eu soin de le faire, de mettre en lumière les caractères différentiels; on évitera ainsi bien des mécomptes et des contradictions dans l'étude expérimentale et bactériologique de la tuberculose. C'est du reste le terrain sur lequel tous les savants qui sont engagés dans cette étude se placent en quelque sorte tacitement, quelle que soit leur opinion doctrinale sur la filiation des deux bacilles : quiconque s'occupe actuellement de tuberculose ne peut se dispenser d'indiquer tout d'abord l'espèce de virus tuberculeux avec lequel il opère, si ce virus est de provenance humaine ou aviaire. Mes recherches avec Gamaléia ont peut-être contribué, dans une certaine mesure, à amener ce résultat; elles n'avaient pas d'autre but.

Je mets sous les yeux du lecteur quelques-unes des expériences qui ont servi de base à mon travail fait en commun avec Gamaléia, ainsi qu'un certain nombre d'expériences nouvelles que j'ai faites depuis la publication de ce travail.

TUBERCULOSE HUMAINE OU DES MAMMIFÈRES

EXPÉRIENCES SUR LES COBAYES

I. — On inocule deux cobayes, l'un sous la peau, l'autre dans les muscles de la cuisse avec un huitième de cc. de culture humaine sur gélose glycérinée délayée dans du bouillon. Le premier meurt au bout de quarante-cinq jours. Ulcère tuberculeux au point d'inoculation; ganglions de l'aine correspondante tuméfiés et caséeux; les ganglions de l'autre cuisse et de l'aisselle sont également hypertrophiés, mais d'une façon moins accusée. Rate énorme, jaune, avec des tubercules et des points caséeux. Foie parsemé de tubercules jaunes, assez volumineux; semis de tubercules gris dans les poumons.

Le deuxième cobaye meurt au bout de vingt-cinq jours. Pus caséeux à l'endroit de l'injection dans le muscle; les ganglions inguinaux profonds du même côté sont caséeux; ganglions tuméfiés à l'autre aine et aux aisselles, ganglions mésentériques énormes, en partie caséeux. Rate grande et jaune. Nombreux tubercules dans la rate et le foie, rares dans le poumon.

II. — On inocule dans le péritoine à un cobaye 1/5 de cc. d'une émulsion de culture humaine sur gélose glycérinée. Il meurt quinze jours après. A l'autopsie : ganglions tuméfiés aux aines et aux aisselles; l'épiploon est rétracté en une masse caséo-fibreuse; rate volumineuse, jaune, parsemée de tubercules ainsi que le foie; quelques tubercules dans les poumons.

III. — On inocule un cobaye avec une très forte dose (1 cc. d'émulsion) de culture humaine sur gélose glycérinée, dans le péritoine. Il meurt huit jours après; masse fibro-caséeuse, en forme de boudin, dans le péritoine; rate grande et rouge, sans tubercules, ainsi que le foie. Liquide séreux dans les plèvres. Poumons hyperémiés, avec quelques tubercules.

IV. — On injecte à un cobaye dans le poumon, par piqûre à travers la paroi thoracique, 1 cc. d'émulsion de culture humaine sur gélose glycérinée. Il meurt seize jours après. Ganglions des aines et des aisselles hypertrophiés, en partie caséeux. Rate grande et jaune. Foyer caséeux dans le poumon, correspondant à l'endroit inoculé; ce foyer caséeux est entouré d'une zone de granulations tuberculeuses types.

V. — On injecte dans la veine jugulaire d'un cobaye 1 cc. d'une émulsion d'une culture humaine sur sérum. Il meurt au bout de dix-neuf jours : ganglions lymphatiques tuméfiés; rate volumineuse, jaune, remplie de tubercules ainsi que le foie ; gros tubercules gris, nombreux, sur le poumon.

VI. — Un cobaye reçoit, le 3 mai 1892, sous la peau de la cuisse droite, une demie seringue d'émulsion de culture humaine dans le bouillon glycériné. Il meurt le 16 mai, présentant un abcès caséeux au point d'inoculation; la rate est un peu grosse; pas d'autre lésion macroscopique.

VII. — Le 13 juillet on inocule sous la peau de la cuisse gauche d'un cobaye un peu de culture de tuberculose humaine. Il meurt le 3 octobre. Abcès caséeux au point d'inoculation; ganglions de l'aine gauche tuméfiés et caséeux. Rate jaune, remplie de tubercules; le foie et le poumon présentent un semis abondant de granulations. Les ganglions de l'aine droite et des deux aisselles sont tuberculeux.

VIII. — Le 3 août on inocule sous la peau de la cuisse gauche d'un cobaye un quart de seringue d'émulsion de culture humaine sur bouillon. Il meurt le 3 octobre. Abcès caséeux au point inoculé. Rate jaune, volumineuse, parsemée de tubercules, ainsi que le foie ; poumons sains.

EXPÉRIENCES SUR LES LAPINS

I. — On injecte dans la veine de l'oreille d'un lapin 3 cc. d'une émulsion filtrée sur toile fine, à peine louche, d'une culture de tuberculose humaine sur gélose glycérinée. Il succombe quinze jours après. Rate grande et rouge; poumons criblés de granulations tuberculeuses.

II. — On injecte à un lapin, dans le bout central de l'artère carotide, vers le cœur, 2 cc. d'une émulsion fine de culture humaine sur gélose glycérinée. Le lapin meurt dix jours après. Le poumon est parsemé de petites granulations extrêmement fines. A l'examen microscopique on s'assure qu'il s'agit de tubercules, sans cellules géantes, remplis de bacilles.

III. — 10 cc. d'une émulsion d'une culture humaine sur gélose glycérinée sont injectés dans le péritoine d'un lapin. Il meurt neuf jours après. Masses jaunes, fibro-caséeuses dans le péritoine, agglutinant les anses intestinales; des masses analogues sont incrustées à la surface du foie et de la rate. Petits tubercules disséminés dans le foie; pas de tubercules dans les poumons.

IV. — On introduit par piqûre dans la trachée d'un lapin 2 cc. de l'émulsion d'une culture humaine sur gélose glycérinée. Il meurt au bout de dix jours. Pneumonie caséeuse, par foyers disséminés, dans les deux poumons; ces foyers sont entourés d'une zone de tubercules jaunâtres, abondants et volumineux. Rate petite, ne contenant pas de bacilles, non plus que le foie; le poumon en renfermait un grand nombre.

V. — On inocule dans la chambre antérieure de l'œil droit d'un lapin quelques gouttes d'une émulsion dense de culture humaine. Il meurt soixante jours après. Destruction caséeuse de l'œil, ganglions tuméfiés, en partie caséeux au cou; granulations tuberculeuses nombreuses et volumineuses dans les poumons et la rate; le foie n'en présente pas.

VI. — Le 3 mai 1892 on injecte à un lapin, sous la peau de la cuisse droite, un quart de seringue d'une émulsion de culture humaine sur bouillon glycériné. Le lapin meurt le 11 juin. Abcès caséeux au point d'inoculation; ce caséum renferme des bacilles. Aucune lésion tuberculeuse de la rate, du foie ni des poumons.

On inocule le 11 juin un peu du pus caséeux de ce lapin sous la peau de la cuisse gauche d'un cobaye. Celui-ci meurt le 21 juillet. Abcès caséeux au point d'inoculation; gros ganglions caséeux de l'aine correspondante et plusieurs ganglions caséeux dans le petit bassin. Rate, foie, poumons remplis de tubercules. — Ainsi l'inoculation du bacille humain s'était comportée chez le lapin comme celle du bacille aviaire et n'avait provoqué qu'un abcès caséeux au point d'inoculation; mais le pus de cet abcès inoculé au cobaye a déterminé chez cet animal les effets typiques de l'inoculation du bacille humain.

VII. — Le 26 mai, on inocule dans les veines de l'oreille d'un lapin un peu d'émulsion du poumon d'un chien mort de tuberculose *spontanée*. Le 1er septembre ce lapin est mourant; on le sacrifie. Le poumon est rempli de foyers caséeux, riches en bacilles. Rate un peu volumineuse. Pas de tubercules dans les autres organes.

VIII. — On injecte dans la veine de l'oreille d'un lapin, le 3 août 1892, une demi-seringue d'une fine émulsion de culture humaine sur bouillon glycériné. Mort le 13 août. Les poumons sont très volumineux, ne s'affaissant pas, remplis de granulations grises extrêmement fines. Granulations moins nombreuses sur le foie; rate modérément tuméfiée; pas de lésions des autres organes.

IX. — Le 10 septembre on inocule dans la veine de l'oreille d'un lapin un peu d'une émulsion de tubercules du poumon d'une vache atteinte de pommelière. Le lapin meurt le 14 octobre, paraplégique depuis trois jours. Les poumons, la rate et le foie sont parsemés de tubercules; le frottis de tous ces organes est riche en bacilles. La vessie est distendue par de l'urine sanglante.

EXPÉRIENCES SUR LES CHIENS

I. — On inocule dans la veine saphène d'un chien adulte, noir, griffon, un quart de cc. d'une émulsion de culture humaine sur gélose glycérinée. Il meurt cinquante-trois jours après. Ascite très considérable. Le foie est criblé de granulations tuberculeuses. Rate hypertrophiée, sans tubercules; tuberculose miliaire des poumons.

II. — On inocule dans la veine saphène d'un chien adulte, noir, 1 cc. d'une forte émulsion de culture humaine sur gélose glycérinée. Il meurt vingt-six jours après. Le poumon est rempli de tubercules gris, avec foyers d'hépatisation grisâtre. Les autres viscères ne présentent pas de lésions macroscopiques.

III. — Un jeune chien brun et un gros chien adulte sont inoculés dans le péritoine avec 1 cc. d'une émulsion de culture humaine sur gélose glycérinée. Le premier succombe au bout de dix-neuf jours. Pus caséeux dans le péritoine; inflammation caséeuse de l'épiploon. Rate hyperémiée, ainsi que les poumons, mais sans tubercules apparents. Tous les organes renferment des bacilles en nombre extraordinaire.

Le deuxième chien succombe au bout de vingt-huit jours. Liquide ascitique très abondant dans le péritoine (5 litres environ). Tout le péritoine viscéral est recouvert de fausses membranes. Rate volumineuse; foie hypertrophié et jaunâtre. Poumons criblés de tubercules miliaires.

IV. — Le 24 avril 1893 on injecte à un gros chien terrier de 29 kilogr., dans la veine saphène, un cc. d'une émulsion fine de culture de tuberculose humaine sur bouillon glycériné. Il meurt le 24 mai, encore en assez bon état de graisse. Les poumons sont parsemés de tubercules riches en bacilles. Rate énorme, avec quelques abcès diffluents dont le pus renferme des bacilles. Quelques tubercules dans les reins.

V. — Le 7 septembre 1893, une chienne noire pesant 9060 grammes reçoit dans la veine saphène un quart de cc., d'émulsion de culture humaine. On lui injecte aussi un peu de cette culture sous la peau du ventre. Il se forma à cet endroit un abcès qui se vida et laissa subsister un ulcère sans aspect tuberculeux, mais qui ne se ferma pas. La chienne fut trouvée morte le 17 octobre. Poids, 7350 grammes. Les poumons contenaient sous la plèvre et dans leur intérieur des tubercules grisâtres irrégulièrement arrondis, isolés ou réunis en grappes, riches en bacilles. Rate volumineuse, sans tubercules apparents. Foie jaune, sans tubercules. Les reins présentaient quelques tubercules assez volumineux à l'union de la substance corticale et de la substance médullaire.

VI. — Le 19 octobre on injecte dans la veine saphène d'une chienne gris renard, pesant 5100 grammes, un cc. d'émulsion de culture de tuberculose humaine. Elle meurt le 20 novembre, très amaigrie (poids, 3350 gr.). Épanchement séreux assez abondant dans les plèvres. Poumons parsemés de fines granulations grises. Foie gras, parsemé de tubercules. Rate très volumineuse, semée de tubercules. Le frottis de ces organes renferme de nombreux bacilles.

VII. — Un chien pesant 7^{kil},200 reçoit dans le péritoine, le 3 janvier 1894, un demi-cc. d'une émulsion fine de culture de tuberculose humaine. Il meurt le 1er février 1894. A l'autopsie, ascite considérable (plusieurs litres de sérosité claire); le péritoine est criblé, sur le feuillet viscéral et pariétal, de granulations tuberculeuses; épiploon épaissi, rétracté et caséeux. Quelques tubercules à la surface du foie. La rate paraît saine, mais elle donne un frottis extrêmement riche en bacilles; quelques tubercules dans les reins. Les poumons sont criblés de granulations; épanchement séreux dans les deux plèvres.

VIII. — Un chien de 6^{kil},950 reçoit dans le péritoine, le 3 janvier 1894, un demi-cc. d'une fine émulsion de culture humaine; il meurt le 4 février, ne pesant plus que 4^{kil},300. A l'autopsie, ascite assez notable; épiploon rétracté, épaissi et caséeux; le péritoine est semé de granulations tuberculeuses; ganglions mésentériques caséeux. Le foie et la rate paraissent sains. Les poumons sont parsemés de tubercules; les ganglions bronchiques sont tuméfiés et caséeux.

IX. — Un chien pesant 7^{kil},900 est inoculé dans le péritoine, le 16 décembre 1893, avec 2 cc. d'émulsion fine de culture humaine; il meurt le 17 janvier 1894. A l'autopsie, épanchement ascitique énorme; le péritoine est couvert de granulations tuberculeuses; épiploon épaissi et caséeux; les ganglions mésentériques sont caséeux. Pas de tubercules dans la rate, le foie, ni dans les reins; quelques rares tubercules dans les poumons.

X. — On inocule le 18 janvier 1894 à un chien pesant 10 kilogrammes, dans le péritoine, 1 cc. et demi d'émulsion de culture humaine; il meurt le 15 février. Épanchement ascitique verdâtre, abondant; épiploon rétracté, épaissi, caséeux; le péritoine pariétal et viscéral est recouvert de fines granulations tuberculeuses; la rate est parsemée de tubercules à la surface; pas de tubercules apparents sur le foie, non plus que dans les poumons. Deux énormes ganglions caséeux dans le médiastin antérieur; pas de tubercules dans les reins; ganglions mésentériques caséeux.

XI. — Le 15 janvier 1894, un griffon noir pesant 9^{kil},260 est inoculé dans le péritoine avec 1 cc. d'une émulsion fine de culture humaine. Mort le 29 janvier. Épanchement ascitique abondant: tubercules miliaires très abondants sur les deux feuillets du péritoine; le foie à sa surface et dans son intérieur est parsemé de tubercules. La rate n'en présente pas à l'œil nu, mais le frottis est très riche en bacilles; pleurésie tuberculo-caséeuse; nombreux tubercules dans les poumons. L'épicarde est semé de tubercules caséeux et il en existe quelques-uns dans l'épaisseur du myocarde; le péricarde contient un peu de liquide citrin; ganglions bronchiques caséeux.

XII. — Le 24 avril 1893 on injecte à un gros chien pesant 29 kilogrammes 1 cc. de culture humaine, en émulsion fine, dans la veine saphène. Il meurt le 24 mai, encore assez gras. Le poumon est parsemé de granulations tuberculeuses. Rate énorme, avec un abcès diffluent contenant peu de bacilles; quelques granulations tuberculeuses dans les reins.

XIII. — Le 19 octobre 1893 on inocule à une chienne pesant 5^{kil},100, dans la veine saphène, 1 cc. d'une émulsion claire de culture humaine. La chienne meurt le 20 novembre, ne pesant plus que 3^{kil},550. Épanchement pleural séreux abondant; poumons criblés de tubercules gris; foie gras rempli de tubercules; rate volumineuse, parsemée de granulations. Nombreux bacilles dans le frottis des organes.

EXPÉRIENCES SUR LES OISEAUX

I. — On inocule à un coq blanc, adulte, dans la veine axillaire, 1 cc. d'émulsion très dense de culture humaine sur gélose glycérinée. En outre, on lui injecte 3 cc. dans les muscles de la cuisse. Il continue à se bien porter. On le réinocule, deux mois après, dans les muscles de la poitrine et dans la crête, avec 2 cc. d'une émulsion très dense de culture. Deux semaines après, nouvelle injection de 3 cc. sous la peau de la poitrine. Une semaine plus tard, 3 cc. d'une émulsion très dense sont introduits, à l'aide d'un petit trocart, dans le péritoine. L'animal, toujours bien portant, est sacrifié trois semaines après cette dernière inoculation. A l'autopsie, on trouve à l'endroit de l'injection, dans la crête, sous la peau de la poitrine et dans le péritoine de petites masses d'apparence graisseuse contenant un très petit nombre de bacilles se colorant mal et dégénérés. Tous les organes étaient en parfait état.

II. — On inocule à une poule, dans la veine axillaire, 2 cc. de culture humaine sur gélose glycérinée, finement émulsionnée dans du bouillon. Trois semaines après, nouvelle inoculation intra-veineuse de 1 cc. de culture. La poule ne présente aucune modification dans son état, pendant plus de sept mois; on la sacrifie alors et on ne constate aucune lésion tuberculeuse. Le frottis des divers organes ne renferme pas de bacilles.

III. — Le 28 janvier 1893, on injecte dans le péritoine d'une poule une seringue de Pravaz de culture humaine sur bouillon glycériné finement émulsionnée. Au bout de quelques mois, la poule maigrit beaucoup, la crête devient pâle et affaissée. Le 13 septembre on sacrifie l'animal. Le péritoine, où avait eu lieu l'injection, est absolument sain, le mésentère transparent, sans trace de tubercules. La rate, l'intestin, les poumons, les reins sont également indemnes. Mais en sectionnant le foie on trouve dans son intérieur plusieurs nodules caséeux, calcifiés au centre, contenant des bacilles.

L'inoculation intra-péritonéale de culture humaine aurait-elle provoqué chez cette poule, en l'absence de toute autre lésion tuberculeuse, la formation de ces foyers caséo-calcaires dans le foie? La chose est possible, mais il faut se demander si ces foyers ne sont pas indépendants de l'inoculation et si l'on n'avait pas affaire à une poule atteinte déjà de tuberculose spontanée qui a évolué du mois de janvier au mois de septembre. Il est difficile d'admettre que l'injection intra-péritonéale n'ait déterminé aucune localisation sur le péritoine et ait exclusivement entraîné des lésions aussi exactement limitées à l'intérieur du foie et aussi avancées.

Le 13 septembre, on inocule un peu du produit caséeux du foie de cette poule, finement broyé dans du bouillon, sous la peau de la cuisse de deux cobayes. L'un de ces cobayes meurt très amaigri le 21 décembre. Abcès caséeux au point d'inoculation; rate, foie, poumons sans aucun tubercule. On cherche vainement la présence de bacilles dans le pus de l'abcès ainsi que dans le frottis des organes.

Le deuxième cobaye, à ce moment (21 décembre) paraît bien portant; on le sacrifie. Abcès caséeux volumineux sous la peau de la cuisse. Rate rouge, volumineuse; pas de tubercules dans aucun organe. Pas de bacilles dans le frottis de ces organes, ni dans le pus de l'abcès.

On voit donc que les effets de l'inoculation au cobaye des produits tuberculeux de la poule sont tout à fait ceux que détermine le bacille aviaire. Il faudrait donc admettre que, dès le premier passage à la poule, le bacille humain se serait transformé en un bacille ayant les particularités principales du bacille aviaire; nouvel argument en faveur de l'hypothèse qu'il s'agissait d'une poule atteinte de tuberculose spontanée.

IV. — Une poule achetée le jour même chez le fruitier reçoit dans la veine axillaire 1 cc. d'une émulsion fine de culture humaine. Cette poule meurt trois jours après. On trouve le péritoine, la face externe des intestins, le foie, la rate remplis de tubercules, dont plusieurs de la grosseur d'une noisette, jaunes, caséo-calcaires. On était tombé sur une poule déjà profondément tuberculeuse. Si elle avait vécu plus longtemps, on aurait été conduit à attribuer les lésions à l'inoculation de la culture humaine.

V. — Une jeune poule noire reçoit le 26 octobre 1893 dans le péritoine une seringue de Pravaz d'une émulsion de tubercules du poumon d'un bœuf atteint de pommelière. Cette poule demeura parfaitement bien portante pendant cinq mois; elle engraissa et gagna en poids 360 gr. Elle fut tuée le 22 mars 1894. A l'autopsie, on trouve le péritoine parsemé de nodules jaunâtres, assez abondants, de la grosseur d'une tête d'épingle; la surface du foie et de la rate en est également parsemée. Le frottis fait avec ces granulations ne renferme que de rares bacilles, granuleux. On pouvait penser, au premier abord, que la pommelière avait été, dans ce cas, inoculé avec succès à la poule. Cependant, les lésions nodulaires du péritoine étaient discrètes et peu étendues; elles renfermaient peu de bacilles; l'état général de l'animal était parfait. S'agissait-il cependant d'une première étape de la transformation du bacille des mammifères en bacille aviaire?

Pour m'en assurer, je fis une émulsion très fine de fragments du foie et de la rate de cette poule renfermant des nodules, et je l'inoculai à dose considérable dans le péritoine d'une poule; cette poule maigrit notablement au bout de deux mois; le 16 mai, on la sacrifia; on trouva dans le péritoine quelques nodules jaunes, dans le frottis desquels on décela des bacilles tuberculeux longs, granuleux. Le foie, la rate, les ganglions mésentériques étaient parfaitement sains. En dehors des nodules jaunes qui sont manifestement les reliquats des produits injectés, il n'existait pas un seul tucule apparent. Le frottis de la rate, du foie, du poumon ne révélait la présence d'aucun bacille. Il n'y avait donc eu aucune généralisation tuberculeuse, comme on l'aurait observée si le bacille de la pommelière s'était transformé en bacille aviaire par son passage par la première poule.

VI. — Le 24 mars 1894, on injecte à une poule pesant 1 kilogramme dans le péritoine 1 cc. d'émulsion de culture humaine; on injecte de la même culture dans la crête. Le 8 août, la poule est très amaigrie; elle ne pèse plus que 650 grammes, on la sacrifie. A l'autopsie, le péritoine, le foie, la rate et tous les organes abdominaux sont parfaitement sains, et les frottis faits avec ces organes ne révèlent la présence d'aucun bacille. Dans la crête existe une tuméfaction dure, semi-fluctuante, qui, incisée, donne issue à un peu de pus séreux et à une masse jaunâtre, caséo-calcaire, qui, examinée au microscope, contenait d'assez nombreux bacilles.

Une autre poule pesant 1^kil^,100 avait été inoculée le même jour (24 mars) avec la même dose de la même culture dans le péritoine et dans la crête. Le 8 août elle paraît très bien portante et pèse 1^kil^,150. Le 3 octobre, cette poule est maigre, elle pèse 820 grammes, la crête est pâle; on la sacrifie. A l'autopsie, le péritoine et tous les viscères sont absolument normaux et ne présentent aucune trace de tubercules. Les frottis faits avec la rate, le foie et les poumons ne révèlent la présence d'aucun bacille.

Dans la crête existent des noyaux indurés, au centre desquels on trouve une masse jaunâtre contenant des bacilles.

VII. Le 12 mai 1894, on injecte dans le muscle pectoral d'une petite perruche verte 1 cc. d'une émulsion de culture humaine. L'oiseau est trouvé mort le 30 mai. A l'autopsie, on ne constate aucune lésion appréciable dans les divers organes; on ne retrouve même pas l'endroit de l'inoculation; le frottis de la rate et du foie ne révèle la présence d'aucun bacille.

TUBERCULOSE AVIAIRE

EXPÉRIENCES SUR LES COBAYES

I. — Deux cobayes reçoivent l'un sous la peau, l'autre dans les muscles de la cuisse 1 cc. d'une émulsion de culture aviaire sur gélose glycérinée. Le premier meurt au bout de trente-deux jours. Abcès caséeux au point d'inoculation; les ganglions inguinaux avoisinant sont un peu augmentés de volume et rougeâtres. Pas d'autres lésions appréciables; nulle part de tubercules; pas de bacilles dans les frottis des organes.

Le deuxième cobaye est mort au bout de vingt et un jours. Abcès caséeux dans l'épaisseur des muscles de la cuisse; ganglions inguinaux correspondants peu tuméfiés. Rate volumineuse; quelques bacilles dans le frottis de la rate, des reins et des parois intestinales.

II. — On inocule un cobaye sous la peau de la cuisse avec 1 cc. d'émulsion de culture de tuberculose aviaire sur gélose glycérinée. Il meurt vingt-huit jours après. Énorme abcès caséeux de la cuisse; ganglions de l'aine légèrement tuméfiés, non caséeux. La rate est hyperémiée et contient des bacilles ainsi que le poumon. Nulle part de tubercules.

III. — On inocule dans le péritoine d'un cobaye un demi-cc. d'une émulsion de culture aviaire. Mort vingt-sept jours après. Les ganglions des aines et les ganglions rétro-péritonéaux sont rouges, modérément tuméfiés. Aucune autre lésion. Pas de bacilles dans la rate.

IV. — On injecte 1 cc. d'une émulsion de culture aviaire sur gélose glycérinée dans le péritoine d'un cobaye. Mort au bout de treize jours. Dans le péritoine quelques petits grumeaux jaunâtres, pleins de bacilles. Rate énorme, rouge, avec beaucoup de bacilles. Nulle part de tubercules.

V. — On inocule par piqûre à travers la paroi thoracique dans le poumon d'un cobaye 1 cc. d'émulsion d'une culture aviaire sur gélose glycérinée. Il meurt en quatorze jours. Congestion accusée des deux poumons, sans foyers caséeux ni tubercules. Quelques flocons jaunâtres, fibrinopurulents sur la plèvre pulmonaire et diaphragmatique. Rate rouge, très volumineuse. Pas de tubercules dans aucun organe. Bacilles dans la rate, le foie et les poumons.

VI. — 1 cc. d'émulsion d'une culture aviaire sur gélose glycérinée est injecté dans la veine jugulaire externe d'un cobaye. Il meurt huit jours après. La rate est énorme (4 centim. de long), rouge. Pas de tubercules apparents dans les organes; les frottis de ces organes renferment une grande quantité de bacilles.

EXPÉRIENCES SUR LES LAPINS

I. — On injecte la dose excessive de 10 cc. d'émulsion de culture aviaire dans la veine auriculaire d'un lapin. Il meurt au bout de neuf jours. Aucun tubercule dans les organes. Rate volumineuse avec de nombreux bacilles.

II. — On inocule 1 cc. d'une émulsion de culture aviaire sur gélose glycérinée dans la veine auriculaire de deux lapins. Le premier meurt au bout de treize jours et l'autre au bout de quatorze jours. Tous deux présentent des lésions identiques à celles du lapin précédent.

III. — On injecte un dixième de cc. d'une émulsion de culture aviaire dans la veine de l'oreille d'un lapin. Mort au bout de quatorze jours. Rate grande, foncée, avec de nombreux bacilles.

IV. — 10 cc. d'une émulsion de culture aviaire sont injectés dans le péritoine d'un lapin. Mort en sept jours. Quelques grumeaux jaunâtres, chargés de bacilles, à la surface du péritoine. Rate légèrement hyperémiée, avec de nombreux bacilles. Nulle part de tubercules.

V. — On injecte dans le péritoine d'un lapin 2 cc. d'une émulsion de culture aviaire sur gélose glycérinée. Mort après dix jours. Petites masses blanchâtres déposées à la surface du péritoine. Rate volumineuse, rouge. Pas de tubercules dans les organes.

VI. — On inocule sous la peau de la cuisse d'un lapin 3 cc. de l'émulsion d'une culture de bacille aviaire sur gélose glycérinée. Il meurt douze jours après. Abcès caséeux au point d'inoculation. Les ganglions de l'aine sont un peu tuméfiés et rougeâtres. Rate petite, intestins hyperémiés. Pas de tubercules dans les organes. Rares bacilles dans la rate.

VII. — On injecte par piqûre à travers la paroi thoracique 1 cc. d'émulsion de culture aviaire dans le poumon d'un lapin. Il meurt au bout de deux semaines. Congestion du poumon autour du point piqué, sans foyer tuberculeux ni caséeux. Tubercules nulle part. Rate un peu congestionnée. Bacilles dans la rate, le foie et le poumon.

VIII. — On injecte quelques gouttes d'une émulsion très dense de culture aviaire dans la chambre antérieure de l'œil de deux lapins. Le premier meurt vingt-deux jours après. Infiltration caséeuse du globe de l'œil, avec de nombreux bacilles. Rate hyperémiée, contenant des bacilles, ainsi que le foie. Nulle part de tubercules.

Le deuxième lapin qui, au moment de l'inoculation, pesait 1970 gr., pesait cent cinquante jours plus tard 2050 gr. On le sacrifie. Phtisie totale de l'œil inoculé. Deux petits ganglions, non caséeux, dans la région cervicale. Quelques tubercules fibreux dans le poumon droit, avec de rares bacilles; pas d'autres lésions; quelques rares bacilles en pratiquant plusieurs frottis de la rate.

IX. — Le 2 avril 1892 on inocule dans la veine auriculaire d'un lapin 1 cc. d'une fine émulsion de culture aviaire sur gélose glycérinée. Il meurt le 6 avril. *Les poumons sont remplis de fines granulations tuberculeuses;* quelques tubercules sur le foie; rate volumineuse, rouge, sans tubercules visibles à l'œil nu, mais renfermant de nombreux bacilles.

X. — Le 3 août 1892, un lapin reçoit dans la veine auriculaire 1 cc. d'une culture aviaire sur bouillon glycériné. Mort le 20 août. *Innombrables granulations tuberculeuses extrêmement fines dans les poumons.* Rate volumineuse, sans tubercules apparents, mais donnant un frottis riche en bacilles.

XI. — Le 13 juillet 1892, on inocule dans la veine auriculaire d'un lapin un peu du pus caséeux contenant des bacilles développés sous la peau de la cuisse d'un cobaye inoculé avec une culture de bacille aviaire. Le lapin meurt le 5 août. Rate rouge, énorme, mais sans tubercules apparents; il en est de même du poumon.

On inocule un peu de l'émulsion de la rate finement broyée de ce lapin à un cobaye, sous la peau de la cuisse, le 5 août. Il meurt le 3 septembre. Abcès caséeux au point d'inoculation; rate un peu grosse, rouge, sans tubercules; pas de tubercules dans le foie ni dans les poumons. Ainsi trois passages successifs du bacille aviaire chez le cobaye et le lapin n'ont pas modifié sensiblement les propriétés pathogènes de ce bacille.

XII. — Le 3 août 1892, on inocule sous la peau de la cuisse droite d'un lapin 1 cc. d'une émulsion de culture aviaire. Mort le 29 septembre. Petit abcès caséeux sous la peau de la cuisse; ganglions correspondants volumineux, non caséeux; aucune autre lésion ailleurs. Rate rouge, petite, contenant peu de bacilles.

XIII. — Le 4 août 1892, on injecte dans la veine auriculaire d'un lapin 1 cc. d'une émulsion fine faite avec des tubercules du foie d'un faisan, mort de tuberculose spontanée. Le 10 septembre, le lapin meurt très amaigri et ayant présenté une dyspnée considérable. Les poumons sont sains. La rate est très grande, mesurant 6 centimètres de long, rouge et *parsemée d'un semis de tubercules typiques.* Cette rate est représentée, en grandeur naturelle, par la figure 62. *Le foie est également rempli de tubercules.*

On avait en même temps inoculé un peu de cette émulsion sous la peau de la cuisse d'un cobaye qui mourut le 5 septembre. Abcès caséeux au point d'inoculation; ganglions correspondants, volumineux et caséeux. Foie, poumons normaux; rate grande, rouge, mais sans tubercules apparents.

Le 10 septembre on inocule un peu de l'émulsion de la rate finement broyée du lapin précédent dans la veine auriculaire d'un autre lapin (2e passage). Celui-ci meurt le 30 septembre. Rate énorme, rouge, sans tubercule apparent; poumons parfaitement sains, sans tubercules, non plus que dans les autres organes. Tous les organes contiennent une grande quantité de bacilles.

Le 30 septembre on inocule dans la veine d'un lapin (3e passage) un peu de l'émulsion de la rate finement broyée du précédent lapin. La mort a lieu le 15 octobre. Poumons sains; rate un peu volumineuse, remplie de bacilles ainsi que le foie.

Le 15 septembre on inocule à un nouveau lapin (4e passage) un peu de l'émulsion de la rate du lapin précédent. Mort le 25 octobre. Aucun tubercule dans aucun organe; rate un peu volumineuse; les frottis de la rate et du foie montrent quelques rares bacilles.

Le 25 octobre, on inocule dans la veine auriculaire d'un nouveau lapin (5e passage) un peu de l'émulsion de la rate du lapin précédent. Ce dernier lapin demeure bien portant pendant près d'un an. Sacrifié au bout de ce temps, il ne présente aucune lésion tuberculeuse.

Cette série d'inoculations est très instructive. Nous voyons d'abord l'inoculation intra-veineuse de produits tuberculeux aviaires déterminer, chez le premier lapin, une éruption de granulations tuberculeuses sur la rate et le foie, comme le ferait une inoculation de produits tuberculeux humains. Mais dans les passages successifs chez le lapin, cette particularité cessa de se manifester et les effets de l'inoculation furent de nouveau ceux que provoque ordinairement le bacille aviaire. Au 5e terme de la série, le bacille aviaire avait cessé de vivre. Il n'y a donc pas eu acclimatement de ce bacille dans l'économie du lapin, ni transformation durable de ses propriétés pathogènes en celles du bacille des mammifères.

XIV. — Le 21 février 1893, un lapin est inoculé dans la veine auriculaire avec 1 cc. de culture aviaire sur bouillon glycériné. Mort le 9 mars. Pas de tubercules dans les poumons. Rate énorme, mesurant 10 centimètres de long sur 3 de large, avec de gros foyers caséeux. Quelques tubercules de la dimension d'une tête d'épingle sur l'appendice iléo-cæcal. Nombreux tubercules sur la face séreuse de l'intestin grêle.

XV. — Le 12 février 1893, un lapin reçoit dans la veine de l'oreille 2 cc. d'une émulsion de culture aviaire. Mort le 7 mars. Les poumons présentent un piqueté hémorrhagique très fin, sans tubercules. Rate énorme, riche en bacilles à la coupe ; elle contient quelques tubercules. Pas de tubercules sur le foie. Dans le bassinet du rein gauche on trouve une granulation tuberculeuse, contenant des bacilles ; le frottis du mucus du bassinet renferme des bacilles en abondance.

EXPÉRIENCES SUR LES CHIENS

I. — On inocule 2 cc. d'une émulsion dense de culture aviaire dans la veine saphène d'un chien noir. Il ne présenta aucun symptôme morbide et aucune perte de poids pendant plus de quatre mois. Sacrifié au bout de ce temps il ne portait aucune lésion tuberculeuse.

II. — On inocule la dose énorme de 30 cc. d'une émulsion dense de culture aviaire dans la veine saphène d'un chien griffon pesant 10 kilogrammes. Il maigrit progressivement et mourut au bout de soixante-six jours pesant 5 kilogrammes. A l'autopsie, pas de tubercules dans aucun organe, ni de bacilles tuberculeux. Le foie est petit et scléreux.

III. — Le 26 avril 1893, on inocule dans la veine saphène d'un petit terrier blanc (poids 10 800 gr.) 1 cc. de l'émulsion d'une culture aviaire sur bouillon glycériné. Le 5 mai, on lui injecte à nouveau 2 cc. d'une émulsion dense de produit tuberculeux aviaire (rate broyée de lapin, riche en bacilles). L'animal continue à se bien porter et ne maigrit pas, pendant quatre mois.

Le 6 septembre, on lui injecte dans la saphène la dose formidable de 20 cc. d'une émulsion de culture aviaire et en outre 3 cc. dans le péritoine.

4 octobre. L'animal est très malade. Amaigrissement considérable ;

ventre ballonné; paralysie du train postérieur depuis quelques jours. Poids 6500 gr. Il meurt le 9 octobre. Épanchement séreux dans le péritoine; pas de tubercules sur la séreuse. Rate dure, avec quelques noyaux d'infarctus. Poumons normaux, sans tubercules; pas de tubercules sur le foie, ni nulle part. Quelques très rares bacilles dans le frottis des organes. Reins jaunes. Sa mort a eu lieu sans doute par l'action des toxines, mais non à la suite d'une éruption de tubercules.

IV. — Le 19 mars 1894, on injecte à un chien marron pesant 14 kil., très vigoureux, 10 cc. d'une émulsion assez dense de culture aviaire dans la veine saphène. Ce chien supporte très bien cette inoculation. Le 27 mai on lui injecte à nouveau dans la veine 10 cc. de culture aviaire. L'état général demeure excellent; le 6 août, il pèse 15k,500 et est d'une vigueur extrême. Le même jour, on lui injecte dans la veine saphène un demi-centimètre cube d'une émulsion très diluée de culture de tuberculose *humaine*, dans le but de vérifier si les inoculations antérieures de bacilles aviaires lui auraient conféré une certaine immunité contre le bacille humain. Le chien, à partir de ce moment, maigrit notablement; le 3 octobre 1894, il ne pèse plus que 10kil,500; on le sacrifie. A l'autopsie, on constate un semis de nombreux tubercules gris dans les poumons; la rate est d'apparence normale; sur les reins, plusieurs tubercules de la grosseur d'une lentille à l'union de la substance corticale et des pyramides. L'inoculation antérieure, deux fois répétée et bien supportée, de doses considérables de bacilles aviaires n'avait donc pas prémuni ce chien contre les effets de l'inoculation d'une petite dose de culture de tuberculose humaine.

V. — Le 19 mars 1894, on injecte à un chien poil ras, pesant 14kil,300, très fort, 10 cc. d'une émulsion de culture aviaire; il continue à se bien porter. Le 27 mai on lui injecte encore 10 cc. de culture aviaire dans la veine. Il supporte cette nouvelle inoculation parfaitement bien; le 6 août, il pèse 15kil,500. Ce même jour, on lui injecte dans le péritoine un demi-cc. d'une émulsion très fine de culture *humaine*. Ce chien maigrit beaucoup et perdit l'appétit. Le 3 octobre, il pèse 9kil,500; on le sacrifie. A l'autopsie le péritoine et les viscères abdominaux ne présentent aucun tubercule, mais les poumons en contiennent en nombre considérable, et par places même on trouve de petites cavernes; le frottis du contenu de ces cavernes est riche en bacilles. Ici encore, l'inoculation antérieure, bien supportée, de fortes doses de bacilles aviaires n'a pas rendu le chien réfractraire au bacille humain.

EXPÉRIENCES SUR LES POULES ET LES PIGEONS

I. — On injecte dans la veine axillaire de deux pigeons 1 cc. d'émulsion de culture aviaire sur gélose glycérinée. Le premier succombe au bout de 8 jours avec de la diarrhée. Quantité énorme de bacilles dans les organes, surtout dans la rate et le foie. Le deuxième pigeon succombe au bout de vingt-cinq jours. Il est très amaigri. Pas de tubercules dans les organes; beaucoup de bacilles dans la rate.

II. — On injecte 4 cc. d'une émulsion de culture aviaire dans la veine axillaire d'une poule adulte. Elle meurt au bout de dix jours. Pas de tubercules apparents, beaucoup de bacilles dans le foie, la rate, très peu dans les poumons.

III. — On injecte dans la veine axillaire d'une poule 2 cc. d'une émulsion fine de culture aviaire sur gélose glycérinée. La poule maigrit énormément et est tuée au bout de cinquante-sept jours, ayant perdu environ a moitié de son poids. Le foie, la rate, le péritoine sont semés d'une quantité innombrable de très fines granulations tuberculeuses, riches en bacilles.

IV. — Le 2 février 1892, une poule pesant 2 500 gr. reçoit dans le péritoine un peu d'émulsion de culture aviaire. Le 24 mai, elle ne pèse plus que 1 250 gr. On la sacrifie. Gros noyaux tuberculeux dans le péritoine, dont les feuillets sont accolés; foie, rate, poumons criblés de tubercules, ainsi que la face externe des intestins; les reins ne paraissent pas contenir de tubercules.

V. — Le 18 décembre 1892, on injecte dans le péritoine d'une poule un demi cc. d'une culture récente de bacille aviaire à la surface de bouillon glycériné. Elle meurt le 26 janvier 1893, dans un état de maigreur extrême; les muscles pectoraux avaient presque totalement disparu. Énorme masse tuberculo-caséeuse dans la cavité abdominale, qu'elle remplit presque entièrement; rate, foie criblés de tubercules. Poumons sains.

VI. — Le 28 janvier 1893, une poule reçoit dans le péritoine un quart de seringue de Pravaz d'une fine émulsion de culture aviaire. Elle devient d'une maigreur extrême et on la sacrifie le 24 mai. Gros noyaux caséo-tuberculeux dans le péritoine; le foie, la rate, les poumons sont criblés de tubercules.

VII. — Le 28 janvier 1893, on injecte dans la veine axillaire d'une poule 1 cc. d'une émulsion fine de culture de tuberculose aviaire. La poule maigrit considérablement; elle meurt le 19 juin. Le foie, la rate, le péritoine, la surface séreuse des intestins sont parsemés d'innombrables granulations tuberculeuses. Le foie présente en outre un degré très prononcé de stéatose.

VIII. — Une poule noire reçoit dans la veine axillaire, le 2 janvier 1894, une émulsion fine de culture aviaire, à la dose de 1 cc. Elle meurt le 24 janvier. Quelques rares tubercules disséminés sur le feuillet viscéral du péritoine, riches en bacilles. Le foie et la rate paraissent sains, mais le frottis de ces organes est extrêmement riche en bacilles.

Un fragment du foie de cette poule est broyé et finement émulsionné dans du bouillon dont 2 cc. sont injectés, le 24 janvier, dans le péritoine d'une poule. Celle-ci maigrit considérablement; elle est soumise, le 22 mars, à une injection intra-péritonéale de 5 cc. de tuberculine, qui la tue au bout de trois heures. A l'autopsie, épanchement ascitique très abondant, louche. Intestins agglutinés, mésentère épaissi et recouvert de granulations tuberculeuses. Foie farci de très fines granulations tuberculeuses à sa surface et dans son épaisseur. Les poumons, la rate, les reins sont aussi semés de tubercules. L'injection de tuberculine n'avait pas provoqué de rougeur hyperémique appréciable autour des tubercules.

IX. — Un coq reçoit le 24 mars 1894 dans le péritoine 1 cc. d'une fine émulsion de culture aviaire; on en injecte également dans la crête. Le 7 mai, ce coq, très amaigri, est trouvé mort. Le péritoine est parsemé de granulations tuberculeuses, extrêmement fines, grises, transparentes; le foie est criblé de tubercules d'une petitesse extrême, à peine visibles. La surface de la rate et de l'intestin est recouverte de granulations tuberculeuses. Très nombreux bacilles dans le frottis de la rate. La crête contient une masse jaunâtre, caséeuse.

X. — Le 24 mars, on inocule de la même façon que dans l'expérience précédente, un autre jeune coq. Il meurt le 28 mai. Le péritoine, très épaissi, est semé de tubercules jaunes et contient un liquide ascitique, louche, abondant. Le foie est criblé d'une multitude de fines granulations grises. Les intestins ne forment qu'une seule masse agglutinée par des fausses membranes tuberculeuses. La rate est engainée dans une coque épaisse de périsplénite; à la coupe, elle est semée de fines granulations tuberculeuses. Les reins contiennent également des tubercules; les poumons paraissent sains.

XI. — Le 28 mars, on inocule dans le péritoine d'un pigeon 1 cc. d'une émulsion de culture de tuberculose aviaire. Le pigeon est trouvé mort, le 18 mai, très amaigri. A l'autopsie, les deux feuillets du péritoine sont agglutinés et parsemés de fines granulations tuberculeuses qui remplissent également le foie, la rate et les reins; les poumons sont sains. Les frottis des organes sont riches en bacilles.

XII. — Le 16 mai 1894, on injecte à une petite perruche à tête grise, dans le muscle pectoral, 3/4 de cc. d'une émulsion de culture aviaire. Elle meurt le 3 octobre. A l'autopsie, on trouve sous la peau du bréchet du côté droit (où avait eu lieu l'inoculation) et dans l'épaisseur du muscle pectoral du même côté de nombreux nodules jaunâtres, mous, de la dimension d'une tête d'épingle; le côté opposé n'en présentait pas, mais on trouva un certain nombre de ces nodules à la surface des sacs aériens et sur les parois intérieures du thorax. Ces nodules étaient extrêmement riches en bacilles. La rate, normale d'apparence, contenait aussi des bacilles; le frottis du foie n'en renfermait pas.

CHAPITRE XIV

CONTAGION DE LA TUBERCULOSE — GÉOGRAPHIE ET STATISTIQUE DE LA TUBERCULOSE

Sommaire. — Les anciens croyaient à la contagiosité de la tuberculose. — L'école anatomique fut en général peu favorable à cette croyance. — Réserves de Laënnec, d'Andral. — La découverte de Villemin met la question à l'ordre du jour. — Documents cliniques à l'appui de la contagion. — Opinions des anticontagionnistes. — Enquêtes statistiques sur la contagiosité de la tuberculose. — Contagion maritale. — Grande mortalité tuberculeuse des infirmiers, des sœurs de charité. — Tuberculose dans les couvents, dans les prisons, dans l'armée. — Quelle part il convient de faire à la contagion pour expliquer la fréquence de la tuberculose dans les prisons et dans l'armée.

Distribution géographique de la tuberculose. — Sa fréquence est indépendante des climats. — Elle augmente avec l'agglomération de la population. — Influence de l'altitude. — L'immunité créée par l'altitude est plus que discutable.

Statistiques de la mortalité annuelle par tuberculose dans différents pays et dans différentes localités. — Influence de l'âge, du sexe, des professions.

La croyance à la contagiosité de la phtisie remonte aux origines mêmes de la médecine. Galien signalait parmi les maladies qui peuvent se transmettre d'un sujet à un autre : la peste, la gale, l'ophtalmie et la *phtisie*. Morton, Valsalva, J. Frank, van Swieten croyaient à la contagion de la phtisie et évitaient les autopsies des phtisiques, comme dangereuses et pouvant transmettre la maladie; tout le monde connaît la terreur qu'inspiraient à Morgagni les corps des phtisiques, dont il s'est toujours refusé à faire l'autopsie. « Valsalva, dit-il, ayant connu dans sa jeunesse le danger de devenir phtisique, comme cela a été décrit dans sa vie, fit peu de recherches, à ce que je crois, sur les cadavres de ceux qui furent enlevés par des maladies de cette espèce. Quant à moi, afin de m'ouvrir à vous, j'ai évité ces sujets à dessein pendant que j'étais jeune, et je les évite encore dans ma vieillesse, alors pour veiller sur moi, aujourd'hui pour veiller sur la jeunesse studieuse qui m'entoure; précaution dont la nécessité est peut-être exagérée, mais qui, du moins, est plus sûre. Ainsi lui n'en a pas beaucoup disséqué, et moi j'en ai à peine disséqué un seul. »

Jeannet des Longrois, dans son *Traité de la pulmonie* (1781), relate que « en 1750, à Nancy, les magistrats firent brûler dans la grande place de cette ville le mobilier d'une femme pulmonique. Quoique bien constituée auparavant, cette femme avait été atteinte de la pulmonie, pour avoir couché souvent dans le même lit avec une femme poitrinaire. » On voit donc que la croyance en la contagion n'était pas uniquement limitée aux contrées méridionales de l'Europe. A Naples, un édit royal du 20 septembre 1782 prescrivait la séquestration des phtisiques, la désinfection des locaux, effets, meubles, livres, etc., avec du vinaigre, de l'eau-de-vie, du jus de citron, de l'eau de mer, des fumigations, etc., le tout sous peine de trois ans de galères pour les vilains, de trois ans de château-fort et de 300 ducats d'amende pour les nobles. Le médecin qui ne faisait pas connaître un malade phtisique s'exposait à une amende de 300 ducats pour la première fois et, pour la deuxième, à un bannissement de dix ans; celui qui facilitait l'évasion d'un phtisique était condamné à six mois de prison. Portal rapporte qu'en Espagne et en Portugal la loi forçait les parents d'un phtisique à en faire la déclaration lorsqu'il était arrivé à la dernière période, afin de procéder à l'enlèvement de ses hardes et les brûler; il en était de même dans le Languedoc.

Baumes (de Montpellier) pousse la conviction jusqu'à désigner la matière contagieuse qu'il pense être élaborée dans la phtisie par le nom de virus tabifique; les phtisies constitutionnelles seraient plus susceptibles de contagion que les phtisies accidentelles. En 1807, Vienholdt fit paraître un traité entier sur la contagion de la phtisie[1]. Hufeland, qui a rapporté des faits favorables à la contagion, accepte, dans sa *Médecine pratique*, l'existence d'un principe contagieux de la phtisie. « On ne niera pas, dit-il, que quand la phtisie ulcéreuse est parvenue à un haut degré, il peut s'échapper des poumons un principe

1. Vienholdt, *Abhandlung über die Ansteckung der Schwindsucht*, Brême 1807.

contagieux susceptible de transmettre la maladie, non pas à tous les individus indistinctement, mais à ceux qui y sont prédisposés. Ce principe est même susceptible d'adhérer aux objets qui ont servi longtemps à coucher ou vêtir les malades et avec lesquels il devient transportable, plus facilement néanmoins dans les pays méridionaux que dans les contrées septentrionales[1]. »

Cette tradition séculaire fut presque universellement abandonnée, surtout sous l'impulsion du courant anti-contagionniste créé par Broussais qui, à un moment donné, mettait même en doute la transmissibilité de la syphilis. Laënnec, quoique peu favorable à la contagion, se prononce cependant à cet égard avec sa prudence habituelle : « La phtisie tuberculeuse, dit-il, a longtemps passé pour être contagieuse, et elle passe encore pour telle aux yeux du peuple, des magistrats et de quelques médecins dans certains pays, et surtout dans les parties méridionales de l'Europe. En France, du moins, il ne paraît pas qu'elle le soit. On voit souvent, chez les personnes qui ont peu d'aisance, une famille nombreuse coucher dans la même chambre qu'un phtisique, un mari partager jusqu'au dernier moment le lit de sa femme phtisique, sans que la maladie se communique. Les vêtements de laine et les matelas des phtisiques, que l'on brûle dans certains pays, et que le plus souvent on ne lave même pas en France, ne m'ont jamais paru avoir communiqué la maladie à personne. Quoi qu'il en soit, la prudence et la propreté demanderaient à ce qu'on prît habituellement plus de précautions à cet égard. Beaucoup de faits, d'ailleurs, prouvent qu'une maladie qui n'est pas habituellement contagieuse peut le devenir dans certaines circonstances[2]. »

Andral, dans ses annotations au traité de Laënnec, s'exprime ainsi : « On a sans doute singulièrement exagéré la facilité de contagion de la phtisie pulmonaire. Cependant est-il sage de la nier absolument et dans tous les cas ? Qui pourrait affirmer, avec des preuves suffisantes à l'appui de son opinion, qu'une mala-

1. La plupart de ces citations sont empruntées à une bonne revue de E. Boisseau : Historique de la contagion de la phtisie pulmonaire (*Recueil de mém. de médecine militaire*, 1869, IIe série, t. 22, p. 353) ; on y trouvera l'indication d'autres documents anciens relatifs à la contagion de la phtisie.

2. Laennec, *Traité de l'auscultation médiate*, édit. de la faculté de méd. de Paris, 1879, p. 424.

die, qui ne saurait jamais être considérée comme purement locale, et qui, à mesure qu'elle avance, présente l'image d'une sorte d'infection de toute l'économie, n'est pas susceptible de se transmettre, dans les cas où des contacts très rapprochés et continuels (comme, par exemple, le coucher dans un même lit), exposent un individu sain à absorber les miasmes qui se dégagent de la muqueuse pulmonaire et de la peau des malades? Tout ce que je puis dire, sans prétendre décider en dernier ressort une aussi grave question, c'est que, dans le cours de ma pratique, j'ai été plusieurs fois frappé de voir des femmes commencer à présenter les premiers symptômes d'une phtisie pulmonaire peu de temps après que leur mari, dont elles avaient partagé la couche jusqu'au dernier moment, avait succombé à cette maladie. Une pareille question sera toujours scientifiquement très difficile à résoudre, en raison de la grande fréquence de la phtisie : l'on aura toujours à citer des faits contraires à ceux dont je viens de parler, et, pour ces derniers, on pourra facilement en diminuer la valeur, en disant que les personnes qui deviennent phtisiques avaient à le devenir. Mais, pratiquement, ces faits ont peut-être assez d'importance pour qu'ils engagent à faire prendre quelques précautions aux personnes qui ont des rapports journaliers avec les phtisiques, surtout dans les derniers temps de leur maladie[1]. »

En 1835, Chr. Staub, dans une thèse intéressante soutenue à Strasbourg, après avoir rappelé l'opinion d'un certain nombre de médecins sur la contagion de la phtisie, se déclare, pour son propre compte, persuadé de la réalité et de la fréquence assez grande de ce mode de transmission. « Plusieurs praticiens de Strasbourg, ajoute-t-il, n'oublieront jamais d'avoir été récemment témoins d'une double contagion, c'est-à-dire de la transmission de la phtisie de la femme au mari bien constitué, et de celui-ci à sa femme en secondes noces[2]. »

Trousseau, en 1845, analysant dans le *Journal de médecine* un travail de Bernardeau (qui était contagionniste), dit « qu'il faut savoir gré à l'auteur d'avoir rappelé une opinion peut-être lé-

1. ANDRAL, in *Traité de l'auscultation* de Laënnec, annoté par Andral, 4e édit., t. 2, p. 169.

2. STAUB (CHRÉTIEN), Essai sur l'étiologie des tubercules pulmonaires (*Thèse de Strasbourg*, 1835).

gèrement proscrite » et exprime le vœu que « la communicabilité de la phtisie pulmonaire puisse redevenir au moins une question ».

Tholozan, frappé, avant Villemin déjà, de la fréquence de la phtisie dans l'armée, en temps de paix, comparativement aux troupes en marche et en campagne, s'exprimait ainsi en 1859 : « L'augmentation considérable des décès qui pèse sur l'armée en temps de paix est surtout occasionnée par des lésions pulmonaires d'un caractère particulier. Ces lésions sont l'effet d'un vice spécial, d'une diathèse spécifique de l'économie, qui se développe dans des conditions d'encombrement, d'agglomération, de vie en commun particulière aux casernes. Jusqu'ici la science n'est pas arrivée à saisir les différences qui existent entre ces conditions et celles au milieu desquelles se développent les fièvres éruptives, variole, rougeole, scarlatine, la fièvre typhoïde, le typhus fever. Les moyens qui sont propres à diminuer ou à empêcher le développement de ces dernières maladies sont aussi merveilleusement appropriés à combattre la phtisie endémique de l'armée. Si l'opinion que j'énonce ici se confirme, il faudra à l'avenir considérer la phtisie des premiers plutôt comme une maladie spécifique, infectieuse, que comme une affection organique, diathésique, héréditaire. La pathologie éclairée par l'hygiène aurait ainsi à modifier une de ses croyances les plus absolues, et cette réforme seconderait à son tour et généraliserait un des progrès les plus importants de l'hygiène[1]. » N. Guéneau de Mussy, Michel Lévy, Gubler croyaient également à la contagion de la tuberculose, mais cette opinion n'était considérée que comme un ressouvenir de la vieille médecine et ne trouvait pas d'écho. La question de la contagiosité de la phtisie ne fut abordée sérieusement qu'à la suite de la découverte expérimentale de Villemin et depuis ce moment elle domine toute l'étude étiologique de la maladie.

Dans la discussion académique provoquée par la communication de Villemin, plusieurs voix s'unirent à la sienne pour admettre la contagiosité de la tuberculose. « Je sais, dit Hardy, que jusqu'à présent les faits confirmatifs de la possibilité de

1. Tholozan, De l'excès de mortalité dû à la profession militaire (*Gaz. méd. de Paris*, 1859, p. 411).

cette contagion ne sont pas nombreux, surtout ils n'ont pas été réunis. Chaque médecin en possède deux, trois, quatre, cinq dans sa mémoire; mais si l'on se donnait la peine de rassembler tous ces faits épars, on arriverait à un résultat d'une certaine valeur. » Hérard se prononce dans le même sens : « Depuis que mon attention a été appelée sur ce point important, dit-il, j'ai eu l'occasion de rencontrer des exemples qui m'ont fortement impressionné dans le sens des idées contagionnistes. »

Bientôt des observations se produisirent, isolées d'abord, puis groupées et de plus en plus démonstratives en faveur de la contagion. Guibout présenta à la Société médicale des hôpitaux quatre observations de maris phtisiques, dont les femmes, bien portantes auparavant et sans antécédents héréditaires, devinrent phtisiques à leur tour. Vialettes[1], Roustan signalèrent des faits où la transmission de la tuberculose par contagion familiale était presque évidente. Bergeret (d'Arbois), dans un mémoire qui frappa vivement l'attention, signala la fréquence de la phtisie dans les campagnes et dans les petites localités et publia 13 observations de transmission de la phtisie pulmonaire, les cas les plus nombreux se rapportant à la contagion d'un époux à l'autre. « Les médecins des grandes villes, dit Bergeret, ne sont pas dans une situation aussi favorable que ceux des petites localités pour suivre les maladies contagieuses pas à pas, d'un sujet à un autre, et étudier facilement les allures qu'elles prennent dans leur évolution. Il y a dans les grandes villes un mouvement si considérable dans la population et, si je puis m'exprimer ainsi, un si grand pêle-mêle, qu'il doit rompre fréquemment le fil conducteur destiné à guider l'observateur dans le dédale des maladies contagieuses. Il n'en est pas de même dans les petites localités : l'observateur peut y suivre aisément la marche des maladies contagieuses, sans jamais en perdre la trace[2]. » L'instigateur de tout ce grand mouvement, Villemin, communiqua à son tour quelques observations déposant en faveur de la transmissibilité de la phtisie[3]. Compin,

1. Vialettes, Étude clinique sur les causes et le traitement de la phtisie pulmonaire (*Thèse de Montpellier*, 1866).

2. Bergeret (d'Arbois), La phtisie pulmonaire dans les petites localités (*Annales d'hyg. publ. et de méd. légale*, 1867, t. 28, p. 312).

3. Villemin, De la prophylaxie de la phtisie pulmonaire (*Union médicale*, 1868, p. 150).

dans un bon travail d'ensemble, résume la plupart des faits de contagion signalés jusqu'alors, et y joint des faits nouveaux dont les uns ont été recueillsi dans le service de Lancereaux et dont les autres lui ont été fournis par son père, qui exerçait depuis vingt-huit ans dans une petite localité de Bourgogne, à Charolles, et qui se trouvait ainsi parfaitement placé pour connaître les antécédents de ses malades et ne faire à la contagion que la part légitimement due[1].

En 1874, Hermann Weber communiqua à la Société clinique de Londres une étude sur la contagion maritale de la phtisie. Il a observé 68 couples, dans lesquels le mari ou la femme était phtisique (39 fois le mari, 29 fois la femme). Un seul des maris des 29 femmes malades est devenu phtisique, tandis que neuf femmes des 39 maris ont été contaminées. Plusieurs des observations de Weber ont presque la valeur démonstrative de faits expérimentaux[2].

On doit à de Musgrave Clay une excellente monographie sur la contagiosité de la phtisie pulmonaire; outre les documents qui viennent d'être cités, elle en renferme d'autres très nombreux puisés à diverses sources et de nouveaux faits de contagion recueillis par l'auteur ou qui lui ont été communiqués par divers médecins, Henrot (de Reims), Hip. Martin, G. Daremberg, etc. De Musgrave Clay termine son travail par une étude des conditions dans lesquelles la contagion se manifeste et des circonstances qui la favorisent. « Une première donnée, dit-il, qui nous est fournie par cette étude est la suivante : Pour que la contagion se produise, il faut habituellement que les rapports qui existent entre le sujet malade et le sujet sain soient prolongés et prennent un caractère d'intimité. L'état qui réalise le plus complètement les conditions qui viennent d'être énoncées est celui que caractérisent les relations sexuelles. Toutefois cette influence ne doit pas être exagérée, comme le prouve le chiffre relativement important des cas où la contagion s'est effectuée absolument en dehors de cette influence... L'examen des faits en général et en particulier de ceux qui ont été communiqués à la Société clinique de Londres par H. Weber permet de con-

1. Compin, De la contagion de la phtisie pulmonaire (*Thèse de Paris*, 1870).
2. H. Weber, On the communicability of consumption from husband to wife (*Clinical Society's Transact.*, 1874, t. 7, p. 144).

clure que la tuberculose se transmet plus souvent par contagion du mari à la femme que de la femme au mari. La prédominance en faveur de la contagion du mari à la femme est même assez considérable... Par la nature même de leurs occupations, les femmes sont moins souvent appelées au dehors que les hommes, elles vivent beaucoup chez elles, et par conséquent demeurent plus longtemps au sein du foyer d'infection et renouvellent moins souvent l'air qui est appelé à passer dans leurs poumons; enfin les femmes apportent dans les soins qu'elles donnent aux malades plus de dévouement, d'assiduité et, qu'on nous permette ce mot, plus d'intimité que les hommes : autant de causes qui justifient la facilité plus grande avec laquelle elles peuvent être contagionnées.

« L'âge n'est pas sans exercer une certaine influence et il ressort de l'étude des faits que les individus jeunes, quelque soit leur âge, sont plus accessibles à la contagion. Il n'y a là rien du reste d'exceptionnel, et personne n'ignore que les gens âgés sont moins aptes que les personnes jeunes à contracter les maladies contagieuses. Aussi doit-on considérer comme fort louable le conseil que donne Bergeret de faire autant que possible soigner les phtisiques par des personnes âgées. Mais il faut savoir aussi que ces personnes ne sont pas toujours mises, par le seul fait de leur âge, à l'abri de la contagion [1]...

« Y a-t-il une période de la maladie où celle-ci soit particulièrement apte à se transmettre à un individu sain? On peut répondre, sans crainte d'être démenti par les faits, que, dans la majorité des cas, c'est à une période avancée que la contagiosité produit ses redoutables effets : on voit en effet dans presque toutes les observations que c'est ou pendant les derniers temps de la vie du malade, ou peu après sa mort que le sujet primitivement sain commence à présenter des signes de tuberculisation ; mais cette règle n'est pas absolue, dans plusieurs cas on a vu un individu présentant uniquement des signes de début communiquer néanmoins la maladie... Quant au mode suivant lequel s'effectue la contagion, il est probable que des particules provenant des divers produits d'élimination du sujet malade (air expiré, crachats, et peut-être sueurs) se trouvent en suspension dans

1. De Musgrave Clay, Étude sur la contagiosité de la phtisie pulmonaire (*Thèse de Paris*, 1879, p. 99).

l'atmosphère de l'appartement et sont introduites par la respiration dans les poumons de l'individu sain. »

Pour donner au lecteur une idée plus précise des faits cliniques dont il vient d'être question, je citerai, en les résumant, quelques observations :

Jean A..., issu de parents phtisiques, se marie à Antoinette A..., très saine, sans antécédents héréditaires. Bientôt éclatent chez Jean A... les signes de la phtisie; il meurt; sa femme se remarie, succombe ensuite phtisique, après avoir transmis la maladie à son second mari. Là ne s'arrêtent pas les désastres; dans les derniers mois de sa maladie, Antoinette avait réclamé les soins d'une de ses nièces, Marguerite M..., mariée à Joseph B..., indemne de toute maladie, issue elle-même de parents sains. Marguerite M... succombe phtisique, transmet la maladie à son mari, Joseph B... qui en meurt (VIALETTES, *thèse citée*, p. 79).

Une famille de cultivateurs se compose du père, de la mère et de trois garçons, de constitution vigoureuse, sans tare héréditaire. L'aîné des fils devient soldat et contracte la phtisie au régiment. Il retourne au village, sa mère le soigne, elle devient phtisique; le fils cadet, le fils puîné, le père lui-même subissent tous le même sort successivement. Le père est soigné par une voisine charitable qui devient phtisique et communique la maladie à son mari (BERGERET, *mém. cité*).

Une jeune fille issue d'une famille robuste, composée du père, de la mère, d'un garçon et de deux autres filles, abandonne son village pour aller soigner une jeune phtisique qu'elle ne quitta pas un instant, pendant un mois. Rentrée dans sa famille, elle meurt de phtisie. Sa sœur puînée la soigne; c'était un type achevé de grosse paysanne vigoureuse; elle est atteinte du mal et y succombe. La phtisie s'arrêta là dans cette famille, parce qu'on fit isoler la deuxième malade; on avait soin de la faire cracher dans un vase clos et on entretenait du feu nuit et jour dans la cheminée, afin que l'air fût constamment renouvelé (BERGERET, *ibid.*).

Une jeune fille rentre dans sa famille avec une phtisie contractée dans un pensionnat et dont elle meurt. Elle était l'aînée; la sœur qui la suivait hérite de sa chambre et de sa garde-robe, elle meurt phtisique. La troisième fille, héritant encore de la chambre et des vêtements, succombe aussi phtisique. Les parents étaient d'une bonne santé et sont restés bien portants (VILLEMIN, *Union méd.*, 1868, p. 150).

Un homme de 26 ans, ayant eu plusieurs hémoptysies et d'autres symptômes pulmonaires, se marie avec une femme jeune, parfaitement portante et appartenant à une famille saine; elle meurt de phtisie quatre mois après son premier accouchement. Il se maria de nouveau, deux ans après, avec une jeune fille de 21 ans, bien portante, qui mourut de phtisie trois mois après son second accouchement. Il se maria une troisième fois, avec une fille robuste, sans antécédents héréditaires, qui mourut de tuberculose miliaire généralisée. Le mari mourut phtisique quelque temps après (H. WEBER, *loc. cit.*).

X..., interne des hôpitaux (1846), santé excellente, pas de tuberculeux dans la famille, vivait avec une femme qui mourut de la poitrine entre ses bras. Il lui avait prodigué, dans son logement de garçon, les soins les plus dévoués jusqu'à la fin. Quelques mois après la mort de cette femme, il fut pris d'hémoptysies et d'une tuberculose à marche rapide, à laquelle il ne tarda pas à succomber. Lui-même (à cette époque déjà) ne douta pas de la manière dont il avait contracté la maladie et en avait fait de suite le pronostic (Bucquoy, *Bullet. de la Soc. méd. des hôpitaux*, 1886, p. 106).

La découverte du bacille de la tuberculose a donné une impulsion nouvelle aux investigations cliniques destinées à mettre en évidence la contagiosité de la maladie. Debove, dans une série de leçons remarquables, s'appliqua à mettre en évidence que la tuberculose est toujours contagieuse et parasitaire et que nul ne devient tuberculeux s'il ne reçoit de l'extérieur le germe de la maladie. Cette contagion est rendue possible ou facilitée par des conditions particulières, inhérentes à l'individu, héréditaires ou acquises; mais ces conditions n'agissent qu'en préparant le terrain ou en favorisant la pénétration du germe. Debove insiste sur ce point que le séjour des hôpitaux est particulièrement dangereux, à cause du grand nombre de phtisiques qui se trouvent dans les salles. L'hôpital devient un véritable foyer de contagion. Trousseau, Charcot, Peter avaient déjà signalé la fréquence de la phtisie, comme maladie terminale, chez les ataxiques, les épileptiques, les paraplégiques, les rhumatisants chroniques condamnés à un séjour prolongé dans les hôpitaux. « La phtisie, dit Debove, est d'une fréquence extrême chez les sujets atteints de maladies chroniques qui ont dû séjourner longtemps dans les hôpitaux ou hospices; c'est elle ordinairement qui met un terme à des maladies de longue durée, telles que les paraplégies, les hémiplégies, les ataxies locomotrices, les scléroses en plaques, etc., et nous pouvons affirmer, en nous appuyant sur notre pratique de Bicêtre, que rien n'est plus fréquent que la phtisie chez les malades qui peuplent cet établissement... Quant aux infirmiers, ils fournissent un chiffre de phtisiques considérable. Il y a déjà bien longtemps qu'on l'a remarqué. A Bicêtre, où je suis médecin de l'infirmerie, je suis, non point frappé, mais effrayé du chiffre de phtisiques fournis par le personnel[1]. » Rappelons du reste que

1. Debove, *Leçons sur la tuberculose parasitaire*, Paris, 1884, p. 22.

cette fréquence de la phtisie parmi les infirmiers n'était pas universellement acceptée ; la maladie était même considérée comme particulièrement rare parmi les infirmiers. « La rareté de la phtisie chez les gardes-malades et même chez les infirmiers des hôpitaux, dit Lombard, nous montre combien peu est fondée l'opinion des auteurs qui regardent cette maladie comme contagieuse. Nous pouvons affirmer que, du moins à Genève, Paris, Vienne et Hambourg, la contagion n'existe pas, puisque les infirmiers, qui respirent une atmosphère chargée des émanations d'un grand nombre de phtisiques, sont rarement atteints par cette maladie. Peut-être n'en est-il pas de même dans les pays méridionaux, quoique jusqu'à présent l'on ne connaisse aucun fait bien positif sur ce point[1]. »

Laveran avait déjà appelé l'attention sur la fréquence de la phtisie parmi les infirmiers militaires, dont la mortalité, en 1875, était de 4,40 par 1000 hommes d'effectif, tandis que pour l'armée entière elle n'était que de 2,27[2]. La fréquence de la phtisie plus grande parmi les infirmiers militaires que parmi le reste de l'armée, signalée par Laveran dès 1875, subsiste encore aujourd'hui dans l'armée française. Le rédacteur de la statistique médicale pour l'année 1890 fait remarquer que « les sections d'infirmiers militaires sont les plus maltraitées ; résultat qui accuse à la fois un recrutement défectueux, des fatigues excessives et peut-être la contagion[3] ». Du reste, cette mortalié plus grande par phtisie parmi les infirmiers ne s'observe pas seulement pour l'armée française. D'après les chiffres mentionnés par Kirchner, la mortalité annuelle générale de l'armée prussienne se répartit de la façon suivante : ouvriers militaires 2,2 p. 1000 ; pionniers et troupes de chemin de fer 3,2 p. 1000 ; infanterie 3,3 p. 1000 ; cavalerie et artillerie 3,8 p. 1000 ; train 5,4 p. 1000 ; prisonniers militaires 5,3 p. 1000 ; infirmiers militaires 11,0 p. 1000. Cet excès de mortalité des infirmiers est, à n'en pas douter, en grande partie le fait de la tuberculose[4].

1. LOMBARD, De l'influence des professions sur la phtisie pulmonaire (*Annales d'Hyg. publ.*, t. 21, p. 301).

2. LAVERAN (A.), *Traité des maladies et épidémies des armées*, Paris, 1875, p. 312.

3. *Statistique médicale de l'armée pendant l'année 1890* (Paris, Imprimerie nationale, p. 106).

4. KIRCHNER, Ueber die Nothwendigkeit und die beste Art der Sputumdesinfection, etc. (*Centralbl. f. Bakteriol.* 1891, Bd 9, p. 7).

A. Ollivier a également appelé l'attention sur la contagion de la phtisie dans les hôpitaux d'enfants et relate plusieur faits où il a vu la tuberculose se développer, dans un milieu nosocomial; il s'agissait d'enfants indemnes de toute tare héréditaire infectés, à la suite d'un long séjour dans les salles, surtout lorsque, pour une cause ou pour une autre, ces enfants étaient obligés de rester au lit[1].

Les couvents, au même titre que les casernes et que les prisons et souvent à un degré plus considérable, réalisent les conditions propres à favoriser la propagation de la tuberculose : vie en commun, sédentarité, alimentation systématiquement défectueuse, sommeil et exercice insuffisants.

Rammazzini avait déjà appelé l'attention sur la fréquence de la phtisie dans les monastères, et Laennec, qui signale le même fait, y voyait surtout une conséquence des « passions tristes »; on connaît à ce sujet son récit célèbre : « J'ai eu pendant dix ans, dit-il, sous les yeux, un exemple frappant de l'influence qu'ont les affections tristes sur la production de la phtisie pulmonaire. Il a existé pendant cet espace de temps, à Paris, une communauté religieuse de femmes, de fondation nouvelle, et qui n'a jamais pu obtenir de l'autorité ecclésiastique qu'une tolérance provisoire, à cause de l'extrême rigueur de ses règles. Quoique leur régime alimentaire fût fort austère, il n'avait cependant rien qui fût au-dessus des forces de la nature; mais l'esprit dans lequel on dirigeait ces religieuses produisait un effet aussi fâcheux que surprenant. Non seulement on fixait habituellement leur attention sur les vérités les plus terribles de la religion, mais on s'attachait à les éprouver par toutes sortes de contrariétés, afin de les faire parvenir dans le plus court espace de temps à un entier renoncement à leur propre volonté. L'effet de cette direction était le même chez toutes : au bout d'un ou deux mois de séjour dans cette maison, les règles se supprimaient, et un mois ou deux après la phtisie était manifeste. Comme elles ne faisaient point de vœux, je les engageais, dès que les premiers symptômes de la maladie se manifestaient, à quitter la maison, et presque toutes celles qui ont suivi ce conseil ont guéri, quoique plusieurs d'entre elles

1. A. Ollivier, Note sur la contagiosité de la tuberculose pulmonaire chez les enfants (*Bull. de l'Acad. de méd.*, 18 avril 1885).

présentassent déjà les symptômes de la phtisie d'une manière très manifeste. Pendant les dix années que j'ai été le médecin de cette maison, je l'ai vue renouvelée deux ou trois fois par la perte successive de tous ses membres, à l'exception d'un bien petit nombre, composé principalement de la supérieure, de la tourière et des sœurs qui avaient soin du jardin, de la cuisine et de l'infirmerie; et il est à remarquer que ces personnes étaient celles qui avaient le plus de distractions habituelles dans la maison et qui en sortaient en outre assez fréquemment pour aller chercher ou porter de l'ouvrage dans la ville[1] ».

Lombard (de Genève) a publié des chiffres établissant la fréquence de la phtisie pulmonaire parmi les religieuses des couvents, où la mortalité va sans cesse en croissant de la première à la quatrième année.

Il est peu de médecins des hôpitaux qui n'aient été frappés de la mortalité considérable des sœurs de Charité par tuberculose; Bergeret (d'Arbois) avait déjà noté que dans un couvent d'éducation dont il était le médecin, toutes les sœurs préposées aux soins des malades devenaient phtisiques, même les plus robustes et les plus âgées.

Cette question vient d'être l'objet d'un intéressant travail de Cornet. Ce médecin a pu obtenir les chiffres officiels de la mortalité des ordres religieux catholiques, adonnés aux soins des malades, dans le royaume de Prusse: le personnel de ces ordres charitables comprenait, pour 1885, 5470 sœurs de Charité et 383 frères de la Miséricorde. L'enquête a porté sur la mortalité de ce personnel pendant les vingt-cinq dernières années. Il résulte de cette enquête que la mortalité par tuberculose, qui, comme l'on sait, représente 1/5 ou 1/7 de la mortalité générale de la population, entre pour une proportion d'environ 2/3 (62,88 p. 100) dans la mortalité de ces ordres religieux. Cette mortalité énorme par phtisie ne se retrouve pour aucune autre profession. Le maximum de la mortalité, à l'encontre de ce qu'on observe pour le reste de la population, correspond à l'âge de 20 à 50 ans, et cela précisément par le fait de la prédominance de la phtisie. « D'une façon absolue, si l'on compare la mortalité des sœurs de Charité avec celle du

1. Laennec, *Traité de l'auscultation médiate*, édition de la Faculté. Paris, 1879, p. 423.

reste de la population, à âge égal, on constate que, de 15 à 20 ans, cette mortalité est 4 fois plus forte; de 20 à 30 ans, 3 fois plus forte; de 30 à 40 ans, elle est le double; à partir de cet âge les chiffres des mortalités tendent à devenir les mêmes. La cause de cette différence effrayante tient presque exclusivement à la prédominance énorme de la tuberculose chez les religieuses soignant les malades... Plus des deux tiers des sœurs de Charité succombent victimes de la tuberculose[1]. »

Écoutons maintenant les anti-contagionnistes. Williams, qui a été pendant longtemps médecin de Brompton Hospital déclare que parmi es médecins, assistants, infirmiers, etc., attachés à l'hôpital et dont beaucoup y ont vécu en permanence pendant plusieurs années, la phtisie n'a pas été plus fréquente qu'elle ne l'est en moyenne dans la population de la ville; ce n'est que dans 3 ou 4 cas qu'il a pu constater un rapport entre l'apparition de la maladie et le séjour des individus à l'hôpital. Williams n'hésite pas à conclure de ces observations, très sommaires, comme on le voit, que « l'expérience d'un établissement de phtisiques aussi important que Brompton Hospital va directement à l'encontre de l'opinion qui considère la phtisie comme étant une maladie infectieuse, une sorte de fièvre zymotique[2] ». Fraser, dans une pratique médicale très étendue de vingt-cinq années, dit ne pas avoir observé un seul cas établissant la transmissibilité de la phtisie entre époux. Dans vingt-six cas, où l'un des conjoints mourut phtisique, la maladie ne se transmit pas au survivant, quoique les deux époux eussent fait lit commun et vécu dans les rapports les plus étroits[3]. Bennet, faisant appel à sa vaste expérience, déclare que si la phtisie est contagieuse, elle ne l'est que dans des conditions tout à fait spéciales et très exceptionnellement[4].

Haupt, médecin à Soden, regarde comme excessive la mortalité par phtisie signalée par Cornet pour les religieuses; cette mortalité serait infiniment moins grande parmi les ordres religieux protestants (sur 275 diaconesses appartenant à deux ordres

1. CORNET, Die Sterblichkeitsverhältnisse in den Krankenpflegeorden (*Zeitschr. für Hygiene*, 1889, Bd 6, p. 65).
2. WILLIAMS, The contagion of phthisis (*The British med. Journ.*, 1882, sept., p. 618).
3. FRASER, The communicability of phthisis (*The British med. Journ.*, 1884, janv., p. 193).
4. BENNET (H.), On the Contagion of phthisis (*Ibid.*, 1884, oct., p. 704).

protestants, on n'aurait observé en douze ans que 2 cas de tuberculose). Mais Cornet avait dans une certaine mesure prévenu cette objection en rappelant que les diaconesses des ordres protestants, n'étant pas liées par des vœux, peuvent quitter et quittent en effet souvent l'établissement quand leur santé commence à être atteinte; de sorte que les sujets contagionnés vont mourir ailleurs et échappent à la statistique. Haupt fit aussi une enquête parmi les habitants de la station de phtisiques de Soden en rapport fréquent avec les malades, leur donnant des soins, leur louant des appartements, etc. Sur 653 personnes en contact avec les phtisiques, depuis trente ans, 15 seulement auraient été atteintes de tuberculose, et parmi elles 9 présentaient des antécédents héréditaires. Quant aux infirmières de profession, aucune n'aurait présenté la maladie. L'auteur en conclut que la propagation de la phtisie par contagion, par l'intermédiaire des crachats, est tout à fait exceptionnelle, et il se rallie à l'opinion de Baumgarten, admettant que la phtisie dans l'espèce humaine se propage surtout par hérédité[1].

La question de la contagion de la tuberculose a été étudiée, dans ces derniers temps, sur une échelle considérable, par des enquêtes spéciales faites sur ce point dans divers pays. En 1880, Bowditch (de Boston) adressa à 210 de ses confrères de Massachussets une série de questions sur l'étiologie de la tuberculose; il reçut 110 réponses affirmant la contagion, 45 la niant; 27 restèrent dans le doute et 28 ne répondirent pas. Ainsi fut inauguré ce mode nouveau d'investigation; sans doute cette manière de consultation appliquée aux choses de la médecine n'offre pas toutes les garanties désirables, et les problèmes scientifiques ne se résolvent pas à la majorité des suffrages; néanmoins, on recueillit dans cette voie des documents instructifs.

En 1883, l'Association médicale britannique nomma une commission (*Collective Investigation Committee*) chargée d'envoyer aux 10000 membres de l'Association un questionnaire ainsi conçu : « Avez-vous observé un ou plusieurs cas où la phtisie a paru être transmise d'une personne à une autre? En cas d'affirmative, s'agissait-il de contagion familiale (surtout entre époux)? Existait-il une disposition héréditaire? » Le comité

1. HAUPT, Die Bedeutung der Tuberkulose in Vergleich zu ihrer Verbreitung durch Sputum, Berlin 1890 (analysé *in* BAUMGARTEN's *Jahresb.* pour 1880, p. 299).

reçut 1028 réponses : 673 portaient simplement la mention : « Non », sans autre explication ; 262 affirmaient la transmissibilité; 39 restaient dans le doute et 105 se prononçaient pour la négative, avec observations à l'appui. Les résultats positifs pouvaient se répartir en plusieurs groupes : 158 fois la contagion avait eu lieu entre époux (119 fois du mari à la femme, 69 fois de la femme au mari). Dans 130 cas, il n'existait aucun antécédent héréditaire chez le sujet frappé de contagion. La commission anglaise estime qu'il résulte de cette enquête, fort incomplète sans doute, que « si la phtisie est une maladie transmissible, elle ne l'est qu'à la suite de rapports personnels extrêmement étroits, tels que ceux qui s'observent entre des sujets couchant dans le même lit ou habitant la même pièce, ou vivant ensemble, en grand nombre, dans un endroit fermé et mal ventilé[1] ».

L'année suivante, la Société de médecine de Berlin ouvrit une enquête analogue. Elle reçut 46 observations seulement, dont 6 furent rejetées, parce que la contagion n'a pas paru suffisamment prouvée. Les 40 cas (19 hommes, 21 femmes) comprennent 23 cas de contagion maritale, dont 11 cas du mari à la femme et 12 cas de la femme au mari; dans 9 cas la maladie semble avoir été transmise par contagion entre parents, à la suite de soins donnés à un phtisique; dans 7 cas par contagion entre étrangers, également à la suite des soins donnés à un phtisique; 1 cas paraît provenir de l'usage du lait de vache tuberculeuse[2].

La Société médicale des hôpitaux de Paris ouvrait en 1884 une enquête analogue auprès des médecins français, enquête qui fut l'objet d'un rapport très soigné de Vallin[3]. 83 médecins répondirent, dont 57 affirmaient la contagion ou la croyaient très probable, 13 la niaient, 11 restaient dans le doute, 2 donnaient une réponse qui n'était pas compréhensible. Ces 83 médecins ont envoyé les relations de 439 cas, dont 213 à l'appui de la contagion, 226 où celle-ci n'a pas eu lieu.

1. *The Collective Investigation Record*, ed. for the collectiv Investigation Committee of the British med. Association, by Prof. HUMPHRY and F. A. MAHOMED. Londres, 1883.

2. Erster Bericht zur Sammelforschung über die Contagiosität der Tuberculose (*Zeitschr. f. klin. Med.* 1884, Bd 8, p. 572).

3. VALLIN, Rapport sur l'enquête concernant la contagion de la phtisie, fait au nom d'une commission composée de Villemin, Millard, Constantin Paul, Grancher, Debove, Vallin, rapporteur (*Bulletins de la Soc. méd. des hôpitaux de Paris*, 1886, pp. 72-120).

Les 213 cas de contagion comprennent 107 cas de contagion entre conjoints, dont 64 cas du mari à la femme et 43 cas de la femme au mari; 73 cas se rapportent à des faits de contagion entre parents (entre frères ou sœurs, entre enfants et parents, etc.).

Dans 226 cas, malgré les conditions favorables à la transmission, celle-ci n'avait point eu lieu entre époux, parents ou étrangers vivant en promiscuité plus ou moins complète et prolongée avec un phtisique. « Nous avions le devoir, dit Vallin, de donner les résultats numériques qui précèdent, mais nous n'avons jamais eu la pensée de résoudre la question difficile de la contagiosité de la phtisie par la statistique, encore moins de transformer l'enquête en une sorte de plébiscite, permettant aux partisans et aux adversaires de se compter. En tout cas, le nombre des abstentions eût annulé le vote. Mais cette consultation donnée librement par les médecins appartenant à toutes les écoles, à toutes les parties du territoire, renferme des documents utiles à mettre en lumière. »

La question de la contagion entre époux est particulièrement intéressante à étudier, car l'intimité des rapports, dans ces cas, doit beaucoup favoriser la transmission. Le professeur Delacour (de Rennes) a adressé à la commission d'enquête le texte nominal de 54 ménages auxquels il a donné des soins et dont l'un des conjoints est phtisique ou a succombé à la maladie. Dans 50 cas, le survivant est resté bien portant, longtemps après la mort de l'époux phtisique; dans 4 cas seulement, le survivant est devenu à son tour poitrinaire et il n'est pas prouvé que dans ces quatre cas il n'y ait pas eu de prédisposition héréditaire.

Leudet (de Rouen), dans son travail *Sur la tuberculose pulmonaire dans les familles*, a recherché la fréquence de la contagion maritale; il a relevé 74 mariages où l'un des conjoints était tuberculeux; dans 61 cas, l'autre conjoint était resté indemne, bien que dans les deux tiers de ces cas (40 sur 60), un intervalle de plus de onze ans se fût écoulé déjà entre la mort du conjoint tuberculeux et la mort, par une maladie toute différente, du conjoint devenu veuf. Dans 13 ménages seulement, le conjoint survivant est devenu tuberculeux à son tour, mais six fois ce dernier présentait des antécédents héréditaires. Il ne resterait donc que 7 cas (soit 11 p. 100) de contagion maritale probable, contre 61 cas (82 p. 100) où cette contagion ne s'est pas effectuée, plus 6 cas (7 p. 100) incertains[1].

Leudet (des Eaux-Bonnes) a recherché également ce qu'étaient devenus les conjoints survivants des phtisiques observés par lui depuis vingt-cinq ans; il est arrivé à cette constatation que sur 112 veufs ou veuves de phtisiques avérés, 7 seulement, dont 4 femmes et 3 hommes, auraient été atteints de tuberculose[2].

« Ces faits, comme le dit justement Vallin, peuvent prouver que la tuberculose n'est pas très contagieuse, mais on n'en peut nullement conclure que la contagion n'existe pas... Ce n'est pas par les faits négatifs qu'on peut espérer dissiper les doutes qui existent sur la réalité d'une contagion. Combien ne pourrait-on pas citer de personnes qui ont été en contact, parfois intime, avec un enfant atteint de diphtérie et qui n'ont cependant pas contracté la maladie? Ce grand nombre de cas négatifs empêche-t-il d'affirmer la transmissibilité de la diphtérie? » Jaccoud, au sujet de faits analogues, où la transmission, malgré des conditions en apparence favorables, ne s'était pas effectuée, s'exprimait déjà dans le même sens : « Sans doute, dit-il, la transmission n'est pas constante, mais qu'importe; est-il une maladie infectieuse qui soit constamment transmise lorsque les conditions de transmissibilité sont présentes? Il n'en est pas une seule, et pourquoi exiger plus de l'infection tuberculeuse que de toute autre? La raison de cette inconstance dans les résultats n'a rien de mystérieux ni d'insaisissable; c'est la diversité de l'état organique de l'individu contaminé... Je ne pense donc pas que les faits négatifs puissent prévaloir contre les faits positifs, qui tirent d'ailleurs de leur nombre, de leur netteté, de la multiplicité de leur origine, une incontestable valeur[3]. » Ajoutons, enfin, que les faits recueillis par Leudet et par Delacour se rapportent presque exclusivement à la classe aisée, où les chances de contagion sont bien diminuées par le bien-être et par l'hygiène. Il est probable que la proportion

1. Consulter aussi à ce sujet une excellente leçon clinique de Potain : De la transmission de la phtisie entre époux (*Revue de médecine*, 1885, p. 499).

2. Leudet (des Eaux-Bonnes). Note pour servir à l'étude étiologique de la phtisie pulmonaire (*Union médicale*, 1891).

3. Jaccoud, *Curabilité et traitement de la phtisie pulmonaire*, Paris, 1881, p. 94.

des cas de contagion conjugale est notablement plus élevée dans les classes pauvres.

Une particularité de la contagion maritale que presque toutes les statistiques mettent en évidence, est la prédominance considérable de la transmission de la phtisie du mari à la femme sur celle de la femme au mari. Il n'est pas étonnant que la femme, plus sédentaire, plus dévouée, plus délicate, paye un tribut plus grand à la contagion. « Non seulement la femme est souvent épuisée par la grossesse, l'accouchement, l'allaitement, mais elle travaille à la maison et ne quitte guère, ni jour ni nuit, la chambre que son mari phtisique souille de ses émanations et de ses sécrétions. Quand la femme est phtisique, au contraire, le mari est d'ordinaire obligé de travailler au dehors, et pour lui le confinement dans l'air contaminé ne se produit guère que pendant la nuit. La femme de la campagne, qui a la charge de nourrir les bestiaux et qui, par conséquent, est aux champs une partie de la journée, est moins souvent victime de la contagion maritale que la femme d'ouvrier, laquelle est condamnée à une réclusion dans une chambre unique auprès de son mari malade; en outre, dettes, misère, veilles et chagrins... La suppression de la communauté du lit et même de la chambre pendant la nuit explique dans une certaine mesure la fréquence beaucoup moindre de la contagion dans la classe aisée. » (Vallin.)

Les ravages exercés par la tuberculose dans les armées, en temps de paix, ont fourni un des premiers arguments cliniques que l'on ait pu invoquer en faveur de la contagion de la maladie. Laveran père et Colin, Godelier et Villemin après eux ont insisté sur la mortalité excessive par phtisie des troupes casernées en France (en 1868 cette mortalité annuelle dépassait 5 p. 1000). Villemin appelait en outre l'attention sur ce fait que les troupes en marche et en campagne fournissent moins de tuberculeux que les mêmes effectifs en temps de paix, malgré les fatigues et les privations de toutes sortes. « Pendant la campagne de Crimée, écrivait Tholozan, les armées alliées étaient dans les conditions hygiéniques les plus défavorables : alimentation de qualité inférieure, habitation sous la tente, pluie, neige, froid rigoureux, fatigue excessive des travaux de siège. Dans ces circonstances, le chiffre des phtisiques était presque nul. » Au lieu d'être entassés dans des casernes et soumis ainsi aux causes d'infection tuberculeuse, les soldats campaient en plein air et échappaient ainsi à la maladie qui les frappait pendant le loisir et le bien-être de la paix. Les médecins de l'armée anglaise ont fourni des constatations analogues. Les statistiques anglaises faisaient, naguère encore, ressortir la grande mortalité par tuberculose dans les troupes vivant dans les casernes sous les diverses latitudes. Celles qui stationnent en Angleterre donnaient le chiffre considérable de 8,1 p. 1000. On a aussi relevé que l'armée anglaise de l'Inde, la seule dont la mortalité n'excède pas celle de la population civile dans laquelle elle se recrute, est aussi la seule qui ne soit pas casernée. (Villemin.)

Dans ces derniers temps, sous la pression des doctrines contagionnistes, l'hygiène des casernes a été notablement améliorée, la ventilation mieux assurée dans les chambrées, la propreté du plancher et des murs mieux surveillée; d'autre part, au lieu de garder, comme on le faisait autrefois, le soldat atteint de tuberculose commençante ou même confirmée au régiment le plus longtemps possible, on s'empresse maintenant de le renvoyer dans ses foyers au moindre soupçon du mal, pour éviter ainsi qu'il ne contagionne ses voisins. Grâce à ces diverses mesures, le chiffre de la mortalité par phtisie dans l'armée française s'est notablement abaissé; le même résultat a été obtenu dans l'armée allemande. Mais si la mortalité par tuberculose a diminué dans les armées, la morbidité par cette même maladie semble être restée stationnaire ou même avoir augmenté. C'est là une question qui sera discutée plus loin.

L'extrême fréquence de la phtisie dans les prisons et les établissements pénitentiaires est un fait bien connu. Les statistiques déjà anciennes de Villemin, de Quételet, Chassinat, etc., avaient établi que la mortalité générale des prisonniers est excessive, trois ou quatre fois plus considérable que la mortalité de la population libre à âge correspondant, et nous savons que cet excès de mortalité est en grande partie le fait de la tuberculose. Parmi les documents anciens, on cite toujours et avec raison le travail de Baly sur la phtisie des prisonniers dans Millbank-Penitentiary, à Londres, de 1825 à 1842. Pendant ces dix-huit ans, sur 174 décès, 75 eurent lieu par phtisie

(43 p. 100), sans compter 90 prisonniers élargis pour cause de la même maladie, dont ils seraient morts sans doute en prison, si on ne leur avait rendu la liberté. La mortalité annuelle par phtisie dans l'établissement était de 13 p. 1000, chiffre trois fois plus grand que celui de la mortalité générale par phtisie de la ville de Londres[1]. Je ferai remarquer que cette proportion, ainsi indiquée, est bien trop faible, puisque la mortalité générale comprend tous les individus indistinctement, quel que soit leur âge, y compris les jeunes enfants, qui payent un si large tribut à la tuberculose et qui ne sont pas représentés dans la population des prisons.

Baly pense que c'est au pénitencier que se contracte le plus souvent la maladie, car sur 3249 prisonniers incarcérés en 1844 et « soigneusement » examinés, 15 seulement y vinrent déjà malades; en outre, la plupart des individus amenés dans le pénitencier avaient déjà passé, quelques-uns à diverses reprises, un temps plus ou moins long dans d'autres prisons, de sorte qu'une partie de ces prisonniers avaient pu contracter le germe de la maladie dans leurs précédentes incarcérations.

Pietra-Santa a constaté le même fait en Algérie. Selon lui, sur 27 décès d'indigènes dans la prison civile d'Alger, 17 étaient causés par la phtisie; dans la prison centrale de l'Harrach, sur 153 décès, 57 par phtisie. On trouvera dans le traité de Hirsch des chiffres relatifs à la mortalité des prisons dans divers pays, et qui déposent dans le même sens. Dans les prisons des États-Unis, la mortalité annuelle par phtisie, de 1829 à 1845, était à Philadelphie, de 12,82 p. 1000, à Auburn de 9,89, à Boston de 10,78 p. 1000; cette mortalité, à Baltimore, entrait pour 61 p. 100 dans la mortalité générale des prisonniers. De 1869 à 1879, la proportion de la mortalité par phtisie était, dans les prisons de la Russie, par rapport à la mortalité générale de ces établissements, de 42,87 p. 100. Dans un travail intéressant de Baer, ce médecin fait remarquer que, sur 100 décès observés dans ces conditions, 38,38 avaient lieu pendant la première année de l'incarcération, 45,53 pendant la deuxième année, 42,85 pendant la troisième, 36,11 pendant la quatrième année. Baer en conclut que « ce fait que le maximum de la mortalité

1. Baly, cité par Hirsch, *Handbuch der historisch geographischen Pathologie*, 2e édit., 1886, t. 2, p. 153.

par phtisie se manifeste dans la deuxième et la troisième année de l'emprisonnement, fait constaté également par beaucoup d'autres médecins de prisons, est à lui seul une preuve que la phtisie a été acquise, la plupart du temps, pendant l'emprisonnement ». Les mauvaises conditions hygiéniques, l'alimentation insuffisante, le séjour dans l'air confiné n'agissent dans ces cas que comme causes prédisposantes et adjuvantes, et l'infection, là où en réalité elle n'est pas antérieure à l'incarcération, doit s'expliquer par l'encombrement et la promiscuité dans les ateliers et les dortoirs.

Il semble que, si l'infection pendant le séjour à la prison est la cause principale de la maladie parmi les prisonniers, la phtisie devrait s'observer moins fréquemment dans les prisons où règne le régime cellulaire que dans celles où les détenus travaillent et dorment en commun. Les chiffres rassemblés par Baer donnent, il faut le reconnaître, un démenti à cette présomption. Dans la prison cellulaire de Bruchsal, de 1850 à 1854, 43 prisonniers ont succombé, dont 24 (soit 36 p. 100) à la suite de phtisie; dans la prison de Nuremberg, de 1868 à 1878, la mortalité générale a été de 82, dont 66 à la suite de la phtisie ; de 1878 à 1880 dans les prisons cellulaires d'Autriche, la mortalité par phtisie entra pour une proportion de 66 p. 100 dans la mortalité générale. Dans la prison cellullaire de Moabit, à Berlin, cette proportion a été, de 1857 à 1860, de 74 p. 100 et dans les années 1869-1879, de 71 p. 100. « Dans la cellule, fait remarquer Baer, le prisonnier dispose d'un cube d'air supérieur à celui qui lui est assigné dans les salles communes ; les autres dispositions hygiéniques sont également supérieures. Le prisonnier est sûrement à l'abri d'une infection directe venant d'un autre malade, et avec la propreté qui doit, de par le règlement, régner dans chaque cellule, il est bien difficile d'admettre une infection par les crachats desséchés provenant d'un phtisique ayant antérieurement occupé la cellule. Il faudrait alors admettre l'ubiquité du bacille de la tuberculose, ou, ce qui est plus probable, une contamination par les habits imparfaitement désinfectés [1]. » Il est certain qu'il y a là une anomalie manifeste et quelque

1. Baer, Ueber das Vorkommen von Phtisis in den Gefängnissen (*Zeitschr. f. klin. Medicin*, 1883, Bd 6, p. 511).

peu embarrassante au point de vue de la doctrine contagionniste.

Cornet a publié récemment des recherches statistiques sur la mortalité des prisonniers ayant séjourné pendant un an à quinze ans, dans les prisons de Prusse, de 1875 à 1890[1]. Ces statistiques montrent la prédominance considérable de la tuberculose parmi les causes de mort des détenus. Sur 7029 cas de mort survenus chez les prisonniers hommes, 3221 sont dus à la tuberculose, et sur 900 cas de décès de femmes, 447 relèvent de la même maladie; de sorte que la tuberculose entre pour 45,82 p. 100 dans la mortalité totale des prisonniers du sexe masculin, et pour 49,33 p. 100 dans la mortalité totale des femmes prisonnières. Pour la population libre du royaume, à âge égal, la mortalité par tuberculose n'est que de 23,78 p. 100 par rapport à la mortalité générale.

La tuberculose pulmonaire, dans les prisons, affecte une marche beaucoup plus rapide que dans les conditions ordinaires; sa durée est de un an et demi à deux ans et demi, tandis que, chez l'adulte, dans les conditions ordinaires, la mort ne survient en moyenne qu'au bout de six à sept ans de maladie confirmée.

Cornet a cherché à déterminer si la phtisie, qui enlève si rapidement les prisonniers, avait été contractée pendant le séjour dans la prison, ou s'il faut admettre que, dans bon nombre de cas, l'infection était antérieure à l'emprisonnement. La statistique montre que 1/10 de la totalité des décès par tuberculose a eu lieu pendant les six premiers mois de la réclusion; le quart de la totalité des décès par cette même maladie a eu lieu pendant la première année; enfin la moitié de tous les décès pour cette même maladie a eu lieu pendant les deux premières années de l'incarcération. Cornet pense que la plupart de ces cas doivent reconnaître une infection antérieure à l'emprisonnement. Il existe en effet, pour la tuberculose de l'adulte, dans la grande majorité des cas, une longue période latente, qui peut durer une année et au delà, et dont il faut avoir soin de tenir compte quand on cherche à préciser le moment probable de l'infection initiale. « Comme plus de 50 p. 100 des cas de mort par tuberculose, dans les prisons, ont lieu dans les

1. Cornet, Die Tuberculose in den Strafenanstalten (*Zeitschr. f. Hygiene*, 1891, Bd 10, p. 455).

deux premières années qui suivent l'emprisonnement ; comme d'autre part nous savons que la tuberculose depuis le moment de l'infection jusqu'à l'apparition des premiers symptômes et à partir d'alors jusqu'à la mort exige une durée qui, dans la plupart des cas, dépasse deux ans ; pour ces motifs nous devons admettre que la plupart des cas de tuberculose observés dans les prisons y sont importés. On ne saurait donc, d'une façon absolue, mettre sur le compte du séjour dans les prisons l'origine de toutes ces phtisies. Il en est autrement si l'on envisage les cas, moins nombreux, de décès par phtisie constatés après un plus grand nombre d'années d'emprisonnement. Ici encore la mortalité par tuberculose dépasse notablement celle de la population libre et cet excès de la mortalité doit évidemment être attribué aux conditions créées par le fait de la vie pénitentiaire... Comme nous savons aujourd'hui que ni les chagrins, ni l'alimentation défectueuse, ni l'air confiné ne peuvent provoquer la tuberculose et que ces facteurs n'interviennent qu'à titre de cause adjuvante; comme nous savons que le bacille de la tuberculose est l'agent unique et nécessaire, la condition *sine qua non* de la tuberculose, nous devons en conclure que l'air des prisons est riche en bacilles ou que le prisonnier est plus exposé que l'homme en liberté à l'inhalation d'air ainsi contaminé. »

Ces conditions d'infection, Cornet les trouve dans le long séjour des prisonniers dans les salles de travail en commun, généralement mal ventilées, et dans les dortoirs, où l'air peut être chargé de poussières infectieuses. Il reconnaît lui-même que ces conditions n'existent pas pour les prisonniers soumis au régime cellulaire et, dans ce cas particulier aussi, il fait remarquer que la mortalité par tuberculose est surtout fréquente dans les premières années de l'incarcération. A la prison cellulaire de Moabit, de 1865 à 1875, on constata 56 décès par tuberculose, dont 20 pendant la première année, 26 pendant la seconde année et 10 pendant la troisième année de prison cellulaire, soit 82 p. 100 des cas de mort pendant les 3 premières années. Il est probable que dans ces cas la tuberculose avait été contractée avant l'entrée en prison ; mais il reste toujours difficile de se rendre compte comment ont pu être infectés ceux qui sont morts au bout d'un séjour plus long dans les cellules.

Cette question de la tuberculose dans les prisons, qui se rattache à celle de la tuberculose dans les armées, est particulièrement intéressante au point de vue de la détermination de la contagion. Là, et à degré beaucoup plus grand que pour l'armée, toutes les conditions sont en quelque sorte réunies pour se prêter à une vaste expérience sur l'homme. En pratiquant, avec une rigueur absolue, la désinfection des planchers et des murailles, en obligeant tous les prisonniers indistinctement à cracher dans des crachoirs, en isolant tous les cas de tuberculose naissants ou simplement soupçonnés, on pourrait placer les prisonniers, sur lesquels on a bien plus de prise que sur des individus disposant librement d'eux-mêmes, dans des conditions qui excluent, dans une mesure presque complète, les chances d'infection. L'expérience montrerait si, oui ou non, l'on parviendrait ainsi à diminuer sensiblement cette grande mortalité par tuberculose qui règne dans les prisons. Une proposition de cette nature a été récemment émise par Bollinger[1] et il serait bien à souhaiter qu'on y donnât suite quelque part. On saurait ainsi à quoi s'en tenir et l'on pourrait décider si la mortalité excessive des prisons tient ou bien à des causes plus fréquentes d'infection, ou bien, simplement, à l'éclosion d'une tuberculose demeurée jusqu'alors latente, sous l'influence de causes banales telles que l'encombrement, l'air confiné, la sédentarité, la mauvaise alimentation, le chagrin. Il est bien entendu que par tuberculose latente il ne faut pas comprendre seulement des tuberculoses héréditaires, congénitales, mais aussi ces foyers caséeux, ganglionnaires le plus souvent, que l'on rencontre si fréquemment à l'autopsie des phtisies aiguës et qui tiennent à des contaminations antérieures, le plus souvent infantiles. Ces foyers auraient pu demeurer silencieux, latents indéfiniment, sans l'intervention des mauvaises conditions hygiéniques créées par la captivité; sous ces influences fâcheuses, ces foyers se sont réveillés et ont déterminé la phtisie ou la tuberculose généralisée à marche rapidement mortelle.

Depuis que nous savons que la tuberculose est due à un

1. BOLLINGER, Die Prophylaxie der Tuberkulose. Gutachten des kgl. bayr. Obermedicinalausschusses (*Münchner med. Wochenschr.*, 1889, nº 37).

bacille, il n'est pas douteux que la maladie ne naisse constamment par le fait d'une infection extérieure, d'une contagion, en laissant de côté les tuberculoses congénitales, qui, du reste, appartiennent, elles aussi, à un mode spécial de contagion. Cette proposition est tellement évidente qu'elle ne nécessite pas de plus amples développements. Il s'en faut, cependant, en ce qui concerne la pathologie humaine, que cette contagion puisse être mise en évidence, dans un grand nombre de cas, avec cette netteté schématique que certains pathologistes ont introduite, un peu artificiellement, dans ce problème éminemment complexe. Ces difficultés tiennent à plusieurs raisons.

Elles dérivent d'abord de l'extrême fréquence de la maladie qui frappe environ le quart ou le tiers de l'espèce humaine et en tue le sixième; il en résulte que la filiation d'un cas donné est toujours obscure à établir.

La longue durée de l'incubation de la phtisie pulmonaire est aussi un élément gênant pour la détermination précise de la contagion. Pour les maladies infectieuses aiguës, la fièvre typhoïde, le choléra, la diphtérie, les fièvres éruptives, cette incubation est courte et ne dépasse pas quelques jours; pour la syphilis elle-même, elle n'est en général que de quelques semaines. Il en est autrement pour la tuberculose et le lent développement du bacille dans les cultures explique le fait dans une certaine mesure; tout porte à croire que de longs mois peuvent s'écouler entre le moment où le bacille pénètre dans le poumon et celui où les premiers symptômes de la maladie se manifestent. De sorte que, lorsque la phtisie vient à éclater, on se trouve en présence d'une infection se perdant très loin dans le passé et dont les conditions, par cela même, deviennent très difficiles à préciser.

D'autre part, malgré l'énorme fréquence de la tuberculose dans l'espèce humaine, on peut dire que celle-ci n'y est pas absolument prédisposée, puisqu'en somme les deux tiers des humains échappent entièrement à la maladie. Un certain nombre échappent parce qu'ils n'ont pas été soumis à la contagion; mais si l'on réfléchit à la grande diffusion des germes de la tuberculose, il est permis de croire que c'est là la minorité. Dans les grands centres de population notamment, quel est l'individu un peu avancé en âge qui n'ait pas été exposé, une fois au moins dans sa vie, à faire pénétrer dans ses voies respiratoires de l'air chargé de poussières bacillifères? et cependant, tous ne sont pas frappés. Même parmi ceux qui sont placés dans des conditions éminemment favorables à la contagion répétée, ceux qui, par profession ou autrement, vivent pendant des années entières au contact et en promiscuité avec des phtisiques, même parmi ceux-là, il en est beaucoup qui demeurent indemnes. La statistique montre bien que, toutes choses égales d'ailleurs, ces individus payent à la tuberculose un tribut plus large que ceux qui ne sont pas exposés à ces causes multiples d'infection ; mais elle nous enseigne aussi que beaucoup sortent intacts de l'épreuve. Nous avons vu particulièrement que la contagion maritale, l'une des plus évidentes, est loin d'être constante et qu'en somme elle n'est que l'exception.

On a voulu voir dans ces faits négatifs un argument en faveur de la non-contagiosité de la tuberculose ; à tort assurément. Ces faits ne prouvent pas que la tuberculose ne soit pas contagieuse ; ils ne prouvent même pas, comme on l'a dit, qu'elle soit, parmi les maladies contagieuses, la moins contagieuse ; l'extrême fréquence de la phtisie montre trop clairement qu'il n'en est rien. Ce que ces faits montrent nettement, c'est qu'en matière de tuberculose, plus peut-être que pour toute autre maladie infectieuse, l'intervention du microbe n'est pas tout ; pour être efficace, cette intervention est surbordonnée à des causes adjuvantes et prédisposantes multiples : la misère, les fatigues excessives, les chagrins, les privations, la sédentarité, l'alcoolisme, etc. ; certaines maladies aussi : la rougeole, la coqueluche, le rétrécissement de l'artère pulmonaire, le diabète, etc. Nos connaissances sur la biologie du bacille de Koch, sur les conditions qui permettent sa vie et sa multiplication dans le corps des animaux sont encore trop incomplètes pour que nous puissions interpréter le mode d'action de ces causes secondes, si puissantes dans l'étiologie de la tuberculose. On a invoqué, dans certains cas, une explication mécanique ; on a pensé que des modifications de l'épithélium protecteur des bronches, en affaiblissant ou en abolissant les mouvements des cils vibratiles, pouvaient permettre au bacille de la tuberculose, apporté avec l'air inspiré, de se fixer dans un point déterminé du poumon, d'y faire son nid et de s'y développer, tandis que chez les individus sains, il est presque sûrement expulsé avec les mucosités éliminées grâce aux mouvements de ces cils vibratiles. Cette hypothèse n'a rien d'invraisemblable et peut être exacte dans certains cas; mais elle ne nous explique pas pourquoi tant d'individus, atteints de catarrhe chronique avec stagnation des sécrétions purulentes dans les bronches, sont épargnés par la tuberculose; pourquoi tant d'autres dont la muqueuse bronchique semble parfaitement normale deviennent au contraire les victimes de la maladie. D'autres facteurs, d'ordre chimique peut-être, beaucoup plus importants assurément, doivent intervenir et tant que nous les ignorerons, nous demeurerons aussi dans l'ignorance sur les causes qui font de tel sujet un terrain favorable, de tel autre un terrain réfractaire à l'infection tuberculeuse.

Il est une autre particularité qui masque souvent la contagion ou en fait méconnaître la date parfois extrêmement éloignée : c'est la fréquence des tuberculoses dites *latentes,* sur lesquelles, à diverses reprises, j'ai déjà eu occasion d'appeler l'attention. Laënnec avait déjà observé qu' « il n'est pas rare de trouver, à l'ouverture des corps des sujets qui ont succombé à des fièvres graves, quelques tubercules, quelquefois assez volumineux, dans le poumon et surtout dans les glandes bronchiques ». Depuis lors, tous les anatomo-pathologistes ont signalé combien il est fréquent de rencontrer à l'autopsie d'individus ayant succombé à des maladies diverses des foyers tuberculeux anciens, en voie de transformation fibreuse ou caséo-calcaire, occupant les ganglions bronchiques ou mésentériques, les sommets du poumon, la plèvre ou, plus rarement, d'autres organes. Ces lésions avaient évolué et guéri silencieusement, sans se révéler pendant la vie par aucune symptôme pouvant faire songer à l'existence d'une affection tuberculeuse. Buhl avait déjà, comme nous l'avons vu, insisté sur la fréquence de vieux foyers caséeux dans les cas de tuberculose aiguë; il les a constatés vingt et un fois sur 23 cas et il a placé dans ces foyers anciens le point de départ de la généralisation de la maladie. Baumgarten déclare qu'en moyenne une fois sur 3 ou 4 autopsies, quelle qu'ait été la cause de la mort (la tuberculose exceptée), on rencontre des foyers tuberculeux latents, en voie de guérison plus ou moins avancée; Kelsch estime même à une fois sur deux la fréquence de cette constatation. Nous verrons que Baumgarten considère la plupart de ces foyers latents comme ressortissant à la tuberculose héréditaire et remontant à une infection intra-utérine, et nous exposerons les motifs pour lesquels nous ne croyons pas devoir accepter cette interprétation. Ce qui est certain, c'est que bon nombre de ces tuberculoses cachées remontent à la première enfance, où les causes d'infection sont si multiples et la défense de l'organisme si incomplète. Quelle que soit leur origine, ces foyers latents existent; ils sont ganglionnaires le plus souvent, osseux, périostiques articulaires, génito-urinaires, ou bien encore ils occupent la profondeur du cerveau ou du cervelet. Ils peuvent être réduits au silence et maintenus latents pendant la vie entière, comme aussi on peut les voir se réveiller sous des influences diverses, les fatigues, le surmenage, l'ensemble en un mot des causes adjuvantes mentionnées tout à l'heure. Ces foyers mal éteints peuvent servir de points de départ à la dissémination du bacille, à l'invasion de l'économie; alors éclate la phtisie pulmonaire ou la tuberculose généralisée. Ainsi s'expliquent tout naturellement les faits révélés par les statistiques de la tuberculose dans les prisons, faits si embarrassants quand on veut les interpréter par l'hypothèse de la contagion : en réalité, beaucoup de prisonniers étaient en puissance de tuberculose en entrant dans la prison et ne l'y ont pas contractée; mais elle a éclaté et s'est développée, avec une rapidité effrayante, sous l'influence des mauvaises conditions dans lesquelles ces individus se sont trouvés placés.

Kelsch, dans une étude remarquable, arrive aux mêmes conclusions en ce qui concerne la tuberculose dans l'armée. Kelsch est vivement frappé de ce fait que, malgré tous les efforts tentés pour diminuer les chances d'infection du soldat dans les casernes, malgré les mesures prophylactiques les mieux entendues, on ne voit pas la fréquence de la tuberculose diminuer dans les armées européennes; bien au contraire, selon lui. « A aucune époque, dit-il, il n'a été fait autant pour l'hygiène de l'armée que dans ces dernières années, aucun groupe de la population n'a peut-être profité autant qu'elle des progrès dont la prophylaxie est si justement fière.... Les tuberculeux sont éliminés de l'armée au premier soupçon de leur affection;

les casernes sont méthodiquement et périodiquement désinfectées par les moyens les plus rationnels et les plus efficaces; à l'hôpital, les sécrétions virulentes sont détruites au fur et à mesure. Cela se pratique dans toutes les armées européenes; et pourtant la tuberculose est loin d'y diminuer, si nous en croyons les statistiques officielles de ces quinze dernières années. Elle y est plutôt en voie d'accroissement, comme si sa fréquence était en rapport avec l'aggravation des obligations professionnelles imposées aux armées actuelles dans le but d'atteindre la perfection dans l'art de la guerre dans le moins de temps possible. N'est-ce point là un témoignage positif, bien qu'indirect, que l'importation est responsable d'une partie des méfaits mis à la charge de la contagion?... La tuberculose est importée dans nos casernes à l'état d'affection latente, ou foyers ganglionnaires dissimulés dans les replis les plus profonds du corps. La vigueur de la constitution et les attributs d'une santé robuste n'excluent point l'existence de ces lésions cachées, qui se démasqueront un jour ou l'autre à l'occasion d'une perturbation quelconque de la santé générale, engendrant, par infection secondaire, la pleurésie, la bronchite à répétition, la phtisie ou enfin la granulie généralisée[1] ».

Que faut-il penser de cette augmentation de la fréquence de la pthisie dans nos armées, malgré les efforts tentés pour la restreindre dans ce milieu spécial? Peut-être cette augmentation est-elle apparente plutôt que réelle. Il est certain que, d'après la statistique de l'armée française, le chiffre des pertes totales (par décès, réforme ou démission) pour tuberculose aurait augmenté beaucoup depuis 30 ans. De 3,20 pour 1000 hommes d'effectif (période de 1863 à 1872) ce chiffre s'est élevé successivement à 4, 5, 6 pour 1000. Mon ami le professeur Laveran, que j'ai consulté, m'a communiqué à ce sujet les remarques suivantes :

« 1° Dans ces chiffres, les décès figurent pour 1 seulement environ; les réformes, pour 3, 4 et 5 : or, parmi les mesures prophylactiques de la tuberculose, une des meilleures consiste à éliminer rapidement les jeunes soldats qui présentent un

1. Kelsch, Quelques réflexions sur la pathogénie des affections tuberculeuses, d'après des observations cliniques et anatomo-pathologiques (*Bullet. de l'Acad. de médecine*, 7 février 1893).

commencement de tuberculose; l'application des mesures prophylactiques a ainsi pour effet *apparent* d'augmenter le chiffre des pertes par tuberculose. Un certain nombre d'hommes réformés au début de la maladie, et surtout pour tuberculoses locales, peuvent évidemment guérir.

« 2° La statistique est mieux faite qu'autrefois, et on rapporte à la tuberculose beaucoup de maladies qui autrefois figuraient sous d'autres rubriques : adénites, arthrites, tuberculoses osseuses, etc. La bronchite chronique, par exemple, comme cause de réforme et de décès, devient de moins en moins fréquente, se trouvant attribuée à la bronchite tuberculeuse, dont elle est la réelle expression dans la grande majorité des cas. En 1888, on comptait encore 365 réformes et décès par bronchite chronique; on n'en trouve plus que 219 en 1889, et ce chiffre est encore susceptible de réduction. Il en résulte que le chiffre des maladies tuberculeuses paraît augmenter. Si l'on s'en tient au chiffre des *décès* par tuberculose, on voit que ce chiffre est notablement diminué : de 2,25 pour 1000 hommes d'effectif qu'il était dans la période de 1863 à 1872, il est tombé à 1 pour 1000 dans ces dernières années[1]. »

La morbidité par tuberculose des soldats ayant moins d'un an de service est supérieure à celle des soldats ayant plus d'un an de service. En 1889, la morbidité par tuberculose des soldats ayant plus d'un an de service était de 4,65 pour 1000 hommes d'effectif; celle des soldats ayant moins d'un an de service, de 6,37 pour 1000; ce qui tend à prouver, comme le pense Kelsch, que beaucoup d'hommes arrivent au régiment avec le germe de la tuberculose, malgré la sélection opérée par les conseils de revision.

Il résulte de cette étude que la tuberculose est une maladie contagieuse due au bacille de Koch. L'extrême prédominance de la localisation pulmonaire de la maladie permet de supposer que, dans la majorité des cas, l'infection s'est faite par les voies respiratoires et par inhalation du bacille. Mais cette notion elle-même, quelque solides appuis que lui fournissent et l'observation et l'expérimentation, n'éclaire pas, il s'en faut, tous les

1. A. Laveran, *Note communiquée à l'auteur.*

problèmes que soulève le pathogénie de la manifestation la plus commune de la tuberculose, je veux parler de la phtisie pulmonaire. A côté de l'intervention du microbe pathogène, élément primordial et qui domine tout, l'observation de tous les jours et les enseignements séculaires de la médecine nous montrent qu'il n'est pas de maladie infectieuse où l'influence des causes secondes joue un rôle plus considérable que pour la tuberculose. Comment ces causes agissent-elles pour favoriser la pénétration du bacille et sa multiplication dans l'économie, tel est le problème qui s'impose actuellement au médecin et à l'expérimentateur; ce n'est qu'à ce prix que l'on parviendra à élucider la contagion dans ses modes multiples et en partie encore obscurs et mal définis; ce n'est qu'alors qu'il nous sera possible d'expliquer pourquoi, parmi des individus soumis en apparence aux mêmes causes de contagion, un tel est frappé tandis qu'un autre échappe.

Si le mécanisme de l'infection est encore environné de tant d'inconnues en ce qui concerne la forme la plus fréquente et la moins complexe de la maladie, la phtisie pulmonaire, les difficultés sont encore plus grandes quand il s'agit de l'interprétation des tuberculoses primitives des ganglions, des os, des articulations, du système nerveux, de l'appareil génito-urinaire, etc. Mais nous ne doutons pas qu'avec les progrès de nos connaissances sur la biologie du bacille, et par l'étude expérimentale approfondie de la maladie, ces problèmes ne trouvent à leur tour leur solution et que nous n'arrivions au déterminisme précis des différents modes d'infection et de contagion. Alors seulement l'étiologie de la tuberculose, illuminée dans ses grandes lignes par les découvertes de Villemin et de Koch, le sera également dans ses détails et dans ses particularités intimes; et l'on peut affirmer hardiment que cette notion fondamentale de la contagion, masquée encore et hésitante sur plusieurs points, ne s'en dégagera que mieux dans toute son évidence et toute sa plénitude.

La tuberculose est, de toutes les maladies, celle qui de beaucoup est la plus meurtrière pour l'espèce humaine. Sur une mortalité générale annuelle de 22 p. 1000 vivants, qui est celle des pays civilisés, 3 sur 1000 vivants succombent à la phtisie pulmonaire; la mortalité par phtisie est donc à la mortalité totale dans le rapport de 3 : 22, c'est-à-dire que le septième de l'ensemble des décès est dû à la phtisie. Cette proportion serait notablement plus forte si l'on faisait entrer en ligne de compte, au lieu de la phtisie pulmonaire seule, les autres manifestations de la tuberculose (tuberculose intestinale, génitale, osseuse, méningite, etc.).

La tuberculose règne actuellement dans presque toutes les régions du globe et bien que les documents statistiques laissent encore beaucoup à désirer ou fassent presque entièrement défaut pour beaucoup de pays, l'étude de la répartition topographique de la maladie fournit néanmoins des données instructives et qui constituent, à leur tour, des arguments à l'appui de la nature infectieuse et contagieuse de la maladie.

Si l'on étudie la distribution géographique de la tuberculose à la surface de la terre [1], on trouvera d'abord cette première notion que l'existence et la fréquence de la maladie sont indépendantes des climats. Nous avons déjà mentionné plus haut (p. 102) avec quelle netteté Villemin a mis ce fait en évidence. « La répartition de la phtisie à la surface du globe, dit à son tour Hirsch, n'est en somme influencée que d'une manière tout à fait secondaire pour les conditions climatériques. La maladie, toutes choses égales d'ailleurs, sévit avec la même fréquence sous toutes les latitudes géographiques; les pays équatoriaux et sous-tropicaux ne sont pas moins ravagés par la phtisie que les climats tempérés ou les climats arctiques... la fréquence variable de la maladie, dans des régions dont le climat est à peu près identique, tient à des conditions particulières qu'il est possible de déterminer. L'opinion, encore assez répandue, de la prédominance de la phtisie dans les latitudes élevées, froides ou tempérées, est tout aussi erronée que l'opinion inverse, émise plus récemment, d'après laquelle la phtisie serait surtout fréquente dans les climats chauds ou torrides. » G. Sée s'exprime tout aussi catégoriquement : « Les climats avec leurs températures variées, dit-il, leurs latitudes et leurs

1. Consulter spécialement à ce sujet le grand ouvrage de HIRSCH : *Handbuch der historisch-geographischen Pathologie*, 2e édit. Stuttgart, 1886, Bd 2, chap. *Lungenschwindsucht*, pp. 115-162. — Tous les documents rassemblés par ce laborieux écrivain ne sont pas d'égale valeur, mais l'ensemble constitue néanmoins une source précieuse de renseignements.

altitudes si opposées, sont tous, pour ainsi dire, égaux devant la phtisie; la maladie décime les populations surtout des villes, dans les régions tempérées comme dans les contrées torrides ou glaciales, dans les terres humides ou sèches, dans les vallées les plus élevées comme dans les plaines les plus basses; l'agent destructeur existe partout et agit partout, à une condition, c'est qu'il arrive à se transmettre de l'homme à l'homme. Il n'y a pas d'autre règle, d'autre coefficient [1]. »

En Europe, la phtisie est rare en Islande, dans les îles Feroë, aux Hébrides, aux îles Shetland, dans les parties septentrionales de la Norvège et de la Suède, où la population est clairsemée, s'occupant surtout d'agriculture ou de pêche, et où les habitations sont largement espacées; mais à Christiania, à Stockholm, la maladie est au moins aussi fréquente que dans les grandes villes des régions tempérées. Dans les plaines glacées de la Russie septentrionale et de la Sibérie, la phtisie est rare; mais la mortalité par phtisie à Saint-Pétersbourg ne le cède pas à celle des autres capitales; il en est de même, à en juger par les statistiques bien imparfaites dont on dispose, des autres grandes villes de la Russie centrale et méridionale : Moscou, Novogorod, Kazan, Odessa, Astrakan; mais la phtisie est inconnue parmi les Kirghis nomades qui parcourent les steppes.

En Prusse, dans les provinces orientales, sur les côtes de la Baltique et sur les bords de l'Oder, de la Warthe et de la Vistule, la mortalité annuelle par phtisie, d'après la statistique des années 1875-1879, est de 1,61 à 3,22 p. 1000 habitants; elle est deux fois plus forte (2,66 à 6,30 p. 1000 habitants) dans les provinces rhénanes et sur les bords de la Weser, où la population est plus serrée et plus industrielle.

En Angleterre, la mortalité la plus forte (2,8 à 3,7 p. 1000 habitants) s'observe à Londres; viennent ensuite les comtés industriels du Nord et du Nord-Est; la mortalité annuelle la plus faible par phtisie (1,8 à 2,2 p. 1000) se voit dans les comtés agricoles du Sud-Ouest, du Sud et du Nord. La Belgique industrielle a une mortalité par phtisie double de celle de la Hollande sa voisine, dont la population est surtout agricole. En Suisse, d'après la statistique de Müller, la mortalité générale par phtisie

1. G. Sée, *De la phtisie bacillaire des poumons*, Paris, 1884, p. 84.

est remarquablement faible (1,86 p. 1000); mais elle est de 3,57 p. 1000 à Bâle, de 2,40 p. 1000 à Genève, de 2,40 p. 1000 à Neuchâtel, villes industrielles. La mortalité annuelle par phtisie dans le royaume d'Italie, d'après les statistiques officielles de 1881-1883, est de 2,45 p. 1000. Elle est bien plus prononcée en Lombardie (3,34 p. 1000), en Toscane (3,16), dans le Latium (Rome) (3,18), en Piémont (2,86), que dans les provinces méridionales, où l'industrie est moins développée et où l'on vit plus en plein air (1,48 en Sicile, 1,42 dans les Abruzzes, 1,36 en Calabre, 0,89 dans la Basilicate). On possède peu de renseignements sur la fréquence de la phtisie dans la péninsule ibérique; elle paraît assez forte sur le grand plateau central, ainsi que dans les villes industrielles et commerçantes du littoral, Barcelone, Valence, Cadix, Lisbonne.

L'Égypte, et en particulier le Caire, passaient autrefois pour jouir d'une certaine immunité à l'égard de la pthisie. Il n'en est rien; pendant mon séjour à Alexandrie et au Caire, j'ai pu constater que les hôpitaux renfermaient beaucoup de pthisiques, tant indigènes qu'européens, et, d'après les appréciations des médecins de ces deux villes, la tuberculose y serait aussi fréquente que dans les cités européennes. Il en est de même des villes du littoral septentrional de l'Afrique : Alger, Tunis, Maroc. La phtisie est également fréquente parmi les populations sédentaires des côtes de Guinée, du Sénégal, du Cap; toutes les classes d'habitants y sont exposées, quoique les noirs paraissent fournir un contingent plus considérable. On dit que la maladie est rare parmi les tribus nomades de l'intérieur du continent africain; elle exerce, en revanche, des ravages considérables à Madagascar, à l'île Maurice et à la Réunion.

La tuberculose était-elle inconnue dans le Nouveau Monde, et y a-t-elle été importée par les Européens? C'est là un problème historique difficile à résoudre. Ce qui est certain, c'est que la maladie décime actuellement les misérables peuplades indiennes qui sont en voie de s'éteindre dans les régions septentrionales de l'Amérique, au Canada, sur les bords de la baie d'Hudson, à Terre-Neuve. Aux États-Unis, la tuberculose, tout en présentant une extension moins grande que sur le vieux continent, sévit surtout dans les États populeux de l'Est, tandis que dans l'Ouest la mortalité par phtisie est moitié moins forte. Les Antilles, les côtes de la Guyane, les côtes du Mexique sont ravagées par la tuberculose; comme dans la plupart des pays tropicaux, elle y est remarquable par sa marche rapide et sa malignité. Il en est de même des côtes du Brésil; à Rio-Janeiro, la mortalité par phtisie se traduit par le chiffre énorme de un cinquième de la mortalité générale. La maladie exerce également de grands ravages sur les rives de la Plata, dans l'Uruguay, la République argentine et le Paraguay, ainsi que sur les côtes du Chili et du Pérou.

La tuberculose sévit d'une façon désastreuse sur les indigènes des îles de l'Océanie : à Taïti, aux Marquises, aux îles Sandwich, à la Nouvelle-Calédonie; on estime que la phtisie entre pour deux cinquièmes dans la mortalité générale des Canaques.

Le continent australien passait naguère encore comme privilégié au point de vue de la rareté de la tuberculose; les statistiques récentes donnent un cruel démenti à cette manière de voir; la phtisie est très répandue dans les villes populeuses de la côte : à Melbourne, à Sydney. Dans la Nouvelle-Zélande, les naturels du pays, les Maoris, sont en voie de disparaître sous les coups de la maladie. De 400000 qu'ils étaient au siècle dernier, et 200000 il y a un demi-siècle à peine, ils sont tombés à 40000. Il n'est pas douteux que la cause principale de cette dépopulation ne tienne à l'importation, par les Européens, des germes de la tuberculose et de la fièvre typhoïde, affections inconnues dans l'île au commencemennt du siècle. Les habitations des Maoris, ainsi que celles des autres insulaires de la Polynésie, ont toujours été malsaines; mais les germes morbides étant absents, la population n'en a pas souffert. Une fois importés, les germes ont trouvé des conditions favorables à leur développement, une population vierge et non préparée; ils ont infecté le pays et décimé les habitants.

L'influence de l'altitude sur le développement de la phtisie mérite un examen spécial, surtout à cause des conséquences pratiques et thérapeutiques qu'on en a fait découler. Lombard a été l'un des premiers à appeler l'attention, d'une façon systématique, sur la marche décroissante de la phtisie avec l'altitude, et aussi sur les avantages du séjour dans les climats de montagnes pour le traitement de la phtisie pulmonaire[1]; avant lui, Smith et Tschudi avaient signalé l'extrême rareté de la phtisie sur le plateau des Andes péruviennes, et les effets salutaires éprouvés par les phtisiques séjournant dans ces régions. Boudin fit la même remarque, au sujet du haut plateau mexicain. Jourdanet, qui exerça la médecine longtemps à Mexico (320000 hab.; alt., 2300 mèt.) affirme n'avoir observé dans cette ville, pendant près de cinq ans de pratique, que six cas de pthisie. Jourdanet n'hésita pas à admettre une véritable immunité créée par les « climats d'altitude », immunité qu'il attribuait à la raréfaction de l'air pénétrant dans les poumons, et à « l'anoxémie » consécutive. Le même fait de la rareté de la phtisie a été signalé pour d'autres villes du haut plateau des Andes, dans l'Amérique équatoriale, pour Puebla (80000 hab.; altit., 2300 mèt.), Quito (60000 hab., 2850 mèt.), Bogota (40000 hab., 2600 mèt.), Chuquisaca (25000 hab., 3000 mèt.), Potosi (20000 hab., 4000 mèt.). Gayraud et Domec, qui ont longtemps exercé à Quito, insistent sur l'extrême rareté de la tuberculose parmi les habitants de cette ville; « la phtisie disent-ils, est la maladie la plus rare de toutes celles qu'on observe à Quito, et elle ne sévit que sur les individus qui ont longtemps vécu loin de la capitale ». Ces médecins pensent aussi que le climat de Quito exerce une influence favorable sur la phtisie, chez les individus immigrés, surtout sur les habitants des terres chaudes qui gagnent les hauts plateaux[2]. On voit qu'il s'agit là de grandes agglomérations humaines, de cités populeuses, industrielles ou commerciales, où sans doute existent un certain nombre des mauvaises conditions hygiéniques qui rendent la phtisie si fréquente dans les autres grandes villes; si réellement la maladie fait presque complètement défaut dans ces villes du plateau équatorial, leur immunité ne pourrait vraisemblablement tenir qu'à un seul facteur : l'altitude.

En Europe, on a cru constater des faits analogues : la phtisie n'existerait pas, ou deviendrait très rare à partir de certaines

1. LOMBARD, *Le climat des montagnes considéré au point de vue médical*, Genève, 1858. — *Traité de climatologie médicale.*

2. GAYRAUD et DOMEC, *La capitale de l'Equateur au point de vue médico-chirurgical*, Paris, 1886, p. 57.

altitudes, variant avec les diverses latitudes. En Suisse, d'après les statistiques de Lombard et de Müller, l'influence bienfaisante de l'altitude se manifesterait à partir de 1000 à 1200 mètres; dans la Silésie prussienne, d'après Brehmer (de Gœrbersdorf), la zone d'immunité commencerait déjà à 550 mètres.

Mais si l'on consulte les documents statistiques sur lesquels repose cette théorie de l'immunité des altitudes, on s'assure qu'en Europe, du moins, cette immunité apparente est bien plus le fait de la faible densité de la population que de l'altitude proprement dite. Si l'on examine les statistiques de la mortalité par phtisie recueillies par Müller pour la Suisse et par Corval pour le grand-duché de Bade, statistiques sans cesse invoquées comme probantes pour l'influence des altitudes, on s'assurera, sans doute, que, d'une façon générale, la phtisie devient plus rare dans les pays d'altitude; mais l'étude de la courbe de la mortalité phtisique montre qu'elle se modèle complètement sur celle de la densité de la population, et non pas sur celle de l'altitude. Les altitudes, à cet égard, obéissent à la loi générale, et on doit bien s'attendre à ce que la phtisie soit très rare dans une population très peu nombreuse, respirant un air pur, et où les germes de la maladie font entièrement défaut; comme elle l'est, également, pour les nomades, les Kabyles, les Bédouins, quoique la steppe et le désert soient loin d'être des pays d'altitude. « Quand les habitants des contrées élevées se trouvent agglomérés dans des espaces confinés, dans des ateliers, comme à Joux, à la Chaux-de-Fonds, dans le Jura suisse, à 1100 mètres d'altitude, le nombre des phtisiques y est aussi considérable que dans les agglomérations ouvrières de la plaine; ces villes sont peuplées d'ouvriers horlogers, qui travaillent dans des chambres étroites ou dans des ateliers » (G. Sée). « Le nombre des phtisiques, dit Daremberg, est proportionnel à l'agglomération des êtres; il y a peu de phtisiques sur les montagnes, parce qu'il y a peu d'habitants; on peut en dire autant des steppes. Si l'on crée des agglomérations d'humains mal nourris, mal vêtus, mal aérés, sur le sommet des pics ou au milieu du désert, on verra la phtisie s'y répandre tout aussi rapidement qu'à Paris ou à Londres[1]. »

1. Daremberg (G.), *Traitement de la phtisie pulmonaire*. Paris, 1892, t. 2, p. 116 (Collection Charcot-Debove).

Reste toujours l'argument des cités américaines à grandes altitudes; mais il faut bien reconnaître que la prétendue immunité phtisique de ces villes repose plutôt sur des appréciations superficielles que sur des données statistiques sérieuses. De plus en plus, les observations contradictoires se font jour, établissant que cette immunité a été singulièrement exagérée, si tant est qu'elle existe. A Bogota, par exemple, « la tuberculose, dans toutes ses manifestations, est une maladie fréquente, et la pthisie pulmonaire entre pour une part non négligeable dans le chiffre de la mortalité. Elle ne s'attaque pas seulement aux individus qui, n'ayant pas séjourné toute leur vie sur le plateau, peuvent être considérés comme n'ayant pas encore l'immunité que l'altitude confère ; elle est, au contraire, plus fréquente chez les individus dont la race habite le plateau depuis des siècles, et qui ne l'ont jamais quitté »[1]. Pour Mexico, on sait que Jourdanet s'est trompé en affirmant son immunité, puisque la mortalité phtisique y est de 11,2 p. 100 de la mortalité générale (Le Roy de Méricourt)[2].

Toutefois, il semble bien que la phtisie soit moins fréquente dans plusieurs villes des hauts plateaux américains que dans nos capitales européennes; mais rien ne prouve que l'altitude en soit la cause. « Les villes de l'Amérique méridionale sont largement bâties, les habitations espacées, les rues spacieuses. Sucre, capitale de la Bolivie, a 4985064 mètres carrés et 17000 habitants, ce qui fait 34 habitants par hectare (Paris en a 287). Les personnes riches sont largement logées, les pauvres n'ont pas de vitres aux fenêtres, ce qui fait que les habitations sont bien ventilées, surtout avec les vents violents qui règnent dans le pays. Il faut ajouter que les villes sont très proprement tenues, la vie matérielle facile, de sorte que les classes pauvres gagnent largement leur vie. Sur les 17000 habitants, le méde-

1. RESTREPO (H.), Contribution à l'étude de la pathologie des altitudes. La tuberculose pulmonaire dans ses rapports avec le climat et les races au plateau de Bogota (*Thèse de Paris*, 1890).

2. D'une façon générale, il faut se garder d'une confiance trop robuste dans ce qui est publié sous le nom de statistiques. Colberg, cité par Jacoby (*thèse citée*, p. 64) raconte qu'à Quito, capitale de l'Équateur, on estimait généralement la population de 76000 à 80000 habitants; les autorités firent un recensement et n'arrivèrent qu'au chiffre de 18000 ; on refit le recensement et on obtint 22000 ; alors on s'y prit une troisième fois, par une autre méthode, et on trouva 41000 habitants. Si les choses se passent ainsi pour un simple recensement de population, que penser des statistiques médicales ?

cin municipal n'a vu, durant l'année 1885, que 427 malades pauvres[1].»

Si l'altitude ne suffit pas, par le seul fait de la diminution de la pression barométrique, pour donner l'immunité à l'égard de la phtisie, encore moins peut-elle exercer une action curative spécifique contre la phtisie déjà déclarée. Je ne veux pas dire par là que les « cures d'air », telles qu'on les pratique actuellement dans les divers sanatoria, ne constituent pas de précieux moyens de traitement de la tuberculose. L'abaissement de la pression barométrique peut assurément jouer un certain rôle en activant l'ampleur des inspirations et leur fréquence, quoique ces effets soient bien peu marqués et que l'homme ne respire pas plus vite ni plus profondément à des altitudes de plusieurs milliers de mètres qu'au niveau de la mer. Les faits contraires ont été surtout observés sur des personnes qui venaient de faire l'ascension et qui étaient encore imparfaitement reposées. Le système circulatoire ne paraît pas non plus influencé sensiblement et le pouls des habitants de Potosi ou de Quito n'est pas plus fréquent que celui des gens de la plaine. Les climats d'altitude agissent d'une façon favorable sur la phtisie pulmonaire par un ensemble compliqué de conditions : grande pureté de l'air, pauvre en microbes, à cause de l'absence d'agglomérations humaines; sécheresse de l'atmosphère, favorisant l'exhalation pulmonaire et cutanée; ventilation active, action énergique du soleil et de la lumière. Jaccoud, grand partisan du traitement de la phtisie par les altitudes, tout en admettant pour les climats de montagne une action directe sur les fonctions respiratoires, leur refuse néanmoins une influence immunisante ou curative spécifique contre la tuberculose. « Les climats de montagne, dit-il, ont une double action : l'une générale par laquelle ils assurent la restauration constitutionnelle; l'autre locale, par laquelle ils accroissent au maximum l'activité de la fonction respiratoire, tout en maintenant les poumons à l'abri des stases et des fluxions[2]. » Pour Jaccoud, « la raréfaction de l'air aurait pour effet une augmentation dans le nombre des

1. Jacoby (P.), Phtisie et altitudes (*Thèse de Paris*, 1888). — Travail critique excellent, où la doctrine de l'immunité des climats d'altitude pour la phtisie est lucidement discutée.

2. Jaccoud, *Curabilité et traitement de la phtisie pulmonaire*, Paris, 1881.

globules rouges du sang et dans la quantité d'hémoglobine contenue dans ces globules, et par conséquent l'augmentation de la capacité du sang à fixer l'oxygène ; le séjour des altitudes entraînerait en outre une suractivité du processus nutritif et des échanges organiques, d'où l'augmentation de la quantité d'acide carbonique dans l'air expiré ; l'accroissement permanent et inconscient de l'expansion inspiratoire des poumons et du thorax, la suractivité de la circulation cardio-pulmonaire, la diminution de la charge sanguine des poumons et enfin l'accroissement de l'évaporation pulmonaire : toutes conditions favorables à la guérison des tubercules. » Les effets thérapeutiques sont indéniables, mais, selon Jaccoud, ils n'ont rien de proprement spécifique. Nous sommes loin, on le voit, de la doctrine de l'immunité orographique formulée par Brehmer et par ses disciples. Sans doute il est bon de choisir, comme séjour pour les phtisiques, des localités où la maladie est rare ; c'est au moins une garantie de bonnes conditions climatériques, d'aération, de l'absence d'encombrement, etc. Mais prétendre que, s'il n'existe pas de phtisiques dans un pays, ceux qui y viendront du dehors doivent y guérir, c'est là un raisonnement qui n'est pas juste et auquel les faits donnent journellement un cruel démenti.

En somme, on voit qu'il n'existe pas d'immunité géographique pour la phtisie. C'est une maladie de tous les climats, de toutes les latitudes, de toutes les altitudes. Ce sont les conditions sociales, professionnelles et hygiéniques qui interviennent surtout pour l'étiologie et la fréquence de la phtisie. Elle prédomine là où il y a agglomération d'un nombre considérable d'habitants sur un espace restreint ; cela ressort des différences existant, au point de vue de la fréquence de la maladie, entre les populations nomades et les populations sédentaires, entre les grandes et les petites villes, entre les villes et les campagnes ; en un mot, elle est proportionnelle à la densité de la population. « Tout le monde sait, dit Lancereaux, que ce sont surtout les ateliers encombrés, ceux notamment où s'exercent des professions n'exigeant qu'un faible exercice musculaire qui fournissent le plus grand nombre de phtisiques. Quant à l'exercice musculaire, il suffit, pour se convaincre de son importance, de voir dans un même milieu les ravages de la phtisie parmi les personnes qui exercent des professions sédentaires et l'espèce d'immunité dont jouissent celles qui vivent au grand air, dans un mouvement presque continuel. La race, au contraire, influe peu : tous les peuples vivant de la vie sauvage, de quelque race qu'ils soient, connaissent peu la phtisie et si, à notre contact, ils sont plus exposés que nous, cela tient uniquement au changement d'habitudes, aux excès commis, à une position inférieure. La phtisie est donc une maladie de la civilisation[1]. » La civilisation intervient, en effet, dans cette propagation sans cesse croissante de la tuberculose, de différentes manières; en favorisant les grandes agglomérations humaines et les rapports des hommes entre eux, elle aide à la dissémination des germes infectieux et multiplie les occasions de contagion; en créant des industries malsaines et sédentaires, dans des espaces confinés, loin du soleil et du grand air, elle rend les individus plus vulnérables et plus accessibles à la pénétration et au développement du bacille; les excès, l'alcoolisme, le surmenage agissent dans le même sens. La civilisation, sans doute, intervient encore d'une autre façon : en permettant, à force de soins et de précautions, la survie d'un grand nombre de sujets nés chétifs et de constitution faible, elle pratique ce qu'on a appelé une sélection à rebours et élève des générations débilitées qui sont une proie toute prête pour la maladie.

L'augmentation de la phtisie dans la plupart des pays civilisés coïncide avec l'irrésistible mouvement qui de plus en plus entraîne les populations des campagnes vers les villes, d'où il résulte que les professions sédentaires se substituent aux professsions agricoles s'exerçant en plein air : « Alors, dit Lagneau, qu'en 1846 notre population de 35400486 habitants comptait 8647645 urbains de localités de plus de 2000 âmes, et 26753743 ruraux, soit 24,2 des premiers et 75,58 des seconds sur 100 habitants; au dénombrement de 1886, sur une population de 38218903 habitants, il y a 13766308 urbains pour 24452395 ruraux, soit 35,95 des premiers pour 64,05 des seconds sur 100 habitants. Donc, en 40 ans, alors que notre

1. Lancereaux, Distribution géographique de la phtisie pulmonaire (*C. R. du Congrès internat. des Sciences géograph.*, Paris, 1877, tir. à part). — (*Gaz. des hôpitaux*, 1878, p. 297).

population totale n'a augmenté que d'un treizième, notre population urbaine s'est accrue de moitié, et notre population rurale a diminué de plus d'un douzième[1]. »

Le relevé des causes de mort ne se fait pas encore d'une façon régulière dans nos campagnes, mais depuis quelques années il se fait de plus en plus pour les localités urbaines de la France. La statistique sanitaire pour l'année 1891 donne l'indication des décès par phtisie et autres manifestations tuberculeuses pour 662 de nos villes[2], statistique que Lagneau a réunie dans le tableau suivant :

Mortalité des habitants de 662 villes de France par phtisie et autres tuberculoses, en 1891.

	POPULATION	NOMBRES ABSOLUS			NOMBRES PROPORTIONNELS SUR 1000 HABITANTS		
		Décès par phtisie.	Décès par d'autres tuberculoses.	Décès par affections tuberculeuses.	Décès par phtisie.	Décès par d'autres tuberculoses.	Décès par affections tuberculeuses.
Paris.	2424705	10287	1608	11895	4,24	0,66	4,90
11 villes ayant de 430000 à 100000 habitants. .	2143380	6262	1535	7798	2,92	0,71	3,63
46 villes ayant de 100000 à 30000 habitants. .	2361244	5474	1764	7238	2,31	0,74	3,05
50 villes ayant de 30000 à 20000 habitants . .	1220019	2595	935	3530	2,12	0,76	2,88
127 villes ayant de 20000 à 10000 habitants. .	1799443	3682	1219	4701	2,04	0,67	2,71
332 villes ayant de 10000 à 5000 habitants. . .	2274757	3773	1164	4937	1,65	0,51	2,16
95 ch.-l. d'arrondissement ayant moins de 5000 habitants. .	330802	493	107	500	1,49	0,32	1,81

On voit par ce tableau que le chiffre des décès par tuberculose diminue dans les différents groupes de villes proportionnellement à la diminution de la population, ayant son maximum à Paris, où sur 1000 habitants on constate 4,90 décès par tuberculose, tandis qu'à l'autre extrémité du tableau, dans les chefs-

1. LAGNEAU, De la mortalité par tuberculose selon les professions, selon l'habitation (*Bull. de l'Acad. de méd.*, 1894, t. 31, p. 167).

2. *Statistique sanitaire des villes de France et d'Algérie pendant l'année 1891*. Melun, Imprimerie administrative.

lieux de moins de 5000 âmes, la mortalité annuelle par affections tuberculeuses n'est plus que de 1,81 pour 1000 habitants.

J. Bertillon a dressé le tableau suivant, donnant la mortalité annuelle par phtisie pulmonaire (les autres affections tuberculeuses ne sont pas comprises) de la ville de Paris pendant la période de 1865 à 1892 :

Décès par phtisie pulmonaire en un an à Paris.

ANNÉES	NOMBRE ABSOLU des décès par phtisie pulmonaire.	POUR 100 000 HABITANTS, nombre de décès par phtisie pulmonaire.	ANNÉES.	NOMBRE ABSOLU des décès par phtisie pulmonaire.	POUR 100 000 HABITANTS, nombre des décès par phtisie pulmonaire.
1865	8279	467	1879. . . .	8528	404
1866	7743	424	1880. . . .	8639	395
1867	8271	427	1881. . . .	9210	412
1868	8468	442	1882. . . .	9958	443
1869	8501	430	1883. . . .	10307	486
1870	10691	538	1884 . . .	9751	433
1871	11900	644	1885. . . .	10370	457
1872	7436	401	1886. . . .	10222	469
1873	7919	391	1887. . . .	10079	466
1874	7474	391	1888. . . .	9743	448
1875	8010	402	1889. . . .	10380	478
1876	8532	429	1890. . . .	10714	491
1877	8246	418	1891. . . .	10287	424
1878	8479	395	1892. . . .	9975	412

Il ressort de ce tableau que la fréquence moyenne des décès annuels par phtisie pulmonaire, à Paris, est de 460 par 100000 habitants. Ce chiffre est plus élevé qu'à Londres et que dans beaucoup d'autres capitales. Il existe pour Paris entre les divers arrondissements des différences considérables, qui dépendent surtout du degré d'aisance des habitants. Ainsi, le 8e arrondissement (Élysée) ne compte que 173 décès annuels par phtisie, sur 100000 vivants; le 9e (Opéra) 263; le 16e (Passy) 288, et ces chiffres relativement si faibles se retrouvent à peu près à toutes les périodes étudiées. Au contraire, le 20e arrondissement (Ménilmontant), qui est le plus pauvre de Paris, compte 598 décès annuels par phtisie, pour 100000 vivants, c'est-à-dire trois fois plus que l'Élysée; le 11e (Popincourt), quartier ouvrier et très industriel, compte 542 décès; le 14e (Observatoire) 629; le 18e (Montmartre) 551[1]. Marc d'Épine, à Genève, avait déjà constaté que la mortalité par phtisie entrait dans la proportion de 23 p. 100 dans la mortalité générale pour la classe pauvre, tandis qu'elle ne s'élevait qu'à 6,8 pour 100 pour la classe aisée, et Drysdale avait fait la même constatation pour la ville de Londres.

D'après Holti, la mortalité par phtisie pour les hommes âgés de plus de 15 ans, dans la classe aisée, à Helsingfors, est de 27,7 p. 100 de la mortalité générale, tandis qu'elle est de 44,6 p. 100 pour les hommes de la classe nécessiteuse : la différence est donc presque du simple au double.

L'influence exercée par les professions sur le développement de la tuberculose est depuis longtemps l'objet des recherches des statisticiens. On connaît sur ce sujet les travaux déjà anciens de Benoiston (de Châteauneuf), de Lombard (de Genève) et de Neufville (de Francfort-sur-le-Mein). Ces statistiques, ainsi que celles recueillies plus récemment, ne fournissent pas toujours des données bien démonstratives et concordantes pour telle ou telle profession et sont souvent entachées d'erreurs matérielles ou d'insuffisance de documents qui leur enlèvent beaucoup de leur valeur. Les indications professionnelles sont volontiers faussées dans les recensements et dans les relevés mortuaires par des désignations erronées ou trompeuses, de sorte qu'on ne connaît pas bien exactement le nombre des vivants ni le nombre des décédés de chaque profession. Ainsi, comme le fait remarquer F. Bertillon, sous le nom de chapeliers ou de brossiers on désigne communément non seulement les ouvriers qui confectionnent des chapeaux ou des brosses, mais aussi ceux qui les vendent; il en est de même des cordonniers, tailleurs. bijoutiers, horlogers.

Il existe aussi de nombreuses difficultés d'interprétation. Certaines professions, celle de tailleur par exemple, donnent une forte mortalité par phtisie : on n'est pas autorisé pour cela à conclure que cette profession prédispose à la phtisie, car elle est choisie de préférence par des sujets chétifs, incapables d'ef-

1. Bertillon (Jacques), De la fréquence des principales maladies à Paris pendant la période de 1865-1891 (*Annuaire statist. de la ville de Paris pour 1891*, p. 130).

forts musculaires considérables et de ce chef plus aptes à contracter la tuberculose. Inversement, il est des professions qui exigent que ceux qui les exercent soient vigoureux. Si leur mortalité générale et en particulier la mortalité par phtisie est faible, cela ne signifiera pas nécessairement que la profession est salubre, mais plutôt que ceux qui l'exercent sont résistants. Il serait aisé de multiplier les exemples de ces points faibles des statistiques mortuaires.

Néanmoins, malgré ces imperfections, certaines notions intéressantes se dégagent de ces documents. Ainsi, les décès par phtisie sont particulièrement nombreux parmi les ouvriers qui respirent des poussières minérales, végétales ou animales, les marbriers, les tailleurs de pierre, les taillandiers, les couteliers, les fabricants de limes, les serruriers, les maçons, les ouvriers en drap, les boulangers, etc. D'après la statistique de Kummer, donnant la mortalité par phtisie des habitants de la Suisse, de différentes professions, aux âges successifs de 15 à 79 ans, pendant les années 1879-1882, les tailleurs de pierre et marbriers présentent la mortalité par phtisie la plus élevée (mortalité annuelle de 10,47 pour 1000 individus vivants), tandis que la mortalité la plus faible est fournie par les individus vivant et travaillant au grand air (agriculteurs, 2,10 pour 1000 individus vivants; employés de chemin de fer, 1,84; sylviculteurs, 1,75 pour 1000). En Suisse, les serruriers comptent aussi un grand nombre de décès phtisiques : 7,2 par an sur 1000 vivants; les imprimeurs, lithographes et autres professions polygraphes, 5,5 pour 1000 vivants; les horlogers, 5,19; les tonneliers, 5,08; les boulangers, 5,05; les tailleurs, 4,96. « D'une façon générale, fait remarquer Kummer, quand une profession accuse une mortalité exceptionnellement élevée, presque toujours c'est la phtisie qui en est la cause principale, qu'elle soit engendrée par le travail professionnel lui-même ou par le genre de vie qui en est la conséquence. »

La statistique italienne relève, depuis 1887, les causes de mort non seulement dans les villes, mais dans toutes les communes du royaume. En 1890, la mortalité la plus forte par tuberculose est constatée parmi les « écoliers, étudiants et séminaristes » : chez eux, pour 1000 décès généraux, les décès par tuberculose se chiffreraient par le nombre énorme de 459 décès. Les typographes et les lithographes viennent ensuite et devraient à la phtisie 347,6, plus d'un tiers de leurs décès; les clercs d'étude, commis de magasin, comptent près d'un quart de décès phtisiques, 248 sur 1000 décès généraux; les soldats, un cinquième, 202,4 sur 1000, tandis que les agriculteurs ne comptent sur 1000 décès annuels que 55,8 décès par tuberculose; les prêtres et moines, 46,3; les bergers et pasteurs de gros bétail, 44,6.

En Angleterre, d'après les chiffres de William Farr et d'Ogle, les imprimeurs, sur 1000 décès généraux, en comptent par phtisie 430,1, près de la moitié; les ouvriers en drap de Manchester, sur 1000 décès, en ont 340 par phtisie; les fabricants de couteaux, 283,5; les cordonniers, les carriers, les potiers, les tailleurs, les maçons et les fabricants de limes, de 274,7 à 259,6. En revanche, en Angleterre comme partout ailleurs, la mortalité par phtisie des pêcheurs, des fermiers et des ouvriers agricoles est très faible (131,9, 163,2 et 174 décès par phtisie pour 1000 de mortalité générale). Les mineurs, les mineurs de charbon particulièrement, contrairement à l'opinion régnante, présentent, en Angleterre aussi bien qu'en France, en Italie et en Suisse, une faible mortalité par phtisie : en Angleterre, les mineurs de la région du Nord ne donnent, sur 1000 décès généraux, que 169 décès par phtisie; les mineurs du Derbyshire et de Nottingham, 160,7; ceux de la région de l'Ouest, 143,7 et ceux du Straffordshire, 109,7 décès seulement sur 1000 décès généraux. Leur condition, à l'égard de la phtisie, est donc supérieure même à celle des fermiers et des agriculteurs. Une exception flagrante à cette règle existe pour les mineurs de Cornouaille (mines d'étain, de plomb), qui doivent se trouver dans des conditions spécialement défavorables, car leur mortalité est de 375,2 décès phtisiques sur 1000 décès généraux, c'est-à-dire qu'ils viennent immédiatement, par ordre de fréquence, après les ouvriers imprimeurs

A Bruxelles, d'après Destrée et Gallemaertz, la mortalité la plus forte par phtisie est présentée par les garçons de café, qui donnent l'effroyable proportion de 666 décès par phtisie sur 1000 décès généraux; la statistique italienne pour les cafetiers et les limonadiers ne donne que le chiffre de 158. Comme le fait remarquer Lagneau, cette différence si frappante tient sans doute aux conditions tout opposées qui sont faites aux gens exerçant cette profession dans les deux pays : en Belgique, ils sont confinés dans des cafés et des estaminets enfumés, chauffés et clos avec soin; en Italie, sur les terrasses, sous un ciel plus beau, ils vivent surtout à l'extérieur et au grand air[1].

La fréquence de la mortalité par phtisie selon les âges présente un certain nombre de particularités intéressantes, que des statistiques récentes ont surtout mises en lumière. Les anciens, Hippocrate et Celse, fixaient le maximum de fréquence de la phtisie entre 18 et 35 ans. C'était aussi l'opinion de Reid et de Portal (de 15 à 35 ans), d'Andral (de 21 à 28), de Schœnlein (de 20 à 30), de Lombard (de 20 à 30, puis ensuite de 30 à 40), de Lebert (de 16 à 40 ans). Mais Laënnec, toujours clairvoyant, faisait déja des réserves. « Les anciens, dit-il, pensaient que la phtisie attaque surtout les hommes âgés de 18 à 35 ans : il est vrai que c'est à cette époque que la maladie est le plus souvent manifeste et facile à connaître. Mais Bayle a trouvé que, dans les hôpitaux de Paris, l'âge de 40 à 50 ans était la période de la vie où la phtisie était plus commune. Aucun âge d'ailleurs n'en est exempt : on a vu des fœtus atteints de cette maladie dans le sein de leur mère; elle est fort commune chez les enfants du peuple, ainsi qu'on peut s'en assurer à l'hôpital des Enfants à Paris. Elle est très fréquente dans la vieillesse même avancée : j'ai fait l'ouverture du corps d'une femme de 99 ans et quelques mois qui avait succombé à cette maladie[2]. » Boudin, en comparant le nombre des hommes phtisiques morts à Londres à l'ensemble de la population masculine vivante de même âge, arrivait à cette constatation inattendue que le maximum de mortalité par phtisie s'observait entre 40 et 60 ans ; il ajoute que cette donnée est contraire aux opinions ayant cours dans la science. Durand-Fardel insistait aussi sur ce fait que la tuberculose est plus fréquente qu'on ne croit chez le vieillard. Lehmann, dans une

1. Consulter, pour l'influence des professions sur la mortalité par phtisie : J. Bertillon, *Annuaire statistique de la ville de Paris*, 1889, pp. 189-236; — *Annuario statistico italiano*, 1892, p. 130. — Lagneau, De la mortalité par tuberculose selon les professions, selon l'habitation (*Bull. de l'Acad. de méd.*, 1894, t. 31, p. 167) : c'est à cette dernière source que j'ai principalement puisé.

2. Laennec, *Traité de l'auscultation médiate*, Édit. de la Faculté de médecine, Paris, 1879, p. 426.

étude statistique sur la mortalité par phtisie à Copenhague, a trouvé que cette mortalité présente son minimum de 10 à 15 ans chez l'homme, de 5 à 10 ans chez la femme, puisqu'elle suit une courbe graduellement ascendante; loin de diminuer avec l'âge avancé, elle augmente de fréquence, dans les deux sexes, jusqu'à l'âge de 75 ans et se maintient même à ce taux maximum, chez la femme, au delà de cet âge[1]. Mais c'est surtout aux re-

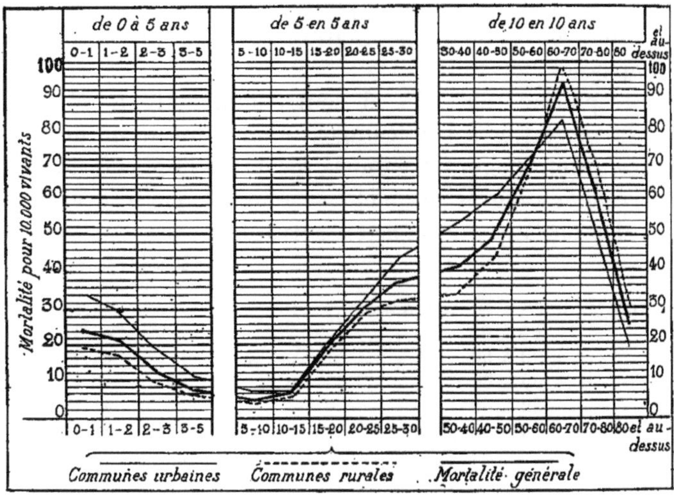

FIG. 63.

cherches de Würzburg que l'on doit d'avoir mis en lumière l'influence de l'âge sur la mortalité par phtisie, ainsi que d'autres particularités instructives[2].

Würzburg fait remarquer que les chiffres fixant le maximum de la mortalité par phtisie de 20 à 40 ans d'abord, puis de 40 à 60 ans, s'obtiennent quand on compare la mortalité par phtisie d'une période de la vie à l'ensemble de la mortalité par phtisie ou bien encore à la mortalité générale. Mais si l'on veut établir d'une façon précise le degré de fréquence de la mortalité aux

1. LEHMANN, Die Schwindsuchtsterblichkeit in Kopenhagen (*Deutsche Vierteljahrschr. f. öffentl. Gesundeitspflege*, 1882, Bd 14, p. 570).

2. WÜRZBURG (A.), Ueber den Einfluss des Alters und des Geschlechts auf die Sterblichkeit an Lungenschwindsucht (*Mittheil. a. d. kaiserl. Gesundheitsamte*, 1883, Bd 2, pp. 89-125).

différents âges de la vie, il faut chercher le rapport qui existe entre la mortalité par phtisie à un âge déterminé et le nombre des vivants du même âge. Würzburg a utilisé, dans son travail, la statistique officielle du royaume de Prusse pendant la période quinquennale de 1875 à 1879. Il divise la population en catégories et suivant les âges. Chaque catégorie est ramenée à 10000 individus vivants, du sexe masculin et du sexe féminin, puis on rapporte la mortalité causée par la phtisie au chiffre des vivants, dans chaque catégorie, d'abord pour l'ensemble de la population du royaume, puis pour la population des villes, puis pour celle des campagnes.

Le graphique (fig. 63) ci-contre emprunté à Würzburg donne la mortalité selon les âges, pour l'ensemble des deux sexes : ce graphique montre que la mortalité la plus forte appartient aux âges avancés et qu'elle se répartit, par ordre de fréquence décroissante, de la façon suivante :

	Cas de morts par tuberculose sur 10000 vivants du même âge.
L'âge de 60 à 70 ans donne	93,18
— 50 à 60 —	67,94
— 70 à 80 —	61,72
— 40 à 50 —	48,42
— 30 à 40 —	41,12
— 25 à 30 —	36,73
Au delà de 80 —	25,80
L'âge de 0 à 1 —	23,45
— 1 à 2 —	20,41
— 15 à 20 —	18,37
— 2 à 3 —	12,51
— 3 à 5 —	6,23
— 10 à 15 —	5,86
— 5 à 10 —	4,68

On voit par ces chiffres que l'époque de la vie humaine où la mortalité par phtisie est le plus rare est entre 5 et 10 ans; elle est plus fréquente dans les premières années de la vie, sauf chez le nourrisson, où elle est rare; à partir de 10 ans jusqu'à la vieillesse, elle suit une marche graduellement ascendante, dont le point culminant correspond à la période de 60 à 70 ans; puis se manifeste une descente rapide correspondant à l'extrême vieillesse (de 70 à 80 ans et au delà). En d'autres termes, la fréquence de la maladie augmente avec le nombre des années. Nous avons déjà vu que, pour la tuberculose bovine, le même fait s'observe avec une netteté beaucoup plus grande et que la fréquence de la tuberculose chez les bovidés est en rapport direct avec l'âge des sujets. Ces relevés montrent en outre que la mortalité par phtisie est plus considérable pour la population des villes que pour celle des campagnes. La proportion des phtisiques qui meurent annuellement en Prusse, dans

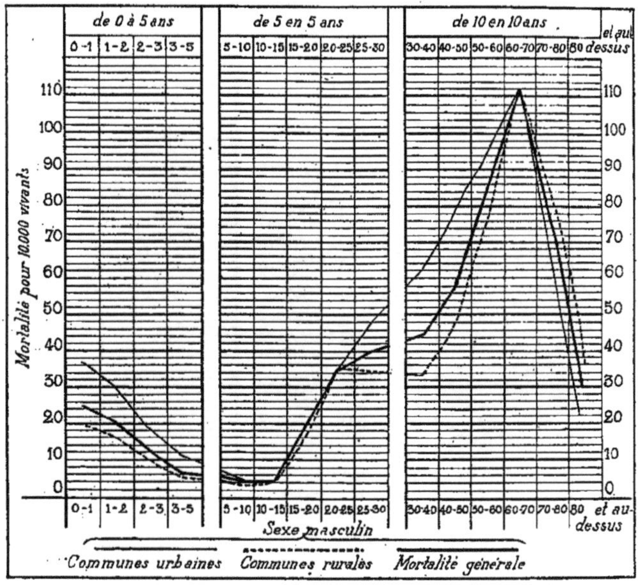

Fig. 64.

les grandes villes, est de 36,88 p. 10000 habitants vivants; elle n'est que de 29,43 dans les campagnes.

Destrée et Gallemaertz ont déterminé le nombre des décès causés à Bruxelles pendant les années 1885, 1886 et 1887, par les diverses affections tuberculeuses et ils ont comparé ce chiffre de décès au chiffre correspondant d'individus vivants de chaque âge. Quelques-uns de leurs résultats diffèrent de ceux signalés par Würzburg. D'après les médecins belges, « l'âge le plus éprouvé par la tuberculose est de 0 à 12 mois, âge auquel la mortalité qu'elle provoque atteint le chiffre effrayant de 168 p. 10000 vivants du même âge! Le minimum de la mortalité s'observe de 6 à 15 ans; à cet âge, la mortalité n'est que de 15 pour 10000 vivants. Dans l'âge adulte, elle est de 89 pour le sexe masculin, à l'âge de 40 ans, et de 21 p. 10 000 pour le sexe féminin. De 60 à 70 ans, la mortalité n'est plus que de 49,8 p. 10000 chez les hommes et de 15,9 chez les femmes. La diminution est donc progressive. L'âge le plus éprouvé par les manifestations de la tuberculose est donc celui de 0 à 1 an[1]. »

L'influence des sexes sur la fréquence de la phtisie est intéressante à étudier. Laënnec avait écrit en termes laconiques : « les

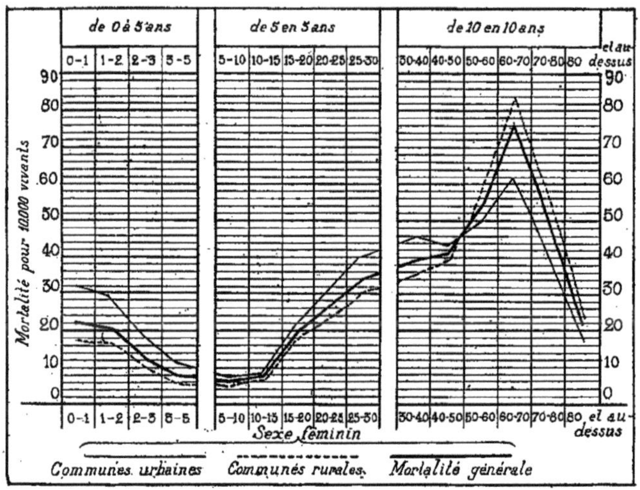

FIG. 65.

femmes sont plus sujettes à la phtisie que les hommes », opinion partagée par Louis, Lombard, Boudin, Fuller, Jaccoud, tandis que Bayle, Lebert, Rühle, Koranyi estiment que les deux sexes sont à peu près égaux devant la phtisie. Du reste, sur ce point comme pour plusieurs autres, la statistique des différents pays aboutit à des données différentes.

Les deux tracés ci-contre (fig. 64 et 65), empruntés au travail de Würzburg, montrent que la courbe générale de la mortalité par phtisie, pour les deux sexes, est sensiblement comparable, mais avec des différences remarquables. On voit d'abord que la courbe de la mortalité masculine (fig. 64) atteint des niveaux

1. DESTRÉE et GALLEMAERTZ, *La Tuberculose en Belgique*, Bruxelles, 1889, p. 95.

notablement plus élevés que celle du sexe féminin (fig. 65). Cette différence est surtout accusée pour la période de 60 à 70 ans, où la mortalité des hommes se chiffre par 112,25 p. 10000 vivants de même âge, tandis que celle des femmes n'est que de 76,06. Cette même différence, quoique moins prononcée, se retrouve pour les autres périodes de la vie, excepté pour la période de 10 à 20 ans, où la mortalité féminine par phtisie est un peu plus considérable que la mortalité masculine. Il est donc incontestable qu'en Prusse les hommes sont plus fréquemment atteints de phtisie que les femmes : dans la proportion moyenne de 35,48 à 28,55 p. 10000 vivants. Il est probable que l'excès de mortalité par phtisie qui incombe au sexe féminin pendant la période de 10 à 20 ans tient à l'établissement de la puberté et aux troubles fréquents qui s'y rattachent chez la femme.

Dans la statistique de Lehmann, portant sur la ville de Copenhague, de 1860 à 1879, la mortalité moyenne annuelle par phtisie a été de 30,75 p. 10000 habitants vivants, dont 35,36 p. 10000 pour la population masculine et 26,14 seulement pour la population féminine. Là encore la phtisie est plus fréquente chez l'homme que chez la femme. En Suède, toujours d'après Lehmann, la statistique (urbaine) de 1861 à 1870 donne une mortalité annuelle moyenne de 29,50 p. 10000 habitants vivants ; cette mortalité se répartit dans la proportion de 34 p. 10000 pour les hommes, de 25 seulement pour les femmes.

Si l'on consulte, au contraire, la statistique mortuaire des États-Unis d'Amérique pour l'année 1870, on voit d'abord que la mortalité moyenne par phtisie, pour 10000 vivants, ne serait que de 18,8, de beaucoup inférieure par conséquent à celle de la plupart des États européens (31,97 pour la Prusse, par exemple). La mortalité des femmes a été de 18,8, celle des hommes de 17,4 pour 10000 individus vivants, de sorte que la phtisie aux États-Unis semble un peu plus fréquente chez le sexe féminin que chez le sexe masculin. Cela doit tenir sans doute à des conditions sociales spéciales qui font qu'en Amérique, contrairement à ce qui se passe en Prusse, en Suède, en Danemark et en France, les femmes se trouvent plus exposées que les hommes aux chances de la contamination tuberculeuse.

En Angleterre, la mortalité moyenne annuelle par phtisie a été, dans la période de 1851 à 1860, de 26,7 p. 10000 vivants; la mortalité des hommes a été de 25,8, celle des femmes de 27,7. Dans la période de 1861 à 1870, la mortalité moyenne par phtisie a été de 24,8 p. 10000 vivants; le chiffre des hommes s'est élevé à 24,67, celui des femmes à 24,83. En Angleterre donc, comme en Amérique, la mortalité féminine par phtisie est supérieure à celle du sexe masculin. Cela tient-il au grand nombre de femmes qui, en Angleterre, sont assujetties au travail dans les manufactures?

La statistique anglaise diffère d'une façon remarquable de celle des divers pays que nous venons de mentionner, en ce que le maximum de fréquence de la phtisie ne correspond pas à l'âge de 60 à 70 ans, mais à l'âge de 25 à 35 ans; ce maximum se maintient presqu'au même niveau dans la période de 25 à 45 ans, puis la courbe de la mortalité s'abaisse graduellement. Ces différences entre les résultats statistiques des divers pays sont à retenir; elles tiennent sans doute à des conditions sociales et hygiéniques propres à chaque contrée et dont la détermination précise offrirait un grand intérêt.

Zwickh a étudié la statistique mortuaire du royaume de Bavière pendant les années 1888 et 1889[1]; cette statistique montre aussi que le nombre des cas de mort par tuberculose croît progressivement avec l'âge; cette progression est beaucoup plus accusée pour le sexe masculin que pour le sexe féminin. Sur 100000 individus du même âge, la mortalité par tuberculose se répartit de la façon suivante :

Age.	Sexe masculin.	Sexe féminin.
6 à 15 ans...........	moins de 100	100
16 — 22 —	180	250
21 — 30 —	425	375
31 — 40 —	490	475
41 — 50 —	530	350
51 — 60 —	640	400
61 — 70 —	690	460

D'après J. Bertillon, la fréquence moyenne de la phtisie à Paris est de 460 décès annuels par 100000 habitants; cette

1. Zwickh, Die Mortalität der Tuberculose nach Alter und Geschlecht (*Münchner med. Wochenschr.*, 1891, n° 44).

proportion reste à peu près stationnaire depuis 1865; elle est plus forte qu'à Londres et que pour la plupart des capitales de l'Europe. En France, le Havre est à peu près la seule ville où la pthisie soit plus fréquente qu'à Paris.

J. Bertillon a représenté, dans le graphique suivant (fig. 66), pour la période quinquennale 1886-1890, la fréquence annuelle moyenne, à Paris, des décès par phtisie, pour 100000 habitants de chaque âge et pour chacun des sexes. On voit par ce diagramme que la mortalité par phtisie, très notable de 0 à 5 ans, présente son minimum de 5 à 10 ans; elle se relève de 15 à 20 ans, atteint son maximum entre 30 et 45 ans; la mortalité par phtisie est encore très forte de 50 à 60 ans; à partir de 60 ans, elle diminue lentement. Ce diagramme montre en outre qu'à Paris la phtisie est beaucoup plus fréquente chez les hommes que chez les femmes. Cette différence se retrouve dans toutes les grandes villes de France[1].

Holti a publié une statistique sur la mortalité par tuberculose des habitants de Helsingfors et des communes environnantes qui renferme des documents intéressants[2]. Pendant les années 1882-1889, 1771 personnes y moururent de tuberculose. Cette mortalité se répartit de la façon suivante :

AGES.	HOMMES.	FEMMES.	TOTAUX.
0— 1 an	119	96	215
1— 2 ans	100	80	180
2— 5 —	68	61	129
6—10 —	20	22	42
11—15 —	7	13	20
16—20 —	28	33	61
21—25 —	97	59	156
26—30 —	109	86	195
31—40 —	229	166	395
41—50 —	129	83	212
51—60 —	60	48	108
61—70 —	21	29	46
Au-dessus de 70 ans	3	9	12
TOTAUX	990	781	1 771

1. J. BERTILLON, Fréquence des principales maladies à Paris pendant la période 1865-1891 (*Annuaire statistique de la ville de Paris*, 1891, p. 130).
2. HOLTI, Ueber den Einfluss von Alter, Geschlecht und socialen Verhältnissen auf die Sterblichkeit an tuberculösen Krankheiten. (*Zeitschr. f. klin. Med.* 1893. Bd 22, p. 317).

Pour 100000 habitants de chaque âge, décès annuels par phtisie.

(Les âges sont indiqués sur la ligne horizontale).

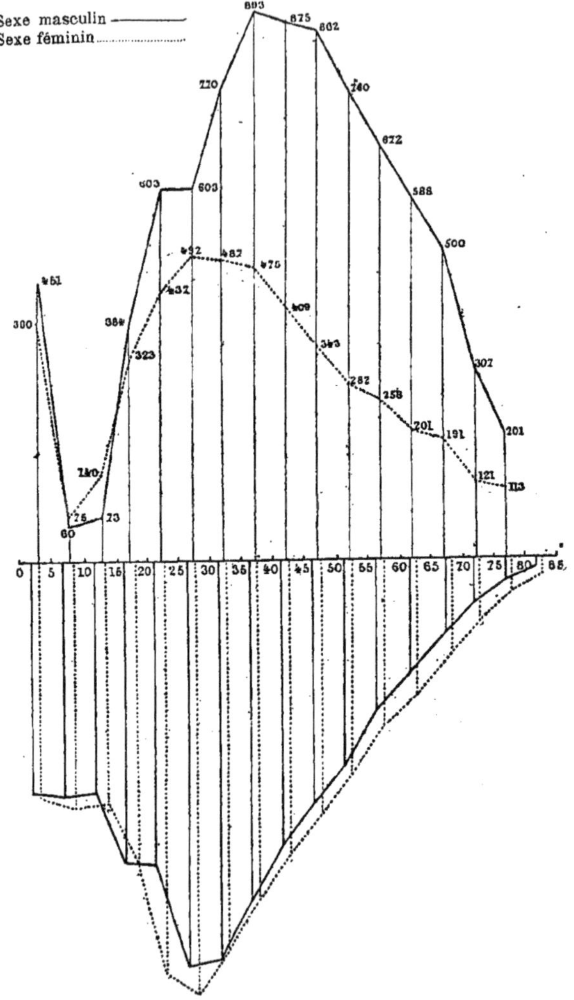

Fig. 66.

Explication du graphique. — Sur une ligne horizontale, sont inscrits les différents groupes répartis selon l'âge, de cinq en cinq ans, par intervalles égaux. Sur le milieu de chacun de ces intervalles, on élève au-dessus de la ligne horizontale une perpendiculaire d'autant plus longue que la mortalité par phtisie est plus considérable. Au-dessous de la ligne horizontale, on a également tracé des perpendiculaires dont le pied est situé au milieu de chaque intervalle d'âge. Ces perpendiculaires ont une longueur proportionnelle au nombre des vivants existant à cet âge.

Si l'on calcule cette mortalité sur 10000 individus vivants, on obtient les chiffres suivants :

AGES.	HOMMES.	FEMMES.	MOYENNE des deux sexes réunis.
0 — 1 an	289	280	285
1 — 2 ans.	290	229	260
2 — 5 —	65	62	63
6 —10 —	10	17	17
11—15 —	60	11	8
16—20 —	16	18	17
21—25 —	45	23	33
26—30 —	51	34	41
31—40 —	61	40	50
41—50 —	61	32	45
51—60 —	61	28	40
61—70 —	53	28	36
Au-dessus de 70 ans . . .	24	18	10

Il résulte de ces tableaux que la mortalité par tuberculose a présenté le chiffre le plus élevé pour les sujets âgés de 0-2 ans; puis le chiffre s'abaisse, présente le minimum pour l'âge de 11-15 ans, puis se relève, atteint un deuxième maximum de 31-40 ans, d'où une nouvelle diminution progressive avec l'âge.

La mortalité par tuberculose, à Helsingfors comme en Prusse et en Suède, est plus grande chez les hommes que chez les femmes; ce n'est que dans la période de 5 à 20 ans qu'il meurt plus de femmes que d'hommes.

Holti n'explique point la grande mortalité tuberculeuse du premier âge par l'hérédité du germe, mais par les occasions plus fréquentes de contagion qui existeraient pour cet âge. Les tout jeunes sujets séjournent bien plus habituellement dans les habitations que les enfants plus âgés et cette sédentarité les exposerait davantage aux causes d'infection. « Étant donnée, dit Holti, la grande fréquence de la tuberculose dans notre population et l'habitude régnante, dans les classes inférieures, de cracher par terre, il existe bien peu d'habitations où les causes de contagion ne soient pas présentes. Plus longtemps l'on séjourne dans ces habitations, plus les chances de contamination sont nombreuses. Il faut aussi tenir compte de cette circonstance importante, selon moi, que les petits enfants, avant qu'ils ne sachent marcher, se traînent sur le plancher, soulèvent la poussière et sont, par conséquent, grandement exposés à s'infecter par les bacilles contenus dans cette poussière. Une fois que les enfants ont appris à marcher, les causes d'infection deviennent moindres. C'est parce que les tout jeunes enfants séjournent très longtemps dans un air confiné et parce que, avant de marcher, ils rampent sur le sol, c'est dans ces deux particularités, sans doute, qu'il faut surtout rechercher la cause de la grande mortalité par tuberculose des enfants en bas âge. »

Pendant la période de 2 à 5 ans, la mortalité, tout en étant encore très élevée, diminue graduellement, diminution qui s'accuse encore pendant les années suivantes (de 6 à 10 ans). Le minimum de la mortalité correspond à l'âge de 11 à 15 ans. A cet âge, la vie confinée de la première enfance a de plus en plus été remplacée par la vie au dehors de la maison, et d'autre part, le labeur pour l'existence n'a pas encore commencé d'une façon sérieuse, labeur qui probablement, dans les années suivantes, exerce une influence prononcée sur le développement de la tuberculose. A ce moment apparaît aussi une différence notable dans la mortalité des deux sexes par tuberculose (11 0/000 chez les filles, 6 0/000 seulement chez les garçons). Holti attribue cette différence à la vie plus sédentaire menée par les filles, et aussi, dans une certaine mesure, à l'influence de l'établissement de la puberté, plus précoce et plus pénible chez les filles. De 16 à 25 ans la mortalité par tuberculose présente une fréquence croissante, mais cette fois avec prédominance marquée chez les individus du sexe masculin, ce qui tiendrait probablement aux fatigues professionnelles qui commencent alors, et surtout à la sédentarité qui résulte de certaines professions. Pour les adultes des deux sexes, le maximum de la mortalité par tuberculose correspond à l'âge de 31 à 40 ans, toujours avec prédominance pour le sexe masculin. A partir de 40 ans, cette mortalité décroît graduellement pour le sexe féminin, tandis que pour le sexe masculin elle se maintient tout aussi forte, jusque vers l'âge de 60 ans, pour s'abaisser ensuite à son tour.

Je n'ai fait qu'esquisser, dans les pages qui précèdent, quelques-unes des données statistiques dont on dispose actuellement en ce qui concerne la fréquence de la tuberculose selon l'âge, le sexe, l'habitat, le degré d'aisance, la profession. Toutes ces données ne sont pas d'égale valeur, et beaucoup sont loin d'être rigoureusement établies; d'autre part, trop d'éléments de ce problème si complexe nous échappent encore pour qu'il soit permis, dès à présent, de tirer des conclusions fermes des notions qui paraissent acquises. Ce que j'ai surtout voulu mettre en lumière par cette rapide excursion dans le domaine de la statistique, ce sont les clartés que les documents de cette nature, bien recueillis et bien interprétés, sont appelés à jeter sur l'étiologie de la tuberculose et en particulier sur ses modes encore obscurs d'infection et de propagation. Nos notions sur ces points sont encore tellement vagues et incertaines, qu'il ne nous est pas permis de négliger cette source de renseignements. J'ai précisément voulu montrer, par quelques exemples, ce que l'on peut demander aux statistiques sur la tuberculose, quels intéressants problèmes elle soulèvent et aussi quelles précautions sont nécessaires avant d'accepter et surtout de généraliser les résultats enregistrés jusqu'ici.

CHAPITRE XV

HÉRÉDITÉ DE LA TUBERCULOSE

SOMMAIRE. — Dans les tuberculoses dites héréditaires, difficulté de faire la part de l'hérédité et de la contagion familiale. — Enquêtes de Leudet, de Langerhans, de Vallin. — Comment faut-il comprendre l'hérédité de la tuberculose? — Villemin et Cohnheim rejettent presque complètement l'hérédité et n'y voient que des faits de contagion après la naissance. — Ils opposent la rareté extrême de la tuberculose congénitale à la fréquence de la syphilis congénitale. — Koch admet la transmission héréditaire de la prédisposition. — Transmission héréditaire du germe (Baumgarten); la plupart des cas de tuberculose, même de l'adulte, remonteraient à une infection fœtale. — Étude expérimentale de l'hérédité infectieuse, Pasteur, Brauell, Davaine. — Straus et Chamberland montrent que la loi de Brauell-Davaine est inexacte et que la bactéridie charbonneuse peut franchir le placenta et infecter le fœtus. — Constatations analogues pour d'autres maladies infectieuses. — Il ne faudrait pas appliquer sans réserves ces données à la tuberculose, où la présence des bacilles dans le sang est exceptionnelle. — Rareté de la tuberculose congénitale chez l'homme. — La fréquence relativement grande de la tuberculose de la première enfance n'implique pas l'origine intra-utérine de l'infection. — Statistiques des abattoirs : rareté extrême de la tuberculose chez les veaux. — Expériences de Landouzy et Martin. — Objections qu'elles soulèvent. — Expériences de Sanchez-Toledo, de Gärtner. — Transmission de la tuberculose par le sperme; invraisemblance de ce mode d'infection.

S'il est une notion solidement établie en médecine, c'est celle de l'hérédité de la tuberculose; elle domine toute l'étiologie de la maladie. Les dissidences ne commencent à se manifester que quand il s'agit de se prononcer sur le degré de fréquence de la tuberculose héréditaire, comparativement à la tuberculose acquise, et surtout sur le mode de production de cette hérédité.

« Si la question de la contagion, dit Laënnec, peut être regardée comme fort douteuse relativement aux tubercules, il n'en est pas de même de celle de la prédisposition héréditaire. Une expérience trop habituelle prouve à tous les praticiens que les enfants des phtisiques sont plus fréquemment attaqués de cette maladie que les autres sujets. Cependant il est heureusement à cet égard de nombreuses exceptions; on voit assez souvent des familles dans lesquelles un ou deux enfants seulement deviennent phtisiques à chaque génération. D'un autre côté, on voit quelquefois détruites par la phtisie pulmonaire des familles nombreuses dont les parents n'ont jamais été atteints de cette maladie. J'en ai connu une dont le père et la mère sont morts plus qu'octogénaires et de maladies aiguës, après avoir vu successivement enlever par la phtisie pulmonaire, entre l'âge de 15 et de 35 ans, quatorze enfants très forts et dont la constitution n'annonçait aucune disposition à la phtisie. Un quinzième, né grêle et délicat, présentant tous les traits de la constitution à laquelle on reconnaît habituellement la prédisposition à la phtisie pulmonaire, a éprouvé plusieurs attaques d'hémoptysie grave, et a paru plusieurs fois atteint de la phtisie : cependant il est le seul qui ait survécu, et il a aujourd'hui 48 ans.

« Les anciens, et Arétée en particulier, ont décrit avec soin cette constitution, qui se reconnaît à la blancheur éclatante de la peau, à la rougeur vive des pommettes, à l'étroitesse de la poitrine, d'où la saillie des omoplates en forme d'ailes, et à la gracilité des membres et du tronc, quoique ces sujets aient un certain degré d'embonpoint graisseux et lymphatique... Mais il est certain que les sujets ainsi constitués ne forment que le plus petit nombre des pthisiques, et que cette terrible maladie emporte fréquemment les hommes les plus robustes et les mieux constitués [1]. »

L'étude de l'hérédité de la tuberculose, en laissant de côté l'interprétation du phénomène et en se bornant aux seules données statistiques, est complexe et se heurte à de nombreuses difficultés. Les documents rassemblés à ce sujet par les divers auteurs sont presque tous disparates. La façon même de poser les termes du problème varie selon les observateurs. Un certain nombre de médecins ne comprennent, dans leur statistique, que l'hérédité directe, s'appliquant au père et à la mère; d'autres font intervenir les grands parents et admettent que

1. Laennec, *Traité de l'auscultation médiate*, édit. de la Faculté, Paris, 1879, p. 425).

l'hérédité peut franchir une ou plusieurs générations; d'autres consultent en outre l'hérédité collatérale (oncles et tantes du côté paternel et maternel); d'autres enfin, Hérard, Cornil et Hanot, entre autres, considèrent encore comme héréditaire la phtisie frappant plusieurs frères et sœurs, alors que les parents avaient continué à se bien porter ou avaient succombé à une autre affection. Ils pensent que dans ces cas « le fait du développement de la phtisie chez plusieurs enfants de la même famille, placés souvent dans des conditions hygiéniques fort différentes, était l'indice à peu près certain d'une disposition semblable apportée en naissant et très probablement transmise par les grands parents, peut-être même par le père dont la diathèse était restée latente ». Il faut bien reconnaître qu'en étendant ainsi la notion de l'hérédité non seulement aux ascendants directs, mais aux grands parents et aux collatéraux, on s'expose à rencontrer l'hérédité presque dans tous les cas, alors qu'il s'agit d'une maladie aussi répandue que l'est la tuberculose.

Un reproche qu'on peut faire à bon nombre de résultats numériques publiés, c'est de porter sur des chiffres trop petits pour avoir une signification sérieuse. La statistique autrefois si souvent citée de Louis est basée sur 31 cas; celle de Briquet sur 98 cas; ce sont là des chiffres évidemment insuffisants. Les phtisiques des hôpitaux constituent un milieu peu favorable à une enquête de cette espèce, les malades de cette catégorie étant souvent indifférents, insouciants et n'attachant que peu d'importance à la nature de l'affection qui a emporté leurs parents, à plus forte raison leurs grands parents et leurs ascendants collatéraux. Dans la pratique civile, on se heurte à d'autres difficultés, les familles cherchant souvent à dissimuler les affections auxquelles ont succombé les parents ou les grands parents, quand il s'agit de maladies reconnues transmissibles par hérédité comme la tuberculose.

Le tableau suivant montre combien sont différents les résultats des statistiques recueillies par divers auteurs[1]. La phtisie serait héréditaire, d'après :

1. Consulter à ce sujet : Desplans, Du rôle de l'hérédité dans l'étiologie de la phtisie pulmonaire (*Thèse de Lyon*, 1888).

Portal, dans.	3/4 des cas
Louis	1/10
Rilliet et Barthez.	1/7
Lebert	1/6
Piorry, Ancell, Pidoux	1/4
Briquet, Cotton.	1/3
Walshe	1/3
Rufz.	5/6 (statistique portant sur 446 familles).
Müller (de Winterthur).	55 p. 100
Monneret	presque tous.
Hérard, Cornil et Hanot.	50 p. 100
Bockendahler	50 —
Fuller.	60 — (statistique portant sur 1 000 cas).
Brünicke (Copenhague).	46 —
Gjör (Christiania).	55 —
Leudet (Rouen)	50 — (statistique portant sur 214 cas).
Desplans	71 —
Vallin.	50 — (statistique portant sur 311 cas).

Il faut remarquer que ces chiffres diffèrent surtout parce que certaines statistiques ne comptent comme héréditaires que les cas où les ascendants immédiats ont été atteints de maladies tuberculeuses (catégorie la plus certaine et la plus valable), tandis que les autres comprennent les cas où, les ascendants immédiats n'étant pas tuberculeux, la maladie a frappé les grands parents ou les collatéraux.

Vallin, dans son rapport sur l'enquête ouverte par l'initiative de la Société médicale des hôpitaux, fait remarquer que la plupart des médecins qui ont répondu assignent un rôle prépondérant à l'hérédité dans l'étiologie de la tuberculose. Toutefois, il pense que ce que l'on impute à l'hérédité n'est souvent que l'expression de la fréquence de la tuberculose, et parfois le fait de la contagion familiale. « La statistique montre que dans la plupart des États de l'Europe il y a en moyenne un décès par tuberculose sur cinq décès au-dessus d'un an, et sur trois décès de 15 à 60 ans. Est-il donc étonnant que sur une vingtaine de personnes composant une famille moyenne dont on recherche les tares héréditaires, on trouve deux ou trois décès tuberculeux? Bien peu de familles restent dès lors pures de tout soupçon. Que serait-ce si on voulait descendre aux cousins germains? Si l'on veut rester dans l'observation rigoureuse et prudente des faits, il faut se borner à rechercher l'hérédité directe, celle qui vient du père et de la mère; il faut laisser de côté non seulement les cas trop incertains de l'hérédité collatérale, mais encore l'hérédité en retour ou atavisme.

« Supposons, en effet, un père de famille dont un des enfants devient tuberculeux; il recherche les antécédents héréditaires de sa famille, et voici ce qu'il trouve dans la ligne directe :

Ses deux grands-pères et ses deux grand'mères . .	4
Ceux de sa femme.	4
Son père et sa mère.	2
Ceux de sa femme.	2
Lui-même et sa femme.	2
	14

« Au total 14 personnes; si deux de ces nombreux ascendants de l'enfant ont été atteints de tuberculose, on dira que sa maladie est héréditaire, bien que le nombre des tuberculeux dans cette famille n'atteigne pas la moyenne générale des décès tuberculeux. La vérité est que certaines familles dépassent très notablement cette moyenne, tandis que d'autres restent bien au-dessous de ce chiffre; c'est sur cette base qu'il faudrait tout au moins supputer l'influence héréditaire. » Vallin conclut son rapport dans les termes suivants : « On ne peut nier que l'hérédité joue un rôle important dans le développement de la tuberculose; mais en raison de la grande fréquence de cette affection, il est difficile de fixer rigoureusement la limite de cette influence; elle ne semble pas s'exercer dans plus de la moitié des cas. Toutefois, un certain nombre de cas imputés à l'hérédité pourraient bien n'être que l'effet de la contagion familiale. En tous cas, l'hérédité ne se produit guère que par la voie directe, c'est-à-dire par le père ou par la mère, elle n'a lieu que très exceptionnellement par atavisme ou par voie collatérale. L'enfant a beaucoup de chances de devenir tuberculeux quand la mère, à l'époque de la conception, était déjà tuberculeuse; quand le père seul était phtisique, les enfants restent très souvent indemnes. La tuberculose héréditaire est d'ordinaire précoce, elle apparaît dans l'enfance ou dans la jeunesse; la tuberculose tardive est le plus souvent acquise et le fait de la contagion[1]. »

1. Vallin, Rapport sur l'enquête concernant la contagion de la phtisie (*Bulletin de la Soc. médicale des hôpitaux*, Paris, 1886, p. 78).

Une des statistiques le plus consciencieusement établie est celle de Leudet (de Rouen). Leudet a écarté de son relevé les malades d'hôpital; son enquête a porté exclusivement sur les familles de la clientèle civile. « Dans une pareille enquête, dit-il, les garanties d'exactitude sont sérieuses, quand on a pu, dans une longue pratique, suivre les phases de la santé de tous les membres d'une famille, pendant un grand nombre d'années. Médecin dans une grande ville depuis plus de trente ans, y ayant pratiqué pendant quinze ans, en même temps que mon père, j'ai eu l'avantage de pouvoir recueillir de sa bouche des renseignements sur la santé des ascendants d'une ou de plusieurs générations qui ont précédé, dans certaines familles, celles auxquelles je donnais des soins. Ces renseignements, purement verbaux, ont été consignés par écrit dès cette époque. Les faits sur lesquels ce travail est établi offrent donc des garanties réelles[1]. »

L'enquête de Leudet a porté sur 143 familles, comprenant 1485 personnes, sur lesquelles 312 tuberculeux. Certaines familles ont pu être suivies pendant 4, 5 et même 6 générations.

				Par famille.	
55	familles comprenant	415	personnes et ayant présenté	1	tubercul.
43	—	373	—	2	—
25	—	320	—	3	—
13	—	253	—	4	—
4	—	48	—	5	—
1	—	19	—	6	—
1	—	17	—	7	—
1	—	40	—	11	—
143	—	1485	—	312	—

On voit que sur 55 familles, comprenant 415 personnes, la la tuberculose ne s'est présentée dans chaque famille que sur un seul individu; il s'agit probablement là de tuberculose acquise, et Leudet en conclut qu'un certain nombre de familles semblent réfractaires à la tuberculose. 88 familles, comprenant 1070 individus, ont présenté de 2 à 11 tuberculeux par famille. Pour ces familles ayant présenté plusieurs de leurs membres atteints de tuberculose, Leudet, quoique avec beaucoup de réserve, écarte l'hypothèse de la contagion familiale et admet

1. Leudet (Th.-E.), La tuberculose pulmonaire dans les familles (*Bulletin de Académie de médecine*, 1885, p. 532).

l'hérédité, qu'il étudie dans ces mêmes 143 familles, comprenant trois ou quatre générations, et qu'il subdivise en 214 familles moins nombreuses, constituées par des branches isolées.

		Familles.
L'hérédité directe	de la mère aux enfants existait dans. . . .	57
—	du père aux enfants.	21
—	de la mère et du père ensemble	4
—	de la grand'mère aux petits-enfants. . . .	4
—	du grand-père aux petits-enfants.	1
—	de la tante aux neveux et nièces.	14
—	de l'oncle aux neveux et nièces	7
		108

Dans les 106 autres familles, aucune hérédité n'existait de la mère, du père, de la grand'mère, de l'oncle, ou de la tante. D'où Leudet tire cette conclusion que « dans la moitié des cas, la tuberculose pulmonaire est héréditaire et que la transmission est beaucoup plus fréquente dans la ligne maternelle que paternelle. Cette même influence du sexe se remarque également dans la ligne indirecte; ainsi l'hérédité est plus commune de la tante et de la grand'mère aux neveux et petits-enfants que de l'oncle et du grand-père. » De l'analyse des documents ainsi recueillis, Leudet tire en outre un certain nombre d'autres conclusions dont voici les principales :

« La tuberculose pulmonaire apparaît en général chez le descendant à l'âge maximum de l'affection, c'est-à-dire de 13 à 35 ans, quel que soit l'âge auquel la phtisie se manifeste chez l'ascendant. La tuberculose héréditaire se manifeste à un âge moins avancé que la tuberculose acquise. L'hérédité tuberculeuse des deux ascendants augmente les chances de transmission chez le descendant. Il en est de même si un des descendants tuberculeux est uni à une personne issue d'une famille tuberculeuse. Dans les familles tuberculeuses, une génération peut être indemne de la maladie, les autres en étant frappées. Dans les familles d'héréditaires, l'ordre des générations n'est pas toujours suivi exactement; il peut être interverti : l'ascendant peut être frappé après le descendant; ce qui trouverait son explication dans ce fait, observé dans d'autres maladies, que la résistance d'individus d'une génération est plus grande que celle d'une autre. La tuberculose peut se manifester chez des descendants longtemps après que cette maladie était guérie chez l'ascendant. La tuberculose pulmonaire constitue quelquefois une sélection qui frappe de mort les *familles dégénérées*. Les maladies des os et des articulations se rencontrent dans 20 pour 100 des familles tuberculeuses. L'alliance d'un conjoint sain ou issu d'une famille saine avec une personne tuberculeuse elle-même, ou issue de tuberculeux, même pendant plusieurs générations, diminue les chances de tuberculose chez le descendant, mais ne l'éteint pas. La rapidité ou la lenteur de la tuberculose n'a aucun rapport avec l'hérédité. La guérison de la tuberculose pulmonaire se rencontre aussi bien dans la phtisie héréditaire que dans la phtisie acquise. »

Langerhans s'est livré à une enquête analogue à celle de E. Leudet, quoique moins étendue, sur la fréquence de la phtisie parmi les familles (anglaises, allemandes, suédoises, hollandaises, etc.) établies depuis plusieurs générations, à demeure fixe, à Madère. Cette colonie européenne, dont plusieurs familles habitent l'île depuis près d'un siècle, ne se mêle pas à la population indigène, mais a des relations incessantes avec les étrangers phtisiques qui viennent chaque année par centaines dans l'île; elle habite les mêmes maisons et souvent les mêmes appartements qu'eux, et est soumise par conséquent à de nombreuses causes d'infection. Il ressort des tableaux dressés par Langerhans que les familles en question se répartissent en deux groupes bien distincts : les unes qui sont « entachées de phtisie héréditaire », et les autres qui en sont indemnes. Or les chiffres montrent que « la phtisie s'observe pour ainsi dire exclusivement parmi les membres des familles entachées de vice héréditaire, quoique les autres familles vivent d'une façon identique et soient exposées aux mêmes causes de contagion... L'hérédité occupe donc le premier plan dans l'étiologie de la tuberculose et à un degré qu'on ne retrouve dans aucune autre maladie infectieuse. Pour trouver à cet égard des analogies, il faut s'adresser à l'hérédité des tumeurs, du cancer ou de l'hémophilie. » D'après Langerhans, l'hérédité latente, c'est-à-dire celle qui franchit une génération, serait tout aussi dangereuse que l'hérédité directe, c'est-à-dire qu'un sujet sain, issu de parents tuberculeux, aurait autant de chances de procréer des enfants phtisiques qu'un sujet atteint lui-même héréditairement de la maladie [1].

Qnant à l'explication du fait de l'hérédité de la tuberculose, Virchow s'exprime ainsi : « Il ne faut probablement tenir aucun compte de ce qui a été rapporté en fait de tuberculose du fœtus. La tuberculose est *essentiellement une maladie de la vie extra-utérine*, et si elle est héréditaire, ce qui ne peut pas être révoqué en doute, elle n'est pourtant pas congénitale. Elle n'est pas héréditaire en tant que maladie, mais en tant que disposition. Ici se présente de suite à l'esprit la question de savoir si la disposition congénitale est toujours un héritage légitime, de façon à ramener la tuberculose de l'enfant à la tuberculose du père ou de la mère, ou si, au contraire, comme on l'a si souvent admis, la disposition de l'enfant ne provient pas de quelque autre maladie des parents, par exemple la scrofule, la syphilis ou seulement un état de débilité des parents, un âge trop avancé, etc. Le fait si souvent cité et si facile à constater de la tuberculose sautant une génération pour réapparaître sur les petits-fils milite plutôt en faveur d'une forme générale que d'une forme spécifique d'hérédité; il milite aussi en faveur de la possibilité de rapporter la disposition des enfants à une maladie non tuberculeuse des parents. Toujours est-il que le fait de l'hérédité subsiste et qu'on en aura l'explication en s'adressant, non pas à la doctrine humorale, mais seulement en se plaçant au point de vue de la pathologie cellulaire. La disposition, la vulnérabilité héréditaire gît dans les tissus, et plus ils sont jeunes et imparfaits, plus cette vulnérabilité se révélera facilement sous l'influence d'une occasion suffisante. Sous ce rapport, il est remarquable que la disposition à la tuberculose implique toujours aussi la disposition aux inflammations [2]. »

La découverte de Villemin, en établissant que la tuberculose rentre dans le cadre des maladies virulentes, devait nécessairement modifier les conceptions régnantes sur l'hérédité de la maladie. Tant que celle-ci était envisagée comme le type des maladies diathésiques, constitutionnelles, la transmission héréditaire de l'affection était admise sans conteste, comme se

1. Langerhans (de Madère), Zur Ætiologie der Phtisis (*Virchow's Archiv*, 1884, Bd 97, p. 289).

2. Virchow, *Pathologie des tumeurs*, trad. franç., t. 3, p. 163.

transmettent par hérédité certains tempéraments, certaines aptitudes physiologiques ou morbides, la goutte, le diabète, le nervosisme, etc. L'hérédité de la tuberculose fut même une cause de malaise visible pour Villemin et les premiers adeptes de sa doctrine.

Villemin pose nettement les termes du problème. « D'abord, dit-il, que faut-il entendre par transmission par voie d'hérédité? Les enfants héritent-ils de la maladie elle-même, ou bien seulement de l'aptitude à la contracter? Comme il n'y a pas de maladie sans cause, que tout phénomène pathologique présuppose un agent de détermination, il faut de toute nécessité, pour hériter d'une maladie, que les enfants reçoivent, en même temps que la vie, une sorte de germe destiné à jouer le rôle d'agent provocateur dans l'éclosion dite spontanée de l'affection; c'est ce qui a lieu pour la syphilis. L'enfant né de parents syphilitiques est imprégné par le virus, il naît syphilitique et ne le devient pas; il apporte en venant au monde la maladie dans son essence : la cause; il est aussi bien syphilitique le premier jour de sa naissance que cinq ans après... En est-il de même de la tuberculose? Nullement. Les enfants accusés de tuberculisation héréditaire ne sont pas tuberculeux en venant au monde (la phtisie congénitale est une exception plus que rare), ils deviennent tuberculeux à 5 ans, à 15 ans, à 30 ans, à 40 ans, à 80 ans et même au delà. S'ils ont hérité de la maladie dans sa cause, qu'est donc devenue cette dernière pendant tout ce temps? Comment a-t-elle pu sommeiller pendant dix, vingt, trente ans pour éclore soudainement?... Prétendre que la tuberculose se transmet en tant que maladie dans son principe essentiel, c'est aller, ce nous semble, contre toute logique... S'il y a quelque chose d'héréditaire dans la tuberculose, ce ne peut donc être que l'aptitude plus ou moins prononcée à la contracter. Mais la prédisposition, quelque incertaine qu'elle soit, ne peut engendrer d'elle-même la maladie. »

Villemin fait ensuite le procès des documents statistiques invoqués en faveur de l'hérédité et signale combien la plupart sont défectueux et peu probants. Cependant il est loin de nier absolument l'influence de l'hérédité dans la production de la tuberculose... « L'hérédité des aptitudes morbides, dit-il, nous semble être un fait réel, une loi générale qui domine l'organisation vivante. » Toutefois, il se demande si bon nombre de faits mis à l'actif de l'hérédité ne trouvent pas leur explication plus naturelle par la contagion : « Ces cas de tuberculose, dit-il, observés sur plusieurs membres d'une même famille, semblent établir l'existence d'une aptitude morbide commune à ces membres, mais ils sont loin d'en fournir la preuve irrécusable. Faut-il compter pour rien la cohabitation, l'identité des circonstances de toutes sortes et, si l'idée de contagion a quelque fondement, la transmission plus ou moins directe du germe morbide d'un membre à un autre?.. En résumé, conclut-il, on ne peut faire jouer à l'hérédité dans la phtisie le même rôle que dans la syphilis. La seule influence qu'on soit en droit de lui reconnaître, c'est celle de la transmission d'une aptitude plus ou moins marquée à contracter la maladie. Et encore la répétition d'un certain nombre de cas de phtisie sur plusieurs membres d'une même famille, tout en autorisant cette interprétation, mérite quelques réserves en faveur de la cohabitation ou de toute autre circonstance analogue, se rapportant aux questions de la transmissiblité par infection ou par contact [1]. »

Telle est la manière de voir de Villemin. Écoutons maintenant Cohnheim. « Une expérience douloureuse et séculaire, dit-il, a appris aux hommes que les enfants issus de tuberculeux courent de grands risques d'être eux-mêmes atteints de la cruelle maladie ; souvent chez ces individus la tuberculose n'éclate qu'après des années d'une santé en apparence parfaite, fréquemment après la puberté ; on a conclu que ce qui est transmis par hérédité, ce n'est pas la tuberculose elle-même, mais la disposition à la contracter. Si cette manière de voir est exacte, il n'y faut pas voir un argument allant à l'encontre de l'infectiosité de la maladie. On ne sait que trop bien que la syphilis peut être transmise par l'un ou l'autre des parents à l'enfant ; chez celui-ci la maladie se manifeste déjà, dans la grande majorité des cas, dès la vie intra-utérine, ou peu après la naissance ; parfois cependant la maladie ne se révèle qu'après une période latente de plusieurs années. En présence de ces cas de syphilis tardive, personne ne songe à prétendre que ce n'est pas la syphilis, mais seulement une aptitude spéciale à devenir syphi-

1. VILLEMIN, *Études sur la tuberculose*, 7e étude : De l'hérédité, p. 274-290, *passim*.

litique que les parents ont transmise à l'enfant par voie héréditaire. Mais ce qui est tout à fait exceptionnel pour la syphilis est tellement la règle dans la tuberculose que l'on se refuse instinctivement à assimiler les deux processus. Il faut se demander si réellement l'hérédité de la tuberculose est aussi solidement établie et aussi fréquente qu'on est enclin à le penser communément. Une maladie telle que la tuberculose ne saurait être assimilée à une propriété de l'esprit ou du corps, dont l'aptitude à se transmettre par hérédité peut être admise *a priori;* la transmission héréditaire d'une pareille maladie ne saurait être établie d'une façon incontestable que si l'intervention de tout autre mode d'acquisition était rigoureusement exclu, c'est-à-dire *si l'enfant apportait la maladie en venant au monde.* C'est précisément parce que la syphilis, dans des cas sans nombre, infecte le produit de la conception, c'est parce que la syphilis congénitale est extrêmement fréquente que personne ne songe à mettre en doute l'hérédité de la maladie. On aurait sans doute bien hésité à tirer cette notion des faits de syphilis héréditaire tardive.

« Comment les choses se comportent-elles à cet égard pour la tuberculose? Il existe sans doute, dans la littérature, quelques faits de tuberculose du fœtus, mais ils sont tellement rares qu'on pourrait les compter sur les doigts d'une seule main; encore faut-il se demander s'ils sont bien observés et dignes de créance. Dans les premières semaines qui suivent la naissance, les cas de tuberculose sont encore extrêmement rares et la maladie ne commence à être fréquente que vers la fin ou plutôt encore après la fin des trois premiers mois. Quand un enfant a déjà derrière lui plusieurs semaines ou plusieurs mois de vie extra-utérine, qui oserait alors affirmer qu'il n'ait pas été exposé, après la naissance, à des influences capables de provoquer la tuberculose? En réalité, le fait que plusieurs membres d'une même famille deviennent tuberculeux prouve uniquement qu'il règne dans cette famille des conditions aptes à provoquer la tuberculose; et quelle condition plus favorable peut-on rencontrer que la présence d'un phtisique dans la famille? On a déjà émis l'hypothèse que probablement un grand nombre d'enfants mis au monde par des mères tuberculeuses contractaient la maladie non par hérédité, mais par l'usage du lait maternel; ce n'est là qu'un des modes de transmission à côté de bien d'autres actuellement encore difficiles à préciser. Bref, étant donné les cas positifs de tuberculose fœtale mentionnés plus haut, je ne nie pas que la tuberculose ne puisse être héréditaire, mais je ne puis me défendre de la pensée que cette hérédité est probablement une éventualité rare et que, de toute façon, au point de vue étiologique, cette éventualité doit être absolument reléguée au dernier plan comparativement à l'infection extra-utérine. Mais si l'on se place à ce point de vue, les arguments tirés de l'hérédité en faveur de la prédisposition tuberculeuse perdent tout leur poids. Sans doute nous ne pouvons, dans chaque cas particulier, indiquer quand et comment l'infection a eu lieu; nos connaissances sur les conditions qui favorisent la fixation et la propagation du virus sont encore trop vagues; toutefois tout nous invite à admettre qu'il est des périodes de la vie, telles que la dentition et la puberté, qui sont particulièrement aptes à favoriser un développement plus rapide de la maladie; c'est à cela sans doute que doit être ramenée, dans beaucoup de cas, l'explosion de la tuberculose dans le jeune âge[1]. »

Quand, quelques années plus tard, le virus tuberculeux se trouva matérialisé sous la forme du bacille de Koch, l'interprétation de l'hérédité tuberculeuse entra dans une phase nouvelle. On était désormais armé pour l'étude précise et expérimentale de cette grave question, et l'on pouvait serrer de plus près le problème : l'hérédité, telle qu'on l'observe en clinique, consiste-t-elle dans la transmission du germe morbide, du microbe pathogène, des parents au fœtus, ou n'est-elle que la simple transmission d'une prédisposition à contracter la maladie, pouvant se manifester plus ou moins longtemps après la naissance?

Koch, dans son mémoire, s'exprime de la façon suivante : « Pour ce qui est de la question si discutée de la tuberculose héréditaire, il n'existe pas de faits légitimant l'hypothèse d'après laquelle des bacilles tuberculeux pourraient exister dans l'organisme de l'enfant, pendant la vie intra-utérine ou extra-utérine, sans provoquer au bout d'un temps relativement court des lésions appréciables. Or, jusqu'à présent, la tuberculose n'a été

1. Cohnheim, *Die Tuberkulose vom Standpunkte der Infectionslehre*, 2e édit., 1881, p. 44.

observée que très exceptionnellement chez le fœtus et le nouveau-né; il en faut donc conclure que le virus n'intervient que d'une façon exceptionnelle pendant la vie intra-utérine. Cette hypothèse est confirmée par le fait que, dans mes expériences, notamment sur le cobaye, il est arrivé assez souvent que des femelles sont devenues pleines avant ou après l'infection tuberculeuse; jamais elles n'ont mis bas des petits atteints de tuberculose au moment de la naissance. Les petits provenant de mères profondément tuberculeuses étaient indemnes de tuberculose et demeurèrent sains pendant de longs mois. Dans ma pensée, l'hérédité de la tuberculose s'explique de la façon la plus simple si l'on admet que ce n'est pas le germe infectieux lui-même qui est transmis héréditairement, mais certaines particularités qui favorisent le développement du germe mis ultérieurement en contact avec le corps du nouveau-né. »

On voit donc que les trois principaux fondateurs de la doctrine parasitaire de la tuberculose, Villemin, Cohnheim et Koch n'expliquent pas l'hérédité tuberculeuse par la transmission au fœtus du germe tuberculeux émanant du père ou de la mère, comme cela s'observe pour le virus syphilitique, par exemple, dans la syphilis héréditaire. Les uns (Villemin, Cohnheim) sont enclins à penser que la plupart des cas de tuberculose dits héréditaires ne sont en réalité que la conséquence de la contagion, qui trouve beaucoup plus d'occasions de s'exercer dans les familles de tuberculeux que dans les familles indemnes. Quant à Koch, il se déclare partisan de la transmission héréditaire d'une prédisposition. C'était aussi l'interprétation à laquelle arrivaient la plupart des cliniciens et que Peter formulait dans les termes suivants : « On ne naît pas tuberculeux, mais tuberculisable. C'est à peine si l'on peut citer quelques cas de fœtus ayant des tubercules, et l'enfant qui vient au monde n'en a ordinairement pas. Celui qui sera tuberculeux naît avec une faiblesse de constitution qui le prédispose au développement des tubercules[1]. »

Arloing, dans la discussion à laquelle il soumet cette grave question de l'hérédité de la tuberculose, incline aussi vers l'hypothèse de la transmission de la prédisposition, l'hérédo-prédispo-

1. PETER, *Leçons de clinique médicale :* Hérédité tuberculeuse, t. 2, p. 157.

sition, comme il l'appelle et dont il essaie même d'interpréter le mécanisme. « L'infection tuberculeuse, dit-il, prédispose généralement à une seconde atteinte ou à la généralisation d'un foyer circonscrit. La prédisposition finit par exister dans toutes les cellules de l'animal tuberculeux ainsi préparé, aussi bien dans l'ovule femelle que dans l'ovule mâle. L'ovule d'une femme tuberculeuse sera donc plus apte à contracter la tuberculose que celui d'une femme saine. Toutes les cellules de l'embryon et du fœtus, provenant d'un ovule prédisposé, posséderont les mêmes propriétés que leur cellule génératrice; de sorte que l'enfant en venant au monde sera entièrement composé de cellules aptes à contracter facilement l'infection tuberculeuse. Ce simple raisonnement suffit à expliquer l'hérédo-prédisposition d'origine maternelle. La communication de l'hérédo-prédisposition par le père tuberculeux s'interprète aussi aisément si on veut bien se rappeler les phénomènes de la fécondation de l'ovule et les phénomènes consécutifs de la prolifération... Par suite, si le sujet qui a fourni les spermatozoïdes présentait au moment de la fécondation une aptitude spéciale à contracter la tuberculose, chaque cellule de l'embryon héritera de cette prédisposition. » Arloing admet en outre, en invoquant des expériences de Courmont, que le bacille de la tuberculose fabrique des produits solubles, favorisant le développement du bacille. « Dès lors, conclut Arloing, rien de plus rationnel que d'expliquer la prédisposition des enfants issus d'une mère tuberculeuse, à contracter la tuberculose. Les bacilles contenus dans la lésion maternelle sécrètent continuellement des produits solubles prédisposants qui, déversés dans le torrent circulatoire, imprègnent le fœtus pendant toute la durée de la gestation. L'enfant vient alors au monde sans lésion, sans tare apparente, avec un bon état général, et cependant si bien imprégné de produits solubles prédisposants, que son organisme offrira un terrain spécialement apte à se laisser infecter à la première occasion[1]. »

Si l'on considère ce fait incontestable qu'un grand nombre d'individus sont sûrement soumis à des causes répétées d'infection tuberculeuse, sans être jamais atteints de la maladie; si l'on

1. Arloing, *Leçons sur la tuberculose et certaines septicémies*. Paris, 1892, p. 139.

envisage cet autre fait, tout aussi commun, que la tuberculose évolue d'une façon toute différente selon les sujets, affectant chez les uns une marche rapidement envahissante et mortelle, se localisant pour ainsi dire indéfiniment chez les autres, pour aboutir souvent à la guérison; si l'on tient compte de ces données d'observation quotidienne, il est impossible de ne pas admettre qu'il existe, selon les individus, des prédispositions variables, pour la tuberculose comme pour la plupart des autres maladies infectieuses. « En présence de ces particularités, dit fort justement Koch, on invoque une disposition différente pour la maladie, tant au point de vue de la réceptivité en général qu'au point de vue de l'évolution variable du mal, sans que par cette qualification on fournisse une explication du phénomène. Une partie de ces différences dans le tableau morbide de la tuberculose peut simplement tenir à la différence de la porte d'entrée du virus. La quantité de virus introduite peut aussi jouer un rôle important. Des germes infectieux isolés peuvent être supportés plus longtemps par l'organisme et réduits au silence, alors qu'il en est tout autrement si un grand nombre d'agents virulents sont introduits d'un coup, de façon à se prêter un appui mutuel dans leur œuvre de destruction. Une partie de ce que l'on désigne sous le nom de prédisposition individuelle peut aussi tenir à des circonstances adjuvantes, telles que des défectuosités dans le revêtement épithélial des organes respiratoires, la stagnation des sécrétions, des troubles respiratoires favorisant la colonisation des bacilles. Si de cette façon un grand nombre des conditions désignées sous le nom de « prédisposition » trouvent leur explication toute naturelle, il n'en subsiste pas moins certaines données difficiles ou impossibles à interpréter et qui nous forcent, actuellement, à maintenir cette hypothèse de la prédisposition ; c'est, en première ligne, la prédisposition incontestable de certaines familles à contracter la tuberculose. Sans doute, dans ce dernier cas, on met souvent sur le compte de la prédisposition ce qui n'est autre chose que le résultat de chances plus nombreuses d'infection ; on peut aussi faire intervenir des causes prédisposantes spéciales, propres aux membres de la même famille, comme la fréquence des inflammations catarrhales des voies respiratoires, une structure défectueuse de la cage thoracique ; mais, malgré tout, il est un grand nombre de cas qui se dérobent à ces explications. Du reste, l'étude des cas isolés nous apprend déjà qu'un seul et même individu ne constitue pas, à tout moment, un terrain favorable pour le développement du bacille; il n'est pas rare en effet de voir des foyers tuberculeux, même assez étendus, se rétracter, se cicatriser et aboutir à la guérison. Cela signifie que le même organisme qui, au moment de l'invasion des bacilles, constituait pour eux un milieu de culture favorable, permettant leur multiplication et leur développement, a perdu graduellement cette propriété, s'est transformé en un mauvais terrain de culture et a ainsi mis un terme à la prolifération des bacilles. Chez le même homme, par conséquent, il y avait à un moment une disposition à la tuberculose qui a disparu à un autre moment. A quoi tiennent ces changements? est-ce à une modification dans la constitution chimique des humeurs, ou à des conditions physiques, c'est ce que l'avenir nous apprendra. Une chose est constante, c'est que ces différences existent et il est permis de croire que de pareilles conditions, favorables ou défavorables au bacille tuberculeux, se rencontrent chez certains individus, non seulement temporairement, mais pendant toute la durée de la vie[1]. »

Il est de notion vulgaire que les individus robustes et bien nourris sont moins souvent atteints de tuberculose que les sujets affaiblis, débilités par les privations, les fatigues ou les maladies. La fréquence de la tuberculose chez les diabétiques est également un fait bien établi. Les sténoses de l'artère pulmonaire prédisposent, comme l'on sait, singulièrement à la phtisie pulmonaire, sans doute à cause de l'irrigation sanguine défectueuse de l'appareil pulmonaire, tandis qu'au contraire la phtisie est décidément rare chez les sujets atteints de lésions mitrales entraînant la stase et la réplétion sanguine du poumon. Ce sont là des exemples incontestables de prédispositions et d'immunités à l'égard de la phtisie et qu'il serait aisé de multiplier.

Il est incontestable aussi qu'un certain nombre de ces conditions prédisposantes sont transmissibles par hérédité. Des parents phtisiques ont de grandes chances d'engendrer des enfants faibles, délicats et vulnérables, et cette faiblesse congé-

1. Koch, Die Ætiologie der Tuberkulose (*Mittheil. a. d. kais. Gesundheitsamte*, 1884, Bd 2, p. 85).

nitale constitue une véritable prédisposition à la phtisie. On sait aussi qu'une conformation défectueuse du thorax, le thorax paralytique, est une anomalie se transmettant fréquemment dans les familles des poitrinaires. Mais il faut bien reconnaître que ces conditions sont loin de se retrouver constamment dans les cas de phtisie héréditaire. Il est des familles qui payent pendant plusieurs générations un tribut formidable à la tuberculose et où aucune des « prédispositions » énumérées ci-dessus ne se manifeste. Ici l'hypothèse de la simple transmission héréditaire d'une prédisposition est en défaut et d'autres facteurs doivent intervenir.

Nous avons vu que Cohnheim et aussi, dans une certaine mesure, Villemin niaient à peu près totalement l'hérédité de la tuberculose, admettant à peine la transmission héréditaire d'une prédisposition à contracter la maladie. Selon eux, si la tuberculose s'observe plus fréquemment parmi les sujets issus de tuberculeux que parmi les enfants de familles non tuberculeuses, cela tient uniquement à ce que les premiers sont soumis à des occasions plus fréquentes d'infection ; la prétendue hérédité ne serait qu'une des manifestations de la contagion. Cette interprétation peut renfermer une part de vérité, mais elle ne rend pas compte de la totalité des faits, car l'influence de l'hérédité tuberculeuse se manifeste encore, même quand les enfants sont soustraits de bonne heure et d'une façon complète à tout rapport avec leurs parents malades.

On voit donc que la plupart des observateurs, en tête desquels se place Koch, n'admettent pas, pour expliquer l'hérédité de la tuberculose, la transmission directe du bacille, ou du moins la considèrent comme très rare. Ils s'appuient, pour rejeter cette transmission, sur la grande rareté de la tuberculose fœtale et congénitale et sur l'époque de la vie, souvent fort tardive, à laquelle la tuberculose héréditaire se manifeste. Ils admettent que les enfants issus de phtisiques héritent d'un ensemble d'attributs anatomiques, chimiques et dynamiques qui les prédisposent simplement à la tuberculose : c'est ce qu'on a appelé l'hérédité du terrain, l'hérédo-prédisposition.

Avec Baumgarten une seconde opinion entre en scène qui s efforce de faire rentrer l'hérédité tuberculeuse dans le cadre des infections congénitales; le bacille infecterait l'ovule directement, avant la conception, ou au moment de la fécondation, par le sperme du père; ou bien encore, et le plus souvent, il serait transmis de la mère au fœtus, par l'intermédiaire du sang maternel, à travers le placenta : c'est la théorie de l'hérédité du germe lui-même, de l'hérédo-contagion.

En 1880, avant même la découverte du bacille, Baumgarten émit l'hypothèse que l'hérédité tuberculeuse consiste, non pas dans la transmission d'une simple prédisposition à gagner la maladie, mais dans la transmission directe, des parents au fruit, du germe de la tuberculose, par infection ovulaire ou intra-utérine. Les choses se passeraient, pour la tuberculose héréditaire, comme elles se passent pour la syphilis ou la variole congénitale, où il ne saurait être question d'hérédité de prédisposition et où le virus lui-même est transmis pendant la conception ou pendant la gestation, des parents au fœtus. Baumgarten a développé ces idées, avec beaucoup d'énergie, dans une série successive de publications [1].

« Depuis que nous savons, dit-il dans son travail sur la *Tuberculose latente*, qu'il existe un virus tuberculeux analogue au virus syphilitique, il faut se demander si la tuberculose héréditaire ne pourrait pas s'expliquer aussi d'une façon satisfaisante. Tout d'abord, les choses ne paraissent pas favorables à cette hypothèse. La tuberculose est considérée généralement comme une maladie de la jeunesse et de l'âge moyen et l'existence même de la tuberculose congénitale est contestée. Comment alors admettre que le virus puisse demeurer vingt ans et au delà dans le corps sans manifester ses effets? Comment expliquer que la tuberculose n'apparaisse jamais comme maladie congénitale, alors que la syphilis héréditaire détruit des milliers d'embryons ou que, si elle épargne le fœtus, elle exerce ses ravages sur le nouveau-né et le nourrisson? »

Baumgarten pense qu'il est inexact de prétendre que la tuberculose est surtout une maladie de la jeunesse et de l'âge mûr. La scrofule, qui n'est autre chose qu'une manifestation

1. BAUMGARTEN, Ueber latente Tuberculose (*Volkmann's Sammlung*, 1882, n° 21). — Ueber die Wege der tuberculösen Infection (*Zeitschr. für klin. Medicin*, 1883, Bd 6, p. 61). — *Lehrbuch der pathol. Mykologie*, 1890, p. 628. — Ueber experimentelle congenitale Tuberkulose (*Arbeiten. a. d. Institut zu Tübingen*, Bd 1, 1892, p. 322).

de la tuberculose, est au contraire l'apanage de l'enfance et souvent de la première enfance; de plus, les scrofuleux sont de préférence destinés à devenir tuberculeux. Chez ceux qui, à un âge plus avancé, deviennent phtisiques, rien ne prouve que la maladie n'ait sommeillé depuis la naissance, dans quelque recoin de l'organisme. La tuberculose congénitale existe, quoiqu'elle soit exceptionnelle; les lésions tuberculeuses, chez les enfants âgés de quelques mois, sont loin d'être rares et les observations abonderaient, si les autopsies étaient faites avec le soin voulu et complétées par l'examen microscopique. La tuberculose héréditaire doit être assimilée à la syphilis héréditaire qui, il est vrai, est le plus souvent congénitale, mais qui se manifeste aussi parfois longtemps après la naissance, sous la forme de syphilis héréditaire tardive.

Baumgarten a même singulièrement élargi la signification de la tuberculose congénitale, en ce sens qu'il la considère comme la cause de beaucoup la plus fréquente de la tuberculose en général, même des tuberculoses universellement considérées comme acquises. Baumgarten en effet estime que le rôle que l'on fait jouer, depuis les recherches de Villemin et de Koch, dans l'étiologie de la tuberculose, à l'inhalation de produits tuberculeux desséchés, des crachats notamment, a été grandement exagéré. Il trouve les preuves expérimentales invoquées à cet égard peu convaincantes. La prédominance si grande de la localisation pulmonaire de la tuberculose ne démontrerait pas que le poumon soit, dans ces cas, la porte d'entrée de la maladie; elle prouverait seulement que le poumon est un organe de prédilection pour le développement du bacille. « Si, dit-il, la présence du bacille tuberculeux dans l'air était la principale cause de la phtisie pulmonaire, il faudrait s'attendre à ce que la totalité des hommes fussent atteints de la maladie, dans le cours de leur existence. En effet, étant donné le grand nombre de phtisiques et la profusion extrême avec laquelle les particules de crachats desséchés existent dans l'air, on peut bien admettre que le virus tuberculeux existe, pour ainsi dire, partout dans l'air et que tout homme vivant dans un endroit habité est exposé journellement à l'inhaler. Et cependant, il n'y a qu'une portion de l'humanité qui paye son tribut à la tuberculose, le plus grand nombre y échappe.

Pour sauver la doctrine de la tuberculose par inhalation, on admet que celle-ci ne suffit pas, à elle seule, pour assurer l'infection, mais qu'il faut encore certaines conditions individuelles favorisantes, ce que l'on appelle la *prédisposition.* » Cette prédisposition, Baumgarten la nie également, ou ne lui accorde qu'un rôle tout à fait accessoire. Quant à l'infection par la voie digestive, elle n'interviendrait, presque tout le monde serait d'accord sur ce point, qu'exceptionnellement dans la production de la tuberculose.

En somme, pour Baumgarten, non seulement la tuberculose proprement et notoirement héréditaire, mais la tuberculose en général serait, dans la grande majorité des cas, héréditaire; elle serait liée à une infection fœtale, s'exerçant soit sur l'ovule lui-même, avant la fécondation, ou par le fait de la fécondation (infection par conception) ou surtout par infection intra-utérine du fœtus, à travers le placenta. Dans tous ces cas, le nombre des bacilles pénétrant dans le corps du fœtus serait très petit, tellement restreint que les lésions tuberculeuses, au moment de la naissance, font totalement défaut. Parfois cependant, le fœtus est envahi par des bacilles en nombre assez considérable; ainsi s'expliquent les cas exceptionnels, mais incontestables, de tuberculose congénitale proprement dite. Mais, dans l'immense majorité des cas, l'infection demeure latente pendant un temps parfois fort long après la naissance. Pour expliquer cette longue période latente et ce long sommeil des germes, Baumgarten suppose que les tissus du fœtus et ceux des jeunes enfants sont doués d'une résistance spéciale à l'action du bacille de la tuberculose, résistance provenant de l'énergie des actes cellulaires dans le jeune âge. Les bacilles introduits en petite quantité, par la veine ombilicale, dans le corps du fœtus, iraient échouer dans les organes où s'arrêtent de préférence les particules solides, dans les ganglions lymphatiques, dans la moelle des os; là ils sommeilleraient, pendant des mois et parfois de longues années après la naissance, pour ne se réveiller que sous la sollicitation d'une cause intercurrente, un traumatisme, une maladie fébrile, la rougeole, etc. « Alors l'on voit apparaître les premières manifestations légitimes de la tuberculose héréditaire, les adénites scrofuleuses et les arthrites tuberculeuses, si fréquentes dans le jeune âge. » Ces tuberculoses primitives des os, des articulations, des ganglions, ne peuvent que difficilement être ramenées à une infection extérieure, pendant la vie extra-utérine; elles trouveraient leur explication toute naturelle dans l'hypothèse d'une infection fœtale. Ce ne sont là encore que des tuberculoses localisées; plus tard, après la puberté, quand l'accroissement du corps est achevé et que la résistance juvénile des éléments histologiques s'amoindrit, alors on voit apparaître « les formes graves, malignes de la tuberculose héréditaire, la phtisie proprement dite, dont le point de départ est le plus souvent quelque foyer caché ganglionnaire ou osseux ».

La possibilité du long sommeil des germes tuberculeux dans un organisme infecté avant la naissance, le *microbisme latent*, comme l'appelle Verneuil, est un postulatum qui sert de base à la théorie de Baumgarten. Cette théorie, il la pousse jusqu'à ses extrêmes limites. Nous avons vu que pour lui la plupart des cas de tuberculose, quels que soient leur localisation anatomique et le moment de la vie où ils se produisent, ne seraient que des tuberculoses héréditaires, demeurées latentes jusque-là. Cette notion de la tuberculose « latente » suffit à tout. L'hérédité à tous les degrés s'expliquerait ainsi tout naturellement, de même que les faits d'hérédité indirecte, si gênants pour la théorie de la transmission du germe. Tels sont les cas où les ascendants immédiats (père et mère) d'enfants tuberculeux étant sains, les ascendants médiats (grand-père, grand'-mère) ou collatéraux (oncle, tante) seuls étaient atteints de tuberculose. On dit dans ces cas que l'hérédité franchit une génération. Ce ne serait qu'une apparence : le père et la mère paraissent indemnes, parce que chez eux le germe tuberculeux héréditaire est demeuré latent; mais, bien que jouissant d'une bonne santé réelle ou apparente, ils sont cependant susceptibles de transmettre ce germe à leurs enfants. Baumgarten n'hésite même pas à admettre la possibilité de cette latence de la tuberculose pendant plusieurs générations successives. On sait que des opinions analogues sont professées par Verneuil qui admet, lui aussi, pour la tuberculose un parasitisme latent pouvant sommeiller toute la vie, et se transmettre héréditairement en franchissant une génération[1].

1. VERNEUIL, Du parasitisme microbique latent (*Bulletin de l'Acad. de méd.*, 3 août 1886, p. 105).

Je ferai remarquer dès maintenant que l'hypothèse de Baumgarten, d'après laquelle les tissus du fœtus et du nouveau-né seraient doués d'une résistance spéciale à l'action du bacille de la tuberculose, ne repose pas sur des bases bien solides. Le fait même que la tuberculose congénitale, quoique infiniment rare, existe, prouve bien que la maladie peut, le cas échéant, évoluer sur le terrain fœtal comme pendant la vie extra-utérine. « La résistance particulière des éléments embryonnaires à l'action du bacille tuberculeux, dit Firket, n'est nullement démontrée ; elle semble même en contradiction avec les résultats obtenus par Pasteur dans l'inoculation des virus très atténués aux animaux jeunes. » La fréquence de la tuberculose du premier âge, que la statistique tend de plus en plus à mettre en lumière, n'est pas non plus favorable à la prétendue immunité des tissus des jeunes sujets. Du reste, l'expérimentation directe dépose dans le même sens. Sanchez-Toledo a maintes fois inoculé le bacille de Koch à de très jeunes cobayes ; il n'a jamais observé qu'ils montrassent une plus grande résistance à l'infection que les cobayes adultes ; pour ma part, j'ai, à diverses reprises, inoculé la tuberculose à des cobayes âgés d'un jour ou de quelques jours seulement, et j'ai été frappé au contraire de la rapidité avec laquelle les lésions tuberculeuses évoluaient et se généralisaient dans ces cas. Ces faits expérimentaux concordent avec l'observation de la plupart des médecins d'enfants qui constatent que la tuberculose affecte une marche très rapide chez les tout jeunes enfants. Il n'y a donc pas de motifs plausibles pour admettre une résistance spéciale des tissus du fœtus et des très jeunes sujets à l'égard du bacille de la tuberculose.

Grâce aux progrès réalisés en bactériologie, l'étude de l'hérédité des maladies infectieuses (et celle de certaines transmissions héréditaires d'immunité qui en est un des corollaires) est entrée dans une phase nouvelle. Les recherches récentes tendent de plus en plus à mettre en évidence, d'une façon rigoureuse, l'intervention des microbes pathogènes dans les faits d'hérédité infectieuse.

En clinique humaine, la transmission de certaines maladies virulentes aiguës de la mère au fœtus est connue depuis fort longtemps ; sont surtout instructifs à cet égard les cas de variole intra-utérine et congénitale (enfants de mères atteintes de variole pendant la grossesse, qui naissent avec des cicatrices de petite vérole, ou en pleine éruption variolique, ou revêtus de l'immunité contre l'inoculation de la variole ou de la vaccine). Pour d'autres maladies infectieuses, la rougeole, la scarlatine, la fièvre intermittente, il existe également des exemples de transmission s'effectuant de la mère au fœtus pendant la vie intra-utérine; enfin on sait combien sont nombreux les cas de syphilis congénitale et de syphilis héréditaire.

Au point de vue expérimental, l'hérédité parasitaire a été abordée pour la première fois, et d'une façon décisive, par Pasteur, dans ses travaux sur les maladies des vers à soie : comment les corpuscules de la pébrine se transmettent aux œufs des papillons, pourquoi les papillons corpusculeux donnent dans certains cas des œufs corpusculeux et dans d'autres des œufs privés de corpuscules, tous ces problèmes étudiés par Pasteur constituent aujourd'hui encore un modèle pour l'interprétation de l'hérédité parasitaire et infectieuse[1].

En ce qui concerne les maladies infectieuses des animaux supérieurs, ce fut le charbon qui, pour le point spécial qui nous occupe, fut d'abord et surtout étudié. Les premières recherches expérimentales faites dans cette direction avaient donné des résultats inattendus. Pendant que l'observation clinique établissait, comme on vient de le voir, d'une façon presque certaine la transmission intra-utérine d'un certain nombre de maladies infectieuses humaines, les expérimentateurs qui s'occupaient de l'étude du charbon arrivaient à une conclusion diamétralement opposée. Brauell (de Dorpat) fut le premier qui s'enquit de la manière dont se comportent les fœtus de mères ayant succombé à l'affection charbonneuse. Ses expériences portèrent sur des juments et des brebis pleines, auxquelles il avait inoculé le charbon. A l'autopsie, il constata que, pendant que le sang de la mère était rempli de bactéridies et virulent, le sang des fœtus n'en contenait pas et était privé de virulence[2]. Davaine répéta ces expériences sur des femelles de cobayes pleines; il constata à son tour que le sang et les organes des fœtus étaient privés de

1. PASTEUR, *Étude sur les maladies des vers à soie*, Pébrine, t. 1, p. 70.
2. BRAUELL, Weitere Mittheilungen über Milzbrand und Milzbrandblut (*Virchow's Arch.*, 1858, Bd 14, p. 432).

bactéridies et ne possédaient aucune virulence[1]. Bollinger, plus tard, arrivait à la même conclusion. A partir de ce moment, le placenta fut universellement regardé comme constituant une barrière infranchissable pour le *bacillus anthracis;* on admettait comme démontré que les humeurs et les tissus du fœtus ne contiennent pas de bactéridies, pendant que ceux de la mère en pullulent; cette notion était devenue classique et l'on devine son importance au point de vue de la théorie générale de l'hérédité infectieuse. Le filtre placentaire fut considéré comme un filtre parfait, bien plus sûr que les filtres artificiels à l'aide desquels Pasteur, Klebs et Tiegel cherchaient alors à séparer les microbes des liquides dans lesquels ils sont contenus.

Toutefois, en 1882, Arloing, Cornevin et Thomas, dans leurs belles recherches sur le charbon symptomatique, s'assurèrent que la bactérie du charbon symptomatique, chez la brebis pleine, traverse le placenta et envahit le fœtus; mais ils demeuraient convaincus de l'exactitude de la loi de Brauell-Davaine et ils enregistrèrent ce fait comme un caractère différentiel de plus à ajouter à ceux qui distinguaient déjà le charbon symptomatique du vrai charbon[2].

Tel était l'état de la question quand, en collaboration avec Chamberland, j'abordai l'étude expérimentale de la transmission intra-utérine des maladies infectieuses. Le charbon fut l'objet principal de nos recherches. Elles portèrent, comme celles de Davaine, sur des femelles de cobayes pleines, inoculées du charbon à diverses périodes de la gestation et qui succombaient à la maladie au bout de trente à quarante heures. Les fœtus, extraits rapidement et avec soin, furent immédiatement plongés dans de l'eau bouillante, pendant un temps plus que suffisant pour tuer les quelques bactéridies provenant du sang maternel ou placentaire qui auraient pu souiller leur peau. Ils furent ouverts avec toutes les précautions nécessaires et la surface des organes où l'on allait puiser le sang était toujours brûlée par surcroît de précaution. Sur chaque fœtus de la portée, des prises de sang furent faites dans le cœur et dans le foie; le sang ainsi recueilli fut : 1° soumis à l'examen microscopique; 2° semé

1. Davaine, Note lue à l'Académie de médecine, *séance du 3 déc.* 1867.
2. Arloing, Cornevin et Thomas, Sur l'état virulent du fœtus chez la brebis morte de charbon symptomatique (*C. R. de l'Acad. des sciences*, 1882, t. 92, p. 139).

dans du bouillon; 3° inoculé à un certain nombre de cobayes.

L'examen microscopique du sang pratiqué, il est vrai, sans le secours des méthodes de coloration, qui nous aurait dans certains cas donné des résultats positifs, ne révéla pas la présence de bactéridies; à cet égard, nos observations semblaient confirmatives de celles de Brauell et de Davaine.

Il en fut autrement des cultures; plusieurs éventualités se présentèrent : dans certains cas, tous les fœtus d'une portée donnèrent du sang dont la culture fut féconde; dans d'autres cas, sur une portée de 3, 4, 5 fœtus, le sang de quelques-uns, ou d'un seulement fut semé avec succès; dans d'autres cas encore (tout à fait exceptionnels) le sang puisé dans tous les fœtus d'une portée demeura stérile[1]. Les bacilles charbonneux passent donc de la mère aux fœtus, en petit nombre, il est vrai, puisqu'on peut prélever chez les fœtus une quantité assez notable de sang qui ne renferme pas de bactéridies.

En substituant, par conséquent, à l'examen microscopique du sang fœtal la méthode des cultures, beaucoup plus pénétrante et plus sûre, nous avons réussi à déceler dans ce sang la présence de bactéridies, fait nié par nos prédécesseurs.

En inoculant du sang fœtal à des cobayes, tantôt ces inoculations échouèrent, tantôt elles donnèrent des résultats positifs; le sang des fœtus se montrait d'autant plus sûrement virulent qu'on en inoculait des quantités plus grandes.

Ces résultats ont été obtenus à n'importe quelle période de la gestation et quel que fût le moment, après la mort, où l'autopsie ait été pratiquée; plusieurs fois l'autopsie a pu être faite immédiatement après la mort de la mère, écartant ainsi l'objection du passage *post mortem* de la bactéridie à travers le placenta.

Le placenta ne constitue donc pas, comme on le croyait avant nos recherches, une barrière infranchissable pour le bacille du charbon; il n'est pas un filtre parfait, quoiqu'il joue un rôle de filtration manifeste, en ce sens qu'il ne laisse passer qu'un nombre restreint de microbes. Dans quelques cas seule-

1. Pour affirmer que le corps de ces fœtus ne contenait pas de bactéridies, il aurait fallu ensemencer la *totalité* de leur corps. Il est à présumer que si nous avions prélevé, sur chaque fœtus, des quantités encore plus notables de sang et de fragments de tissus que nous ne l'avons fait, le nombre des cas négatifs aurait été beaucoup plus faible et peut-être nul.

ment, cas exceptionnels, la filtration semble parfaite et le sang du fœtus ne possède ni bactéridie, ni virulence. La loi de Brauell-Davaine, qui généralise une exception, est donc erronée[1].

Ces recherches sur la transmissibilité du charbon de la mère au fœtus furent répétées et confirmées par un grand nombre d'expérimentateurs (Perroncito, Koubassof, Malvoz, Birch-Hirschfeld, Morisani, M. Wolff, etc.), et elle n'est plus contestée par personne.

Les recherches faites, dans cette direction, par Chamberland et par moi portèrent encore sur deux autres microbes pathogènes, le vibrion septique et le microbe du choléra des poules. Nous avons inoculé le vibrion septique de Pasteur à des cobayes pleines; après la mort, le sang et les organes des fœtus furent examinés avec soin au microscope, sans révéler la présence du vibrion septique. Mais, instruits par les expériences précédentes, nous eûmes recours à la méthode des cultures. Du sang des fœtus fut recueilli avec les précautions voulues dans un tube de verre effilé et cultivé, à l'abri de l'air, à l'étuve, pendant plusieurs jours. Au bout de ce temps, on y constata facilement la présence du vibrion septique. Il est donc certain que ce microbe peut aussi passer de la mère au fœtus. Nous démontrâmes aussi cette transmission pour le microbe du choléra des poules, chez des lapines pleines inoculées avec des cultures virulentes : le sang des fœtus, semé dans du bouillon, donnait régulièrement la culture caractéristique[2]. Cette transmissibilité du microbe du choléra des poules était établie, à la même époque, par les expériences de F. Chambrelent (de Bordeaux)[3].

Sur les poules inoculées avec le microbe du choléra des poules, nous avons constaté, à l'examen microscopique, la présence du microbe, non seulement dans le sang et dans les organes, mais aussi dans les ovisacs. Un lapin inoculé avec le

1. Straus et Chamberland, Passage de la bactéridie charbonneuse de la mère au fœtus (*C. R. de la Soc. de biol.*, 16 décembre 1882, et *C. R. de l'Acad. des sciences*, 18 déc. 1882). — Recherches expérimentales sur la transmission de quelques maladies virulentes, en particulier du charbon, de la mère au fœtus (*Arch. de physiol. norm. et pathol.*, 1883, t. 1, p. 436-475).

2. Straus et Chamberland, Recherches expérimentales sur la transmission des maladies virulentes aiguës de la mère au fœtus (*C. R. de la Soc. de biol.*, 1882, p. 683) et mémoire cité plus haut des *Archives de physiol. norm. et pathol.*

3. Chambrelent, Recherches sur le passage des éléments figurés à travers le placenta (*Thèse de la faculté de méd. de Bordeaux*, 27 déc. 1882).

liquide contenu dans un ovisac succomba en moins de 24 heures au choléra des poules : c'est un exemple de véritable *infection ovulaire* expérimentale.

A partir de ce moment, les recherches de cette nature se multiplièrent, et l'on établit la transmissibilité de la mère au fœtus, à travers le placenta, de divers autres microbes pathogènes : le bacille d'Eberth, le pneumocoque, les microbes de la suppuration, le coli-bacille, etc. La tuberculose ne devait pas tarder à être l'objet de recherches expérimentales du même genre; cependant, je tiens à faire remarquer que les faits qui viennent d'être exposés n'impliquent pas nécessairement que les choses doivent se passer de la même façon pour la tuberculose. Dans les maladies signalées plus haut, le charbon, le choléra des poules, etc., le microbe pathogène envahit rapidement le sang et s'y développe abondamment; il s'agit là, dans l'acception littérale du mot, de véritables septicémies. L'arrivée du microbe dans le placenta y est donc la règle, et la principale des conditions nécessaires au passage de ce microbe à l'embryon se trouve ainsi assurée. Ces conditions n'existent plus, du moins dans la très grande majorité des cas, pour la tuberculose où, comme l'on sait, les bacilles demeurent cantonnés dans les organes malades et dans l'appareil lymphatique correspondant et ne pénètrent qu'exceptionnellement, et en petite quantité, dans la circulation générale. En bactériologie, plus que partout ailleurs, il faut se garder de trop généraliser, et ce qui est la règle dans telle maladie peut entièrement faire défaut ou ne se manifester qu'exceptionnellement dans telle autre.

Firket a bien mis en évidence les conditions anatomiques spéciales qui ne permettent pas de généraliser les notions acquises relativement au passage à travers le placenta du bacille du charbon, du choléra des poules, et de les appliquer sans restrictions à la tuberculose. Il fait remarquer que, pour que le passage du bacille tuberculeux s'effectue à travers le placenta, il faut une condition première, indispensable : la présence des bacilles dans le sang de la mère. Or cette condition ne se trouve pas réalisée (comme elle l'est pour le charbon par exemple, ou pour le choléra des poules) dans les cas ordinaires de phtisie pulmonaire chronique. « Dans la tuberculose pulmonaire chronique, l'infection du sang n'est pas comparable à ce qu'elle est dans le charbon et dans la syphilis. Pour que cette infection se produise, pour que l'examen microscopique puisse déceler le bacille tuberculeux dans le sang, il faut des conditions anatomiques spéciales, tuberculose du canal thoracique (Ponfick) ou plus souvent des veines pulmonaires (Weigert), et dans ces cas le tableau de la pthisie vulgaire est brusquement changé par l'apparition d'une tuberculose miliaire aiguë. » On peut supposer néanmoins qu'en dehors des cas de tuberculose miliaire aiguë, des bacilles doivent être versés de temps en temps dans le sang, soit par la circulation lymphatique, soit par la rupture d'un foyer tuberculeux minime dans un petit vaisseau. Pour se rendre compte du degré probable de cette infection, Firket a mis à profit 141 autopsies de tuberculose pulmonaire chronique vulgaire (sans lésions primitives de l'appareil génito-urinaire). Il a examiné un organe où les localisations tuberculeuses, quand elles se produisent dans ces conditions, sont sûrement effectuées par la voie sanguine : cet organe est le rein. Dans ces cas, 30 fois seulement, il a trouvé des lésions rénales tuberculeuses, appréciables à l'œil nu. « J'admets sans peine, dit Firket, que plusieurs fois des lésions existantes ont pu passer inaperçues; mais, même si l'on double les chiffres obtenus pour la fréquence de la tuberculose rénale, il reste acquis que dans plus de la moitié des cas de phtisie vulgaire, les signes anatomiques d'une infection bacillaire du sang font défaut; le malade succombe aux progrès de la tuberculose pulmono-digestive, les lésions s'étendent à quelques ganglions et souvent au foie, par la veine porte, mais on ne les observe pas dans le domaine de la circulation générale. Dans ces conditions, nous ne sommes pas autorisés à admettre que l'agent tuberculigène ait envahi cette circulation ni, par conséquent, qu'il puisse être transmis, chez des malades, à travers le placenta, jusque dans les vaisseaux du fœtus[1]. »

Une des plus graves objections élevées, non pas contre la possibilité, mais contre la fréquence de la transmission intra-utérine de la tuberculose, est la grande rareté de la tuberculose congénitale, aussi bien dans l'espèce humaine que chez les animaux. Il en est de même de la toute première enfance. Nous

1. Firket, Sur les conditions anatomiques de l'hérédité de la tuberculose (*Revue de médecine*, 1887, p. 1).

avons vu que des anatomo-pathologistes tels que Virchow, dont l'expérience est si vaste, disent n'avoir jamais observé de cas de tuberculose congénitale chez l'homme, et élèvent des doutes sur la validité des faits publiés sous ce nom. Même actuellement, depuis plusieurs années que l'attention est dirigée sur ce point, le nombre des cas authentiques est encore assez restreint.

Les faits anciens de tuberculose congénitale relatés par divers auteurs, par Ancell, Langstaff, Husson, Chaussier, Dupuy, Laënnec, Andral, Lobstein, Scanzoni, Rilliet et Barthez sont trop peu détaillés et trop incomplets pour pouvoir être acceptés sans de grandes réserves.

Rayer, dans ses études de pathologie comparée, se montre frappé de l'extrême rareté des lésions tuberculeuses chez les fœtus et les nouveaux-nés. « L'homme, dit-il, et les animaux peuvent apporter en naissant une disposition héréditaire à la phtisie, mais on ne rencontre presque jamais de tubercules dans les poumons de fœtus ou de nouveaux-nés issus d'individus phtisiques... J'ai été dans le cas, depuis vingt ans, d'examiner les poumons d'un assez grand nombre de fœtus et d'enfants nouveau-nés issus de phtisiques, et je n'ai jamais trouvé de tubercules dans ces organes pas plus que dans les poumons de plusieurs fœtus de vaches atteintes de pommelière. M. Baron, médecin de l'hôpital des Enfants-trouvés, qui chaque année examine les poumons d'un grand nombre d'enfants morts au moment de la naissance ou peu de jours après, m'a assuré qu'il n'avait jamais observé de tubercules chez les enfants âgés d'une ou deux semaines[1]. »

En 1873, Charrin publia l'observation d'un enfant né d'une mère phtisique, à 7 mois et demi; l'enfant était mort trois jours après sa naissance. L'autopsie démontra l'existence de lésions tuberculeuses dans les ganglions mésentériques; nombreuses granulations miliaires sur le grand épiploon, dans la rate, le foie et les capsules surrénales; dans les poumons la poussée tuberculeuse était très discrète[2].

Berti, en 1882, fit connaître deux observations, dont une au

1. Rayer, Étude comparative de la phtisie pulmonaire chez l'homme et chez les animaux (*Arch. de méd. comp.*, t. 1, 1843, p. 214).

2. Charrin, Tuberculose congénitale chez un fœtus de sept mois et demi (*Lyon médical*, 1873, vol. 13, p. 295).

moins peut être considérée comme un cas de tuberculose congénitale. Il s'agit d'un enfant né à terme d'une mère phtisique, qui succomba le neuvième jour après sa naissance et à l'autopsie duquel on trouva deux cavernules dans le bord postérieur du lobe inférieur du poumon droit, remplies de matière caséeuse. L'examen histologique démontra la nature tuberculeuse de la lésion[1].

Un autre cas est dû à Merkel, de Nuremberg. Il s'agit d'un enfant né à terme d'une femme qui succomba à la phtisie pulmonaire deux jours après son accouchement. Cet enfant portait à sa naissance, sur la voûte palatine, une tumeur jaunâtre, de la grosseur d'un pois; deux jours après la naissance, cette tumeur s'ouvrit et laissa écouler du pus caséeux; puis, survint un abcès au niveau du grand trochanter gauche et l'enfant mourut athrepsique. Autopsie : les poumons sont intacts; foyer caséeux intéressant les os au niveau de la voûte palatine ; ganglions cervicaux caséeux; foyer caséeux derrière l'articulation de la hanche; l'articulation elle-même était intacte[2].

Jacobi (de New-York) a fait connaître en 1892 un fait observé par lui en 1861 relatif à un fœtus mort-né de 7 mois, mis au monde par une mère tuberculeuse; le foie, la rate, le péritoine et la plèvre étaient parsemés de tubercules [3].

Sabouraud a publié récemment une observation incontestable de tuberculose congénitale. Une femme, morte de phtisie pulmonaire deux mois après son accouchement, mit au monde à terme une fille bien conformée et de poids normal, qui mourut onze jours après la naissance. A l'autopsie de l'enfant, le foie était criblé dans toute son étendue de granulations miliaires, d'un à deux millimètres de diamètre; la rate était également farcie de tubercules de différents volumes; l'examen microscopique révéla la nature tuberculeuse de ces lésions et la présence du bacille de Koch. L'étendue et le degré avancé de développement des lésions tuberculeuses observées chez cet enfant âgé de 11 jours seulement ne permet pas de douter que l'infection

1. Berti, Intorno alla possibilità di processi tisiogeni congeniti (*Bolletino delle Scienze med. di Bologna*, 1882, p. 29).

2. Merkel, cité par Ollendorff, Heredität der Lungentuberculose (*Zeitschr. f. klin. Medicin*, 1884, t. 8, p. 559).

3. Jacobi, Relation du premier cas connu de tuberculose chez un fœtus humain (*Congrès pour l'étude de la tuberculose*, 1891, p. 327).

ne remontât à une époque antérieure à la naissance, pendant la vie intra-utérine [1].

Dans une statistique importante portant sur 1005 cas de tuberculose chirurgicale observés pendant près de deux années sur des enfants de 0 à 15 ans, le professeur Lannelongue en relate quelques-uns pour lesquels l'origine congénitale ne paraît également pas douteuse; dans une de ces observations, il s'agit d'une ostéo-arthrite tuberculeuse du genou droit, ayant débuté quinze jours après la naissance et accompagnée d'abcès tuberculeux multiples; un autre enfant, âgé de 3 semaines, présentait des abcès tuberculeux à la région tarsienne gauche et à la région rétro-malléolaire du côté droit; un troisième cas se rapporte à une enfant âgée de 16 jours atteinte d'ostéite tuberculeuse de la région sacrée et de l'avant-bras droit. Ici encore, l'étendue des lésions tuberculeuses et l'âge peu avancé des enfants semblent bien établir l'origine intra-utérine de la maladie [2].

Récemment Rindfleisch (cité par Baumgarten) a fait connaître un cas de pneumonie caséeuse avec gros foyers caséeux dans le foie chez un enfant âgé de 8 jours. Baumgarten et Roloff, à l'autopsie d'un enfant mort-né atteint d'encéphalocèle ont trouvé, dans le voisinage des premières vertèbres cervicales, un foyer tuberculeux en voie de régression caséeuse [3].

Tel est à peu près l'ensemble des faits actuellement connus de tuberculose congénitale proprement dite, ou de tuberculose si précoce qu'elle ne pouvait procéder que d'une infection congénitale. Ainsi aujourd'hui encore, quoique depuis longtemps l'attention soit dirigée sur ce point, la proposition de Cohnheim demeure exacte, qui déclare que « le nombre des cas de tuberculose congénitale à l'abri de toute conteste est extrêmement restreint et peut se compter sur les doigts ». Ces faits établissent à la fois et la réalité et l'extrême rareté de la tuberculose congénitale chez l'homme.

A défaut de cas assez nombreux de tuberculose congénitale, les partisans de l'hérédité du germe ont invoqué les faits de tuberculose de la toute première enfance, qu'ils

1. SABOURAUD, Tuberculose congénitale (*C. R. de la Soc. de biol.* 1891, p. 674).

2. LANNELONGUE, Tuberculose externe congénitale et précoce, in VERNEUIL, *Études sur la tuberculose*, Paris, 1887, p. 75.

3. BAUMGARTEN, Ueber experimentelle congenitale Tuberkulose (*Arbeiten a. d. anat. path. Institut zu Tübingen*, Bd 1, 1892, p. 326).

cherchent à rattacher à une infection intra-utérine ou germinative et dont ils s'efforcent de mettre en lumière la fréquence, méconnue selon eux. En effet, la plupart des médecins d'enfants s'accordaient à déclarer que la tuberculose est rare chez les sujets âgés de moins de deux ans et surtout au-dessous d'un an. C'était l'opinion de Rilliet et Barthez, c'était aussi celle de Hervieux notamment, qui, sur 996 autopsies d'enfants, ne trouva que 18 tuberculeux âgés de moins de deux ans et 10 seulement âgés de moins d'un an [1]. Trousseau, toutefois, dans ses leçons cliniques, émettait l'opinion opposée: « La tuberculisation, dit-il, n'est jamais plus fréquente que dans les premières années de la vie. Les médecins qui ont suivi longtemps les services consacrés aux enfants à la mamelle savent que le plus grand nombre de ces petits malades succombent à des affections tuberculeuses de la poitrine. Malheureusement, le diagnostic de la tuberculisation pulmonaire est bien autrement difficile à établir chez les sujets du jeune âge que chez les autres [2]. » Mais les statistiques n'ont pas, en général, confirmé cette manière de voir du grand clinicien. Frœbelius, entre autres, n'a observé de 1874 à 1883, sur 16581 enfants au-dessous de 2 ans autopsiés à l'hôpital des Enfants de Saint-Pétersbourg, que 416 tuberculeux, soit une proportion de 4,5 p. 100 [3]. Biedert, qui a réuni des documents statistiques sur 1308 autopsies d'enfants tuberculeux de 0 à 15 ans, en trouve seulement 90 (soit 6,8 p. 100) âgés de moins d'un an [4]. Landouzy et Queyrat, sur 23 autopsies d'enfants âgés de moins de 2 ans, ont trouvé 11 cas de tuberculose; le plus jeune était âgé de 3 mois. Ultérieurement, sur un chiffre de 69 décès survenus à la crèche de l'hôpital Tenon et portant sur des enfants de 0 à 2 ans, Landouzy a trouvé 15 cas de tuberculose, dont le plus jeune avait 3 mois [5]. Lannelongue,

1. Hervieux, cité par Rilliet et Barthez, *Traité des maladies des enfants*, 2e édit., p. 404.

2. Trousseau, *Clinique médicale de l'Hôtel-Dieu*, 2e édit., t. 1, p. 597.

3. Frœbelius, Ueber die Häufigkeit der Tuberculosis u. d. hauptsächlichen Lokalisationen derselben im zartesten Kindesalter (*Jahrb. für Kinderheilkunde*, 1881, Bd 24, p. 48).

4. Biedert, Die Tuberkulose des Darms und des lymphatischen Apparats (*Jahrb. f. Kinderheilkunde*, 1884, Bd 21, p. 175).

5. Landouzy et Queyrat, Note sur la tuberculose infantile (*Soc. méd. des hôpitaux*, 1886, p. 169). — Queyrat, Contribution à l'étude de la tuberculose du premier âge (*Thèse de Paris*, 1886). — Landouzy, Fréquence de la tuberculose chez les enfants du premier âge (*Congrès pour la tuberculose*, 2e session, 1891, p. 323).

dans le mémoire cité plus haut, relève 1005 cas de tuberculose externe constatés chez des enfants de 0 à 15 ans; parmi ces cas, 10 appartiennent à des enfants âgés de 9 semaines et au-dessous, 17 à des enfants âgés de 2 à 6 mois et 60 à des enfants âgés de 6 mois à 1 an. D'après Hutinel, sur 118 enfants âgés de moins d'un an, autopsiés par lui en 1890, à l'hôpital des Enfants-Malades, 4 seulement étaient tuberculeux, soit à peu près 3 1/2 p. 100. Parmi ces quatre enfants, un avait 6 mois, un autre 7 mois, la lésion consistait en une tuberculose pulmonaire; le plus jeune avait 41 jours, il présentait de fines granulations miliaires au sommet d'un poumon; le quatrième avait 2 mois et quelques jours, il présentait des nodules tuberculeux dans les deux poumons. « Tout autres, ajoute Hutinel, sont les proportions après la première année; à l'hospice des Enfants assistés, le tiers des enfants de 1 à 2 ans présentent des lésions tuberculeuses[1]. »

A l'Institut anatomique dirigé par Heller, à Kiel, Simmonds, Schwer et Boltz sur 1438 autopsies d'enfants âgés de moins de 1 an ont constaté 64 cas de tuberculose, soit une proportion de 4,5 p. 100; sur 781 sujets âgés de 1 à 5 ans, l'autopsie révéla 230 cas de tuberculose (29,3 p. 100); sur 228 enfants morts entre 5 et 10 ans, ils trouvèrent 78 tuberculeux (35 p. 100), et sur 162 sujets morts à l'âge de 10 à 15 ans, 56 cas de tuberculose (34,6 p. 100).

A Munich, dans l'Institut anatomique de Bollinger, O. Müller, sur 49 autopsies d'enfants âgés de 0 à 1 an, a trouvé 3 tuberculeux (6,1 p. 100); sur 272 enfants morts de 1 à 5 ans, 73 étaient tuberculeux (26,8 p. 100); sur 105 enfants morts de 5 à 10 ans, 39 étaient tuberculeux (37,2 p. 100); sur 74 enfants âgés de 10 à 15 ans, 35 étaient tuberculeux (47,3 p. 100)[2]. Ces chiffres tendraient à établir que la tuberculose n'entre que pour une faible part dans la mortalité de la toute première enfance (de 0 à 1 an); la proportion serait déjà plus forte pendant la deuxième année, tout en demeurant au-dessous de celle qu'on observe chez les enfants d'un âge plus avancé.

On a pu consulter au chapitre précédent les chiffres con-

1. Hutinel, La tuberculose héréditaire et la tuberculose du premier âge (*Ibid.*, p. 344).

2. Citation empruntée à Gærtner, Ueber die Erblichkeit der Tuberculose (*Zeitschr. f. Hyg. u. Infectionskrankheiten*, 1893, Bd 13, p. 132).

signés dans la statistique de A. Würzburg et qui sont particulièrement instructifs, parce qu'ils donnent le nombre des morts par phtisie, pour un âge déterminé, proportionnellement aux vivants du même âge. On voit par ces chiffres que la mortalité par phtisie, tout en étant relativement fréquente dans les premières années de la vie, sauf chez le nourrisson où elle est rare, l'est cependant moins que dans l'âge adulte, à partir de 25 ans, où la mortalité présente une marche graduellement ascendante jusqu'à la vieillesse. D'après la statistique des décès par phtisie dressée pour Paris par J. Bertillon, on voit que le chiffre de ces décès est très notable de 0 à 5 ans, inférieur cependant à celui que donnent l'âge mûr et la vieillesse. En revanche, la statistique belge de Destrée et Gallemaerts et celle de Holti (de Helsingfors) donnent, comme maximum de mortalité par tuberculose, les deux premières années de la vie.

Il résulte de l'ensemble des données statistiques que la tuberculose est exceptionnellement rare dans les premiers mois (les trois premiers mois surtout) qui suivent la naissance, mais qu'elle est d'une fréquence beaucoup plus grande qu'on ne le croyait communément dans la première enfance (de 3 mois à 2 ans), sans que cependant cette période de la vie constitue celle où la mortalité par tuberculose atteigne son maximum.

Tout en reconnaissant que la tuberculose de la première enfance est beaucoup moins rare qu'on ne s'est plu à le proclamer, je ne puis toutefois voir dans cette donnée un argument en faveur de l'origine congénitale de la maladie. La plupart des cas dont il s'agit ici se rapportent à des enfants âgés de 6 mois à 2 ans, ayant par conséquent, comme le fait remarquer Sanchez-Toledo, largement eu le temps de s'infecter après leur naissance. Quand ces enfants sont de souche tuberculeuse, bien des conditions peuvent favoriser cette infection ; la faiblesse et la vulnérabilité constitutionnelle dont ils héritent de leurs parents malades est déjà une cause de réceptivité plus grande; il faut y joindre les mauvaises conditions hygiéniques dans lesquelles la plupart d'entre eux se trouvent placés, la tuberculose sévissant surtout dans les familles de prolétaires. Dans ce milieu, les enfants à la mamelle sont en contact direct et continuel avec leurs parents, dont ils partagent souvent le lit. « Si dans ces cas, il faut faire une part à la possibilité de l'hérédité du germe, il faut aussi tenir compte de ce fait que l'enfant venu au monde affaibli, débile par suite même de la maladie de ses parents, continuera à vivre dans un milieu qui à lui seul suffirait à engendrer la maladie, même chez des êtres moins chétifs et d'une constitution plus forte » (Sanchez-Toledo). L'alimentation par le lait d'une mère phtisique ou par du lait de vache tuberculeuse peut aussi, dans ces cas, entrer en ligne de compte.

Ce qui prouve bien que bon nombre de ces tuberculoses de la toute première enfance ne sont pas d'origine congénitale, mais sont acquises, c'est qu'elles s'observent assez fréquemment chez des enfants issus de parents sains. C'est ainsi que Demme relate l'autopsie d'une fille née de parents bien portants, et qui mourut âgée de 42 jours : le thymus renfermait trois tubercules contenant des bacilles. Tous les autres organes, notamment les poumons, étaient sains. L'état avancé de la lésion tuberculeuse du thymus, l'intégrité des poumons auraient pu être invoqués en faveur de la nature congénitale de la maladie ; mais celle-ci n'existait pas chez les parents. Demme ajoute que l'enfant avait pris le sein maternel jusqu'à l'âge de 3 semaines, puis avait été nourri avec du lait fréquemment bouilli. Demme cite également le cas d'un enfant de 4 mois qui à l'autopsie présenta des ganglions mésentériques caséeux et pleins de bacilles, sans lésions tuberculeuses de l'intestin ni des autres organes. « Ni le père, ni la mère, ni les grands parents n'avaient jamais présenté de tuberculose. » Mais, après enquête, on s'assura que l'enfant avait été nourri avec du lait non bouilli, provenant d'une vache tuberculeuse[1]. Dans ces cas, la constatation de la phtisie chez l'un des parents aurait fait admettre, avec de grandes probabilités, l'origine fœtale de l'affection.

J'ai eu l'occasion de faire l'autopsie d'un enfant âgé de 3 semaines, mort dans le service de mon collègue Constantin Paul, à la Charité. Cet enfant présentait des lésions tuberculeuses très prononcées, localisées surtout dans les ganglions bronchiques et mésentériques qui étaient volumineux et caséeux ; dans le foie se trouvaient aussi des tubercules volumineux, quelques-uns en voie de caséification ; la rate était farcie de tubercules plutôt suppurés que caséeux, très riches en bacilles.

1. Demme, 20ter *Bericht über die Thätigkeit des Jenner'schen Kinderspital in Bern* (cité par Gærtner).

Il existait quelques petits tubercules disséminés dans les poumons; l'intestin était parfaitement sain. Ma première impression, en faisant cette autopsie, était qu'il s'agissait d'un cas de tuberculose congénitale, tant les lésions étaient profondes et en apparence de date ancienne chez cet enfant, âgé seulement de 3 semaines; mais l'enquête à laquelle je me livrai dut me faire renoncer à cette hypothèse. La mère de cet enfant était parfaitement bien portante, comme je pus m'en assurer par un examen attentif; elle était, du reste, placée dans la crèche de la Charité comme nourrice, et elle allaitait son enfant en même temps qu'un autre qui lui était confié. Le père de l'enfant, d'après les renseignements qui me furent donnés, était aussi fort bien portant. Il est donc impossible de considérer la tuberculose de cet enfant comme de nature congénitale; il s'était probablement infecté par les voies respiratoires, par le fait de son séjour à l'hôpital. Ce fait prouve, comme les précédents, avec quelle rapidité et quelle intensité les lésions tuberculeuses peuvent évoluer chez les tout jeunes sujets.

A. Wassermann a publié récemment un cas analogue. Il s'agit d'un enfant âgé de 10 semaines, qui présenta à l'autopsie un foyer caséeux étendu du poumon gauche, avec des lésions tuberculeuses des ganglions bronchiques, du foie, des reins et des abcès caséeux des deux oreilles moyennes. L'intestin était sain. La mère ainsi que le père étaient bien portants. Il ne pouvait être question dans ce cas d'une tuberculose congénitale. L'enfant avait été nourri au sein durant le premier mois, ensuite avec du lait de vache coupé. Tout devait donc faire supposer qu'il s'agissait d'une infection tuberculeuse par les voies respiratoires. L'enquête apprit que, huit jours après la naissance de son enfant, la mère avait habité pendant une semaine chez son beau-frère, phtisique avancé, crachant abondamment; ils avaient couché dans la même chambre. « Il n'est pas douteux, fait remarquer Wassermann, que si l'on se livrait à une enquête analogue pour la plupart des cas de tuberculose de la première enfance, l'on parviendrait à mettre en évidence, de la même façon, une source d'infection extra-utérine [1]. »

1. A. Wassermann, Beitrag zur Lehre von der Tuberculose im frühesten Kindesalter (*Zeitschr. f. Hyg. u. Infectionskrankh*, 1894, Bd 17, p. 343).

Chez les animaux de l'espèce bovine, la tuberculose congénitale, très exceptionnelle comme chez l'homme, a été constatée un certain nombre de fois. C'est d'abord le cas si souvent cité de Johne : il s'agit d'un fœtus de 8 mois trouvé dans l'utérus (sain) d'une vache phtisique tuée à l'abattoir de Chemnitz. Le poumon renfermait un certain nombre de nodules jaunâtres, caséeux; les ganglions bronchiques étaient volumineux et parsemés de nombreux foyers jaunâtres, caséeux, en partie calcaires. Le foie renfermait aussi un assez grand nombre de nodules miliaires, les uns gris, les autres caséeux ou calcifiés. Les ganglions du hile du foie présentaient le même aspect que les ganglions bronchiques. « L'ensemble de ces lésions était si caractéristique que déjà, au seul aspect macroscopique, on ne pouvait avoir de doute sur leur nature tuberculeuse. » L'examen microscopique montra qu'il s'agissait de tubercules types, avec nombreuses cellules géantes; les coupes, colorées par les méthodes de Koch et de Neelsen, renfermaient les bacilles caractéristiques, siégeant dans les cellules géantes et au pourtour des parties caséifiées. Johne, se fondant sur l'abondance des tubercules dans le foie et sur leur petit nombre dans les poumons et dans les autres organes, pense qu'il s'agit dans ce cas d'une infection intra-utérine (placentaire) et non d'une infection germinative ou conceptionnelle; les bacilles après avoir franchi le placenta ont été amenés sans doute par la veine ombilicale dans le foie du fœtus et en grande partie retenus dans cet organe[1].

Malvoz et Brouwier ont observé deux cas du même genre. Le premier se rapporte à un fœtus de 8 mois trouvé dans la matrice d'une vache atteinte de tuberculose généralisée (l'utérus était sain). Le foie du fœtus était parsemé de granulations grisâtres ; les ganglions lymphatiques situés au niveau du hile du foie et les ganglions bronchiques étaient très augmentés de volume et renfermaient des foyers caséo-crétacés; les poumons étaient absolument sains. A l'examen microscopique, on trouva des nodules tuberculeux, avec de nombreuses cellules géantes et une quantité considérable de bacilles de Koch. Dans ce cas, comme dans celui de Johne, les lésions étaient surtout

1. JOHNE, Ein zweifelloser Fall von congenitaler Tuberculose (*Fortschr. d. Medicin,* 1885, p. 198).

cantonnées dans le foie et dans les ganglions hépatiques et bronchiques; les poumons étaient indemnes : nouvelle preuve que ce n'est pas là que siègent de préférence les altérations de la tuberculose congénitale.

Le deuxième cas relaté par Malvoz et Brouwier est celui d'un veau âgé de 6 semaines, présentant deux foyers caséeux dans la substance du foie et une infiltration caséo-crétacée des ganglions du hile du foie et des ganglions bronchiques; les poumons et l'intestin étaient sains. L'examen microscopique révéla la nature tuberculeuse des lésions et la présence, en grande abondance, du bacille de Koch. Il est probable que, dans ce deuxième cas, l'infection remontait également à une date antérieure à la naissance[1].

Czokor a présenté à la Société des médecins de Vienne un nouveau cas bien net de tuberculose congénitale chez le veau. Il s'agissait d'une vache pleine atteinte de tuberculose péritonéale, pleurale et péricardiaque. Le fœtus, extrait de la matrice bien développé, présentait dans le ligament hépato-duodénal six ganglions très volumineux, sur la coupe desquels on distinguait des foyers caséeux et calcifiés. Autour de ces ganglions, les vaisseaux lymphatiques superficiels étaient le siège de nombreux tubercules caséeux et calcifiés avec des cellules géantes et beaucoup de bacilles[2].

Bang rapporte trois cas de tuberculose congénitale chez le veau. Un vétérinaire du Jutland lui envoya le foie d'un fœtus mort-né d'une vache tuberculeuse. Au hile du foie siégeait un ganglion lymphatique, de la grosseur d'une noix, dont le centre était caséeux et calcifié. Le caséum renfermait des bacilles. — L'abattoir de Copenhague envoya à l'école vétérinaire les organes d'un veau âgé de 2 jours. Les ganglions mésentériques et bronchiques de ce veau étaient infiltrés de masses caséeuses et en partie calcifiées; dans les poumons étaient disséminés des nodules miliaires, caséeux, à centre calcifié; le foie contenait un nodule analogue; on constata la présence du bacille de Koch dans les ganglions caséeux. — En février 1890, un vétérinaire de Copenhague confisqua, lors d'une tournée

1. Malvoz et Brouwier, Deux cas de tuberculose bacillaire congénitale (*Annales de l'Institut Pasteur*, 1889, p. 153).

2. Czokor, Hereditäre Tuberkulose des Rindes (*Semaine médicale*, 1891, p. 35).

d'inspection, dans une fabrique de saucisses, un tout jeune veau, âgé au plus de 15 jours; il était atteint de tuberculose très avancée; vers le hile du foie siégeait un ganglion de la grosseur d'une noix, presque entièrement calcifié; le foie était criblé de nodules submiliaires, calcifiés; les ganglions du médiastin postérieur étaient énormes, remplis de masses caséo-crétacées, de même que les ganglions bronchiques; les poumons étaient parsemés de nodules caséeux et en partie calcifiés; dans le rein gauche, dépôt caséeux de la grosseur d'un haricot. A l'examen microscopique des nodules pulmonaires, Bang constata la présence du bacille de Koch [1]. Bang ajoute, sans préciser davantage, qu'il a eu occasion, à plusieurs reprises, de constater la tuberculose sur des veaux âgés de 2 à 3 mois, mais il reconnait que l'âge relativement avancé de ces veaux ne permet pas d'affirmer l'origine congénitale de la maladie.

Bang relate, dans le même travail, les rapports de divers vétérinaires danois, ses correspondants, mentionnant l'influence de l'hérédité dans l'étiologie de la tuberculose des bovidés. Toutefois les dissidences sont considérables lorsqu'il s'agit d'établir numériquement la fréquence de l'hérédité, les uns ne la trouvant que dans 11 p. 100 des cas, les autres la constatant dans 50 p. 100 des cas. Cette hérédité se manifesterait même chez les jeunes bovidés issus d'un taureau tuberculeux, la mère demeurant saine. Toutefois, l'influence de l'hérédité est beaucoup plus manifeste sur les produits issus de vaches tuberculeuses que de taureaux tuberculeux; quand la vache et le taureau sont tous deux atteints de la maladie, la transmission héréditaire serait à peu près inévitable. Ces faits, dont je pourrais aisément multiplier des exemples empruntés à la médecine vétérinaire, ne prouvent pas, non plus que les faits analogues observés en médecine humaine, qu'il s'agisse là de transmission intra-utérine ou d'infection fœtale; chez les bovidés, comme dans l'espèce humaine, la contamination a pu se faire dans les premiers temps de la vie extra-utérine, par le lait de la mère, le séjour dans une étable infectée, etc.

Mc Fadyean a fait connaître un nouveau cas de tuberculose congénitale chez le veau. Il s'agit d'un veau âgé de 5 jours qui

1. BANG, Die Tuberculose unter die Hausthieren in Dänemark (*Deutsche Zeitschr. f. Thiermedicin u. vergl. Pathol.* 1890, Bd 16, p. 355-433).

présenta des lésions caséeuses du foie et des ganglions portes, où la présence du bacille fut aisément démontrée. La mère du veau, abattue en même temps que lui, était profondément tuberculeuse[1].

La tuberculose congénitale proprement dite et la tuberculose des animaux à la mamelle s'observent donc, pour l'espèce bovine comme pour l'espèce humaine; toutefois, et c'est un point qu'il ne faut pas perdre de vue, elle n'existe chez les jeunes veaux qu'à titre de très grande exception.

L'extraordinaire rareté de la tuberculose parmi les jeunes veaux est en effet une notion devenue banale, et les quelques cas de tuberculose du veau que l'on signale de temps en temps n'enlèvent rien à l'exactitude de cette règle générale qui se vérifie partout, dans toutes les statistiques d'abattoirs.

Ainsi, d'après les chiffres recueillis par Adam, pendant une période de dix ans (de 1877 à 1886) on sacrifia dans les abattoirs d'Augsbourg, 232466 veaux, âgés de 2 à 4 semaines; 9 seulement ont été trouvés tuberculeux, soit une proportion de 1 sur 25806, tandis que la proportion des bovidés adultes tuberculeux était estimée par le même vétérinaire à environ 2 p. 100. A Munich, d'après les chiffres recueillis par Göring, sur 160000 veaux sacrifiés en moyenne annuellement, on ne constata en 1878 que 2 cas de tuberculose, en 1879, 1 cas, en 1880, 0 cas, en 1881, 0 cas, en 1882, 2 cas.

A Lyon, Leclerc, qui s'est occupé spécialement de cette question, n'a trouvé que 5 veaux tuberculeux sur plus de 400000 sacrifiés à l'abattoir; Veyssière, à Rouen, en a trouvé 3 sur 60000; Johne, à Dresde, 4 sur plus de 150000.

« Il faut tenir encore compte, comme le fait justement observer Nocard, que les veaux ne sont pas admis à la boucherie avant le vingtième jour après la naissance; la plupart ont de 6 semaines à 2 mois; il peut donc se faire que certains de ceux qui sont reconnus tuberculeux aient été contaminés par le séjour dans un milieu infecté ou même par l'usage alimentaire d'un lait virulent. De même encore, dans la plupart des cas cités, on s'est borné à la constatation macroscopique des tubercules, sans s'assurer qu'il s'agissait bien de tuberculose bacillaire; or, il

1. Mc Fadyean. A case of congenital Tuberculosis (*Journal of comparat. Path. and Therap.*, 1891, t. 4, p. 383).

est très possible que, pour un certain nombre de cas, surtout pour ceux où il s'agissait de tubercules du poumon, les observateurs se soient trouvés en présence de lésions parasitaires; le *strongylus micrurus*, si fréquent chez le veau, détermine chez lui des tubercules qu'il est impossible de différencier, à l'œil nu, de ceux de la tuberculose vraie[1] ».

Le lecteur a pu trouver au chapitre consacré à l'étude de la pommelière un certain nombre de documents statistiques recueillis récemment sur la fréquence de la tuberculose dans l'espèce bovine. Je ne veux rappeler ici que les résultats fournis par cette enquête relativement à l'influence exercée par l'âge sur la fréquence de la tuberculose parmi les bovidés.

Nous avons déjà vu que Siedamgrotzky, d'après les chiffres recueillis dans les principaux abattoirs du royaume de Saxe en 1889, trouve la proportion suivante de cas de tuberculose, selon l'âge des animaux sacrifiés[2] :

Sur 123725 veaux de 0 à 6 semaines			8 tub.	= 0,006	p. 100
— 797 taurillons et génisses de 6 sem. à 1 an.			3 —	= 0,3	—
— 6283 bœufs et vaches de 1—3 ans			444 —	= 7,0	—
— 14401	—	— 3—6 —	1346 —	= 9,3	—
— 12110	—	— au-dessus de 6 ans.	1943 —	= 16,0	—

Ces chiffres montrent que la tuberculose est extraordinairement rare dans les premières semaines de la vie des bovidés et que sa fréquence augmente proportionnellement à l'âge, avec une régularité parfaite.

La statistique de Röckl dépose dans le même sens; elle porte, comme nous l'avons vu, sur la fréquence de la tuberculose parmi les bêtes de l'espèce bovine, abattues dans l'Empire allemand, du 1er octobre 1888 au 30 septembre 1889. Pendant cette année, le nombre total des cas de tuberculose constatés sur les bêtes abattues a été de 51377, qui se répartissent, suivant l'âge, de la façon suivante :

1. Nocard, Art. Tuberculose, in *Diction. pratique de médecine vétérinaire*, t. 21, p. 469.

2. Siedamgrotzky, Ueber das Vorkommen der Tuberculose bei Rindern im Königreich Sachsen in 1889 (*Deutsche Zeitschr. f. Thiermed.*, 1890, Bd 16, p. 318).

AGE.	ANIMAUX RECONNUS TUBERCULEUX dans tout le pays.			ANIMAUX RECONNUS TUBERCULEUX dans les abattoirs.		
Au-dessous de 6 semaines. .	208	0,4	p. 100	102	0,4	p. 100
De 6 semaines à 1 an. . . .	312	0,6	—	79	0,3	—
De 1 an à 3 ans.	5852	11,4	—	2539	9,6	—
De 3 ans à 6 ans.	16993	33,1	—	8819	33,5	—
Au delà de 6 ans	22279	43,4	—	11275	42,8	—
Sans indication d'âge	5783	11,2	—	3538	13,4	—

Cette statistique se borne à indiquer la fréquence absolue de la tuberculose chez les animaux d'un âge donné, sans tenir compte du nombre total des animaux sacrifiés à cet âge (chiffre qui est énorme pour les veaux au-dessous de 6 semaines). Elle donne donc des notions moins nettes que la statistique précédente sur le degré réel de fréquence de la tuberculose, chez les bovidés, selon l'âge. Cependant, elle établit « que la tuberculose, chez les animaux de l'espèce bovine âgés de moins d'un an, est très rare et que la proportion ne s'en élève pas à 1 p. 100 de la totalité des cas. La fréquence de la maladie augmente avec l'âge; de 1 an à 3 ans, elle devient dix fois plus forte; de 3 à 6 ans, plus de trente fois plus forte, et après 6 ans elle se chiffre par un nombre quarante fois supérieur à celui de la première année [1]. »

L'ensemble de tous ces faits n'est pas favorable à l'opinion de ceux qui admettent la fréquence de la tuberculose congénitale ni surtout de ceux qui, à la suite de Baumgarten, sont enclins à faire remonter à une source fœtale la plupart des cas de tuberculose en général, à quelque moment de la vie que cette tuberculose vienne à se manifester. La réalité de la tuberculose congénitale proprement dite n'est pas contestable, pas plus que ne l'est aussi son extrême rareté. L'existence même, aujourd'hui indéniable, de cette forme de tuberculose, ainsi que la fréquence, plus grande qu'on ne l'admettait communément, de la tuberculose du premier âge prouvent d'autre part que l'organisme fœtal et celui du nouveau-né ne présentent pas cette résistance à l'infection tuberculeuse qu'invoquent les

1. Röckl, Ergebnisse der Ermittelungen über die Verbreitung der Tuberculose (Perlsucht) unter dem Rindvieh im deutschen Reiche, von 1en oct. 1888 — 30 sept. 1886. (*Arbeiten a. d. kaiserl. Gesundheitsamte* 1890, Bd 7, p. 493).

partisans à outrance de l'hérédité du germe tuberculeux, pour expliquer le profond sommeil de ce germe pendant la vie fœtale, puis pendant l'enfance et parfois pendant une longue période de la vie extra-utérine. Si cette immunité des tissus fœtaux existe réellement, comment comprendre qu'elle soit surmontée parfois, ainsi que le témoignent les cas incontestables, quoique très rares, de tuberculose extra-utérine? Les faits expérimentaux du reste sont loin de confirmer cette hypothèse de la résistance plus grande des jeunes animaux à l'inoculation du bacille de Koch. Dans toutes les autres maladies infectieuses, y compris la syphilis, les choses se passent d'une façon tout autre : ou bien le fruit est déjà infecté *in utero*, aux diverses périodes de la gestation, d'où la mort du fœtus, l'avortement interne, suivi bientôt de l'avortement proprement dit; ou bien la maladie contractée par le fruit avant la naissance se manifeste, dans l'immense majorité des cas, dès les premières semaines qui suivent cette naissance; c'est ce qui est le fait, notamment, de la syphilis congénitale; il existe, il est vrai, des cas incontestables de syphilis héréditaire tardive, et les beaux travaux du professeur Fournier ont particulièrement jeté la lumière sur ce point curieux; mais de l'aveu même de cet éminent syphilographe et de ceux qui se sont occupés du même problème, ce ne sont là que des cas tout à fait exceptionnels, si on les compare à la fréquence de la syphilis congénitale précoce.

Les statistiques empruntées à l'histoire de la pommelière sont particulièrement instructives, à cause de la netteté pour ainsi dire schématique de la conclusion qu'elles comportent. Cette conclusion est que la fréquence de la tuberculose, chez les animaux de l'espèce bovine, est rigoureusement proportionnelle à l'âge, c'est-à-dire que, comme chez l'homme, mais avec une évidence beaucoup plus grande encore, le nombre des cas augmente avec les occasions répétées d'infection auxquelles l'individu est exposé pendant le cours de sa vie. Il semble que tous les raisonnements ne prévaudront pas contre cet argument décisif : si la source principale de la tuberculose, pou l'homme ainsi que pour les animaux, était non pas dans le monde extérieur, pendant la vie extra-utérine, mais remonterait à une infection fœtale, la proportion devrait être renversée :

le nombre des cas de tuberculose congénitale ou de la toute première enfance devrait l'emporter, et de beaucoup, sur celui des cas se répartissant sur les autres périodes de la vie extra-utérine.

Telles sont les conclusions qui, selon moi, ressortent de l'étude, sans idée préconçue, des faits cliniques et des documents statistiques empruntés à la médecine humaine et vétérinaire. L'expérimentation est intervenue, à son tour, dans l'étude de cette question capitale et on verra que ses enseignements déposent dans le même sens que celui que je viens d'indiquer : dans la tuberculose, l'infection fœtale est possible, elle est incontestable, mais elle demeure une exception.

Landouzy et Hip. Martin, sur un fœtus né à 6 mois et demi, d'une femme tuberculeuse, constatèrent que tous les viscères étaient, en apparence, absolument sains. Un fragment de poumon de ce fœtus fut inoculé dans le péritoine d'un cobaye, qui mourut quatre mois et demi après et qui présentait une « magnifique tuberculose » généralisée, très étendue. — Une femme enceinte au cinquième mois meurt de phtisie laryngée et pulmonaire; le fœtus est sain en apparence; 20 à 30 gouttes du sang de ce fœtus, puisé dans le cœur, sont injectés dans le péritoine d'un cobaye, qui meurt deux mois après « avec une belle tuberculose généralisée ». Un autre cobaye, inoculé avec un fragment de placenta fœtal, mourut également tuberculeux.

Une femelle de cobaye tuberculeuse met bas un petit d'apparence bien portant et qui, sacrifié, paraît sain à l'autopsie; on prend un petit cube central dans un de ses poumons et on l'introduit dans le péritoine d'un cobaye; un fragment de foie est inoculé dans le péritoine d'un autre cobaye : les deux cobayes meurent tuberculeux[1].

Ces expériences, portant sur deux fœtus humains et un fœtus de cobaye, donnèrent donc, dans les trois cas, des résultats positifs, ce qui autoriserait à admettre que, chez la femme et la femelle du cobaye, la tuberculose se transmet régulièrement de la mère au fœtus, à la façon du charbon, du choléra des poules ou d'autres maladies virulentes aiguës.

Ces expériences, en si petit nombre et néanmoins réguliè-

1. LANDOUZY et MARTIN, Faits pour servir à l'hérédité de la tuberculose (*Revue de médecine*, 1883, p. 1014).

rement couronnées de succès, quoique l'inoculation ait été faite presque toujours avec des fragments de poumons du fœtus, c'est-à-dire précisément avec l'organe qui est le plus rarement atteint dans la tuberculose congénitale telle que nous la connaissons aujourd'hui, ces expériences sollicitaient naturellement le contrôle; celui-ci leur fut peu favorable. Je les ai répétées aussitôt en inoculant dans le péritoine de cobayes les organes d'un fœtus humain, né à terme d'une mère phtisique au troisième degré; les cobayes, conservés pendant plusieurs mois, furent tous trouvés sains à l'autopsie.

Depuis, je n'ai négligé aucune occasion de répéter cette expérience avec des fœtus humains, nés de mères tuberculeuses, à terme ou avant terme, et il n'est presque pas d'années où je n'aie eu l'occasion d'inoculer des fragments d'organes de ces fœtus à des cobayes : toujours sans succès. Mon collègue Troisier m'a remis, l'année dernière, le foie et les poumons sains d'apparence de trois enfants mort-nés, mis au monde par des mères phtisiques; dans ces trois cas aussi, les résultats de l'inoculation ont été négatifs.

En commun avec Grancher, j'ai inoculé la tuberculose à plusieurs cobayes femelles, avant ou après la fécondation; ces femelles devinrent tuberculeuses et mirent bas des petits, sains en apparence; quelques-uns de ces petits succombèrent peu de temps après la naissance, sans lésion tuberculeuse apparente, et sans que l'examen microscopique révélât la présence de bacilles dans leurs organes; d'autres petits furent sacrifiés et des fragments assez volumineux de leurs viscères (foie, rate, poumons) furent insérés dans le péritoine de cobayes; aucun de ceux-ci ne devint tuberculeux (le nombre de ces inoculations, faites en 1884 et 1885, avec des organes de fœtus provenant de neuf femelles tuberculeuses, s'éleva à vingt-neuf; nous avions toujours soin d'inoculer des portions assez notables d'organe). Un certain nombre de petits nés de mères tuberculeuses et allaités pendant quelque temps par ces mères demeurèrent en vie et bien portants; sacrifiés au bout de cinq mois, un an, quinze et seize mois, aucun ne présenta de traces de tuberculose.

Nocard a annoncé, au congrès des vétérinaires sanitaires, tenu en octobre 1885, s'être livré aux mêmes recherches avec les mêmes résultats négatifs. Ses expériences ont porté sur 4 lapines et 8 cobayes pleines; avec les organes de 32 fœtus issus de ces femelles, il inocula 32 cobayes dont aucun ne présenta ultérieurement de tuberculose[1].

Leyden a pratiqué des inoculations : 1° avec les organes d'un fœtus de cobaye issu d'une femelle tuberculeuse; 2° avec les organes (foie, rate et poumon) d'un enfant né vivant d'une mère phtisique, mais qui succomba quelques minutes après la naissance. Pas un des cobayes inoculés avec ces organes ne devint tuberculeux[2].

Max Wolff signale l'absence de tubercules chez les lapins issus de mères rendues tuberculeuses et présentant, au moment de la mort, une tuberculose miliaire diffuse[3].

Kurt Jani, élève de Weigert, a eu la rare occasion de faire l'autopsie d'une femme enceinte morte de tuberculose miliaire généralisée aiguë, au cinquième mois de la grossesse; les organes du fœtus furent examinés avec le plus grand soin, à l'aide des colorations; il fut impossible d'y déceler ni tubercule, ni bacille de Koch[4]. Il est fâcheux que, dans ce cas, des inoculations n'aient pas été pratiquées.

On voit donc que les premières tentatives, faites de divers côtés, pour établir expérimentalement la présence du bacille tuberculeux dans les organes, sains en apparence, des fœtus nés de mères tuberculeuses, ont généralement échoué. On objectera sans doute qu'un grand nombre d'expériences négatives ne sauraient prévaloir contre une seule positive; néanmoins il est impossible de ne pas être frappé de ce fait que la plupart des expérimentateurs ont échoué en répétant, sur une échelle beaucoup plus vaste, les trois expériences uniques qui, toutes trois, ont d'emblée réussi à Landouzy et Martin. On s'explique ainsi aisément les réserves élevées par Firket, par Baumgarten

1. Nocard, cité par Sanchez Toledo, Recherches expérimentales sur la transmission de la tuberculose de la mère au fœtus (*Arch. de méd. expér. et d'anat. pathol.*, 1889, p. 511).

2. Leyden, Klinisches über Tuberkelbacillus (*Zeitschr. f. klin. Medicin*, 1884, Bd 8, p. 386).

3. M. Wolff, Ueber erbliche Uebertragung parasitärer Mikro-organismen (*Virchow's Arch.*, 1886, Bd 105, p. 192).

4. Kurt Jani, Ueber das Vorkommen von Tuberkelbacillen im gesunden Genitalapparat, mit Bemerkungen über das Verhalten des Fœtus bei acuter allgemeiner Miliartuberkulose der Mutter (*Virchow's Arch.*, 1886, Bd 103, p. 522).

et par nous-même, contre la validité de ces expériences, d'autant plus que ces recherches remontent à une époque où Hip. Martin obtenait aussi des résultats positifs dans la moitié des cas, en inoculant dans le péritoine des cobayes 1 centimètre cube de lait acheté, au hasard, chez les marchands de Paris. Des réussites si constantes et si terrifiantes devaient bien faire soupçonner quelque infection accidentelle, méconnue, des animaux en expérience ou quelque autre cause d'erreur.

Koubassof déclare être arrivé, au moyen des procédés de coloration, à constater, chez le cobaye, le passage des bacilles de la tuberculose de la mère au fœtus[1]. Firket, Sanchez Toledo, A. Gärtner sont unanimes à considérer ces expériences comme sujettes à caution. « Pour faire apprécier, dit Firket, le degré de confiance que l'on peut accorder à ce travail de Koubassof, nous reproduisons les termes mêmes de sa note : « Le 6 juin on a injecté à une cobaye pleine quatre divisions de la seringue de Pravaz d'un crachat d'un phtisique, qui contenait une quantité de bacilles longs et minces. Une semaine après, à la place de l'injection, se forma un abcès qui perça bientôt. En examinant le pus, on a constaté une quantité de bacilles tuberculeux de même aspect que dans le crachat. Cet abcès ne guérissait pas; le pus coula jusqu'à la mort de l'animal, qui mourut le 5 juillet, très épuisé et très amaigri. » C'est ce pus, formé en une semaine et contenant des bacilles longs et minces ou d'autres de même aspect, qui sert aux inoculations à trois femelles pleines. Elles avortent, l'une après six jours, et les fœtus contiennent des bacilles « tuberculeux (!) ». Sanchez Toledo se prononce d'une façon tout aussi sévère : « Les expériences de Koubassof, dit-il, ont été faites d'une façon vraiment trop superficielle, et il faut se demander si la maladie inoculée par lui était bien la tuberculose. » .

De Renzi, dans un traité publié en 1889[2], relate des expériences qui remontent aux années 1883 et 1884 portant sur 18 femelles de cobayes pleines, inoculées de la tuberculose. Chez 2 fœtus d'une portée, il trouva des foyers caséeux des poumons et du foie; chez un autre fœtus, une tuberculose miliaire

1. Koubassof, Passage des microbes pathogènes de la mère au fœtus (*C. R. de l'Acad. des Sciences*, 1885, t. 100, p. 372, et t. 101, p. 451).

2. De Renzi, *La tissichezza polmonare*. Napoli, 1889, p. 101.

du poumon; un nouveau-né de femelle tuberculeuse, tué au treizième jour après la naissance, offrait une tuberculose presque généralisée des ganglions lymphatiques; la présence des bacilles était constatée par l'examen microscopique. Gärtner fait remarquer, avec quelque raison, que ces résultats positifs sont « trop beaux » et que la tuberculose congénitale, chez les petits issus de cobayes tuberculeuses, se présente, dans les cas de Renzi, avec une constance et une netteté sans exemple; elle se manifestait par des lésions visibles à l'œil nu aussi bien qu'au microscope, alors que tous les autres expérimentateurs (Koubassof excepté) obtenaient ainsi des résultats constamment négatifs et étaient obligés de recourir à la méthode beaucoup plus pénétrante des inoculations.

Les expériences faites par Sanchez Toledo dans mon laboratoire ont été instituées avec soin et ont porté sur un nombre considérable d'animaux. Dans une première série de recherches, il injectait dans la veine jugulaire de cobayes pleines 1 centimètre cube d'une émulsion très chargée de culture de tuberculose sur bouillon glycériné. Il cherchait à se placer dans les conditions les plus favorables au passage des bacilles de la mère au fœtus à travers le placenta, conditions qui ne se réalisent jamais, à ce degré, dans la tuberculose commune, où il est très rare d'observer le bacille dans le sang de la circulation générale. Les femelles mouraient régulièrement au bout de douze à vingt jours, les organes farcis de bacilles. Tantôt les femelles mettaient bas avant terme des fœtus morts, ou à terme des petits vivants qui étaient aussitôt sacrifiés; tantôt elles mouraient avant d'avoir mis bas; les fœtus étaient alors extraits des cornes utérines avec toutes les précautions requises. Puis il fut procédé à trois sortes de recherches : 1° avec des frottis de foie et de la rate des fœtus, on confectionna un grand nombre de lamelles qui furent colorées par les procédés d'Ehrlich et de Ziehl : jamais on n'y décela la présence du bacille de la tuberculose; 2° des fragments de ces organes furent durcis dans l'alcool et les coupes colorées de la même façon, toujours avec un résultat négatif; 3° du sang du cœur, du suc puisé dans le foie et la rate furent semés en très notable quantité sur des tubes d'agar glycériné : dans aucun cas, on n'y observa le développement du bacille de Koch; 4° enfin la presque totalité du foie et de la rate des fœtus fut broyée dans un mortier avec du bouillon et le liquide ainsi obtenu injecté dans le péritoine des cobayes : ces cobayes, conservés pendant plus de six mois, demeurèrent tous bien portants; sacrifiés au bout de ce temps, aucun d'eux ne présenta de lésions tuberculeuses. Ces expériences ont porté sur 15 femelles de cobayes qui donnèrent 35 fœtus avec les organes desquels ont été inoculés 35 cobayes.

Dans une seconde série de recherches, 11 cobayes pleines ont reçu dans la cavité pleurale un quart de seringue de Pravaz de culture de tuberculose; elles mouraient dans un laps de temps sensiblement le même que celles qui avaient été inoculées dans la veine jugulaire; 17 fœtus provenant de ces femelles servirent à des expériences identiques à celles qui viennent d'être relatées, constamment avec le même résultat négatif.

Dans une troisième série d'expériences, 9 cobayes femelles pleines ou venant d'être fécondées furent inoculées sous la peau de la cuisse avec des crachats de phtisiques frais, riches en bacilles; elles contractèrent toutes la tuberculose; elles mirent bas 13 fœtus qui servirent encore aux mêmes expériences; toutes également aboutirent à des résultats négatifs.

En somme, ces expériences ont été faites sur 35 femelles de cobaye pleines rendues tuberculeuses et avec 65 fœtus nés de ces femelles; ni la méthode des colorations, ni celle des cultures, ni l'inoculation n'ont réussi à mettre en évidence la présence de bacilles dans les organes de ces fœtus.

« Ces expériences, dit justement Sanchez Toledo, ne sauraient rien enlever à la validité des faits où l'existence d'une tuberculose congénitale a été rigoureusement établie; ces faits prouvent sans conteste que le passage du bacille de la tuberculose de la mère au fœtus *est possible;* mais la rareté même de ces cas prouve déjà que ce passage est tout à fait exceptionnel... Le contraste frappant qui existe à cet égard entre la tuberculose et certaines maladies infectieuses telles que le charbon, le choléra des poules, etc., dans lesquelles le passage du microbe pathogène de la mère au fœtus est extrêmement fréquent, sinon constant, ce contraste s'explique aisément si l'on réfléchit aux conditions différentes suivant lesquelles ces divers microbes se propagent et se répartissent dans l'économie. Le bacille du charbon, le microbe du choléra des poules, etc., présentent cette particularité d'envahir rapidement le sang et de s'y cultiver en grande abondance : circonstances éminemment favorables à la transmission intra-placentaire. Il en est tout autrement pour le bacille de la tuberculose; celui-ci ne se rencontre que très rarement dans le sang et en nombre extrêmement restreint; son véritable habitat, ce sont les voies lymphatiques et les cellules parenchymateuses; c'est là une des raisons — il en est d'autres, sans doute que nous ignorons encore — qui expliquent l'extrême rareté de l'infection tuberculeuse *in utero*... Les cas extrêmement rares de tuberculose vraiment congénitale observés soit chez l'homme, soit chez le veau, tout en établissant la possibilité de la transmission de la tuberculose de la mère au fœtus, en établissent du même coup le caractère tout à fait exceptionnel. De pareilles exceptions ne sauraient donc être invoquées pour l'explication d'un fait aussi général que celui de l'hérédité de la tuberculose[1]. »

Vignal a inoculé à des cobayes des fragments d'organes (rate, foie) de fœtus et d'enfants mort-nés provenant des femmes phtisiques observées, pendant huit ans, à la clinique d'accouchements de la Faculté; avec les organes de 11 fœtus ou enfants nés de mères tuberculeuses, 24 cobayes ont été inoculés; aucun de ces animaux conservés pendant longtemps ne contracta la tuberculose; avec des fragments de 17 placentas de femmes tuberculeuses, 18 cobayes ont été inoculés; aucun ne devint tuberculeux; enfin, comme complément expérimental de cette étude, Vignal a inoculé les organes de 11 petits cobayes, nés de mères rendues tuberculeuses, sans réussir ainsi à transmettre la maladie; les cobayes inoculés avaient été sacrifiés plus de cinq mois après l'inoculation[2].

On doit à Birch-Hirschfeld et Schmorl un fait très bien établi de transmission du bacille de la tuberculose de la mère au fœtus. Une femme de 23 ans mourut au septième mois de la grossesse d'une tuberculose des poumons, des reins, du foie et des ganglions rétro-péritonéaux. Immédiatement après la mort, le fœtus fut retiré, mort lui-même, par l'opération césarienne.

1. Sanchez Toledo, Recherches expérimentales sur la transmission de la tuberculose de la mère au fœtus (*Arch. de médecine expérim. et d'anat. pathol.*, 1889, p. 503).

2. W. Vignal, La tuberculose est très rarement héréditaire (2e *Congrès pour l'étude de la tuberculose*, Paris, 1891, p. 334).

Le placenta, d'aspect sain d'ailleurs, présentait par places des foyers arrondis, jaunâtres, de la grosseur d'une tête d'épingle; ces foyers contenaient des bacilles de la tuberculose. Dans le sang de la veine ombilicale, on trouva aussi quelques rares bacilles. Le foie, les reins, la rate et le poumon du fœtus paraissaient sains. Toutefois, sur les coupes du foie, on trouva, à l'intérieur des capillaires, quelques bacilles isolés. On en inocula des fragments dans le péritoine de deux cobayes et d'un lapin qui présentèrent tous les trois, au bout de quinze jours à quatre mois, une tuberculose péritonéale.

L'examen histologique des coupes du placenta durci permit de constater la présence de bacilles tuberculeux à l'intérieur des espaces intervilleux. Le tissu même des villosités du chorion ne présentait aucun bacille, mais on en trouvait quelques-uns disséminés parmi les globules rouges à l'intérieur des vaisseaux du chorion. Le revêtement épithélial des villosités était presque partout intact, sauf en quelques points où il était remplacé par une masse granuleuse; peut-être le passage des bacilles des espaces intervilleux dans les vaisseaux des villosités du chorion s'effectue-t-il à ce niveau. De toute façon, Birch-Hirschfeld et Schmorl ne pensent pas que ce passage ait nécessité l'existence de foyers hémorrhagiques siégeant dans le placenta fœtal. C'est là du reste une opinion que Birch-Hirschfeld avait été déjà amené à formuler, dans un travail antérieur, au sujet du mécanisme probable du passage de la bactéridie charbonneuse à travers le placenta[1].

A. Herrgott et Haushalter (de Nancy) inoculèrent à un cobaye du liquide amniotique, recueilli avec les précautions requises, sur le cadavre d'une femme phtisique morte au sixième mois de sa grossesse. Le cobaye devint tuberculeux[2].

Londe a inoculé à des cobayes le sang de la veine ombilicale et les organes sains en apparence de trois fœtus provenant de mères tuberculeuses ; le résultat de ces inoculations fut positif[3].

1. Schmorl et Birch-Hirschfeld, Uebergang von Tuberkelbacillen aus dem mütterlichen Blut auf die Frucht (*Ziegler's Beiträge*, Bd 9, 1891, p. 428). — Consulter aussi : Birch-Hirschfeld, Ueber die Pforten der placentaren Infection des Fœtus (*Ibid.*, p. 383).

2. A. Herrgott, Tuberculose et gestation (*Annales de gynécol. et d'obstétr.*, 1891, t. 36, pp. 1 et 100).

3. Londe, Nouveaux faits pour servir à l'histoire de la tuberculose congénitale (*Revue de la tuberculose*, 1893, p. 125).

Aviragnet et Préfontaine ont fait l'autopsie d'une femme enceinte de sept mois environ, morte de tuberculose généralisée. Le fœtus paraissait sain à l'œil nu; un fragment de placenta et un fragment du foie du fœtus furent introduits dans le péritoine de deux cobayes; tous deux moururent tuberculeux[1].

Armanni a communiqué au Congrès de Berlin le fait suivant: « Une femme enceinte de sept à huit mois mourut de tuberculose chronique. L'utérus renfermait un fœtus; pas d'altérations du placenta ni des parois de l'utérus; le fœtus paraissait sain. Deux cobayes furent inoculés avec des fragments d'organes du fœtus (rate, foie, cerveau); l'un de ces animaux mourut environ quatre mois après, avec une tuberculose généralisée[2]. »

Baumgarten déclare qu'il a toujours échoué en cherchant à mettre en évidence, par les colorations, dans les organes de fœtus nés d'animaux rendus tuberculeux, la présence du bacille de Koch; toutes ses tentatives d'inoculations pratiquées avec les mêmes organes sont également demeurées sans résultat[3].

Les nombreuses recherches expérimentales de Maffucci sur l'infection des œufs de poule méritent une mention spéciale. Dès 1887, il avait montré que si l'on inocule des œufs fécondés de poule, à travers la coque, dans le blanc de l'œuf, avec une culture de charbon ou de choléra des poules, et si l'on soumet ces œufs à l'incubation, l'embryon se développe comme dans un œuf normal. Les microbes pénètrent du blanc de l'œuf dans l'embryon, sans s'y multiplier d'une façon sensible pendant la vie embryonnaire; mais après l'éclosion ils se multiplient dans le corps du poulet et ne tardent pas à le faire périr[4]. Plus tard, Maffucci étendit ces recherches au bacille de la tuberculose. 18 œufs de poule furent inoculés (dans l'albumen) avec une culture de tuberculose aviaire et ces œufs soumis à l'incubation. 8 de ces œufs arrivèrent à éclosion et donnèrent des poulets très vifs, quoique petits. L'un mourut trente-six heures après la naissance,

1. Aviragnet, De la tuberculose chez les enfants, (*Thèse de Paris*, 1892).
2. Armanni (de Naples), *Congrès intern. de Berlin*, Bd 5, Abth. 15, p. 52.
3. Baumgarten, Ueber experimentelle congenitale Tuberculose (*Arbeiten. a. d. Institut zu Tübingen*, Bd 1, 1892, p. 329).
4. Maffucci, Contribuzione sperimentale alla patologia delle infezioni della vita embrionale (*Rivista internazionale*, 1887, tirage à part).

sans lésions apparentes des organes et sans qu'il fût possible d'y mettre en évidence, par les colorations, le bacille. Un second mourut au bout de vingt jours, très maigre, sans lésions macroscopiques apparentes; mais à l'examen microscopique le foie était parsemé de tubercules contenant des bacilles. Il en fut de même d'autres poulets, morts au bout de trente-deux, de quarante, de quarante-deux et de quarante-sept jours. Un autre poulet, mort soixante-dix-huit jours après l'éclosion, présentait dans le foie et moins abondamment dans le poumon des tubercules visibles à l'œil nu, caséifiés et remplis de bacilles. Enfin le dernier poulet succomba au bout de quatre mois et demi, cachectique; le foie et le poumon étaient parsemés de tubercules en voie de caséification. Maffucci pense, avec raison, que dans ces expériences « l'infection de l'embryon s'effectue par l'aire vasculaire qui puise le virus dans le blanc de l'œuf pour le déposer dans le foie, qui constitue la première étape des lésions tuberculeuses; le poumon est envahi ensuite. La seule conclusion à tirer de ces expériences c'est que le bacille de la tuberculose aviaire, quand il pénètre dans le tissu de l'embryon, n'y est pas détruit, mais y demeure viable; il permet le développement de l'embryon et ne manifeste que plus tard ses effets nuisibles[1]. »

Baumgarten a répété ces expériences avec les mêmes résultats, mais il les considère à tort comme des exemples d'infection *germinative* ou *ovulaire* proprement dite. L'inoculation est effectuée dans le blanc ou dans le jaune de l'œuf et non pas dans le germe lui-même; celui-ci s'infecte indirectement, par l'intermédiaire de l'aire vasculaire, comme l'embryon des mammifères s'infecte par l'intermédiaire du placenta; ces expériences sont donc proprement des variantes d'infection placentaire et non des exemples d'infection ovulaire ou germinative.

A. Gärtner, dans un travail remarquable, a fait connaître le résultat de nombreuses expériences sur la tuberculose héréditaire[2]. Gärtner institua une première série d'expériences sur

1. Maffucci, Sulla infezione tubercolare degli embrioni di pollo (*Riforma medica*, 1889, n°s 209 et 213).
2. A. Gærtner (d'Iéna), Ueber die Erblichkeit der Tuberculose (*Zeitschr. f. Hyg. u. Infectionskrankh.*, 1893, Bd 13, p. 101-250).

des femelles de souris blanches qu'il inocula dans le péritoine avec de la culture de tuberculose humaine et qu'il laissa en rapport avec un mâle. Les souris paraissent moins sensibles à cette inoculation que les cobayes ; toutefois on provoque ainsi chez elles une tuberculose qui d'abord évolue lentement, sans compromettre les fonctions, notamment la fonction génitale, et qui ne se généralise qu'au bout de deux à trois mois et entraîne alors la mort des animaux dont tous les organes sont farcis de bacilles. Comme la gestation dure chez les souris trois semaines, on a pu ainsi obtenir deux ou trois portées successives chez des femelles soumises depuis un temps relativement considérable à l'infection tuberculeuse. Il en résultait que, dans ces conditions, pour les fœtus de la deuxième ou de la troisième portée notamment, la maladie de la mère était déjà assez avancée et les chances d'infection fœtale mieux assurées. D'autre part, Gärtner eut soin d'inoculer, non pas seulement des parcelles d'organes du fœtus, mais, autant que possible, la *totalité* du fœtus, autre circonstance propre à donner des résultats positifs. Enfin les animaux (cobayes) inoculés avec les tissus fœtaux étaient conservés pendant très longtemps, pendant un à deux ans, de manière à permettre l'évolution de la tuberculose à lente échéance, comme l'est celle que provoque l'inoculation de très petites quantités de bacilles.

Les petits, immédiatement après la mise bas, étaient plongés pendant quelques minutes dans l'eau bouillante, de façon à tuer tous les bacilles qui auraient pu contaminer leur peau ; puis, avec les précautions antiseptiques appropriées, on enlevait la peau et le tube digestif ; les viscères et le reste entier du corps du fœtus étaient soigneusement pilés dans un mortier, délayés dans un peu d'eau, et le tout injecté dans le péritoine d'un cobaye. Généralement, 3 souris nouveau-nées étaient ainsi incorporées dans le péritoine d'un cobaye ; 116 fœtus de souris furent ainsi injectés à 36 cobayes ; plusieurs de ces derniers moururent de septicémie, les survivants furent conservés pendant un laps de temps variant de quatre mois à deux ans. Tous furent trouvés indemnes de tuberculose, sauf 2 cobayes présentant une tuberculose manifeste, à point de départ péritonéal. Ces expériences avaient été faites avec 19 portées de souris, dont l'inoculation, dans 2 cas, s'est donc montrée virulente.

Gärtner fit d'autres expériences sur des femelles de canaris, auxquelles il inoculait dans le péritoine de la culture de tuberculose humaine. Ces oiseaux sont sensibles à l'infection par le bacille humain qui cependant provoque chez eux une affection lente, amenant généralement la mort au bout de trois mois, avec des bacilles dans les organes, notamment dans les poumons. 11 canaris femelles furent ainsi inoculées; elles pondirent 9 œufs, dont chacun fut inoculé, avec les précautions convenables, dans le péritoine d'un cobaye; sur ces 9 cobayes, 2 devinrent tuberculeux. Ces expériences sur les canaris me semblent peu démonstratives. Elles établissent incontestablement que, quand on introduit dans la cavité péritonéale de ces oiseaux des quantités relativement énormes de bacilles tuberculeux, en suspension dans un liquide, les œufs pondus peuvent renfermer le bacille. Cette infection s'explique aisément si l'on se rappelle que l'oviducte des oiseaux communique largement avec la cavité péritonéale et que l'œuf, pendant son passage dans ce conduit, pendant qu'il s'entoure de son albumen, a des chances assez nombreuses d'entraîner avec lui quelques bacilles. Dans la tuberculose spontanée des oiseaux, ou dans celle que l'on provoquerait non par une injection intra-péritonéale, mais par une injection sous-cutanée ou intra-trachéale, il me paraît très probable que la contamination de l'œuf serait beaucoup plus rare, si tant est qu'elle se produisît. En réalité, ces expériences de Gärtner sur les canaris ne me paraissent constituer qu'une variante de celles de Maffucci, avec cette différence que le blanc d'œuf était ainsi infecté, avant la ponte, par le péritoine et l'oviducte de la mère, au lieu de l'être après la ponte, par ponction à travers la coque.

Pour étudier, d'une façon plus précise, l'infection du fœtus à travers le placenta, Gärtner a procédé, comme le faisait Sanchez Toledo, en injectant chez des femelles pleines, dans la circulation générale, de la culture de tuberculose, de façon à réaliser ainsi les conditions de la tuberculose miliaire généralisée aiguë. Ses expériences portèrent, non pas comme celles de Sanchez Toledo sur des femelles de cobaye, mais sur des lapines pleines, dont le placenta se rapproche davantage, pour la structure, du placenta humain. 10 lapines pleines reçurent, dans la veine de l'oreille, une émulsion de culture de tuberculose; elles mirent bas, dans un laps de temps variant de quatre à dix-sept jours après l'infection, 51 petits vivants ou des avortons mort-nés. Sur chacun de ces petits, on préleva avec soin un morceau de poumon y compris les ganglions bronchiques, la plus grande partie du foie, toute la rate, un rein et une portion de cerveau avec les méninges basilaires. Le tout fut broyé finement et injecté dans le péritoine d'un cobaye. Sur les 51 fœtus, 5 provoquèrent la tuberculose chez les cobayes auxquels ils furent inoculés, c'est-à-dire dans une proportion de 10 p. 100. Cette proportion considérable dans les résultats positifs est due à ce que, d'une part, on inoculait la presque totalité des viscères du fœtus et à ce que, d'autre part, on laissait vivre les cobayes inoculés pendant un long espace de temps. Sur une même portée, tous les fœtus n'étaient pas infectés, mais un seulement ou deux au plus. Ces résultats positifs étaient obtenus, que la dose de culture injectée dans la veine de la mère fût petite ou qu'elle fût considérable.

Gärtner, pour se mettre dans des conditions qu'il pense être comparables à celles de la tuberculose pulmonaire primitive chronique de l'homme, a injecté une goutte de culture de tuberculose dans la trachée de souris femelles, préalablement dénudée par une incision faite à la peau. 56 animaux ainsi opérés vécurent pendant un temps suffisant pour mettre bas une ou plusieurs fois (quatre fois dans un cas). Les femelles, à l'autopsie, présentaient de nombreux foyers tuberculeux dans les poumons, la rate était très volumineuse, remplie de bacilles, le foie également augmenté de volume et riche en bacilles. 9 femelles ainsi inoculées donnèrent 18 portées, en tout de 74 petits, qui furent inoculés à 39 cobayes. Sur ces 9 femelles, 7 donnèrent le jour à des petits tuberculeux. Ces dernières expériences sont celles qui aboutirent aux résultats positifs les plus nombreux. Elles prouvent, d'une façon évidente, la transmissibilité, chez les souris, du bacille de la tuberculose de la mère au fœtus. Mais un point sur lequel je ne puis être d'accord avec Gärtner, c'est quand il veut assimiler ces faits expérimentaux avec ce qui se passe dans la tuberculose pulmonaire chronique de l'homme. Ainsi que le prouve le résumé de ses autopsies, l'injection intratrachéale de culture de la tuberculose provoque chez la souris une tuberculose pulmonaire, mais suivie rapidement de tuberlose généralisée (rate et foie volumineux, remplis de bacilles).

J'ai fait, avec Gamaleia, des expériences analogues chez les cobayes et chez les lapins, en leur introduisant des cultures de tuberculose humaine ou aviaire dans la trachée, ou directement dans le poumon par piqûre à travers la paroi thoracique. Les animaux succombaient dans ces cas dans le même laps de temps environ que les animaux inoculés, à dose égale, dans la veine, et à l'autopsie ils présentaient une rate et un foie volumineux, et renfermant de nombreux bacilles. On détermine ainsi, presque aussi sûremenar que par l'injection intra-veineuse, non pas une tuberculose pulmonaire à marche chronique, mais une tuberculose à forme septicémique[1].

La plupart des faits de tuberculose congénitale, tant spontanée qu'expérimentale, qui viennent d'être exposés, doivent sans doute être ramenés, en dernière analyse, à une contamination intra-utérine s'effectuant à travers le placenta; ce sont proprement des faits de contagion intra-utérine. On peut supposer aussi que l'ovule peut être infecté directement, par le fait de la mère, avant la fécondation. On cite toujours à ce sujet les recherches de Pasteur qui a montré la présence, dans l'œuf des vers à soie, des corpuscules de la pébrine qui plus tard envahiront les vers ou les papillons; mais il est bien hasardeux de conclure de ce fait à ce qui pourrait se passer dans le cas de pénétration, dans l'ovule d'un mammifère, du bacille de la tuberculose. Il faudrait admettre que la présence de ce bacille (ou de ses spores) à l'intérieur de l'ovule n'empêcherait ni la fécondation, ni la migration, ni le développement de cet ovule pendant toute la durée de la vie embryonnaire. C'est là une hypothèse bien difficile à prouver et même à accepter, mais qu'on ne peut cependant écarter d'une façon absolue.

Si l'infection ovulaire directe, d'origine maternelle, est bien problématique, combien l'est encore davantage l'hérédité paternelle directe, sans maladie maternelle, c'est-à-dire l'infection de l'ovule par le sperme! Dans le cas de maladie de la mère, l'infection tuberculeuse de l'ovule, dans l'ovisac, peut s'expliquer, somme toute, facilement en admettant que le bacille y est apporté par le sang ou par la lymphe qui baigne

1. Straus et Gamaleia, Recherches expérimentales sur la tuberculose; tuberculose humaine et aviaire (*Arch. de méd. expérim. et d'anat. pathol.*, 1891, p. 467, 473, 480).

l'ovaire. Mais pour comprendre l'infection paternelle directe, il faut admettre de toute nécessité que le spermatozoïde qui vient féconder l'ovule est chargé d'un bacille qu'il transporte avec lui jusqu'à l'intérieur de l'ovule.

Parmi les faits cliniques empruntés à la tuberculose humaine, les exemples sont nombreux qui semblent établir l'hérédité de la maladie par le fait du père seul, la mère étant saine au moment de la grossesse et de l'accouchement et le demeurant ultérieurement. Mais ces faits soulèvent les mêmes objections que comporte l'hérédité maternelle elle-même; s'agit-il bien dans ces cas d'une maladie conceptionnelle et non pas d'une infection *post partum*, facilitée par l'hérédité de la prédisposition.

Les vétérinaires rapportent également de nombreux exemples de transmission de la tuberculose par le taureau malade, la vache étant et demeurant saine. Johne en cite de nombreux exemples, pour lesquels nous renvoyons à sa monographie. Bang déclare, de son côté, que « l'on est obligé d'admettre comme possible une infection directe par le père. Le fait, qui n'est pas rare, que tous les produits d'un taureau deviennent tuberculeux, alors que les vaches, en partie du moins, restent saines, pourrait bien être invoqué à l'appui de l'opinion qui admet une infection directe de l'œuf par le sperme du mâle tuberculeux. » Mais ici les mêmes objections peuvent être élevées.

Une question préjudicielle se pose d'abord, c'est celle de savoir si le sperme des phtisiques ordinaires (en faisant abstraction pour le moment des sujets atteints de tuberculose génitale) peut contenir des bacilles tuberculeux. Landouzy et Martin ont abordé cette question au point de vue expérimental; sur un cobaye atteint de tuberculose généralisée, ils ont prélevé de la pulpe d'un testicule, sain en apparence, qu'ils introduisirent dans le péritoine d'un cobaye; celui-ci mourut tuberculeux trois mois après. Ils font eux-mêmes la remarque que cette expérience est peu probante, puisqu'on inoculait non seulement le contenu des canaux séminifères, mais la glande elle-même avec ses vaisseaux sanguins et lymphatiques pouvant contenir des bacilles. Deux autres expériences furent faites avec le « sperme contenu dans les vésicules séminales » de deux cobayes tuberculeux; elles donnèrent également des résultats positifs. Dans un travail ultérieur, ils répétèrent ces expériences, les unes avec des résultats positifs, les autres sans résultats; les inoculations positives s'obtenaient surtout avec du « sperme » ou du tissu testiculaire pris sur des cobayes atteints de tuberculose très avancée ou morts de la maladie [1].

Ces expériences de Landouzy et Martin ne sont également pas à l'abri de la critique. Il faut d'abord faire remarquer qu'en réalité, en inoculant le contenu des vésicules séminales du cobaye, ces expérimentateurs n'inoculaient pas, comme ils le pensaient, du sperme; les vésicules séminales, chez ces animaux, ne renferment en effet que du mucus épais, sans aucun spermatozoïde. Si l'on veut recueillir du sperme chez les cobayes, il faut le chercher dans le canal déférent. D'autre part, un des cobayes inoculés mourut, six jours après l'inoculation de sperme, avec des lésions tuberculeuses du péritoine extrêmement accusées. Une telle rapidité dans l'évolution de la tuberculose expérimentale, chez le cobaye, est tout à fait insolite et fait soupçonner, comme le fait remarquer Gärtner, quelque contamination antérieure.

Rohlff préleva, sur des cadavres d'hommes phtisiques, du sperme à l'aide d'un fil de platine qu'il introduisit dans la chambre antérieure de l'œil de chèvres et de lapins; dix expériences de ce genre demeurèrent sans résultats; les animaux, sacrifiés généralement au bout de sept semaines, ne présentèrent pas de tuberculose [2]. Ces expériences négatives de Rohlff soulèvent également des objections; la quantité de sperme inoculée était bien faible, puisqu'elle tenait dans une anse de fil de platine; les chèvres employées étaient des animaux bien mal choisis, puisqu'elles sont, sinon réfractaires, du moins très résistantes à la tuberculose; enfin les lapins inoculés étaient sacrifiés au bout d'un laps de temps trop court.

Jani, dans un travail déjà mentionné fait sous la direction de Weigert, a examiné le sperme contenu dans la vésicule séminale sur les cadavres de neuf phtisiques, sans pouvoir, par

1. LANDOUZY et MARTIN, Sur quelques faits expérimentaux relatifs à l'histoire de l'hérédo-tuberculose, *in* VERNEUIL, *Études expérim. et cliniques sur la tuberculose*, t. 1, 1887, p. 59.

2. ROHLFF, Beiträge zur Frage von der Erblichkeit der Tuberkulose (*Dissert. inaug.* Kiel, 1885), d'après l'analyse du *Jahresbericht* de BAUMGARTEN.

les colorations, y déceler la présence du bacille de la tuberculose. Mais, sur des coupes du testicule durci par l'alcool, il constata, cinq fois sur huit cas de phtisie pulmonaire, « la présence de bacilles. Le nombre de ces bacilles était très faible, il en existait en moyenne un sur trois ou quatre préparations et, dans ce cas, la coupe ne contenait qu'un bacille. Ces bacilles se voyaient dans la lumière des conduits séminifères au milieu du détritus cellulaire qui les remplissait. » La prostate, examinée dans six cas, contenait des bacilles dans quatre cas ; les bacilles siégeaient dans le voisinage immédiat de l'épithélium glandulaire et étaient également en très petit nombre. Dans toutes les autopsies dont il s'agit ici, l'appareil génital paraissait absolument sain et l'examen histologique n'y révélait aucune lésion, sauf la présence des bacilles.

Solles a inoculé à des cobayes du sperme recueilli sur des cadavres de tuberculeux et leur a communiqué la tuberculose[1]. Fiore Spano (de Messine) a recueilli le sperme dans les vésicules séminales et dans le testicule d'individus morts tuberculeux, sans lésions de l'appareil génito-urinaire ; les inoculations de ce sperme aux cobayes donnèrent, dans un certain nombre de cas, des résultats positifs ; Spano prétend même avoir réussi quelquefois, dans ces cas, à mettre en évidence par l'examen microscopique la présence de bacilles de la tuberculose dans le sperme[2].

Je ferai remarquer que ces expériences prêtent presque toutes à la critique. Prélever du sperme avec pureté sur un animal tuberculeux est toujours une opération délicate et qui expose à recueillir en même temps du sang, d'où de l'incertitude dans les résultats obtenus par l'inoculation. Pour parer à cet inconvénient, Gärtner s'est procuré du sperme de cobayes mâles rendus tuberculeux, en provoquant chez ces animaux l'éjaculation par des frictions exercées sur le pénis. Le sperme ainsi obtenu fut inoculé dans le péritoine à 32 cobayes : 5 succombèrent à la tuberculose. Ces expériences prouvent donc que, chez les animaux tuberculeux, le sperme peu contenir des bacilles ; les

1. Solles, Transmission de la tuberculose au cobaye par inoculation de sperme de phtisique (*Journ. de méd. de Bordeaux*, 1892, p. 52).

2. Fiore Spano, Recherches bactériologiques sur le sperme d'individus affectés de la tuberculose d'autres organes que les organes génito-urinaires (*Gazzetta degli Ospedali*, 1893, p. 1418 et *Revue de la Tuberculose*, 1893, p. 322).

bacilles toutefois ne s'y trouvent qu'exceptionnellement et en très petit nombre, comme le montre la longue durée de la survie chez les animaux inoculés avec succès (4, 6, 8 mois, 1 an). Rien ne s'oppose à admettre que les choses se passent de la même façon chez l'homme tuberculeux.

Mais de ce que, dans des cas exceptionnels, des bacilles peuvent se rencontrer, par unités, dans le sperme des phtisiques, il ne s'ensuit nullement que l'on soit autorisé à conclure à la possibilité d'une infection ovulaire par ce sperme. Les chiffres suivants, empruntés au travail de Gärtner, mettent en lumière l'invraisemblance d'une semblable hypothèse. Dans une communication faite à la Société impériale-royale des médecins de Vienne, Lode a montré qu'un millimètre cube de sperme humain contient environ 60780 spermatozoïdes; le poids moyen d'une éjaculation étant de 3^{gr},373, le produit de chaque éjaculation contient donc environ 226257900 spermatozoïdes. En admettant que la matière d'une éjaculation contienne dix bacilles tuberculeux (ce qui est sans doute un nombre excessif), il s'y trouverait un bacille pour 22 millions et demi de spermatozoïdes. Or, comme l'on sait que la fécondation est effectuée par un seul spermatozoïde, les chances d'infection tuberculeuse de l'ovule, créées de ce chef, sont de 1 sur 22 millions et demi, c'est-à-dire à peu près nulles.

Si ces chances sont à ce point minimes quand il s'agit de l'infection ovulaire par le sperme provenant d'un tuberculeux avéré, que penser de la possibilité, admise par certains auteurs, de l'infection de l'œuf par le sperme d'un individu sain, mais en puissance de tuberculose dite « latente »; c'est de cette façon en effet qu'on a tenté d'expliquer les cas où l'hérédité « saute une génération ». Quand le nombre des bacilles existant dans le corps d'un individu est tellement faible que les effets qu'ils provoquent comportent la plénitude de la santé, pendant toute la vie, comment admettre qu'un de ces bacilles puisse pénétrer néanmoins dans le sperme et soit précisément transporté, avec le spermatozoïde fécondant, dans l'ovule? Les probabilités d'une semblable éventualité défient tous les chiffres et il serait presque puéril de vouloir expliquer de cette façon comment l'hérédité semble franchir parfois une génération.

Gärtner a fait féconder un certain nombre de lapines et de

femelles de cobayes saines par des mâles inoculés de la tuberculose *dans le testicule*, afin d'augmenter l'infectiosité du sperme. Ces expériences portèrent sur 59 lapines, mises à cohabiter avec 22 lapins ainsi inoculés et sur 65 femelles de cobayes, fécondées également par 21 mâles atteints de tuberculose testiculaire. Les fœtus, mort-nés ou vivants, furent injectés dans le péritoine de cobayes; aucun de ces animaux ne devint tuberculeux. Un certain nombre de petits venus au monde vivants furent conservés pendant près d'un an, après avoir été soustraits aussitôt que possible au contact des parents; chez aucun on ne vit se développer la tuberculose. Ainsi ces expériences ont toutes été négatives au point de vue de la possibilité d'une infection ovulaire par du sperme tuberculeux.

S'il fut impossible à Gärtner d'obtenir des petits tuberculeux en faisant féconder des femelles saines par des cobayes inoculés de tuberculose dans le testicule, en revanche il obtint un autre résultat positif, intéressant : il constata qu'un certain nombre de femelles, soumises au coït avec des mâles atteints de tuberculose testiculaire, devenaient elles-mêmes tuberculeuses. Sur 65 cobayes femelles, ayant cohabité avec des mâles de cette sorte, 5 moururent de tuberculose dont le point de départ était le vagin. Dans ces 5 cas, on observait à l'autopsie des tubercules assez discrets, disséminés dans le foie, la rate et les poumons, tandis que le vagin, « d'une consistance cartilagineuse, était rempli de masses caséeuses, jaunâtres, riches en bacilles; des cordons lymphatiques infiltrés de tubercules s'en détachaient pour se diriger à l'intérieur de la cavité abdominale ». Sur 59 lapines soumises à la même expérience, 9 présentèrent également une tuberculose vaginale et utérine tellement accusée, qu'il était évident que là se trouvait la porte d'entrée de la maladie. Ces expériences établissent donc que « la cohabitation avec des mâles atteints de tuberculose testiculaire est une source manifeste d'infection pour les femelles ». Nous aurons à revenir sur ces faits quand nous traiterons de l'infection tuberculeuse par les voies génitales chez l'homme.

Récapitulons, d'un façon sommaire, les principales données qui, selon nous, se dégagent de cette longue étude sur l'hérédité tuberculeuse. L'observation clinique, les enseignements de la pathologie humaine aussi bien que de la pathologie vétérinaire nous montrent que la tuberculose frappe de préférence certaines familles, tandis qu'elle en épargne d'autres et qu'elle s'observe fréquemment, à des âges variables, chez des sujets engendrés par une mère ou par un père tuberculeux. C'est ce que l'on désigne communément sous le nom d'hérédité de la tuberculose. Le problème, délicat entre tous, consiste à déterminer s'il s'agit là de la transmission d'une prédisposition à contracter la maladie, ou bien d'un simple fait de contagion familiale (hérédité simulée), ou bien enfin d'une infection antérieure à la naissance (intra-utérine), mais ne se manifestant dans ses effets que plus ou moins tardivement, pendant la vie extra-utérine.

L'hérédité de la prédisposition compte, comme nous l'avons vu, un grand nombre de partisans; il est tout aussi difficile de la contester par des arguments décisifs qu'il est impossible de la mettre en évidence par des preuves directes. La transmission héréditaire de la prédisposition (ou de l'immunité) à l'égard d'un grand nombre de maladies est trop bien établie pour qu'on puisse la nier en ce qui concerne la tuberculose. Il reste à rechercher quelle part il convient de lui faire comparativement à l'hérédité du germe même de la maladie, à l'hérédo-tuberculose. L'hypothèse de l'hérédo-prédisposition s'accorde très bien du reste avec l'opinion de ceux qui ne veulent voir, dans les prétendus faits d'hérédité de la tuberculose, que des effets de la contagion familiale. Il est superflu d'insister sur les conditions éminemment favorables à l'infection dans lesquelles se trouvent placés les enfants issus de tuberculeux, surtout dans les milieux pauvres, où le même réduit, le même lit souillé sert souvent à la mère malade et au nourrisson, où il existe pour celui-ci tant de causes de contamination par la poussière respirée, par le lait ingéré, par les caresses et les attouchements maternels. Qu'on y joigne une certaine prédisposition innée et on aura l'explication toute naturelle d'un grand nombre de cas de tuberculose considérés comme étant héréditaires.

D'autre part, l'infection peut s'effectuer certainement pendant la vie intra-utérine, ainsi que le démontrent les cas de tuberculose congénitale et de tuberculose du fœtus constatés chez l'homme et dans l'espèce bovine, ainsi que le prouvent également les faits expérimentaux qui viennent d'être relatés.

La plupart de ces faits paraissent relever d'une infection intra-utérine proprement dite, déterminée par le passage, à travers la barrière placentaire, du bacille de la tuberculose, c'est-à-dire par la transmission du germe morbide de la mère au fœtus. Rien ne prouve, jusqu'à présent, la réalité d'une infection ovulaire, résultant de la contamination de l'œuf, déjà avant la fécondation, par le fait de la maladie maternelle. Quant à l'infection conceptionnelle de l'ovule, c'est-à-dire à la pénétration dans cet ovule, lors de la fécondation, d'un spermatozoïde porteur de germes tuberculeux, c'est là une éventualité qu'il est bien difficile d'admettre, après les raisons qui viennent d'être exposées.

La transmissibilité, dans de certaines conditions, du bacille de la tuberculose de la mère au fœtus est un fait incontestable; toute la question est de savoir dans quelle mesure l'infection fœtale intervient dans l'étiologie de la tuberculose, celle de la première enfance et celle de l'adulte lui-même. Pour Baumgarten et ses partisans, la maladie, à quelque âge qu'elle se manifeste, résulterait, non pas d'une contamination accidentelle pendant la vie extra-utérine, par la voie pulmonaire notamment, mais d'une infection fœtale, intra-utérine; en d'autres termes, la tuberculose serait presque toujours héréditaire, elle ne serait acquise qu'exceptionnellement. Rentreraient spécialement dans le cadre des tuberculoses congénitales les localisations primitives non pulmonaires de la maladie, les tubercules primitifs des os, des articulations, des ganglions, etc. La « latence » parfois indéfinie de ces tuberculoses d'origine fœtale est une sorte de postulatum qui sert de base à la doctrine.

L'exposé qui précède et la discussion des faits suffiront sans doute pour montrer combien cette manière de voir est excessive et hypothétique. De ce que, dans certains cas, dans bon nombre de cas si l'on veut, l'hérédité de la tuberculose dérive d'une infection fœtale, cette éventualité n'en demeure pas moins infiniment trop rare et trop exceptionnelle pour qu'elle puisse suffire à l'interprétation d'un fait aussi général que celui de l'hérédité tuberculeuse. Plus excessive encore est la prétention de ramener à une infection fœtale, restée latente pendant de longues années, la plupart sinon la totalité des cas de tuberculose qui se déclarent dans l'âge adulte ou pendant la vieillesse. C'est vouloir, au bénéfice d'une contamination fœtale hypothétique et à échéance indéfinie, faire table rase de toutes les notions si péniblement et si solidement acquises sur la virulence et la contagiosité de la tuberculose ; c'est aussi, sous une autre forme et avec des arguments différents, un retour à la vieille conception de la diathèse morbide que Villemin a eu tant de peine à écarter.

Une des objections à ajouter à celles déjà énumérées contre l'hérédité fœtale de la tuberculose est le fait que les enfants issus de tuberculeux, mais soustraits de bonne heure au milieu infectieux dans lequel ils sont nés, peuvent être facilement préservés de la maladie. On invoque notamment à l'appui de cette manière de voir la rareté de la tuberculose dans les orphelinats. C'est ainsi que Stich, médecin de l'asile des orphelins de Nuremberg, n'aurait observé, dans l'espace de huit ans, parmi les 100 pensionnaires de la maison, dont beaucoup étaient de souche tuberculeuse, qu'un seul cas de tuberculose [1]. De même, au dire de Bollinger, Schnitzlein, médecin de l'orphelinat de Munich, a observé de 1866 à 1888 un total de 613 enfants, dont 43,59 p. 100 avaient perdu leur père ou leur mère, 6,86 p. 100 à la fois leur père et leur mère à la suite de tuberculose ; néanmoins, depuis l'année 1876, aucun cas de mort par cette maladie n'aurait été observé dans l'établissement [2]. Ces chiffres ont certainement leur importance et montrent que bon nombre de cas rangés parmi les phtisies héréditaires doivent être imputés à la contagion familiale. Il est vrai, comme le fait remarquer Gärtner, que ces observations portent exclusivement sur des enfants âgés de 5 à 15 ans, qui est l'âge requis pour l'admission et le séjour dans les orphelinats, et qui correspond précisément à la période de la vie où la mortalité par tuberculose présente, d'une façon générale, le minimum de fréquence.

Hutinel a fait une constation analogue, portant sur un chiffre imposant de cas. Il provoqua une enquête administrative sur la fréquence de la tuberculose parmi les enfants assistés de Paris

1. Stich (E.), Die Erblichkeit und Heilbarkeit der Tuberkulose (*Deutsches Arch. f. klin Med.* 1887, Bd 13, p. 219).
2. Bollinger, Ueber Entstehung und Heilbarkeit der Tuberkulose (*Münchner med. Wochenschr.*, 1888, p. 503).

envoyés en province par l'Assistance publique et comprenant une population de 18000 enfants. On n'aurait constaté parmi eux que 15 phtisiques. Ce chiffre est manifestement beaucoup trop faible et il existe sans doute parmi ces enfants un certain nombre de cas de tuberculoses osseuses, articulaires et même pulmonaires méconnues; mais il en faut néanmoins conclure que les phtisiques sont relativement rares parmi ces enfants. Et cependant il s'agit là d'enfants dont un grand nombre sont issus de tuberculeux ou de tuberculeuses morts à l'hôpital. Si ces enfants ne deviennent pas tuberculeux eux-mêmes, c'est que, placés en pleine campagne, ils n'ont pas l'occasion de subir la contagion; c'est donc aussi que leurs parents ne leur ont pas transmis le germe de la maladie à laquelle ils ont succombé[1].

Un argument qui est au contraire volontiers invoqué en faveur de l'origine fœtale de la tuberculose non seulement de la première, mais de la seconde enfance et même de l'âge adulte, c'est l'existence de la tuberculose primitive des ganglions lymphatiques, des os, des articulations, du cerveau, de la peau, sans tuberculose pulmonaire concomitante. Comme c'est cette dernière qui, dans l'immense majorité des cas, est la manifestation initiale de la tuberculose acquise, on en conclut que, dans les cas en question, l'infection remonte à la vie intra-utérine et est probablement d'origine fœtale. Ce raisonnement aurait une valeur décisive si nous ne savions pas aujourd'hui que le bacille de la tuberculose peut parfaitement pénétrer, soit par la voie pulmonaire, soit par la voie digestive, sans provoquer aucune lésion appréciable ni du poumon ni du tube intestinal; dans ce cas, il ne manifeste sa présence que par des lésions de l'appareil ganglionnaire ou d'autres organes où il est charrié par le courant lymphatique ou sanguin. En d'autres termes, l'absence de lésions tuberculeuses au point d'entrée n'exclut pas la possibilité d'une infection soit pulmonaire, soit intestinale. Du reste, la plupart des tuberculoses du tout jeune âge sont bien et dûment des tuberculoses pulmonaires, absolument comme celles qui s'observent chez l'adulte. On est donc autorisé à les envisager comme étant des tuberculoses par inhalation et par conséquent d'origine extra-utérine, à moins d'ad-

1. Hutinel, La tuberculose héréditaire et la tuberculose du premier âge (*Congrès pour l'étude de la tuberculose*, Paris, 1891, p. 344).

mettre, ainsi que le font les partisans quand même de la doctrine de l'hérédité, que le poumon constitue un lieu de prédilection pour les localisations tuberculeuses et qu'il est frappé de préférence, non seulement quand le germe pénètre par inhalation, mais quelle que soit la porte d'entrée du virus. Cette objection ne manque pas de valeur et il est certain que les poumons peuvent être atteints de préférence ou presque exclusivement, même quand l'infection s'est faite ailleurs que par la voie respiratoire. Ainsi j'ai pu, à différentes reprises, m'assurer que, chez le chien notamment, l'injection intra-péritonéale de culture de tuberculose humaine ne provoque aucune lésion appréciable de cette séreuse ni des organes abdominaux, tandis que les poumons sont le siège d'une abondante éruption de tubercules. Mais ces cas sont loin de constituer la règle et, en les invoquant ici, on fait précisément abstraction des faits authentiques de tuberculose congénitale, où l'on a constaté que les poumons sont presque toujours indemnes ou bien moins profondément atteints que le foie, la rate et les autres organes qui se trouvent d'abord sur le trajet du sang amené par la veine ombilicale. Ainsi, pour cette question comme pour tant d'autres, on voit les mêmes faits tour à tour invoqués ou rejetés, selon les vues théoriques adoptées par les divers auteurs.

En résumé, et comme conclusion de l'ensemble des données cliniques et expérimentales qui viennent d'être exposées, j'estime que l'infection fœtale, incontestable mais tout à fait exceptionnelle, ne saurait être invoquée comme donnant la solution univoque du problème si complexe de l'hérédité de la phtisie; encore moins peut-on revendiquer pour l'infection fœtale la part du lion dans l'étiologie entière de la maladie et considérer la plupart des cas de tuberculose, à quelque moment de la vie qu'ils se développent, comme étant, non pas des phtisies acquises, mais des phtisies congénitales tardives. L'infection pendant la vie extrautérine est le mode ordinaire, de beaucoup le plus fréquent, d'après lequel la maladie se propage et se perpétue.

CHAPITRE XVI

TUBERCULOSE PAR INHALATION

SOMMAIRE. — Rôle des crachats desséchés des phtisiques dans la propagation de la tuberculose, déjà nettement indiqué par Villemin. — Tappeiner provoque expérimentalement la tuberculose par inhalation de poussières tuberculeuses. — Expériences de Schottelius, de Bertheau, de Weichselbaum, de Veraguth. — Koch produit la tuberculose par inhalation de cultures pures pulvérisées. — Expériences de Thaon, Cadéac et Malet, Celli et Guarnieri, etc.

Recherches, dans l'air des locaux habités par des phtisiques, de germes tuberculeux. — Corniet montre que cet air peut charrier des poussières douées de virulence tuberculeuse. — Mes expériences établissant que le bacille virulent de la tuberculose existe souvent à l'intérieur des fosses nasales chez des individus sains, fréquentant des locaux occupés par des phtisiques. — Même enquête poursuivie chez des sujets ne vivant pas au contact habituel des phtisiques.

L'air expiré par les phtisiques ne contient pas de bacilles de la tuberculose ni d'autres bacilles.

Dissémination des germes tuberculeux par les mouches.

La localisation primitive, si fréquente chez l'homme, de la tuberculose sur l'appareil pulmonaire semble indiquer que, dans la plupart des cas, l'infection s'effectue par inhalation. Nous savons en effet que dans la tuberculose la lésion initiale siège généralement au point même qui a servi de porte d'entrée au virus. Cette règle, toutefois, n'est pas sans exception, et il peut arriver, chez les animaux, de voir des lésions pulmonaires prépondérantes se développer à la suite de l'inoculation sous-cutanée ou intra-péritonéale ou de l'ingestion de produits tuberculeux. Les poumons constituent donc une des localisations de prédilection du virus tuberculeux, quelle qu'ait été la voie de pénétration, et la phtisie pulmonaire n'implique pas, de toute nécessité, une infection par inhalation. Toutefois les recherches expérimentales ont montré que la contamination par cette voie est aisément réalisable et qu'elle constitue un des moyens les plus sûrs et les plus efficaces d'infection tuberculeuse.

Villemin, qu'il faut toujours citer en première ligne, avait déjà réussi à infecter des lapins en leur introduisant des produits tuberculeux dans la trachée par une petite plaie pratiquée à cet organe. Il ne fit pas d'expériences d'inhalation proprement dite, mais le premier il mit en évidence le rôle prépondérant que les crachats desséchés jouent probablement dans la dissémination de la tuberculose. La part que Villemin a prise, dès le début, pour établir ce fait si important pour l'étiologie de la phtisie a été trop souvent passée sous silence dans ces derniers temps; je crois utile de la rappeler ici.

Villemin s'assura que des crachats de phtisiques, rapidement desséchés, comme cela se passe quand ils sont projetés sur le sol, ne subissent pas la putréfaction et conservent assez longtemps leur virulence. Des crachats ainsi desséchés et pulvérisés dans un mortier furent insufflés dans la trachée de lapins, par une petite ouverture faite à ce canal; les lapins devinrent tuberculeux. Ces crachats desséchés conservaient leur virulence pendant plusieurs jours. Villemin rappelle à ce propos le fait, bien connu des vétérinaires, de transmission de la morve par le jetage des animaux malades, frais ou desséché. « Du moment, dit-il, que les matières de l'expectoration des phtisiques sont inoculables, même après une dessiccation de plusieurs jours, et qu'elles se comportent, sous ce rapport, absolument comme le jetage morveux, il est infiniment probable que la propagation de la tuberculose se fait comme celle de la morve-farcin. Cette hypothèse mérite d'attirer l'attention de tous. Que deviennent les matières journellement expectorées par les tuberculeux? Souvent, comme cela se pratique surtout dans les hôpitaux, elles sont recueillies dans des récipients qui sont vidés tous les jours. En cet état, elles sont inoffensives; jetées aux immondices, elles perdent, en se putréfiant, leurs propriétés virulentes. Mais trop fréquemment les phtisiques projettent sous les pieds le produit de leur expectoration. Si les crachats tombent sur la terre, ils pénètrent dans le sol où l'humidité favorise leur décomposition; s'ils sont reçus sur un parquet, sur une surface imperméable et abritée, comme dans nos demeures, ils sont étalés par les pieds, se dessèchent et se résolvent alors en une poussière capable d'infecter l'atmosphère des lieux confinés. Bien souvent les produits de l'expectoration sont reçus dans des mouchoirs, des serviettes, des linges; ils s'y concrètent en une sorte de vernis qui se colle et tombe. Beaucoup de phtisiques, peu enclins à la propreté, naturellement ou par suite de la faiblesse des derniers jours, souillent de leur expectoration leurs couvertures, leurs matelas, leurs habits, etc., et la dessiccation donne ensuite aux matières virulentes les conditions physiques les plus favorables à l'infection... Tant que les crachats restent liquides, ils restent ordinairement inoffensifs, les soins de la plus vulgaire propreté les éloignant de toute voie d'absorption. Tout porte à croire que la transmission habituelle ne s'opère pas par des produits liquides. Elle se fait sans doute beaucoup plus fréquemment par l'intermédiaire des particules desséchées et réduites en poudre ou en fragments assez petits pour être soulevés par les mouvements de l'atmosphère.

« Il y a, poursuit Villemin, dans les hôpitaux des lieux hantés par tous les malades, dont le sol est fréquemment et abondamment souillé par les crachats de tuberculeux que le piétinement pourrait bien transformer en poussière dangereuse. Tels sont les cloîtres, les promenoirs couverts, etc. La séparation des phtisiques me semble donc une mesure hygiénique prudente. Mais où les conditions favorables à la transmission se trouvent réunies, c'est dans les habitations communes, comme les casernes, les couvents, les prisons, les ateliers. Qu'on songe, par exemple, au mode d'existence du soldat, et l'on ne s'étonnera plus des ravages de la tuberculose dans l'armée. En général, avant de succomber ou de rentrer dans ses foyers, le soldat phtisique séjourne plus ou moins longtemps au milieu de ses compagnons. L'ennui le fait retourner de l'hôpital à la caserne lorsqu'il sent un peu d'amélioration. Qu'on se représente les demeures du soldat dont le noir et crasseux plancher est inondé de toutes les expectorations. Une ou deux fois le jour, un grossier balai met en mouvement la poussière qui résulte de la dessiccation des substances incrustées dans le sol. Le nuage poudreux qui s'élève des environs du lit d'un tuberculeux est-il toujours innocent pour ceux qui le respirent, pour ceux qui en avalent des particules tombées sur leur pain, déposé sans protection sur une planche? Quand, tourmenté par la toux, le malheureux phtisique expectore de gauche et de droite, pendant une nuit d'insomnie, qu'il macule ses couvertures, ses habits, n'y a-t-il pas pour celui qui hérite de son vêtement, de son lit, un véritable danger ?

« Dans les prisons, les couvents, les pensionnats et tous les établissements en général faits pour la vie en commun, les mêmes circonstances se reproduisent. Si dans quelques-uns de ces lieux les planchers ne sont pas recouverts, comme ceux des casernes, par les matières expectorées, les mouchoirs, les linges où elles sont reçues et où elles se dessèchent, secoués sans précaution, les livrent à tous les hasards de la contamination. Dans la demeure étroite du pauvre où s'accumulent les membres d'une nombreuse famille, on peut prévoir les désastres occasionnés par la présence d'un phtisique que ne dominent ni les habitudes de la propreté, ni les usages des convenances. La maladie n'enlevant sa victime qu'après des mois et même des années, le réduit commun finit par s'imprégner de la matière contagieuse. Le sol, les murs, les effets d'un commun usage ne peuvent échapper à la souillure[1]. »

J'ai tenu à citer textuellement ces lignes, écrites en 1869, et où Villemin met en lumière, avec une clairvoyance et une précision qu'on ne saurait trop admirer, le rôle probable que jouent les crachats desséchés dans la dissémination de la tuberculose. Ne trouve-t-on pas là, tout entier et tracé de main de maître, le programme des expériences que Cornet devait exécuter vingt ans plus tard? Il n'est guère douteux que les crachats ne constituent les agents de propagation par excellence de la tuberculose dans l'espèce humaine, et il n'y a pas lieu de s'en étonner si l'on réfléchit à l'immense dissémination de bacilles qui s'effectue par leur intermédiaire : Heller estime que le nombre des bacilles de la tuberculose expectorés quotidiennement par un phtisique s'élève en moyenne à 7 milliards 200 millions!

C'est à Tappeiner que l'on doit d'avoir, le premier, établi expérimentalement la possibilité de provoquer la tuberculose par inhalation. Ses recherches, commencées à Munich, en 1877, dans le laboratoire de Buhl, lui ayant donné des ré-

1. VILLEMIN, De la propagation de la phtisie (*Gaz. hebdom.*, 1869, p. 260).

sultats positifs, il les continua l'année suivante, sur une plus vaste échelle, à Méran. Ces expériences portèrent sur onze chiens; il choisit ces animaux de préférence à cause de la grande rareté, chez eux, de la tuberculose spontanée. On opérait de la façon suivante : des crachats de phtisiques, en très petite quantité (environ la valeur d'une cuiller à thé), étaient délayés dans 300 à 500 grammes d'eau, et le liquide ainsi obtenu était projeté, à l'aide d'un pulvérisateur à vapeur, dans les chambres à expériences. Celles-ci mesuraient 1^{m},12 de profondeur, 0^{m},82 de large et 0^{m},86 de haut; elles étaient fermées en avant par un grillage à claire-voie que l'on recouvrait, pendant la pulvérisation, d'un rideau de toile cirée. Le jet du pulvérisateur pénétrait par une ouverture pratiquée dans la toile. La capacité d'une seconde chambre, grossièrement construite en planches mal jointes, dans laquelle se firent un certain nombre d'autres expériences, était de 12 mètres cubes. Dans les premières expériences, les chiens faisaient deux fois par jour une inhalation d'une heure de durée, et demeuraient dans la cage le reste du temps; dans des expériences ultérieures, ils n'y respiraient qu'une fois par jour et passaient le reste de la journée en liberté. Ces animaux, pendant les séances de pulvérisation, étaient libres dans la chambre et n'étaient par conséquent pas exposés au jet direct du pulvérisateur. La durée des inhalations varia entre 25 et 50 jours. A l'autopsie des onze chiens sacrifiés au bout d'un temps variable, on trouva, sauf dans un seul cas douteux, des tubercules miliaires dans les poumons, le plus souvent aussi, quoique en moins grand nombre, dans les reins, dans le foie et la rate. Dans quelques cas, il existait des cavernes pulmonaires. L'examen microscopique[1], fait conjointement avec Buhl et le Dr Schweninger, révéla la nature tuberculeuse incontestable des lésions. Les éruptions tuberculeuses commençaient à se manifester vers la troisième semaine après le début des inhalations. La quantité de crachats nécessaire pour l'infection était remarquablement faible; dans trois expériences, suivies de résultats positifs, on ne pulvérisait, par jour, dans l'espace mesurant 12 mètres cubes, que la valeur d'un gramme de crachats tuberculeux. La quantité de particules solides inhalée ainsi par les chiens était donc absolument insignifiante et ne pouvait agir que spécifiquement et non par une action mécanique.

Les particules tuberculeuses pulvérisées agissaient bien en pénétrant par la respiration dans les poumons et non par leur introduction dans la bouche et dans l'estomac; en effet, les mêmes crachats, mêlés à dose assez forte aux aliments avalés par d'autres chiens ne déterminèrent aucune lésion tuberculeuse. Ces expériences montrent donc que l'on peut sûrement tuberculiser les chiens, animaux résistants à la tuberculose, par l'inhalation de faibles quantités de produits tuberculeux[1].

Schottelius répéta les expériences de Tappeiner, en faisant respirer des chiens, pendant plusieurs semaines, dans un espace clos où l'air tenait en suspension des crachats provenant de phtisiques, des crachats de simple bronchite, ou des particules finement divisées de fromage (dit de Limbourg), de cervelle de mouton, de veau ou de porc. Dans tous ces cas, il dit avoir obtenu des lésions pulmonaires identiques, à savoir des nodules miliaires consistant en foyers de pneumonie lobulaire ou résultant de l'obstruction de petites bronches. Il en concluait que l'inhalation de produits tuberculeux n'agit que par la pénétration, dans la profondeur du poumon, de particules organiques et que, dans tous ces cas, c'est de la pneumonie catarrhale et non du tubercule que l'on provoquerait[2].

En réalité Schottelius s'était placé dans des conditions toutes différentes de celles où s'était mis Tappeiner. Comme il faisait inhaler à ses animaux des quantités bien plus considérables de particules pulvérisées, ces corps étrangers provoquaient de la sorte mécaniquement des lésions vulgaires suffisantes pour amener la mort. Tappeiner, procédant de la même façon que pour les inhalations de produits tuberculeux, fit respirer pendant plusieurs semaines à des chiens de l'air tenant en suspension des particules de cervelle de veau, sans constater à l'autopsie aucune lésion du poumon ni des autres organes. En 1880, il fit de nouvelles expériences d'inhalation chez le chien, avec des crachats tuberculeux pulvérisés, qui confirmèrent pleinement les résultats antérieurement obtenus. Des chiens soumis à l'inhalation de particules de pus, de ganglion scrofu-

1. Tappeiner, Ueber eine neue Methode Tuberkulose zu erzeugen (*Virchow's Arch.*, 1878, Bd. 74, p. 393).

2. Schottelius, Experim. Untersuchungen über die Wirkung inhalierter Substanzen (*Virchow's Arch.*, 1878, Bd. 73, p. 524).

leux provenant d'un enfant ne contractèrent pas de lésions tuberculeuses, d'où Tappeiner conclut à une distinction entre la tuberculose et la scrofule[1].

Bertheau fit respirer trois chiens et une chèvre dans un espace clos dans lequel il pulvérisait de l'eau tenant en suspension des particules de crachats de phtisiques ou de ganglions caséeux finement broyés. La quantité de matière inhalée pendant chaque séance était très faible. Il provoqua chez ces animaux une éruption typique de granulations tuberculeuses dans les poumons, des cavernes tuberculeuses, des lésions tuberculeuses de l'intestin, du foie, de la rate et des reins. Bertheau sacrifia un certain nombre d'animaux un à plusieurs jours après les avoir soumis à l'inhalation de particules tuberculeuses; à l'autopsie il ne put, à ce moment, constater aucune lésion appréciable du poumon. C'est une preuve que les particules inhalées n'agissent pas mécaniquement, auquel cas les effets se manifesteraient dès les premiers jours qui suivent l'inhalation, mais qu'elles ne développent leur action qu'au bout d'un certain temps; on assiste donc là à une véritable période d'incubation : nouvelle preuve que les nodules ainsi développés dans le poumon ne sont pas des broncho-pneumonies lobulaires, dues à une irritation mécanique banale, mais résultent d'une cause spécifique, virulente. C'est ce que prouve aussi la généralisation des lésions aux différents viscères. Un chien témoin, à qui l'on fit inhaler des crachats pulvérisés d'individus atteints de pneumonie ou de catarrhe chronique des bronches, ne présenta, à l'autopsie, aucune lésion pulmonaire. D'après Bertheau, les lésions de broncho-pneumonie obtenues dans les expériences de Schottelius tenaient sans doute à ce que les particules solides qu'il employait dans ses pulvérisations n'étaient pas assez finement divisées[2].

Weichselbaum fit inhaler des crachats tuberculeux pulvérisés à onze chiens qui tous présentèrent à l'autopsie des nodules miliaires dans les poumons et parfois dans les reins, nodules ayant tous les caractères des granulations tuberculeuses. Trois chiens furent soumis à l'inhalation de particules pulvérisées de fro-

1. Tappeiner, Neue experim. Beiträge zur Inhalationstuberculose der Hunde (*Virchow's Arch.*, 1880, Bd. 82, p. 353).

2. Bertheau, Zur Lehre von der Inhalationstuberculose (*Deutsches Arch. f. klin. Med.*, 1880, Bd 26, p. 523).

mage de Limbourg, de rate et de substance cérébrale, finement émulsionnées dans de l'eau; deux de ces chiens périrent au bout de cinq à trente jours, de gastro-entérite, sans aucune lésion pulmonaire; le troisième, en revanche, présentait dans le poumon des foyers nodulaires. Weichselbaum conclut à une différence entre les effets provoqués par l'inhalation de particules tuberculeuses et celle d'autres substances organiques. Les premières, quelque faible que soit la dose employée, provoqueraient constamment des nodules de structure et d'aspect tuberculeux, tandis que les matières organiques non tuberculeuses ne provoqueraient ces nodules qu'exceptionnellement et en petit nombre. D'après Weichselbaum l'incubation des lésions pulmonaires déterminées par l'inhalation de crachats de phtisiques ne serait pas aussi longue que l'admettent Tappeiner et Bertheau; ces lésions existeraient déjà dès les premiers jours, mais ne pourraient être constatées, il est vrai, que par l'examen microscopique[1].

Veraguth additionna d'eau des crachats de phtisiques, filtra le mélange à travers de la flanelle et pratiqua des pulvérisations dans une pièce close où se trouvaient des chiens soumis journellement à ces inhalations pendant une heure. Sur 24 animaux, tués au bout de deux à cent cinquante jours, 12 furent trouvés tuberculeux, dont un dès le quatorzième jour après le début de l'expérience. Des animaux témoins, auxquels on fit inhaler des crachats d'emphysémateux pulvérisés et des fragments d'un poumon atteint de pneumonie vermineuse, ne présentèrent aucune lésion appréciable de l'appareil respiratoire[2].

Koch, à la suite de sa découverte, fit des expériences d'inhalation avec des cultures pures du bacille de la tuberculose. Il procéda de la façon suivante : une boîte de grande dimension, portant sur une de ses faces une ouverture pour recevoir l'orifice d'un appareil à pulvérisation, fut placée dans un jardin, à une certaine distance des endroits habités, pour éviter tout danger de contamination. La pulvérisation s'effectuait à distance, à l'aide d'une poire en caoutchouc. Les cultures étaient broyées et finement émulsionnées dans l'eau distillée de façon que le liquide

1. Weichselbaum, Experim. Untersuchungen über Inhalationstuberkulose (*Centralbl. f. d. med. Wissensch.*, 1882, p. 338).

2. Veraguth, Experimentelle Untersuchungen über Inhalationstuberculose (*Arch. f. experim. Pathol.* 1883, Bd 2, p. 261.)

fût presque transparent. 50 centimètres cubes de ce liquide furent pulvérisés pendant une demi-heure, trois jours consécutifs, dans la caisse où se trouvaient 8 lapins, 10 cobayes, 4 rats et 4 souris. Après l'inhalation, les animaux furent mis dans des cages séparées et furent bien soignés. Quelques-uns d'entre eux présentèrent de la dyspnée au bout d'une dizaine de jours; 3 lapins et 4 cobayes moururent au bout de quatorze à vingt-cinq jours; les survivants furent sacrifiés vingt-huit jours après la dernière séance d'inhalation. Tous les lapins et tous les cobayes avaient les poumons parsemés de tubercules, d'autant plus volumineux que la survie avait été plus longue. Chez les animaux morts ou sacrifiés tardivement, le foie et la rate renfermaient également des tubercules. L'aspect des lésions pulmonaires rappelait tout à fait celui de la pneumonie caséeuse de l'homme, ou bien encore celui de la tuberculose spontanée du lapin ou du cobaye, ce qui semble bien indiquer que cette tuberculose est presque toujours provoquée chez ces animaux par inhalation. Les rats et les souris avaient les poumons farcis de granulations grises, dont plusieurs présentaient un centre blanc jaunâtre; mais la caséification était bien moins avancée que dans les poumons du cobaye et du lapin. La rate et le foie des souris et des rats contenaient de rares granulations grises. On sait que ces animaux sont, dans une certaine mesure, plus réfractaires que les autres rongeurs à la tuberculose et cependant aucun d'eux ne résista à l'infection par les voies respiratoires.

A l'exemple de Villemin, Koch n'hésite pas à déclarer l'inhalation comme étant le mode d'infection par excellence de l'homme. « Pour ce qui est des voies et moyens par lesquels le virus tuberculeux est communiqué des phtisiques aux individus sains, il ne saurait y avoir de doutes. Les malades projettent par les secousses de toux des particules de crachats qui se répandent dans l'air et subissent une sorte de pulvérisation. Or de nombreuses expériences ont établi que l'inhalation de crachats pulvérisés de phtisiques rend sûrement tuberculeux, non seulement les animaux réceptifs à la tuberculose, mais même ceux qui sont très réfractaires. Il est donc permis d'admettre que lorsqu'un homme sain, placé au voisinage immédiat d'un phtisique, inhale des particules de crachats expectorés, il peut s'infecter de cette façon. Toutefois, ce mode d'infection est probablement exceptionnel, car il n'est pas commun que les particules de crachats soient assez ténues pour demeurer longtemps en suspension dans l'air. Bien plus propres à l'infection sont les crachats desséchés qui, étant donnée la négligence avec laquelle on les traite, ont mainte occasion de se répandre dans l'air. Les crachats sont projetés directement sur le sol, où ils sont desséchés, piétinés et soulevés sous forme de poussière; ou bien ils sont déposés sur le linge de literie, sur les habits et surtout dans les mouchoirs, où ils subissent la dessiccation et se répandent ensuite dans l'air sous forme pulvérulente. Les recherches faites sur les bactéries existant dans l'air ont montré que ces bactéries ne sont pas en suspension, à l'état isolé, dans l'air; les liquides dans lesquels elles ont poussé se dessèchent à la surface des objets et les bactéries ainsi desséchées ne s'élèvent dans l'air que sous forme de petites squames microscopiques, ou alors que le support solide sur lequel elles se sont déposées est lui-même tellement léger, que le moindre souffle peut le soulever. Les particules pulvérulentes formées de débris de fibres textiles, de poils d'animaux, de squames épidermiques, servent ainsi de véhicule aux germes desséchés. Voilà pourquoi il faut particulièrement redouter la souillure, par l'expectoration des phtisiques, des étoffes confectionnées avec des fibres végétales ou des poils d'animaux, tels qu'objets de literie, couvertures, habits, mouchoirs, etc. On ne saurait imaginer de conditions plus favorables pour la dissémination aérienne de particules de crachats, que celles qui résultent de la dessiccation rapide de ces crachats à la surface des étoffes dont se détachent, au moindre mouvement, des fibrilles très ténues, chargées de la matière infectieuse, qui flottent longtemps dans l'air et qui, si elles viennent enfin à se déposer sur le sol, sont à nouveau soulevées par le plus faible courant d'air. Comme les crachats desséchés peuvent conserver leur virulence pendant plusieurs mois, il en résulte que les phtisiques, avec la façon de se comporter qui leur est habituelle, font tout ce qui est nécessaire pour répandre autour d'eux, en grande abondance, des produits infectieux, et dans les conditions les plus favorables à l'infection.

« Quand les bacilles de la tuberculose sont inhalés sous la

forme pulvérulente, ils peuvent, comme cela s'observe pour d'autres poussières inhalées, s'arrêter dans les parties supérieures des voies respiratoires ou pénétrer dans les alvéoles pulmonaires. La profondeur à laquelle ils s'engagent dans les voies respiratoires dépend du mode de respiration. Quand on respire profondément et la bouche ouverte, ils pénètrent plus loin. Quand la respiration s'effectue par le nez, il existe déjà une certaine garantie contre la pénétration des poussières infectieuses, la muqueuse nasale retenant une notable partie de ces poussières. Quand les bacilles de la tuberculose ont réussi à gagner les bronches et les alvéoles, il faut encore un certain nombre de conditions pour qu'ils arrivent à y prendre pied et à s'y fixer. La croissance si lente de ces bacilles est un élément important dans la question. Certaines bactéries pathogènes, les bactéridies charbonneuses par exemple, comme nous l'apprennent la maladie des trieurs de laine (*Woolsorters' disease*) et le charbon laryngé, peuvent se développer avec une telle rapidité au point où elles sont déposées et y déterminer aussitôt de telles lésions cellulaires, que l'épithélium cilié des voies respiratoires n'est plus en mesure de les saisir et de les éliminer. Voilà pourquoi ces bactéries peuvent se fixer à l'entrée même des voies respiratoires supérieures et y déterminer les lésions caractéristiques du charbon. Les choses se passent tout autrement pour les bacilles de la tuberculose. Il leur faut autant de jours qu'il faut d'heures au bacille du charbon pour se développer d'une façon appréciable; avant que ce développement ne puisse s'effectuer, ils ont donc de grandes chances, dans les conditions ordinaires, d'être rejetés des voies respiratoires par les cils vibratiles du revêtement épithélial. Il faut donc l'intervention de causes adjuvantes spéciales pour leur permettre de se fixer dans l'appareil respiratoire. Les principales et les plus fréquentes de ces causes favorisant l'infection paraissent être les maladies, comme la rougeole, qui privent momentanément l'appareil respiratoire de son épithélium protecteur ou qui fournissent des sécrétions stagnantes permettant le séjour et la culture du bacille de la tuberculose. On a aussi, et assurément avec raison, attiré l'attention sur les adhérences du poumon et les déformations thoraciques comme favorisant la production de la phtisie, en gênant les mouvements du poumon, en permettant l'accumulation et la stagnation des sécrétions bronchiques et par conséquent la fixation et le développement de bacilles de la tuberculose.

« Si l'on se rend bien compte de la nécessité de ces causes adjuvantes, on ne s'étonnera plus tant qu'un si grand nombre d'hommes échappent à l'infection, malgré les rapports les plus étroits avec les phtisiques, tandis que d'autres sont infectés dès la première occasion; ainsi s'explique aussi pourquoi, parmi ceux qui pendant longtemps ont bravé impunément l'infection, il en est qui finissent cependant, à un moment donné, par en être victimes. Chez les premiers, le bacille de la tuberculose, certainement introduit en mainte circonstance dans les voies respiratoires, n'a pas trouvé les conditions nécessaires à sa fixation, et il a été expulsé au dehors. Chez les seconds, il existait quelque point vulnérable dans les organes respiratoires où les bacilles pouvaient se loger et il a suffi que le germe infectieux vînt précisément à tomber sur ce point défectueux; quant à ceux dont il a été question en dernier lieu, ils ont fini par acquérir cette défectuosité des voies respiratoires et ont ainsi perdu, dans une certaine mesure, leur immunité antérieure contre la tuberculose. Les difficultés qu'éprouve le bacille de la tuberculose à se fixer dans les voies supérieures de la respiration sont plus grandes encore, et ainsi s'explique la rareté des affections tuberculeuses primitives de ces régions[1]. »

Avant les recherches modernes, les cliniciens avaient du reste beaucoup insisté sur le rôle provocateur de la bronchite aiguë, des rhumes négligés, de la grippe, de la coqueluche, dans la production de la tuberculose pulmonaire. Ces causes banales agissent, non pas comme on le croyait autrefois, en suscitant l'éclosion d'une diathèse tuberculeuse, mais simplement en provoquant des lésions catarrhales et desquamatives de l'appareil respiratoire qui facilitent la fixation et la multiplication des bacilles tuberculeux introduits par inhalation. En tête de ces bronchites favorisant le développement de la phtisie, il faut placer les bronchites professionnelles, celles qui sont produite par l'inhalation des poussières minérales ou organiques et qui déterminent les diverses affections pulmonaires connues

1. Koch, Die Ætiologie der Tuberkulose (*Mittheil. a. d. k. Gesundheitsamte*, Bd 2, 1884, p. 79).

sous le nom de *pneumonoconioses* (Zenker). On sait la fréquence de la phtisie pulmonaire chez les individus exposés à l'accumulation, dans leurs poumons, de poussières charbonneuses, siliceuses, calcaires, ferrugineuses ou autres (mineurs, tailleurs de pierres, aiguiseurs, mouleurs en bronze, etc.). Toutes les lésions ulcéreuses du poumon observées dans ce cas ne relèvent pas toujours de la tuberculose, mais il est certain que la phtisie pulmonaire complique fréquemment les pneumonoconioses, qui agissent sans doute en favorisant la pénétration du bacille de Koch dans le parenchyme pulmonaire. Le même fait a été observé sur les animaux de l'espèce bovine respirant l'air vicié par la fumée chargée de poussières des hauts fourneaux, à Freiberg, en Saxe (Siedamgrotzky, Johne). Dans ce district minier, les bovidés sont très fréquemment frappés d'une sorte de pneumonie caséeuse chronique, dont la nature tuberculeuse a été mise en évidence par la constatation du bacille et par les effets de l'inoculation. Là encore les lésions inflammatoires provoquées dans les poumons par l'inhalation de poussières irritantes ont favorisé l'infection [1].

Toutes les expériences d'inhalation de produits tuberculeux ne donnèrent pas des résultats aussi démonstratifs que ceux obtenus par Tappeiner et par Koch. Santi-Sirena et Pernice firent sécher au soleil des crachats de phtisiques, les pulvérisèrent et les déposèrent au fond d'un vase à large col avec des cobayes qui soulevaient cette poussière par leurs mouvements et devaient ainsi en faire pénétrer dans leurs voies respiratoires. Aucun de ces cobayes ne devint tuberculeux, mais ce résultat négatif n'a pas lieu d'étonner, maintenant que nous savons que la lumière solaire détruit rapidement la virulence et la vie des bacilles de la tuberculose. Il est plus difficile de s'expliquer pourquoi les expérimentateurs italiens ont aussi constamment échoué en injectant directement des crachats tuberculeux dans la trachée de cobayes, de lapins et de chiens [2].

Celli et Guarnieri réussirent à provoquer la tuberculose chez les animaux en leur faisant inhaler des crachats tuberculeux pul-

1. JOHNE, Die käsige Pneumonie, speciell die sogen. käsige Hüttenrauchpneumonie oder Hüttenrauchtuberkulose des Rindes (*Fortschr. d. Med.*, 1893, p. 679).

2. SIRENA et PERNICE, Sulla trasmissibilità della tuberculosi per mezzo degli sputi dei tisici (*Gaz. degli ospedali*, 1885, n° 25).

vérisés par voie humide, tandis que les mêmes crachats, inhalés sous forme de poussières sèches, demeurèrent inoffensifs. Les résultats positifs de l'inhalation devenaient plus nombreux si l'on provoquait préalablement chez les animaux des lésions de l'appareil respiratoire (inhalation de vapeurs de chlore, injection intra-trachéale d'ammoniaque, section d'un nerf récurrent, etc.)[1].

De Toma a provoqué également chez différents animaux la tuberculose à la suite de l'inhalation de crachats pulvérisés de phtisiques; l'infection serait favorisée par certaines conditions telles que le jeûne, l'affaiblissement de l'organisme, ou des lésions préexistantes de la muqueuse respiratoire [2].

Thaon a soumis des cobayes à des pulvérisations de crachats tuberculeux émulsionnés dans l'eau, durant une semaine, matin et soir, pendant un quart d'heure; il a ainsi amené la mort des sujets en douze ou quatorze jours, d'une façon inévitable. Les derniers jours les cobayes étaient en proie à une dyspnée extrême. A l'autopsie, les poumons étaient complètement solidifiés, d'un rouge bleuâtre, criblés de points jaunes. A l'examen microscopique, on constatait des foyers de pneumonie acineuse, avec des amas de bacilles tuberculeux occupant les cellules des exsudats intra-alvéolaires. En sacrifiant les cobayes, à partir du huitième jour après le début de l'expérience, on constata que le nombre des bacilles augmentait jusqu'au moment de la mort de l'animal. On peut ainsi saisir l'arrivée du bacille par les bronchioles, sa pénétration jusqu'à l'extrémité des conduits respiratoires et sa pullulation dans l'épithélium pulmonaire.

Thaon soumit aussi des lapins à ces expériences d'inhalation; ces animaux survivent plus longtemps que les cobayes; au bout de trois semaines, on trouve dans leurs poumons des granulations demi-transparentes, des nappes d'infiltration grise qui envahissent une grande partie de l'organe; les infiltrations caséeuses sont parfois si complètes que les deux poumons ne forment plus qu'une masse jaunâtre, englobant le cœur[3].

Cadéac et Malet ont fait dessécher des crachats tuberculeux

1. Celli et Guarnieri, Ancora intorno alla profillassi della tubercolosi (*Atti C. R. Accad. med. de Roma*, 1886, anno XII, vol. 2).

2. De Toma, Sulla virulenza dello sputo tubercolare (*Annali universali di med.* 1886, juin),

3. Thaon, Des pneumonies tuberculeuses, leur évolution sous l'influence du bacille (*C. r. de la Soc. de Biol.*, 1885, p. 582).

à l'étuve à une température de 30° à 35°, ou bien ils ont soumis à la dessiccation naturelle des fragments de poumons de vaches phtisiques, étalés sur du papier à filtre. Ces produits furent pulvérisés dans un mortier puis passés au moulin à poivre. A l'aide de petits soufflets on dissémina cette poussière tuberculeuse dans des caisses hermétiquement fermées, où l'on plaça journellement, pendant plusieurs heures, un certain nombre de cobayes et de lapins. Afin d'empêcher les matières tuberculeuses de se déposer sur le plancher de la caisse, un double courant d'air, déterminé par un gros soufflet et par une roue à palettes, balayait constamment la surface du plancher et maintenait l'atmosphère chargée de poussière. 46 lapins et cobayes furent soumis pendant plus d'un mois, chaque jour pendant une heure, au séjour dans un pareil milieu; sacrifiés plusieurs mois plus tard, deux seulement furent trouvés tuberculeux. Si, au lieu d'employer des particules tuberculeuses à l'état sec, on pulvérisait ces mêmes substances à l'aide d'un liquide, on provoquait régulièrement la tuberculose. D'où Cadéac et Malet tirent cette conclusion qui mériterait d'être contrôlée par de nouvelles recherches : « Les voies respiratoires sont très favorables au développement de la tuberculose, quand les bacilles qui pénètrent dans leur intérieur ont pour véhicule un liquide; ces bacilles s'implantent au contraire difficilement quand les agents virulents sont incorporés à des poussières[1]. » Je serais plutôt enclin à attribuer les résultats presque constamment négatifs obtenus dans la première série d'expériences, par ce fait que les produits tuberculeux desséchés n'ont pas subi une division assez fine pour pénétrer profondément dans les voies respiratoires.

Preyss fit des expériences pour déterminer à quelle dose des produits tuberculeux sont susceptibles de provoquer, chez le cobaye la tuberculose par inhalation. Il délaya des crachats tuberculeux dans de l'eau en s'appliquant à obtenir une répartition égale des bacilles dans ce liquide; la teneur du liquide en bacilles était établie par des numérations aussi précises que possible. Des cobayes placés dans l'appareil à pulvérisation de Buchner furent soumis à l'inhalation de liquides plus ou moins riches en bacilles pendant 20 à 30 minutes; ils furent sacrifiés

1. CADÉAC et MALET, Les différents modes de transmission de la tuberculose *Congrès pour l'étude de la tuberculose*. Paris, 1888, p. 315).

au bout de six à dix semaines. L'expérience montra qu'il suffit, pour provoquer la tuberculose par inhalation chez le cobaye, de un millième de milligramme de crachats tuberculeux contenant environ 40 bacilles de la tuberculose. L'inhalation de doses trois ou quatre fois plus fortes produit la tuberculose immanquablement. L'intensité et l'extension des lésions sont proportionnelles à la dose employée. Dans la tuberculose ainsi provoquée, les glandes bronchiques sont atteintes le plus gravement et probablement les premières, puis les poumons, la rate, le foie, plus rarement les reins. Preyss s'assura en outre que les lésions ainsi provoquées évoluent d'une façon plus rapide et plus intense chez les animaux affaiblis par le jeûne ou rendus diabétiques par suite de l'administration de phloridzine. Le mélange au liquide pulvérisé de fines poussières de limaille de fer détermina dans les poumons les lésions de la sidérose, mais ne parut pas influencer d'une façon bien sensible la marche de la tuberculose [1].

On voit par ce qui précède que l'existence de germes tuberculeux flottant dans l'air et provoquant, par leur inhalation chez l'homme, la tuberculose pulmonaire était une donnée généralement acceptée; mais la démonstration directe du fait n'a pas laissé que d'offrir des difficultés sérieuses. C. Th. Williams a placé au-devant des bouches servant à la ventilation des salles de phtisiques de Brompton Hospital des plaques de verre enduites de glycérine sur lesquelles l'air au passage se dépouillait d'une partie de ses poussières; il dit avoir pu constater par l'examen microscopique, dans le dépôt ainsi obtenu, la présence d'un certain nombre de bacilles de la tuberculose [2]. Celli et Guarnieri firent passer dans un entonnoir revêtu d'une couche de sérum sanguin une certaine quantité d'air d'une salle de phtisiques; ni l'examen microscopique, ni l'inoculation ne révélèrent la présence, dans le dépôt pulvérulent, de bacilles de la tuberculose. V. Wehde plaça dans une salle de tuberculeux des assiettes contenant un peu de glycérine, pour fixer les particules solides

1. Preyss, Ueber den Einfluss der Verdünnung und der künstlich erzeugten Disposition auf die Wirkung des inhalirten tuberkulösen Giftes (*Münchner med. Wochenschr.*, 1891, p. 421).

2. C. Th. Williams, The relation of tubercle bacillus to phthisis (*The Lancet*, 1883, 28 juillet, p. 135).

que l'air y laissait déposer. Le liquide ainsi obtenu, inoculé à divers animaux, ne provoqua pas de lésions tuberculeuses [1].

Baumgarten plaça devant un poêle non allumé, mais produisant un fort appel d'air, un certain nombre de tampons de ouate; le plancher de la pièce fut souillé de liquide tenant en suspension des cultures du bacille de la tuberculose et des organes tuberculeux finement broyés. Ce liquide subit l'évaporation, laissant sur le sol une poussière infectante qui devait nécessairement être soulevée par le balayage et par les pieds des passants. Au bout de plusieurs semaines les tampons de ouate noircis par la poussière furent inoculés à des lapins, dont aucun ne devint tuberculeux. L'auteur en conclut que les germes de la tuberculose n'existeraient jamais, ou presque jamais, à l'état virulent, dans l'air, affaiblis qu'ils sont sans doute ou détruits par le fait de la dessiccation [2].

Cadéac et Malet firent condenser, sur les parois d'un bocal contenant un mélange réfrigérant composé de glace et de sel marin, la vapeur d'eau de l'air d'une salle de phtisiques; la glace ainsi produite fut raclée et le liquide obtenu injecté dans le péritoine de cobayes. Sur douze expériences, deux donnèrent des résultats positifs [3].

Les expériences les plus nombreuses et les mieux instituées relatives à cette question sont dues à Cornet. Au lieu de faire porter son examen directement sur l'air des locaux habités par les phtisiques, ce médecin eut l'idée de recueillir les poussières qui couvrent les murs et les meubles de ces locaux, c'est-à-dire toutes les particules solides qui, après avoir flotté dans l'air, se sont déposées en vertu de leur poids. Il avait soin de ne récolter que la poussière déposée dans des endroits hors de la portée de l'expectoration des malades, à l'abri du contact de leurs mains, etc. Il ramassait ainsi à l'aide d'une spatule ou d'une éponge stérilisée la poussière recouvrant les murs à une certaine hauteur, les tableaux, les horloges suspendues assez haut, les corniches, les traverses du lit tournées vers le mur, etc. Ce qu'il s'agissait en effet de mettre en évidence, ce n'est pas

1. Wehde, Ueber die Infectiosität von Räumen, welche von Phtisiker bewohnt werden (*Dissert. inaug.* Munich, 1884 : citation empruntée à Cornet).
2. Baumgarten, *Lehrbuch der pathol. Mykologie*, Bd 2, 1890, p. 618.
3. Cadéac et Malet, De la transmission de la tuberculose par l'air expiré et par l'atmosphère (*Revue de médecine*, 1887, p. 545).

la virulence tuberculeuse des crachats desséchés, mais celle de l'air où vivent les phtisiques ou, ce qui revient au même, des particules de poussière déposées par cet air. La poussière ainsi recueillie fut incorporée à un liquide stérilisé et injectée dans le péritoine de cobayes.

Des expériences de cette nature ont été faites avec des poussières de provenance diverse : salles d'hôpital, asiles d'aliénés, prisons, policliniques, salles de chirurgie, appartements de la ville occupés par des phtisiques; enfin avec des poussières recueillies, à une certaine hauteur, sur la façade de quelques maisons situées dans les rues les plus fréquentées de Berlin. L'inoculation intra-péritonéale de ces poussières fut faite à 392 cobayes. Un certain nombre de ces animaux demeurèrent sains; d'autres succombèrent, dès les premiers jours, à de la péritonite, à des septicémies ou à des suppurations, rapidement provoquées par la présence, dans les poussières, de divers microbes pathogènes; enfin, près d'un tiers d'entre eux (128) moururent ou furent sacrifiés présentant des lésions tuberculeuses, à point de départ nettement intra-péritonéal et dont la nature tuberculeuse fut toujours vérifiée par la constatation du bacille de Koch.

En parcourant l'exposé très détaillé de ces expériences, on s'assure d'abord de ce fait que le bacille de la tuberculose existe fréquemment dans la poussière recueillie dans les locaux occupés par un seul ou par plusieurs phtisiques, mais qu'il fait défaut dans les poussières d'autre provenance. Ce premier résultat offre un côté consolant, puisqu'il tend à montrer que le bacille de la tuberculose ne se rencontre pas, dans l'air des localités habitées par l'homme, avec cette ubiquité que certains médecins sont enclins à lui attribuer.

La forme de tuberculose infiniment la plus fréquente chez l'homme est la tuberculose pulmonaire ; il est très probable que celle-ci résulte de l'inhalation de germes tuberculeux contenus dans l'air. Nous verrons d'autre part que ni l'air expiré par les phtisiques ni leurs sueurs ne renferment de bacilles. La contamination de l'air s'effectue donc, dans l'immense majorité des cas, ainsi que l'avaient pensé Villemin et Koch, par les crachats des phtisiques, desséchés puis soulevés sous forme de poussière. On peut donc dire, que « ce sont les crachats des phtisiques qui sont les principaux agents de l'infection tuberculeuse de l'air et qui causent ainsi la mort d'un septième de l'humanité ».

Si le phtisique ne déposait son expectoration que dans des crachoirs que l'on viderait ensuite soit dans les fosses d'aisances, soit dans les éviers, le danger de l'infection de l'air serait presque nul, puisque les crachats ainsi traités restent humides et ne peuvent être soulevés sous forme pulvérulente. Mais beaucoup de phtisiques crachent sur le sol, même dans les appartements les mieux tenus. Ils expectorent en outre dans le mouchoir qu'ils portent sur eux; les crachats s'y dessèchent rapidement et s'y réduisent en particules que le malade dissémine dans l'air chaque fois qu'il déploie le mouchoir pour s'en servir. Le même danger de contagion provient des draps et des objets de literie souillés par l'expectoration des tuberculeux.

De l'enquête minutieuse à laquelle Cornet s'est livré, surtout de celle portant sur les phtisiques de la ville, ressort cette constatation intéressante : les poussières dont l'inoculation rendit les animaux tuberculeux provenaient toutes de locaux occupés par des malades qui expectoraient, non pas seulement dans des crachoirs, mais sur le sol, sur leur mouchoir, leurs draps de lit, etc. Dans tous les cas, au contraire, où l'on put s'assurer, d'une façon certaine, que le malade évitait absolument de répandre ses crachats sur le sol ou dans son mouchoir, la poussière recueillie dans la pièce et inoculée à des cobayes ne les rendit point tuberculeux.

La poussière se montra le plus fréquemment douée de virulence tuberculeuse dans les salles de phtisiques des hôpitaux, puis dans les appartements privés occupés par des poitrinaires, puis dans les asiles d'aliénés. Les poussières de la rue, celles recueillies dans des salles de chirurgie bien tenues ou dans des maisons particulières non habitées par des phtisiques donnèrent, à l'inoculation, des résultats négatifs. « Malgré la propreté la plus méticuleuse du malade, malgré les conditions sociales les plus favorables, on trouvait des bacilles dans la poussière de l'appartement, lorsque le malade répandait ses crachats sur le sol ou dans des mouchoirs, tandis que ces bacilles ne pouvaient être décelés dans la poussière des logements d'une malpropreté sordide, mais où le malade expectorait toujours dans un crachoir ». Cornet va sans doute trop loin dans les conclusions qu'il tire de ces intéressantes recherches, quand il pense que la prophylaxie de la phtisie chez l'homme se ramène à obtenir que le phtisique crache dans un crachoir, et non sur le sol ni dans son mouchoir. Mais il a montré, plus précisément qu'on ne l'avait fait avant lui, que le bacille de la tuberculose n'est pas répandu partout dans l'air des lieux habités même par des phtisiques; que ceux-ci sont surtout dangereux à cause de leur expectoration et de l'incurie avec laquelle on procède généralement à l'égard des crachats. Il a donc apporté de nouveaux et précieux documents à l'appui de l'opinion formulée par Villemin et par Koch, que ce sont surtout les crachats qui sont les agents de l'infection tuberculeuse[1].

Krüger a répété les recherches de Cornet dans les salles de la clinique de Bonn et est arrivé à des données confirmatives. Sur seize expériences faites avec de la poussière provenant de salles où des phtisiques avaient séjourné depuis quelques semaines, deux donnèrent des résultats positifs, tandis que huit autres expériences, faites avec de la poussière prélevée dans des pièces où aucun phtisique n'avait séjourné, demeurèrent sans résultat[2]. Un élève de Bollinger, Kastner, a répété les mêmes expériences, avec des résultats analogues, en inoculant la poussière recueillie dans les salles de la clinique de Munich.

Plus récemment, il est vrai, également à l'instigation de Bollinger, Kustermann a répété les expériences de Cornet dans différentes pièces de la prison et du dépôt de Munich, où séjournent des prisonniers et des prévenus phtisiques. Dans la prison, où depuis deux ans on appliquait avec rigueur les moyens de désinfection du plancher et des murs recommandés par Cornet, il fut impossible de déceler, dans la poussière recueillie, des germes tuberculeux. Mais le même résultat négatif fut obtenu pour la poussière du dépôt, où ces mesures n'avaient pas été employées. Dans la prison, malgré ces deux années de désinfection rigoureuse, la mortalité par tuberculose n'avait pas diminué comparativement à celle des années antérieures. Kustermann en conclut que « la propagation de la tuberculose

1. Cornet, Die Verbreitung der Tuberkelbacillen ausserhalb des Körpers (*Zeitschr. für Hyg.* 1888, t. 5, pp. 191-332).

2. Krüger, Einige Untersuchungen des Staubniederschlages der Luft in Bezug auf Tuberkelbacillen (*Dissert. inaug.* Bonn, 1889; analysé in Baumgarten's *Jahresb.* 1889, p. 277).

(dans les prisons et les établissements analogues) doit tenir à d'autres conditions encore que la dissémination des crachats desséchés et la présence des bacilles dans la poussière des planchers et des murs[1] ». Les données négatives apportées par cet observateur paraissent trop peu nombreuses pour permettre d'accepter sans réserves ses conclusions. La désinfection des prisons, pour produire des effets appréciables au point de vue de la statistique, aurait besoin sans doute d'être pratiquée pendant un plus long espace de temps que deux années seulement.

On voit donc que Cornet, dans ces recherches qui eurent un grand retentissement, a montré que des bacilles tuberculeux peuvent exister, à l'état virulent, dans les poussières de l'air des locaux habités par les phtisiques. Il en concluait que ces poussières peuvent s'engager dans les voies respiratoires des individus qui vivent au contact des phtisiques et les infecter ainsi à leur tour. Hypothèse parfaitement plausible, mais qui n'est en somme qu'une hypothèse : la preuve directe manquait, montrant que ces poussières virulentes pénètrent en effet dans les voies respiratoires des individus exposés à les inhaler. Dans des recherches que j'ai faites récemment, j'ai pu serrer le problème de plus près et fournir cette preuve d'une façon tout à fait décisive[2].

J'ai réussi en effet à mettre en évidence la présence de bacilles tuberculeux virulents à l'intérieur de la cavité nasale d'individus sains, fréquentant des locaux habités par des phtisiques. Mes expériences ont été faites à l'hôpital de la Charité et en partie à l'hôpital Laënnec sur des infirmiers et des infirmières parfaitement bien portants; elles ont porté aussi sur des malades atteints d'affections n'ayant rien de commun avec la tuberculose, mais qui avaient séjourné à l'hôpital depuis un temps assez long, enfin elles ont été faites également sur un certain nombre d'élèves attachés à mon service.

Chez ces différents sujets, j'ai recueilli les poussières, les particules solides et les mucosités contenues dans la cavité na-

1. KUSTERMANN, Ueber das Vorkommen der Tuberkelbacillen ausserhalb des Körpers in Gefängnissen (*Münchner med. Wochensch.*, 1891, nos 44 et 45).

2. STRAUS, Sur la présence du bacille de la tuberculose dans les cavités nasales de l'homme sain (*Bulletin de l'Acad. de méd.*, 1894, séance du 3 juillet). — (*Arch. de méd. expérim. et d'anat. pathol.*, 1894, p. 633).

sale, et je les ai inoculées, dans le péritoine, à des cobayes. J'ai procédé de la façon suivante : de petits tampons de coton hydrophile sont entortillés à l'extrémité de minces baguettes de bois et stérilisés à l'autoclave. Le tampon de coton, promené dans la cavité nasale, recueille les poussières, les particules solides, les mucosités et les croûtes qu'elle contient ; ce tampon est ensuite plongé dans un tube à essai contenant environ 10 cc. de bouillon ou d'eau stérilisés ; on l'agite par des mouvements rapides, pour délayer dans le liquide les particules dont le coton est chargé ; le délayage achevé, on a soin, avant de retirer le tampon, d'exprimer le liquide qui l'imbibe par pression contre la paroi intérieure du tube. Plusieurs tampons sont ainsi promenés dans les cavités nasales et agités dans le même tube de bouillon, de façon à recueillir tout ce qu'on ramène par le curage aussi complet que possible des fosses nasales du sujet en expérience. Le contenu du tube, très chargé de matières solides, est injecté dans la cavité péritonéale d'un cobaye. Au lieu de l'aiguille fine de la seringue de Pravaz, il est bon de se servir d'une aiguille de plus fort calibre ou d'un petit trocart, pour permettre le passage des particules solides en suspension dans le liquide.

Voici le résumé de ces expériences :

Expérience I. — Le 12 mai 1894, on injecte dans le péritoine d'un cobaye un tube de bouillon tenant en suspension le produit extrait des fosses nasales d'un infirmier de la Charité, occupé, entre autres besognes, à balayer les salles. Ce cobaye meurt le 18 mai, avec un exsudat purulent dans le péritoine ; dans cet exsudat on met en évidence, par les colorations et par la culture, la présence du *micrococcus tetragenus* et du *bacterium coli*. Pas de lésions tuberculeuses ni de bacilles de la tuberculose.

Exp. II. — Le 12 mai, on inocule dans le péritoine d'un cobaye le produit retiré du nez d'un malade atteint de paraplégie, en traitement à l'hôpital depuis plusieurs mois. Le cobaye meurt le 14 juin ; pas de lésions appréciables.

Exp. III. — Le 18 mai, on injecte dans le péritoine d'un cobaye le produit retiré des fosses nasales d'un infirmier de la salle des femmes, garçon vigoureux et très bien portant. Le 30 mai, le cobaye est trouvé mort. A l'autopsie, on trouve deux petits nodules caséeux, de la grosseur d'une tête d'épingle, dans l'épiploon rétracté ; le contenu caséeux de ces nodules, étalé sur des lamelles à couvrir et coloré par le procédé de Ziehl, révèle la présence de bacilles de la tuberculose en petit nombre et fortement granuleux. Dans les replis du mésentère, 2 à 3 ganglions, de la grosseur d'un petit pois, présentant à leur intérieur des points caséeux; le frottis de ces ganglions contient des bacilles. Rate jaunâtre, volumineuse, offrant à sa surface de petits tubercules; le frottis de la rate renferme des bacilles. Le foie et les poumons paraissent sains.

Exp. IV. — Le 18 mai, on injecte dans le péritoine d'un cobaye le produit retiré des cavités nasales d'une femme hémiplégique, couchée à l'hôpital depuis plusieurs mois. Le cobaye meurt le 29 mai, très amaigri, mais sans lésions tuberculeuses.

Exp. V. — Le 18 mai, on injecte dans le péritoine d'un cobaye le produit retiré des cavités nasales d'une femme atteinte de gastrite chronique, soignée dans la salle depuis plusieurs mois et ne présentant aucun signe de tuberculose. Le 21 juin, le cobaye, très amaigri, est sacrifié. On trouve dans l'épiploon un petit abcès caséeux, de la grosseur d'une tête d'épingle, renfermant de nombreux bacilles de la tuberculose. La rate, d'aspect normal, donne un frottis renfermant des bacilles; on trouve également des bacilles dans les ganglions mésentériques.

Exp. VI. — Le 29 mai, un cobaye reçoit dans le péritoine le produit retiré des cavités nasales de mon interne M. M..., d'une santé florissante, qui passe en moyenne deux à trois heures par jour dans les salles de l'hôpital. Le 20 juin, le cobaye, très amaigri, est tué; on avait senti, pendant la vie de l'animal, à la palpation, une induration avec tuméfaction des ganglions de l'aine. A l'autopsie, nodules caséeux dans l'épaisseur de l'épiploon; le frottis de ces nodules, coloré par le procédé de Ziehl, renferme de nombreux bacilles de la tuberculose. La rate, volumineuse, est parsemée de granulations tuberculeuses, ainsi que le foie; les poumons renferment quelques tubercules gris. Les ganglions de l'aine et de l'aisselle sont volumineux et indurés. Nombreux bacilles dans le frottis des organes.

Exp. VII. — Le 29 mai, on inocule dans le péritoine d'un cobaye le produit retiré des cavités nasales de M. F..., externe du service. Le cobaye, resté très vigoureux, est tué le 26 juin : pas de lésions appréciables.

Exp. VIII. — Le 29 mai, un cobaye reçoit dans le péritoine le produit retiré des cavités nasales de M. F..., stagiaire dans mon service. Le cobaye est tué le 26 juin : pas de lésions.

Exp. IX. — Le 29 mai, on injecte dans le péritoine d'un cobaye le produit retiré des cavités nasales de M. L..., stagiaire dans mon service. M. L... séjourne environ deux heures par jour dans les salles de l'hôpital. Le 26 juin, ce cobaye est sacrifié. Abcès caséeux, de la grosseur d'une noisette, dans l'épiploon; plusieurs abcès également caséeux, plus petits, sont échelonnés le long de l'épiploon. Le caséum renferme de nombreux bacilles. Petit abcès caséeux dans l'épaisseur de la paroi abdominale, sur le trajet de la piqûre d'inoculation. Rate semée de granulations tuberculeuses.

Exp. X. — Le 29 mai, on injecte dans le péritoine d'un cobaye le produit retiré du nez de M. L..., stagiaire dans le service. Le cobaye est sacrifié le 28 juin : pas de lésions.

Exp. XI. — Le 29 mai, on injecte dans le péritoine d'un cobaye le produit retiré des cavités nasales de M. T..., stagiaire dans le service. Le cobaye est sacrifié le 28 juin : pas de lésions.

Exp. XII. — Le 29 mai, on injecte dans le péritoine d'un cobaye le produit retiré des cavités nasales de M. G..., externe de mon service. Le cobaye est tué le 28 juin : pas de lésions.

Exp. XIII. — Le 30 mai, on injecte dans le péritoine d'un cobaye le produit retiré des cavités nasales d'un infirmier de la Charité. Le cobaye meur le 12 juin, avec un épanchement louche, sanguinolent, dans le péritoine; on décèle dans l'épanchement, par la culture, la présence du staphylocoque doré. Pas de bacilles de la tuberculose dans le frottis de l'épanchement péritonéal ni dans celui des organes.

Exp. XIV. — Le 30 mai, on injecte dans le péritoine d'un cobaye le produit retiré de la cavité nasale d'une infirmière de la Charité. Le cobaye est tué le 26 juin : pas de lésions.

Exp. XV. — Le 30 mai, on injecte dans le péritoine d'un cobaye le produit retiré de la cavité nasale d'un infirmier de la Charité. On tue le cobaye le 28 juin. Épiploon rétracté, épaissi, caséeux. Rate volumineuse, jaunâtre, parsemée de tubercules. Quelques tubercules, en voie de caséification, à la face postérieure de la paroi abdominale, dans le voisinage du point de la piqûre d'inoculation. Nombreux bacilles dans les frottis.

Exp. XVI. — Le 30 mai, on injecte dans le péritoine d'un cobaye le produit retiré des cavités nasales d'une infirmière de la Charité. Le cobaye est sacrifié le 28 juin : pas de lésions.

Exp. XVII. — Le 31 mai, on inocule dans le péritoine d'un cobaye le produit retiré des cavités nasales d'un infirmier de l'hôpital Laënnec. Le cobaye meurt de septicémie le 3 juin.

Exp. XVIII. — Le 31 mai, on injecte dans le péritoine d'un cobaye le produit retiré de la cavité nasale d'un infirmier de l'hôpital Laënnec; il meurt le 12 juin, avec un épanchement louche du péritoine contenant un microcoque en chaînette.

Exp. XIX. — Le 31 mai, on injecte dans le péritoine d'un cobaye le produit retiré de la cavité nasale d'un infirmier de la Charité. Il est tué le 21 juin. Ganglions caséeux de l'aine; nodules caséeux dans l'épaisseur de la paroi abdominale, sur le trajet de la piqûre d'inoculation. Épiploon rétracté, tranformé en boudin scléreux. Rate volumineuse, parsemée de granulations tuberculeuses. Semis de granulations à la face inférieure du diaphragme. Foie parsemé de granulations et de petits foyers de nécrose; quelques tubercules gris dans les poumons. Bacilles de la tuberculose dans les frottis des divers organes.

Exp. XX. — On inocule le 31 mai, dans le péritoine d'un cobaye, le produit retiré de la cavité nasale d'une surveillante à la Charité. Il meurt de septicémie le lendemain.

Exp. XXI. — Le 31 mai, on inocule dans le péritoine d'un cobaye le produit retiré des cavités nasales d'un infirmier de la Charité : ce cobaye meurt de septicémie le 2 juin.

Exp. XXII. — Le 31 mai, on inocule dans le péritoine d'un cobaye le produit retiré des cavités nasales d'une infirmière de la Charité; il meurt le 2 juin de septicémie.

Exp. XXIII. — Le 31 mai, on inocule dans le péritoine d'un cobaye le produit retiré des cavités nasales d'un infirmier de la Charité. Le cobaye est tué le 18 juin : pas de lésions.

Exp. XXIV. — Le 4 juin, on injecte dans le péritoine d'un cobaye le produit retiré des cavités nasales d'un infirmier de la Charité; on sacrifie ce cobaye le 26 juin : pas de lésions.

Exp. XXV. — Le 4 juin, on inocule dans le péritoine d'un cobaye le produit retiré des cavités nasales d'un infirmier de la Charité. Le cobaye est sacrifié le 28 juin : pas de lésions.

Exp. XXVI. — Le 8 juin, on injecte dans le péritoine d'un cobaye le produit retiré des cavités nasales d'un infirmier de l'hôpital Laënnec. On sacrifie ce cobaye le 23 juin. Abcès caséeux dans l'épaisseur de la paroi abdominale, au point d'inoculation, au-devant de la masse intestinale. Rate jaune, semée de tubercules, ganglions inguinaux hypertrophiés et indurés, bacilles dans les divers frottis.

Exp. XXVII. — Le 8 juin, on inocule dans le péritoine d'un cobaye le produit retiré de la cavité nasale d'un infirmier de l'hôpital Laënnec. On sacrifie le cobaye le 26 juin; il est très amaigri. Masse caséo-fibreuse dans l'épiploon; ganglions mésentériques caséeux; rate parsemée de granulations tuberculeuses. Nombreux bacilles dans les frottis.

Exp. XXVIII. — Le 8 février, on injecte dans le péritoine d'un cobaye le produit retiré des cavités nasales d'un infirmier de l'hôpital Laënnec. Le 26 juin, on sacrifie le cobaye. Pas de lésions.

Exp. XXIX. — Le 8 juin, on injecte dans le péritoine d'un cobaye le produit retiré de la cavité nasale d'un infirmier de l'hôpital Laënnec. Le cobaye est tué le 26 juin. Les ganglions inguinaux sont hypertrophiés. L'épiploon est infiltré de nodules caséeux, riches en bacilles; rate très volumineuse, semée de granulations tuberculeuses, contenant des bacilles.

Les résultats de ces 29 expériences peuvent se résumer ainsi : dans 7 cas, l'inoculation intra-péritonéale des produits retirés des cavités nasales fit périr les cobayes, dès les premiers jours, de septicémie ou de péritonite purulente; dans 13 cas, les animaux demeurèrent bien portants et ne révélèrent pas de lésion appréciable à l'autopsie; enfin, dans 9 cas, ils moururent ou furent sacrifiés au bout de 3 à 5 semaines, présentant des lésions tuberculeuses, le plus souvent très accusées, à point de départ intra-péritonéal, lésions dont la nature tuberculeuse fut toujours vérifiée par la constatation du bacille.

Ainsi, sur 29 individus, sains ou du moins absolument indemnes de tout soupçon de tuberculose, mais séjournant plus ou moins longtemps dans les salles d'hôpital, 9 hébergeaient le bacille de la tuberculose, pleinement virulent, dans les cavités nasales. Nous nous trouvons donc en présence, non pas d'une éventualité rare, exceptionnelle, mais d'un fait fréquent, puisque dans les 29 cas relatés ci-dessus, les cas positifs figurent dans la proportion inattendue d'un tiers. Parmi ces cas positifs, 6 se rapportaient à des infirmiers vivant constamment à l'hôpital, balayant les salles, secouant les objets de literie; sur 3 malades atteints d'affections chroniques non tuberculeuses, mais ayant séjourné depuis plusieurs mois à l'hôpital, 1 donna un résultat positif; enfin, parmi 7 élèves du service, élèves qui généralement ne passent que quelques heures par jour à l'hôpital, 2 (dont l'interne du service) avaient des bacilles virulents de la tuberculose dans leur cavité nasale[1].

Ainsi se précisent nos notions sur l'infection tuberculeuse de l'homme par les voies respiratoires. Les travaux initiateurs de Villemin et de Koch nous ont appris à regarder les crachats des phtisiques desséchés et flottant dans l'air comme les agents par excellence de la dissémination et de l'infection tuberculeuse. La localisation primitive, si commune chez l'homme, de la tuberculose sur l'appareil pulmonaire semble bien indiquer aussi que, dans la plupart des cas, c'est par inhalation que l'infection s'effectue. Les expériences de Cornet ont montré que l'air des locaux habités par des phtisiques peut charrier des poussières douées de virulence tuberculeuse. Mes recherches ont fait faire un pas de plus à la question. Il ne s'agit plus simplement de constater que, dans les salles d'hôpital et dans les appartements occupés par des phtisiques, l'air peut servir de véhicule à des poussières chargées de bacilles de la tuberculose. Nous savons désormais que ces bacilles pénètrent et séjournent, avec la plénitude de leur virulence, dans la cavité des fosses nasales, chez des individus du reste absolument sains, mais vivant pendant un temps plus ou moins long dans l'entourage des phtisiques.

1. On a vu plus haut, au chapitre XV, un certain nombre de documents statistiques établissant la grande mortalité, par tuberculose, des infirmiers civils et militaires et des sœurs de charité, ainsi que la fréquence de la phtisie, comme affection terminale, chez les malades condamnés à un long séjour dans les hôpitaux : les tabétiques, les paralytiques, les rhumatisants chroniques.

Il n'est pas besoin d'insister sur la portée de ces faits nouveaux. Ils établissent, d'une façon directe et démonstrative, combien sont abondants les germes de la tuberculose dans l'atmosphère des milieux habités par les phtisiques. Ils nous permettent en outre de saisir sur le vif l'infection par inhalation chez l'homme, et sa première étape à l'entrée des voies respiratoires.

Les cavités nasales, avec leurs parois humides et anfractueuses, les poils qui les garnissent et l'ensemble de leur disposition anatomique constituent une sorte de barrière pour les poussières et les particules solides qui pénètrent avec l'air pendant l'inspiration. Ces poussières, y compris les germes desséchés flottant dans l'air, sont arrêtées en grande partie et fixées dans la cavité nasale, qui joue exactement le rôle des *bourres filtrantes* de coton employées, depuis les travaux de Pasteur, pour l'analyse bactériologique de l'air. Les fosses nasales peuvent de la sorte être considérées comme un appareil de protection arrêtant les microbes et les empêchant de pénétrer dans les voies respiratoires profondes. Le fait de se moucher, l'éternûment, les mouvements des cils vibratiles de l'épithélium de la muqueuse sont autant d'actes tutélaires et qui s'opposent à la pénétration plus avant des microbes. L'action bactéricide du mucus nasal, démontrée dans mon laboratoire par les recherches de Wurtz et de Lermoyez, est sans doute aussi un facteur qui intervient dans cet ensemble de moyens de défense[1]. La rareté relative des cas de tuberculose nasale, surtout de tuberculose nasale primitive, montre bien que ces moyens de défense sont le plus souvent efficaces et que la muqueuse des fosses nasales n'est pas un terrain favorable à la végétation du bacille de Koch[2]. Mais les faits que je viens de signaler montrent aussi que ce bacille peut séjourner plus ou moins longtemps avec toute sa virulence dans les cavités nasales de

1. R. Wurtz et Lermoyez, Du rôle bactéricide du mucus nasal. (*C. R. de la Soc. de Biol.*, 1893, p. 756).

2. Avec les progrès de la rhinologie et l'extension croissante des recherches bactériologiques, le nombre des cas publiés de tuberculose primitive des fosses nasales va se multipliant de plus en plus. Hajek a constaté que, dans bon nombre de cas, autrefois décrits sous la rubrique d'ozène simple ou syphilitique, on peut déceler la présence du bacille de la tuberculose. Seiffert, Cartaz, Plicque, Lermoyez, etc., insistent également sur la fréquence, plus grande qu'on ne le croit en général, de la tuberculose primitive du nez. Il existe aussi une variété assez commune de tuberculose nasale, le lupus primitif des fosses nasales. Malgré ces constatations, la tuberculose des fosses nasales demeure, somme toute, un fait exceptionnel.

sujets sains; il y a donc là, en même temps qu'un dispositif de défense, une cause de danger, les bacilles pouvant être entraînés plus loin, dans les bronches par exemple, où ils trouveront un milieu plus favorable pour se développer et s'implanter dans l'économie. La muqueuse nasale, dans de certaines circonstances, chez les enfants particulièrement, peut donner passage aux bacilles de la tuberculose, sans présenter elle-même de lésion apparente, et permettre leur arrivée dans les glandes lymphatiques: de là une des causes probables des adénopathies sous-maxillaires et cervicales si fréquentes chez les jeunes sujets scrofuleux et peut-être d'autres localisations tuberculeuses encore.

Les recherches que je viens de relater ont été faites à l'hôpital Laënnec et surtout dans mon service de la Charité, où les salles ont des parquets cirés, que les infirmiers balaient plusieurs fois par jour, soulevant ainsi des nuages de poussière qu'ils respirent ainsi que les malades. La proportion des phtisiques dans ces salles est très grande : en moyenne, sur 40 lits, 30 à 32 sont occupés par des tuberculeux. Malgré toutes les recommandations, il est bien difficile d'obtenir des phtisiques qu'ils crachent exclusivement dans les crachoirs; quand les malades sont arrivés à la dernière période surtout, ils sont trop faibles pour atteindre le crachoir, et ils projettent leur expectoration un peu au hasard, sur leur chemise, sur les draps, sur les couvertures; les crachats se dessèchent et sont soulevés sous forme de poussière quand on change le linge ou quand on fait le lit de ces malades. C'est là un ensemble de conditions qui expliquent parfaitement la proportion si grande d'inoculations positives obtenues dans mes recherches. Depuis quelque temps, j'ai interdit le cirage et le balayage du parquet des salles : on le lave, plusieurs fois par jour, avec un torchon humecté d'une solution de sublimé au millième. La poussière résultant du balayage est ainsi à peu près supprimée. Je me propose de recommencer les mêmes expériences sur le même personnel quelques mois après le régime nouveau introduit dans le nettoyage des salles: je m'attends à ce que le nombre des inoculations positives s'en trouvera notablement réduit.

J'ai commencé aussi d'étendre ces recherches à des individus de conditions et d'occupations diverses, mais n'étant pas, professionnellement ou autrement, en rapport direct et répété avec des phtisiques. Il est probable qu'il en résultera des données intéressantes sur le degré de diffusion et d'ubiquité du bacille de la tuberculose, dans les différents milieux humains.

Le 11 octobre 1894 j'ai recueilli par le procédé indiqué plus haut le contenu de la cavité nasale de huit garçons employés à la bibliothèque de la Faculté de médecine et de M. G... sous-bibliothécaire. Les produits ainsi obtenus furent inoculés dans le péritoine à 9 cobayes. Parmi ces cobayes, 6 moururent peu de jours après l'inoculation, de septicémie, ou sans lésions appréciables. 2 de ces cobayes sont actuellement vivants et paraissent bien portants. Le neuvième cobaye, celui qui avait reçu dans le péritoine les produits retirés de la cavité nasale de M. G...; paraissait également bien portant au moment où ceci s'imprime (22 novembre 1894); je le sacrifiai néanmoins. A l'autopsie, la cavité péritonéale et les viscères paraissaient absolument normaux, sauf quelques ganglions mésentériques qui étaient augmentés de volume, mais sans tubercules visibles ni caséification. Néanmoins, des frottis faits avec le suc de ces ganglions révélèrent la présence de bacilles de la tuberculose, en très petit nombre, il est vrai. La rate et le foie ne contenaient pas de bacilles. Ce fait est instructif, car il montre que, six semaines après l'inoculation intra-péritonéale, les lésions tuberculeuses macroscopiques peuvent encore faire complètement défaut et l'infection ne se manifester que par un peu de tuméfaction des ganglions rétropéritonéaux et par la présence, à leur intérieur, de quelques rares bacilles. Il y a donc intérêt à garder les animaux vivants le plus longtemps possible, étant donné la marche éminemment chronique des tuberculoses provoquées par l'inoculation d'un très petit nombre de bacilles.

J'ai fait recueillir le contenu de la cavité nasale de 6 machinistes et de M. M..., chef d'orchestre de l'Opéra, tous bien portants; ces produits furent inoculés dans le péritoine, à 7 cobayes, le 21 juillet 1894. Le 11 septembre, le cobaye ayant reçu le mucus nasal de M. M... mourut très amaigri, avec des lésions tuberculeuses typiques du péritoine, des ganglions mésentériques, de la rate et du foie.

Ces dernières expériences en cours d'exécution sont encore trop peu nombreuses pour permettre d'en tirer des conclusions précises. Je les ai fait porter sur des sujets sains, mais séjournant pendant un temps assez long dans des milieux (bibliothèques publiques, salles de spectacle) où beaucoup de personnes se trouvent réunies et où règne une poussière plus ou moins abondante. Il semble que les résultats positifs des inoculations soient moins nombreux dans ces cas que pour les inoculations faites avec le produit nasal des individus vivant dans les hôpitaux. Il est cependant intéressant de noter que le sous-bibliothécaire de la Faculté de médecine (cette bibliothèque est la plus fréquentée de Paris) et l'un des chefs d'orchestre de l'Opéra, tous deux très bien portants, se sont trouvés avoir dans leur cavité nasale des bacilles virulents de la tuberculose.

« L'*air expiré*, dit Villemin, ne nous semble pas jusqu'ici pouvoir transmettre la maladie. En attendant les résultats des expériences entreprises pour vérifier le fait, nous rappellerons celles que Rouanet a établies pour la morve. Rouanet, enfermant dans le même sac la tête d'un cheval morveux et celle d'un cheval sain, de manière à forcer celui-ci à respirer les émanations pulmonaires du premier, ne put jamais réussir à transmettre la maladie. Les principes virulents de la morve et de la tuberculose ne paraissent pas être assez volatils pour être véhiculés dans l'air expiré. Emprisonnés dans les produits de sécrétion des voies respiratoires, ils ne s'échappent probablement qu'avec les matières du jetage et des crachats. Celles-ci sont les agents visibles et tangibles de la contagion. Aussi il n'y a pas lieu de s'étonner, selon nous, de l'immunité offerte par le médecin et certaines personnes qui approchent et touchent journellement les phtisiques. Ce n'est pas par ces manœuvres qu'on peut absorber le contage; cela est consolant[1]. »

A l'époque où l'on croyait à la nature volatile, gazeuse des virus, l'air expiré par les malades était particulièrement redouté, et naguère encore non seulement le public, mais même des médecins instruits, considéraient l'haleine des phtisiques comme dangereuse[2]. Cependant les premières recherches bactériolo-

1. Villemin, De la propagation de la phtisie (*Gazette hebd.*, 1869, p. 260).

2. Il en était de même des *sueurs* des phtisiques, qu'une opinion assez généralement répandue faisait croire dangereuses et susceptibles de transmettre la maladie. Les inoculations faites avec des sueurs de phtisiques ont toujours donné des résultats négatifs. Di Mattei a recueilli, chez des poitrinaires, sur des portions de peau préalablement stérilisées, de la sueur accumulée sous des verres de montre qu'il laissai, en place pendant plusieurs jours : la sueur ainsi recueillie, inoculée à des cobayes ne les rendit point tuberculeux (Di Mattei, Sulla trasmissibilità della tubercolosi per mezzo del sudore dei tisici (*Archivio per le Scienze med.*, 1888, t. 12, p. 293). Surmont (de Lille) a recueilli également de la sueur en appliquant sur la poitrine bien désinfectée de phtisiques de l'ouate hydrophile stérilisée et maintenue par un bandage approprié : la sueur exprimée de l'ouate avec pureté fut injectée, à la dose de 1 cc., à 15 cobayes, dans le péritoine : aucun ne devint tuberculeux (Surmont, Recherches expérim. sur les sueurs des tuberculeux, in *Etudes expérim. et clin. sur la tuberculose*, publiées par Verneuil, t. 2, 1890, p. 534).

gique auraient dû prémunir les esprits contre ces craintes chimériques. Tyndall avait montré que l'air expiré est *optiquement pur*, c'est-à-dire qu'il ne contient pas de particules solides, de quelque nature qu'elles soient, ces particules étant retenues par les parois humides de l'arbre respiratoire. Nægeli avait également appelé l'attention sur ce fait que des surfaces humides ne peuvent pas émettre de microbes par évaporation ni en abandonner à l'air qui se déplace devant elles; les microbes, en effet, sont des éléments solides qui obéissent aux lois de la pesanteur, de l'adhérence et de la cohésion[1]. Gunning montra expérimentalement dès 1882 que l'air expiré ne contient pas de micro-organismes capables de provoquer la putréfaction des liquides stériles à travers lesquels on le fait passer[2]. J'ai établi avec Dubreuilh, par des expériences de numération directe, que, quelque nombreux que soient les germes vivants que peut contenir l'air inspiré, l'air expiré est complètement privé de ces germes. « L'air qui pénètre dans les voies respiratoires se dépouille pendant l'inspiration et l'expiration, dans les canaux étroits et tapissés d'un épithélium humide, de toutes les particules solides qu'il peut avoir entraînées. Les voies respiratoires supérieures, les parois humides de l'isthme du gosier, de la bouche et les anfractuosités sinueuses des fosses nasales y contribuent aussi pour leur part. Il en résulte que l'air quitte les poumons optiquement pur, comme l'a montré Tyndall, et aussi *bactériologiquement pur*. Il en faut conclure que les hommes ou les animaux, réunis dans un espace confiné, loin de souiller l'air par leur respiration, tendent au contraire à le purifier, en ce qui concerne les microbes... Ce n'est pas par l'air qu'ils expirent, par leur *haleine* que les hommes agglomérés chargent l'air ambiant de microbes; c'est par leurs vêtements, par les poussières que leurs mouvements soulèvent, par leur expectoration desséchée sur le plancher et disséminée plus tard sous forme pulvérulente, que s'effectue la souillure de l'air par les microbes[3]. »

Ces données générales sur l'absence de bactéries dans l'air

1. Nægeli, *Die niedere Pilze*, Munich, 1877, p. 53.

2. Gunning, Werden mit der Expirationsluft Bacterien aus dem Körper entführt? (*Klin. Monatsbl. f. Augenheilkunde*, 1882, p. 1).

3. Straus et W. Dubreuilh, Sur l'absence de microbes dans l'air expiré (*C. R. de l'Acad. des Sciences*, 1887, séance du 5 décembre). — Straus, Sur l'absence de microbes dans l'air expiré (*Annales de l'Institut Pasteur*, 1888, p. 181).

expiré rendent déjà bien suspects les résultats annoncés, il y a quelques années, par Giboux. Deux lapins issus de parents sains sont placés dans une caisse dans laquelle on introduit journellement, pendant trois mois, 20 à 25 litres d'air expiré par des phtisiques et recueilli dans une vessie de caoutchouc; dans une autre caisse, deux lapins de la même portée sont traités de la même façon, mais l'air expiré par les phtisiques, au lieu d'y pénétrer directement, est obligé de traverser une couche de ouate phéniquée, renouvelée à chaque opération. Chez les deux premiers lapins, il se produisit de l'anorexie, de la diarrhée, une cachexie profonde, et ils succombèrent, le poumon, la rate et le foie farcis de tubercules. Au contraire, les deux autres lapins ne présentèrent aucun symptôme morbide, et l'autopsie ne révéla chez eux aucune lésion[1]. Il est bien difficile de ne pas admettre que ces résultats, d'une netteté tout à fait schématique, ne soient dus à quelque cause d'erreur. Ces expériences demeurent absolument isolées et sont contredites par la plupart des nombreuses recherches faites dans la même direction. Des réserves de même ordre doivent être formulées au sujet des recherches de Ransome, qui dit avoir pu déceler, par l'examen microscopique, la présence de bacilles de la tuberculose dans l'air expiré par des phtisiques avancés, air dont la vapeur d'eau était condensée à l'aide de la glace[2]; il en est de même des constatations analogues de Smith, qui faisait passer l'air expiré par des phtisiques à travers des bourres de coton qu'il dissolvait ensuite dans l'éther pour faciliter la recherche des bacilles. Celli et Guarnieri recueillirent l'eau de condensation provenant de l'air expiré par des phtisiques; ni l'examen microscopique ni l'inoculation n'y révélèrent la présence du bacille de la tuberculose. Soumis à l'évaporation ou à l'ébullition, les crachats ne laissent jamais échapper de bacilles; l'air qui se meut à leur surface ou qui les traverse par barbotage ne s'en charge pas non plus. Celli et Guarnieri en concluent que l'haleine des phtisiques est incapable d'émettre dans l'air ambiant des bacilles[3].

1. GIBOUX, Inoculabilité de la tuberculose par la respiration des phtisiques (*C. R. de l'Acad. des sciences*, 1882, t. 92, p. 1391).

2. RANSOME, Note on the discovery of Bacilli in the condensed aqueous vapour of the breath of persons affected with phtisis (*Brit. med. Journ.*, 16 décembre 1883).

3. CELLI et GUARNIERI, Intorno alla profilassi della tuberculosi (*Archivio per le scienze med.*, 1883, t. 7, p. 233).

Fr. Müller fit projeter par des phtisiques, contre des plaques de verre enduites de glycérine, l'air qu'ils expiraient; il fit aussi passer cet air dans de l'eau; enfin il recueillit l'eau de condensation provenant de la réfrigération de l'air expiré : jamais il ne put constater dans ces produits la présence de bacilles de la tuberculose[1]. Sormani et Brugnatelli firent des expériences analogues, avec des résultats constamment négatifs[2]. Charrin et Karth ont fait aussi arriver l'air expiré par deux phtisiques sur des plaques de verre enduites de glycérine et malgré de nombreuses préparations ils n'ont obtenu que des résultats négatifs[3]. Grancher, dans une discussion sur la tuberculose, fait ressortir le rôle des crachats desséchés dans la contagion de la maladie et déclare, sans entrer dans le détail des expériences, que « les animaux auxquels il a fait inhaler l'air expiré par des phtisiques n'ont jamais présenté aucune lésion tuberculeuse ».

Cadéac et Malet ont fait à ce sujet des expériences nombreuses et bien instituées. Ils se sont servis d'un sac de caoutchouc, de la capacité de 45 à 50 litres, pourvu d'un robinet; un phtisique gonflait la moitié de ce sac en y envoyant l'air qu'il expirait; on achevait de le remplir ensuite avec de l'air atmosphérique pur, de manière à obtenir un mélange gazeux respirable. On faisait inhaler ce mélange une ou deux fois par jour, pendant une heure chaque fois, à des lapins, à l'aide d'une muselière construite sur le modèle de celle de P. Bert pour l'anesthésie par la méthode dite des mélanges titrés. Ces inhalations furent pratiquées un très grand nombre de fois sur des lapins sains ainsi que sur des lapins chez lesquels on avait provoqué une inflammation catarrhale des bronches en leur faisant respirer pendant cinq minutes des vapeurs de brome : aucun de ces animaux ne contracta la tuberculose. Les mêmes expérimentateurs placèrent des lapins et des cobayes sains d'une part, des lapins et des cobayes tuberculeux d'autre part dans une caisse divisée en deux compartiments par une double cloison en toile métallique. Grâce à ce dispositif, les animaux sains et

1. Fr. Müller, *Ueber die diagnotische Bedeutung der Tuberkelbacillen*, Wurzbourg, 1883.

2. Sormani et Brugnatelli, *Studi sperimentali sul bacillo della tuberculosi*, 1883.

3. Charrin et Karth, Virulence de la tuberculose suivant les humeurs et les tissus des tuberculeux (*Revue de médecine*, 1885, p. 659).

malades vivaient presque côte à côte, respirant le même air, sans que toutefois leur fumier ni leurs aliments ne pussent se mélanger. 12 lapins et cobayes ayant ainsi séjourné pendant deux à trois mois dans la même atmosphère que 19 tuberculeux, ne contractèrent pas la tuberculose. « L'interprétation de ces résultats négatifs est facile, si l'on songe que ces deux groupes d'animaux occupaient des cages où les excréments, l'urine, l'eau qui servait à les abreuver maintenaient le fond constamment humide, de sorte qu'il ne se faisait entre ces deux lots d'animaux qu'un échange d'air expiré et qu'il n'y avait pas ici de poussières desséchées susceptibles d'imprégner des corps poreux, d'être agitées par le renouvellement de la litière et de flotter dans l'atmosphère pour se répandre dans le compartiment adjacent et contaminer finalement le lot d'animaux sains. L'air expiré par les animaux sains et par les animaux malades s'est seul mélangé, et les résultats négatifs obtenus nous conduisent à la négation de sa virulence. » Enfin Cadéac et Malet ont condensé la vapeur d'eau exhalée par le poumon des phtisiques pendant la respiration, en faisant passer l'air expiré à travers un système de deux tubes en U plongés dans de la glace pilée et reliés à la bouche du malade par un tuyau de caoutchouc. Le liquide de condensation ainsi obtenu, inoculé à la dose de trois à un demi-centimètre cube sous la peau de lapins et de cobayes a donné des résultats négatifs, sauf dans deux cas, où il est probable que l'air expiré avait été souillé par le mélange d'un peu de salive ou de mucus. Ces recherches montrent que « le virus de la tuberculose ne peut avoir l'air expiré pour véhicule[1]. »

L'extrême prédominance, chez l'homme, des localisations pulmonaires de la tuberculose prouve, d'une part, la grande prédisposition de cet organe à être frappé par la tuberculose; elle montre d'autre part et surtout que le poumon constitue sans doute dans la grande majorité des cas la porte d'entrée du virus tuberculeux. On sait aussi que les sommets du poumon sont le plus souvent les points primitivement atteints; il est de notion vulgaire que c'est par les sommets du poumon que la phtisie pulmonaire débute presque toujours, et c'est là que

1. Cadéac et Malet, De la transmission de la tuberculose par l'air expiré et par l'atmosphère (*Revue de médecine*, 1887, p. 545).

d'ordinaire les lésions présentent le maximum d'intensité. On sait aussi que c'est là que l'on trouve en général les vieux foyers tuberculeux guéris, crétacés ou fibreux, chez les individus morts d'autres affections que la tuberculose. On a beaucoup disserté sur cette localisation spéciale de la tuberculose pulmonaire, et il faut bien admettre que les sommets des poumons constituent à cet égard un *locus minoris resistentiæ*. Les germes tuberculeux introduits pendant l'inspiration doivent se répandre uniformément dans toutes les divisions de l'arbre respiratoire; ils ne sauraient arriver de préférence ou en plus grand nombre aux sommets des poumons. Si donc ces parties sont spécialement le siège de lésions tuberculeuses, c'est que sans doute les bacilles trouvent à cet endroit des conditions de fixation et de développement plus favorables que dans les autres parties du poumon. La faible ampliation des sommets pendant l'acte respiratoire est peut-être l'explication la plus plausible de cette prédisposition [1].

Un mode intéressant de dissémination du bacille de la tuberculose a été mis en lumière par Spillmann et Haushalter. Ces observateurs s'assurèrent que le contenu de l'abdomen de mouches ayant séjourné autour des lits des tuberculeux et s'étant posé sur les crachoirs de ces malades renferme en quantité notable des bacilles de la tuberculose. Ils retrouvèrent de même le bacille de Koch dans des excréments de mouches râclés sur les fenêtres ou sur les murs d'une salle d'hôpital. « En somme, concluent-ils, la cavité abdominale de mouches qui ont absorbé des crachats tuberculeux contient des bacilles tuberculeux. Après leur vie, ces insectes se dessèchent et tombent en poussière; les bacilles qu'ils contenaient sont mis en liberté, et, comme les mouches vont mourir sur les plafonds, sur les tentures, sur les tapisseries, elles peuvent aller semer partout les germes de la tuberculose. Ces germes, elles peuvent les disséminer encore par leurs excréments, dont elles vont impré-

1. Consulter à ce sujet : HANAU, Ueber die Localisation und die weitere Verbreitung der Tuberkulose in der Lunge (*Zeitschr. f. klin. Medicin*, 1887, Bd 12, p. 1). C'est à la faiblesse de l'*expiration* dans les sommets du poumon que tiendrait, d'après Hanau, la fréquence de la tuberculose de ces sommets

gner bien des substances alimentaires dont elles sont si friandes[1] ».

Hofmann a vérifié l'exactitude des faits annoncés par Spillmann et Haushalter. Il examina le contenu intestinal de six mouches ayant séjourné dans la chambre d'un poitrinaire, et chez quatre il put constater la présence du bacille de la tuberculose. Les excréments des mouches recueillies sur les parois de cette chambre contenaient également des bacilles de Koch, tandis que les mêmes recherches faites sur des mouches d'autres appartements ne donnèrent que des résultats négatifs. En alimentant artificiellement des mouches avec des crachats tuberculeux, le nombre des bacilles dans leurs excréments devient plus considérable. L'inoculation des excréments bacillifères dans la chambre antérieure de l'œil de lapins fut suivie du développement d'une tuberculose locale d'abord, puis généralisée. On voit donc que les mouches peuvent jouer un certain rôle dans la dissémination du bacille de la tuberculose[2].

1. SPILLMANN et HAUSHALTER, Dissémination du bacille de la tuberculose par es mouches (*C. R. de l'Acad. des sciences*, 1886, t. 105, p. 352).

2. E. HOFMANN, Ueber die Verbreitung der Tuberkulose durch unsere Stubenfliege (d'après l'analyse du *Jahresbericht* de BAUMGARTEN, 1888, p. 191).

CHAPITRE XVII

TUBERCULOSE PAR INGESTION

SOMMAIRE. — Chauveau montre que l'infection tuberculeuse peut s'effectuer par la voie digestive. — Gerlach signale le danger du lait de provenance tuberculeuse. — Relation des principales expériences sur la transmission de la tuberculose par les voies digestives.

Danger de l'usage de la viande provenant d'animaux tuberculeux. — Discussion des mesures à prendre à cet égard. — Saisie totale. — Saisie partielle. — Étal de basse boucherie (Freibank). — Résultats de l'inoculation de viandes provenant d'animaux tuberculeux; comment il faut les interpréter. — Partisans de l'interdiction absolue de toute viande provenant d'un animal tuberculeux, si limitée que soient les lésions. — Une pareille mesure est inapplicable dans la pratique. — Moyens proposés pour rendre inoffensives les viandes suspectes (stérilisation par la chaleur, salaison, fumure). — Les idées de modération dans la saisie doivent prévaloir, pour des motifs d'ordre économique. — Utilité d'une bonne cuisson de la viande.

Lait de provenance tuberculeuse. — Il ne se montre en général virulent par l'inoculation, que quand la mamelle est tuberculeuse. — Tout lait servant à l'alimentation doit être bouilli. — Quel est le degré de danger de l'usage du beurre, de la crème et du fromage fabriqués avec du lait provenant des vaches phtisiques.

Infection tuberculeuse, par les voies digestives, chez l'homme. — Rareté de la tuberculose intestinale primitive chez l'adulte; fréquence de la tuberculose intestinale secondaire chez les phtisiques, probablement par le fait de la déglutition des crachats. — Constatation de la présence des bacilles dans les selles des tuberculeux. — Fréquence de la tuberculose abdominale primitive chez l'enfant (carreau); elle est liée peut-être à l'usage de lait de provenance tuberculeuse. — Viandes tuberculeuses impunément consommées.

Il a été déjà fait mention plus haut (p. 113) des premières expériences de Chauveau qui établirent que l'infection tuberculeuse peut s'effectuer par la voie digestive[1]. Ces expériences donnèrent une preuve nouvelle de l'infectiosité de la tuberculose et montrèrent que les voies naturelles peuvent servir, sans

1. Il est intéressant de rappeler à ce propos une observation, antérieure à toute recherche systématique sur la transmissibilité de la tuberculose, et qui a été publiée en 1839, par Malin. Une femme âgée de 58 ans, phtisique, avait un chien de chambre qui, durant une année, avala avec avidité les crachats purulents de la

traumatisme ni effraction, d'entrée au virus. Elles portèrent sur quatre génisses de 6 à 12 mois, originaires des montagnes de la Savoie, où la phtisie bovine est à peu près inconnue. Trois de ces génisses furent destinées à être infectées, la quatrième servit de témoin. On fit avaler à chacune des trois premières environ 30 grammes de matière tuberculeuse provenant d'une vieille vache phtisique; cette matière, préalablement broyée dans un mortier, avait été délayée dans de l'eau et l'on fit boire ce breuvage à petites gorgées à l'aide d'une bouteille. Le dénouement ne se fit pas longtemps attendre. Trois semaines après l'ingestion des produits infectieux, les animaux commencèrent à maigrir d'une manière extraordinaire, leur poil devint raide et hérissé, la toux s'établit et devint incessante, les glandes lymphatiques du cou s'engorgèrent et un cornage intermittent se manifesta. Cinquante-trois jours après l'ingestion, les trois génisses étaient complètement cachectiques, tandis que la génisse témoin se maintenait en parfait état. A ce moment, on sacrifia deux des génisses infectées et à l'autopsie on constata une tuberculose généralisée, avec prédominance extrêmement marquée sur le mésentère et l'intestin. Les ganglions mésentériques étaient infiltrés à un si haut degré, que plusieurs avaient acquis le volume du poing. L'intestin, en particulier l'iléon, était semé d'ulcères tuberculeux; l'estomac essentiel ou la caillette offrait aussi quelques tubercules, qui manquaient totalement dans les premiers estomacs. Les ganglions bronchiques et médiastinaux étaient tuberculeux et des granulations grises et des noyaux caséeux plus volumineux étaient parsemés dans les poumons. Les ganglions cervicaux, rétro-pharyngiens et sous-maxillaires étaient pareillement caséeux.

Chauveau, dès sa première communication, insista sur la portée de ces expériences; non seulement elles établissaient que la tuberculose peut être contractée par la voie digestive, mais elles appelaient l'attention sur une question d'hygiène publique

malade. Au bout de six mois, le chien rendait du pus en toussant; il maigrit et succomba; la malade se procura un autre chien, âgé d'un an ; celui-ci, quoiqu'on lui donnât du lait et de la viande, témoigna le même goût que son prédécesseur; un mois après il devint aussi malade et mourut au bout de cinq mois; en ouvrant la poitrine, on trouva les deux poumons presque entièrement détruits par la suppuration[1].

1. Malin, Transmission de la phtisie aux animaux (*Gaz. méd. de Paris*, 1839, p. 634).

de la plus haute gravité : le danger des viandes provenant d'animaux phtisiques[1].

Plus tard Chauveau poursuivit ces expériences sur une échelle plus grande et les résuma dans une lettre adressée à Villemin. Elles portèrent sur 11 animaux de l'espèce bovine, parfaitement bien portants et pris à un âge où la tuberculose naturelle est extrêmement rare. Le plus âgé avait 14 mois, quelques-uns étaient des veaux de lait. On fit ingérer aux uns de la matière tuberculeuse provenant de vaches phtisiques, aux autres des produits tuberculeux humains. Quelques animaux prirent jusqu'à quatre fois, en quinze jours, de grandes quantités de matière (50 à 100 gr. chaque fois); d'autres n'en ont pris qu'une fois, en petite quantité. La durée la plus longue de l'expérience a été de trois mois et demi; quelques animaux ont été sacrifiés au bout d'un mois. Aucun sujet n'a échappé à l'infection. Les lésions tuberculeuses constatées à l'autopsie étaient légères chez les uns, chez les autres « véritablement épouvantables ». Elles portaient surtout sur les organes lymphoïdes, les follicules solitaires ou agminés de l'intestin grêle, les ganglions mésentériques, bronchiques, rétro-pharyngiens et sous-maxillaires. Les lésions pulmonaires étaient moins fréquentes et moins accentuées. Presque tous les sujets avaient montré, comme symptôme initial après la première administration, de la diarrhée plus ou moins intense. Un certain nombre de ces animaux maigrirent profondément et devinrent cachectiques; d'autres se trouvaient, au moment où ils furent abattus, dans cet état moyen d'embonpoint que les bœufs ou les vaches phtisiques peuvent conserver pendant des années[2].

En 1873, Chauveau revint sur cette même question, au Congrès scientifique de Lyon. Il avait choisi 4 veaux bien portants; deux d'entre eux furent soumis à l'ingestion de matières tuberculeuses délayées dans du lait, à la dose de 30 à 40 grammes chaque fois, dose renouvelée à quatre reprises, à quelques jours d'intervalle. Les deux autres veaux servirent de témoins. Au bout de deux mois, les animaux infectés présentèrent de la

1. Chauveau, Démonstration de la virulence de la tuberculose par les effets de l'ingestion de la matière tuberculeuse dans les voies digestives (*Bulletin de l'Acad. de médecine*, 1868, t. 33, p. 1007).

2. Chauveau, Lettre à Villemin sur la transmissibilité de la tuberculose (*Gaz. hebdom.* 1872, p. 215).

fièvre, de l'amaigrissement, du cornage et de l'engorgement des ganglions péripharyngiens et sous-maxillaires; les deux témoins paraissaient en parfait état de santé. Les quatre animaux furent sacrifiés devant les membres du Congrès.

A l'autopsie, les deux veaux infectés présentèrent un engorgement caséeux très prononcé des ganglions cervicaux, des ganglions mésentériques, médiastinaux et bronchiques. La muqueuse intestinale était presque entièrement saine, sauf un peu d'hypertrophie des plaques de Peyer. Mais en même temps les deux veaux conservés intacts comme témoins et qu'on devait trouver sains présentèrent aussi des lésions tuberculeuses, beaucoup moins prononcées, il est vrai, et limitées à quelques nodules gris disséminés dans les poumons et dans les ganglions bronchiques. La démonstration cherchée semblait donc perdre sa valeur; mais une enquête rétrospective établit que les animaux témoins et les veaux infectés vivaient en promiscuité, buvaient à la même auge et ainsi sans doute la maladie s'était transmise des premiers aux seconds, par la contamination des aliments et des boissons qu'ils prenaient en commun[1]. L'année suivante, au Congrès scientifique de Lille, Chauveau apporta de nouvelles expériences montrant avec quelle facilité l'infection des veaux par la voix digestive peut s'effectuer. Un veau, intact au point de vue héréditaire, reçut une fois 3 grammes de matière tuberculeuse provenant d'un porc, mélangée à du lait; il fut sacrifié dix semaines plus tard, en parfait état de santé apparente; il présentait deux ganglions mésentériques manifestement tuberculeux. A un autre veau, en parfait état, on fit sucer le doigt imprégné de matière tuberculeuse et téter une fois le pis de sa mère enduit de cette même matière. La quantité de produits tuberculeux ainsi absorbée ne pouvait être que très minime. Six semaines plus tard, l'animal fut sacrifié; il présentait des tubercules très nets sur le pharynx et le voile du palais et quelques nodules tuberculeux dans les poumons[2].

Ces faits sont instructifs, car ils montrent d'une part l'infectiosité que peut revêtir la tuberculose par ingestion chez les

1. CHAUVEAU, Transmission de la tuberculose par les voies digestives (*Assoc. française pour l'avancement des sciences*, session de Lyon, 1873, p. 717).

2. CHAUVEAU, Contagion de la tuberculose (*Assoc. française pour l'avancement des sciences*, session de Lille, 1874, p. 943).

jeunes animaux de l'espèce bovine et, d'autre part, le soin qu'il importe d'apporter, dans les expériences de cette nature, à l'isolement rigoureux des animaux témoins.

La plupart des expériences de tuberculose par ingestion faites par Chauveau ont consisté à faire avaler aux veaux des produits de pommelière. Toutefois, trois veaux furent soumis à l'ingestion de matière tuberculeuse provenant de lésions humaines. A l'autopsie, il était impossible de distinguer les lésions tuberculeuses ainsi provoquées de celles que déterminerait l'ingestion de produits d'origine bovine. C'était une nouvelle preuve en faveur de l'identité de la tuberculose humaine et de la pommelière, déjà proclamée par Villemin à la suite de ses expériences d'inoculations sous-cutanées[1].

Villemin fit aussi un certain nombre d'expériences d'infection tuberculeuse par la voie digestive; il introduisit par la sonde dans l'estomac de lapins de la matière tuberculeuse délayée dans de l'eau; il fit avaler à d'autres lapins des boulettes faites avec du poumon tuberculeux haché menu et de la farine. Un certain nombre de ces animaux présentèrent, quelques mois plus tard, des lésions tuberculeuses d'étendue variable; dans un cas, elles étaient extrêmement prononcées et occupaient les ganglions mésentériques, le péritoine, l'intestin grêle, le cæcum, la rate et le poumon; quelques lapins, mis à mort au bout d'un à deux mois, n'offraient que de rares tubercules sur les plaques de l'intestin grêle, les ganglions mésentériques, la rate et les poumons; quelques-uns enfin, tués au bout de ce même temps, ne présentaient pas de tubercules. Villemin fit aussi ingérer à des cochons d'Inde environ 40 grammes de crachats d'un phtisique; on faisait, avec ces crachats et du son, une pâte que ces animaux mangeaient sans difficulté. Au bout de quelque temps, ils maigrirent et leur poil se hérissa; ils moururent ou furent sacrifiés au bout de deux à trois mois; tous étaient profondément tuberculeux, avec des lésions généralisées dans la plupart des organes, notamment dans l'intestin grêle, le cæcum, les ganglions mésentériques et la rate[2].

Parrot, en 1869, montra à la Société médicale des hôpitaux

1. Consulter à ce sujet la dernière communication de Chauveau : Sur l'identité de la tuberculose de l'homme et de la tuberculose du bœuf (2e *Congrès pour l'étude de la tuberculose*, Paris, 1891, p. 51).

2. Villemin, De la propagation de la phtisie (*Gaz. hebdom.*, 1869, p. 260).

les pièces d'autopsie d'un cobaye auquel il avait fait ingérer, à plusieurs reprises, des produits tuberculeux; cet animal mourut au bout de trois mois, avec une tuberculose généralisée; les lésions étaient surtout prononcées dans les ganglions mésentériques et bronchiques[1].

Klebs soumit des cobayes à l'ingestion de matières tuberculeuses provenant soit du bœuf, soit de l'homme; dans les deux cas, il observa sur l'intestin des ulcérations à fond grisâtre et à bords infiltrés de granulations, rappelant les ulcères tuberculeux de l'intestin de l'homme; les ganglions mésentériques étaient également tuberculeux. Les effets de l'ingestion de produits de la tuberculose de l'homme et de ceux de la pommelière furent les mêmes, nouvelle preuve de l'identité du virus dans ces deux affections[2].

Gerlach fut l'expérimentateur qui, après Chauveau, insista le plus sur la possibilité et le danger de l'infection tuberculeuse par les voies digestives. Il fit d'abord ingérer de la matière tuberculeuse provenant d'une vache phtisique à un vieux chien, sans résultats, puis à un porc qui mourut tuberculeux. Il fut le premier à expérimenter avec du lait provenant de vaches phtisiques qu'il fit ingérer soit pur, soit mêlé à d'autres aliments, à deux veaux, un mouton, un cochon et deux lapins. Un des veaux mourut accidentellement, dix jours après, de fièvre aphteuse; les autres animaux furent tous trouvés tuberculeux. Gerlach en conclut que le lait de provenance tuberculeuse peut être infectieux et communiquer la maladie par les voies digestives, et il appela l'attention sur le danger qui peut découler de l'usage d'un pareil lait, surtout pour les enfants en bas âge. Les premières expériences de Gerlach avaient été faites à l'école vétérinaire de Hanovre; il les reprit plus tard, sur une plus grande échelle, à l'école vétérinaire de Berlin, presque toujours avec les mêmes résultats positifs[3].

Günther et Harms poursuivirent à l'école vétérinaire de

1. Parrot (*Bulletin de la Soc. méd. des hôpitaux*, 12 mars 1869).

2. Klebs, Zur Geschichte der Tuberkulose (*Virchow's Arch.* 1870, Bd 19, p. 291).

3. Gerlach, Ueber die Impfbarkheit der Tuberkulose und der Perlsucht bei Thieren so wie über die Uebertragbarkeit der letzteren durch Fütterung (*Virchow's Arch.*, 1870, Bd 51, p. 297). — Ist das Fleisch von tuberkelkranken Thieren als Nahrungsmittel für Menschen zu verwenden oder zu verwerfen? (*Arch. f. wissensch. und prakt. Thierheilkunde*, Bd 1, 1875, p. 1).

Hanovre les expériences de Gerlach; ils firent ingérer des produits tuberculeux provenant de l'homme ou du bœuf et du lait de vaches tuberculeuses à des lapins, des chiens, des chats, des chèvres, des veaux et des porcs. Les résultats de l'ingestion de lait de provenance tuberculeuse furent presque tous négatifs; avec les produits tuberculeux crus et même *cuits*, les expérimentateurs hanovriens auraient fréquemment provoqué la tuberculose; il est infiniment probable que la coction, dans ces cas, n'était pratiquée que d'une façon incomplète[1].

Au moment où les preuves s'accumulaient de toutes parts pour confirmer l'exactitude des faits annoncés par Chauveau, Colin fit une communication à l'Académie de médecine pour établir que « la tuberculose n'est pas transmissible par les voies digestives ». Les expériences de Colin ont été faites sur deux taurillons, deux béliers, quatre jeunes porcs, plusieurs chiens, une série de lapins, de cochons d'Inde, de rats semi-albinos, un canard, deux pigeons, en tout une trentaine d'animaux auxquels il fit ingérer à différentes reprises et en quantités notables des produits tuberculeux divers. Chez aucun de ces animaux, il ne trouva de lésions tuberculeuses. Il en conclut que « le tubercule n'est pas inoculable par les voies digestives, et que l'usage de la chair des animaux phtisiques n'offre pas les dangers qu'on lui a supposés ». Il pense que les résultats annoncés par Chauveau et par d'autres tiennent à ce qu'ils avaient opéré sur des sujets déjà tuberculeux, ou bien qu'en leur faisant avaler par force la matière tuberculeuse écrasée et délayée, ils en laissaient tomber des parcelles dans les voies aériennes, provoquant ainsi des pneumonies caséeuses[2]. Il est bien difficile de se rendre compte pourquoi Colin, à peu près seul, est arrivé à des résultats toujours négatifs, dans des expériences où la réussite est, sinon constante, du moins extrêmement fréquente. Dans la discussion qui s'ouvrit à ce sujet devant l'Académie, Chauveau n'eut pas de peine à montrer que la pénétration de matières tuberculeuses dans les voies respiratoires ne se produisait pas dans ses expériences, où les lésions intestinales et celles des

1. GÜNTHER et HARMS, Versuche über Tuberkulose (*Jahresb. der königl. Thierarzneischule zu Hannover*, 1871, p. 79).

2. COLIN, Sur la non-transmissibilité de la tuberculose par l'ingestion de la matière tuberculeuse dans les voies digestives (*Bullet. de l'Acad. de médecine*, 1873, p. 557).

ganglions mésentériques étaient toujours beaucoup plus prononcées que les lésions pulmonaires. Dans cette même discussion Saint-Cyr apporta de nouveaux faits établissant la transmission de la tuberculose aux veaux par l'ingestion de produits tuberculeux. A deux jours d'intervalle, il fit ingérer à une génisse, âgée de six mois, 30 grammes chaque fois de matière tuberculeuse. Toutes les précautions étaient prises pour qu'on pût affirmer que pas une goutte de liquide infectieux n'avait pénétré dans les bronches; l'animal, tué deux mois après, en bon état apparent, présenta deux ganglions rétro-pharyngiens et plusieurs ganglions mésentériques en dégénérescence caséeuse. Deux veaux âgés de deux mois, à peu près de même taille, sont placés, côte à côte, dans la même étable et reçoivent la même nourriture. A l'un d'eux on fait ingérer, trois jours consécutivement, 30 grammes chaque fois de matière tuberculeuse délayée dans du lait. Deux mois après, on constate à l'autopsie des ganglions mésentériques et rétro-pharyngiens caséeux; l'animal témoin, sacrifié simultanément, était parfaitement sain[1].

Viseur, vétérinaire à Arras, fit des expériences intéressantes sur les chats. Sur cinq de ces animaux, nourris avec des poumons tuberculeux de vaches tuées à l'abattoir d'Arras, un seul, un vieux chat, ne présenta aucune lésion tuberculeuse à l'autopsie: les quatre autres, tout jeunes, étaient porteurs de lésions tuberculeuses, caractérisées par des ulcérations caséeuses siégeant surtout sur les plaques de Peyer et les follicules clos de l'iléon; les lymphatiques du mésentère et la masse ganglionnaire qui constitue le pancréas d'Aselli présentaient également des granulations types et des infiltrations caséeuses; les poumons contenaient des granulations moins avancées et discrètes. Dans une autre série d'expériences, Viseur nourrit deux autres jeunes chats avec des débris de poumons de vaches tuberculeuses: cinquante jours après le début de l'expérience, l'autopsie de ces chats, pratiquée devant Chauveau, donna des résultats tout aussi démonstratifs. Plus tard, Viseur nourrit trois chiens et quatre chats, à diverses reprises, avec du poumon et des ganglions de vache tuberculeuse: l'autopsie, pratiquée deux mois

1. SAINT-CYR, Note communiquée par Bouley (*Bullet. de l'Acad. de méd.*, 1873, p. 600).

plus tard, montra que tous les chats avaient une tuberculose de l'appareil digestif, du péritoine, des ganglions mésentériques cervicaux et médiastinaux et du poumon; un seul chien sur les trois aurait présenté des altérations tuberculeuses de l'iléon, du côlon, des ganglions mésentériques et du poumon[1].

Klebs, dans de nouvelles recherches sur la tuberculose expérimentale, fit prendre à des cobayes du lait d'une vache tuberculeuse dans lequel on faisait tremper du pain. Ces cobayes maigrirent, les uns succombèrent, les autres furent sacrifiés et présentèrent des lésions tuberculeuses surtout localisées sur les ganglions mésentériques, le foie et la rate: il n'existait pas d'ulcérations de la muqueuse intestinale. Klebs soumit le lait à la filtration sur un filtre de porcelaine, à l'aide de la trompe; en inoculant le sérum ainsi filtré dans le péritoine de trois cobayes, il prétend les avoir rendus tuberculeux. Il conclut, à la suite de ces expériences, où a dû se glisser certainement une cause d'erreur, que le lait, privé de particules figurées, renferme néanmoins le virus tuberculeux. Klebs, en faisant ingérer à des cobayes du lait tuberculeux *bouilli*, vit également ces cobayes devenir tuberculeux; il est vrai qu'il n'est pas sûr lui-même que ce lait ait été soumis réellement à l'ébullition. On voit que ce travail de Klebs contient plusieurs données manifestement erronées, mais il contribua à appeler l'attention sur la virulence du lait de provenance tuberculeuse[2].

Bollinger soumit quatre chiens à l'ingestion plusieurs fois répétée de grandes quantités de produits tuberculeux, notamment de poumons de vaches atteintes de pommelière. Ces chiens demeurèrent bien portants et, sacrifiés au bout de plusieurs mois, ils ne présentèrent aucune lésion tuberculeuse. Deux chèvres, auxquelles il fit ingérer environ 20 grammes d'un poumon tuberculeux, succombaient dans la cachexie au bout de cinquante et un et de soixante-cinq jours, présentant des lésions tuberculeuses de l'intestin, des ganglions mésentériques, bronchiques et cervicaux, et des tubercules dans les poumons. Une chèvre soumise à la même ingestion d'une dose unique d'en-

1. VISEUR, Faits nouveaux de transmission de tuberculose par la voie digestive chez les animaux domestiques (*Bulletin de l'Acad. de méd*,, 1874, p. 890).

2. KLEBS, Die künstliche Erzeugung der Tuberculose (*Arch. für experim. Pathologie*, 1873, Bd 1, p. 163).

viron 20 grammes de poumon tuberculeux, maigrit profondément et, sacrifiée au bout de deux mois, elle présenta à l'autopsie des lésions tuberculeuses très prononcées. C'est une nouvelle preuve que les herbivores opposent une résistance moindre que les carnivores à un grand nombre de virus administrés par la voie digestive[1].

Plus tard, Bollinger fit des expériences sur la virulence tuberculeuse du lait provenant de vaches phtisiques; ce lait, ingéré par des porcs, provoqua chez ces animaux une tuberculose extrêmement accusée[2].

Semmer (de Dorpat) fit ingérer à environ cent chiens les cadavres de trente vaches tuberculeuses; aucun de ces chiens ne contracta la tuberculose[3]; ces expériences faites sur une si vaste échelle montrent la grande résistance des chiens à la tuberculose par ingestion.

Orth, sur quinze lapins auxquels il fit ingérer des produits de pommelière, obtint neuf fois des lésions tuberculeuses avancées, caractérisées par des foyers caséeux et des granulations miliaires dans les ganglions cervicaux, sur la muqueuse intestinale, dans les ganglions mésentériques et dans les poumons; à l'examen microscopique, ces lésions offraient tous les caractères du tubercule, notamment la présence de cellules géantes. Orth fait remarquer qu'il faut une période d'au moins deux mois, après l'ingestion, si l'on veut constater une tuberculisation avancée[4].

Toussaint contribua, avec son énergie habituelle, à la démonstration de la transmissibilité de la tuberculose par les voies digestives. Saint-Cyr avait déjà signalé, dès 1874, que le porc peut être facilement infecté de la tuberculose par ingestion de produits tuberculeux. Toussaint fit manger à deux jeunes porcs un poumon entier de vache tuberculeuse; ces animaux maigrirent énormément; l'un fut sacrifié soixante-dix-sept jours après le repas infectieux, l'autre mourut au bout de cent un jours. Ils présentaient tous deux des lésions tuberculeuses très avan-

1. Bollinger, Ueber Impf- und Fütterungstuberculose (*Arch. für experim. Pathol.*, 1873, Bd 1, p. 356).
2. Bollinger, Ueber künstliche Tuberculose, erzeugt durch den Genuss der Milch tuberculöser Kühe (*Deutsche Zeitschr. f. Thiermed.* Bd 6, 1879, p. 103).
3. Semmer, Tuberkulose und Perlsucht (*Virchow's Arch.*, 1880, Bd 82, p. 546).
4. Orth, Experimentelle Untersuchungen über Fütterungstuberkulose (*Virchow's Arch.*, 1879, Bd 76, p. 217).

cées, des ulcérations tuberculeuses du voile du palais, un engorgement crétacé des ganglions du cou et des ganglions bronchiques ; tous les organes étaient criblés de tubercules infiltrés de sels calcaires ; la tuberculose avait affecté chez ces animaux une marche très aiguë[1].

Peuch nourrit un lapin pendant quatre-vingt-deux jours avec du lait de vache phtisique ; le lapin prenait par jour $0^{\text{lit}},25$ de lait. L'animal maigrit énormément, présenta de la diarrhée et mourut cent trente jours après le début de l'expérience. A l'autopsie, très nombreuses granulations tuberculeuses sur la muqueuse de l'intestin, principalement à la partie terminale de l'iléon où elles formaient des amas de la grosseur d'un pois ; ulcérations des plaques de Peyer ; ganglions mésentériques et bronchiques semés de tubercules ; tubercules à la surface des reins, du foie et de la rate ; poumons farcis de granulations. Un lapin témoin, placé dans les mêmes conditions que le précédent, fut trouvé entièrement sain à l'autopsie[2].

Une commission fut instituée auprès de l'école vétérinaire de Dresde, pour rechercher expérimentalement le danger qui pouvait résulter de l'usage de viande et de lait de provenance tuberculeuse. Ces expériences furent publiées par Siedamgrotsky. Elles portèrent sur huit moutons à qui l'on fit avaler, à diverses reprises, des produits de pommelière et de tuberculose de l'homme ; sacrifiés au bout de trois à six mois, deux seulement présentèrent des altérations tuberculeuses de l'intestin et des ganglions mésentériques ; chez les autres les résultats furent nuls ou douteux. Deux agneaux et six porcs ingérèrent pendant près de cinq mois chacun environ 1 litre de lait de vache pommelière ; les agneaux présentèrent quelques tubercules du foie, sans lésions tuberculeuses de l'intestin ; les porcs n'étaient pas devenus tuberculeux. Siedamgrotsky se croit autorisé à conclure de ces expériences qu' « il n'est pas prouvé que l'usage de viande ou de lait provenant d'animaux tuberculeux puisse transmettre la maladie à l'homme[3]. »

Baumgarten fit avaler à des lapins du lait tenant en sus-

1. Toussaint, Contribution à l'étude de la transmission de la tuberculose (*C.-R. de l'Acad. des sciences*, 1880, t. 90, p. 754).

2. Peuch, Transmissibilité de la tuberculose par le lait (*Ibid.*, p. 1081).

3. Siedamgrotsky, Tuberculose - Uebertragung (*Arch. f. wissensch. u. prakt. Thierheilk.*, 1882, Bd 8, p. 174).

pension des produits tuberculeux provenant de lapins ou de cobayes tuberculeux. L'ingestion d'une seule dose d'environ 50 à 100 grammes de ce lait rendit les lapins régulièrement tuberculeux; l'étendue des lésions était proportionnelle à la quantité de lait bacillifère absorbé. Il constata aussi des ulcérations caséeuses de la muqueuse de l'intestin grêle, de l'appendice vermiforme, du gros intestin, ulcérations tapissées de tubercules typiques et riches en bacilles. Les ganglions mésentériques, bronchiques, cervicaux et sous-maxillaires étaient également caséeux ou infiltrés de granulations. Ces expériences montrent qu'un seul repas infectieux peut rendre les lapins tuberculeux; elles montrent en outre que l'infection par la voie digestive peut être obtenue sûrement avec des produits tuberculeux autres que la pommelière; l'on considérait celle-ci comme particulièrement dangereuse à cause des aspérités des sels calcaires dont elle est infiltrée, aspérités qui faciliteraient mécaniquement l'infection par les voies digestives[1].

Wesener publia en 1885 une monographie consacrée à la tuberculose par ingestion[2]. Ses expériences, très nombreuses, portèrent uniquement sur des lapins, auxquels il inoculait des crachats de phtisiques; ces crachats, délayés avec de l'eau salée, étaient introduits dans l'estomac à l'aide de la sonde, ou bien encore injectés directement, après la laparotomie, avec une seringue de Pravaz, dans l'iléon ou dans le cæcum des lapins. L'injection directe avait pour but de soustraire la matière virulente à l'action préalable du suc gastrique. Les crachats employés étaient tantôt des crachats frais tantôt des crachats desséchés depuis vingt-quatre ou quarante-huit heures, ou ayant subi pendant quelques jours la putréfaction. Wesener employa aussi des crachats soumis à l'action de suc gastrique artificiel, d'acide chlorhydrique à 0,2 p. 100, de pepsine glycérinée et d'autres ferments digestifs. Un certain nombre de lapins furent soumis, pendant l'ingestion des produits tuberculeux, à une alimentation exclusivement composée de lait;

1. BAUMGARTEN, Ueber die Uebertragbarkeit der Tuberkulose durch die Nährung etc. (*Centralblatt f. klin. Med.*, 1884, p. 25).

2. WESENER, *Kritische und experim. Beiträge zur Lehre von der Fütterungstuberculose*, Fribourg-en-Brisgau, 1885. — Ce travail renferme un historique très complet de la tuberculose par ingestion, depuis les premières expériences de Chauveau jusqu'en 1884.

d'autres reçurent, en même temps que les crachats, une solution diluée de carbonate de soude ou d'ammoniaque destinée à neutraliser le suc gastrique.

Les résultats de ces expériences furent les suivants : les lapins soumis à l'ingestion pure et simple de crachats tuberculeux présentèrent une tuberculose des ganglions mésentériques, avec présence de bacilles; l'ingestion de petites quantités de crachats ne fut suivie d'aucun effet; il fallut une ingestion plusieurs fois répétée de quantités notables de crachats pour provoquer, outre la tuberculose mésentérique, des tubercules de l'intestin, parfois aussi de la rate et du foie. L'ingestion de crachats desséchés et putréfiés provoqua également, quoique moins sûrement, la tuberculose des ganglions mésentériques. Les lapins qui avalèrent des crachats mêlés de bicarbonate de soude présentèrent presque tous une tuberculose mésentérique et intestinale. Tous les animaux qui survécurent à l'opération de l'injection directe des produits tuberculeux dans l'iléon ou le cæcum succombèrent plus tard, avec des lésions tuberculeuses très étendues de la muqueuse intestinale, des ganglions mésentériques et des divers viscères. L'injection directe, dans l'intestin, de crachats putréfiés, desséchés ou soumis à l'action des divers sucs digestifs artificiels, provoqua, quoique moins régulièrement, la tuberculose. Wesener attribue la résistance qu'opposent à l'action des sucs digestifs les crachats ingérés ou injectés à la présence de spores, dont l'existence était, à cette époque, universellement admise.

De l'ensemble de ces recherches[1] se dégage d'une façon incontestable le fait expérimental, mis en évidence pour la première fois par Chauveau, à savoir que l'ingestion de produits tuberculeux est susceptible d'engendrer la tuberculose. La réceptivité des différentes espèces animales pour ce mode d'infection tuberculeuse est variable; elle est plus grande pour les ruminants (bœufs, moutons, chèvres) que pour les carnassiers (chats, chiens); le porc paraît relativement facile à infecter; les rongeurs (lapins, cobayes) contractent également avec facilité la tuberculose par les voies digestives. L'infection semble plus aisée

1. Je n'ai pas mentionné, dans cet exposé, les expériences dans lesquelles on a fait ingérer des produits tuberculeux à des oiseaux, particulièrement à des poules. Il en a été question plus haut au chapitre XIII.

à obtenir chez les sujets jeunes que chez les vieux animaux. Si l'on fait un relevé des diverses expériences, comme Biedert s'en est acquitté avec un soin particulier[1], on constate que le nombre des cas négatifs, à la suite de l'ingestion même prolongée de produits tuberculeux, chez les animaux très réceptifs, ne laisse pas que d'être considérable. Cela prouve la nécessité, pour la réussite de l'expérience, de conditions dont la plupart nous échappent encore. Il est probable que des troubles préalables de la fonction digestive, en diminuant la résistance de l'épithélium, favorisent la pénétration des bacilles et l'infection tuberculeuse. Ainsi que l'ont montré les expériences de Falk, de Wesener (p. 209), celles que j'ai faites avec Wurtz, le suc gastrique est incapable d'exercer une action destructive bien appréciable sur les bacilles de la tuberculose; puisque nous avons reconnu que des cultures pures du bacille mises en contact avec le suc gastrique du chien pendant dix-huit heures paraissent encore vivantes et virulentes au bout de ce temps. La résistance, en somme assez grande, que les animaux opposent à la pénétration des bacilles par les voies digestives doit donc tenir surtout à la protection du revêtement épithélial de la muqueuse.

La tuberculose provoquée par ingestion se caractérise, ainsi que Chauveau déjà l'avait mis en relief, par une localisation spéciale : les lésions initiales et les plus accusées se manifestent d'abord sur l'appareil lymphoïde de l'intestin (follicules isolés et plaques de Peyer), les ganglions mésentériques, puis sur les glandes lymphatiques des autres régions, la rate et le foie; les poumons ne sont pris que plus tardivement et d'une façon moins prononcée. Les ulcérations intestinales sont loin d'être constantes; assez souvent, la muqueuse de l'intestin paraît tout à fait saine, alors que l'infection se traduit cependant par la présence de tubercules dans les ganglions mésentériques. Dobroklonski, dans un travail fait au laboratoire de Cornil, a montré que des cobayes auxquels on fait ingérer des cultures pures du bacille de la tuberculose peuvent déjà présenter, au bout de quatre à six jours, des bacilles dans les ganglions mésentériques et dans l'épaisseur des parois intestinales, sans

1. Biedert, Die Tuberculose des Darms und des lymphatischen Apparates (*Jahrbuch der Kinderheilkunde*, 1884, Bd 21, p. 158).

desquamation ni autre lésion appréciable de l'épithélium. Dobroklonski en conclut que « le virus tuberculeux peut traverser facilement la couche épithéliale complètement normale de l'intestin »[1]. Cette conclusion est peut-être formulée d'une façon trop absolue, car l'épithélium intestinal peut paraître complètement normal à nos moyens d'investigation microscopique, alors cependant qu'il offre des altérations suffisantes pour permettre le passage d'éléments aussi ténus que le sont les bacilles de la tuberculose.

Il n'est pas exceptionnel de rencontrer dans les abattoirs des bêtes bovines qui ne présentent qu'une tuberculose abdominale sans lésion pulmonaire, ou une tuberculose abdominale ancienne et étendue avec des lésions tuberculeuses plus récentes et moins accusées des poumons ; il s'agit là probablement d'une maladie par ingestion. Nous verrons que chez le cheval la contagion semble s'effectuer plus fréquemment encore par les voies digestives, car on trouve parfois chez lui des lésions tuberculeuses très prononcées du tube digestif et de ses annexes, alors qu'elles font défaut ou sont peu accusées ailleurs. Ces animaux peuvent s'infecter en ingérant des aliments, herbes, fourrages, etc., souillés de matière morbide répandue par d'autres animaux malades, ou en buvant des eaux d'abreuvoir contaminées, ou en léchant des objets sur lesquels le virus se trouve déposé, tels que crèches, mangeoires, râteliers, etc. Chez le porc, l'infection s'effectue fréquemment à l'entrée même des voies digestives supérieures, par l'arrière-bouche ; la maladie commence par un engorgement des ganglions du cou, de la gorge, de la tête, avec ulcérations tuberculeuses du pharynx et du voile du palais. Enfin, en ce qui concerne la tuberculose aviaire, nous avons vu que, dans la grande majorité des cas, elle occupe exclusivement ou de préférence les intestins et les viscères abdominaux des oiseaux.

L'infection tuberculeuse par les voies digestives existe sûrement aussi chez l'homme ; elle peut être secondaire ou primitive. La tuberculose intestinale primitive est de beaucoup la plus commune ; on sait combien sont fréquentes chez les poi-

1. Dobroklonski, De la pénétration des bacilles tuberculeux dans l'organisme à travers la muqueuse intestinale (*Arch. de méd. expérim. et d'anat. pathol.*, 1890, p. 253)

trinaires, à une certaine période de la maladie, les ulcérations tuberculeuses de l'intestin; il est infiniment probable qu'elles sont déterminées par la déglutition des crachats virulents. Mosler a signalé le fait intéressant que les phtisiques aliénés, qui avalent presque constamment leurs crachats, présentent relativement aux phtisiques ordinaires une proportion notablement plus grande de tuberculose intestinale, et avec des lésions exceptionnellement étendues[1]. La tuberculose intestinale primitive est beaucoup plus rare, chez l'adulte du moins; chez les jeunes enfants au contraire, elle s'observe fréquemment, constituant ce qu'on appelle la phtisie mésaraïque ou carreau. Elle résulte, selon toute probabilité, de l'ingestion de produits tuberculeux et particulierement de lait de provenance tuberculeuse. La proportion beaucoup plus considérable de la phtisie intestinale chez les jeunes enfants confirme ce que l'expérimentation vient de nous révéler sur la réceptivité plus grande des jeunes animaux pour la tuberculose par ingestion. Une autre manifestation scrofuleuse extrêmement commune chez les enfants en bas-âge, l'engorgement des ganglions sous-maxillaires et cervicaux, peut aussi, dans certains cas, tenir à une infection tuberculeuse s'effectuant par les voies digestives supérieures, sans lésion apparente de la muqueuse servant de porte d'entrée au virus.

Les faits expérimentaux qui viennent d'être exposés mettent hors de doute la possibilité de conférer la tuberculose aux différents animaux, par la voie intestinale. Mais pour mettre ce point en lumière, la plupart des expérimentateurs avaient soin de faire absorber aux animaux des matières dûment et puissamment virulentes, des organes tuberculeux entiers, des poumons de phtisiques ou d'animaux tuberculisés, ou des cultures du bacille de la tuberculose. Appliquées à l'étiologie de la tuberculose d'origine alimentaire chez l'homme, la plupart de ces expériences en quelque sorte schématiques pouvaient être considérées comme peu démonstratives et alarmantes à l'excès. Les viscères d'animaux atteints de lésions tuberculeuses, pour peu que ces lésions soient prononcées, n'entrent jamais ou presque jamais dans l'alimentation de l'homme, surtout sans

1. Mosler, Ueber die Infection der Darmschleimhaut nach Verschlucken tuberkulöser Sputa (*Deutsche med. Wochenschr.*, 1883, n° 19).

cuisson préalable suffisante. Le problème, au point de vue pratique, se ramène principalement à la question du danger qui peut résulter pour l'homme de l'usage de la viande et du lait provenant d'animaux tuberculeux : question vivement controversée et de la plus haute gravité au point de vue de l'hygiène alimentaire et de la police sanitaire.

Chauveau déjà, dès ses premières recherches sur la transmission de la tuberculose par les voies digestives, avait conclu au danger, pour l'homme, de l'usage de viandes provenant d'animaux tuberculeux. Gerlach se prononça dans le même sens et signala en même temps le danger du lait de provenance tuberculeuse. « Nous avons, dit-il, le droit et le devoir de conclure des expériences d'ingestion chez les animaux à ce qui se passe chez l'homme; ces expériences nous font penser que la tuberculose humaine peut prendre sa source dans l'usage de viandes d'animaux atteints de cette redoutable maladie. »

Bouley, en vulgarisant dans ses chroniques du Recueil de médecine vétérinaire un certain nombre des expériences que nous venons de relater, appela chez nous l'attention des vétérinaires sur les mesures pratiques qui pouvaient en découler. Baillet, vétérinaire inspecteur des abattoirs de Bordeaux, adressait en 1873 un rapport au maire de cette ville, dans lequel il annonçait qu'il saisirait les viandes de tout animal tuberculeux, sans tenir compte d'aucune réclamation, quelle que fût son origine. Les protestations directes ou indirectes contre de pareilles meures ne se firent pas attendre, et elles trouvèrent un appui dans les expériences négatives produites devant l'Académie de médecine par Colin, qui, comme nous l'avons vu, concluait contre la réalité de l'infection tuberculeuse par les voies digestives. Raynal, directeur de l'école d'Alfort, déclara, le 3 juin 1873, à l'Académie de médecine, que la consommation de viande provenant d'animaux phtisiques ne présentait aucun danger pour la santé publique; enfin Bouley, partisan alors des mesures de conciliation, donna le conseil suivant à ses collègues vétérinaires : « Tant qu'il ne sera pas démontré que la viande des animaux phtisiques recèle en elle un principe virulent, les inspecteurs de boucherie devront en permettre l'usage toutes les fois que cette viande aura les apparences qui témoignent de sa bonne qualité. »

En Allemagne, à la suite surtout des expériences de Gerlach, on commença aussi, quoique timidement, à se préoccuper du danger des viandes et du lait de provenance tuberculeuse. Gerlach chercha à établir par quels indices on pouvait reconnaître que les viandes des animaux tuberculeux sont ou ne sont pas entachées de virulence. D'après lui la viande doit être regardée comme suspecte et rejetée de la consommation : « 1° quand les ganglions lymphatiques correspondant à l'organe atteint sont tuberculeux, indiquant ainsi la propagation de l'infection; 2° quand il existe des foyers déjà caséeux dans les poumons; plus ces foyers caséeux sont nombreux, plus la viande doit être tenue en suspicion; 3° quand les tubercules se sont généralisés dans le corps, et 4° quand l'animal est étique. » Mais les craintes de Gerlach furent considérées comme exagérées et ses exigences à l'égard de la viande de provenance tuberculeuse comme excessives. En 1875, le conseil des vétérinaires allemands émettait, à la majorité de 22 voix contre 6, l'opinion suivante : « Les expériences actuelles ne sont pas assez convaincantes pour faire admettre le danger d'infection de l'homme et, pour ce motif, il n'y a pas lieu de défendre l'usage et la vente de la viande et du lait des animaux atteints de pommelière[1]. » En 1876, une commission fut instituée, sur la demande du ministre de l'agriculture, auprès de l'école vétérinaire de Berlin, pour étudier expérimentalement la question. Virchow, rapporteur de cette commission, se prononça d'une façon évasive; son rapport se ressent trop de sa doctrine dualiste, à laquelle il n'avait pas renoncé, et de son ancienne opinion, d'après laquelle la pommelière et la tuberculose de l'homme seraient deux maladies différentes. Selon lui, la transmissibilité de la pommelière à l'homme ne serait pas établie, et les cas d'infection, provoqués par la voie intestinale chez les animaux, pourraient peut-être comporter une autre interprétation. La question, pensait-il, n'était pas suffisamment élucidée et de nouvelles expériences lui paraissaient nécessaires avant de se prononcer sur le danger des viandes et du lait d'origine tuberculeuse[2]. Il a déjà été question plus haut (p. 613) des conclusions

1. Citation empruntée à JOHNE, *Die Geschichte der Tuberculose*, Leipzig, 1883, p. 58.
2. VIRCHOW, Ueber die Perlsucht der Hausthiere und deren Uebertragung durch die Nahrung (*Berl. klin. Wochenschr.*, 1880, n°s 14 et 15).

auxquelles arrivait, à la même époque, la commission instituée auprès de l'école vétérinaire de Dresde par le gouvernement saxon et qui se prononçait avec les mêmes réserves.

En 1880 et 1881, Toussaint fit connaître des expériences d'après lesquelles, non seulement les parties envahies par les tubercules, mais les produits les plus divers prélevés sur la vache tuberculeuse, le sang, le suc musculaire, le jetage nasal, la salive, l'urine, la sérosité des pustules vaccinales seraient virulents et susceptibles de transmettre par inoculation la phtisie aux porcs, aux lapins et aux chats. Pour Toussaint, la virulence tuberculeuse résiderait partout dans l'organisme infecté, comme cela s'observe dans la morve aiguë, la peste bovine et le charbon, et il n'hésitait pas à déclarer « qu'aucune maladie contagieuse ne possède une plus grande virulence ».

Comme le fait justement remarquer Nocard, il n'est pas douteux que Toussaint n'ait été victime d'une erreur expérimentale, probablement à la suite de ces contaminations accidentelles si fréquentes en matière de tuberculose. La virulence des tissus et des humeurs des sujets phtisiques est, comme nous le verrons, loin d'être aussi généralisée et aussi constante que le prétendait Toussaint. Mais l'affirmation émise par lui que chez un animal tuberculeux la virulence n'est pas inhérente exclusivement aux tissus malades, qu'elle est diffuse dans le sang et régulièrement attachée à la substance musculaire elle même, cette affirmation, émanant d'un expérimentateur aussi distingué, était bien faite pour impressionner les esprits et pour mettre à l'ordre du jour la question du danger des viandes provenant d'animaux tuberculeux et des mesures à prendre pour combattre ce danger.

Koch, dont l'opinion en matière de tuberculose est toujours précieuse à enregistrer, s'exprime de la façon suivante au sujet du danger qui peut résulter de l'usage de la viande et du lait d'animaux phtisiques : « La tuberculose primitive de l'intestin, dit-il, est, somme toute, très rare et tout à fait négligeable en comparaison de la tuberculose primitive du poumon. On en peut conclure que la prétendue infection par l'usage de viandes provenant d'animaux tuberculeux ne se produit qu'exceptionnellement. Elle serait sans doute plus fréquente si l'on n'avait pas soin, comme on le fait généralement, de rejeter les parties visiblement malades et si, comme cela a lieu le plus souvent aussi, on ne soumettait pas la viande à la cuisson. Il faut aussi considérer que la tuberculose des animaux de boucherie, la pommelière du bœuf notamment, demeure d'ordinaire plus ou moins localisée, si bien que l'ingestion des poumons, des ganglions malades, etc., seule, comporterait du danger. Toutefois, l'infection par la voie digestive est possible, ainsi que le prouvent les nombreux cas de tuberculose secondaire de l'intestin chez les phtisiques, qui doivent certainement être ramenés à une auto-infection par les crachats avalés. Cependant ces ulcérations intestinales ne s'observent pas chez tous les phtisiques, quoique tous néanmoins doivent plus ou moins avaler leurs crachats virulents. Cela s'explique sans doute par ce fait que le tube digestif est un terrain plus défavorable encore que les voies respiratoires pour le développement, naturellement si lent, des bacilles de la tuberculose... Les mêmes considérations s'appliquent à l'infection par le lait de vaches tuberculeuses. Pour que cette infection soit possible, il faut que le lait renferme des bacilles; or c'est ce qui ne paraît se réaliser que quand les glandes mammaires elles-mêmes sont tuberculeuses; comme les nodules de pommelière ne se rencontrent que rarement sur les mamelles, le lait des vaches phtisiques doit souvent être privé de propriétés infectieuses. Ainsi s'expliquent les contradictions dans les résultats obtenus par ceux qui ont fait des expériences d'ingestion avec du lait de vaches tuberculeuses. Les uns prétendent avoir eu des résultats positifs qu'en effet on ne peut guère révoquer en doute; d'autres ne réussirent jamais à infecter les animaux, et ces résultats négatifs ne sauraient pas non plus être contestés. Les faits positifs ont été obtenus avec du lait contenant des bacilles, les autres avec du lait qui, quoique de provenance tuberculeuse, n'en contenait pas. D'une façon générale, quoique l'infection de l'homme par les animaux domestiques atteints de tuberculose ne paraisse pas être fréquente, il ne faudrait pas cependant envisager la question avec légèreté. La pommelière du bœuf, les altérations caséeuses des ganglions lymphatiques du porc sont si communes, que la question mérite toute attention[1]. »

1. Koch, Die Ætiologie der Tuberkulose (*Mittheil. a. d. kais. Gesundheitsamte*, Bd 2, 1884, p. 82).

Nous avons également mentionné plus haut les expériences de Toussaint montrant que la chaleur, même quand elle est suffisamment élevée pour rendre la viande comestible, ne détruit pas sûrement la virulence tuberculeuse. Toutes les fois qu'une viande est saignante, c'est-à-dire toutes les fois que son albumine n'a pas été coagulée, on en doit conclure qu'elle n'a pas été portée à la température de 70°, ou si elle a été exposée à cette température, ce n'a été que pendant un temps très court. Or, nous savons que, pour détruire sûrement la virulence des produits tuberculeux frais, il faut une température de 70° pendant environ une demi-heure. Il est entré dans nos habitudes de manger de la viande de bœuf à demi cuite et même presque absolument crue dans ses parties centrales ; l'usage de ces viandes saignantes est souvent prescrit par les médecins aux malades et aux valétudinaires : que penser des dangers auxquels expose cette coutume, si la viande ainsi consommée provient d'un animal tuberculeux ?

Quand un bœuf ou une vache atteints de pommelière sont arrivés à l'état de consomption ou de phtisie avancée, le problème est, en somme, facile à résoudre : l'interdiction de livrer cette viande à la consommation est tout indiquée; cette prescription sanitaire est presque commandée par la nature des choses, et on s'y conformait généralement, dans la pratique, avant même que le cri d'alarme contagionniste se soit élevé.

« Mais la tuberculose dans l'espèce bovine est compatible, surtout lorsqu'elle est pulmonaire, avec la conservation du fonctionnement régulier de l'appareil digestif et, dans ce cas, les animaux tirent parti de leurs aliments, non seulement pour le bon entretien de leurs muscles, mais aussi pour la formation des réserves de graisse; de telle sorte qu'on peut se trouver à l'abattoir en présence, tout à la fois, et de lésions tuberculeuses incontestables, et de viandes qui ont le plus bel aspect, impliquant leurs qualités alibiles : que faire en pareil cas? » (Bouley.)

Si l'on se place au point de vue rigoureusement scientifique, la réponse n'est pas douteuse : toute viande de provenance tuberculeuse doit être retirée de la consommation, par cela seul qu'elle est suspecte. Mais dans la pratique les choses ne se laissent pas trancher avec cette simplicité, et, en réalité, il s'agit d'un des problèmes les plus délicats et les plus controversés qui se puissent poser au vétérinaire et à l'hygiéniste.

Il y a quelques années, la ligne de conduite suivie par les inspecteurs de boucherie, dans les abattoirs, à l'égard des viandes provenant d'animaux tuberculeux, était extrêmement variable et tout à fait arbitraire; les uns autorisaient la livraison de ces viandes quand elles présentaient un bel aspect; les autres se prononçaient pour leur interdiction absolue, quelle que fût leur apparence. Il en résultait un véritable désarroi et des protestations de la part des producteurs et des bouchers dans les localités où l'inspection se montrait particulièrement sévère; on avait peine à comprendre que la règle ne fût pas uniforme et que la viande, qui était réputée dangereuse dans telle ville, cessât d'avoir ce caractère ailleurs.

L'exemple suivant, cité par Lydtin, est particulièrement instructif et montre d'une manière saisissante à quelles difficultés on se heurte en pareille matière. « Lorsque, dit Lydtin, inspirés par les écrits de Gerlach, certains inspecteurs de viande du grand-duché de Bade, parmi lesquels le vétérinaire de district de Mannheim, cherchèrent à appliquer plus rigoureusement et plus consciencieusement les mesures prescrites par le règlement sur l'inspection des bêtes atteintes de pommelière, les bouchers et propriétaires de bétail ont réagi d'une telle façon que des conséquences très fâcheuses furent à craindre. Les producteurs de bétail déclarèrent qu'ils ne vendraient plus aux bouchers de Mannheim, ou au moins que ce ne serait que sous condition d'être affranchis de toute garantie. Les bouchers, de leur côté, ont prétendu que, devant seuls supporter toutes les mauvaises chances relatives à la salubrité de la viande, il ne leur était plus possible de fournir cette viande aux prix actuels. D'autres bouchers déclarèrent qu'ils ne feraient plus abattre dans l'abattoir de la ville, mais qu'ils introduiraient en ville, sous forme de viande abattue, ce qui était nécessaire à leur clientèle. En procédant ainsi, les bouchers comme les marchands de bestiaux rejetèrent toutes les charges sur le consommateur qui, sans tenir compte du fait qu'il allait être mieux garanti au point de vue de sa santé et consommer une viande meilleure qu'auparavant, ne ressentit d'autre effet de l'application plus rigoureuse des mesures de police sanitaire que l'atteinte portée à sa bourse. Un tel état de choses ne pouvait se prolonger, et les mesures sévères auxquelles on avait eu un moment recours dûrent faire place à des mesures moins rigoureuses, telles que celles qui avaient été en usage antérieurement[1]. »

À la suite d'un conflit analogue, quoique moins vif, survenu entre l'administration municipale de Dijon et les bouchers de cette ville, où l'inspection des abattoirs se montrait très rigoureuse à l'endroit des viandes d'animaux tuberculeux, le Comité consultatif d'hygiène de France fut saisi de la question par le ministre. H. Bouley, chargé du rapport, conclut qu'il devait être interdit de livrer à la consommation les viandes, même de belle apparence, provenant d'animaux affectés de tuberculose : 1° lorsque la tuberculose est généralisée et qu'elle s'accuse par des lésions disséminées dans tous les organes : poumons, plèvres, foie, rate, péritoine, système ganglionnaire lymphatique, système musculaire ; 2° lorsque les tubercules ont envahi une grande partie des poumons et des plèvres ; 3° lorsque les tubercules ont envahi, en grande quantité, le péritoine et le système ganglionnaire abdominal.

Bouley ne se dissimulait pas qu'au point de vue rigoureusement scientifique ce n'était là qu'une demi-mesure, et qu'il y avait quelque inconséquence à livrer à la consommation une viande plus ou moins suspecte. « Mais la nécessité, ajoute-t-il, impose souvent de pactiser avec les principes et de ne pas s'astreindre à en faire une application trop rigoureuse, pour éviter les résistances qui pourraient mettre obstacle à ce qu'il est possible de réaliser de bien à un moment donné[2]. »

En Allemagne, on a recours à une pratique intermédiaire entre la saisie totale et la tolérance complète et qui permet à l'inspecteur de se tirer d'embarras dans la plupart des cas : c'est l'usage du *freibank*, étal de basse-boucherie où l'inspecteur envoie la viande suspecte, avec une étiquette indiquant la provenance, le motif de son meilleur marché et recommande à l'acheteur de bien faire cuire la viande.

Arloing s'élève avec raison contre cette pratique : « Je fais,

1. Lydtin (*C.-R. du IVe Congrès internat. vétér. de Bruxelles*, 1883, p. 288).
2. H. Bouley, *La nature vivante de la contagion*. Leçons du Muséum. Paris, 1884, p. 263.

dit-il, au *freibank* les reproches les plus vifs. Si la viande ainsi débitée était toujours mangée par celui qui l'achète, on serait à peu près sûr qu'elle serait soumise à une cuisson suffisante pour la rendre inoffensive; mais comme elle peut être achetée par des restaurateurs qui ont intérêt à en cacher la provenance, elle sera servie sous toutes les formes à des gens sans défiance. Je trouve donc la mesure fort imparfaite; elle ne peut profiter qu'au restaurateur, au détriment du consommateur[1]. »

En 1884, au Congrès international de médecine vétérinaire de Bruxelles, H. Bouley, alors entièrement dominé par les idées de Toussaint, considérant le sang et tous les tissus d'un animal tuberculeux comme constamment revêtus de virulence, déclara « qu'on ne doit pas reconnaître de degrés dans la tuberculose, pas plus que dans la morve, quand il s'agit de viande de boucherie; qu'il doit suffire, pour interdire la consommation d'une viande, que la certitude soit acquise de l'existence de la tuberculose sur l'animal dont cette viande provient ». Bouley fit triompher la doctrine de la *saisie totale;* le Congrès adopta la proposition suivante : « Il y a lieu d'éliminer de la consommation de l'homme les viandes provenant d'animaux tuberculeux, quel que soit le degré de la tuberculose, et quelles que soient les qualités apparentes de la viande ». Il est vrai que beaucoup d'assistants s'abstinrent de voter et que le vote ne fut acquis qu'à une voix de majorité. Lydtin avait émis une proposition moins radicale, permettant qu'une viande pût être livrée à la consommation à condition que la maladie soit encore à son début, que les lésions ne soient étendues qu'à une petite partie du corps, que les glandes lymphatiques se montrent encore exemptes de toutes lésions tuberculeuses, que les foyers n'aient pas encore subi de ramollissement, que la viande présente les caractères d'une viande de première qualité et que l'état général de la nutrition ne laisse rien à désirer.

Aucun pays ne mit en pratique la mesure absolue adoptée par le Congrès de Bruxelles, et Bouley lui-même fut pris de scrupule et reconnut plus tard ce qu'elle avait d'excessif et d'injustifié. En 1885, au Congrès vétérinaire sanitaire de Paris,

1. Arloing, *Leçons sur la tuberculose et certaines septicémies*, Paris, 1892, p. 368. — Il est vrai que le règlement, en Allemagne, interdit aux bouchers et aux restaurateurs de s'approvisionner de viande au *freibank*, et on n'en délivre jamais au delà de 5 kilogr. au même acheteur.

Nocard se prononça pour la saisie partielle : quand la tuberculose est simplement localisée dans un organe, et que la viande est grasse et de bon aspect, il faut se contenter de saisir le viscère malade et autoriser la consommation de la chair de l'animal; le Congrès vota la résolution suivante : « Il doit être interdit de livrer à la consommation les viandes, même de belle apparence, qui proviennent d'animaux tuberculeux, toutes les fois que les lésions tuberculeuses d'un viscère ou d'une séreuse ont de la tendance à se généraliser, c'est-à-dire ont franchi les ganglions afférents à ces organes. »

Au Congrès de Paris pour l'étude de la tuberculose, en 1888, la question du danger de l'usage des viandes provenant d'animaux tuberculeux fut à l'ordre du jour. Nocard communiqua le résultat de ses expériences sur la virulence de la viande de vaches tuberculeuses. Sur 21 de ces animaux atteints de tuberculose généralisée et dont la plupart avaient été l'objet d'une saisie totale à l'abattoir, il préleva, avec pureté, des fragments de muscles au centre du gros adducteur de la cuisse. Le suc de ces muscles fut exprimé à l'aide d'une presse à viande et inoculé, à la dose de 1 cc. dans le péritoine de cobayes; 1 seul cobaye, sur les 84 ainsi inoculés, contracta la tuberculose. Ces expériences montrent que le suc musculaire des bovidés tuberculeux peut être virulent, mais que cette virulence est tout à fait exceptionnelle. Les expériences de Villemin avaient déjà prouvé que, dans certains cas, le sang prélevé sur le cadavre d'un phtisique peut donner, par inoculation, la tuberculose aux animaux. Weichselbaum, Rütimeyer, Meisel, Lustig, etc., ont réussi, par l'examen bactériologique, à mettre en évidence la présence du bacille de Koch dans le sang de sujets atteints de tuberculose miliaire généralisée aiguë. Il est probable que, dans ces mêmes conditions, la même constatation pourrait être faite sur les animaux de boucherie tuberculeux. Mais, même dans ces cas où il y a eu irruption de matière virulente dans la circulation générale, la présence des bacilles dans le sang est excessivement rare; ils s'y rencontrent en si petit nombre que, pour les déceler, l'examen microscopique est le plus souvent insuffisant et qu'il faut recourir à l'inoculation. La virulence du sang contenu dans les muscles ne peut donc être que très exceptionnelle. Nocard a mis le fait en évidence expérimentalement. Il injecta dans la veine auriculaire d'un lapin 1 cc. d'une culture très abondante de bacilles de la tuberculose dans du bouillon glycériné; déjà au bout de six heures, du sang puisé dans la veine jugulaire de ce lapin et ensemencé dans du bouillon glycériné ne donna aucun développement; ce même sang fut inoculé, à la dose de 1 cc., dans la veine de l'oreille d'un autre lapin : celui-ci demeura bien portant et, sacrifié au bout de trois mois, il ne présenta pas trace de tubercule. On voit donc que les bacilles de la tuberculose, injectés en quantité considérable dans la circulation générale, disparaissent dans le sang déjà au bout de quelques heures. Nocard montra par des expériences analogues que le suc extrait des muscles de lapins ayant reçu la même injection intra-veineuse de bacilles tuberculeux ne possède plus de virulence tuberculeuse au bout de quatre à six jours environ. Ces faits expérimentaux tendent à démontrer que, même dans les cas de pénétration très abondante de bacilles de la tuberculose dans la circulation générale, le sang et le tissu musculaire se débarrassent très rapidement de ces bacilles.

Nocard explique la disparition si rapide de la virulence tuberculeuse des muscles, après l'injection intra-vasculaire de doses massives de cultures, par une action destructive spéciale que le tissu musculaire exercerait sur le bacille de Koch. Cette interprétation me semble discutable. Après ce que nous savons aujourd'hui sur la singulière résistance des bacilles tuberculeux *morts*, alors que mes recherches avec Gamaleia ont montré que ces bacilles, chauffés à 120° pendant dix à vingt heures à l'autoclave et injectés ensuite à l'animal, se retrouvent encore au bout de plusieurs mois parfaitement colorables dans les organes; après ces constatations, dis-je, il est bien difficile d'admettre que le tissu musculaire détruise les bacilles vivants au bout de quelques jours seulement. Si les muscles, même dans ces cas d'inondation du sang par une injection intra-vasculaire de bacilles, se montrent en effet si rapidement privés de virulence, cela tiendrait, selon moi, plutôt à une disposition particulière des capillaires intra-musculaires qui permettrait la circulation facile des bacilles et empêcherait leur arrêt mécanique dans le muscle. C'est de cette façon aussi, plutôt que par un pouvoir destructif spécial, que je serais tenté d'expliquer, d'une façon générale, l'immunité si grande qui caractérise le tissu musculaire à l'égard de la tuberculose.

On sait, depuis les expériences de Viseur, combien les chats, surtout les jeunes chats, sont sensibles à l'infection tuberculeuse par les voies digestives. Nocard fit manger à quatre chats âgés de vingt-six jours, en trois jours, $2^{kil.}500$ de viande crue provenant d'un bœuf atteint de pommelière généralisée. Ces animaux demeurèrent bien portants; sacrifiés au bout de six mois, aucun d'eux ne présentait de lésion tuberculeuse. Un cinquième chat de la même portée avait ingéré 150 grammes de tubercules de la plèvre, provenant du même bœuf : il mourut au bout d'un mois, avec de la tuberculose généralisée des viscères abdominaux. 7 autres jeunes chats ingérèrent en deux jours chacun de 1 à 2 kilogr. de viande provenant d'animaux tuberculeux; sacrifiés plusieurs mois après, aucun d'eux n'était tuberculeux. Nocard tirait de ces expériences la conclusion pratique suivante : « La viande des animaux tuberculeux *peut*, dans certains cas, offrir quelques dangers; mais c'est très exceptionnellement qu'elle est dangereuse, et dans ce cas elle l'est toujours à un très faible degré... L'usage alimentaire des viandes provenant d'animaux tuberculeux n'a qu'une très faible part à l'extension croissante de la tuberculose humaine. C'est ailleurs qu'il faut chercher la cause et la combattre[1] ».

Baillet, inspecteur sanitaire de l'abattoir de Bordeaux et dont la compétence spéciale en la matière est reconnue, appela, au Congrès pour la tuberculose de 1888, l'attention sur ce fait que la doctrine du danger des viandes provenant d'animaux tuberculeux repose surtout, non sur des expériences d'ingestion de ces viandes, mais sur des inoculations sous-cutanées ou intra-péritonéales. Or, tout le monde sait que ce second mode d'infection est incomparablement plus efficace[2]. Nocard insiste également sur ce point et rappelle le fait, mis en évidence par lui-même et par d'autres expérimentateurs, que telle viande dont le suc, inoculé à des cobayes ou à des lapins, a provoqué la tuberculose a pu être ingérée impunément, à très fortes

1. Nocard, Des dangers auxquels expose l'usage de la viande et du lait des animaux tuberculeux (*Congrès pour l'étude de la tuberculose*, Paris, 1888, p. 49).

2. Baillet, Surveillance des abattoirs, etc. (*Congrès pour l'étude de la tuberculose*, 1888, p. 86).

doses et à diverses reprises, par des animaux très réceptifs. Il pense, avec apparence de raison, que les expériences où l'ingestion de viandes tuberculeuses avait provoqué chez les animaux la tuberculose, ont sans doute donné un résultat positif par suite du peu de soin apporté au dispositif de ces expériences; rien ne prouve que la viande avalée par les animaux n'ait pas été contaminée par la matière virulente des lésions tuberculeuses elles-mêmes (jetage, pus, mucosités bronchiques), déposées sur la viande par les mains ou le couteau du boucher. Depuis que les expériences d'ingestion de viandes d'origine tuberculeuse se font avec plus de précautions pour écarter ces causes d'erreur, les faits négatifs se multiplient de plus en plus[1]. Ainsi, aux résultats de cet ordre obtenus par Galtier on peut ajouter ceux qu'a publiés récemment Perroncito. Ses expériences ont été faites dans de grandes proportions : il a injecté à plus de 200 cobayes et à autant de lapins, sous la peau ou dans le péritoine, du jus de viande de provenance tuberculeuse exprimé par la presse à viande. Aucun de ces animaux n'est devenu tuberculeux. 2 bovidés reçurent de ce même suc en injection sous-cutanée : sacrifiés six mois plus tard, ils étaient absolument sains; 4 porcelets de six mois furent nourris pendant quatre mois avec de la viande de bœufs et de vaches atteints de tuberculose généralisée, tous sans résultat. Il en fut de même de 12 autres porcelets âgés de deux mois et nourris de la même façon pendant cinq mois[2].

Kastner a fait, sous la direction de Bollinger, des expériences d'inoculation avec du suc de viandes provenant de vaches tuberculeuses : toutes les précautions étaient prises pour que la viande ne pût être souillée, pendant les manipulations, par des produits émanant des lésions tuberculeuses. Un kilogramme de viande fournissait environ 50 cc. de suc. On inoculait 1 cc. de ce suc dans le péritoine de cobayes : 16 cobayes reçurent ainsi du suc musculaire provenant de 12 bovidés d'âge différent, dont plusieurs étaient atteints de tuberculose très avancée et dont la viande avait été interdite à la consommation : aucun des animaux inoculés ne présenta de lésions tuberculeuses.

1. NOCARD, Art. TUBERCULOSE (*Diction. pratique de médecine vétér.*, 1892, t. 21, p. 413).

2. PERRONCITO, Ueber die Verwerthung des Fleisches von tuberculösen Schlachtvieh (*Centralbl. für Bakteriol.*, 1892, Bd. 11, p. 429).

Kastner en conclut que « le tissu musculaire d'animaux tuberculeux ne présente pas de caractère infectieux, à moins qu'il n'existe des tubercules dans les muscles, ce qui est excessivement rare »[1].

Un autre élève de Bollinger, Steinheil, a fait des expériences analogues avec le suc retiré par la presse des muscles prélevés sur les cadavres d'individus de l'espèce humaine morts de phtisie avancée. Presque tous les résultats de l'inoculation pratiquée sur des cobayes, dans la cavité péritonéale, furent positifs, et Steinheil signale lui-même la contradiction apparente de ces résultats avec ceux obtenus par Kastner. Il cherche à l'expliquer en faisant remarquer que la tuberculose, quelque avancée qu'elle soit, n'atteint jamais le même degré chez les animaux sacrifiés pour la boucherie que chez l'homme qui succombe à cette affection; il n'est donc pas surprenant que le tissu musculaire, dans ce dernier cas, se montre plus fréquemment infectieux[2]. J'ai fait un certain nombre d'expériences analogues, qui confirment les résultats obtenus par Steinheil; sur six phtisiques morts dans mon service, je prélevai dans différentes régions du corps de petits fragments de muscles que je broyai dans un mortier, puis que j'étendis d'un peu de bouillon. Le liquide ainsi obtenu fut injecté, à la dose de 2 cc. dans le péritoine de cobayes : sur 11 cobayes ainsi inoculés, 7 devinrent tuberculeux.

Récemment Kastner a répété les expériences d'inoculation de suc de viandes provenant, cette fois, de bestiaux atteints de tuberculose très avancée, viandes dont la consommation avait été interdite. Chez ces bovidés, les lésions tuberculeuses, extrêmement étendues et généralisées à la plupart des organes splanchniques, au lieu d'être calcifiées présentaient la dégénérescence caséeuse, comme chez l'homme. Le résultat de ces inoculations pratiquées dans le péritoine de cobayes, fut positif. La virulence du tissu musculaire s'observe donc chez les bovidés, comme chez l'homme, quand la tuberculose est profonde et arrivée à son stade ultime[3].

1. KASTNER, Exper. Beiträge zur Infectiosität des Fleisches tuberculöser Rinder (*Münchner med. Wochenschr.*, 1889, pp. 583 et 600).
2. STEINHEIL, Ueber die Infectiosität des Fleisches bei Tuberculose (*Ibid.*, 1889, p. 682 et 706).
3. KASTNER, Weitere Beiträge zur Lehre von der Infectiosität des Fleisches perlsuchtiger Thiere (*Münchner med. Wochenschr.*, 1892, p. 342).

Galtier a fait un grand nombre d'inoculations au lapin et au cobaye avec du suc musculaire provenant de vaches saisies pour tuberculose généralisée; dans quelques cas seulement, les résultats ont été positifs. Il en conclut que « les viandes des animaux phtisiques ne sont pas dangereuses dans la pluralité des cas, qu'elles ne le sont qu'exceptionnellement, mais que parfois elles le sont bien réellement ». Plus tard, Galtier a repris ces expériences, non pas en procédant par voie d'inoculation sous-cutanée, mais en soumettant divers animaux à l'ingestion de viande crue provenant de bovidés tuberculeux. Des poules, des chats, des chiens et des cobayes ingérèrent deux jours de suite, à sept reprises différentes, de la viande de cette nature; aucun des animaux ne présenta de lésions tuberculeuses; les dangers de l'infection par l'usage de viandes de provenance tuberculeuse sont donc tout à fait négligeables; les organes qui sont le siège de lésions tuberculeuses paraissent seuls susceptibles de provoquer la tuberculose par ingestion.

Plus récemment, Galtier a répété ces expériences sur des animaux qui deviennent facilement et fréquemment tuberculeux dans les conditions naturelles. Un veau âgé de 6 semaines a consommé en un mois 4 kilogrammes de viande crue provenant de vaches saisies pour tuberculose généralisée; un autre veau a également ingéré, à trois reprises, de fortes quantités de viandes tuberculeuses crues; à l'autopsie, ils n'ont pas présenté la moindre trace de tuberculose. Deux jeunes porcs âgés de 5 à 6 mois ont pu, de même, manger impunément des quantités considérables de viandes saisies (10 kilogrammes en trois fois, à quelques jours d'intervalle chaque fois). Ainsi ces animaux, si réceptifs de par leur espèce et leur âge, ont pu ingérer à plusieurs reprises de fortes quantités de viande tuberculeuse sans qu'aucun d'entre eux ait pris la maladie; fait d'autant plus frappant que, des 14 échantillons de viande mis en expérience, 2 avaient rendu tuberculeux les lapins auxquels on en avait inoculé le suc[1].

Au Congrès international d'hygiène de Londres, Burdon-

1. Galtier, Des dangers auxquels expose l'usage de la viande et du lait des animaux tuberculeux (*Congrès pour l'étude de la tuberculose*, Paris, 1888, p. 76). — Nouvelles recherches sur la virulence de la viande des animaux tuberculeux (*Lyon médical*, 1891, p. 315). — *Journal de l'École vétérinaire de Lyon*, août 1892.

Sanderson émit des doutes sur le fait généralement admis que la tuberculose mésentérique et intestinale des enfants en bas-âge serait le résultat de l'alimentation par la viande ou le lait tuberculeux; il incline plutôt à croire qu'il s'agit là, comme pour la tuberculose des os et des articulations, de lésions congénitales pouvant rester plus ou moins longtemps latentes.

Bang, en ce qui concerne la viande d'animaux tuberculeux, exprima l'avis que le tissu musculaire est un mauvais terrain pour la vie et la multiplication du bacille de la tuberculose. Une série d'inoculations qu'il fit avec du sang de vaches arrivées au dernier degré de la phtisie lui donnèrent 18 résultats négatifs et 2 positifs (10 p. 100). Il pense que « la mesure consistant à saisir la viande de n'importe quel animal tuberculeux est excessive. Aussi longtemps que la tuberculose est nettement localisée, la viande n'offre pas de danger. Celui-ci commence lorsque la maladie est généralisée, quoique là encore il ne paraisse pas très grand. Il faudrait s'abstenir de manger de la viande crue ou mal cuite. »

A la tête des partisans de la saisie totale se place Arloing. Partant de ce fait incontestable que, dans certains cas, quoique exceptionnellement, l'inoculation du sang et du suc musculaire d'animaux tuberculeux a causé la tuberculose, ce savant pense qu'il n'est pas permis de transiger avec les enseignements qui découlent de cette donnée scientifique. Il est absolument opposé aux pratiques de tolérance qui consistent à ne saisir, comme dangereuses, que les viandes des bœufs étiques et de ceux atteints de tuberculose plus ou moins généralisée, et à autoriser la vente de la viande des animaux en bon état de chair et de graisse. Il rappelle qu'on a vu des bœufs tuberculeux primés comme bœufs gras, et rien ne prouve, pense-t-il, que ces viandes de belle apparence soient moins virulentes que la viande des animaux étiques. Il ajoute que ces viandes très belles d'apparence sont peut-être plus dangereuses que les viandes maigres, car elles sont plus exposées à être mangées saignantes ou mal cuites. Arloing se prononce donc pour « *l'interdiction absolue de toute viande provenant d'un animal tuberculeux*, quelle que soit la bonne qualité apparente de la viande, si limitées que soient les lésions tuberculeuses ». Les membres du Congrès de 1888, entraînés par les arguments de l'éminent professeur de Lyon, votèrent, malgré la protestation de Nocard, une résolution formulée dans ce sens.

Les pouvoirs publics se montrèrent plus réservés et, quelques jours après le Congrès, parut le décret ministériel du 28 juillet 1888 qui inscrivait la tuberculose des animaux domestiques parmi les maladies contagieuses visées par la loi du 21 juillet 1881 ; les dispositions générales de cette loi : la déclaration, l'isolement, l'interdiction de vente, sont donc désormais applicables aux animaux atteints ou soupçonnés d'être atteints de tuberculose. Voici les articles de cet arrêté visant spécialement les cas de tuberculose :

Art. 9. — Lorsque la tuberculose est constatée sur des animaux de l'espèce bovine, le préfet prend un arrêté pour mettre ces animaux sous la surveillance du vétérinaire sanitaire.

Art. 10. — Tout animal reconnu tuberculeux est isolé et séquestré. L'animal ne peut être déplacé, si ce n'est pour être abattu. L'abatage a lieu sous la surveillance du vétérinaire sanitaire, qui fait l'autopsie de l'animal et envoie au préfet le procès-verbal de cette autopsie dans les cinq jours qui suivent l'abatage.

Art. 11. — Les viandes provenant d'animaux tuberculeux sont exclues de la consommation :

1° Si les lésions sont généralisées, c'est-à-dire non confinées exclusivement dans les organes viscéraux et leurs ganglions lymphatiques ;

2° Si les lésions, bien que localisées, ont envahi la plus grande partie d'un viscère ou se traduisent par une éruption sur les parois de la poitrine ou de la cavité abdominale.

Ces viandes, exclues de la consommation, ainsi que les viscères tuberculeux, ne peuvent servir à l'alimentation des animaux et doivent être détruites.

Art. 12. — L'utilisation des peaux n'est permise qu'après la désinfection.

Art. 13. — La vente et l'usage du lait provenant de vaches tuberculeuses sont interdits. Toutefois le lait pourra être utilisé sur place, pour la nourriture des animaux, après avoir été bouilli[1].

Ces mesures, actuellement en vigueur dans notre pays, parurent insuffisantes à Arloing, et il poursuivit activement aux

1. Comme complément à ces prescriptions, je rappellerai ici que les viandes et les viscères exclus de la consommation devront être dénaturés, de façon à ce que l'on ne puisse, subrepticement, les faire servir à l'alimentation de l'homme ou des animaux. Le meilleur moyen consiste à les badigeonner avec de l'huile de pétrole ou avec de l'acide phénique fort, que l'on fera pénétrer dans la profondeur en

divers congrès scientifiques et dans son enseignement la campagne pour la saisie totale. Il formule un certain nombre de reproches, très justifiés du reste, sur la façon dont les règlements actuellement en vigueur sont souvent appliqués; il signale les caprices de telle ou telle municipalité, la tolérance plus ou moins grande des inspecteurs de boucherie, qui souvent sont obligés de faire la part des plaintes des éleveurs et des bouchers et même des consommateurs menacés d'une élévation du prix de la viande. La latitude nécessairement laissée aux inspecteurs ouvre la porte à des divergences d'appréciation parfois flagrantes : on oppose les rigueurs du service sanitaire de telle ville, de Lyon par exemple, à l'indulgence dont on use dans d'autres grandes villes : de là un certain désarroi dans le commerce et des sources de réclamations. Enfin, et par-dessus tout, il y a le danger inhérent à l'usage des viandes de provenance tuberculeuse. « Pour plus de logique et de simplicité, conclut le savant professeur de Lyon, nous demandons que l'on adopte partout le principe de la saisie totale, dans tous les cas indistinctement[1]. »

Une telle mesure appliquée à la totalité de la viande des animaux atteints, à un degré quelconque, de tuberculose amènerait la saisie et la destruction de quantités énormes de viandes. Arloing estime à 5 à 6 p. 1000 le nombre des bovidés tuberculeux en France ; il en conclut que la perte annuelle ainsi éprouvée par les propriétaires des animaux n'atteindrait pas 2 millions de francs. Mais la proportion admise par Arloing est beaucoup trop faible : Thomassen (d'Utrecht) rappelait à ce propos, qu'en 1890, à l'abattoir d'Amsterdam, sur 22913 bêtes abattues, 755 furent trouvées tuberculeuses, soit 33 p. 1000; nous savons que dans certaines contrées d'Allemagne et dans

pratiquant des entailles. Les viandes ainsi dénaturées seront enfouies ou dirigées sur un enclos d'équarrissage. Dans ce dernier cas, la précaution de dénaturer les viandes ne doit pas être omise, car beaucoup de viandes suspectes, rejetées de la consommation, prennent le chemin du clos d'équarrissage et, au lieu d'être détruites d'une manière efficace, servent à l'alimentation des porcs, dont l'élève se fait aujourd'hui sur une grande échelle dans ces enclos. Aussi constate-t-on assez souvent, d'après Siegen, la tuberculose sur les porcs élevés dans ces conditions.

L'utilisation des peaux des animaux tuberculeux, quelle que soit la destination donnée à leur chair, doit toujours être permise. Mais ces peaux devront préalablement être désinfectées par l'immersion, pendant un jour ou deux, dans une solution d'acide phénique à 5 p. 100 ou de sublimé à 1 p. 1000.

1. Arloing, *Leçons sur la tuberculose et certaines septicémies*. Paris, 1892, p. 378.

le Danemark, ce chiffre est encore plus élevé. Dans la Saxe, la statistique totale des abattoirs des villes a fourni une proportion de plus de 11 p. 100 de bovidés tuberculeux; dans quelques abattoirs de cette contrée cette proportion dépassa 20 p. 100. Chez nous, heureusement, nous n'en sommes pas encore là; mais pour notre pays Nocard montre également que les chiffres donnés par Arloing sont de beaucoup inférieurs à la réalité. « Ces chiffres, fait-il remarquer, sont basés sur les statistiques établies dans les abattoirs surveillés: dans ces abattoirs on ne voit qu'un très petit nombre d'animaux tuberculeux, les propriétaires se gardant bien d'y conduire ceux de leurs animaux qu'ils supposent atteints de tuberculose. Il ne manque pas de tueries particulières où ces animaux pourront être abattus et préparés pour la boucherie sans crainte de la saisie. Les seuls tuberculeux que le vétérinaire inspecteur voit à l'abattoir sont ceux qui paraissaient sains et qu'on ne pouvait pas supposer malades; ce sont des surprises d'autopsie... Ce n'est pas à 5 à 6 p. 1000, mais bien à 3 à 4 p. 100 et peut-être plus qu'il faut estimer le chiffre des bovidés tuberculeux[1]. » Ce n'est donc pas à 2 millions, mais peut-être à un chiffre quintuple ou sextuple que s'élèverait la perte pécuniaire annuelle résultant de l'application de la saisie totale.

Il est clair que l'application de mesures aussi évères et aussi onéreuses ne pourrait se faire qu'en indemnisant le propriétaire de la spoliation qu'on lui fait subir dans l'intérêt de la santé publique. H. Bouley, Lydtin se rallient à l'assurance obligatoire qui serait imposée aux éleveurs, aux importateurs de bestiaux et aux bouchers et qui permettrait de réaliser les sommes nécessaires aux indemnités. Arloing propose pour le même but une taxe légère à prélever sur toutes les têtes de bétail soumises à l'inspection obligatoire, dans toute l'étendue du territoire. Ce serait là évidemment la façon la plus équitable de répartir la perte résultant de l'application de la saisie totale; mais cette perte n'en serait pas moins effective et supportée, en dernier ressort, par le consommateur, pour lequel elle se traduirait par un renchérissement de la viande.

1. THOMASSEN, NOCARD, Prophylaxie de la tuberculose : discussion (*Congrès pour l'étude de la tuberculose*, 1891, p. 299).

Pour diminuer l'importance de ces pertes, Arloing s'est montré, dans ces derniers temps, disposé à accorder certaines latitudes, et, au lieu d'exiger la destruction de toutes les viandes tuberculeuses, il consent à ce qu'elles soient utilisées pour l'alimentation de l'homme, à la condition d'être préalablement stérilisées. La cuisson complète des viandes et leur transformation en conserves rendrait ces viandes sûrement inoffensives; mais ce sont là des manipulations qui nécessitent un outillage et un personnel spécial que l'on ne pourrait trouver qu'auprès des grands abattoirs : dans les petites localités et dans les campagnes, de semblables installations ne sont pas réalisables.

On a proposé aussi la salaison des viandes de provenance tuberculeuse; mais l'expérimentation montre que l'action, même prolongée, de solutions concentrées de chlorure de sodium sur les produits tuberculeux ou sur le bacille de la tuberculose, en culture pure, est loin d'en détruire sûrement la virulence. Galtier s'est particulièrement occupé de cette question au point de vue expérimental. Des fragments d'organes tuberculeux, peu volumineux (pesant 16 grammes) furent salés avec des quantités considérables de sel (le tiers ou la moitié de leur poids). Après huit jours, quinze jours, et même au-delà, de salaison, des morceaux de ces organes, inoculés à des cobayes, les rendaient encore régulièrement tuberculeux. Il est probable que cette virulence aurait persisté beaucoup plus longtemps si, comme cela se fait dans la pratique, la salaison avait porté sur des morceaux plus volumineux[1].

Forster, d'Amsterdam, a fait également des expériences sur l'action des solutions de chlorure de sodium sur divers microbes pathogènes, sur celui de la tuberculose notamment. Il recouvrit d'une couche de sel marin des cultures du bacille de Koch sur gélose glycérinée, en prolongeant le contact pendant deux mois : les bacilles demeurèrent vivants et virulents. Des fragments de poumons, de plèvres, de foie et de reins de vaches atteintes de pommelière furent soumis à la salaison, dans des vases en grès, de la façon dont on procède pour saler les viandes; après dix-huit jours de séjour dans le liquide salé, qui était saturé, comme le témoignait un excès de sel demeuré inso-

1. Galtier, *Traité des maladies contagieuses des animaux domestiques*, 1892, t. 2, p. 485.

luble, des fragments de ces organes inoculés dans le péritoine de lapins provoquèrent la tuberculose[1].

On voit donc que l'action, même prolongée, du sel marin n'est pas une garantie certaine contre la virulence des produits tuberculeux. La salaison néanmoins, comme l'ont fait observer Mandereau et Galtier, constitue, dans une certaine mesure, un moyen indirect de préservation, puisqu'elle oblige en général le consommateur à faire cuire convenablement la viande avant de la manger. Il est vrai qu'en certains pays la viande salée est consommée crue ou à peu près crue; cette viande peut aussi servir, sans cuisson préalable, à la fabrication de divers produits de charcuterie. Il en résulte que la salaison ne peut être considérée comme mettant le consommateur d'une façon certaine à l'abri du danger des viandes de provenance tuberculeuse.

L'utilisation sous forme de viande fumée des viandes même préalablement salées n'offre pas plus de garantie, si la cuisson n'intervient pas. Forster a soumis à l'action de la fumée, comme on le fait pour la viande, des portions de plèvre recouvertes de tubercules : en inoculant dans le péritoine, à des cobayes et à des lapins, une émulsion de ces tubercules restés très apparents sur la plèvre fumée, il a constaté que ces animaux, sacrifiés au bout de deux mois, étaient devenus tuberculeux[2]. Je ferai remarquer que ces expériences sur la salure ainsi que sur l'action de la fumée ont été faites, non pas avec des viandes de provenance tuberculeuse, mais avec des matières tuberculeuses elles-mêmes; elles comportent donc les restrictions que j'ai déjà faites à ce sujet : le degré d'infectiosité de ces deux sortes de produits n'est nullement comparable.

En résumé, la saisie totale, c'est-à-dire la destruction de toute viande provenant d'un animal atteint de tuberculose, quelque limitées que soient les lésions, est une mesure qui entraînerait probablement une perte annuelle d'une dizaine de millions pour un pays comme la France, plus grande encore dans les contrées où la tuberculose des animaux domestiques est

1. Forster, Ueber die Einwirkung gesättigter Kochsalzlösungen auf pathogenen Bacterien (*Münchner med. Wochenschr.*, 1889, p. 497).
2. Forster, Ueber den Einfluss des Räucherns auf die Infektiosität des Fleisches perlsüchtiger Rinder (*Ibid.*, 1890, n° 16).

plus fréquente que chez nous. Il est certain que cette perte se traduirait par une augmentation proportionnelle du prix de revient de la viande, déjà trop élevé pour les classes nécessiteuses. Assurément, si le danger des viandes de provenance tuberculeuse était bien établi, si ce danger était démontré expérimentalement d'une façon certaine, toute hésitation serait coupable : il faudrait se prononcer pour la prohibition rigoureuse et absolue. Mais les faits que nous venons d'exposer montrent qu'il n'en est pas ainsi : le péril est très faible, si tant est qu'il existe. Ce péril, en admettant qu'il soit réel, est pour ainsi dire négligeable, si on le compare aux causes bien autrement puissantes de contamination tuberculeuse qui résultent de la dissémination des crachats, de la mauvaise tenue et de la malpropreté des habitations, de l'encombrement, de la promiscuité des phtisiques avec les sujets sains, sans parler de la misère, de la mauvaise alimentation et d'autres causes, d'ordre hygiénique, qui facilitent indirectement l'infection tuberculeuse de l'homme. Il faut donc bien peser si le sacrifice imposé à la société par les mesures draconiennes de la saisie totale, le renchérissement de la vie qui en résulterait, n'entraîneraient pas des suites plus fâcheuses que le danger, purement éventuel, que ces mesures seraient destinées à écarter. Sans doute, la solution radicale, telle qu'elle est proposée, est celle qui, en apparence, satisfait le mieux aux exigences de la science et dégage toutes les responsabilités; mais dans la pratique le problème est plus complexe et ne supporte pas cette solution. Pour ma part, je partage pleinement à cet égard l'opinion sagement défendue par Nocard, et qui du reste, à l'heure actuelle, tend à prévaloir presque partout en Europe : on ne doit saisir la viande des animaux tuberculeux, si cette viande est de bonne qualité apparente, que si la tuberculose est généralisée, au sens propre du terme. Du reste au Congrès international d'hygiène qui s'est tenu à Londres au mois d'août 1891, les idées de *la modération dans la saisie* ont prévalu à une grande majorité.

Il me semble que l'effort des hygiénistes et des vétérinaires préposés à la police sanitaire, au lieu de porter sur la prohibition absolue des viandes d'origine tuberculeuse, pourrait s'adresser ailleurs avec plus de fruit. En France, depuis quelques années, la tuberculose est inscrite dans la loi sur les maladies contagieuses des animaux : la médecine sanitaire a donc entre les mains une arme légale pour restreindre la propagation de la tuberculose parmi l'espèce bovine. Les dispositions générales de la loi sanitaire sont applicables aux animaux tuberculeux. Les malades et les suspects doivent être déclarés, isolés et séquestrés ; ils seront soumis à la visite du vétérinaire sanitaire, qui s'assurera que l'isolement est pratiqué convenablement et qui donnera les indications utiles pour éviter toute contagion aux animaux et aux personnes. Il ne peut prescrire l'abatage des animaux reconnus tuberculeux, mais il lui est presque toujours aisé d'amener les propriétaires à s'y prêter. L'abatage précoce des animaux atteints ou suspects a surtout pour objet de supprimer, aussitôt que possible, une source d'infection pour les animaux aussi bien que pour l'homme. La viande des animaux pourra être utilisée pour la consommation si elle remplit les conditions qui ont été exposées plus haut. Enfin, on procédera, sur les indications du vétérinaire sanitaire, à la désinfection efficace des étables, des mangeoires, etc., l'on surveillera les animaux ayant vécu en contact avec le malade et qui, par le fait d'une cohabitation prolongée, pourraient être contaminés. En empêchant ainsi, par la mise à mort des sujets malades, dès le début de l'affection, la propagation du mal par reproduction et par allaitement, et la contamination des animaux voisins par le jetage et les sécrétions morbides, on arriverait sûrement à diminuer les progrès, sans cesse croissants, de cette redoutable affection. C'est dans cette direction, je le répète, plutôt que dans des règlements excessifs restreignant l'utilisation des viandes de provenance tuberculeuse, que doivent être orientés les efforts des pouvoirs publics, des hygiénistes et aussi des producteurs soucieux de leur intérêt.

L'application à l'espèce bovine de ces mesures restrictives et préventives de la tuberculose, mesures dont les bons effets ne se feraient pas attendre, demanderait un service sanitaire vétérinaire fonctionnant avec régularité dans toute la France. Les lois et les règlements existent, mais leur application laisse trop souvent à désirer, faute d'un personnel suffisant. La plupart des villes sont prémunies contre le danger qui peut résulter de la consommation des viandes tuberculeuses, grâce à leur service d'inspection ; mais dans les campagnes le trafic de la viande s'exerce sans aucun contrôle. « On a remarqué que les trafiqueurs des bêtes de basse boucherie désertent les villes dont l'inspection est réputée sévère. Ces animaux sont dérivés sur les marchés des petites villes et des campagnes, sacrifiés sans surveillance et sans contrôle (Arloing). » Le danger qui en découle ne demeure pas limité, du reste, aux campagnes, mais menace maintenant les villes, où ces viandes suspectes s'introduisent trop souvent sous forme de viande morte. « Lorsque les inspecteurs rencontrent à l'abattoir un animal atteint de tuberculose avancée, ils s'empressent d'éliminer la chair de la consommation; tandis que tous les jours ils sont exposés à recevoir, parmi les viandes mortes qu'on introduit, des quartiers provenant d'animaux tuberculeux, parfois même en moins bon état que ceux qu'on interdit pour la consommation à l'abattoir. Il est très difficile, sinon absolument impossible, de reconnaître une viande tuberculeuse quand on ne voit que les quartiers et quand les ganglions ne sont pas malades. Qu'on ne vienne pas dire que l'absence de la plèvre indique un état maladif qu'on a voulu faire disparaître, car j'ai vu fréquemment enlever la plèvre costale sur des quartiers provenant d'animaux non tuberculeux. D'ailleurs les poumons ou les organes abdominaux peuvent être tuberculeux sans que la plèvre soit malade et sans qu'il soit nécessaire de la détacher pour faire disparaître toute trace de l'affection... Pour éviter de pareils résultats, les inspecteurs devraient exiger que les viandes mortes fussent introduites, non par *quartiers*, mais par *moitiés*, avec le poumon et le foie attenant à une moitié[1]. » On aura une idée de l'importance de ces viandes « foraines » dans l'approvisionnement de certaines villes, quand je rappellerai qu'à Paris, aux Halles centrales, on vend annuellement 40 millions de kilogrammes de ces viandes, ayant pénétré en ville sans viscères (Villain).

Une cuisson convenable mettrait sûrement à l'abri de tout danger. Il faudrait donc renoncer à l'habitude qui nous gagne, il est vrai, de plus en plus, de manger la viande de bœuf saignante; comme le fait remarquer Vallin, il faudrait demander

1. GALTIER, *Traité des maladies contagieuses des animaux domestiques*, Paris, 1892, t. 2, p. 530. — C'est du reste la pratique suivie à Bordeaux, depuis 1874, en vertu d'un arrêté municipal pris sur la demande de Baillet; c'est ce que prescrit aussi le récent décret ministériel relatif à l'entrée en France des viandes mortes de provenance étrangère.

que les parties centrales, au lieu d'être franchement rouges fussent gris rosé; c'est ainsi qu'on mangeait partout la viande, en France, il y a une quarantaine d'années; quand elle présente cet aspect, c'est une preuve qu'elle a été soumise à une température de plus de 70°, température suffisante pour coaguler l'albumine et aussi pour tuer le bacille de Koch. Quand il y a indication formelle à employer la viande saignante ou crue, il y a avantage à substituer à la viande de bœuf celle de mouton, chez lequel la tuberculose spontanée est excessivement rare.

Peu de temps après que Chauveau eut fait connaître ses expériences sur l'infection tuberculeuse par ingestion, van Hersten (de Bruxelles) fut l'un des premiers à appeler l'attention sur la fréquence de la tuberculose des mamelles chez les vaches et sur les dangers que pouvait causer l'usage du lait de ces animaux. Ces craintes ne tardèrent pas à trouver une confirmation expérimentale dans les recherches de Gerlach, de Klebs, de Bollinger, etc., qui montrèrent que l'on peut provoquer la tuberculose chez divers animaux en leur faisant prendre du lait de vaches phtisiques. Il est vrai que, dès le début, des expériences négatives furent opposées aux faits positifs. Schreiber notamment nourrit 18 lapins et 3 cobayes avec du lait cru ou cuit d'une vache tuberculeuse et dans aucun de ces 21 cas, il n'observa de tuberculose[1]. L'attention d'un certain nombre de vétérinaires fut attirée sur l'existence de lésions tuberculeuses chez les vaches laitières et sur la possibilité de la transmission de la pommelière aux veaux allaités par elles[2]. En 1879, au Congrès des naturalistes allemands à Bade, Bollinger annonçait que le lait d'animaux tuberculeux dont la mamelle est saine peut néanmoins, injecté dans le péritoine, produire la tuberculose chez le porc. En 1883, May fit à l'instigation de Bollinger une série d'expériences sur la virulence du lait de provenance tuberculeuse. Il se procurait le lait suspect à l'abattoir de Munich; on le tirait avant la mise à mort de l'animal et on l'injectait à la dose de 3 à 5 cc. dans la cavité péritonéale d'un cobaye. La plupart des

1. Schreiber, Zur Lehre von der artifizielle Tuberkulose (*Dissert. inaug.* Königsberg, 1875).

2. On trouvera l'énumération des principales de ces recherches dans la monographie de Johne : *Die Geschichte der Tuberculose*, à la page 43, avec les indications bibliographiques afférentes.

expériences donnèrent un résultat négatif; le lait ne se montra virulent que dans un seul cas, où il provenait d'une vache atteinte de tuberculose miliaire généralisée et chez laquelle des tubercules existaient dans les mamelles. La cuisson du lait, telle qu'elle est pratiquée couramment, se montra suffisante pour lui enlever toute virulence, même dans les cas où on y avait à dessein mêlé des produits tuberculeux broyés[1].

Stein fit, également sous la direction de Bollinger, des inoculations intra-péritonéales de lait provenant de 18 vaches pommelières, sur des lapins; dans 4 cas seulement, il obtint des résultats positifs, et les vaches qui avaient fourni le lait étaient atteintes de tuberculose très avancée[2].

En 1884, Hip. Martin publia des résultats surprenants : il fit acheter du lait aux laitières installées sous les portes cochères des rues de Paris; il injecta de ce lait, pris au hasard, dans le péritoine de cobayes, à la dose de un centimètre cube seulement. Sur neuf inoculations, trois se montrèrent positives, d'où l'auteur tire cette conclusion véritablement effrayante : « Le lait pris au hasard à la source où s'alimente la majorité de la population parisienne semble provenir une fois sur trois de vaches atteintes de tuberculose[3]. C'est là une conclusion heureusement très exagérée, et il n'est pas douteux qu'il a dû se glisser dans les expériences d'Hip. Martin quelque cause d'erreur : les expériences faites avant et après lui sont toutes unanimes à montrer que, même dans les cas où le lait provient d'une bête sûrement et profondément tuberculeuse, l'inoculation de ce lait ne réussit que dans une proportion infiniment plus faible.

Le lait de provenance tuberculeuse et la tuberculose mammaire chez la vache ont été l'objet d'une série de travaux dus à Bang, de Copenhague. Au Congrès international de cette ville, en 1884, il appela l'attention sur ce fait que la mammite tuberculeuse, quoique loin d'être commune, n'est cependant pas très rare. La maladie commence habituellement par la

1. May, Ueber die Infectiosität der Milch perlsüchtiger Kühe (*Arch. f. Hygiene* 1883, Bd. 1, p. 121).

2. Stein, Exper. Beiträge zur Infection der Milch perlsüchtiger Kühe (*Dissert. inaug.*, Berlin, 1884).

3. Hip. Martin, Recherches ayant pour but de démontrer la fréquence de la tuberculose consécutive à l'inoculation du lait vendu, à Paris, sous les portes cochères (*Revue de médecine*, 1884, p. 156).

tuméfaction, peu douloureuse du reste, d'un quartier de la mamelle; le lait au début conserve son aspect normal. Plus tard, l'induration de la mamelle s'accuse et le lait prend de plus en plus l'apparence d'un sérum jaunâtre, contenant de petits flocons fibrineux, mais sans pus véritable. On peut confirmer le diagnostic par l'examen microscopique qui révèle souvent un nombre considérable de bacilles de Koch. Cette affection peut être primitive en apparence; elle peut également survenir chez des vaches manifestement tuberculeuses. Il est clair que le danger auquel expose l'alimentation avec du lait provenant d'animaux tuberculeux est beaucoup plus grand quand la mamelle est atteinte de tuberculose que quand elle est saine. Au Congrès pour la tuberculose de 1888, Bang a communiqué le résultat de ses recherches sur le lait de vaches sûrement tuberculeuses, mais dont les mamelles ne présentaient pas de lésions. Dans 21 cas de cette nature, où le lait fut inoculé, à la dose de 1 ou 2 cc. dans le péritoine de lapins, 2 inoculations seulement se montrèrent efficaces. « Quand je me souviens, ajoute Bang, que toutes ces vaches étaient atteintes de la tuberculose la plus avancée, je trouve ce résultat assez rassurant. On est conduit à penser que le lait des vaches atteintes de tuberculose à un degré moins développé ne contient généralement pas de virus. Cette supposition est confirmée par des expériences d'inoculation faites avec du lait provenant de huit femmes phtisiques. Quoique toutes ces femmes fussent atteintes d'une tuberculose avancée, je n'ai jamais trouvé leur lait virulent. Par conséquent, je ne trouve pas que nous ayons raison de croire que tout lait provenant des vaches tuberculeuses soit dangereux pour le public. Mais nous avons bien raison de le regarder toujours comme suspect, parce que personne ne peut savoir à quel moment la mamelle sera atteinte, et parce que même sans cette éventualité le lait des vaches tuberculeuses peut, dans quelques cas rares, contenir le virus[1]. » Au Congrès international d'hygiène de Londres, en 1891, Bang apporta de nouveaux documents. La totalité de ses recherches portait sur 58 vaches, dont le lait inoculé à des lapins et à des cobayes se montra virulent dans 9 cas (15,5 p. 100). Dans les cas positifs, presque toutes les vaches étaient affectées

1. Bang, Dangers du lait tuberculeux (*Congrès pour l'étude de la tuberculose*, Paris, 1888, p. 69).

à un très haut degré; quelques-unes avaient succombé à la tuberculose miliaire aiguë; dans trois cas, l'autopsie montra qu'il existait en réalité des lésions tuberculeuses de la glande mammaire, trop peu développées pour être constatées du vivant des sujets; dans un cas, la mamelle paraissait absolument saine et cependant les ganglions lymphatiques supra-mammaires étaient infiltrés de tubercules.

Galtier n'a constaté la virulence du lait, chez les vaches phtisiques, que quand la mamelle était elle-même devenue tuberculeuse. « Néanmoins, dit-il, comme une tuberculisation commençante de l'organe mammaire est difficile à reconnaître, principalement sur l'animal vivant, on doit considérer comme dangereux le lait de toute vache reconnue phtisique ou soupçonnée de l'être; on doit éliminer de la consommation le lait des vaches dont la mamelle est tuberculeuse et faire bouillir, avant de l'utiliser, celui de toute vache atteinte ou suspecte de tuberculose; on doit enfin ne jamais consommer, sans l'avoir préalablement soumis à l'ébullition, le lait dont on n'est pas rigoureusement sûr de la provenance; on doit notamment, dans les villes, ne pas omettre de prendre cette précaution à l'égard du lait fourni par les laitiers de profession[1]. »

Hirschberger reprit, sous la direction de Bollinger, la question de la virulence du lait de vaches phtisiques. Les mamelles des vaches reconnues tuberculeuses étaient détachées puis incisées, au niveau des canaux galactophores, avec toutes les précautions antiseptiques, et on aspirait à l'aide d'une seringue de Pravaz le lait qu'on faisait sourdre par une pression douce exercée sur la mamelle. On évitait tout mélange du lait ainsi obtenu avec le sang. Ce lait fut injecté dans la cavité péritonéale de cobayes à la dose de 1 à 2 cc. Dans 20 expériences, l'examen microscopique ne révéla la présence de bacilles que dans un cas (dans ce cas il existait, outre une tuberculose généralisée aux poumons, aux séreuses et aux ganglions, une tuberculose de la mamelle); et cependant 11 fois dans ces 20 cas, le résultat de l'inoculation fut positif (55 p. 100). Sur les 20 vaches dont le lait fut ainsi éprouvé, 5 étaient affectées de tuberculose généralisée; l'inoculation de leur lait a donné

1. GALTIER, Des dangers auxquels expose l'usage de la viande et du lait des nimaux tuberculeux (*Congrès pour l'étude de la tuberculose*, 1888, p. 76).

4 résultats positifs, 1 négatif; 6 autres vaches étaient atteintes de tuberculose modérément accusée; leur lait donna 4 résultats positifs, 2 négatifs. Enfin 9 animaux étaient atteints simplement de tuberculose localisée; l'inoculation de leur lait n'a plus donné que 3 résultats positifs. La virulence du lait éprouvée par l'inoculation au cobaye est donc d'autant plus certaine que la maladie est plus accusée[1].

Gebhardt fit, également sous la direction de Bollinger, des recherches expérimentales sur la virulence du lait de diverses provenances. Il fit acheter, dans les différents quartiers de Munich, le lait tel qu'il est vendu par les marchands et qui est, comme l'on sait, un mélange provenant de la traite de plusieurs vaches; 2 cc. de ce lait furent injectés, dans dix expériences faites avec des échantillons différents, dans la cavité péritonéale de cobayes : aucun de ces animaux ne devint tuberculeux. D'autre part, du lait retiré, avec toutes les précautions requises, de mamelles paraissant saines de vaches tuberculeuses sacrifiées à l'abattoir, inoculées de la même façon et à la même dose au cobaye, donna des résultats positifs. Toutefois, en délayant ce lait infectieux avec 300, 50 ou 40 fois son volume d'eau, l'inoculation faite dans les mêmes conditions se montra sans effets. Gebhardt en conclut qu'un certain degré de dilution fait perdre au lait, comme du reste à d'autres produits tuberculeux, la virulence tuberculeuse; c'est à cela que l'on devrait attribuer l'innocuité constante observée pour le lait acheté sur le marché de Munich : s'il y entre du lait tuberculeux, celui-ci est toujours mélangé en forte proportion avec du lait de vaches saines. Là où le danger d'infection serait le plus grand, c'est le cas où un individu se nourrirait du lait provenant d'une seule vache, cette vache étant tuberculeuse[2].

Les expériences d'inoculation de lait dilué, telles que les a pratiquées Gebhardt, sont loin d'entraîner les conclusions qu'il en a tirées. Il inoculait seulement 2 cc. du mélange et à quelques cobayes seulement. Étant donné le petit nombre de bacilles présents dans le lait tuberculeux, les deux centimètres prélevés

1. HIRSCHBERGER, Experimentelle Beiträge zur Infectiosität der Milch tuberculöser Kühe (*Deutsches Arch. f. klin. Med.*, 1889, Bd 44, p. 500).

2. GEBHARDT, Experim. Untersuchungen über den Einfluss der Verdünnung auf die Wirksamkeit des tuberculösen Giftes (*Virchow's Arch.* 1890, Bd. 119, p. 127).

dans le mélange avaient de grandes chances de n'en pas contenir. Pour affirmer l'innocuité de ce mélange, il aurait fallu faire des inoculations à un bien plus grand nombre d'animaux : peut-être alors des résultats positifs auraient-ils été ainsi obtenus. Nous aurons du reste à revenir sur ce point quand il sera question de l'influence exercée sur les effets de l'inoculation par le nombre des bacilles inoculés.

Gaffky a récemment signalé la possibilité de l'infection du lait, chez des vaches tuberculeuses, en l'absence de toute lésion de la mamelle, par le fait des déjections bacillifères qui coulent le long du pis de la vache; les matières fécales, même quand il n'y a pas de diarrhée, chez les vaches phtisiques, contiennent fréquemment des bacilles, et la contamination des trayons et par suite du lait peut ainsi s'effectuer aisément[1].

En somme, le lait provenant de vaches phtisiques est presque sûrement infectieux quand il y a tuberculose mammaire. Quand celle-ci fait défaut, le lait est généralement inoffensif, même si la tuberculose est avancée et généralisée. Toutefois il existe un certain nombre de cas où le lait s'est montré virulent, la mamelle paraissant saine; peut-être ne l'était-elle pas en réalité dans ces cas; comme le fait remarquer Nocard, il est possible que « dans les cas où la mamelle suspecte n'a pas paru tuberculeuse, c'est que la lésion n'a pas été suffisamment bien cherchée; sans compter les cas où les follicules tuberculeux sont encore à l'état embryonnaire et ne sont pas visibles à l'œil nu, on conçoit sans peine la difficulté de la recherche de tubercules miliaires au milieu des acini glandulaires, quand ces tubercules n'ont pas encore subi l'infiltration calcaire ».

Rappelons aussi que pour mettre en évidence l'infectiosité tuberculeuse du lait on a eu recours, dans l'immense majorité des cas, à l'inoculation sous-cutanée ou intra-péritonéale, infiniment plus dangereuse que l'ingestion dans les voies digestives. Sans nier le danger qui peut découler de l'usage du lait tuberculeux, il ne faut pas non plus se l'exagérer, surtout quand il ne s'agit pas de personnes qui en fassent leur nourriture exclusive ou principale, comme les enfants en bas-âge ou certains malades. De toute façon il est bien aisé de se mettre à l'abri du

1. Gaffky, Erkrankungen an infectiöser Enteritis infolge des Genusses ungekochter Milch (*Deutsche med. Wochenschr.*, 1892, p. 297).

danger que peut faire courir un lait suspect (et tout lait dont la provenance n'est pas bien assurée doit être tenu pour suspect); c'est de le soumettre à l'ébullition. Tout lait servant à l'alimentation doit être bouilli; c'est un préjugé absurde de croire que le lait, chaud encore du pis, est excellent pour les enfants et les convalescents. Le lait bouilli, pour les adultes comme pour les enfants, est au moins aussi facile à digérer que le lait cru. L'ébullition à laquelle on doit toujours le soumettre a pour résultat non seulement de tuer le bacille de la tuberculose, si par hasard il y existe, mais encore et surtout de détruire les innombrables autres microbes qui se développent si rapidement et si abondamment dans le lait abandonné à lui-même, et qui déterminent des fermentations stomacales et intestinales, particulièrement fréquentes et funestes chez les enfants, surtout pendant la saison chaude.

Dans certains pays, en Danemark, en Hollande, les vacheries industrielles sont soumises à une surveillance sanitaire. A Copenhague, au dire de Bang, existe une grande compagnie laitière qui, pour augmenter les garanties offertes au public, fait inspecter toutes les vaches laitières par des vétérinaires qui les examinent à intervalles de quinze jours au moins. Ce sont là d'excellentes mesures et qu'il serait aisé d'établir dans nos grandes villes. Il suffirait d'exiger des laitiers un certificat de santé qui serait renouvelable tous les mois ou tous les quinze jours; ou bien encore on pourrait charger le service sanitaire de faire une inspection régulière de toutes les vacheries et d'inscrire, à chaque visite, son appréciation sur l'état de santé de chaque bête, dans un registre *ad hoc*, tenu par le laitier, et dans lequel chaque vache aurait son casier contenant tous les renseignements relatifs à ses antécédents (Galtier).

En ce qui concerne Paris, on sait combien la tuberculose était fréquente autrefois dans les étables des nourrisseurs de cette ville : la plupart des vaches que ces nourrisseurs livraient à l'abattoir étaient reconnues phtisiques ; mais les choses ont bien changé dans ces derniers temps. Déjà en 1875 Vallin faisait remarquer « qu'il faut abandonner ce préjugé que les vaches tuberculeuses seraient très fréquentes dans les vacheries de Paris ; elles y sont au contraire très rares ». Laquerrière, Nocard, ont signalé le même fait. « Aujourd'hui, dit Nocard, rien n'est plus difficile que de trouver une vache tuberculeuse dans les étables des nourrisseurs de Paris. La police sanitaire n'y est pour rien; si le mal a disparu ou à peu près, cela tient uniquement à ce que les conditions économiques de la production du lait, dans les grandes villes, sont absolument différentes de ce qu'elles étaient autrefois. Aujourd'hui les nourrisseurs de Paris ne font plus saillir leurs vaches; ils les achètent aussitôt après la mise-bas, en pleine lactation; ils les entretiennent toujours en bon état de graisse: aussi les livrent-ils au boucher dès qu'elles ne donnent plus assez de lait. Il en résulte que les vaches ne séjournent guère plus d'un an dans leurs étables. Pendant ce court délai, les bêtes qui avaient le germe de la tuberculose au moment de l'achat n'ont guère le temps de contaminer les autres, ou si elles réussissent à infecter leurs voisines immédiates, les lésions ainsi créées restent très limitées et n'ont pas le temps de subir le ramollissement qui les rendrait dangereuses à leur tour. Il y a peu d'années, au contraire, le nourrisseur gardait ses vaches aussi longtemps qu'il en pouvait espérer, avec une gestation nouvelle, une prolongation de sécrétion lactée; aussi chaque vache restait dans l'étable pendant quatre, cinq et six ans: si l'une d'elles était tuberculeuse, elle avait tout le temps nécessaire pour contaminer ses voisines, pour infecter l'étable entière. Ces conditions, si favorables à la propagation de la maladie, sont encore celles de la plupart des étables dans les campagnes; aussi, lorsqu'on a eu le malheur d'y introduire une vache tuberculeuse, lorsque la malade y a séjourné quelque temps, on peut dire que l'étable est désormais infectée, que le contage y est installé à demeure et que toutes les autres vaches, à de très rares exceptions près, seront prises l'une après l'autre[1] ».

On a proposé l'emploi d'appareils centrifuges pour débarrasser le lait des microbes nuisibles qu'il peut contenir, notamment des bacilles de la tuberculose. Bang a soumis du lait de provenance tuberculeuse et riche en bacilles de Koch à l'action d'un appareil centrifuge pendant une heure (60000 tours). Le lait se sépara en trois couches, l'une formée de crème, la seconde de lait écrémé et la troisième d'un dépôt d'impuretés. L'examen microscopique montra que ce dépôt renfermait un grand

1. Nocard, article Tuberculose (*Dict. prat. de méd. vétérin.*, t. 21, p. 464).

nombre de bacilles de la tuberculose; mais la crême et le lait en contenaient également, quoique en quantité beaucoup plus faible. L'inoculation du dépôt à des lapins détermina une tuberculose à marche très rapide, tandis que celle du lait centrifugé donna également des résultats positifs, mais à marche plus lente. L'emploi de la force centrifuge débarrasse donc le lait d'une partie seulement des bacilles tuberculeux qu'il peut contenir et n'abolit pas sûrement sa virulence tuberculeuse. Plus récemment, Scheurlen a fait des expériences analogues avec du lait infecté artificiellement avec une émulsion de culture du bacille de la tuberculose; il s'assura que la plupart de ces bacilles étaient projetés dans le dépôt par la force centrifuge, mais qu'un petit nombre demeuraient encore en suspension dans le lait et dans la crème[1]. L'emploi des appareils centrifuges n'offre donc pas, il s'en faut de beaucoup, une garantie complète contre l'infection tuberculeuse du lait.

Puisque le lait contient parfois le bacille de la tuberculose, les produits alimentaires qui en dérivent, le beurre, la crème et le fromage, doivent-ils aussi être considérés comme une source de danger au point de vue de la tuberculose? C'est là une question qu'il me reste à examiner. Galtier le premier a fait des expériences avec du lait rendu tuberculeux par l'addition de produits provenant de vaches phtisiques ou de lapins morts de tuberculose expérimentale. Ce lait infecté a été coagulé par l'addition de présure; avec le fromage et le petit-lait ainsi obtenu on procéda à des inoculations intra-péritonéales chez le cobaye et à des injections intra-veineuses chez le lapin. Des cobayes furent ainsi rendus tuberculeux avec des fromages âgés de quinze jours et même de deux mois et dix jours. Le petit-lait, datant de neuf, de quatorze et de seize jours, a provoqué la tuberculose chez le lapin et le cobaye. Des résultats positifs ont même été obtenus avec du fromage datant de onze mois. Galtier tire de ces expériences les conclusions suivantes : « Les germes de la tuberculose se conservent dans le lait traité par la présure, dans le fromage, dans le petit-lait, et peuvent rendre ces produits dangereux, comme l'était le lait d'où on les a

1. SCHEURLEN, Ueber die Wirkung des Centrifugirens auf Bakteriensuspensionen, besonders auf die Vertheilung der Bakterien in der Milch (*Arb. a. d. k. Gesundheitsamte,* 1891, Bd 5, p. 269).

tirés. L'homme peut très vraisemblablement s'inoculer des germes de tuberculose en consommant du lait cru de vache phtisique, du lait caillé, du fromage frais, du fromage desséché ou salé, du petit-lait, préparés avec le lait des bêtes tuberculeuses, etc. Les oiseaux de basse-cour et les animaux de l'espèce porcine, pour l'alimentation desquels on utilise dans bien des fermes le petit-lait provenant de la fabrication des fromages, peuvent s'inoculer à leur tour quand, parmi les vaches laitières, il s'en trouve qui sont atteintes de tuberculose; et il n'est pas irrationnel de rattacher à cette cause un certain nombre de cas de tuberculose de la poule et du porc[1]. »

J'estime que les conclusions pratiques que Galtier a tirées de ces expériences sont exagérées : tout, dans ces expériences tend à grossir et à amplifier le danger qui peut réellement être inhérent au fromage et au petit-lait provenant de lait tuberculeux. Galtier, en effet, ne s'est pas servi de lait naturellement tuberculeux qui, comme nous l'avons vu, ne renferme jamais que de très rares bacilles, mais il a utilisé du lait rendu artificiellement tuberculeux par l'addition de produits virulents finement divisés et extrêmement chargés de bacilles. En outre, il n'a pas fait ingérer le fromage ou le petit-lait ainsi obtenus aux animaux en expérience, mais il les leur a inoculés dans le péritoine ou dans la circulation générale, les soumettant ainsi à un mode d'infection infiniment plus sévère que le premier. Les résultats positifs qu'il a obtenus ne sauraient donc être invoqués pour légitimer des craintes bien sérieuses.

Les mêmes réflexions s'appliquent aux faits de Heim qui, mélangeant des cultures du bacille de la tuberculose à du beurre, trouva ce beurre encore virulent quand on l'injectait au bout de quarante jours, déjà fortement ranci, dans la cavité péritonéale de cobayes. Le petit-lait obtenu avec du lait également tuberculisé par l'addition de cultures pures du bacille se montra encore virulent à l'inoculation, au bout de quatorze jours[2].

Gasperini a mélangé intimement à du lait un peu de culture du bacille de la tuberculose sur sérum sanguin, a laissé monter

1. Galtier, Du danger auquel expose l'usage de la viande et du lait des animaux tuberculeux (*Congrès pour l'étude de la tuberculose*, Paris 1888, p. 76).

2. Heim, Ueber das Verhalten der Krankheitserreger der Cholera, des Unterleibstyphus und der Tuberkulose in Milch, Butter, Molken und Käse (*Arb. a. d. kais. Gesundheitsamte*, 1889, t. 5, p. 294).

la crème, puis en a fait du beurre dans lequel il a retrouvé le bacille de Koch. Ce beurre a été inoculé dans le péritoine de cobayes, et on constata qu'il pouvait encore, après cent à cent vingt jours de conservation sous une couche d'eau, donner parfois la tuberculose[1]. Répétons encore qu'il n'y a aucune parité à établir, dans la pratique, entre les résultats de l'inoculation de ces produits, artificiellement infectés avec de nombreux bacilles tuberculeux, et les dangers qui pourraient découler de l'introduction, dans les voies digestives, de beurre ou de fromage confectionnés avec du lait provenant de vaches tuberculeuses.

La bonne fabrication du fromage et du beurre ne comporte pas une ébullition préalable du lait; mais les expériences de Bang ont montré qu'une température de 85 degrés, prolongée pendant cinq minutes, suffit pour tuer tous les bacilles de la tuberculose contenus dans le lait; en chauffant le lait à 70 degrés pendant cinq minutes, les bacilles ne sont pas tués, et leur inoculation dans le péritoine de cobayes provoque encore la tuberculose; mais ils sont suffisamment affaiblis pour qu'ils soient devenus incapables de rendre tuberculeux les animaux qui ingèrent de grandes quantités de lait ainsi chauffé; le même résultat est obtenu, dans la plupart des cas, quand le lait a été porté à environ 65 degrés pendant 15 à 20 minutes. Cette pasteurisation du lait et de la crème est pratiquée d'une façon courante en Danemark et une pareille pratique gagnerait certainement à être généralisée.

Toutefois, en l'absence de toutes ces précautions, il ne faudrait pas croire que l'on est exposé à un danger réel en mangeant du beurre et du fromage de provenance inconnue. Ces aliments, s'ils renferment des bacilles de la tuberculose, ne les contiennent à coup sûr qu'en très petit nombre; leur ingestion ne saurait donc faire courir les risques d'une contamination par la voie digestive, qui, pour avoir des chances de réussite, demande, comme nous l'avons vu, l'ingestion d'un grand nombre d'éléments virulents. Il faut donc s'élever contre les craintes véritablement exagérées que les conclusions excessives tirées de quelques expériences tendaient à répandre dans le public; je me rallie pleinement, à cet égard, à l'opinion de

1. Gasperini, Il burro naturale come mezzo di trasmissione della tuberculosi (*Giorn. d. R. Soc. Italiana d'igiene*, 1890, p. 5).

Nocard, qui pense que le danger d'infection tuberculeuse par le fromage et par le beurre est à peu près nul.

Les faits cliniques d'infection tuberculeuse par les voies digestives, chez l'homme, sont très peu nombreux et sont loin tous d'être démonstratifs. D'une façon générale, la tuberculose intestinale primitive est extrêmement rare chez l'adulte. D'après une statistique récente, sur 1000 sujets tuberculeux autopsiés à l'Institut pathologique de Munich, un seul cas de tuberculose intestinale primitive fut observé; dans 566 cas, il y avait une tuberculose intestinale secondaire, avec intégrité des poumons dans 3 cas seulement. Chez 427 sujets tuberculeux, les poumons étaient malades sans participation de l'intestin[1]. On voit donc combien est fréquente la tuberculose secondaire de l'intestin, dans le cours de la phtisie pulmonaire.

L'histoire clinique et anatomo-pathologique de la tuberculose intestinale chez l'homme ne doit pas nous arrêter ici : on la trouvera faite dans les excellentes monographies de Spillmann et de Girode[2]. Je me contenterai de la mention de quelques particularités bactériologiques.

La présence des bacilles dans les selles diarrhéiques des sujets atteints de tuberculose intestinale a été établie pour la première fois par Lichtheim. Les bacilles, dans ce cas, sont moins faciles à mettre en évidence que dans les crachats, parce qu'ils y existent en beaucoup plus petit nombre; une préparation ne renferme parfois qu'un seul bacille. D'après le conseil de Lichtheim, il faut renoncer à la double coloration, les innombrables bactéries des selles, quand elles sont colorées, pouvant fort bien masquer les rares bacilles tuberculeux disséminés au milieu d'elles. La présence du bacille de Koch dans les selles serait, d'après Lichtheim, un signe certain de l'existence d'ulcérations tuberculeuses de l'intestin; on ne les constaterait pas dans les cas où le malade avale ses crachats, mais ne présente pas d'ulcérations intestinales[3].

1. Eisenhardt. Ueber die Häufigkeit und Vorkommen der Darmtuberkulose (*Inaug. Diss.* Munich, 1891; analysé par Baumgarten.)

2. Spillmann. De la tuberculisation du tube digestif (*Thèse d'agrégation*, Paris, 1878). — Girode, Contribution à l'étude de l'intestin des tuberculeux (*Thèse de Paris*, 1888).

3. Lichtheim, Zur diagnostischen Verwerthung der Tuberkelbacillen (*Fortschr d. Med.*, 1883, p. 8.)

Cramer ayant prétendu que des bacilles identiques au bacille tuberculeux quant aux réactions colorantes se rencontraient dans les selles de sujets tout à fait sains, de Giacomi pratiqua l'examen des selles de 50 individus non tuberculeux : chez aucun il ne put constater la présence du bacille de Koch. Chez les sujets atteints de tuberculose intestinale constatée ultérieurement à l'autopsie, il trouva régulièrement des bacilles dans les selles[1]. Gaffky aussi fit, à la demande de Koch, l'examen des selles d'un grand nombre de sujets sains ou atteints de maladies autres que la tuberculose, sans jamais y rencontrer de bacilles ayant les caractères du bacille tuberculeux. Le bacille de la tuberculose ne se trouvait pas dans les déjections de tous les phtisiques présentant des crachats bacillifères ; mais on les trouvait régulièrement chez ceux qui offraient des symptômes manifestes de lésions tuberculeuses de l'intestin.

Plus récemment, Bodo a fait des recherches dans le but de déterminer si les bacilles de la tuberculose qui se voient fréquemment dans les selles des phtisiques proviennent de lésions tuberculeuses de l'intestin, ou s'il ne s'agit pas simplement des bacilles contenus dans les crachats avalés par les malades. Dans ce but, chez 9 sujets morts de phtisie, il examina le contenu intestinal, depuis l'estomac jusqu'au rectum inclusivement. Dans 3 cas de tuberculose intestinale très prononcée, ni le contenu intestinal ni les matières fécales du gros intestin ne renfermaient de bacilles. Dans 3 autres cas où il n'y avait pas de lésions tuberculeuses du tube digestif, le contenu intestinal et les matières fécales renfermaient des bacilles, en grande abondance dans un cas ; dans 2 cas de tuberculose intestinale, le contenu de l'intestin seul, dans un autre cas, ce contenu ainsi que celui du gros intestin, présentaient des bacilles. D'où la conclusion que la présence des bacilles dans les excréments n'est pas un signe certain de l'existence de lésions tuberculeuses de l'intestin[2].

L'hypothèse d'après laquelle les ulcérations tuberculeuses de l'intestin résulteraient de l'infection de la muqueuse par les crachats avalés par le malade est tout à fait plausible : le phti-

1. De Giacomi, Die diagnostische Bedeutung des Nachweisses der Tuberkelbacillen im Stuhl (*Ibid.*, p. 165).

2. Bodo, Significato della presenza del bacillo tubercolare nelle feci dei tisici (*Gaz. med. di Torino*, 1891, p. 793).

sique réalise alors, dans une certaine mesure, les conditions expérimentales dans lesquelles Chauveau, Gerlach, etc., plaçaient les animaux auxquels ils faisaient ingérer des masses tuberculeuses. La tuberculose abdominale primitive est beaucoup plus fréquente chez les enfants en bas âge, où elle se manifeste par des engorgements caséeux des ganglions mésentériques (carreau) avec ou sans lésions concomitantes de la muqueuse de l'intestin[1]. Dans ces cas, la porte d'entrée du virus semble bien avoir été la muqueuse digestive et nous avons vu que l'intégrité de cette muqueuse n'exclut pas la pénération, à travers l'épithélium en apparence intact, des bacilles de Koch. On suppose que bon nombre de ces cas de carreau ou de phtisie mésaraïque observés chez les jeunes enfants résultent d'une infection ainsi effectuée par la voie intestinale à la suite l'usage de lait de provenance tuberculeuse; de même que, pour un certain nombre de médecins, l'engorgement scrofuleux des glandes sous-maxillaires, si fréquent également chez les jeunes enfants, résulterait de l'absorption du bacille par la muqueuse bucco-pharyngée, en l'absence de toute lésion tuberculeuse de cette muqueuse. Cette explication, déjà émise par Cohnheim, est assurément séduisante par sa simplicité, quoique les faits en question comportent peut-être d'autres interprétations.

Quoi qu'il en soit, il existe dans la science un certain nombre d'observations qui semblent bien établir le rôle probable de l'usage de lait de provenance tuberculeuse dans la détermination de la maladie chez l'enfant. On cite toujours à ce propos l'observation du docteur Stang, d'Amorbach, relatée par Johne. « Il s'agit d'un garçon âgé de cinq ans, bien constitué en ap-

1. D'après Biedert, dont les documents sont empruntés à divers auteurs s'occupant de médecine infantile, la tuberculose primitive des ganglions mésentériques, chez les enfants, serait beaucoup moins fréquente qu'on ne le pense communément et que ne l'est la tuberculose des ganglions bronchiques (dans la proportion de 13 à 82). De même, dans la méningite tuberculeuse des enfants, les foyers primitifs, caséeux, points de départ probables de la dissémination méningée, siégeraient bien plus souvent dans les ganglions bronchiques que dans ceux du mésentère. D'après les chiffres de Biedert, « l'infection par inhalation du virus, se traduisant par la tuberculose des ganglions bronchiques, l'emporte sur l'infection par la voie digestive, dans la proportion de 78 à 4. » La prépondérance de la tuberculose par inhalation sur la tuberculose par ingestion, de notion banale pour l'adulte, se retrouverait donc aussi pour l'enfant[1].

1. Biedert, Die Tuberculose des Darms und des lymphatischen Apparats (*Jahrb. für Kinderheilkunde*, 1884, Bd 21, p. 163).

parence, né de parents sains, dont les familles, du côté du père et de la mère, étaient exemptes de toute trace héréditaire : l'enfant succomba au bout de quelques semaines aux suites d'une tuberculose miliaire des poumons, avec hypertrophie énorme des ganglions mésentériques. En pratiquant l'autopsie, on apprit que peu de temps auparavant les parents avaient fait abattre une vache que le vétérinaire de l'abattoir avait reconnue atteinte de phtisie pommelière. Cette vache était bonne laitière, et pendant longtemps le garçon avait bu de son lait aussitôt après la traite. »

Bang, à la suite d'une enquête qu'il a provoquée dans diverses localités du Danemark, relate un certain nombre d'observations analogues, dont je ne citerai que quelques-unes: « Un marchand dont les deux filles étaient atteintes de chlorose voulut leur faire boire du lait fraîchement recueilli du pis; il se procura une bonne vache et la nourrit abondamment. Elle devint néanmoins tuberculeuse et il dut la faire abattre. Une autre vache, qui prit la place de la première, contracta la pommelière à son tour, avec des lésions (probablement tuberculeuses) de la mamelle. Les deux filles moururent tuberculeuses à l'âge de 16 à 18 ans. Deux enfants plus jeunes de ces mêmes parents ont actuellement 20 et 24 ans, et sont bien portants. » — « Une vache saine devint tuberculeuse après avoir été placée dans la même étable qu'une autre vache morte de tuberculose. Un enfant qui avait été presque exclusivement nourri avec le lait de ces deux vaches devint « scrofuleux » et mourut de tuberculose. » — « Un paysan de Silkeborg buvait volontiers du lait fraîchement trait. Il mourut de tuberculose, et presque en même temps une vache succombait à la même maladie dans son écurie, ainsi qu'un porc. Un autre paysan, buvant du lait, mourut de tuberculose : la maladie régnait parmi le bétail de sa ferme. » — « Un paysan possédait une vache, âgée de 11 ans, profondément atteinte de tuberculose du poumon et de la mamelle. Au dire du propriétaire, elle toussait depuis l'âge de 3 ans. Une autre vache, âgée de 3 ans, placée dans la même écurie, était atteinte aussi de pommelière, mais à un moindre degré. La femme du paysan, bien portante jusque-là, devint tuberculeuse et mourut à l'âge de 45 ans. Peu après, sa fille devint malade et mourut, dans la même année, de la même affection. Ces deux morts se produisirent dans l'année où la tuberculose de la mamelle se manifesta chez la vache; la mère et la fille avaient bu du lait de cette vache : le mari buvait de la bière et demeura bien portant. » — « Un médecin perdit de tuberculose ses deux enfants auxquels il avait fait boire du lait de sa propre vache, tuberculeuse; le père ni la mère, non plus que leurs parents, n'étaient tuberculeux[1]. » Ces faits, dont il serait aisé de multiplier les exemples, n'apportent pas, on le voit, de preuves certaines à l'appui de l'infection par le lait; cependant quelques-uns d'entre eux rendent assez vraisemblable ce mode d'infection.

Demme a publié récemment une observation d'infection probable de nourrissons par les voies digestives. Trois tout jeunes enfants, confiés à une nourrice sèche, et sans antécédents héréditaires, succombèrent, dans le cours de leur première année, à une tuberculose intestinale primitive, constatée à l'autopsie. Un quatrième enfant, placé dans les mêmes conditions chez la nourrice sèche, mourut également, et à l'autopsie on constata des ulcérations tuberculeuses de l'intestin grêle, avec tubercules des ganglions mésentériques; les autres organes étaient sains. L'examen de la nourrice sèche révéla l'existence d'une affection tuberculeuse de la mâchoire droite avec fistule communiquant avec la cavité buccale. Cette femme avait l'habitude de prendre préalablement dans sa bouche la bouillie qu'elle faisait ensuite avaler aux enfants, pour en apprécier la température; il est probable que l'infection tuberculeuse des enfants provenait de contamination de la bouillie par la salive chargée de bacilles de cette femme[2].

Il n'y a pas, à ma connaissance, de fait absolument démonstratif établissant la transmission de la tuberculose à l'homme par la suite de l'ingestion de viandes provenant d'animaux tuberculeux. Il existe au contraire dans la science un certain nombre de documents tendant à montrer que l'usage prolongé de viandes de cette nature peut demeurer inoffensif. Schottelius

1. BANG, Die Tuberculose unter den Hausthieren in Dänemark (*Zeitschr. f. Thiermedicin u. vergleich. Pathol.*, 1890, Bd 16, p. 403).

2. DEMME, Tuberkulöse Infection mehrerer Säuglinge seitens einer tuberkulösen Wartefrau (27ter *Bericht über die Thätigkeit des Jenner'schen Kinderspitals in Bern im Jahr* 1889, p. 61).

rapporte à ce sujet des observations qui présentent presque la signification de faits expérimentaux : « Je suis en mesure de relater de véritables expériences d'ingestion prolongée de viandes d'origine tuberculeuse, chez l'homme. Ces expériences furent faites sous le contrôle de l'autorité, et les résultats reposent sur des documents officiels. Ces faits ont été observés par le professeur Renbold et le docteur Hœker, vétérinaire de district à Wurzbourg, qui m'ont autorisé à les livrer à la publicité. La vente de la viande provenant d'animaux atteints de pommelière était entièrement interdite à ce moment à Wurzbourg. Toutefois, pour se rendre compte du danger (contesté par un grand nombre d'hommes compétents) de l'usage de cette viande, on institua cette expérience, et l'on permit la vente de viande provenant de vaches tuberculeuses dans certaines localités des environs de la ville. Les acheteurs furent tenus de ne consommer la viande qu'eux seuls et leur famille, et ils furent soumis à une surveillance médicale. Ces gens consommèrent la viande suspecte sous toutes les formes : cuite, rôtie, convertie en saucisses et même crue ; et comme elle se vendait à très bas prix, elle constitua souvent pendant des semaines entières, sans interruption, la principale nourriture de ces familles. Les quartiers des animaux reconnus malades leur étaient livrés en totalité et la répartition s'en faisait entre les diverses familles. L'une d'entre elles acheta ainsi en un an la viande de douze pièces de bétail, une autre celle de six pièces, une troisième celle de dix et enfin une quatrième fit l'emplette de vingt et une bêtes saisies pour pommelière. Au bout d'un an (de 1867 à 1868) l'enquête montra que les résultats étaient entièrement négatifs ; aucun cas de maladie pouvant se rapporter à l'usage de ces viandes ne fut noté dans aucune de ces familles. La vente de viande de cette nature fut autorisée, à la suite de cette expérience, dans la ville de Wurzbourg, et depuis ce moment elle est livrée à l'étal de basse boucherie (Freibank) à la consommation des gens nécessiteux ». Quinze ans après cette étrange expérience, une enquête fut faite sur la morbidité et la mortalité dans les familles en question, qui ne s'étaient pas fait faute du reste de continuer à s'alimenter avec des viandes de même provenance. Cette enquête, dont on trouvera le détail dans le travail de Schottelius, portant sur douze familles d'environ 130 personnes, établit pour elles, depuis 1860 jusqu'en 1882, une mortalité de onze individus seulement, dont six enfants au-dessous d'un an; aucune de ces morts ne fut due à la tuberculose[1].

Plus récemment, Bollinger a fait une enquête analogue parmi les équarrisseurs de la Bavière, formant avec leur famille un personnel d'environ trois mille individus, parmi lesquels l'usage de la viande de provenance tuberculeuse est très répandu. Il résulterait de cette enquête que la tuberculose, loin d'être fréquente dans ce milieu spécial, y serait au contraire plus rare qu'ailleurs. Je ferai observer que ce fait n'a point la portée que lui attribue Bollinger, car il est certain que ces individus, dûment prévenus du danger qu'ils peuvent courir, ont soin sans doute de n'user de ces viandes qu'après une cuisson complète, ce qui, comme l'on sait, en détruit sûrement la virulence.

On voit donc que les faits établissant la transmission de la tuberculose à l'homme, par les *ingesta*, sont loin d'être nombreux et surtout qu'ils n'entraînent pas, à un degré bien marqué, la conviction. Tout nous engage néanmoins à admettre que ce mode d'infection, facile à mettre en évidence par l'expérimentation, peut aussi se réaliser dans la pathologie humaine. Mais il est certain que l'on a étrangement exagéré l'importance de ce mode de contamination, surtout en ce qui concerne l'adulte : la voie d'infection tuberculeuse la plus habituelle de beaucoup chez l'homme, est la voie pulmonaire.

1. Schottelius, Zur Kritik der Tuberculose-Frage (*Virchow's Arch.*, 1883 Bd. 91, p. 129).

CHAPITRE XVIII

DISTRIBUTION DU BACILLE CHEZ L'HOMME. TUBERCULOSE MILIAIRE AIGUE. PHTISIE ET INFECTIONS SECONDAIRES. — PLEURÉSIES.

SOMMAIRE. — Tuberculose miliaire aiguë; elle résulte de la pénétration des bacilles dans la circulation générale, par effraction du canal thoracique et surtout des veines. — Constatation du bacille de la tuberculose dans le sang.

Répartition des bacilles dans le poumon chez les phtisiques. — Étude des crachats tuberculeux. — Recherche des bacilles dans les crachats. — Enseignements diagnostiques et pronostiques qui en découlent.

Infections secondaires dans le cours de la phtisie pulmonaire. — Microbes associés au bacille de la tuberculose dans les crachats, le contenu des cavernes et dans les foyers inflammatoires circumtuberculeux. — La pneumonie caséeuse ne serait qu'une pneumonie ordinaire, due à des coccus et subissant la transformation caséeuse par l'intervention consécutive du bacille de la tuberculose. — La fièvre hectique des phtisiques serait due à une « septicémie », à la pénétration dans le sang de streptocoques ou de staphylocoques. — Exagération du rôle attribué à ces associations bactériennes dans la phtisie pulmonaire.

Rapports de la pleurésie avec la tuberculose. — La pleurésie séro-fibrineuse, dite *a frigore*, est souvent tuberculeuse. — Pleurésie purulente tuberculeuse; ses caractères distinctifs d'avec la pleurésie purulente à pneumocoques et à streptocoques. — Symptômes, lésions anatomiques et marche de la pleurésie purulente tuberculeuse. — Caractères de l'épanchement.

Tuberculose des ganglions bronchiques.

La découverte du bacille de la tuberculose n'a pas imprimé de modifications fondamentales aux notions que l'on possédait déjà sur cette maladie, grâce à l'anatomie pathologique et surtout à l'expérimentation. Cependant, même en faisant abstraction de l'intérêt bactériologique de cette découverte et de sa perfection technique, elle ne laisse pas que de marquer une étape nouvelle et décisive dans l'histoire de la tuberculose. La spécificité des lésions tuberculeuses, si multiples et si variables, fut définitivement établie par la preuve saisissante entre toutes, par la mise en évidence, au sein des tissus tuberculeux, d'un microbe spécial, à réactions colorantes caractéristiques. D'autre part l'expérimentateur, opérant non plus avec des produits tuberculeux complexes, mais avec le bacille seul, obtenu en culture pure, était désormais en mesure de démontrer la nature virulente et parasitaire de la maladie avec une évidence telle, qu'elle fit tomber toutes les résistances et taire toutes les objections. Dans les pages qui vont suivre j'exposerai sommairement les acquisitions nouvelles, tant anatomo-pathologiques qu'expérimentales et cliniques, qui procèdent de cette découverte.

L'étude de la distribution du bacille, dans les différentes lésions tuberculeuses chez l'homme, a été faite dès le début par Koch dans son célèbre mémoire.

Dans la tuberculose miliaire aiguë de l'homme, les granulations grises contiennent le bacille caractéristique, généralement en nombre d'autant plus considérable que les nodules sont plus récents et plus petits ; les bacilles occupent alors surtout le centre de la néoplasie. Quand le centre du nodule commence à se caséifier, le nombre des bacilles que révèle la coloration diminue graduellement dans les parties nécrosées ; on ne les voit plus guère qu'à la périphérie de la granulation, entre les noyaux des cellules épithélioïdes ou dans quelques cellules géantes. Dans les granulations du foie et de la rate, dans les cas de tuberculose miliaire aiguë chez l'homme, Koch n'a guère observé de bacilles qu'au niveau des cellules géantes. En revanche, les tubercules des méninges sont presque toujours très riches en bacilles. On sait, ainsi que Cornil l'a montré depuis longtemps, que ces granulations se développent de préférence dans le voisinage des artérioles ; les bacilles y sont accumulés entre les cellules épithélioïdes et les cellules rondes, en touffes parfois si considérables qu'à un faible grossissement leurs amas apparaissent déjà comme des taches bleues ou rouges ; il n'est pas rare qu'on puisse les suivre jusque dans la lumière du vaisseau.

La tuberculose miliaire généralisée aiguë peut être réalisée expérimentalement, ainsi que nous l'avons vu, en injectant une culture pure du bacille de la tuberculose dans les veines du lapin, du cobaye ou du chien. Depuis longtemps on admettait que cette forme spéciale de la maladie, chez l'homme, ainsi du reste que les poussées successives et les lésions métastatiques dans la tuberculose chronique, résultaient de la pénétration du virus dans la circulation générale. Ponfick apporta le premier document anatomique à l'appui de cette manière de voir; il montra que, dans plusieurs cas de tuberculose miliaire généralisée de l'homme, le canal thoracique était envahi et présentait sur sa face interne une éruption de nodules tuberculeux; il expliqua ainsi l'irruption du virus dans la circulation générale[1]. Mais c'est à Weigert que l'on doit d'avoir mis en lumière le mécanisme le plus fréquent de l'invasion du sang par le virus tuberculeux; cette invasion est consécutive à la présence et à la fonte de tubercules à la face interne des veines, dans le foyer tuberculeux primitif. Dès 1878, dans un certain nombre de cas de tuberculose miliaire aiguë, Weigert constata l'existence de tubercules à la surface de la tunique interne des veines pulmonaires, de la veine splénique, etc. Plus tard, sur une série de quatorze nouveaux cas de tuberculose miliaire généralisée aiguë, treize fois l'invasion du sang par le virus tuberculeux a trouvé son explication dans la présence de tubercules intra-veineux, le plus souvent dans les veines pulmonaires; la constatation des bacilles avait confirmé la nature tuberculeuse de la lésion[2]. Mügge, dans dix cas de tuberculose miliaire généralisée trouva, à la suite d'un examen attentif des vaisseaux du poumon, neuf fois des tubercules dans les veines de cet organe[3].

Koch a signalé un troisième mode de pénétration des bacilles dans la circulation générale, moins fréquent, il est vrai, que les deux précédents, et consistant dans l'envahissement des petites artérioles par le processus tuberculeux. Chez un homme de 30 ans, dans un cas de tuberculose miliaire aiguë ayant évolué dans l'espace de trois semaines, on ne trouva aucune

1. Ponfick, Ueber die Entstehungs-und Verbreitungs-Wege der acuten Miliartuberkulose (*Berl. klin. Wochenschr.*, 1877, p. 673).

2. Weigert, Ueber Venentuberkel und ihre Beziehungen zur tuberkulösen Blutinfection (*Virchow's Arch.*, 1882, Bd 88, p. 307). — Neue Mittheil. üb. die Pathogenie der acut. Miliartuberkulose (*Deutsche med. Wochenschr.* 1883, p. 349).

3. Mügge, Ueber das Verhalten der Blutgefässe der Lunge bei disseminierter Tuberkulose (*Virchow's Arch.*, 1879, Bd 76, p. 243).

lésion tuberculeuse ancienne, aucun foyer caséeux, si ce n'est une tuberculisation des ganglions bronchiques. Les artérioles de ces ganglions étaient entourées de tubercules extrêmement riches en bacilles, qui en certains points pénétraient jusque dans la lumière du vaisseau.

Sur treize cas de tuberculose miliaire aiguë soigneusement autopsiés à l'Institut anatomique de Zurich, Hanau a trouvé huit fois des tubercules intra-veineux, surtout dans les veines pulmonaires. Dans un cas de phtisie ulcéreuse terminée par tuberculose miliaire généralisée aiguë où, à l'œil nu, on n'avait pas constaté de tubercules des veines pulmonaires, on trouva une glande bronchique tuberculeuse faisant corps avec une veine pulmonaire, et, à l'examen microscopique, on put s'assurer de l'infiltration des parois de cette veine par des bacilles. Dans un cas, la tuberculose miliaire aiguë était consécutive à un tubercule de la veine cave supérieure provenant d'une glande bronchique caséeuse accolée à la veine. Dans un autre cas, la tuberculose miliaire généralisée aiguë était survenue dans le cours d'une tuberculose uro-génitale chez la femme, avec présence d'un gros tubercule à l'intérieur de la veine rénale droite. Dans une troisième observation, il s'agissait de tuberculose uro-génitale chez l'homme, avec participation des deux capsules surrénales et tuberculose des veines émanant de ces organes[1].

Ces divers modes de généralisation impliquent la présence, au moins momentanée, du bacille de Koch dans le sang des sujets atteints de tuberculose miliaire aiguë; cette constatation a été effectivement faite dans un certain nombre de cas. Dans le sang prélevé sur le cadavre de trois individus morts de tuberculose miliaire aiguë, Weichselbaum a pu constater, par l'examen microscopique, la présence du bacille de la tuberculose; il ne doute pas que la même constatation n'aurait pu être faite pendant la vie même du malade[2].

Meisels et Lustig ont confirmé la trouvaille de Weichselbaum dans huit cas de tuberculose miliaire aiguë; dans deux cas l'obser-

1. HANAU, Beiträge zur Lehre von der acuten Miliartuberculose (*Virchow's Arch.* 1887, Bd 108, p. 221).

2. WEICHSELBAUM, Ueber Tuberkelbacillen im Blut bei allgem. acuter Miliar-tuberkulose (*Wiener med. Wochenschr.* 1884, n°s 12 et 13).

vation fut faite pendant la vie des malades. Dans un cas, Meisels pratiqua ses recherches avec du sang extrait de la rate par ponction capillaire[1]. Rütimeyer retira également du sang de la rate, par ponction, chez deux sujets atteints de tuberculose miliaire aiguë, à diagnostic indécis; dans les deux cas, les préparations du sang renfermaient des bacilles; dans un de ces cas, on hésitait entre la tuberculose aiguë et la fièvre typhoïde, et les crachats ne contenaient pas de bacilles[2]. Depuis, d'autres observateurs ont fait connaître des cas analogues[3].

Nous avons vu du reste que Villemin déjà avait démontré la virulence tuberculeuse du sang recueilli sur le cadavre d'hommes morts de phtisie; ce sang inoculé aux lapins et aux cobayes les rendit quelquefois tuberculeux. On trouvera à la page 631 l'exposé des expériences de Steinheil, que j'ai pu confirmer moi-même, et qui montrent que le suc extrait des muscles d'individus ayant succombé à la phtisie, inoculé à des cobayes, les rend fréquemment tuberculeux; cette virulence des muscles chez les phtisiques arrivés à la dernière période tient sans doute à la présence, dans le sang qui baigne le tissu musculaire, de quelques bacilles de la tuberculose.

Dans la phtisie chronique, la répartition des bacilles dans les lésions du poumon est particulièrement instructive. On a vu au chapitre XVI (p. 567) l'exposé complet des preuves expérimentales qui mettent en évidence l'infection de l'économie par inhalation, à la suite de la pénétration du bacille dans les voies respiratoires. Le seul fait que, chez l'homme, dans l'immense majorité des cas, c'est le poumon qui est l'organe le premier et le plus profondément atteint par les lésions tubercu-

1. MEISELS, Weitere Mittheil. üb. das Vorkommen von Tuberkelbacillen im Blut bei der allgem. acuten Tuberkulose (*Wiener med. Wochenschr.* 1884, n° 39 et 40). — LUSTIG (Al.), Ueber Tuberkelbacillen im Blute bei an allgem. acuter Miliartuberkulose erkrankten (*Ibid.*, n° 48).

2. RÜTIMEYER, Ueber das Vorkommen von Tuberkelbacillen im Blut und Milzsaft bei allgem. acuter Miliartuberkulose (*Centralbl. f. klin. Med.*, 1885, n° 21).

3. STICKER, Ueber das Vorkommen von Tuberkelbacillen im Blute bei akuter allgem. Miliartuberkulose (*Centralbl. f. klin. Med.*, 1885, n° 26). — BERGKAMMER, Casuistischer Beitrag. z. Verbreitung der Miliartuberkulose u. Einwanderung der Tuberkelbacillen in die Blutbahn (*Virchow's Arch.*, 1885, Bd 102, p. 397). — ULCACIS, Sulla presenza del bacillo tubercolare nel sangue (*Gazz. degli ospedali*, 1885, n° 24). — DOUTRELEPONT, Fall von Meningitis tuberculosa nach Lupus; Tuberkelbacillen im Blute (*Deutsche med. Wochenschr.* 1885, p. 98).

leuses, est déjà un argument considérable en faveur de la grande fréquence de ce mode d'infection.

Dans la phtisie pulmonaire commune les bacilles, relativement rares dans les tubercules gris, naissants, sont surtout abondants dans les foyers tuberculo-caséeux récents et à l'intérieur des cavernes dont les parois subissent une fonte rapide ; ils sont moins nombreux au niveau des cavernes à parois épaisses, en voie de rétraction, plus rares encore dans les por-

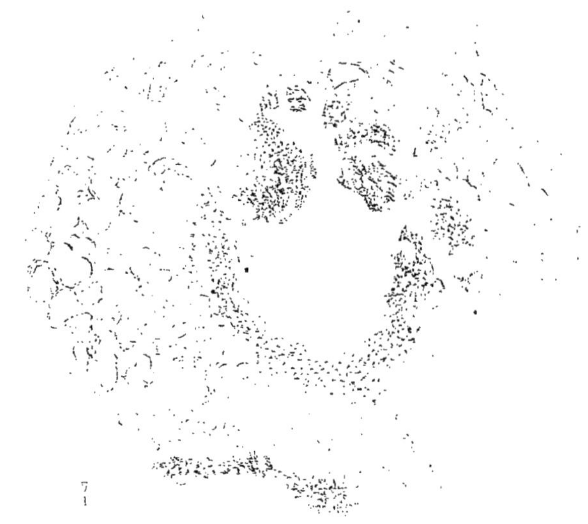

Fig. 67. — Coupe de la paroi d'une caverne tuberculeuse de l'homme ; très faible gross. Coloration : fuschine phéniquée et bleu de méthylène. Les parties teintées en rose sont des accumulations de bacilles.

tions de poumons qui sont le siège d'indurations cicatricielles et de processus scléreux. Pour bien se rendre compte de l'invasion bacillaire des poumons, il est bon d'étudier les coupes des parois d'une caverne en voie de fonte et d'ulcération. La fig. 67 représente à un très faible grossissement une coupe de la paroi d'une cavernule d'une femme morte de phtisie ulcéreuse à marche rapide. On voit les bacilles colorés par le procédé de Ziehl infiltrant en quantité prodigieuse les parois de la caverne, où ils apparaissent sous forme de petits amas rouges déjà visibles à l'œil nu, quand on regarde la préparation par transparence. A un fort grossissement (fig. 68), ces amas rouges se montrent formés d'innombrables bacilles, interposés entre les cellules rondes, en partie mortifiées, qui tapissent les parois de la caverne; par places, on reconnaît encore les vestiges de la charpente élastique des alvéoles qui sont également envahis par les amas bacillaires. Une partie du détritus ainsi formé tombe dans la cavité de la caverne où elle séjourne pendant un temps variable, pour être ensuite expulsée par les bronches sous la forme des crachats caractéristiques de la phtisie.

On peut, avec Koch, se représenter de la façon suivante le mode d'intervention des bacilles dans le processus de la phtisie pulmonaire. Au début, un petit nombre de bacilles pénètrent dans le poumon; ils s'y multiplient lentement et provoquent autour d'eux une infiltration cellulaire qui les enveloppe et les isole tout d'abord. Bientôt, le centre de cet amas cellulaire subit la nécrose et la caséification; ce mode initial de la phtisie pulmonaire, si jamais on pouvait l'observer, ressemblerait donc à un tubercule miliaire. Graduellement, le nodule s'accroît à la périphérie, un peu à la manière dont se forment les gros tubercules solitaires, ceux du cerveau par exemple, avec cette différence que, dans le poumon, les foyers caséeux, en s'accroissant, ne demeurent pas fermés, mais s'ouvrent dans les bronches et se transforment ainsi en cavernes. La caverne tuberculeuse, quelque volumineuse et quelque irrégulièrement configurée qu'elle soit, conserve en somme les attributs principaux d'un foyer tuberculo-caséeux : au centre des masses nécrosées, circonscrites extérieurement par des amas de cellules épithélioïdes, mêlées de cellules géantes plus ou moins riches en bacilles. La seule différence consiste en cette particularité que le contenu nécrosé de la caverne est également riche en bacilles, ce qui n'est pas le cas pour les foyers caséeux clos. Il est probable que l'élimination constante des produits nécrosés et l'apport incessant de produits nouveaux en sont la cause. Dans la forme chronique commune de la phtisie, les choses procèdent ainsi avec une grande lenteur, le développement des bacilles étant limité au contenu des cavernes et aux cellules géantes qui en revêtent les parois. Dans certains cas favorables, le processus peut même s'arrêter par la sclérose et la cicatrisation des parois de la caverne et la guérison être ainsi obtenue Mais, le plus souvent, les bacilles franchissent les limites du foyer primitif et donnent naissance à la formation de foyers secondaires. Les bacilles peuvent faire irruption, comme nous l'avons dit, dans les veines du poumon, se disséminer ainsi par la voie sanguine et provoquer l'explosion d'une tuberculose miliaire généralisée aiguë. Ils peuvent aussi cheminer par les voies lymphatiques et amener une tuberculose secondaire des

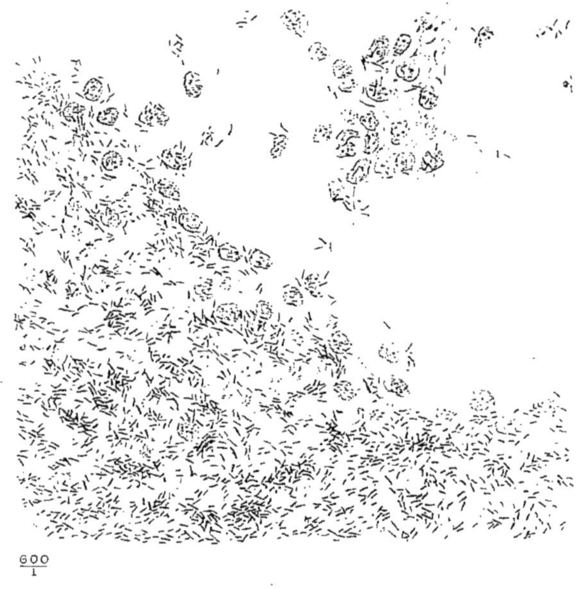

FIG. 68. — Un des points teintés en rose de la figure précédente, examiné à un fort grossissement. On voit l'énorme abondance des bacilles en ce point.

ganglions bronchiques. Les bacilles transportés par les crachats peuvent se fixer en d'autres points des voies respiratoires, sur la muqueuse du larynx notamment; quand ces crachats sont avalés, ils peuvent infecter le tube digestif.

Mais l'éventualité la plus fâcheuse et l'une des plus fréquentes est celle qui se manifeste quand le contenu d'une caverne, au lieu d'être éliminé au dehors, vient à être aspiré par un mouvement respiratoire malheureux et va ainsi infecter des portions encore saines du poumon. C'est par ce mécanisme de l'aspiration que se produit, en quelque sorte, l'injection des ramifications de l'arbre bronchique par la matière bacillifère et la formation de foyers secondaires multiples dans les poumons. Quand le contenu d'une caverne est ainsi aspiré en quantité notable, des parties étendues du poumon subissent une sorte d'inondation de matière infectieuse; la disposition lobulaire ou même lobaire des foyers qui se développent alors montre bien que l'infection a eu lieu par les canaux bronchiques. Ces foyers secondaires se distinguent des foyers primitifs par la mortification aiguë et la formation rapide de cavernes. Les cavernes, au lieu de présenter une paroi épaisse, dure, riche en cellules géantes et assez pauvre en bacilles, sont, au contraire, creusées en plein tissu pulmonaire présentant sa structure alvéolaire encore apparente; la matière caséeuse qui remplit les alvéoles est farcie de bacilles. C'est là proprement la pneumonie caséeuse.

Les caractères des crachats, chez les phtisiques, varient beaucoup selon le degré et l'âge de la lésion pulmonaire et selon les complications qui peuvent survenir. Au début de la phtisie, les crachats sont clairs, aérés, muqueux ou salivaires, peu abondants. Il arrive même que les malades affirment ne pas cracher du tout et cependant, en y regardant de plus près, on s'assure que le matin, au réveil, ils expectorent un peu, et cette expectoration, insignifiante comme quantité, peut déjà contenir des bacilles. A la période confirmée de la maladie, les crachats deviennent plus abondants, verdâtres, opaques, privés d'air, mêlés parfois de stries jaunes ou de grains consistants, semblables à des grains de riz; ces grains sont des fragments de produits caséeux détachés des parois des cavernes. Les crachats sont arrondis, nummulaires, ou à bords irréguliers, échiquetés; souvent ils nagent dans un liquide clair, spumeux. La quantité des crachats expulsés dans les vingt-quatre heures est très variable, en général de 100 à 200 cc.; on voit des malades expectorer par jour jusqu'à 800 et même 1000 cc. Vers la dernière période, quand les crachats séjournent longtemps dans les cavernes, ils sont évacués sous la forme d'une purée purulente, homogène, quelquefois souillée de sang ou teintée en rose. Les crachats sont toujours plus ou moins mélangés de salive. L'examen microscopique y révèle des éléments anatomiques divers. On y voit des cellules endothéliales aplaties résultant de la desquamation de la muqueuse de la bouche, de la langue et de l'arrière-gorge, plus rarement des cellules épithéliales cylindriques, avec cils vibratiles, provenant desfos ses nasales, de la face postérieure du voile du palais ou de la muqueuse bronchique; on y trouve aussi des cellules épithéliales plus petites, arrondies, à noyau vésiculeux, provenant des bronchioles terminales ou des alvéoles, enfin et surtout des globules de pus. Dans les phases avancées de la maladie, on y décèle la présence de fibres élastiques.

Aucun des caractères que nous venons de mentionner n'est pathognomonique de la tuberculose. Les crachats nummulaires ou échiquetés s'observent souvent dans la bronchite chronique ou dans la bronchectasie, avec le même aspect que dans la phtisie. Il y a longtemps que Chomel a fait la remarque que l'expectoration de la rougeole ressemble souvent à celle de la phtisie. Un seul élément est caractéristique des crachats tuberculeux : c'est le bacille de la tuberculose.

Pour mettre en évidence la présence, dans les crachats, du bacille de Koch, on a recours à la coloration sur lamelle, pratiquée d'après le procédé indiqué plus haut (p. 147). Il nous faut cependant ici donner quelques détails plus circonstanciés sur la façon la plus commode et la plus sûre de colorer les bacilles dans les crachats.

Les bacilles de la tuberculose ne sont pas uniformément répandus dans les produits de l'expectoration; ils sont surtout contenus dans les parties solides, opaques, consistantes, jaunâtres, flottant dans le liquide et provenant des cavernes; le liquide, qu'il s'agisse du mucus bronchique ou de la salive, peut en être totalement privé. Ce sont par conséquent ces particules solides qu'on doit de préférence utiliser pour la confection des lamelles. Il faut, à l'aide d'une aiguille à dissocier ou d'un fil de platine, aller à la recherche de ces particules solides, ce qui est quelquefois assez difficile, car elles s'échappent et glissent le long des parois du crachoir dans le liquide muqueux qui les baigne. L'opération est rendue plus facile en versant le contenu du crachoir dans un vase plat, dans une soucoupe ou une assiette, ou mieux encore dans un cristallisoir en verre que l'on place sur un fond noir qui rend les parties opaques des crachats plus visibles.

La particule de crachat ainsi prélevée est déposée sur la lamelle à couvrir, sur laquelle il faut l'étendre en couche aussi mince et aussi uniforme que possible. Les inégalités de la couche sont gênantes, au moment de la décoloration, car les parties épaisses sont plus lentes à se décolorer que les parties plus minces, qui alors peuvent souffrir du séjour trop prolongé dans le liquide décolorant. Pour étaler le crachat à la surface de la lamelle on se sert d'une aiguille à dissocier, ou d'une plume à écrire dont un des becs a été enlevé, ou d'un fort fil de platine dont l'extrémité a été aplatie par un coup de marteau. D'autres préfèrent écraser la particule de crachats entre deux lamelles que l'on fait glisser l'une sur l'autre en appuyant les doigts jusqu'à ce qu'elles cessent d'être en contact. On peut aussi employer le procédé de H. Kühne qui dépose une particule de crachat sur la lamelle et dirige sur elle un jet d'air assez fort, à l'aide de la poire d'un pulvérisateur à main sur laquelle on a monté un tube de verre finement effilé à son extrémité : le courant d'air étale le crachat en même temps qu'il hâte la dessiccation de la préparation.

Nous avons dit qu'il faut savoir choisir, dans les crachats, les parties qui renferment le plus sûrement et le plus abondamment des bacilles. Pour éviter cette recherche, on a proposé des moyens destinés à répartir d'une façon uniforme les bacilles dans la masse totale des produits d'expectoration. C'est ce qu'on a appelé l' « homogénisation des crachats ». H. Kühne ajoute dans ce but aux crachats un volume égal d'une solution concentrée de borax ; on agite pendant quelque temps dans un flacon bien bouché, jusqu'à ce qu'on obtienne un mélange homogène. Les crachats ainsi dilués sont moins visqueux et s'étalent plus facilement sur la lamelle. L'addition de borax permet de les conserver pendant longtemps sans qu'ils subissent de putréfaction et elle ne gêne pas la coloration ultérieure des bacilles [1]. Il est bon (Wendriner) de se servir, au lieu d'une simple solution de borax, d'une solution saturée de borax et d'acide borique.

1. H. Kühne, Die Untersuchung von Sputum auf Tuberkelbacillen (*Centralbl. f. Bakteriol.*, 1890, Bd 8, p. 293).

Lorsque les crachats ne contiennent que très peu de bacilles, on a cherché à en faciliter la recherche par ce qu'on a appelé le procédé de « sédimentation ». Biedert, dans ce but, dilue les crachats avec de la lessive faible de soude, fait bouillir dans une capsule en agitant avec une baguette de verre et ajoute de l'eau jusqu'à ce que le mélange devienne homogène et complètement fluide. Il transvase dans un verre conique et laisse reposer pendant deux jours; on décante, puis on prélève avec un fil de platine les particules solides déposées au fond du verre, et on confectionne des lamelles. Biedert dit avoir ainsi réussi à mettre en évidence très aisément les bacilles dans des crachats qui en contenaient fort peu et qui étaient très difficiles à déceler sans cet artifice[1]. L'ébullition en présence de la soude, employée par Biedert, présente l'inconvénient de nuire à la coloration ultérieure des bacilles; il vaut mieux, selon le conseil de Stroschein, « homogéniser » les crachats par l'addition d'une solution concentrée de borax et d'acide borique, comme il a été indiqué plus haut, ajouter deux volumes d'eau et laisser déposer pendant vingt-quatre heures dans un verre à pied. Si les crachats contiennent des bacilles de la tuberculose, en si petite quantité que ce soit, on les trouvera dans le dépôt[2].

Voici, en résumé, le moyen le plus simple et le plus sûr pour colorer les bacilles dans les crachats. La lamelle étant préparée comme il vient d'être dit, bien séchée à l'air et passée trois fois à travers la flamme d'un bec de Bunsen, on la fait flotter, la face enduite dirigée en bas, dans la solution de Ziehl contenue dans une capsule de métal, de platine de préférence. On fait bouillir, à diverses reprises, sur la flamme d'un brûleur à gaz ou d'une lampe à alcool, de façon que la préparation ait séjourné dans le liquide maintenu bouillant pendant quatre à cinq minutes. On agite la lamelle dans de l'acide sulfurique au quart jusqu'à décoloration à peu près complète, on lave soigneusement dans un verre plein d'eau et l'on place la préparation, pendant une minute, dans une solution hydro-alcoolique de bleu de méthylène, jusqu'à ce qu'elle soit teintée en bleu. On lave encore dans l'eau et l'on examine la préparation montée dans l'eau, avec un objectif à immersion homogène et l'éclairage

1. Biedert (*Berl. klin. Wochenschr.*, 1886, n°s 42 et 43 et 1891, n° 2, p. 32).
2. Stroschein (*Mittheil. aus Dr Brehmer's Heilanstalt.* Wiesbaden, 1889, p. 294).

Abbe. Les bacilles de la tuberculose apparaîtront colorés en beau rouge, tandis que les noyaux des cellules et les microbes étrangers seront colorés en bleu (fig. 69).

Lorsque l'on colore le fond d'une préparation à l'aide du bleu de méthylène, il peut arriver que quelques bacilles de la tuberculose, primitivement colorés en rouge, prennent une teinte bleue et passent ainsi inaperçus. Quand le nombre des bacilles

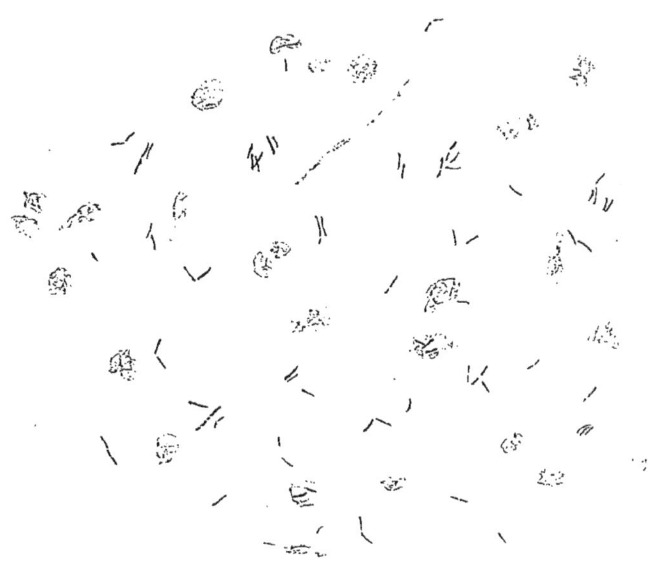

Fig. 69. — Bacilles de la tuberculose dans les crachats; double coloration : fuchsine phéniquée et bleu de méthylène.

est considérable, il n'y a que demi mal; mais quand les bacilles sont clairsemés dans la préparation, il peut être fâcheux d'en voir ainsi échapper quelques-uns. Pour éviter cet inconvénient, H. Kühne propose de colorer les lamelles par la fuchsine phéniquée, puis, au sortir de l'acide, de les examiner dans de l'huile d'aniline additionnée d'un peu d'acide picrique. Le fond de la préparation apparaît alors coloré en jaune. étant colorés en rouge. Lorsqu'on veut garder la préparation, on colore le fond, au sortir de l'acide, avec de l'eau picriquée. Il est bien entendu que, par ce procédé, on perd le bénéfice de la coloration (en bleu) des bactéries étrangères contenues dans les crachats.

Il est bon d'examiner les crachats aussi frais que possible. Si l'on conserve les crachats pendant quelques jours, surtout en été, les microbes de la putréfaction font leur œuvre, les crachats sont fluidifiés, peptonisés et prennent une odeur plus ou moins infecte; leur couleur est alors souvent verdâtre, à cause du développement des bacilles fluorescents. Mais même dans les cas de putréfaction prolongée dans un flacon, les bacilles de la tuberculose peuvent encore être décelés par la coloration dans les crachats; on les y retrouve après plusieurs mois (Malassez et Vignal, Cornil et Babes).

La disposition des bacilles, dans les préparations de crachats, est assez variable; tantôt ils sont séparés les uns des autres et irrégulièrement disséminés, tantôt ils sont réunis par groupes de plusieurs bacilles étroitement accolés. Ils sont généralement libres et il est rare de les voir contenus dans l'intérieur des globules de pus ou des cellules épithéliales. Czaplewski a figuré un amas de bacilles trouvés dans l'expectoration d'un phtisique et présentant la disposition en forme de S que prennent les colonies du bacille de Koch obtenues en culture pure sur milieu solide; mais ce sont là des images tout à fait exceptionnelles[1].

Les bacilles, dans les crachats, sont tantôt colorés dans toute leur longueur, tantôt ils présentent des espaces clairs, non colorés, sur la signification et la nature desquels nous avons discuté plus haut, p. 166.

Les microbes étrangers que l'on met en évidence en colorant le « fond » de la préparation, dans les crachats, sont très variables comme nombre et comme espèces; la plupart sont les microbes ordinaires de la bouche et de la salive. Ils sont libres ou fixés sur les cellules, en particulier les cellules pavimenteuses aplaties provenant de l'épithélium buccal. Ce sont ces bactéries qui se multiplient très rapidement quand on laisse séjourner les crachats et qui en provoquent la putréfaction.

Kitasato a fait quelques recherches bactériologiques sur les crachats tuberculeux. Il y avait un certain intérêt à obtenir des

1. Czaplewski, *op. cit.*, p. 54 (fig. 23 de la planche).

cultures de bacilles tuberculeux provenant directement de l'homme, sans passage par l'animal, passage qui pourrait, à la rigueur, en modifier les propriétés. Kitasato a réussi à faire des cultures directement avec les crachats des phtisiques, d'après un procédé qui lui a été indiqué par Koch et qui avait déjà donné des résultats entre les mains de ce dernier. L'expectoration d'un phtisique, le matin au moment où il vide ses cavernes, est recueillie dans un flacon stérilisé (le mieux est de se servir de boîtes de Petri). A l'aide d'instruments stérilisés, on y puise un flocon qui, d'après son aspect, provient des parties profondes du poumon, et on le fait passer successivement dans une série d'une dizaine de ces boîtes, contenant de l'eau distillée stérilisée ; on lave ainsi la surface externe du crachat, de façon à le débarrasser des microbes étrangers qui ont pu s'y déposer pendant son passage dans la bouche. Cela fait, on dissocie, sous l'eau, le crachat, et l'on en prélève à son centre une parcelle. Celle-ci, examinée au microscope, renferme généralement les bacilles de la tuberculose à l'état de pureté. Dans ces cas, l'ensemencement sur sérum ou sur gélose glycérinée a donné souvent à Kitasato une culture pure du bacille. L'aspect de ces cultures diffère un peu de celles que l'on obtient par l'ensemencement de tissu tuberculeux. Ainsi que dans ce dernier cas, les colonies commencent à apparaître au bout de deux semaines, mais elles sont formées de taches rondes, opaques, blanches, humides et brillantes, tandis que les colonies qui proviennent de parcelles d'organes sont sèches et mates au début. Plus tard, ces différences d'aspect s'effacent.

On peut obtenir de la même façon des cultures avec le contenu des cavernes closes recueilli sur le cadavre. Ce contenu peut présenter le bacille de Koch à l'état de pureté, mais le plus souvent on y trouve d'autres microbes, presque toujours une seule espèce, bacille ou coccus, qui se rencontre, à l'état de pureté, à côté du bacille de la tuberculose. Ce microbe étranger joue sans doute un certain rôle dans l'évolution de la phtisie. On le retrouve fréquemment, quand le sujet vient à mourir, répandu dans tout le poumon à l'état de culture pure. Dans un cas même (il s'agissait d'un bacille), il avait envahi la totalité des organes.

D'après Kitasato, la plupart des bacilles tuberculeux contenus dans les crachats ou dans la sécrétion des cavernes seraient des bacilles morts. Si l'on sème de ces crachats, avec les précautions indiquées, en assez grande abondance sur la surface inclinée d'un tube de gélose glycérinée, on ne voit se développer des colonies que de place en place; le reste du produit ensemencé demeure stérile. Si l'on examine au microscope ces parties stériles, on y trouve des bacilles qui se colorent parfaitement et qui, à tous égards, ne se distinguent pas des bacilles vivants. Kitasato en conclut que la plupart des bacilles tuberculeux contenus dans les crachats sont des bacilles morts, ce que ni les caractères microscopiques ni la coloration ne permettraient de soupçonner[1]. Cette conclusion est peut-être excessive. De ce que des bacilles ensemencés sur un milieu de culture artificiel ne donnent pas de développement, il n'est pas permis d'en conclure qu'ils sont morts. J'ai déjà eu occasion de rappeler combien les premières cultures des bacilles tuberculeux sont difficiles à obtenir et qu'un certain *acclimatement* est nécessaire pour leur culture régulière sur milieux artificiels. Et cependant, là où la culture échoue, l'inoculation aux animaux réussit constamment, ce qui est une preuve que les produits ensemencés sans succès contenaient pourtant des bacilles vivants et virulents. Kitasato, il est vrai, dit avoir, dans quelques cas, inoculé à des cobayes le contenu des cavernes qui avait été ensemencé sans succès et avoir vu l'inoculation demeurer sans effet. Des expériences analogues que j'ai faites en assez grand nombre m'ont donné des résultats opposés : j'ai ensemencé, à diverses reprises, sur du sérum ou sur des tubes de gélose glycérinée, avec toutes les précautions voulues, des produits tuberculeux divers, notamment du contenu de cavernes tuberculeuses de l'homme, sans obtenir de cultures; et cependant ces mêmes produits, inoculés aux cobayes, les rendaient tuberculeux. Ainsi que je l'ai déjà dit, nos procédés actuels de culture du bacille de la tuberculose sont encore trop imparfaits et leurs résultats trop aléatoires pour permettre de conclure, de leur insuccès, à la mort des bacilles ensemencés.

Cette étude serait incomplète si je n'entrais dans quelques

1. KITASATO, Gewinnung von Reinkulturen der Tuberkelbacillen und anderer pathogenen Bakterien aus Sputum (*Zeitschr. f. Hyg. und Infectionskrankh.*, 1892, Bd 11, p. 441).

détails sur les données diagnostiques et pronostiques que le médecin est en droit de tirer de la recherche des bacilles dans les crachats. Il est bien entendu que nous supposons que cette recherche est faite en pleine connaissance de cause, par une personne habituée à ces sortes d'examens et qui ne soit pas exposée, d'une part, à prendre pour des bacilles de la tuberculose des objets (bacilles étrangers, cristaux de matière colorante, etc.) qui les simulent plus ou moins grossièrement, et, d'autre part, à laisser passer inaperçus les bacilles tuberculeux qui pourraient exister, même en très petit nombre, dans la préparation. Il arrive souvent que des commençants méconnaissent la présence de bacilles dans des crachats qui, colorés et examinés par un observateur exercé, se révèlent au contraire riches en bacilles. La première des conditions requises est donc la compétence technique de celui qui se livre à ces investigations, et qui ne s'acquiert pleinement qu'au bout d'un certain temps.

Koch, le premier, reconnut la présence des bacilles dans l'expectoration et signala son importance au point de vue du diagnostic. « Les premières recherches, dit-il, que j'instituai sur les crachats des phtisiques me conduisirent à cette constatation qu'environ dans la moitié des cas les bacilles existent dans l'expectoration en très grande abondance; dans d'autres cas, il y en avait moins, et dans quelques cas ils parurent faire complètement défaut. Mais quand ensuite je me servis du procédé de coloration d'Ehrlich et que j'acquis une plus grande habitude dans la recherche, il ne m'arriva plus, dans l'examen des crachats d'un assez grand nombre de phtisiques, de rencontrer un seul cas où les bacilles fussent absents. Je ne prétends pas cependant qu'il n'existe pas quelques cas isolés où les bacilles manquent, malgré un examen répété des crachats; mais l'on peut affirmer, à quelques rares exceptions près, que la présence des bacilles est constante dans l'expectoration des phtisiques; ils font constamment défaut dans les autres affections du poumon et constituent donc un moyen diagnostique infaillible pour l'existence d'une affection tuberculeuse du poumon.» Koch s'assura, en outre, que si parfois les crachats ne contiennent qu'un petit nombre de bacilles, ils en renferment dans d'autres cas un très grand nombre; il s'agit alors de la fonte de foyers caséeux. Les grumeaux caséeux que l'on rencontre quelquefois dans l'expectoration des phtisiques sont une purée presque pure de bacilles. Ce sont les mêmes amas bacillaires qui tapissent les parois des cavernes, qui se détachent en totalité et qui s'éliminent avec les sécrétions de la caverne.

Bientôt, du reste, les cliniciens, de toutes parts, s'attachèrent à préciser la valeur diagnostique de la nouvelle découverte. Balmer et Fräntzel, les premiers, instituèrent des recherches systématiques dans cette direction. Ils examinèrent, par le procédé d'Ehrlich, les crachats de 120 phtisiques, et dans tous les cas, sans exception, ils trouvèrent des bacilles de la tuberculose. Ceux-ci firent constamment défaut dans l'expectoration d'individus atteints d'affections pulmonaires autres que la tuberculose. Ces médecins pensèrent pouvoir tirer des indications pronostiques de la quantité des bacilles constatés dans les crachats. Lorsque les bacilles sont en très grande abondance, il s'agirait de cas graves et de phtisies à marche aiguë. La diminution du nombre des bacilles comporterait une signification pronostique favorable. Dans la phtisie à marche lente, les bacilles seraient petits, sans spores; dans les phtisies aiguës, ils seraient plus volumineux et munis de spores[1]. Dans un travail subséquent, Fræntzel, s'appuyant sur des recherches nouvelles faites sur 100 phtisiques, maintint, d'une façon générale, la signification pronostique tirée du nombre des bacilles, tout en reconnaissant que parfois ces données se trouvent en défaut. Il dit avoir constaté la présence de bacilles dans les crachats avant l'apparition de signes physiques appréciables. Enfin, il fait remarquer que l'absence momentanée de bacilles dans l'expectoration ne permet pas de conclure dans un sens favorable, le foyer caséeux pouvant pendant quelque temps cesser de communiquer avec les bronches. D'où la nécessité de ne pas se contenter d'un seul examen des crachats, mais de le répéter plusieurs jours de suite[2].

Hiller eut occasion d'examiner les crachats de trois malades atteints d'hémoptysie initiale, survenue en pleine santé apparente, sans signes physiques d'aucune sorte. Dans deux cas, il constata la présence de bacilles, en petit nombre, mais qui se

1. Balmer et Fraentzel, Ueber das Verhalten der Tuberkelbacillen im Auswurf, etc. (*Berl. klin. Wochenschr.*, 1882, p. 679).
2. Fraentzel, Wie weit können wir den Nachweiss von Tuberkelbacillen bis jetzt praktisch verwerthen? (*Deutsche militärärztl. Zeitschr.*, août 1883).

montrèrent plus abondants quand l'expectoration devint muco-purulente. Il en conclut que la tuberculose peut être reconnue, par l'examen des crachats, alors que tous les autres signes font encore défaut[1]. G. Sée, Cochez, Hugueny ont publié des faits analogues. J'en ai moi-même recueilli quelques-uns; tout récemment, j'étais consulté par un étudiant en médecine qui m'était adressé par le professeur Dieulafoy et qui avait été pris le matin même d'une hémoptysie peu abondante; il m'apportait un peu du produit expectoré; deux jours auparavant, en pleine santé apparente, il avait eu pour la première fois un léger crachement de sang. A l'examen microscopique, les crachats sanguinolents contenaient des bacilles de la tuberculose assez abondants! Chez ce jeune homme, je ne trouvai aucun signe physique appréciable de tuberculose pulmonaire; il fut enlevé par une phtisie aiguë huit mois après.

Lichtheim a trouvé les bacilles dans des cas de tuberculose tout à fait au début, lorsque les signes physiques étaient encore muets. Toutefois ce ne sont là que des faits exceptionnels. Au début de la maladie, alors que la toux est sèche, quinteuse, pénible, l'expectoration rare et muqueuse, les bacilles font généralement défaut. Il n'y a pas lieu de s'en étonner, puisque, comme le fait justement remarquer Lichtheim, les crachats de cette nature proviennent de la sécrétion des glandes bronchiques et non de la profondeur du poumon. Malgré ces résultats négatifs de l'examen des crachats, on peut déjà à l'auscultation constater de la bronchite, parfois limitée au sommet. De ses recherches, Lichtheim tira les conclusions suivantes : 1° les bacilles existent constamment quand les phtisiques présentent une expectoration purulente abondante; 2° leur présence est liée à l'existence d'un foyer tuberculeux ramolli du poumon, communiquant avec les bronches; 3° si cette communication fait défaut, les bacilles peuvent manquer, malgré l'existence de la tuberculose.

Lichtheim n'a pu s'assurer, comme Balmer et Fräntzel, d'un rapport rigoureusement précis entre le nombre des bacilles trouvés dans l'expectoration, et la malignité du processus. Il reconnaît que les cas où les bacilles sont pour ainsi dire

1. Hiller, Ueber initiale Hämoptoe und ihre Beziehung zur Tuberkulose (*Deutsche med. Wochenschr.*, 1882, n° 47).

uniformément répandus dans les crachats et où chaque préparation en renferme des centaines sont des cas à terminaison fâcheuse prochaine[1]. Mais on peut trouver des phtisies à marche lente avec de nombreux bacilles dans les crachats et, inversement, des cas où, malgré le petit nombre des bacilles, la maladie affecte une marche rapide.

Ziehl a trouvé les bacilles 72 fois sur 73 malades ; il constate lui aussi que les bacilles manquent parfois au début de la maladie, tandis que dans d'autres cas ils apparaissent d'une façon tout à fait précoce. Il n'admet pas de rapport direct entre le nombre des bacilles dans les crachats et la gravité du mal[2].

Pour B. Fränkel, la constatation de bacilles dans les crachats est la preuve de l'existence d'une lésion tuberculeuse ulcérée des voies respiratoires. L'absence de bacilles dans l'expectoration, dûment constatée par plusieurs examens répétés, prouve simplement qu'il n'y a pas de processus tuberculeux destructif dans le poumon, ou que le foyer n'est pas en communication avec les bronches. La tuberculose miliaire aiguë généralisée et la tuberculose miliaire aiguë du poumon peuvent exister sans présence de bacilles dans les crachats. Le nombre des bacilles dans l'expectoration ne permet pas de conclure au nombre des bacilles qui existent dans les organes. La disparition prolongée des bacilles dans l'expectoration est un signe favorable. B. Fränkel montra en outre que, dans les cas douteux de phtisie laryngée, on peut, à l'aide du laryngoscope, ramener avec un pinceau la sécrétion des ulcères laryngés ; la présence ou l'absence de bacilles peut ainsi servir à fixer le diagnostic, souvent difficile, surtout dans les cas de phtisie laryngée primitive[3].

Gaffky pratiqua systématiquement, pendant plusieurs mois, l'examen des crachats de 12 phtisiques. Il n'examinait, chaque jour, qu'une lamelle par malade. Sur 982 examens, 44 seulement donnèrent un résultat négatif, soit 4,5 p. 100. Chez deux de ces malades, les bacilles, constatés d'abord dans les crachats,

1. Lichtheim, Zur diagnostischen Verwerthung der Tuberkelbacillen (*Fortschr der Med.*, 1853, p. 4).

2. Ziehl, Zur Lehre von den Tuberkelbacillen, insbesondere über deren Bedeutung für Diagnose und Prognose (*Deutsche med. Wochenschr.*, 1883, p. 62).

3. B. Fraenkel, Ueber die Färbung des Koch'schen Bacillus und seine semiotische Bedeutung (*Berl. klin. Wochenschr.*, 1884 n° 13).

disparurent plus tard; l'un de ces malades succomba à une péritonite intercurrente et à l'autopsie on trouva une induration ardoisée du sommet des poumons, sans lésion tuberculeuse récente; l'autre malade sortit de l'hôpital guéri[1].

Immermann et Rütimeyer ont signalé la présence du bacille dans le contenu des cavernes d'un diabétique et Leyden fit la même constatation dans l'expectoration de plusieurs individus atteints de phtisie diabétique[2].

Nous ne pouvons citer ici tous les auteurs qui se sont occupés du bacille de Koch et de sa valeur diagnostique et pronostique; l'énumération en serait trop longue. G. Sée a étudié d'une façon remarquable la valeur diagnostique du bacille dans les phtisies douteuses, phtisies latentes, cachées ou anormales où la maladie s'éloigne de son type classique, où les signes physiques sont trompeurs ou insuffisants et où la constatation du bacille tranche la question d'une façon démonstrative[3]. Mentionnons aussi la thèse de Sauvage[4], écrite sous l'inspiration de Debove, celle de Cochez[5], celle de Hugueny[6], qui ont contribué à vulgariser en France la recherche clinique du bacille de la tuberculose. Debove, Bucquoy, Du Castel ont apporté un contingent de faits très instructifs, établissant le rôle décisif que peut revendiquer la détermination du bacille dans le diagnostic différentiel de la phtisie chronique avec la dilatation des bronches et certaines formes de sclérose pulmonaire.

La constatation des bacilles comme signe précoce de la tuberculose a été l'objet d'une étude approfondie de Grancher. Réagissant contre certaines exagérations nées de l'explosion d'enthousiasme qui accueillit la découverte de Koch, Grancher montra que les bacilles font parfois défaut dans les produits de l'expectoration, alors toutefois que la tuberculose pulmonaire peut être non seulement soupçonnée, mais affirmée par

1. Gaffky, Ein Beitrag zum Verhalten der Tuberkelbacillen im Sputum (*Mittheil. a. d. kais. Gesundheitsamte*, 1884, Bd 2, p. 126).

2. Immermann et Ruetimeyer, Ueber das Vorkommen von Tuberkelbacillen in Kaverneninhalte bei diabetischen Lungenphtise (*Centralbl. f. klin. Med.*, 1883 p. 129).

3. G. Sée, *Phtisie bacillaire des poumons*. Paris, 1884, p. 257.

4. Sauvage, De la valeur diagnostique de la présence des bacilles de Koch dans les crachats (*Thèse de Paris*, 1883).

5. Cochez, De la recherche du bacille de la tuberculose dans les produits de l'expectoration (*Thèse de Paris*, 1884).

6. Hugueny, Du bacille de la tuberculose (*Thèse de Nancy*, 1883).

un ensemble de signes physiques et fonctionnels. Il montra qu'attendre l'apparition des bacilles dans les crachats pour formuler un diagnostic de certitude, c'est s'exposer à perdre un temps précieux dans une maladie où la thérapeutique est surtout efficace quand elle intervient sans retard et dès le début. L'apparition des bacilles dans les crachats coïncide avec le ramollissement et la fonte ulcéreuse des tubercules et ne peut donc être comptée, d'une façon générale, au nombre des signes précoces de la tuberculose pulmonaire, de la phtisie naissante. Grancher résume ses recherches dans les conclusions suivantes : « 1° Les signes précoces de la tuberculose pulmonaire commune (altération de la respiration, particulièrement de l'inspiration) précèdent quelquefois la toux et l'expectoration pendant un long espace de temps. Ces signes appartiennent à la période de germination de la tuberculose pulmonaire, ce que Bayle appelait la phtisie occulte. 2° La présence bien constatée des bacilles tuberculeux dans les crachats est un signe certain de tuberculose, mais ce n'est pas un signe précoce. Le plus souvent, les signes physiques et rationnels sont antérieurs à l'apparition des bacilles dans les crachats et le médecin ne doit pas attendre la présence des bacilles pour instituer un diagnostic et un traitement. » En revanche, Grancher établit par des exemples que, dans certaines variétés insolites de tuberculisation pulmonaire (phtisies anormales de G. Sée), quand elles revêtent la forme d'une pneumonie, d'une pleuro-pneumonie, d'une bronchite diffuse, ou quand la lésion occupe originellement la base du poumon, la découverte du bacille devient souvent « le premier signe diagnostique sérieux. Elle permet d'affirmer la présence de tubercules lorsque tous les autres signes physiques ou fonctionnels n'autorisent que le doute, le soupçon ou autorisent toute quiétude. » Dans ces cas, plus nombreux qu'on ne croit, la détermination du bacille est non seulement le signe certain, mais le premier signe de la nature tuberculeuse de la maladie[1].

En résumé, les bacilles de la tuberculose se trouvent constamment dans les crachats, dans la phtisie pulmonaire ulcéreuse commune. Ils peuvent manquer tout à fait au début de la maladie, pendant la période de germination des tubercules ;

1. GRANCHER, *Maladies de l'appareil respiratoire*. Paris, 1890, pp. 171-203.

ils peuvent également faire défaut dans l'expectoration de la tuberculose miliaire généralisée aiguë. L'injection de tuberculine de Koch peut, dans certains cas de tuberculose initiale, alors que les crachats ne contiennent pas de bacilles, provoquer l'apparition de ces bacilles, en hâtant la fonte des tubercules. Les bacilles peuvent aussi faire *momentanément* défaut dans l'expectoration, dans la phtisie confirmée, quand le foyer ramolli cesse pendant un certain temps de se déverser dans les bronches.

L'absence de bacilles dans les crachats, constatée par un nombre répété d'examens, est un signe précieux pour distinguer de la phtisie certains catarrhes chroniques, la dilatation des bronches, quelques formes rares de sclérose non tuberculeuse du poumon, les lésions syphilitiques ulcéreuses de cet organe, les lésions cavitaires déterminées par l'abcès du poumon, l'ouverture d'un empyème ou d'une pleurésie interlobaire suppurée dans les bronches, l'ouverture dans le poumon d'abcès du foie ou de kystes hydatiques suppurés.

Nous avons vu combien il serait hasardeux de vouloir juger de la gravité d'un cas de phtisie pulmonaire d'après le nombre des bacilles constatés dans l'expectoration. Dans les phtisies chroniques, à foyers ulcérés volumineux mais circonscrits et en quelque sorte enkystés par une coque scléreuse, l'expectoration peut être très abondante et très riche en bacilles, avec un état général relativement supportable et une marche très lente de la maladie; tandis que dans certaines formes malignes, les lésions cavitaires peuvent être peu étendues ou faire défaut et les crachats contenir peu de bacilles, malgré l'intensité de la fièvre et des phénomènes généraux provoqués et entretenus par une éruption abondante de granulations qui n'auront pas le temps de se ramollir.

Toutefois, quand dans le cours d'une phtisie commune on voit les crachats, d'abord riches en bacilles, en contenir de moins en moins, pendant un temps relativement long, pendant plusieurs semaines et plusieurs mois, ce sera là un élément pronostique très favorable. Si enfin les bacilles viennent à disparaître complètement, et que cette disparition se maintient pendant un certain nombre de mois, on pourra penser à une guérison définitive, surtout si la marche des autres symptômes n'est pas en désaccord avec les indications favorables fournies par l'examen des crachats.

On a aussi essayé de tirer quelques indications diagnostiques et pronostiques de la forme que peuvent présenter les bacilles de la tuberculose dans les crachats, mais nos connaissances sur ce point sont bien vagues et bien discutables. On a pensé notamment que les formes longues et sporulées des bacilles se rencontreraient surtout dans les cas de phtisie lente, à excavations bien limitées, tandis que les formes courtes seraient l'indice d'une végétation plus active du microbe et de la fonte rapide de l'infiltration pulmonaire. Mais ce sont là des vues assez hasardées; du reste, le plus souvent, les différentes formes de bacilles, longues et courtes, avec ou sans prétendues spores, se trouvent pêle-mêle dans le même crachat. Plusieurs auteurs, Czaplewski notamment, croient avoir observé que les bacilles des crachats présentent une diminution dans leur pouvoir de fixer les matières colorantes et une résistance moindre aux agents de décoloration, lorsque la phtisie s'achemine vers la guérison ou sous l'influence de certains traitements (arsenic, injections de tuberculine); mais ces assertions ne doivent être acceptées que sous toutes réserves[1].

Il suffit de réfléchir aux conditions dans lesquelles se trouve une caverne tuberculeuse, renfermant une sécrétion stagnante, éminemment altérable et en communication avec les bronches et l'air extérieur, pour concevoir la possibilité d'infections secondaires venant se surajouter à l'infection tuberculeuse. Dans ces derniers temps, la phtisie pulmonaire a été envisagée, non pas comme étant exclusivement due, dans toutes ses manifestations anatomo-pathologiques et cliniques, au seul bacille de Koch, mais à l'association de divers autres microbes pathogènes.

On doit à Koch d'avoir donné les premières indications à cet égard. « Il faut, dit-il, admettre que, parmi les bactéries que le hasard fait pénétrer dans les cavernes, quelques espèces seulement peuvent arriver à développement. Parmi celles-ci, les unes se composent simplement de saprophytes inoffensifs, comme par

1. Voir Czaplewski, *Untersuchung des Auswurfs*, p. 66. — Amann, Die Einfluss der Koch'schen Impfungen auf die Tuberkelbacillen im Sputum (*Centralbl. f. Bakteriol.*, 1891, Bd 9, p. 1).

exemple le bacille du pus vert, que j'ai fréquemment rencontré dans de vieilles excavations pulmonaires. D'autres espèces s'associent sans doute à l'œuvre de destruction accomplie par le bacille de la tuberculose. C'est ce qui semble particulièrement être le cas pour un microcoque généralement réuni en groupe de quatre disposés en tablettes rappelant un peu les sarcines (*micrococcus tetragenes*), et dont Gaffky a étudié les propriétés pathogènes. Ce microbe paraît, dans le cas où il a été mis en évidence, avoir contribué à la destruction du tissu pulmonaire. Dans l'étude de la phtisie, il est à désirer que l'on s'occupe avec suite de ces combinaisons bactériennes; on déterminera sans doute des micro-organismes qui, sans être proprement pathogènes pour l'homme, peuvent cependant, dans des conditions favorables comme dans les foyers ulcéreux du poumon, envahir l'organisme et exercer une influence décisive sur la marche et l'issue du processus tuberculeux [1]. » Koch rapporte à ce sujet une observation de tuberculose miliaire aiguë généralisée au poumon, au foie, aux reins et à la rate. Outre les bacilles tuberculeux, très nombreux dans ce cas, on constata une réplétion des capillaires des organes, en particulier du poumon et de la rate, par des amas de microcoques. Ces embolies capillaires n'avaient pas encore eu le temps de provoquer des lésions bien appréciables, ce qui prouve qu'elles ne remontaient qu'à quelques jours avant la mort. Dans ce cas, une infection aiguë par un microcoque est venue se surajouter à l'infection bacillaire et a sans doute contribué à la marche rapide de la maladie qui évolua en trois semaines, avec des symptômes typhiques. Watson-Cheyne relate un cas semblable de tuberculose miliaire aiguë, où l'on constata, à côté du bacille de la tuberculose, la présence, dans les vaisseaux du poumon, d'amas de micrococcus [2].

Grancher et Hutinel se prononcent dans le même sens : « De ce que, disent-ils, le bacille tuberculeux a pénétré dans un poumon, il ne s'ensuit pas que d'autres germes nuisibles ne puissent pas y pénétrer à leur tour. On trouve presque toujours

1. Koch, Die Ætiologie der Tuberkulose, (*Mittheil. a. d. kais. Gesundheitsamte*, 1884, Bd 2, p. 33).

2. Watson-Cheyne, *On the relation of micro-organisms to tuberculosis* (*The Practitioner*, n° d'avril 1883, p. 295).

dans le poumon des phtisiques, à côté du bacille spécifique d'autres organismes pathogènes... Ils peuvent faire naître, pour leur compte, dans le poumon, des inflammations plus ou moins aiguës qui diffèrent assurément par leur origine, leur histogénèse, leurs caractères anatomiques et leur évolution... Dans ce cas, on se trouve en présence de *processus mixtes*... Quand les microcoques pathogènes combinent leur action avec les bacilles, on conçoit que la marche de la tuberculose puisse s'en trouver singulièrement modifiée; cette multiplicité des germes rend l'étude des pneumonies précituberculeuses extrêmement difficile[1]. »

Babes a étudié depuis quelques-unes de ces associations bactériennes chez les enfants. Sur 93 autopsies faites à l'hôpital des enfants de Bucarest, il constata dans 65 cas l'existence d'une tuberculose plus ou moins accusée des ganglions du cou, du médiastin ou des grosses bronches; mais dans 10 seulement de ces cas, c'était la tuberculose qui avait occasionné la mort; dans les autres cas, celle-ci aurait été provoquée par des microbes étrangers associés au bacille de la tuberculose, mais auxquels seraient imputables les lésions terminales et l'issue funeste. Ces bacilles ont été isolés et déterminés par la culture, et Babes en donne la description détaillée. Lorsque la mort a eu lieu par pneumonie, par pleurésie, par méningite ou par péritonite, le microbe qui se rencontrait le plus souvent à côté du bacille de la tuberculose était le pneumocoque, plus rarement le *bacillus pneumoniæ* de Friedländer; quand il s'agissait de complications suppuratives, on trouvait les divers microbes de la suppuration : le streptocoque pyogène, le staphylocoque doré ou blanc, plusieurs fois le *bacillus pyogenes fetidus*. Presque toujours ces microbes se retrouvaient aussi dans les ganglions tuberculeux qui paraissaient le point de départ de la maladie. Babes en conclut que la tuberculose facilite l'invasion de l'organisme par d'autres microbes pathogènes; ceux-ci, à leur tour, pense-t-il, favoriseraient la dissémination du bacille de Koch et contribueraient à provoquer les poussées aiguës dans la tuberculose chronique et dans les tuberculoses latentes ganglionnaires[2].

1. Grancher et Hutinel, article Phtisie du *Diction. encycl. des sc. méd.*, 1887.
2. Babes, Sur les associations bactériennes de la tuberculose (*Congrès pour l'étude de la tuberculose*, Paris, 1888, p. 542).

Cornil et Babes reviennent plus tard sur les complications bactériennes survenant dans le cours de la tuberculose. « Ces complications, disent-ils, s'observent lorsque des ulcérations tuberculeuses des muqueuses, accessibles aux microbes de l'air, deviennent gangréneuses avec tendance aux hémorrhagies. C'est ce qu'on voit surtout au niveau des cavernes tuberculeuses. » Ils signalent de même, dans les foyers inflammatoires circumtuberculeux, la présence de divers microbes autres que celui de la tuberculose. « Dans toutes les pneumonies aiguës et subaiguës, soit lobulaires, soit limitées à un îlot autour des tubercules, dans les diverses formes de la pneumonie caséeuse, on trouve toujours une grande quantité de microcoques et bactéries appartenant à la pneumonie. Ils sont très faciles à voir sur les coupes du poumon traitées par la méthode de Gram[1]. »

Czaplewski ne doute pas que les nombreux microbes, outre celui de la tuberculose, que l'on rencontre dans les crachats, ne prennent une part importante dans l'évolution si variable de la phtisie pulmonaire, surtout dans la production des exacerbations fébriles. Ces accès éclatent d'une façon soudaine chez certains phtisiques habituellement apyrétiques, chez lesquels survient en même temps une expectoration abondante, pauvre en bacilles de la tuberculose, mais contenant une quantité extraordinaire de microbes étrangers. Il s'agirait dans ces cas d'une infection mixte survenant dans le cours de la tuberculose. Ou bien la mort arrive par le fait de cette infection surajoutée, ou bien le processus non tuberculeux ainsi provoqué aboutit à la résolution, même quand des portions très étendues du poumon ont été envahies. D'autres fois, ces portions ne tardent pas à être envahies par le processus tuberculeux auquel l'infection intercurrente a en quelque sorte préparé le terrain[2].

Cornet, comme je l'ai déjà mentionné, a fait quelques recherches sur les microbes qui se rencontrent le plus communément dans les crachats, concurremment avec le bacille de la tuberculose. Il a surtout trouvé des streptocoques, dont il a déterminé les espèces différentes, parmi lesquelles certaines

1. Cornil et Babes, *Les Bactéries*, 2e édit., 1890, t. 2, p. 429 et 460.
2. Czaplewski, *Die Untersuchung des Auswurfs auf Tuberkelbacillen*, Iéna, 1891 p. 67.

pourraient bien toutefois n'être que des variétés d'une seule espèce; il a trouvé aussi le staphylocoque doré, dans quelques cas le bacille pyocyanique. Cornet en conclut que la plupart des cas de phtisie pulmonaire ne relèvent pas du seul chef de la tuberculose, mais constituent des processus morbides complexes, des « infections mixtes », dans lesquelles une septicémie chronique vient se greffer sur la tuberculose[1].

D'après Ziegler, les foyers de broncho-pneumonie secondaires que l'on observe dans la tuberculose pulmonaire résultent surtout de l'aspiration des produits de ramollissement des foyers tuberculeux primitifs. Ces produits, outre le bacille de la tuberculose, renferment d'autres micro-organismes, surtout des coccus susceptibles de provoquer des inflammations fibrineuses et suppuratives[2].

Strümpell appelle aussi l'attention sur les infections secondaires au cours de la phtisie ulcéreuse; pour lui, la plupart des poussées inflammatoires qui s'observent autour des foyers tuberculeux ramollis seraient le fait, non du bacille de la tuberculose, mais des microcoques phlogogènes contenus dans les cavernes; ces processus phlegmasiques communs seraient la principale cause de la fièvre des phtisiques. Strümpell fait aussi et avec raison jouer un certain rôle à la résorption des produits solubles putrides et septiques amassés dans les cavernes[3].

Maragliano se prononce dans le même sens; pour lui, l'ensemble des symptômes qui caractérisent la période ulcéreuse de la phtisie pulmonaire, la fièvre hectique, l'amaigrissement, les sueurs, dériveraient, non pas de l'action du bacille de la tuberculose et de ses toxines, mais de l'intervention des microbes étrangers, surtout des microbes de la suppuration que l'on rencontre dans les cavernes et dans l'expectoration; il s'agirait dans ces cas « d'une nouvelle maladie, une infection purulente, transformant la tuberculose en phtisie, en septicémie chronique[4]. »

1. Cornet, Ueber Mischinfection der Lungentuberkulose (*Wiener med. Wochenschr.*, 1892, nos 19 et 20).

2. Ziegler, *Lehrbuch der pathol, Anatomie*, 7e édit. 1892, Bd. 2, p. 697.

3. Strümpell, Ueber das Fieber bei der Lungentuberculose und seine prognostische Bedeutung (*Münchner med. Wochenschr.*, 1892, p. 890).

4. Maragliano, Klinische Formen der Lungentuberkulose (*Berl. klin. Wochenschr.*, 1892, p. 268).

Mosny, dans son consciencieux travail sur la broncho-pneumonie, a étudié, au point de vue histologique et bactériologique, les foyers de broncho-pneumonie chez des enfants tuberculeux morts de rougeole. Dans ces cas, les foyers de broncho-pneumonie étaient éloignés des lésions tuberculeuses; de plus, ils contenaient, non pas le bacille de Koch, mais le pneumocoque ou le streptocoque. Mosny en conclut que, dans ces broncho-pneumonies survenant chez des tuberculeux, il y a intervention de divers microbes pathogènes, mais non du bacille de Koch[1]. Aviragnet pense également que dans la tuberculose pulmonaire des enfants, à forme broncho-pneumonique, l'hépatisation initiale relève, non pas du bacille de la tuberculose, mais d'autres microbes (streptocoques, pneumocoques, staphylocoques); l'invasion tuberculeuse des foyers hépatisés ne s'effectuerait que consécutivement[2].

Tschistowitsch a eu occasion de pratiquer l'examen bactériologique du pus d'une caverne tuberculeuse, communiquant avec l'extérieur par une fistule cutanée. Ce pus renfermait, outre de nombreux bacilles de la tuberculose, une certaine quatité d'autres bactéries, notamment le staphylocoque doré. Ces espèces bactériennes étaient cependant beaucoup moins nombreuses que celles que l'on observe dans les crachats, nouvelle preuve que la plupart des microbes étrangers contenus dans les crachats des phtisiques proviennent, non pas des cavernes, mais des voies respiratoires supérieures et de la bouche. Tschistowitsch n'en conclut pas moins que les différences si grandes que l'on constate dans la marche et les symptômes de la phtisie tiennent en partie à la symbiose de microbes venant se mêler au bacille de la tuberculose, dans les foyers ulcérés du poumon[3].

Bäumler discute la genèse des complications broncho-pneumoniques que l'on voit survenir si fréquemment dans le cours de la phtisie pulmonaire, surtout à la suite d'une hémoptysie; il pense qu'il s'agit dans ces cas de broncho-pneumonies résultant de l'aspiration du contenu des cavernes. Les bactéries que

1. Mosny, Étude sur la broncho-pneumonie (*Thèse de Paris*, 1891).
2. Aviragnet, De la tuberculose chez les enfants, (*Thèse de Paris*, 1892, p. 70).
3. Tschistowitsch, Tuberculöse nach aussen durchbrochene Caverne. Bacteriologische Untersuchung des aus dem Fistelgange ausfliesenden Eiters (*Berl. klin. Wochenschr.*, 1892, p. 476 et 512).

renferme la sécrétion de ces cavernes, les staphylocoques et les streptocoques notamment, bien plus que le bacille de la tuberculose, seraient, selon lui, les principaux agents de la production de ces foyers broncho-pneumoniques qui souvent entraînent rapidement la mort[1].

Marfan, au sujet de la « phtisie aiguë pneumonique » ou broncho-pneumonie caséeuse confluente, émet des vues analogues à celles qui viennent d'être exposées. « A l'heure actuelle, dit-il, c'est dans un sens nouveau qu'on interprète la signification des phlegmasies circumcaséeuses et partant la pathogénie tout entière de la phtisie aiguë pneumonique. Il résulte des travaux de Samter, Hutinel, Mosny, Aviragnet, que la phtisie aiguë pneumonique est le plus ordinairement associée à d'autres infections, qu'elle est le produit d'une *infection mixte*. Le bacille de la tuberculose a été trouvé associé au pneumocoque de Talamon-Fränkel, au diplo-bacille de Friedländer, au streptocoque pyogène. Il en résulte que les inflammations circumcaséeuses, qui représentent en somme les premiers stades de la phtisie aiguë pneumonique, sont causées par les susdits microbes, lesquels engendrent une pneumonie lobaire ou, plus souvent, une broncho-pneumonie pseudo-lobaire, et que ces foyers phlegmasiques sont envahis secondairement par le bacille de la tuberculose. De cet envahissement secondaire dépendrait la dégénérescence caséeuse. Ainsi s'expliqueraient et la forme particulière des lésions et probablement aussi l'intensité de l'infection, intensité de laquelle dépend la marche aiguë de la maladie. Donc, la phtisie aiguë pneumonique, caractérisée par la rapidité de son évolution, est de même nature que les blocs caséeux de la phtisie chronique; mais il semble que la forme spéciale et la rapidité du processus dépendent en partie de la préexistence d'une inflammation broncho-pulmonaire ou pneumonique; le bacille de la tuberculose paraît envahir secondairement et en masse un bloc hépatisé où il trouve très probablement des conditions très favorables à sa végétation[2]. »

1. Bæumler, Ueber eine besondere, durch Aspiration von Caverneninhalt hervorgerufene Form acuter Bronchopneumonie bei Lungentuberkulose (*Deutsche med. Wochenschr.*. 1893, p. 1).

2. Marfan, art. « Phtisie pulmonaire », in *Traité de médecine* de Charcot, Bouchard et Brissaud, t. 4, 1893, p. 748.

Sur le terrain proprement anatomique, Orth a fait une tentative pour revenir à l'ancienne distinction établie par Virchow entre le tubercule vrai et la pneumonie caséeuse. Pour lui, il existe une pneumonie caséeuse qui, anatomiquement, est bien une pneumonie franche, fibrineuse, avec caséification ultérieure de l'exsudat. Orth, en utilisant la méthode de Weigert pour la coloration de la fibrine, a pu suivre tous les intermédiaires entre l'alvéolite à exsudat nettement fibrineux et la pneumonie caséeuse. Il est vrai que ce retour à la doctrine dualiste de la phtisie ne vise, dans la pensée d'Orth, que les formes anatomiques et non l'étiologie de la maladie. Il admet, en effet, que le tubercule proprement dit ainsi que la pneumonie caséeuse sont provoqués par un seul et même agent, le bacille de la tuberculose. Cette tentative de restauration de la doctrine dualiste, de par l'argument anatomo-pathologique, se trouve réfutée d'avance par les travaux de l'école française, de Grancher, de Thaon, de Charcot, qui ont été exposés plus haut et dont les arguments conservent toute leur portée ; elle a été aussi combattue dernièrement dans un bon travail critique de Baumgarten[1].

Récemment Ortner a publié un travail, fait sous la direction de Weichselbaum, et où la conception de la tuberculose pulmonaire, envisagée comme « maladie infectieuse mixte », est formulée de la façon la plus tranchée et la plus affirmative[2]. Les recherches d'Ortner ont porté sur 61 cas de phtisie pulmonaire, présentant des lésions macroscopiques variables. Il s'agissait de rechercher si dans les foyers broncho-pneumoniques récents que l'on rencontre si fréquemment dans les diverses formes de la phtisie pulmonaire, le bacille de la tuberculose intervient seul ou si d'autres microbes, ceux qui provoquent la broncho-pneumonie ordinaire, notamment, ne joueraient pas leur rôle; il s'agissait en un mot de déterminer si, là où l'on voit coexister la granulation tuberculeuse et des foyers inflammatoires pneumoniques, c'est le bacille de la tuberculose

1. ORTH, Ueber käsige Pneumonie (*Festschrift der Assistenten Virchow's zur Feier von dessen 70 jährigen Geburtstag*, Berlin, 1891, chez Reimer). — BAUMGARTEN, Bemerkungen zur Lehre von der käsigen Pneumonie, etc. (*Arb. a. d. pathol. anatom. Institut zu Tübingen* 1892, Bd 1, p. 371).

2. ORTNER (Norbert), *Die Lungentuberculose als Mischinfection.* Vienne et Leipzig, chez Braumüller, 1893.

seul qu'il faut incriminer, ou si l'on n'a pas affaire à une infection mixte, complexe.

Un premier point que relève Ortner, c'est que les infiltrations broncho-pneumoniques observées dans la tuberculose pulmonaire chronique sont constituées presque sans exception par un exsudat cellulo-fibrineux intra-alvéolaire; le réticulum fibrineux apparaît nettement quand on emploie le procédé de Weigert pour la coloration de la fibrine; il emprisonne dans ses mailles des leucocytes polynucléaires et mononucléaires, des cellules épithéliales desquamées et des globules rouges. En somme, ces broncho-pneumonies tuberculeuses ne diffèrent souvent pas, histologiquement, des autres broncho-pneumonies primitives ou secondaires. Les mêmes lésions histologiques se retrouvent aussi, en dernière analyse, dans les pneumonies caséeuses lobaires ou plutôt pseudo-lobaires, qui résultent de la confluence de foyers broncho-pneumoniques. On y décèle, par la méthode de Weigert, des filaments de fibrine, entremêlés d'éléments cellulaires ayant subi, à des degrés variables, la nécrose caséeuse. Ces foyers de pneumonie caséeuse se distingueraient aisément, d'après Ortner, de ceux qui résultent de la confluence de tubercules proprement dits, en voie de caséification. Quant à la tuberculose granuleuse chronique du poumon, où les tubercules semblent semés dans le parenchyme pulmonaire sain en apparence, l'examen microscopique révèle cependant que les alvéoles avoisinant le tubercule contiennent un exsudat inflammatoire cellulo-fibrineux; cette alvéolite exsudative, déjà bien décrite par Cornil, peut encore s'observer à une certaine distance des nodules tuberculeux. Enfin, la même exsudation inflammatoire se voit aussi autour des granulations tuberculeuses, dans la tuberculose miliaire aiguë ou subaiguë des poumons.

L'examen bactériologique a été pratiqué par la méthode des colorations et par les cultures. Dans presque tous les cas, outre le bacille de la tuberculose, les portions malades du poumon contenaient d'autres micro-organismes pathogènes, exceptionnellement le staphylocoque jaune ou blanc de la suppuration, le plus souvent le *micrococcus pneumoniæ*. Ortner désigne sous ce nom un microcoque assez variable dans ses caractères, comme le sont les microcoques qui provoquent les pneumonies lobaires ou lobulaires et pouvant, ainsi que Kruse et Pansini l'ont déjà montré, offrir tous les intermédiaires entre le streptocoque pyogène typique d'une part, le pneumocoque typique d'autre part. Les diverses variantes de ce micrococcus pneumoniæ (streptocoque ou pneumocoque) se rencontraient, d'une façon presque constante, dans l'exsudat frais ou en voie de caséification ; ces microbes s'y trouvaient en nombre variable, tantôt très abondants, tantôt clairsemés. A côté d'eux on constatait la présence du bacille de Koch dans les foyers tuberculeux proprement dits et dans les foyers de broncho-pneumonie en voie de transformation caséeuse ; souvent on le trouvait aussi dans l'exsudat des alvéoles fraîchement envahis, soit au voisinage immédiat des foyers tuberculeux ou caséeux, soit à une certaine distance de ceux-ci. Mais le bacille de la tuberculose ne se rencontrait d'une façon constante et en quantité notable que dans les foyers caséeux ; dans bon nombre de cas (la moitié environ) de broncho-pneumonie récente, aiguë, ce bacille faisait défaut.

De ces constatations Ortner conclut que dans les broncho-pneumonies de la tuberculose pulmonaire chronique, c'est le micrococcus pneumoniæ et non le bacille de la tuberculose qui est l'agent pathogène. Dans les cas où l'on trouve en même temps le bacille de la tuberculose, celui-ci n'aurait pénétré que plus tard dans les foyers primitivement créés par le pneumocoque. Dans ces foyers le bacille de la tuberculose suscitera des modifications ultérieures qui se traduiront histologiquement par la caséification. La pneumonie lobaire fibrineuse que l'on peut, exceptionnellement il est vrai, rencontrer dans la tuberculose pulmonaire, et les pneumonies pseudo-lobaires confluentes caséeuses (pneumonies caséeuses proprement dites) reconnaîtraient la même étiologie. Ces pneumonies caséeuses ne seraient autre chose que des broncho-pneumonies confluentes déterminées par le micrococcus pneumoniæ et qui ne subiraient l'évolution caséeuse que par l'intervention consécutive du bacille de la tuberculose.

Ortner a également constaté la présence du micrococcus pneumoniæ dans un certain nombre de cas de tuberculose miliaire aiguë ou subaiguë des poumons, et il pense que, dans ces formes aussi, il s'agirait d'une infection mixte due à l'intervention combinée du bacille de la tuberculose et du microbe pneumonique.

De l'ensemble de ces faits Ortner tire les conclusions suivantes : « Les broncho-pneumonies lobulaires et les broncho-pneumonies confluentes (pseudo-lobaires) que l'on observe dans la phtisie granuleuse chronique sont de vraies pneumonies par leurs caractères histologiques. Ce sont aussi de vraies pneumonies au point de vue étiologique, car elles sont évoquées primitivement par le micrococcus pneumoniæ et ne sont modifiées que secondairement par le bacille de la tuberculose. Il importe donc de distinguer dans les poumons des phtisiques deux processus pathologiques : la formation de tubercules et le développement de lésions pneumoniques. Ils diffèrent au point de vue histologique aussi bien qu'au point de vue étiologique. Les lésions pneumoniques si fréquemment observées dans la phtisie pulmonaire sont engendrées par le microbe de la pneumonie, les tubercules par le bacille de la tuberculose. »

Lorsque, comme l'a pratiqué Kitasato sur les indications de Koch, on a soin de recueillir les crachats des phtisiques au moment de leur émission et de les laver à diverses reprises dans de l'eau stérilisée, de façon à les débarrasser de tout mélange de salive et de mucosités buccales, on constate que ces crachats ne contiennent parfois que le bacille de la tuberculose, à l'état de pureté. Cela prouve que, dans ces cas, le contenu des cavernes pulmonaires est pur de tout mélange bactérien et n'héberge que le bacille de Koch. Parfois les crachats ainsi lavés renferment, à côté du bacille de la tuberculose, d'autres microbes, surtout des streptocoques, ainsi que l'ont constaté Kitasato, Cornet et surtout récemment Petruschky. Cet observateur a examiné systématiquement, par le procédé de Koch-Kitasato, les crachats des phtisiques de l'Institut des maladies infectieuses, à Berlin, et il a constaté, par les colorations et par la culture, la présence fréquente de streptocoques, surtout chez les phtisiques fébricitants, assez souvent aussi chez les tuberculeux non fébricitants. A l'autopsie de la plupart des phtisiques, il trouva presque constamment des streptocoques dans le tissu pulmonaire; 8 fois sur 14 cas, des streptocoques furent trouvés dans le sang et dans le suc de tous les organes. Il s'agissait dans ces cas d'une véritable *septicémie* venant compliquer la tuberculose. Ainsi naîtrait la fièvre hectique des phtisiques qui, par ses ascensions vespérales brusques, ses défervescences matinales, se rapproche parfois nettement des fièvres de suppuration, de l'érysipèle, de la fièvre puerpérale, en un mot des infections provoquées par des coccus pyogènes, en particulier par les streptocoques. Il est vrai que cette fièvre des phtisiques ne présente pas d'ordinaire l'acuité ni la véhémence de l'infection purulente ou puerpérale. Petruschky explique cette particularité par la faible virulence des streptocoques trouvés dans les cadavres des phtisiques; les cultures qu'on en obtient provoquent généralement chez les animaux des effets moins intenses que ceux que déterminent les streptocoques de l'érysipèle ou de l'infection puerpérale. Pour interpréter les périodes parfois assez longues d'apyrexie qui alternent chez les phtisiques avec les périodes de fièvre, Petruschky admet que celle-ci s'allume surtout quand les produits purulents stagnent et s'accumulent dans une caverne; quand la caverne se vide et élimine son contenu, la fièvre cesse; il se passerait là quelque chose d'analogue à ce qu'on observe avant et après l'ouverture et l'évacuation d'un abcès[1].

Jakowski a recueilli du sang, par piqûre au doigt, chez un certain nombre de phtisiques arrivés à la période d'hecticité. Ce sang, semé sur gélose et sur gélatine, aurait donné dans la plupart des cas (8 fois sur 9) un développement de staphylocoque pyogène, blanc ou doré, ou de streptocoque pyogène, seuls ou associés les uns aux autres[2].

On voit, par le résumé qui précède, que nous assistons de nouveau à un essai de démembrement de l'unité de la phtisie pulmonaire, unicité à laquelle la découverte du bacille de la tuber-

1. Petruschky, Tuberculose und Septicämie (*Deutsche med. Wochenschr.*, 1893, p. 317). — Untersuchungen über Infection mit pyogenen Kokken (*Zeitschr. f. Hyg. u. Infectionskrankh.* 1894, Bd 17, p. 59). Dans ce dernier travail, Petruschky a étudié 8 cas de tuberculose pulmonaire; l'ensemencement du sang recueilli sur le vivant demeura stérile dans 7 de ces cas, ainsi que l'inoculation du sang aux souris; dans 1 cas seulement, le résultat fut positif et le sang donna une culture virulente de streptocoque.

2. Jakowski, Ueber die sogenannten Mischinfectionen der Phtisiker; Untersuchung des Blutes der Phtisiker in der hektischen Periode (*Centralbl. f. Bakteriol.*, 1893, Bd 14, p. 762).

culose semblait avoir apporté une sanction souveraine et définitive. Faut-il décidément renoncer à cette conception qui semblait si solidement assise et revenir à un dualisme nouveau, commandé par des raisons d'ordre non seulement histologique, mais étiologique et bactériologique ? Faut-il, par un retour imprévu aux idées de Virchow, séparer encore une fois les tubercules pulmonaires proprement dits des broncho-pneumonies circum-tuberculeuses et des pneumonies caséeuses ? La phtisie pulmonaire serait-elle, en effet, dans la majorité des cas, une infection mixte, où l'intervention des streptocoques, des pneumocoques et des microbes de la suppuration jouerait, non pas seulement un rôle accessoire et surajouté, mais un rôle essentiel, préparant en quelque sorte le terrain au bacille de la tuberculose qui n'entrerait en jeu, le plus souvent que secondairement, pour provoquer la transformation caséeuse de l'exsudat inflammatoire suscité par les microbes étrangers ? La fièvre hectique, enfin, ce symptôme cardinal de la phtisie, relèverait-elle non du processus tuberculeux lui-même, mais d'une « septicémie », d'une infection streptococcique surajoutée ?

Les recherches que j'ai poursuivies depuis quelque temps ne me permettent pas de souscrire à ces propositions[1]. Je commencerai par celles qui sont relatives à la *fièvre hectique des phtisiques*. Elles ont porté sur 13 phtisiques arrivés à la troisième période de la maladie et présentant la fièvre hectique caractéristique. Chez ces malades, je fis des prélèvements de sang par un procédé que j'emploie couramment depuis plusieurs années et qui consiste à prendre le sang directement dans la veine du pli du coude. Pour cela, le bras du malade est serré, au-dessus du coude, par une bande, comme pour l'opération de la saignée. On fait contracter le poing du malade pour rendre les veines saillantes. La peau du pli du coude est soigneusement désinfectée. Une seringue de Pravaz à piston de moelle de sureau, comme celle que nous avons imaginée, Collin et moi, a été préalablement stérilisée par le séjour dans l'eau bouillante ou à l'autoclave. On pique la veine, la pointe de l'aiguille dirigée vers l'avant-bras, et on aspire le sang dans la seringue. Celle-ci remplie, on défait la bande qui serre le bras, on retire

1. STRAUS, Tuberculose et infections secondaires. (*Semaine médicale*, 1894, p. 253).

l'aiguille de la veine et on ferme le point de la piqûre avec un peu de collodion. — J'ai pratiqué cette petite opération plusieurs centaines de fois sans le moindre inconvénient.

Le contenu de la seringue est poussé dans un tube à essai stérilisé et on dispose ainsi d'une abondante récolte de sang, obtenue avec pureté, pour l'examen bactériologique, les ensemencements et les inoculations. Ce mode de prélèvement du sang, pour les recherches bactériologiques, est bien préférable au procédé habituellement employé, la piqûre du doigt. Au lieu d'une seule goutte, on retire autant de sang que l'on veut (suivant la capacité de la seringue); la prise de sang ne se fait pas au contact de l'air; la peau fine du coude est bien plus facile à désinfecter que la peau épaisse de la pulpe du doigt.

Du sang fut ainsi recueilli chez ces 13 malades, chez quelques-uns à deux reprises différentes, soit pendant l'exacerbation fébrile du soir, soit pendant les rémissions matinales, et ensemencé chaque fois largement sur un certain nombre de tubes de gélose et dans des tubes de bouillon; ces tubes furent ensuite placés à l'étuve à 37°. Voici les résultats de ces recherches.

I. — P.., Joséphine, âgée de 31 ans, entrée dans mon service de la Charité le 25 novembre 1893, morte le 6 février 1894, au dernier terme de la cachexie tuberculeuse, avec des signes cavitaires aux deux sommets et une infiltration de tout le poumon droit; le tracé de la température montre des oscillations quotidiennes de 37° à 38° le matin, à 39° et 40° le soir; sueurs nocturnes, diarrhée.

1 cc. de sang est pris, le 17 décembre 1893, dans la veine du bras; il est ensemencé aussitôt sur 10 tubes de gélose et dans 5 tubes de bouillon, qui sont placés à l'étuve à 37°. Aucun développement de microbes n'est obtenu dans aucun de ces tubes.

Le 27 décembre, le soir, alors que la température de la malade était de 40°, nouvelle prise d'une seringue de sang. Ce sang est semé, comme précédemment, sur 6 tubes de gélose et 6 tubes de bouillon. Aucun développement.

II. — G... E..., entré le 10 janvier 1894, mort le 15 février; il tousse depuis trois ans; amaigrissement considérable; sueurs nocturnes; cavernules aux deux sommets, surtout au sommet droit; râles sous-crépitants dans toute l'étendue des deux poumons. Température du matin, 37° à 39°,5; le soir, 40° à 40°,5. Le 13 janvier, au moment de l'exacerbation vespérale, on retire de la veine médiane céphalique 1 cc. de sang qui est ensemencé séance tenante sur 10 tubes de gélose et dans 6 tubes de bouillon. Ces tubes sont mis à l'étuve à 37° pendant deux semaines; ils demeurèrent stériles.

III. — L..., entré le 10 décembre 1893, mort le 1er janvier. Tousse depuis trois ans, amaigrissement considérable; signes cavitaires aux deux sommets, surtout à gauche; température, 38° à 38°,5 et 39° le matin; 39°, 39°,5 le soir. Le 15 décembre prise de 1 cc. de sang dans la veine médiane basilique du bras et ensemencement de ce sang sur 6 tubes de gélose et dans 6 tubes de bouillon. Aucun développement.

IV. — A. D..., 27 ans, entré le 3 février 1894; tousse depuis un an; amaigrissement rapide, expectoration abondante; sueurs nocturnes, vomissements, diarrhée; excavations aux deux sommets des poumons. Température, 38° à 39° le matin; 40° à 40°,4 le soir; frissonnements dans la soirée; le 21 février, on prend dans la veine médiane du bras 1 cc. de sang qui est ensemencé dans 10 tubes de gélose et 6 tubes de bouillon. Ces tubes, placés à l'étuve pendant trois semaines, demeurèrent stériles.

V. — C. T..., 38 ans, entré le 18 février 1894 ; tousse depuis dix-huit mois, expectoration purulente, nummulaire. Amaigrissement profond, sueurs nocturnes, aphonie. Excavation au sommet du poumon droit, ramollissement commençant au sommet gauche. Fièvre hectique : 36°,6 à 37° le matin; 38° à 39°,5, le soir. Le 25 février on prélève dans la veine du bras 1 cc. de sang que l'on sème sur 10 tubes de gélose et dans 6 tubes de bouillon. Pas de développement.

VI. — Ch. H..., 43 ans, entré le 9 décembre 1893, mort le 8 mars; tousse depuis deux ans. Amaigrissement, sueurs nocturnes, expectoration purulente. Excavations aux deux sommets, infiltration tuberculeuse dans le reste de l'étendue des poumons. Fièvre hectique, 37° à 38°, le matin, 39° à 40°, le soir. Le 21 février, on prélève dans la veine du bras 1 cc. de sang que l'on sème sur 10 tubes de gélose et dans 6 tubes de bouillon. Ces tubes restent stériles. Le 28 février, nouvelle prise de 1 cc. de sang qui est ensemencé de la même façon. Aucun développement de microbes.

VII. — E. H..., 35 ans; malade depuis deux ans; amaigrissement, excavation au sommet du poumon gauche. Température : 37°,5 à 38°, le matin; le soir, 39° à 39°,8. Le 20 mars, on prend dans la veine du bras 1 cc. de sang qui est ensemencé sur 10 tubes de gélose et dans 4 tubes de bouillon. Ces tubes, maintenus à l'étuve pendant quinze jours, demeurèrent stériles.

VIII. — M..., Joseph, 26 ans, entré le 13 février 1894; tousse depuis trois ans; excavation aux sommets des deux poumons, surtout à droite; expectoration très abondante. Température : 38° à 39°, le matin; 39° à 40° le soir. Le 6 mars on prend dans la veine du bras 1 cc. de sang et on l'ensemence sur dix tubes de gélose et dans 6 tubes de bouillon. Pas de développement. Une nouvelle prise de sang est faite le 16 mars et le sang ensemencé de la même façon. Pas de développement.

IX. — S..., Pierre, 36 ans; malade depuis deux ans; excavation volumineuse au sommet du poumon droit; crachats purulents, sueurs nocturnes. Délire assez fréquent. Fièvre hectique : 37° à 38°, le matin; 40° à 40°,5, le soir. Le 1er avril, on prend 1 cc. de sang dans la veine du bras et on le sème dans 10 tubes de gélose et 6 tubes de bouillon. Les tubes stériles.

X. — B... F.., 37 ans, entrée le 18 mars 1894, morte le 29 avril; toussait depuis deux ans; amaigrissement, sueurs nocturnes, aphonie; expectoration extrêmement abondante, purulente. Énorme excavation au sommet du poumon droit; infiltration tuberculeuse du poumon gauche. Température, 38°, le matin; 39° à 39°,5, le soir. Le 27 mars, on prélève dans la veine du bras 1 cc. de sang que l'on sème dans 10 tubes de gélose et 6 tubes de bouillon. Aucun développement.

XI. — H. C.., entré le 7 avril 1894; malade depuis six mois; râles caverneux au sommet du poumon gauche, ramollissement commençant au sommet du poumon droit. Crachats purulents. Température, le matin, oscillant entre 36°,8 et 38°,5; le soir, 39°,4 à 40°,6; sueurs nocturnes, diarrhée. Le 11 avril, on prend dans la veine du bras 1 cc. de sang et on l'ensemence dans 10 tubes de bouillon et sur 10 tubes de gélose. Les tubes, maintenus à l'étuve à 37° pendant douze jours, demeurèrent stériles.

XII. — K... L.., âgé de 32 ans, au dernier degré de la cachexie, avec excavations au sommet des deux poumons. Pendant le jour, il éprouve de petits frissons courts; presque tous les soirs il est pris d'un violent frisson, d'une heure de durée et au delà, suivi de sueurs abondantes; quelquefois, en même temps que le frisson, délire calme avec demi-somnolence. Température, 37° à 37°,6, le matin; 39°,6, le soir. Le 9 avril, on prend dans la veine médiane céphalique du bras 1 cc. de sang que l'on ensemence sur 10 tubes de gélose et dans 6 tubes de bouillon. Ces tubes, maintenus à l'étuve à 37° pendant dix jours, demeurèrent stériles. Une nouvelle prise de sang fut faite le 16 avril; l'ensemencement fut pratiqué de la même façon; les tubes demeurèrent encore stériles.

XIII. — H... D..., âgé de 37 ans, tousse depuis deux ans, alité depuis six mois. Infiltration tuberculeuse des deux poumons, surtout à gauche. Température, le matin, 38°,5 à 39°,2; le soir, 40° à 40°,4; depuis quelques jours, frissons avec claquement de dents. Le 18 avril, on prélève dans la veine du pli du coude 1 cc. de sang, que l'on ensemence sur 10 tubes de gélose et dans 5 tubes de bouillon. Ces tubes, maintenus à l'étuve à 37° pendant vingt jours, demeurèrent stériles.

On voit que, dans 13 cas de phtisie avec fièvre hectique, les résultats ont été constamment négatifs. J'aurais pu multiplier ces tentatives, mais j'ai cru pouvoir m'en tenir là. Les conditions dans lesquelles je me plaçais étaient bien plus favorables que celles de mes prédécesseurs : ce n'était pas une goutte de sang que je semais chaque fois, mais 1 cc. de sang, réparti dans un grand nombre de tubes; et cependant, aucun de ces tubes ne donna de culture; *le sang de ces tuberculeux en pleine fièvre hectique se révéla constamment stérile.*

Il est impossible de ne pas être frappé des différences entre les résultats régulièrement négatifs obtenus par moi et ceux de Jakowski, par exemple, qui, en semant une simple gouttelette de sang, recueillie par piqûre du doigt, obtenait, 7 fois sur 8 cas, une culture de streptocoques ou de staphylocoques. Je crains bien que ces résultats positifs si constamment et si facilement obtenus ne soient que la conséquence d'une faute de technique. Quant aux streptocoques trouvés dans le sang recueilli sur le cadavre, cette constatation ne peut être enregistrée qu'avec de grandes réserves, vu la facilité de la pénétration *post mortem* de ces micro-organismes dans le sang et dans les tissus.

Je pense donc que, jusqu'à nouvel ordre, il n'y a pas lieu de considérer la fièvre hectique des phtisiques comme étant due à « une septicémie », c'est-à-dire à la pénétration dans le sang de streptocoques ou de staphylocoques, et d'assimiler cet état à l'infection puerpérale ou à l'infection purulente. Je ne nie pas la possibilité de la pénétration de ces micro-organismes dans la circulation générale, au cours de la phtisie pulmonaire; mais cette pénétration, loin d'être la règle, est au contraire tout à fait exceptionnelle et ne saurait, par conséquent, être considérée comme la vraie cause d'un phénomène aussi commun que l'est la fièvre hectique dans la phtisie. Quand l'examen bactériologique révèle la présence dans le sang de streptocoques, de staphylocoques ou du pneumocoques, il s'agit ordinairement d'infections extrêmement graves, de pneumonies mortelles et à issue fatale imminente; tandis que la fièvre hectique des phtisiques peut s'observer, comme l'on sait, pendant de longs mois. Du reste, les ulcères tuberculeux du poumon se comportent, dans une certaine mesure, comme le font les ulcères siégeant dans d'autres régions du corps, les ulcères chroniques de la jambe, par exemple, qui, sauf des conditions spéciales, offrent une barrière solide à l'invasion des microbes de la suppuration. Ce que nous savons des propriétés de la tuberculine suffit pour nous renseigner sur le pouvoir pyrétogène des produits de sécrétion et de désintégration du bacille de la tuberculose; c'est là, sans doute, qu'il faut chercher la cause principale de la fièvre hectique des phtisiques. Je citerai, à cet égard, une remarque du professeur Leyden qui, pour des raisons surtout cliniques, s'élève également contre le rôle exagéré attribué aux infections secondaires dans l'interprétation des symptômes de la phtisie; il fait observer avec justesse que la fièvre est particulièrement intense dans la tuberculose miliaire aiguë, laquelle, dans la grande majorité des cas, est due à la présence du seul bacille de Koch, à l'exclusion d'autres microbes surajoutés[1].

Toutes ces considérations tomberaient, il est vrai, devant la constatation bien établie de la présence habituelle de streptocoques dans le sang des tuberculeux à la période hectique; mais je doute bien, après les faits constamment négatifs auxquels je suis arrivé, que cette éventualité vienne à se réaliser.

On a aussi singulièrement exagéré le rôle que joueraient les microbes pathogènes communs, streptocoques, pneumocoques ou autres, dans la production des lésions de la pneumonie caséeuse, qui ne serait ainsi qu'une pneumonie ordinaire subissant la transformation caséeuse par l'intervention consécutive du bacille de la tuberculose. Il n'est pas douteux que dans certains cas, au cours de la phtisie, les microbes communs ne puissent entrer en jeu et déterminer des poussées de broncho-pneumonie ou même de pneumonie franche; mais ce ne sont là, en somme, que des complications, des lésions surajoutées sur la fréquence desquelles on peut discuter, mais qui ne sauraient faire perdre de vue le caractère primitivement tuberculeux des pneumonies caséeuses ou destinées à le devenir.

Pour les ranger dans les pneumonies ordinaires, l'argument histologique principalement invoqué est la nature de l'exsudat intra-alvéolaire, sa richesse en fibrine, en leucocytes mono- et polynucléaires, bref le caractère exsudatif du processus qu'on oppose aux formations épithélioïdes du tubercule proprement dit. Il y a longtemps cependant que « l'alvéolite exsudative » a été signalée, dans les broncho-pneumonies tuberculeuses, par Cornil et par Grancher; depuis l'étude de cette lésion a été faite très soigneusement par le professeur Renaut (de Lyon) et par son élève Riel; ils ont insisté sur ce fait que la broncho-pneumonie tuberculeuse en nappe, « l'infiltration gélatiniforme » de Laënnec, est de nature à la fois catarrhale et fibrineuse, qu'elle est caractérisée par un exsudat chargé de fibrinogène qui emprisonne dans ses mailles, outre les leucocytes, de grosses cellules vésiculeuses, développées aux dépens des cellules endothéliales alvéolaires[2]. Enfin la forme pneumonique de la tuber-

1. LEYDEN (*Deutsche med. Wochenschrift*, 1893, p. 899).
2. RENAUT, Tuberculose en général et ses formes fibreuses pneumoniques en

culose pulmonaire aiguë vient de faire l'objet d'un travail remarquable de A. Frænkel et Troje, où ces diverses particularités anatomiques sont reprises à nouveau et étudiées avec soin[1].

Le bacille de la tuberculose, dans le poumon comme ailleurs, peut provoquer non seulement l'apparition du tubercule proprement dit, mais d'autres processus anatomiques, l'exsudat séro-fibrineux, fibrino-cellulaire ou purulent ; la présence d'un réticulum fibrineux dans l'exsudat intra-alvéolaire n'implique pas nécessairement l'origine non tuberculeuse d'une phlegmasie pulmonaire.

Les arguments essentiels, ceux d'ordre bactériologique, ne forcent pas davantage la conviction. La présence de microbes étrangers, de streptocoques et du streptopneumocoque (*micrococcus pneumoniæ*) est loin d'être aussi constante qu'on s'est plu à le dire, dans les cas de broncho-pneumonies et de pneumonies tuberculeuses. A. Frænkel et Troje, dans la plupart des examens bactériologiques qu'ils ont faits des foyers d'infiltration pneumonique aiguë chez les tuberculeux, n'ont pu mettre en évidence ni par la coloration, ni par les cultures, ni par l'inoculation, la présence de streptocoques ou de pneumocoques. J'ai fait également un certain nombre de recherches du même genre et je les poursuis encore actuellement ; les résultats auxquels je suis conduit, dès à présent, se rapprochent beaucoup de ceux des observateurs allemandes : le plus souvent, dans les foyers de broncho-pneumonies circumtuberculeuses, ni la coloration des frottis de l'organe ou des coupes, ni l'ensemencement, ni l'inoculation à la souris ou au lapin ne m'ont permis de déceler la présence de pneumocoques ou de streptocoques ; dans les cas exceptionnels où la culture était féconde et donnait un développement de streptocoques, ceux-ci étaient généralement privés de virulence. Le bacille de la tuberculose pouvait être décelé dans le foyer hépatisé, tantôt en assez grande abondance, parfois très clairsemé, parfois il semblait faire totalement défaut. Pour expliquer cette dernière éventualité, A. Frænkel et Troje admettent que le processus pneumonique

particulier (*Lyon médical*, 1879, t. 31 p. 114, 141, 185). — Riel, De la pneumonie tuberculeuse lobaire (*Thèse de Lyon*, 1888).

1. A. Frænkel et Troje, Ueber die pneumonische Form der acuten Lungentuberculose (*Zeitschr. f. klin. Medicin.* 1894, Bd 24, p. 30 et 210).

peut être provoqué, à défaut du bacille lui-même, par les produits de sécrétion de ce bacille provenant des tubercules avoisinants. En somme, les microbes étrangers, pneumocoques, streptocoques ou staphylocoques, loin d'être les instigateurs et le point de départ de la lésion, semblent n'intervenir, quand ils interviennent, qu'à titre d'éléments surajoutés, venant compliquer ou modifier plus ou moins le processus, foncièrement tuberculeux dans le principe, dans son évolution et par l'ensemble de ses caractères.

L'expérimentation chez les animaux permet de bien mettre en évidence la filiation des faits, telle que je viens de l'exposer. Lorsqu'on injecte dans la veine d'un lapin ou d'un cobaye une culture de bacille de la tuberculose (des mammifères) on produit dans le poumon une éruption de granulations miliaires, comme dans la tuberculose miliaire aiguë du poumon chez l'homme. Mais si l'on injecte cette même culture dans la trachée, on provoque chez l'animal un type de broncho-pneumonie « par aspiration »[1]. La lésion présente, à s'y méprendre, le même aspect que les pneumonies caséeuses chez l'homme, et l'on peut à volonté en suivre toutes les étapes. Des altérations strictement tuberculeuses (cellules géantes, cellules épithélioïdes) s'y montrent à côté d'exsudats intra-alvéolaires séro-fibrineux avec effusion leucocytaire et desquamation de l'épithélium alvéolaire. L'examen bactériologique révèle la présence, en grande abondance, du bacille de la tuberculose, à l'*exclusion de tout autre microbe*. Les choses se montrent sous le même aspect, quand on provoque chez ces animaux des lésions pulmonaires caséo-tuberculeuses par injection directe de la culture dans le poumon, par piqûre à travers les parois thoraciques.

En résumé, sans vouloir diminuer l'importance ni l'intérêt des recherches récentes qui ont montré que des microbes pathogènes autres que le bacille de la tuberculose, les streptocoques et le pneumocoque notamment, peuvent intervenir dans le cours de la tuberculose pulmonaire ulcéreuse et sont susceptibles de provoquer des poussées phlegmasiques aiguës et des phénomènes d'infection mixte, je m'élève contre l'extension

1. Consulter à ce sujet : BAUMGARTEN, *Pathologische Mykologie*, p. 579. — STRAUS et GAMALÉIA, Recherches expérimentales sur la tuberculose. (*Arch. de méd. expérim. et d'anat. pathol.*, 1891, p. 457).

excessive que l'on essaie de donner à ces infections secondaires. C'est à tort, selon moi, qu'on a voulu faire de ces microbes étrangers pénétrant dans le sang le point de départ de la fièvre hectique des phtisiques; c'est à tort aussi qu'on a cru pouvoir faire de ces microbes les agents initiaux et exclusifs des infiltrations broncho-pneumoniques ou pneumoniques qui surviennent dans le cours de la phtisie pulmonaire, ne rapportant à l'intervention du bacille de Koch que les lésions strictement tuberculeuses ou la caséification des exsudats inflammatoires. Cette tentative de restauration de la doctrine dualiste de la phtisie pulmonaire, au nom des donnés bactériologiques, ne me paraît, pour les raisons qui viennent d'être exposées, ni plus heureuse ni plus justifiée que le dualisme anatomique qui a, pendant longtemps, si lourdement pesé sur l'histoire de la tuberculose.

Les rapports de la pleurésie avec la tuberculose constituent un problème important de clinique et de pathogénie, qui ne saurait être passé sous silence dans cet ouvrage. La tuberculose est la cause la plus commune de la pleurésie, sous toutes ses formes anatomiques : séro-fibrineuse, hémorrhagique ou purulente.

La pleurésie vulgaire, à épanchement séro-fibrineux, était volontiers considérée comme un type d'affection inflammatoire franche, *a frigore;* si la fréquence de la tuberculose à la suite d'une pleurésie antérieure n'avait pas échappé à l'attention des cliniciens, on supposait qu'elle favorisait simplement l'éclosion ultérieure des tubercules, en « entretenant un état congestif des poumons » (Trousseau), « par insuffisance de l'alimentation aérienne » (Peter) ou en débilitant l'organisme. Cependant, plusieurs médecins, G. Sée notamment, déclaraient que la « pleurésie prétendue simple, *a frigore*, n'est qu'une pleurésie tuberculeuse, dont la nature avait été méconnue. La tuberculose est la condition étiologique la plus habituelle de la pleurésie; on peut dire hardiment qu'elle représente la cause réelle dans les trois quarts des cas »[1]. Bernutz[2], Leudet avaient soutenu la même opinion. Landouzy est encore plus affirmatif. Sans nier absolument la pleurésie franche pour cause de froid, il la regarde

1. Sée (G.), *Des maladies simples du poumon*. Paris, 1886, p. 441 et 518).
2. Cité par Joanny, Du pronostic éloigné de la pleurésie (*Thèse de Paris*, 1881, p. 23).

comme absolument exceptionnelle; il pense que « l'élément étiologique vrai, la cause déterminante est la tuberculose, souvent méconnue, parce que, sous l'épanchement pleural, se cache une tuberculose localisée [1]». Les arguments invoqués par Landouzy sont surtout empruntés à l'histoire antérieure ou ultérieure du malade, déjà atteint de tuberculose au moment de la pleurésie, ou destiné à devenir tuberculeux plus ou moins longtemps après.

Kelsch et Vaillard, dans un travail important, ont étudié 16 cas de pleurésies, la plupart séro-fibrineuses, quelques-unes purulentes ou hémorrhagiques, survenues chez des sujets sains en apparence, et que l'on pouvait à bon droit considérer comme des pleurésies non tuberculeuses. Il s'agissait, la plupart du temps, de soldats vigoureux, morts subitement ou rapidement dans le cours de la convalescence de la maladie pleurale. L'examen anatomique décela la présence de lésions tuberculeuses de la plèvre, avec follicules tuberculeux typiques; les poumons étaient indemnes de tubercules, dans la majorité des cas, ou ne présentaient que des lésions tuberculeuses récentes et peu accusées. Kelsch et Vaillard insistent sur la difficulté qu'il y a parfois, par la simple inspection macroscopique, à reconnaître les tubercules dissimulés dans l'épaisseur des fausses membranes de la plèvre; ils montrent la nécessité qui s'impose, avant de déclarer, les pièces anatomiques en main, qu'une pleurésie est ou n'est pas tuberculeuse, de procéder à l'examen microscopique des feuillets pleuraux, surtout du feuillet pariétal, et des exsudats pseudo-membraneux qui les recouvrent. Ils en concluent que la pleurésie vulgaire, depuis la plus simple jusqu'à la plus grave, séreuse, hémorrhagique ou purulente « n'est en réalité que la manifestation d'une tuberculose locale de la plèvre. » Ils en excluent, naturellement, les pleurésies secondaires, le plus souvent purulentes, qui surviennent au cours des pyrexies, de la fièvre typhoïde, des fièvres éruptives, de la pneumonie, les pleurésies exsudatives qui se développent au cours du rhumatisme articulaire aigu, et les épanchements pleurétiques qui naissent sous l'influence d'une dyscrasie, du mal de Bright, par exemple[2].

1. Landouzy, De la pleurésie dite *a frigore*, manifestation de tuberculose (*Revue de médecine*, 1886, p. 611).

2. Kelsch et Vaillard, Recherches sur les lésions anatomo-pathologiques et la

L'examen bactériologique de l'exsudat séro-fibrineux par la méthode des colorations n'a presque jamais permis de constater la présence du bacille de la tuberculose (Ehrlich, A. Fränkel, Netter), ce qui s'explique par le petit nombre de bacilles qui existent dans l'exsudat[1]. A plus forte raison, les tentatives de culture directe faites par Gilbert et Lion[2] ne pouvaient-elles être suivies de succès, quand on se rappelle la difficulté qu'il y a à obtenir une première culture du bacille de la tuberculose, même quand l'ensemencement est fait avec des produits extrêmement riches en bacilles.

A. Chauffard et Gombault ont eu recours à l'inoculation pour déterminer la nature de certains épanchements pleurétiques, séro-fibrineux ou purulents. Ils inoculaient dans le péritoine d'un cobaye 3 cc. de liquide extrait par la thoracentèse. Sur 20 inoculations faites ainsi avec le liquide provenant de 20 malades, 10 fois les cobayes devinrent tuberculeux; d'où la conclusion qu'au moins la moitié des pleurésies dont il s'agissait étaient de nature tuberculeuse. Dans aucun de ces cas l'examen bactériologique du liquide pleural n'avait cependant révélé la présence du bacille de la tuberculose; l'inoculation, comme cela se voit souvent, se montrait donc un réactif plus sensible que l'examen microscopique[3]. Chauffard et Gombault pensaient que celles de leurs inoculations qui étaient demeurées sans résultat impliquaient la nature non tuberculeuse de la pleurésie. Cette conclusion n'est pas forcée, car des résultats positifs auraient sans doute pu être obtenus si on avait inoculé de plus grandes quantités de liquide. Kelsch et Vaillard, en effet, ont inoculé plusieurs fois des liquides pleuraux provenant de sujets que l'autopsie révélait être atteints de tuberculose pleurale, sans que ces inoculations aient rendu les cobayes tuberculeux.

nature de la pleurésie (*Arch. de physiol. norm. et pathol.*, 1886, t. 2, p. 162). — Voir aussi Kelsch, De la nature de la pleurésie (*Gaz. hebdomad.*, 1890, p. 484).

1. Pour pratiquer ces essais de coloration, il faut, selon les conseils d'Ehrlich, recueillir quelques centimètres cubes de l'exsudat, attendre la coagulation de la fibrine et examiner le coagulum, qui pendant sa formation a entraîné les microbes que l'exsudat peut renfermer.

2. Gilbert et Lion, De la recherche des micro-organismes dans les épanchements pleuraux (*Annales de l'Institut Pasteur*, 1888, p. 662).

3. A. Chauffard et Gombault, Étude expérimentale sur la virulence tuberculeuse de certains épanchements de la plèvre et du péritoine (*Bulletin de la Soc. méd. des hôpitaux de Paris*, 1884, p. 309).

« Ces insuccès, disent-ils avec raison, se conçoivent, quand on songe que les différentes formes de pleurésie tuberculeuse ne sont pas également propices à la mise en liberté des bacilles, et que ceux-ci sont toujours en quantité excessivement minime, eu égard à la masse considérable du liquide qui les tient en suspension. » Gilbert et Lion ont également échoué dans l'inoculation de l'épanchement de trois pleurésies suspectes et d'une pleurésie franchement tuberculeuse, faite à la dose de 2 à 3 cc. dans le péritoine de cobayes. Tous ces faits établissent que si le résultat positif d'une inoculation de liquide pleurétique prouve bien que la pleurésie est tuberculeuse, le résultat négatif ne prouve pas le contraire; d'où il faut conclure que les statistiques faites à l'aide des résultats des inoculations donnent des chiffres inférieurs aux chiffres réels.

Netter a fait, d'une manière systématique, des inoculations avec le liquide de pleurésies séro-fibrineuses de provenance diverse. Dans un premier groupe de neuf cas, il s'agissait de pleurésies séro-fibrineuses imputables à des causes manifestement non tuberculeuses (maladie de Bright, carcinose, rhumatisme aigu, etc.). Toutes ces inoculations demeurèrent sans résultat. Sur douze pleurésies au contraire apparemment tuberculeuses, l'inoculation de la sérosité pleurale n'a rendu les cobayes tuberculeux que dans sept cas; encore, parmi ces sept faits positifs, s'agissait-il de cinq cas d'hydro-pneumothorax, où l'on avait affaire à la rupture dans la plèvre d'un foyer tuberculeux sous-pleural, déversant directement les bacilles, en grande abondance, dans la cavité séreuse. Dans vingt autres cas relevés également par Netter, il s'agissait de pleurésies séro-fibrineuses survenant chez des individus en apparence bien portants, vigoureux et attribuant en général à un refroidissement l'origine de la maladie. Plusieurs, du reste, ont guéri et l'épanchement avait totalement disparu, quand les malades ont quitté l'hôpital. Il semblait donc bien que l'on eût affaire à des pleurésies primitives, idiopathiques, *a frigore*. Or, sur ces vingt cas, huit ont donné des résultats positifs. Ainsi 40 p. 100 au minimum de ces pleurésies en apparence idiopathiques étaient d'origine tuberculeuse[1].

1. NETTER, Recherches expérimentales sur la nature des pleurésies séro-fibrineuses (*Bulletin de la Soc. méd. des hôpitaux de Paris*, 1891, p. 176).

La nature tuberculeuse d'un grand nombre de pleurésies paraissant survenir chez des sujets sains, à la suite d'un refroidissement, a pu encore être établie différemment, à l'aide de statistiques portant sur « l'avenir » de ces pleurétiques. Il existe quelques statistiques de cette sorte. Celle de Fiedler porte sur 92 malades ponctionnés par lui pour des épanchements pleurétiques séro-fibrineux; 28 de ces malades sont morts de phtisie; 66 ont quitté l'hôpital atteints ou fortement suspects de tuberculose; 21 seulement paraissaient bien portants au bout de deux ans : 82 p. 100 de ces pleurésies semblent donc avoir été tuberculeuses[1]. Sur 62 pleurétiques traités à l'infirmerie de Leeds, de 1880 à 1884, Barrs s'est assuré, six ans plus tard, que 22 étaient morts de phtisie pulmonaire ou d'autres manifestations tuberculeuses[2]. Ricochon, sur 33 cas de pleurésie qu'il a eu à traiter, constate que 14 sont morts visiblement tuberculeux; 7 autres ont eu des manifestations tuberculeuses soit avant soit après leur pleurésie; en somme, la tuberculose était sûrement en jeu 21 fois sur 32 cas[3]. Bowditch, en 1889, a fait une enquête sur les malades traités pour une pleurésie par son père, pendant une pratique de trente ans, de 1849 à 1879. Sur 30 malades soignés pendant la première période décennale, 11 étaient encore bien portants, 2 ont fourni des renseignements vagues, 12 avaient succombé à la tuberculose, 5 étaient morts de maladies étrangères à la tuberculose. La deuxième période décennale comprend 19 pleurétiques : 7 étaient vivants et bien portants, 9 étaient morts tuberculeux, 8 d'une maladie différente. La troisième période décennale comprend 41 pleurétiques : 24 étaient vivants et ne paraissaient pas tuberculeux, 1 vivait et était tuberculeux, 9 étaient morts de tuberculose, 6 d'autres maladies. En résumé, pour la première période, la proportion des tuberculeux a été de 43,3 p. 100; pour la deuxième période de 47 p. 100; pour la troisième de 24 p. 100 seulement; ce chiffre plus faible s'explique par le temps relati-

1. Fiedler, Ueber die Punction der Pleurahöhle und des Herzbeutels (*Volkmann's Sammlung klin. Vorträge*, 1882).

2. Barrs, Remarks on the tuberculous nature of the so-called simple pleuritic effusion (*The British med. Journal*, 1890, t. I, p. 1059).

3. Ricochon, De la tuberculose dans les campagnes; de la pleurésie dite *a frigore* (*Études expérim. et clin. sur la tuberculose* publiées sous la direction de Verneuil. Paris, 1887, t. 2, p. 573).

vement court qui s'est écoulé pour les malades de cette dernière catégorie[1].

On doit à Grancher une étude remarquable de ce qu'il appelle la « tuberculose pleuro-pulmonaire » où la lésion du poumon est masquée à l'origine sous un épanchement pleurétique d'apparence simplement inflammatoire. La maladie évolue exactement à la façon d'une pleurésie franche, aiguë ou subaiguë; l'épanchement est généralement moyen, ne dépassant pas la troisième ou la quatrième côte; la plèvre et le poumon du côté opposé sont parfaitement sains. L'examen attentif du sommet du poumon peut cependant, dans bon nombre de cas, permettre de soupçonner la nature tuberculeuse de la pleurésie. Il existe du tympanisme sous-claviculaire, avec augmentation des vibrations vocales, comme dans les épanchements pleurétiques simples; mais la respiration est affaiblie, ou faible et rude à la fois, ou rude. Ces signes d'induration du sommet sont presque toujours l'indice d'une lésion tuberculeuse qui évoluera au bout d'un temps variable, plusieurs mois ou plusieurs années après le début pleurétique de la maladie[2].

L'ensemble de ces faits montre que la plupart de ces pleurésies considérées comme simples, idiopathiques et ramenées volontiers à l'action du froid sont en réalité des pleurésies tuberculeuses, dont la nature s'affirmera, au bout d'un temps plus ou moins long, par des symptômes de phtisie pulmonaire ou par d'autres manifestations tuberculeuses. Il est permis aussi de penser que quelques-unes de ces pleurésies se comportent comme des tuberculoses locales curables et peuvent aboutir à la guérison définitive, sans généralisation tuberculeuse. Ceci bien établi, il ne faut pas cependant tomber dans l'exagération et nier d'une façon absolue l'existence d'une pleurésie séro-fibrineuse franche, idiopathique. La nature de cette phlegmasie pleurale est difficile à préciser; il est probable qu'elle est le plus souvent d'origine bactérienne, quoique les colorations pas plus que la culture ne permettent, dans la grande majorité des cas, de déceler la présence d'un micro-organisme dans l'exsudat.

1. Bowditch, Comparative results in ninety cases of pleurisy with special reference to the development of Phtisis pulmonalis (*Medical News*, 1889, t. 55, p. 63).

2. Grancher, *Maladies de l'appareil respiratoire*. Paris, 1890, p. 292.

Les pleurésies purulentes sont fréquemment aussi de nature tuberculeuse. Laënnec étudiant les causes de « la pleurésie chronique, l'empyème de pus des chirurgiens », déclare « qu'elle n'attaque guère que des sujets devenus cachectiques pour une cause quelconque, et particulièrement par suite de l'affection tuberculeuse des poumons ». Ce fut là l'origine de l'opinion, pendant longtemps classique, que la pleurésie purulente est presque toujours de nature tuberculeuse. Toutefois Aran, Siredey, Woillez, G. Sée, Damaschino, Moutard-Martin, Reisz (de Copenhague), Gerhardt montrèrent que l'empyème existe fréquemment en dehors de toute lésion tuberculeuse de la plèvre; mais la question de la fréquence relative des pleurésies purulentes d'origine tuberculeuse demeurait un des points les plus controversés de la pathologie; l'examen bactériologique et l'inoculation du pus, pratiqués systématiquement comme moyens de diagnostic, ont singulièrement éclairci la question. Grâce aux recherches bactériologiques de Ehrlich, A. Frænkel, Weichselbaum, à celles faites sur une plus grande proportion et un soin tout particulier par Netter et plus récemment par Courtois-Suffit, on sait aujourd'hui qu'il existe trois espèces principales de pleurésies purulentes : 1° la pleurésie purulente à pneumocoques; 2° la pleurésie purulente à streptocoques; 3° la pleurésie purulente tuberculeuse. Exceptionnellement d'autres microbes pyogènes, les staphylocoques, le bacille de Friedlænder, le tétragène, le bacille typhique, etc. peuvent provoquer l'empyème. Ordinairement ces microbes existent à l'état isolé; ce sont des pleurésies pures à streptocoques, à pneumocoques, etc. Mais à côté de ces formes pures, on en trouve où plusieurs microbes se voient simultanément dans l'épanchement, le pneumocoque avec le streptocoque ou les staphylocoques, le bacille de la tuberculose avec le streptocoque ou avec divers microbes de la putréfaction et bien d'autres combinaisons encore. On a ainsi sous les yeux des infections pleurales mixtes dont les caractères varieront naturellement selon les diverses associations bactériennes qui commandent le processus[1].

1. Consulter à ce sujet : ROSENBACH, *Mikroorganismen bei den Wundinfectionskrankheiten des Menschen*. Wiesbaden, 1884. — EHRLICH, Ueber Pleuritis (*Berl. klin. Wochenschrift*, 1887, p. 579. — WEICHSELBAUM, Ueber die Ætiologie der acuten Lungen-und Brustfellentzündungen (*Medicin. Jahrbücher*, 1886, p. 550). — A. FRÆNKEL, Ueber die bakterioskopische Untersuchung eitriger pleuritischer

Nous venons de voir que les pleurésies séro-fibrineuses sont, pour la plupart, de nature tuberculeuse; chose en apparence imprévue, c'est le contraire qui semble plutôt vrai pour les pleurésies purulentes. D'après la statistique de Netter, la proportion des diverses variétés de pleurésie purulente se répartit de la façon suivante, sur un chiffre total de 109 observations. Chez l'adulte : pleurésies purulentes à streptocoques 53 p. 100; streptocoques et pneumocoques 2,5 p. 100; pneumocoques 17 p. 100; staphylocoques 1,2 p. 100; pleurésies tuberculeuses et putrides 25 p. 100. Chez l'enfant : pleurésies purulentes à pneumocoques 53,6 p. 100; pneumocoques et streptocoques 3,6 p. 100; streptocoques 17,6 p. 100; pleurésies putrides 18,7 p. 100; pleurésies tuberculeuses et autres 6,5 p. 100.

Avant d'exposer ce qui a trait à la pleurésie purulente tuberculeuse, il me paraît utile de signaler sommairement les particularités essentielles des deux autres principales variétés de pleurésies purulentes : celle à pneumocoques et celle à streptocoques; ces notions sont indispensables pour la différenciation des groupes établis; il va de soi que, dans les cas particuliers, tel ou tel de ces caractères pourra manquer ou être moins nettement accusé.

Les pleurésies à pneumocoques surviennent généralement à la fin, plus rarement dans le cours d'une pneumonie, parfois plusieurs semaines après sa terminaison; elles semblent plus fréquentes à la suite de pneumonies graves. La pleurésie purulente à pneumocoques peut être aussi *primitive*, sans pneumonie antécédente; peut-être, dans plusieurs de ces cas, n'était-elle cependant qu'une manifestation secondaire d'un noyau pneumonique cortical peu étendu et méconnu. Le pus de la

Ergüsse und die aus derselben sich ergebenden diagnostichen Schlussfolgerungen (*Charité-Annalen*, Bd 13, 1888, p. 147). — Renvers, Zur Casuistik und Behandlung der Empyeme (*Ibid.*, Bd 14, 1889, p. 888). — Bouveret, *Traité de l'empyème*. Paris, 1888. — Netter, De la pleurésie purulente métapneumonique et de la pleurésie purulente pneumonique primitive (*Bulletin de la Soc. méd. des hôpitaux de Paris*, 1889, p. 12). — Utilité des recherches bactériologiques pour le pronostic et le traitement des pleurésies purulentes (*Ibid.*, 1890, p. 441). — Article : Maladies de la plèvre, *Traité de médecine* de Charcot, Bouchard et Brissaud, t. 4, 1893, p. 973. — Vaté, De la pleurésie purulente latente (*Thèse de Nancy*, 1889). — Vignalou, Étude sur la pleurésie à streptocoques (*Thèse de Paris*, 1890). — Courtois-Suffit, Les pleurésies purulentes (*Thèse de Paris*, 1891). — Debove et Courtois-Suffit, *Traitement des pleurésies purulentes*, 1892 (Collect. Charcot-Debove).

pleurésie purulente à pneumocoques a souvent une apparence toute spéciale : il est épais, verdâtre, crémeux, lié, non grumeleux; « abandonné à lui-même, il ne se sépare pas facilement en plasma et en sérum; c'est tout au plus si une mince nappe de sérosité transparente ou verdâtre se détache à la partie supérieure » (Netter); au début, l'épanchement peut être séro-purulent. Des fausses membranes molles, facilement déchirables tapissent les deux feuillets de la plèvre; souvent elles flottent dans le liquide épanché, mais paraissent se résorber facilement, comme l'exsudat fibrineux du poumon hépatisé (Courtois-Suffit). L'exsudat purulent est fréquemment cloisonné et enkysté (pleurésies partielles). La pleurésie purulente à pneumocoques est remarquable par la fréquence de la production de vomiques (dans plus du quart des cas), fréquence bien plus grande que dans les autres variétés d'empyème. La fièvre est généralement modérée et peut même faire défaut. La pleurésie purulente à pneumocoques est relativement bénigne; la mortalité n'est que de 10 à 15 p. 100, tandis que dans les autres variétés elle n'est pas inférieure à 25 p. 100. Il est de notion vulgaire que la pleurésie purulente est particulièrement bénigne chez les enfants; cela tient surtout à la prédominance, chez eux, de la pleurésie à pneumonocoques. La durée moyenne est de quelques semaines à deux mois; le passage à l'état chronique est très rare. Cette bénignité et la courte durée de la pleurésie purulente à pneumocoques peut s'expliquer par la faible vitalité du microorganisme; il meurt vite et s'atténue facilement chez l'homme malade comme dans les cultures; sa résistance est certainement inférieure à celle des autres agents pyogènes. La résorption spontanée de l'épanchement purulent peut s'observer. La maladie guérit souvent par simple ponction et ne nécessite pas l'opération de l'empyème. Souvent la guérison est entravée et le pronostic assombri par l'association ultérieure d'un autre microbe, ordinairement le streptocoque.

La pleurésie purulente à streptocoques est la plus fréquente des pleurésies purulentes, surtout chez l'adulte. Elle est presque toujours secondaire, consécutive à une pneumonie, à une broncho-pneumonie, à la grippe, à la scarlatine, à des angines, à une infection puerpérale, etc.; les empyèmes consécutifs à une pneumonie franche peuvent cependant ne contenir exclusivement que le streptocoque; dans un certain nombre de cas, la pleurésie à streptocoques paraît être primitive. Tantôt elle débute d'une façon franche, aiguë, douloureuse, tantôt le début est insidieux et latent. Souvent la fièvre est intense, à grandes oscillations irrégulières, parfois avec frissons répétés; c'est une vraie fièvre de suppuration; dans un certain nombre d'observations, la fièvre est modérée. L'épanchement pleural est d'abondance moyenne; le pus est peu épais, jaunâtre, liquide; par le repos il se sépare en deux couches dont la supérieure, liquide, est abondante; il renferme parfois des lambeaux de fausses membranes. L'épanchement est très rarement enkysté; il peut être séreux au début, puis séro-purulent et enfin franchement purulent. Il se reproduit très rapidement et aussitôt après la ponction; il n'a aucune tendance à s'évacuer par les bronches, par une vomique, ou à se résorber. La durée de la maladie est longue, quatre à cinq mois en moyenne, les rechutes fréquentes; la mort a lieu dans 25 p. 100 des cas. Cette gravité de la maladie, comparée à la bénignité relative de la pleurésie à pneumocoques, s'explique en grande partie par la virulence et la vitalité plus longue des streptocoques. De là l'indication de ne pas se contenter de l'évacuation par simple ponction, mais de recourir, le plus tôt possible, à l'opération de l'empyème.

La pleurésie purulente tuberculeuse, qui surtout doit nous arrêter ici, pourra être plus facilement caractérisée, maintenant que nous connaissons les principales particularités des autres pleurésies purulentes. La pleurésie purulente tuberculeuse est celle qui est provoquée par le bacille de Koch et qui résulte de la présence de tubercules sur la plèvre; toute pleurésie purulente observée chez un tuberculeux n'est pas nécessairement une pleurésie purulente tuberculeuse, un phtisique pouvant très bien, par suite de l'irruption dans la séreuse d'un agent pyogène vulgaire, du streptocoque par exemple, ou du pneumocoque, être atteint d'une pleurésie pure à streptocoques ou à pneumocoques, évoluant comme celles qui viennent d'être décrites.

La pleurésie purulente tuberculeuse primitive présente une

physionomie toute spéciale et qui permet, à l'exemple de Kelsch et Vaillard, de l'assimiler à une tuberculose locale suppurée, à un véritable « abcès froid pleural ». Dans cette catégorie rentrent la plupart des observations autrefois rangées sous la rubrique de pleurésies purulentes chroniques, latentes, pleurésies purulentes bénignes. Ces pleurésies surviennent généralement chez des individus en apparence bien portants et n'éveillant pas le soupçon de tuberculose pulmonaire. Celle-ci n'est quelquefois pas perceptible pendant toute la vie et malgré la durée, parfois extrêmement longue, de l'empyème. Toutefois, dans la plupart des observations de pleurésie purulente tuberculeuse terminées par la mort, on trouve signalée à l'autopsie la présence de lésions tuberculeuses du poumon ou d'autres organes; mais ces lésions sont généralement peu accusées et localisées; il semble que leur évolution reste torpide et chronique, comme l'empyème qui coïncide avec elles. Presque toujours la tuberculose pulmonaire se manifeste à la fin par des signes indubitables et emporte le malade.

Les symptômes et la marche de la pleurésie purulente tuberculeuse offrent certaines particularités remarquables. C'est d'abord la longue durée de la maladie (dix ans, quinze ans dans quelques observations); c'est le type des pleurésies chroniques. L'état général du malade, malgré la présence dans la plèvre d'un épanchement purulent considérable, peut se maintenir dans son intégrité presque absolue pendant très longtemps. La fièvre fait presque entièrement défaut; pas de frissons, ni d'anorexie, ni de diarrhée, ni d'amaigrissement, symptômes que l'on observe habituellement dans les pleurésies purulentes ordinaires; les malades peuvent aller et venir, exercer des professions très pénibles, comme celles de forgeron, de tailleur de pierre, de soldat, jusqu'au moment où l'exploration ou la ponction révèlent qu'ils portent quatre à cinq litres de pus dans la poitrine. Le liquide purulent, à la suite des ponctions, se reproduit lentement mais incessament. Presque jamais il ne se résorbe spontanément; il est très rare aussi de voir la collection purulente s'ouvrir par les bronches ou par la peau.

Le traitement de cette forme de pleurésie par l'opération de l'empyème ne donne pas les résultats favorables des autres formes de pleurésie purulente. La rigidité des parois de la plèvre et l'accolement définitif du poumon à la colonne vertébrale sont des conditions qui ne permettent pas au vide pleural de se combler et qui éternisent la suppuration. Au lieu de recourir à l'empyème, mieux vaut se contenter de ponctions répétées toutes les fois qu'elles paraîtront nécessaires.

Les lésions de la plèvre sont ordinairement plus accusées et plus anciennes sur la plèvre pariétale [1] que sur la plèvre viscérale (Grancher), ce qui montre déjà qu'il ne s'agit pas de la propagation à la séreuse de tubercules pulmonaires. La plèvre peut être très épaissie, formant une coque fibreuse d'un centimètre d'épaisseur et au delà, qui enkyste en quelque sorte l'épanchement. L'aspect de la face interne est variable; tantôt elle est lisse, tantôt creusée d'ulcères profonds, sinueux, semblables à de petites cavernes minant la plèvre et qu'Andral déjà avait signalés. Quelquefois la plèvre épaissie rappelle l'aspect d'une aorte légèrement athéromateuse. Sur la coupe de la plèvre ainsi modifiée et recouverte de fausses membranes, on distingue parfois à l'œil nu, plus aisément à la loupe, des foyers grisâtres ou jaunâtres qui, à l'examen microscopique, apparaissent comme des follicules tuberculeux typiques, en voie de caséification et de colliquation vers la surface interne de la séreuse. C'est tout à fait l'aspect des parois d'un abcès froid. Le poumon comprimé par l'épanchement et bridé par les fausses membranes est refoulé, comme un moignon, vers la gouttière vertébrale. Les lésions tuberculeuses peuvent y faire entièrement défaut; souvent elles existent, mais elles sont habituellement moins avancées que celles du poumon du côté opposé.

Le liquide de ces pleurésies est d'abord séro-fibrineux dans bon nombre de cas, puis il subit graduellement la transformation purulente. C'est ordinairement un liquide séro-purulent, jaunâtre, louche, peu épais et fluide, sans flocons fibrineux. Le liquide épanché est souvent très abondant; dans un cas de Debove, il mesurait 9 litres. L'examen microscopique y révèle

1. Lépine est l'un des premiers qui ait appelé l'attention sur la localisation des tubercules sur le feuillet pariétal de la plèvre, dans les pleurésies tuberculeuses survenues au cours de la phtisie pulmonaire. « Chez des sujets atteints de lésions tuberculeuses du poumon ayant intéressé la plèvre *viscérale*, dit-il, on voit fréquemment de fines granulations grises sur la plèvre *pariétale*, souvent dans un point limité répondant exactement à la plèvre viscérale. On assiste donc là à une véritable infection de voisinage. » LÉPINE, Sur l'infection de voisinage dans la tuberculose (*Arch. de physiol. norm. et pathol.*, 1870, p. 297).

la présence de globules de pus en voie de transformation graisseuse; dans un certain nombre de cas, le liquide a l'aspect plutôt laiteux que purulent et, à l'examen microscopique, on constate un petit nombre de globules de pus altérés, avec des gouttelettes graisseuses de dimension variable et des cristaux de cholestérine. On a alors affaire à l'empyème *graisseux* ou *chyliforme*. Ces empyèmes, surtout étudiés par N. Guéneau de Mussy, Quincke et par Debove, sont maintenant reconnus comme étant presque toujours des empyèmes tuberculeux [1].

La nature tuberculeuse de l'épanchement peut être mise en évidence par la méthode des colorations et par l'inoculation. Ehrlich pratiqua la recherche du bacille dans 45 cas de pleurésies de toutes sortes, ordinaires ou purulentes. Dans 2 cas de pleurésie séro-fibrineuse, manifestement tuberculeuse, il put déceler le bacille de Koch; dans 9 cas d'empyème, 6 fois la recherche du bacille demeura infructueuse; l'événement montra, par la guérison définitive des sujets, qu'il ne s'agissait pas en effet d'empyèmes tuberculeux. Sur les 3 autres cas, 2 fois le résultat fut positif. Ehrlich pense que les bacilles sont si difficiles à mettre en évidence dans les exsudats fibrineux, même sûrement tuberculeux, parce que la fibrine, en se coagulant et en se déposant sur les parois de la plèvre, entraîne les bacilles et en débarrasse le liquide. L'abondance plus grande des bacilles dans les épanchements purulents s'explique par l'ulcération des nodules tuberculeux de la plèvre et par la migration des globules de pus chargés de bacilles. Quoi qu'il en soit, il est bien plus facile de trouver des bacilles tuberculeux dans les épanchements purulents que dans le liquide des pleurésies séro-fibrineuses, même d'origine dûment tuberculeuse. A. Fränkel a examiné 4 cas d'empyème tuberculeux, dont 2 à

1. Toutefois il existe des épanchements pleurétiques proprement *chyleux* et tenant, comme l'a indiqué Quincke, à une rupture du canal thoracique et à l'effusion de chyle dans la cavité pleurale. De même, il existe une *ascite chyleuse* qui résulte, non pas de la transformation graisseuse d'un exsudat purulent péritonéal, mais de la rupture des canaux chylifères et de la pénétration du chyle dans la cavité péritonéale. J'ai publié un cas de ce genre, où la nature chyleuse de l'épanchement a été rigoureusement démontrée (Straus, Sur un cas d'ascite chyleuse; démonstration de la réalité de cette variété d'ascite (*Arch. de physiol. norm. et pathol.*, 1886, t. 1, p. 367). — Du reste, entre autres particularités, les empyèmes et les épanchements ascitiques graisseux ne présentent jamais des particules graisseuses aussi finement et aussi régulièrement émulsionnées qu'elles le sont dans les épanchements réellement chyleux.

la suite de pneumothorax. Dans 1 cas seulement (pyo-pneumothorax tuberculeux), il put trouver le bacille dans l'épanchement; il y existait sans mélange d'autres microbes; dans 1 cas d'empyème reconnu plus tard tuberculeux à l'autopsie, les colorations et la culture mirent en évidence le streptocoque à l'état de pureté. Il s'agissait, dans cette observation, d'une invasion secondaire de streptocoques dans un foyer purulent tuberculeux, comme cela se voit assez fréquemment pour les abcès froids. Dans 1 cas d'empyème tuberculeux et dans 1 cas de pyo-pneumothorax tuberculeux, l'examen microscopique non plus que la culture ne révélèrent la présence d'aucun microbe.

L'absence des microbes dans le pus de l'empyème est à elle seule, selon A. Fränkel, un signe presque certain de la nature tuberculeuse de l'épanchement. Les bacilles de la tuberculose y existent, pense-t-il, mais exclusivement sous la forme de spores. Rosenbach et Garré avaient déjà fait une constatation analogue pour le pus des abcès froids. Garré, dans 30 cas d'abcès froids, ne trouva que très exceptionnellement des bacilles dans le pus ou dans les masses caséeuses provenant de ganglions scrofuleux; et cependant ces mêmes produits, inoculés à doses très faibles (0^{gr},5 à 1 gramme) sous la peau de cobayes, leur communiquaient régulièrement la tuberculose[1]. Pour reconnaître la nature tuberculeuse de l'empyème, l'inoculation aux animaux est donc un moyen plus sûr que l'examen microscopique. Dans 4 cas d'empyème tuberculeux relatés par Kelsch et Vaillard, l'inoculation du pus au cobaye ne fut suivie de résultats positifs que deux fois; mais sur 13 cas observés par Netter, 12 fois l'inoculation du pus dans le péritoine de cobayes a déterminé la tuberculose. J'ai inoculé sous la peau de cobayes du pus provenant de 6 cas d'empyème tuberculeux (dont 2 avec pneumothorax); dans tous ces cas, les animaux devinrent tuberculeux. Du reste, la constatation microscopique du bacille dans le pus de l'empyème tuberculeux réussit elle-même d'autant plus sûrement que celui qui pratique la recherche y met plus de soin et de persévérance. Ehrlich déclarait dès 1888 que dans *tous* les cas d'empyème tuberculeux examinés récemment par lui, il avait pu trouver des bacilles de la tuberculose; sans doute,

1. Garré, Zur Ætiologie der kalten Abscesse, etc. (*Deutsche med. Wochenschr.*, 1886, p. 581.

ils étaient souvent en très petit nombre dans l'exsudat et il fallait, pour en découvrir quelques-uns, examiner parfois pendant plusieurs heures, un grand nombre de préparations[1]. Dans les 6 cas qui me sont personnels, j'ai pu cinq fois constater la présence du bacille dans le pus en employant la précaution de faire bouillir, à plusieurs reprises, le bain colorant (liquide de Ziehl) dans lequel étaient placées les lamelles. Ici donc, comme cela arrive souvent quand il s'agit de la constatation du bacille de la tuberculose, le succès de la recherche est subordonné à l'habitude technique et à la patience de l'observateur.

A côté de cette forme de pleurésie tuberculeuse purulente primitive, on peut observer dans la phtisie des infections pleurales secondaires et mixtes. Dans le cours d'une tuberculose pulmonaire commune, une pleurésie à streptocoques ou à staphylocoques peut survenir, affectant à peu près la même marche et comportant les mêmes indications thérapeutiques que les pleurésies de même ordre qui se développent chez un sujet non tuberculeux. La pleurésie purulente à streptocoques peut guérir chez les tuberculeux, quoiqu'elle constitue une complication grave. Enfin, dans les cas de pleurésie purulente tuberculeuse, il peut y avoir association du bacille de Koch avec les microbes de la suppuration ou avec ceux de la putréfaction, d'où une série de variétés d'empyèmes pour l'étude desquels je dois renvoyer aux traités spéciaux. Mon but a été simplement d'exposer ici l'histoire sommaire des rapports de la tuberculose avec les pleurésies et de montrer combien ce chapitre de la pathologie de l'appareil respiratoire, naguère si obscur, a été élucidé par l'investigation bactériologique, non seulement quant à l'étiologie et à la pathogénie, mais aussi au point de vue, plus immédiatement utile, de la précision des indications thérapeutiques.

La tuberculose des ganglions bronchiques est surtout fréquente chez les enfants tuberculeux; quel que soit chez eux l'organe principalement frappé (poumons, méninges, articulations, etc.), on trouve presque toujours à l'autopsie que les ganglions bronchiques sont atteints simultanément de tuberculose.

1. Ehrlich, cité par A. Frænkel, Ueber die bacterioskopische Untersuchung eitriger pleuritischer Ergüsse, etc. (*Charité-Annalen*, 1888, p. 181).

Rilliet et Barthez, dans 312 autopsies d'enfants tuberculeux, constatèrent 249 fois la tuberculose des ganglions bronchiques Steiner et Neureutter 286 fois sur 302 autopsies, et H. Neumann 36 fois sur 46 autopsies d'enfants tuberculeux. Dans la méningite tuberculeuse des enfants, on trouve très fréquemment une tuberculose primitive des ganglions bronchiques, bien plus rarement une tuberculose des ganglions mésentériques (Bertalot, Reimer, Henoch, Demme).

La tuberculose des ganglions bronchiques chez l'enfant, paraît en effet assez souvent être primitive, sans lésions concomitantes des poumons, contrairement à l'opinion de Parrot qui enseignait que l'adénopathie tuberculeuse est toujours consécutive à une lésion similaire du viscère correspondant. Weigert, dès 1884, avait insisté sur cette particularité que, chez les enfants, la tuberculose pulmonaire, à l'inverse de ce qui se passe chez l'adulte, est souvent consécutive à la tuberculose des ganglions bronchiques. Les lésions tuberculeuses primitives des ganglions bronchiques paraissent bien résulter de l'inhalation de particules tuberculeuses qui franchissent l'épithélium pulmonaire sans y déterminer de lésions appréciables ; on s'expliquerait difficilement cette localisation spéciale sur l'appareil ganglionnaire respiratoire, en admettant l'origine héréditaire et congénitale de ces adénopathies tuberculeuses infantiles[1].

Si l'on en croit quelques recherches récentes, les ganglions bronchiques contiendraient assez souvent, d'une façon latente, le bacille de la tuberculose chez des sujets adultes, indemnes, en apparence, de toute affection tuberculeuse ; Loomis (de New-York) a fait les premières investigations dans cette direction. Chez un certain nombre de sujets ayant péri par mort violente ou ayant succombé à des affections aiguës autres que la tuberculose, il préleva les ganglions bronchiques, sains en apparence, et les inocula à des lapins ; dans quelques cas, les animaux devinrent tuberculeux ; Loomis en conclut que, chez des sujets sains, des germes tuberculeux peuvent séjourner silencieusement dans les ganglions bronchiques[2].

1. Consulter le travail de H. Neumann : Ueber die Bronchialdrüsentuberkulose und ihre Beziehungen zur Tuberkulose im Kindesalter (*Deutsche med. Wochenschr.*, 1893, nos 9-17).

2. Loomis, *Researches of the Loomis Laboratory*, 1890, vol. 1 (cité par Pizzini).

Des recherches analogues ont été faites, d'une façon plus étendue, par Pizzini, qui a recherché le bacille de Koch dans les ganglions lymphatiques d'individus non tuberculeux, ayant succombé à des affections diverses. Sur 30 sujets morts à la suite de maladie aiguë ou par accident et indemnes en apparence de toute tuberculose, il préleva les ganglions bronchiques, mésentériques et cervicaux, sains aussi en apparence, et les inocula à des cobayes. Douze fois sur ces trente expériences, les animaux devinrent tuberculeux. Les résultats positifs furent toujours obtenus par l'inoculation des ganglions bronchiques; jamais au contraire l'inoculation des ganglions mésentériques ne fut suivie de succès; nouvelle preuve de la fréquence de la pénétration du bacille de la tuberculose par les voies aériennes. D'après ces constatations de Loomis et de Pizzini, il y aurait donc une certaine proportion d'individus sains, dont les ganglions bronchiques contiendraient des bacilles virulents de tuberculose. Ainsi s'expliqueraient certaines formes de la tuberculose, survenant à l'occasion de maladies intercurrentes (coqueluche, rougeole, diabète) et où le point de départ de l'infection peut être recherché dans ces foyers latents ganglionnaires[1]. On voit que les faits annoncés par Loomis et par Pizzini sont intéressants et qu'ils mériteraient d'être vérifiés par de nouvelles recherches.

1. Pizzini, Tuberkelbacillen in den Lymphdrüsen Nichttuberkulöser (*Zeitschr., f. klin. Med.* 1892, Bd 4, p. 329).

CHAPITRE XIX

DISTRIBUTION DU BACILLE CHEZ L'HOMME (*suite*)
TUBERCULOSES CUTANÉES
TUBERCULOSE GÉNITO-URINAIRE
TUBERCULOSE PÉRITONÉALE

SOMMAIRE. — Tuberculoses cutanées. — Faible réceptivité de la peau pour le virus tuberculeux. — Lupus vulgaire. — Lupus des muqueuses. — Description histologique. — Présence du bacille de Koch. — Inoculation de produits lupiques. — La nature tuberculeuse du lupus vulgaire est démontrée. — Lupus érythémateux; ses rapports avec la tuberculose sont contestables. — Gommes scrofulo-tuberculeuses. — Tubercule anatomique. — Tuberculose verruqueuse de la peau (Riehl et Paltauf). — Ulcères tuberculeux proprement dits de la peau; ils sont souvent secondaires et s'observent surtout chez les phtisiques. — Ulcère tuberculeux primitif de la peau. — Tuberculose à la suite de la circoncision. — Principaux faits de tuberculose cutanée par inoculation. — Lymphangites tuberculeuses sous-cutanées. — Tuberculose et vaccine.

Tuberculose génito-urinaire. — Tuberculose du rein dans la phtisie commune. — Tuberculose uro-génitale primitive chez l'homme et chez la femme. — Siège et propagation des lésions. — Recherche des bacilles dans l'urine, dans l'écoulement utérin. — Infection tuberculeuse par les rapports sexuels.

Tuberculose péritonéale; sa guérison par la laparotomie.

C'était, jusque dans ces derniers temps, une notion généralement acceptée, que le virus tuberculeux affecte peu le tégument externe et que l'inoculation de la maladie ne se fait que très exceptionnellement par des solutions de continuité superficielles de l'épiderme ou du derme. Il y a longtemps que Chauveau, étudiant les différents modes de transmission expérimentale de la tuberculose, disait que « la surface du derme ne se prête pas beaucoup à l'absorption et au développement de la matière tuberculeuse », et il opposait cette difficulté d'absorption à la constance presque absolue de l'infection tuberculeuse, à la suite de l'inoculation dans le tissu cellulaire sous-cutané, d'après le procédé de Villemin[1].

Ces expériences ont été reprises par Bollinger et par ses élèves. « La question de savoir, dit Bollinger, si le poison tuberculeux peut être absorbé par des blessures superficielles de la peau a, outre l'intérêt théorique, un véritable intérêt pratique. Si oui, il en résulterait un grand danger pour quiconque manie des cadavres de phtisiques ou de bêtes atteintes de pommelière, pour le chirurgien qui pratique des opérations sur les phtisiques, pour les bouchers et les équarrisseurs. Enfin, on devrait craindre au plus haut degré la contamination par le vaccin, qu'il s'agisse de vaccine humanisée ou animale. Comme la solution de cette question n'a pas été soumise à la vérification expérimentale, j'ai engagé le docteur F. Schmidt à faire une série d'essais sur ce point, dont voici le résultat. Ses expériences furent instituées de la façon suivante : des cobayes sains sont divisés en lots de trois; sur chaque lot, pour s'assurer de l'efficacité du virus, on inocule à un des trois animaux, choisi comme témoin, le produit tuberculeux sous la peau ou dans le péritoine. Les deux autres cobayes subirent à différents endroits du corps, à l'aide d'instruments mousses ou pointus, de légères érosions épidermiques. Sur ces érosions, qu'on ne fit pas plus profondes que celles qu'on a l'habitude de pratiquer dans la vaccination, on fit pénétrer par friction de la matière tuberculeuse, et l'on recouvrit avec du collodion pour protéger l'endroit inoculé contre les frottements. On laissa vivre les animaux pendant quatre à cinq semaines. Dans six séries d'expériences, le résultat obtenu fut constant : les animaux ayant subi l'inoculation *superficielle* de la peau furent trouvés absolument sains à l'autopsie, tandis que les témoins, qui avaient subi l'inoculation dans le tissu cellulaire sous-cutané ou dans le péritoine, étaient invariablement atteints de tuberculose[2]. »

J'ai fait un grand nombre d'expériences analogues, d'une part, pour étudier quelles étaient les chances de contamination tuberculeuse par la vaccine; d'autre part, dans le but de pro-

1. Chauveau, Lettre à Villemin sur la transmissibilité de la tuberculose (*Gaz. hebd.*, 1872, p. 219).
2. O. Bollinger, *Zur Ætiologie der Tuberkulose*. Munich, 1883, p. 5.

voquer expérimentalement, chez les animaux, des lésions cutanées et ganglionnaires analogues aux lésions scrofuleuses de l'homme. J'ai pratiqué, sur la peau préalablement rasée des lapins et des cobayes (peau de l'oreille, du ventre, des membres), des frictions énergiques et prolongées avec des produits tuberculeux naturels, ou avec de la culture de tuberculose; ces produits étaient en suspension dans de l'eau ou incorporés à de la vaseline, et les frictions se faisaient avec la main protégée par un gant, comme on a l'habitude de procéder pour les frictions mercurielles. Aucun des animaux ainsi traités ne se montra tuberculeux, quoique j'eusse soin de les conserver pendant quatre à six mois et au delà. Je n'obtins également que des résultats négatifs en pratiquant des scarifications superficielles de l'épiderme que j'arrosais de produits tuberculeux.

Ces expériences prouvent certainement qu'il est, sinon impossible, du moins très difficile, de communiquer la tuberculose aux cobayes et aux lapins par la voie épidermique, par des frottements énergiques, des excoriations et des érosions superficielles. Mais je ferai observer qu'il n'est pas permis de conclure de ce qui se passe pour la peau si épaisse et couverte de poils des rongeurs, à ce qui peut arriver pour la peau beaucoup plus fine et plus vulnérable de l'homme. Je n'en veux citer pour exemple que ce que nous savons sur la production expérimentale de la pustule maligne. On sait combien cette localisation tégumentaire *primitive* du bacillus anthracis est fréquente et caractéristique chez l'homme; or, on ne l'observe jamais chez les animaux même les plus réceptifs pour le charbon. On ne parvient pas non plus à la provoquer expérimentalement chez ces animaux. Davaine l'a tenté autrefois, sur différents animaux, sans jamais réussir. J'ai fait moi-même un certain nombre de tentatives analogues, sur les lapins et les cobayes, en répandant du virus charbonneux à la surface de la peau préalablement rasée et en y pratiquant des éraillures superficielles, des scarifications légères, des frictions énergiques avec une brosse dure, de façon à amener la dénudation du corps papillaire. Dans tous ces essais, ou bien je n'obtenais aucun résultat, ou bien l'animal contractait le charbon avec l'infiltration gélatiniforme de l'hypoderme, telle qu'on l'observe à la suite de l'inoculation sous-cutanée du virus. Mais jamais je n'ai réussi à provoquer quelque chose rappelant, même de loin, la lésion si caractéristique de la pustule maligne de l'homme[1]. Voilà donc une lésion cutanée de l'homme résultant incontestablement d'une inoculation externe et qu'il est impossible de réaliser expérimentalement chez les animaux les plus réceptifs pour le charbon.

Il est probable que pour la tuberculose les choses se passent de la même façon et, de la difficulté que l'on éprouve à inoculer la tuberculose chez le cobaye et le lapin, par des solutions de continuité superficielles de la peau, on n'est pas en droit de conclure que les mêmes difficultés existent chez l'homme. Les pages qui vont suivre mettront en évidence : premièrement, que la tuberculose tégumentaire s'observe assez fréquemment chez l'homme; deuxièmement, que cette tuberculose, dans beaucoup de cas, est sans conteste une tuberculose primitive. Sans doute cette porte d'entrée est, en somme, exceptionnelle, si on tient compte de l'extrême fréquence de l'infection par les voies respiratoires d'abord et de la fréquence, déjà beaucoup plus faible cependant, de l'infection par la muqueuse digestive. Néanmoins, les faits vont de plus en plus se multipliant et se précisant, qui montrent que le tégument externe, non seulement chez les enfants, mais aussi chez l'adulte, constitue une voie de pénétration beaucoup moins rare qu'on ne le croyait naguère. La plupart de ces tuberculoses cutanées, le lupus vulgaire notamment, la tuberculose verruqueuse de la peau, le tubercule anatomique sont, au premier chef, des tuberculoses locales extrêmement lentes dans leur évolution, sans métastases internes ou à généralisations très tardives et exceptionnelles; les lésions tuberculeuses, tout à fait typiques du reste, qui les caractérisent, sont en général pauvres en bacilles, peu virulentes à l'inoculation; cette physionomie spéciale de la plupart des tuberculoses cutanées tient, comme nous le verrons, non pas à une atténuation proprement dite des bacilles, mais simplement au petit nombre des agents virulents, d'où la difficulté de les mettre en évidence par les colorations, d'où aussi l'évolution lente et retardée de la tuberculose que l'inoculation de ces produits provoque chez le lapin ou chez le cobaye. Cette

1. STRAUS, *Le Charbon des animaux et de l'homme*. Paris, 1887, p. 193.

pauvreté des lésions tuberculeuses de la peau en bacilles peut facilement s'interpréter par les conditions peu favorables que la peau présente à leur développement, par la structure serrée du chorion, peut-être aussi et surtout par des conditions purement physiques, par la température relativement basse du tégument, par les grandes variations thermiques auxquelles il est soumis et qui, nous le savons, sont au nombre des facteurs qui apportent le plus d'entraves à la végétation et à la multiplication active du bacille de Koch[1]. Ce sont là des conditions qui prêtent aux tuberculoses cutanées une physionomie spéciale, pendant longtemps méconnue, et qui ont fait l'objet de longues controverses. L'histoire des tuberculoses cutanées est devenue un des thèmes importants de la dermatologie; elle est devenue aussi l'un des chapitres les plus intéressants de la tuberculose en général, envisagée au point de vue de ses localisations et de ses portes d'entrée diverses : motifs qui légitiment, je pense, les détails dans lesquels je vais entrer.

Les tuberculoses cutanées comprennent : le lupus vulgaire; peut-être quelques-unes parmi ces affections encore mal connues décrites sous le nom de lupus érythémateux; les gommes tuberculeuses de la peau; la tuberculose verruqueuse de la peau; le tubercule anatomique; l'ulcère tuberculeux proprement dit[2].

Parmi les tuberculoses tégumentaires, le lupus est l'espèce la plus fréquente, la mieux étudiée, celle aussi dont la signification a été pendant longtemps le plus vivement discutée. J'ai exposé plus haut (p. 50) les principales de ces controverses, qui durèrent jusqu'au jour où Friedländer, en y décelant la présence de cellules géantes typiques, en démontra histologique-

1. C'est sans doute pour ces motifs aussi qu'il est sans exemple d'observer des localisations tuberculeuses sur la peau dans les formes aiguës de la maladie, dans la tuberculose miliaire aiguë notamment, où la diffusion du bacille s'effectue par la voie sanguine; à cet égard la peau jouit d'une véritable immunité, comparable à celle du tissu musculaire.

2. Consulter à ce sujet, ainsi que pour les paragraphes suivants : Renouard, Du lupus et de ses rapports avec la scrofule et la tuberculose (*Thèse de Paris*, 1884, écrite sous l'inspiration de E. Besnier). — H. Leloir, *Traité pratique, théorique et thérapeutique de la scrofulo-tuberculose de la peau*. Paris, 1892 : monographie magistrale sur le lupus. — Thibierge, La tuberculose cutanée (*Revue des sciences médicales*, 1891, t. 37, p. 668-691) : bonne revue critique, avec de nombreuses indications bibliographiques. — Du Castel, *Les tuberculoses cutanées*. Paris, 1893 (Collection Charcot-Debove).

ment la nature tuberculeuse. A partir de ce moment, les preuves anatomiques, bactériologiques et expérimentales se sont accumulées, établissant la nature tuberculeuse du lupus, dans sa forme la plus commune et la plus caractéristique : le lupus vrai, ou lupus vulgaire. Il existe toutefois une maladie notablement différente, le lupus érythémateux, dont les rapports avec la tuberculose sont loin d'être définis et dont la nature réelle est encore inconnue.

Le lupus vulgaire (lupus de Willan, comme Besnier propose de le qualifier, parce que Willan le premier en a donné une bonne description) est encore appelé lupus tuberculeux, non parce qu'histologiquement il renferme des tubercules, mais parce qu'il a pour lésion l'élément dermatologique auquel on donne, depuis Willan, le nom de tubercule, c'est-à-dire des nodosités solides, arrondies, à évolution lente, occupant les couches profondes du derme. Dans le lupus, ces tubercules sont constitués par de petits grains rouge-jaunâtres, demi-transparents, ressemblant à du sucre d'orge ou à de la gelée de pomme, enchâssés dans le derme et recouverts d'épiderme souvent aminci au travers duquel on les voit par transparence. D'abord isolés et de la dimension d'une tête d'épingle, ces grains grossissent, se groupent et font parfois saillie à la surface de la peau. Les tubercules lupiques ont une consistance molle toute particulière; on est étonné de la facilité avec laquelle une aiguille ou un scarificateur pénètre dans le nodule lupeux; cette mollesse tranche avec la résistance solide, fibreuse, que le derme oppose à l'instrument, lorsque celui-ci a franchi les limites du nodule. Le tubercule lupeux est d'ordinaire peu douloureux à la pression.

Le lupus vrai est une maladie du jeune âge qui débute le plus souvent de 2 à 19 ans, contrairement au lupus érythémateux qui est surtout une affection de l'âge adulte (entre 12 et 48 ans, d'après E. Wilson). Tous les observateurs ont aussi été frappés de la fréquence plus grande du lupus chez la femme que chez l'homme (267 cas chez le sexe féminin, pour 206 cas pour le sexe masculin, d'après Renouard; 201 fois chez la femme et 111 fois chez l'homme, dans les observations de Leloir). Les dermatologistes ont décrit des variétés innombrables de lupus selon la disposition des lésions élémentaires : lupus tuberculeux disséminé, agminé, nummulaire, marginé, circiné, lupus plan, lupus élevé. L'évolution naturelle des tubercules lupeux est éminemment chronique; arrivés à un certain degré de développement, ils persistent pendant des mois et des années, puis ils subissent un travail de régression qui s'effectue suivant deux modes principaux : la résorption interstitielle sans ulcération (lupus non exedens); la destruction ulcéreuse plus ou moins complète (lupus exedens).

Le lupus non ulcéreux (*lupus non exedens*), de tendu et résistant qu'il était, se flétrit; les nodules qui le composent s'affaissent et l'on est obligé de tendre la peau qui les recouvre pour les apercevoir par transparence; bientôt ils disparaissent complètement; la peau à ce niveau est lisse, amincie, atrophiée, souvent blanchâtre; parfois l'épiderme se desquame (variété pityriasiforme, psoriasiforme, lupus exfoliatif d'Hebra). Tantôt ce processus de résorption interstitielle et de desquamation atteint seulement quelques tubercules ou l'ensemble des tubercules d'un même placard, tantôt le centre seul du placard se flétrit et s'affaisse, tandis que la lésion continue à progresser sur les bords par propagation excentrique, circinée ou marginée. Dans quelques cas, le lupus, au lieu de subir cette évolution régressive par résorption, se sclérose en partie, puis totalement; c'est la guérison par métamorphose fibreuse, signalée par Leloir et qu'il compare à l'évolution fibreuse des tubercules des viscères, si bien étudiée par Grancher. Dans quelques cas, les tubercules lupeux, au lieu de se résorber ou d'évoluer vers la sclérose, subissent une sorte de dégénérescence colloïde et forment de petits kystes (lupus colloïde, Leloir); dans la forme myxomateuse, décrite également par Leloir, les tubercules deviennent volumineux, turgides, d'apparence gélatiniforme et sont finement vascularisés.

Le lupus ulcéreux (*lupus exedens*) est tantôt ulcéreux d'emblée, tantôt l'ulcération ne survient qu'après que le lupus a subsisté pendant un temps variable sous la forme de lupus non exedens. D'une façon générale, les gros tubercules lupeux s'ulcèrent plus facilement que les petits; c'est à la face que le lupus devient le plus souvent ulcéreux. Lorsque les tubercules lupeux vont s'ulcérer, ils deviennent saillants, se ramollissent et se couvrent de croûtes d'aspect variable (lupus impétigineux, eczémateux, tuberculo-croûteux, etc.); ces croûtes se reproduisent rapidement après l'arrachement; au-dessous se trouve l'ulcération lupeuse, à fond mou, spongieux, saignant facilement, à bords bourgeonnants et fongueux. Le liquide sécrété par l'ulcère ne contient presque jamais de bacilles de la tuberculose. La marche de l'ulcération est centrifuge, avec formation d'une cicatrice scléreuse centrale. L'accroissement de l'ulcère se fait par l'apparition marginale de nouveaux tubercules et par une sorte de bourrelet de tubercules en voie d'ulcération et de suppuration croûteuse, empiétant graduellement sur la peau saine : c'est le lupus ulcéreux serpigineux. Parfois le lupus, au lieu de s'étendre ainsi en surface, tend à gagner en profondeur : c'est le lupus térébrant, perforant, vorax; il siège de préférence aux narines, à la cloison, il creuse rapidement les tissus, ronge le nez, les lèvres, les paupières, envahit les muqueuses, perfore la cloison du nez, le voile du palais ou la voûte palatine et cause des délabrements effrayants. Il est encore d'autres variétés du lupus vulgaire, caractérisées par l'épaississement excessif du derme et de l'hypoderme; ce sont les formes hypertrophiques et éléphantiasiques. L'ulcère lupeux, après l'élimination des produits spécifiques, finit à la longue par se cicatriser; les cicatrices sont irrégulières, bridées, adhérentes, ressemblant beaucoup aux cicatrices de brûlures et donnent souvent au visage un aspect repoussant.

Une variété atypique du lupus vulgaire, décrite par Leloir et E. Vidal sous le nom de lupus scléreux, semble être une modalité évolutive du lupus ordinaire et non un processus de terminaison et de guérison. Cette variété consiste en des placards, de dimensions variables, présentant un aspect mamelonné, formés de tubercules durs, circonscrits, d'un rouge vineux ou violacé. Ces placards sont recouverts d'un épiderme sec, rugueux, blanchâtre ou grisâtre, semé parfois de points noirâtres correspondant au sommet des papilles hypertrophiées et rappelant alors certaines variétés de lichen plan hypertrophique. Les placards siègent généralement aux extrémités et sont assez souvent allongés dans le sens des doigts et des membres; souvent ils sont polycycliques, à marche centrifuge, avec formation d'une cicatrice scléreuse centrale. L'état papillomateux de la surface prend parfois des proportions excessives (lupus scléreux papillomateux); on voit alors, sur le dos de la main, des doigts ou des membres, de grandes plaques recouvertes d'un enduit d'apparence plâtreuse, d'une épaisseur parfois de plusieurs centimètres, crevassé dans tous les sens, d'où l'aspect d'une carapace épidermique profondément fissurée; ces crevasses sont parfois humides et suintantes (Besnier et Doyon). Le lupus scléreux papillomateux amène souvent des mutilations graves.

La marche du lupus vulgaire est éminemment chronique; c'est par dizaines d'années que se chiffre le temps habituel nécessaire pour l'évolution complète du processus lupeux; la lésion persiste souvent pendant toute la vie, si l'art n'intervient pas. « Le nodule lupeux étant virulent, le mal a de la tendance à se propager par auto-inoculation de voisinage, en surface et en profondeur. Aussi le foyer lupeux s'agrandit-il toujours par l'éruption continue ou rémittente de nouvelles nodosités lupeuses. Cette propagation se fait souvent en surface, excentriquement, formant des cercles de tubercules lupeux qui empiètent de plus en plus sur la peau saine, pendant que le centre du placard se cicatrise d'ordinaire plus ou moins complètement. C'est le lupus serpigineux, qui labourera le plus rapidement et le plus sûrement de vastes territoires cutanés. La propagation peut aussi se faire en profondeur par les voies lymphatiques, le long des vaisseaux et des ganglions. D'ordinaire, elle s'arrête aux aponévroses et au périoste pour se borner à la destruction de l'hypoderme. Dans certains cas, le périoste peut être détruit, les os, les muscles, les tendons altérés... Si en général le lupus s'étend très lentement et suit dans sa propagation une marche chronique, il peut aussi, même le lupus non exedens, suivre une marche rapide, subaiguë et envahir en quelques années toute la figure ou des régions cutanées étendues des membres. Le lupus exedens peut exceptionnellement suivre une marche aiguë (lupus tuberculo-gommeux galopant) et même suraiguë (lupus phagédénique) » (Leloir). Comme l'avait déjà remarqué Devergie, on observe assez souvent la diminution et parfois même la guérison spontanée du processus lupeux chez les vieillards.

Le siège de prédilection du lupus est la face, où il débute souvent au niveau des joues ou du nez; sur 312 cas observés par Leloir, le lupus occupait la face 267 fois. Après le visage c'est la peau des extrémités qui est le plus habituellement le siège du lupus; on voit donc que le lupus envahit de préférence les parties découvertes. Viennent ensuite les fesses, puis le tronc; le cou, la nuque et très exceptionnellement le cuir chevelu sont atteints consécutivement au lupus de la face. Le malade peut présenter plusieurs foyers de lupus, mais, dans ce cas, la face est presque toujours atteinte. Le lupus est extraordinairement rare sur les téguments des organes génitaux externes (scrotum, pénis, vulve).

Les muqueuses adjacentes à la peau sont souvent envahies consécutivement par le lupus, la muqueuse nasale en première ligne, les conjonctives palpébrales, la muqueuse du conduit lacrymal, celle de la joue, des lèvres, des gencives, de la voûte palatine, de la luette, des piliers du pharynx, de l'amygdale, la muqueuse pharyngée, celle de l'épiglotte et du larynx, très exceptionnellement celle de la langue. Presque toujours le lupus des muqueuses est consécutif à un lupus du tégument externe; le lupus primitif des muqueuses est rare. Renouard, sur 280 cas de lupus, ne l'a observé que 3 fois; sur 380 cas, Bender ne l'a vu que 6 fois; sur 312 cas, Leloir l'a noté 21 fois.

Une seule muqueuse semble faire exception à cette règle, c'est la muqueuse nasale. D'une façon générale celle-ci est fréquemment atteinte de lupus : dans 33 p. 100 de tous les cas de lupus, d'après Bender; 62 fois sur 312 lupeux, d'après Leloir. Dans un certain nombre de ces cas, il s'agit de lupus primitifs de la muqueuse nasale. Rayer, dès 1835, avait publié la première observation de lupus primitif de la muqueuse nasale. Quelques années plus tard, Cazeneuve avait indiqué la possibilité du début du lupus de la face par la muqueuse du nez. O. Pohl et Wernher insistèrent également sur le début fréquent du lupus par l'intérieur du nez et Bazin enseignait que le plus souvent le lupus de la face commence par la pituitaire. Hébra, Kaposi, Neisser et Block, Cartaz, Doutrelepont et Bender et surtout Raulin, dans une bonne monographie[1], ont appelé l'attention sur l'existence du lupus primitif des fosses nasales. Les faits signalés par ces auteurs mettent donc en évidence cette particularité intéressante que l'inoculation du virus

1. Raulin, Lupus primitif de la muqueuse nasale (*Thèse de Paris*, 1889).

tuberculeux peut se faire parfois au niveau de la muqueuse du nez pour de là se propager au tégument de la face. Si l'on songe à ce fait que la tuberculose se propage surtout par des germes flottant dans l'air et que cet air, au moment de l'inspiration, est tamisé et filtré au niveau des fosses nasales; si l'on réfléchit aux anfractuosités multiples de la muqueuse pituitaire, aux excoriations nombreuses dont elle est le siège, aux souillures auxquelles elle est exposée par le contact des doigts; si l'on se rappelle surtout mes recherches relatées plus haut (p. 585) qui prouvent la présence assez fréquente de germes tuberculeux virulents à l'intérieur de la cavité nasale de sujets parfaitement sains; si l'on tient compte de toutes ces conditions si favorables à l'infection tuberculeuse, il y a lieu de s'étonner, non pas de l'existence de tuberculoses primitives des fosses nasales, mais bien plutôt de la rareté de ces tuberculoses. Cette rareté ne peut évidemment s'expliquer, étant données ces causes multiples d'infection, que par une résistance spéciale de cette muqueuse à la fixation et à la végétation du bacille.

Contrairement à ce qui est la règle pour le lupus de la peau, le lupus primitif de la pituitaire ne serait pas une affection de l'enfance ou de l'adolescence, mais une maladie de l'âge adulte, surtout entre vingt et trente ans. Il débute presque toujours sur la partie antérieure de la cloison, sur sa portion cartilagineuse et non au niveau des choanes ou sur un point quelconque des fosses nasales; il gagne ensuite le plancher, le cornet inférieur; toutefois, il peut siéger primitivement sur les cornets (Schmiegelow, Leloir). Le lupus primitif des fosses nasales demeure cantonné dans les parties antérieures des cavités nasales et ne se propage qu'exceptionnellement au naso-pharynx, aux trompes ou au pharynx. Il se dirige de préférence en dehors, vers le tégument externe; son extension à la peau du lobule et des ailes du nez est presque la règle. Cependant, ce serait aller beaucoup trop loin que de prétendre, avec les dermatologues mentionnés plus haut, que le lupus de la face est presque toujours consécutif à un lupus des muqueuses et principalement de la muqueuse pituitaire; il est certain que le lupus de la face débute ordinairement sur la peau même de cette région.

Le lupus de la pituitaire peut longtemps passer inaperçu, donnant seulement lieu à de l'enchifrènement chronique et à une sensation de prurit; plus tard, l'obstruction nasale peut devenir complète et fort pénible pour le malade.

Au début, le lupus primitif du nez est constitué par des granulations violacées, livides, tranchant sur la muqueuse environnante qui est rouge et œdématiée. Ces granulations sont molles et saignent facilement; rarement elles dépassent le volume d'un pois, simulant des polypes muqueux. Souvent ces granulations se détruisent pour donner lieu à des ulcérations qui ont des bords frangés, irréguliers, un fond grisâtre, peu profond. Les bords, souvent minces, décollés, sont entourés d'une zone hypérémiée, livide; il n'est pas rare d'y voir des îlots de cicatrisation. Dans certains cas, il y a perforation du septum cartilagineux, mais qui ne peut être reconnue que par la sonde, car elle se cache le plus souvent sous des croûtes ou des amas de granulations exubérantes (Lermoyez). Le lupus secondaire du nez offre des caractères analogues au lupus primitif, mais on constate en plus les lésions caractéristiques du lupus de la peau, qui tantôt amène une tuméfaction avec épaississement de l'entrée des narines, tantôt une destruction totale de l'appendice nasal (nez de tête de mort).

Le lupus des muqueuses bucco-pharyngée et conjonctivale est presque toujours secondaire au lupus de la peau et d'autres muqueuses; toutefois il peut exceptionnellement être primitif. Le lupus primitif du larynx est excessivement rare; il n'en existe que quelques observations; le lupus secondaire du larynx survient tantôt par propagation d'une lésion lupeuse de la cavité pharyngo-nasale, tantôt chez un sujet atteint de lupus de la peau sans rapport direct avec le larynx[1].

Le lupus vulgaire de la peau ou des muqueuses peut être considéré comme un type de lésion tuberculeuse. Si l'on examine à un très faible grossissement une coupe d'un morceau de peau fraîchement envahie par le lupus, coupe colorée au picro-carmin ou à l'hématoxyline (fig. 70), on voit dans la profondeur du derme épaissi, au-dessous des papilles, des nodules arrondis, plus ou moins réguliers, confluents par places, formés

1. Consulter : Marty, Le lupus du larynx (*Thèse de Paris*, 1888). — Luc, Tuberculose et lupus de la conjonctive (*Thèse de Paris*, 1883). — Homolle, Des scrofulides graves de la muqueuse bucco-pharyngienne (*Thèse de Paris*, 1875).

par des amas de petites cellules. Au milieu ou à la périphérie de ces îlots on aperçoit, même à un très faible grossissement, des cellules géantes absolument typiques; celles-ci ne manquent jamais dans le lupus tuberculeux; avec un grossissement plus fort, on aperçoit autour des cellules géantes des cellules épithélioïdes en nombre variable.

C'est surtout dans le derme à sa partie moyenne et dans ses

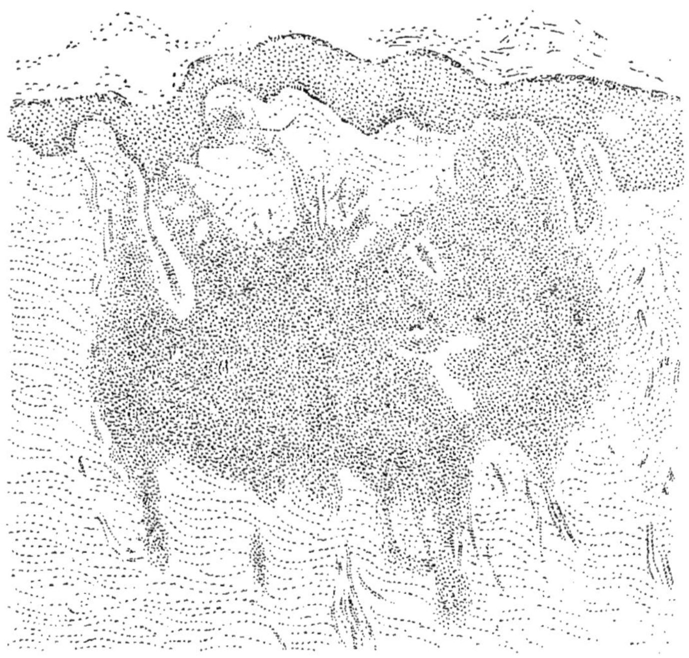

Fig. 70. — Coupe d'un lupus de la face, vue d'ensemble, faible gross. On voit des cellules géantes disséminées dans le lupome sous-dermique.

couches profondes que siègent les nodules lupeux; ils s'étendent parfois dans l'hypoderme, quand le lupus a de la tendance à creuser. Le corps papillaire du derme est relativement épargné; les papilles sont tuméfiées, plus ou moins déformées, infiltrées de cellules jeunes, mais elles ne renferment pas de nodules lupiques proprement dits, pas de cellules géantes ni de cellules épithélioïdes. L'épiderme est épaissi, aussi bien la couche cornée que la couche de Malpighi et les prolongements que celle-ci envoie entre les papilles. Dans quelques cas (lupus papillomateux) l'hypertrophie des prolongements interpapillaires est tellement accusée que l'aspect de la coupe rappelle celui d'une épithélioma. En revanche, dans certaines variétés de lupus exfoliatifs, l'épiderme est atrophié, réduit à quelques rangées de cellules cornées et à quelques rares assises de cellules malpighiennes. Le lupus des muqueuses présente, d'une

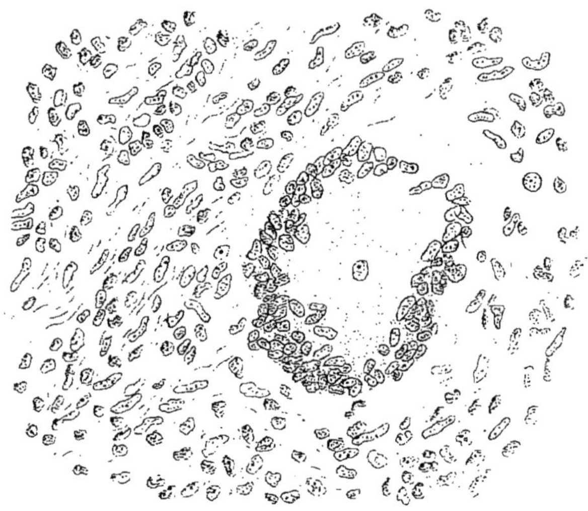

Fig. 71. — Lupus de la face ; cellules géantes.

façon générale, les mêmes caractères histologiques que celui de la peau ; il s'agit également d'une infiltration de lupomes dans le derme muqueux ou même dans le tissu sous-muqueux, infiltration à la fois nodulaire et diffuse. Quand le lupus marche vers l'ulcération, les nodules lupiques subissent la caséification et la destruction granulo-graisseuse ; il s'y joint des phénomènes inflammatoires, caractérisés par l'invasion du derme et des papilles par des cellules migratrices ; l'épiderme s'exfolie et s'ulcère, le processus tourne à la purulence et des bourgeons charnus se développent à la surface de l'ulcération.

Les détails qui précèdent montrent qu'il n'est peut-être

pas, au point de vue purement histologique, d'autre lésion qui, aussi nettement que le lupus, offre les particularités propres au tubercule. Le dernier caractère, le plus décisif de tous, la présence du bacille, vint apporter un dernier élément de conviction. Koch pratiqua l'examen de fragments excisés de peau de quatre lupiques; dans ces quatre cas, il put constater la présence de bacilles, uniquement à l'intérieur des cellules géantes. Ces bacilles ne se voyaient qu'en très petit nombre; dans un cas, il fallut l'examen de 27 coupes pour en découvrir; dans un autre, l'examen de 47 coupes. Koch n'a jamais vu plus d'un bacille à l'intérieur d'une cellule géante. Enfin Koch réussit à obtenir une culture du bacille de la tuberculose par l'ensemencement direct sur sérum d'un fragment de lupus excisé de la joue d'un enfant âgé de dix ans. Demme trouva des bacilles en très petit nombre dans des nodules lupiques excisés chez deux enfants[1]. Schuchardt et Krause firent la même constatation dans deux cas de lupus, siégeant l'un à l'oreille, l'autre sur la peau de la jambe. Sur 20 coupes, dans le premier cas, on trouva deux bacilles, l'un dans une cellule géante, l'autre dans le voisinage d'une cellule géante; dans le second cas, sur 10 coupes, après de patientes recherches, on trouva un bacille à côté d'une cellule géante[2]. Doutrelepont fit des constatations analogues. Pagenstecher et Pfeiffer trouvèrent des bacilles dans un cas de lupus de la conjonctive. Cornil et Leloir ont recherché le bacille de la tuberculose dans 12 cas de lupus enlevé sur le vivant et dans 1 cas seulement ils virent dans une des coupes un bacille[3]. Depuis, la constatation de la présence de bacilles dans le lupus a été faite par un grand nombre d'observateurs, mais tous sont d'accord pour signaler la pauvreté du lupus en bacilles et la nécessité, pour les mettre en évidence, de pratiquer la coloration minutieuse et l'examen patient d'un certain nombre de coupes. Le plus souvent, comme l'a indiqué Koch, la cellule géante ne renferme qu'un bacille; Leloir cependant

1. Demme, Zur diagnostichen Bedeutung der Tuberkelbacillen für das Kindesalter (*Berl. klin. Wochenschr.*, 1883, n° 15).

2. Schuchardt et Krause, Ueber das Vorkommen der Tuberkelbacillen bei ungösen und scrophulösen Entzündungen (*Fortschritte der Medicin*, 1883, p. 284).

3. Cornil et Leloir, Recherches expérimentales et histologiques sur la nature du lupus (*C. R. de la Soc. de biol.*, 1883, p. 491 et *Arch. de physiol. norm. et path.*, 1884, t. 1, p. 325).

a parfois trouvé deux, dans quelques cas même quatre ou cinq bacilles dans une cellule géante. Presque tous les dermatologistes, Unna notamment et Leloir, n'ont jamais réussi à mettre en évidence la présence de bacilles de la tuberculose dans le produit de sécrétion des ulcérations lupeuses ou dans le pus qui se trouve sous les croûtes ; ce résultat négatif s'observe même dans le cas où le lupus sécrète abondamment sous l'in-

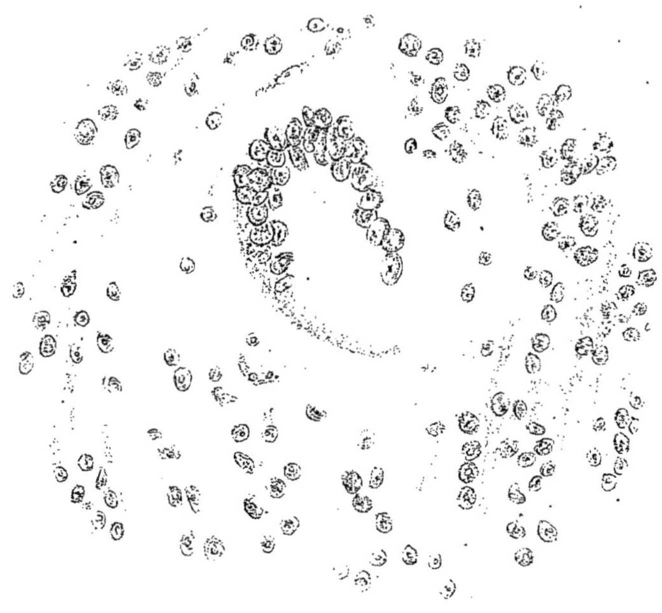

Fig. 72. — Cellule géante dans un nodule de lupus ; elle contient un seul bacille (d'après Koch).

fluence de la tuberculine ; cette remarque a été faite par Unna et je puis la confirmer.

L'inoculation aux animaux avait également établi la nature tuberculeuse du lupus. Hueter, au dire de L. Müller, en insérant dans la chambre antérieure de l'œil d'un lapin un fragment de lupus, a déterminé une tuberculose de l'iris. Schüller, en injectant dans la trachée de lapins des « cultures » faites avec des parcelles de lupus, dit avoir ainsi régulièrement provoqué la tuberculose chez ces animaux. Leloir (1879), Kiener (1881), E. Vidal (1881) échouèrent dans leurs tentatives d'inoculation au cobaye et ces résultats négatifs furent invoqués par ceux qui se refusaient à admettre la nature tuberculeuse du lupus. Pagenstecher et Pfeiffer obtinrent des résultats positifs; dans trois cas de lupus de la conjonctive, ils inoculèrent des fragments excisés du néoplasme dans la chambre antérieure de l'œil de lapins et provoquèrent ainsi une tuberculose de l'iris, avec présence de bacilles[1]. Cornil et Leloir inoculèrent dans le péritoine de cobayes et dans la chambre antérieure de l'œil de lapins des fragments de lupus tuberculeux, érythémato-tuberculeux et érythémateux, et constatèrent que l'inoculation ne réussit que dans un certain nombre de cas (5 sur 14); ils en concluaient que « si le lupus est une tuberculose locale, c'est, en tout cas, une tuberculose atténuée ». Koch relate des expériences faites avec les produits de cinq cas de lupus, inoculés dans la chambre antérieure de l'œil de 18 lapins. Il se développa lentement une tuberculose de l'iris, suivie de caséification et de fonte purulente de l'œil et finalement de tuberculose généralisée; le résultat fut positif chez tous les lapins inoculés; les tubercules de l'iris ainsi que ceux des organes contenaient des bacilles. En outre 8 cobayes furent inoculés par Koch dans le tissu cellulaire sous-cutané avec des fragments de lupus et moururent au bout de sept à dix semaines atteints d'une tuberculose viscérale généralisée des plus accusées. Hip. Martin, Doutrelepont et d'autres expérimentateurs firent également connaître des faits de tuberculose provoquée par l'inoculation de produits lupeux. Leloir a montré que le nombre des résultats positifs devient plus grand lorsque, au lieu de pratiquer chez le cobaye l'inoculation dans le tissu cellulaire sous-cutané, on introduit le fragment de lupus, aussi volumineux que possible dans le péritoine; un hasard d'expérimentation lui a appris que les résultats étaient encore plus satisfaisants en insérant les fragments de lupus sous la peau et en les enveloppant dans un lambeau d'épiploon; depuis qu'il emploie ce procédé, il dit réussir d'une façon constante[2].

1. Pagenstecher et Pfeiffer, Lupus oder Tuberkulose (*Berl. klin. Wochenschr.*, 1883, p. 282).

2. Leloir, Technique expérimentale des inoculations de tuberculose atténuée et en particulier du lupus (*Congrès pour l'étude de la tuberculose*, 1888, p. 412).

Je ferai remarquer à ce propos que le tissu cellulaire sous-cutané du cobaye n'est pas un terrain aussi défavorable que le trouve Leloir pour l'inoculation du lupus, comme en font foi du reste les expériences déjà mentionnées de Koch. J'ai moi-même inoculé sous la peau de la cuisse de trois cobayes des fragments, excisés par Quinquaud, sur trois malades atteints de lupus vulgaire; ces fragments avaient été préalablement dissociés avec soin et délayés dans un peu de bouillon; les trois cobayes moururent au bout de six à onze semaines, présentant un abcès caséeux au point d'inoculation, de l'adénopathie caséeuse inguinale et une tuberculose généralisée à la rate et au foie; elle était extrêmement étendue chez le cobaye qui succomba le plus tardivement.

A ces preuves anatomo-pathologiques, bactériologiques et expérimentales, plus que suffisantes déjà pour établir la nature tuberculeuse du lupus, on peut en ajouter d'autres, d'ordre clinique, que E. Besnier notamment faisait valoir à une époque où les arguments histologiques ne suffisaient pas pour entraîner la conviction. « Les lupiques ne deviennent pas tuberculeux », telle était une des objections principales élevées par divers dermatologistes contre la nature tuberculeuse du lupus. « Le lupus, dit Vidal, peut persister pendant de longues années, pendant trente, pendant quarante ans et plus, avec les apparences de la meilleure santé et sans retentissement durable sur les ganglions voisins de la région envahie par le néoplasme. » Il est certain que le lupus, comme d'autres tuberculoses locales, peut rester limité pendant des années et pendant la vie entière à l'endroit où il a pris naissance, sans se généraliser et sans exercer aucune influence sur la santé qui reste excellente. Mais on doit aux recherches surtout de E. Besnier et de ses élèves d'avoir montré que la phtisie est fréquente chez les lupiques. Renouard, sur 87 lupiques observés dans le service de Besnier, a trouvé la proportion énorme de 33 tuberculeux, à diverses périodes de la maladie, dont 18 étaient à la période de phtisie confirmée; en ne tenant compte que de ces derniers, il arriva à un chiffre de 20 p. 100. Leloir, sur un total de 312 lupiques, en trouva 98 présentant des signes de tuberculose pulmonaire, soit 38 p. 100. Haslund (de Copenhague) a constaté une proportion de 60 p. 100 de tuberculeux parmi les lupeux de sa clinique. Bender, élève de Doutrelepont, sur 159 cas, trouva 53 fois (33 p. 100) des antécédents héréditaires indubitables de tuberculose et 99 fois (62 p. 100) des signes de tuberculose actuelle ou antérieure; 14 fois seulement (8 p. 100), il constata que le malade et sa famille étaient absolument indemnes de tuberculose. Lailler, Neisser, Quinquaud, Neumann, Aubert, Rendu, Thibierge mentionnent également la fréquence de la tuberculose chez les lupiques. Divers observateurs ont signalé des accidents rapides d'infection tuberculeuse (méningite tuberculeuse, tuberculose miliaire aiguë des poumons) à la suite de certaines interventions thérapeutiques, telles que les scarifications, dirigées contre le lupus, accidents qui rappellent les manifestations tuberculeuses aiguës que l'on voit parfois survenir à la suite du grattage des abcès froids et sur lesquelles Verneuil en particulier a appelé l'attention. C'est par crainte d'accidents malheureux de cette nature que Besnier a renoncé totalement aux scarifications et à toute méthode sanglante dans le traitement du lupus, et qu'il y a substitué l'emploi systématique de l'ignipuncture et du galvano-cautère.

Le lupus, comme d'autres lésions tuberculeuses tégumentaires, peut être le point de départ de lymphangites tuberculeuses présentant sur leur trajet des gommes scrofulo-tuberculeuses et des adénopathies caséo-purulentes. Hebra regardait à tort ces adénites comme purement inflammatoires; elles sont fréquemment tuberculeuses, ainsi que Leloir a pu l'établir, dans un certain nombre de cas, par l'examen histologique et par l'inoculation. Ces adénopathies tuberculeuses peuvent s'observer, non seulement dans des cas de lupus exedens, mais aussi dans le lupus non exedens[1].

L'ensemble des faits qui viennent d'être exposés établit donc, d'une façon qui ne laisse plus de place au doute, que le lupus vulgaire est une tuberculose du tégument. Mais le mécanisme de l'infection cutanée, dans les cas de lupus, est encore entouré d'obscurité. L'hypothèse la plus probable est celle d'une inoculation directe du tégument par voie externe. La fréquence si grande du lupus aux parties habituellement découvertes, à

1. Leloir, Le lupus vulgaire et le système lymphatique (*Études expérim. et cliniques sur la tuberculose*, publiées sous la direction de Verneuil, t. 2, 1888-1889, p. 551).

la face et aux mains, est un argument en faveur de cette opinion. Nous verrons cependant que les tuberculoses cutanées provoquées sûrement par inoculation directe, les ulcères tuberculeux cutanés proprement dits, n'affectent pas d'ordinaire la forme de lupus et ne renferment pas le nodule lupeux, de couleur sucre d'orge, caractéristique; on observe plutôt dans ces cas des ulcérations tuberculeuses ou tuberculo-gommeuses vraies ou des lésions papillomateuses, comme dans le tubercule anatomique ou dans la tuberculose verruqueuse de Riehl et Paltauf. On peut répondre à cette objection, formulée surtout par Baumgarten, que des cas de lupus tout à fait classiques ont été notés à la suite d'inoculation externe indéniable. Il se peut que le lupus, chez les enfants dont l'épiderme est si délicat, résulte d'inoculations au niveau de solutions de continuité insignifiantes et passant inaperçues, inoculations s'effectuant par grattage, ou à la suite des lésions eczémateuses ou impétigineuses de la peau si fréquentes à cet âge. De plus en plus, cette origine externe, par inoculation directe du lupus, devient probable et tend à se substituer à l'origine interne, hématique, admise par Baumgarten et d'autres observateurs.

Il existe dans la littérature un certain nombre d'observations établissant que le lupus tuberculeux peut naître par inoculation à la peau. Vidal, il est vrai, dit avoir fait des tentatives nombreuses d'auto-inoculation qui toutes sont restées négatives[1]. Mais Sachs relate une observation de lupus développé chez une jeune fille à l'oreille, sur le trajet de la piqûre d'une boucle d'oreille. Bloch rapporte le fait d'un enfant qui, blessé au lobule de l'oreille par les ciseaux du coiffeur, gagna au niveau de la plaie un lupus typique. Jadassohn a observé un cas, dans le service de Neisser, qui établit l'inoculabilité du lupus avec une netteté presque expérimentale. Il s'agit d'une fille publique qui fut tatouée sur le bras par son amant, phtisique à la dernière période et qui avait préparé l'encre destinée au tatouage avec sa salive. Au niveau de quelques-unes des piqûres de tatouage se développèrent des nodules lupiques tout à fait caractéristiques; des fragments excisés révélèrent la présence de nombreuses cellules géantes avec

1. E. Vidal, *Annales de dermatologie et de syphiligraphie*, 1889, p. 576.

quelques rares bacilles. Cette fille n'offrait aucun autre indice de tuberculose; la plaie résultant de l'excision des nodules lupiques guérit par première intention et sans présenter de récidive au bout d'un an[1]. Leloir relate quelques observations personnelles de lupus, où l'inoculation semble, sinon certaine, du moins probable. Il mentionne notamment le cas d'une petite fille portant sur la joue un placard caractéristique de lupus non exedens et légèrement exedens, et qui deux ans auparavant avait eu à cet endroit de l'eczéma chronique; sa mère, atteinte de phtisie avancée, pansait tous les jours et plusieurs fois par jour cet eczéma au moyen de croûtes de pain, mâchées par elle[2]. Wolters a recueilli, à la clinique de Doutrelepont, deux observations de lupus vulgaire, pour l'une desquelles au moins l'inoculation semble bien plausible : il s'agit d'un étudiant en médecine, très vigoureux, sans aucun antécédent tuberculeux, qui fut blessé au cuir chevelu dans un duel à la rapière; sur la cicatrice du cuir chevelu se développa un lupus classique et on constata dans les fragments excisés des cellules géantes et quelques bacilles de la tuberculose; cet étudiant, alors que la plaie était en voie de cicatrisation, y éprouvait de vives démangeaisons et la grattait habituellement; il se livrait, à ce moment, d'une façon très active, à la recherche des bacilles de la tuberculose dans les crachats de phtisiques[3].

Il est un autre mode d'inoculation du lupus, bien étudié dans ces derniers temps et qui mérite d'être signalé : c'est la formation de lupus typiques autour des orifices cutanés d'abcès tuberculeux profonds. Neumann, dans son traité des maladies de la peau, avait mentionné la fréquence du lupus autour des orifices fistuleux des abcès scrofuleux qui s'ouvrent sur la peau. Renouard avait trouvé, dans 22 cas, « comme début du lupus, l'ouverture spontanée ou chirurgicale d'une adénite cervicale, sous-maxillaire, sous-mentale ou pré-auriculaire... Il en est de même de l'ouverture des gommes tuberculeuses. » Leloir a fait la même constatation. Jeanselme s'est livré à une étude spéciale du lupus développé sur les bords de l'orifice cutané de

1. Jadassohn, Ueber Inoculationslupus (*Virchow's Arch.*, 1890, Bd 121, p. 210).
2. Leloir, *Traité de la scrofulo-tuberculose*, 1892, p. 273.
3. Wolters, Ueber Inoculationslupus (*Deutsche medic. Wochenschr.*, 1892, p. 808).

foyers tuberculeux, ganglionnaires, gommeux ou ostéo-articulaires. Le lupus anal qui succède à une fistule tuberculeuse de la marge de l'anus reconnaît le même mécanisme. Les choses se passent de la même façon, comme l'a montré Verneuil, dans certaines ulcérations tuberculeuses des moignons d'amputation survenant après l'ablation d'un membre pour des lésions tuberculeuses[1]. La tuberculose cutanée ainsi produite revêt exactement l'aspect du lupus tuberculeux vulgaire; c'est une preuve de plus, s'il en était besoin encore, de la nature tuberculeuse du lupus[2]. Jamais, dans ces cas, on n'a observé la formation d'un lupus érythémateux, nouveau fait qui montre bien la différence des deux maladies. Leloir fait remarquer que ce mode d'inoculation secondaire de la peau n'est pas aussi exceptionnel qu'on pourrait le supposer, puisque, sur 212 observations de lupus qu'il a recueillies, il a pu en relever 104 exemples.

On voit donc que le lupus est un type complet de tuberculose locale résultant probablement, dans la majorité des cas, d'une inoculation externe, directe, et caractérisée par la marche éminemment chronique quoique extensive des lésions. Le lupus peut durer pendant de longues années et pendant toute la vie, avec un état de santé excellent; il peut aussi se propager, amener l'infection de l'appareil lymphatique et ganglionnaire avoisinant et même, dans des cas rares il est vrai, l'infection tuberculeuse généralisée de l'économie. Au point de vue histologique, le lupus est remarquable par sa richesse en cellules géantes, par le peu de tendance à la caséification, par sa pénurie en bacilles : ensemble de caractères qui impliquent une faible activité dans le processus tuberculeux. Cette chronicité dans la marche et le peu de propension à la généralisation sont des particularités que l'on retrouve pour d'autres lésions scrofuleuses (écrouelles, tumeurs blanches, abcès froids, etc.), pour d'autres tuberculoses locales. Faut-il y voir une forme spéciale, atténuée, de la tuberculose, due à une variété de bacilles moins virulents que ceux qui produisent la tuberculose franche?

1. VERNEUIL, Ulcérations tuberculeuses sur les moignons d'amputation (*Études expérim. et clin. sur la tuberculose*, t. 1, 1887, p. 657).

2. JEANSELME, De l'inoculation secondaire de la peau par des foyers tuberculeux sous-cutanés ou profonds (*Congrès pour l'étude de la tuberculose*. Paris, 1888, p. 338). — Consulter aussi : CRONIER, Inoculation secondaire de la peau, consécutive à des foyers tuberculeux sous-cutanés ou profonds (*Thèse de Paris*, 1889).

C'est là une opinion qui a été émise de divers côtés et elle a paru trouver, à un moment donné, une base expérimentale dans les recherches d'Arloing, d'après lesquelles les produits scrofuleux n'infecteraient que le cobaye et seraient inactifs pour le lapin, tandis que les produits tuberculeux vrais se montrent virulents pour les deux espèces animales.

Nous verrons qu'il faut renoncer à cette distinction, si séduisante en apparence; sans doute, d'une façon générale mais non constante, les produits scrofuleux, parmi lesquels se range le lupus, se montrent moins infectieux, en ce sens qu'ils évoquent chez le cobaye et chez le lapin une tuberculose à marche particulièrement lente; chez le lapin, l'inoculation peut même demeurer sans effet; cela tient, non à une différence dans la virulence propre des bacilles, mais simplement au petit nombre des bacilles contenus dans les produits scrofuleux. En réduisant la quantité de matière dûment tuberculeuse inoculée, on arrive au même résultat. Nous ne connaissons pas, actuellement du moins, de bacille de la tuberculose réellement atténué, dans le sens qu'il convient depuis Pasteur d'appliquer à ce mot; il n'existe pas de bacille qui, d'une façon permanente et dans les inoculations successives, provoque une tuberculose atténuée. Si, sur un cobaye lentement tuberculisé par l'inoculation de fragments de lupus ou de quelque lésion scrofuleuse, on prélève un peu de tissu malade et qu'on l'inocule à un autre cobaye, en quantité suffisante, on obtiendra du premier coup une tuberculose aussi virulente et aussi rapide dans son évolution que celle que provoque l'inoculation de produits tuberculeux francs. En un mot, le peu de virulence du lupus aussi bien que des autres lésions dites scrofuleuses semble pouvoir être ramené, non pas à une virulence moindre des bacilles eux-mêmes, mais plutôt au nombre extrêmement petit des agents virulents; c'est une question de dose et non de qualité du virus.

Cette interprétation, il est vrai, ne fait que reculer le problème sans le résoudre, et nous ignorons pourquoi les bacilles de la tuberculose se développent si faiblement dans les cas de lupus, alors que leur pullulation est si active quand elle s'effectue dans des organes autres que le derme de la peau ou des muqueuses adjacentes à la peau. La structure histologique des téguments, leur température relativement basse et variable sont, comme je l'ai dit, des facteurs qui, dans une certaine mesure, peuvent intervenir pour gêner le développement et la végétation du bacille de Koch; ainsi pourrait s'expliquer d'une part la rareté, d'autre part la torpeur et la bénignité relatives des tuberculoses cutanées.

On définit, depuis Cazenave, sous le nom de lupus érythémateux une lésion cutanée caractérisée par une plaque rouge, avec induration plus ou moins accusée du derme, par une desquamation spéciale et enfin par une tendance à la production de l'atrophie cicatricielle, particularité qui a fait adopter la qualification de lupus pour cette affection. La rougeur est permanente et s'efface incomplètement par la pression du doigt; dans les formes purement congestives du lupus érythémateux (type vasculaire, ou érythémateux simple de Besnier) la rougeur est le symptôme saillant de la maladie; les lésions épithéliales et desquamatives sont moins accusées et consistent en une exfoliation, sur les bords, par minces lamelles d'un blanc plâtreux, très adhérentes. D'autres variétés se font remarquer par la prédominance des lésions épidermiques; c'est le lupus érythémato-squameux, le lupus acnéique, ou le lupus folliculaire de Besnier; il s'agit de plaques érythémateuses dont la partie centrale ou la presque totalité est occupée par une squame grisâtre, plâtreuse, très adhérente, formée de produits sébacés et de masses épidermiques masquant plus ou moins la rougeur érythémateuse. Ce revêtement squameux du lupus érythémateux peut offrir les aspects les plus variés, d'où des types pityriasiformes, psoriasiformes, eczématiformes, etc.; parfois le lupus érythémateux présente certaines analogies avec les engelures; c'est le genre pernio, qui occupe surtout le nez, les oreilles, les doigts. On voit combien est grand le polymorphisme des lésions décrites sous le nom de lupus érythémateux. « Quatre éléments, se rencontrant presque toujours dans ces différentes formes, ont permis d'effectuer le rapprochement grâce auquel les types morbides, disséminés dans des descriptions séparées, ont été légitimement réunis en un seul faisceau. Ces éléments constitutifs et caractéristiques du lupus érythémateux sont : 1° la congestion avec infiltration légère, d'où relève l'érythème qui a servi à qualifier cette variété de lupus;

2° la production à la surface des parties malades de concrétions épithéliales particulières, plâtreuses, fortement adhérentes à la peau, grâce aux prolongements interglandulaires qui partent de leur face profonde ; 3° la tendance à la production d'atrophies cicatricielles qui appartient à cette variété de lupus comme au lupus tuberculeux et qui fait partie essentielle de l'évolution normale de la maladie ; 4° la marche extensive de la lésion » (Du Castel).

Le lupus érythémateux siège sur le nez, les joues, sur le cuir chevelu (qui est si rarement atteint par le lupus vulgaire) sur le cou, les mains ; souvent des plaques existent sur le nez et symétriquement sur les joues, formant par leur réunion une image qui rappelle un peu celle d'une chauve-souris aux ailes étendues (*vespertilio*) ; les plaques s'observent aussi sur les oreilles. La marche du lupus érythémateux est très variable ; ce qui la caractérise surtout, c'est une tendance très marquée à l'extension périphérique, centrifuge, propre aux affections de nature parasitaire. Le lupus érythémateux est souvent remarquablement mobile, se dissipant, puis récidivant à intervalles plus ou moins rapprochés. Après plusieurs mois, plusieurs années, la lésion peut s'éteindre spontanément, parfois sans laisser de traces, le plus souvent en laissant à sa suite une atrophie indélébile. A côté de ces formes mobiles, il existe des variétés qui persistent indéfiniment en lieu et place (lupus érythémateux fixe de Brocq). Enfin, un certain nombre de lupus érythémateux se transformeraient en lupus tuberculeux vrais, à nodules lupiques caractéristiques ; c'est le lupus érythémato-tuberculeux ; toutefois quelques dermatologistes pensent que cette transformation n'est qu'apparente et qu'il s'agit dans ce cas d'un lupus vulgaire qui a pris, à ses débuts, le masque du lupus érythémateux pour ne se dessiner que plus tard sous la forme classique du lupus tuberculeux (lupus érythématoïde de Leloir).

D'après la description qui précède, il faut bien reconnaître que de grandes différences séparent le lupus érythémateux proprement dit du lupus vulgaire : la lésion fondamentale du lupus érythémateux consiste en une infiltration diffuse du derme, surtout dans ses couches superficielles, par des cellules embryonnaires qui n'affectent pas la disposition nodulaire propre au vrai lupus ; on n'y a jamais rencontré de cellules géantes ni de bacilles de la tuberculose; les effets de l'inoculation ont toujours été négatifs; enfin les injections de tuberculine sont loin de donner des résultats aussi nets et aussi saisissants que dans les cas de lupus tuberculeux; pour le lupus érythémateux, la réaction locale a presque constamment fait défaut.

Malgré toutes ces différences, un certain nombre de dermatologues rangent formellement le lupus érythémateux parmi les tuberculoses tégumentaires; ainsi Besnier invoque, à l'appui de cette façon de voir, la transformation possible du lupus érythémateux en lupus vrai; il fait remarquer que le lupus érythémateux est fréquent chez des sujets scrofuleux ou de souche tuberculeuse et que ces malades finissent souvent par mourir phtisiques, plus fréquemment même que ceux atteints de lupus tuberculeux. La question, on le voit, est encore pendante et attend, pour être résolue, de nouvelles recherches.

Sous le nom de gommes scrofulo-tuberculeuses on désigne des nodosités ou des infiltrations développées dans l'épaisseur du derme ou de l'hypoderme et recouvertes d'une peau rouge, livide. Ces tumeurs grossissent, se ramollissent et s'ulcèrent en laissant échapper un liquide puriforme plus ou moins grumeleux; exceptionnellement, elles peuvent guérir sans ulcération, par résorption. Le plus souvent, après l'ulcération, les cavités s'agrandissent, forment des culs-de-sac, des clapiers, avec des décollements et des fistules (abcès froids des anciens). La lésion progresse par infiltration de la périphérie et ramollissement consécutif; elle peut ainsi donner naissance à une des formes de la tuberculose cutanée serpigineuse, maligne. La marche de l'affection est généralement lente, stationnaire, parfois rapide, surtout dans les formes infiltrées, dermiques; on l'observe à tous les âges : enfance, âge adulte, vieillesse, mais c'est surtout une maladie de l'adolescence. Les gommes tuberculeuses de la peau se développent sur le trajet d'un lymphatique atteint d'inflammation tuberculeuse, principalement sous l'aspect de nodosités siégeant au niveau des valvules; ces gommes remontent le long des lymphatiques, de l'extrémité du membre vers sa racine. Les gommes tuberculeuses de la peau s'observent chez des phtisiques, ou comme complication d'une des formes de tuberculose cutanée (tuberculose verruqueuse, ulcère tuberculeux, lupus), ou bien à titre de manifestations primitives, chez des sujets ne présentant aucune autre localisation tuberculeuse; leur nombre, leur volume et leur siège sont extrêmement variables; elles occupent la face, surtout le long du maxillaire inférieur, les membres et le tronc. Lorsqu'il y a guérison, la cicatrice, généralement vicieuse, est vasculaire, bleuâtre, livide. J'ai déjà mentionné les recherches de Brissaud et Josias, celles de Lannelongue, qui ont montré la nature tuberculeuse de ces gommes ou abcès froids, dont la paroi contient des follicules tuberculeux typiques. Le pus ne renferme que de rares bacilles, souvent très difficiles à mettre en évidence, mais l'inoculation de ce pus au cobaye donne généralement des résultats positifs[1].

Le tubercule anatomique est une lésion de la peau connue de temps immémorial comme survenant chez les gens qui pratiquent les autopsies : les garçons d'amphithéâtre, les étudiants en médecine, les médecins. Ces productions verruqueuses siègent ordinairement sur la peau de la face dorsale des doigts et de la main, au niveau des articulations phalangiennes, dans les plis interdigitaux ou bien encore sur la peau de l'avant-bras, c'est-à-dire sur les parties les plus exposées au contact des produits cadavériques. Le début habituel du tubercule anatomique se fait par l'apparition d'une papule rouge dont le sommet est bientôt surmonté par une petite pustule qui s'ulcère et se recouvre d'une croûte jaunâtre. Quand cette croûte se dessèche et vient à tomber, on trouve au-dessous une cicatrice épidermique légèrement tomenteuse qui, petit à petit, s'épaissit et se transforme en un papillome verruqueux. Ce papillome s'accroît à la périphérie par l'adjonction de nouvelles saillies verruqueuses, au point de former des placards qui peuvent atteindre plusieurs centimètres de diamètre; les bords sont nets, saillants, arrondis ou serpigineux. Les fentes des excroissances cornées et papillomateuses laissent souvent sourdre à la pression un peu de pus séreux et mal lié. Les plaques peuvent guérir au centre par cicatrisation, tandis que le pourtour demeure végétant et papillomateux et envahit d'une façon serpigineuse. Au bout de plusieurs mois et parfois de plusieurs années, le tuber-

1. Consulter à ce sujet : E. Besnier, art. Gommes, *Diction. encycl. des sciences méd.*, 4e série, t. 9.

cule anatomique peut guérir spontanément. Il est très exceptionnel qu'il y ait des foyers d'infiltration tuberculeuse secondaires le long des lymphatiques et dans les ganglions de l'avant-bras, du bras et des aisselles.

Le tubercule anatomique a été pendant longtemps considéré comme pouvant se produire à la suite d'une inoculation septique quelconque dans le cours d'une autopsie. Cependant E. Vidal et E. Besnier enseignaient qu'il se contracte surtout à la suite de piqûres dans les autopsies de phtisiques et en admettaient la nature proprement tuberculeuse. Cornil et Ranvier le rangent également parmi les tuberculoses cutanées, tout en déclarant qu'ils ne purent y constater la présence ni de cellules géantes, ni de bacilles de la tuberculose; ils ajoutent qu'ils ont vu plusieurs fois des garçons d'amphithéâtre, porteurs de tubercules anatomiques, mourir de phtisie pulmonaire[1]. On doit surtout à Verneuil d'avoir insisté sur la nature tuberculeuse de ces accidents cutanés des anatomistes et sur la possibilité d'une infection générale par cette « porte d'entrée » cutanée. Verneuil rappelle d'abord l'observation de Laënnec (voir p. 65), qui, s'étant piqué en pratiquant une autopsie de phtisique, contracta sur l'index gauche une lésion ressemblant plutôt, d'après la description qu'il en donne, à un tubercule intra-dermique, qu'à une lésion verruqueuse, à un tubercule anatomique proprement dit. On sait que vingt ans plus tard, Laënnec mourut phtisique, mais il est peu probable que le point de départ de sa maladie ait été l'accident en question, dont la guérison s'accomplit rapidement et sans retentissement appréciable sur les vaisseaux ni sur les ganglions lymphatiques de la région. Verneuil relate l'observation d'un étudiant en médecine, externe dans le service de Cadet de Gassicourt et qui y pratiquait les autopsies. En 1877, après une piqûre, il ressentit une légère douleur au niveau de la racine de l'ongle de l'auriculaire droit; bientôt se développa au point malade une petite papule au sommet de laquelle apparut, quelques jours après, un point blanchâtre qui s'ouvrit et donna issue à une gouttelette de pus ; cette suppuration continua pendant environ un mois; à ce moment, la papule prit l'aspect de certains tubercules anatomiques, puis elle s'ac-

1. CORNIL et RANVIER, *Manuel d'histologie pathologique*, 2e édit., t. 2, p. 852.

crut sans relâche pendant trois ans, par bourgeonnement papillomateux excentrique, malgré tous les traitements employés. En 1880, quand Verneuil vit le malade, l'accident local ne ressemblait plus à un tubercule anatomique, mais à « un ulcère scrofuleux » sans aucun retentissement ganglionnaire. Sur la face dorsale de la main s'était manifesté un abcès tuberculeux. Verneuil pratiqua l'amputation du doigt dans la continuité de la deuxième phalange; guérison lente de la plaie d'amputation. Le malade put passer ses examens et se fixer en province; mais, au bout de trois ans, il y eut apparition d'abcès froids dans la région lombaire, suppuration de la cicatrice du doigt amputé, et élimination de la portion de phalange conservée et qui présentait l'aspect d'un séquestre tuberculeux[1].

Verchère cite un cas analogue. Il s'agit encore d'un étudiant en médecine, fils d'un père tuberculeux, qui se présenta à la clinique de Besnier, pour un tubercule anatomique du pli interdigital séparant le pouce de l'index de la main gauche, contracté en faisant une autopsie de phtisique. Depuis l'apparition du tubercule, l'état général du sujet s'était profondément modifié et il offrait « tous les aspects d'un tuberculeux avancé »; des détails plus circonstanciés font défaut[2]. Quand il sera question de l'affection décrite par Riehl et Paltauf sous le nom de tuberculose verruqueuse de la peau, nous verrons des faits d'inoculation tuberculeuse ayant tout à fait l'aspect et la marche du tubercule des anatomistes; dans quelques-uns de ces cas, l'accident local semble également avoir été le point de départ de généralisation tuberculeuse.

Riehl et Paltauf, au cours de leurs recherches, eurent l'occasion de pratiquer l'examen histologique d'un tubercule anatomique excisé à leur collègue Kolisko et développé sur le pli interdigital du médius et de l'annulaire à la suite d'une écorchure contre les côtes, pendant l'extraction d'un poumon de phtisique. Les lésions histologiques trouvées étaient à peu près identiques à celles de la tuberculose verruqueuse. Sous les strates papillomateuses d'épithélium corné, dans le corps papillaire, principalement à la base des papilles agrandies, se trouvaient des follicules tuberculeux, avec d'assez nombreuses cel-

1. Verneuil, *Bulletin de l'Académie de médecine*, séance du 22 janvier 1884.
2. Verchère, Des portes d'entrée de la tuberculose (*Thèse de Paris*, 1884, p. 45).

lules géantes; au niveau des points en suppuration existaient des nodules tuberculeux en voie de caséification. Dans un certain nombre de cellules épithélioïdes et de cellules lymphatiques on pouvait déceler la présence de quelques bacilles de la tuberculose; les cellules géantes n'en renfermaient pas, non plus que le pus exprimé, mais on pouvait y constater des staphylocoques.

Karg trouva également, à l'examen d'un tubercule anatomique provenant d'un garçon d'amphithéâtre, des cellules géantes avec des bacilles[1].

J.-L. Reverdin et Mayor ont pratiqué l'examen d'un tubercule anatomique développé sur le doigt d'un étudiant en médecine; ils n'y constatèrent que des nodules embryonnaires, sans cellules géantes, mais ils purent mettre en évidence dans les coupes la présence de quelques bacilles de la tuberculose[2].

Pollosson a examiné des tubercules anatomiques prélevés l'un sur lui-même, les deux autres sur des médecins et un quatrième sur un garçon d'amphithéâtre; il constata dans ces cas l'absence de lésions tuberculeuses et de bacilles; il estime que sous le nom de tubercule anatomique, on décrit des affections différentes et que l'on n'est pas en droit de conclure toujours à leur nature tuberculeuse[3]. Je ferai remarquer que la rareté des bacilles dans le tubercule anatomique et les difficultés qu'il y a à les mettre en évidence ôtent beaucoup de leur valeur aux faits négatifs tels que ceux de Pollosson, et il est bien probable que toutes les lésions cutanées qui présentent les caractères cliniques du tubercule anatomique sont bien et dûment d'origine tuberculeuse.

Sous le nom de tuberculose verruqueuse de la peau, Riehl et Paltauf ont étudié une intéressante forme de tuberculose cutanée, manifestement primitive et résultant d'une inoculation directe[4]. Elle siège habituellement à la face dorsale des mains ou des doigts, ou dans les plis interdigitaux, plus rare-

1. Karg, Tuberkelbacillen in einem sogenannten Leichentuberkel (*Centralbl. für Chirurgie*, 1885, p. 565).
2. J.-L. Reverdin et Mayor, Tubercule anatomique renfermant des bacilles (*Revue méd. de la Suisse romande*, 1888, p. 447).
3. Pollosson, Du tubercule anatomique (*Province médicale*, 1887, p. 437).
4. Riehl et Paltauf, Tuberculosis verrucosa cutis, eine bisher noch nicht beschriebene Form von Hauttuberculose (*Vierteljahrsschr. f. Dermatologie u. Syphilis*, 1886, p. 19).

ment à la paume de la main ou sur l'avant-bras. On dirait à première vue un lupus verruqueux ou des verrues enflammées; ce sont des plaques arrondies, circinées, uniques ou multiples, de la dimension d'un pois à celle d'une pièce de deux francs et au delà. L'extension d'un placard se fait souvent par le développement de lésions nouvelles à sa périphérie, tandis que la partie centrale présente la lésion à son plus haut degré ou en voie de rétrocession. Le bord du placard est purement érythémateux; une zone plus interne présente de petites pustules superficielles ou des croûtes squameuses, vestiges des pustules; à ce niveau la peau est infiltrée, d'un rouge livide. Le centre de la plaque est saillant, papillomateux, hérissé de croûtes formées d'épiderme corné. Dans l'intervalle des saillies papillomateuses existent des rhagades, de sorte que l'ensemble a l'aspect d'une agglomération de verrues; au fond de ces fissures on peut voir de petites pustules ou de petits abcès intra-dermiques. Si l'on presse la tumeur entre les doigts, on fait sourdre du pus par une foule de petits orifices situés dans l'intervalle des saillies papillaires, comme d'une écumoire, et si l'on nettoie la lésion avec un cataplasme, on voit qu'elle est constituée par des pa pilles hypertrophiées entre lesquelles sont des fissures suppurantes ou des abcès miliaires profondément situés. L'extension de la maladie est lente, excentrique, souvent serpigineuse. Quand les lésions sont plus avancées et arrivées au stade régressif, les papillomes s'affaissent, les croûtes disparaissent, la suppuration tarit et le centre du placard fait place à une cicatrice lisse, mince, souple, remarquable par son aspect criblé et réticulé et n'occupant que la partie superficielle du chorion; il est rare que le placard adhère aux couches profondes de la peau.

Contrairement au lupus, qui atteint les jeunes sujets, la tuberculose verruqueuse de la peau est une affection de l'âge adulte (de 19 à 45 ans); elle est plus fréquente chez l'homme que chez la femme. Tous les malades observés par Riehl et Paltauf avaient des occupations qui pouvaient les mettre en contact fréquent avec les animaux domestiques ou avec des produits d'origine animale. Ainsi sur 15 cas, 5 se rapportaient à des bouchers, 2 à des cochers, 1 à un charron, 1 à un aubergiste de village, 2 à des cuisinières. Trois observations recueillies ultérieurement avaient trait à une fille d'écurie, une fille de cuisine et un cocher. Aucun de ces malades n'était tuberculeux. Dans un seul cas on nota un engorgement ganglionnaire de l'aisselle, à la suite de la cautérisation des plaques. La maladie est ordinairement chronique (de 2 à 15 ans).

J'observe actuellement dans mon service à la Charité un cas de tuberculose verruqueuse qui présente quelques particularités intéressantes. C'est un homme de 30 ans, exerçant depuis 15 ans la profession de garçon de bain (il porte les bains à domicile). Il y a trois ans, il fut pris de la grippe et se mit à tousser et à maigrir à partir de ce moment. Actuellement il présente des signes de fonte tuberculeuse commençante au sommet du poumon droit, caractérisés par de la submatité sous la clavicule et des râles sous-crépitants, avec crachats échiquetés contenant des bacilles de la tuberculose.

Cet homme porte à l'index de la main droite deux placards de tuberculose verruqueuse typique. L'un de ces placards, environ de la dimension d'une pièce d'un franc, siège à la racine de l'index droit, au niveau de l'articulation métacarpo-phalangienne et sur son bord radial; l'autre placard, plus petit, occupe la rainure digito-unguéale du même index. Ce sont des élevures verruqueuses, sèches, formées de croûtes épidermiques épaisses, blanchâtres, un peu brillantes; la peau avoisinante est soulevée en bourrelet et hypérémiée. Le ganglion épitrochléen et les ganglions de l'aisselle ne sont pas tuméfiés. En un point du pourtour du placard à la base de l'index, la peau est tendue et soulevée par une petite collection semi-fluctuante; je retirai par une piqûre pratiquée à cet endroit avec l'aiguille de la seringue de Pravaz quelques gouttes de pus, visqueux, filant. A l'examen microscopique, on y constata la présence de bacilles de la tuberculose, en petit nombre, sans mélange d'autres microbes. Ce pus fut inoculé dans le péritoine de deux cobayes qui devinrent tuberculeux.

Au dire du malade, les lésions verruqueuses qu'il porte au doigt remonteraient à deux ans environ, alors qu'il commença à tousser et à maigrir; il ne se souvient pas d'avoir eu d'écorchures à cet endroit. Je suis disposé à croire que le malade s'est inoculé avec ses propres crachats, peut-être en portant la main droite sur sa moustache pour l'essuyer avec le bord radial de l'index. — J'ai eu occasion de voir dans le service du professeur Fournier, à l'hôpital Saint-Louis, un homme d'une quarantaine d'années environ, jardinier, qui avait également sur le bord radial de l'index droit, au niveau de l'articulation métacarpo-phalangienne, une plaque de tuberculose verruqueuse, exactement au même endroit que chez le sujet de l'observation précédente. — On voit donc que la tuberculose verruqueuse de la peau peut s'observer chez des sujets atteints de tuberculose pulmonaire et exerçant des professions qui ne les exposent pas au contact habituel de matières animales.

L'examen anatomique montre que la lésion principale siège dans les couches les plus superficielles du derme, spécialement dans les papilles et à la base de celles-ci, les régions profondes du derme et l'hypoderme participant très peu au processus. Les papilles sont hypertrophiées, recouvertes de couches cornées très puissantes, lamelleuses, irrégulières. Le corps papillaire, infiltré d'une façon diffuse, présente des follicules tuberculeux typiques, avec des nids de cellules épithélioïdes et des cellules géantes; beaucoup de ces follicules offrent un centre caséeux. A côté de ce processus de caséification, il y a des foyers de suppuration se développant immédiatement sous l'épiderme, au niveau surtout des prolongements interpapillaires; le pus soulève, puis détruit l'épiderme. Ni les nodules tuberculeux, ni les abcès en question ne sont en connexion avec les glandes de la peau ou les follicules pileux; les glomérules des glandes sudoripares sont généralement indemnes. L'examen bactériologique révèle la présence de bacilles de la tuberculose dans les follicules; ils sont contenus dans les cellules géantes, dans les cellules épithélioïdes et aussi dans les cellules lymphatiques; ces bacilles, sans être très abondants, le sont beaucoup plus que dans les cas de lupus. Dans le pus des petits abcès on ne trouverait pas, d'après Riehl et Paltauf, de bacilles de la tuberculose, mais seulement des microcoques. Cette proposition est trop absolue; dans le cas observé par moi, le pus contenait des bacilles de la tuberculose, en petit nombre il est vrai, et sans mélange de microbes étrangers.

On voit que, dans cette forme de tuberculose cutanée, la topographie des nodules tuberculeux est différente de celle qu'elle présente habituellement dans le lupus; ils occupent les couches superficielles du derme, le corps papillaire, tandis que dans le lupus leur siège est la couche profonde du derme et l'hypoderme. Le lupus papillomateux présente des excroissances verruqueuses comme dans la maladie de Riehl et Paltauf, mais les verrucosités sont presque toujours consécutives à l'ulcération du lupus et résultent d'un trouble dans la cicatrisation épidermique; tandis que dans la tuberculose verruqueuse, les papillomes sont primitifs, ils se développent en même temps sans doute que les tubercules dermiques et sans ulcération préalable. Le nombre des bacilles, plus grand que dans le lupus vulgaire, est encore un élément de différenciation.

La dénomination de tuberculose verruqueuse de la peau a

fait fortune, et la description très remarquable de Riehl et Paltauf a eu le mérite d'appeler plus spécialement l'attention sur cette forme particulière de tuberculose primitive de la peau. Toutefois, les dermatologues viennois n'ont pas été les premiers à l'observer; ils ont eu des précurseurs. Sous la dénomination de scrofulide verruqueuse, Hardy l'avait mentionnée très nettement, et E. Vidal, dès 1883, sous le nom de lupus scléreux, donnait la description d'une maladie qui présente tous les caractères de la tuberculose verruqueuse. Le lupus scléreux primitif, d'après Vidal, débute sous la forme de taches rougeâtres qui s'agrandissent et proéminent bientôt en petites saillies dures. Puis, ces plaques s'étendant, les éléments du derme et de l'épiderme subissent une hypertrophie et forment des saillies mamelonnées, rugueuses, inégales, hérissées en certains points d'excroissances verruqueuses, papillomateuses, d'apparence cornée, séparées par des sillons et des fissures. Ces fissures peuvent s'ulcérer et fournir une sérosité purulente. Au bout d'un certain temps, le centre du mal tend vers la guérison, une cicatrice apparaît et suit la production lupique dans son extension progressive et serpigineuse. Cette extension est toujours extrêmement lente, le mal pouvant durer douze, quinze ans et plus. La guérison spontanée est exceptionnelle; il ne reste plus alors qu'une plaque de tissu scléreux au milieu de laquelle on voit de temps à autre réapparaître des tubercules. Vidal fait remarquer que la maladie siège de préférence sur les extrémités, et qu'elle s'observe plus souvent chez l'homme que chez la femme. Au point de vue histologique, Vidal signale les particularités essentielles de la lésion : on trouve, sur les coupes de la peau malade, une couche superficielle simulant l'épithélioma et formée de produits cornés exubérants, une couche moyenne de tissu scléreux, enfin une couche profonde dermique, dans laquelle siègent des nodules de lupus avec tous leurs caractères histologiques. Vidal ajoute que l'ordre des deux dernières couches est parfois interverti; les nodules lupiques sont souvent sous-épidermiques et reposent sur une couche de tissu fibreux formant une sorte de gâteau dur[1]. Il insiste enfin sur les analogies étroites qui existent entre le lupus

1. E. Vidal, Du lupus scléreux (*Annales de dermatologie et de syphiligraphie*, 1883, p. 414).

scléreux et le tubercule des anatomistes. Il est impossible de méconnaître dans cette description les principaux traits qui caractérisent la *tuberculosis verrucosa cutis* de Riehl et Paltauf.

Les ulcérations tuberculeuses proprement dites de la peau sont celles qui ont été les premières observées, quoiqu'elles ne soient pas les plus fréquentes parmi les dermatoses tuberculeuses. La survenance de ces ulcérations chez des phtisiques avérés, leur siège habituel au pourtour des orifices naturels, de la bouche et de l'anus, expliquent pourquoi elles ont les premières éveillé les soupçons des observateurs. La détermination précise des ulcérations tuberculeuses de la peau fut en quelque sorte un corollaire des travaux sur la tuberculose linguale. Ricord le premier signala l'existence sur la langue d'ulcérations d'origine tuberculeuse; les observations du professeur Fournier, les thèses de Buzenet (1858), de Julliard (1865), et enfin les études de Trélat firent connaître les principaux caractères de l'ulcère tuberculeux de la langue et leur particularité la plus frappante, la présence dans leurs bords et à leur périphérie de petites granulations grises ou jaunâtres, véritable semis tuberculeux. La tuberculose ulcéreuse de la langue ainsi établie, il fut aisé de découvrir que certaines ulcérations de la peau, développées chez les phtisiques, étaient également de nature tuberculeuse. Les faits de Coyne, de Péan et Malassez dans leurs recherches sur les ulcérations anales, les observations de Liouville, Martineau, Féréol, Hillairet, celles de Jarisch et Chiari, les examens histolologiques de Cornil et Babes, de Hanot, de Renaut, ont bien fait connaître les particularités de cette localisation cutanée de la tuberculose, qui se trouve étudiée avec soin dans la monographie de Vallas[1].

Les ulcérations sont généralement petites dans les régions où la peau est adhérente aux tissus sous-jacents (lèvres, anus), plus étendues quand elles siègent sur les membres; elles sont arrondies ou ovalaires, souvent polycycliques; les bords sont sinueux, déchiquetés, taillés à pic, non décollés; le fond de l'ulcération, au milieu des bourgeons charnus, laisse apercevoir de petites saillies jaunâtres, plus ou moins abondantes,

1. Vallas, Sur les ulcérations tuberculeuses de la peau (*Thèse de Lyon*, 1887).

parfois presque confluentes, d'autres fois tout à fait isolées, et qui sont de véritables granulations tuberculeuses. Il n'est pas rare de voir, dans le voisinage de l'ulcération, des saillies d'apparence pustuleuse qui s'ouvrent et donnent naissance à de petites ulcérations arrondies se fusionnant avec l'ulcération principale et contribuant à son agrandissement. A l'examen histologique, on constate, dans l'épaisseur du derme, la présence de follicules tuberculeux typiques, avec cellules géantes et cellules épithélioïdes; dans certains cas (Renaut) les follicules sont principalement embryonnaires, pourvus ou privés de cellules géantes, et passent rapidement à la caséification. Le liquide sécrété par l'ulcère contient des bacilles de la tuberculose, mais en petit nombre et non d'une façon constante. Dans le produit du raclage des bourgeons fongueux et dans les coupes des parois de l'ulcère, le bacille de la tuberculose est facile à mettre en évidence et il se rencontre en beaucoup plus grand nombre que dans les cas de lupus vulgaire ou de tuberculose verruqueuse de la peau.

L'ulcère tuberculeux peut se développer sur toutes les parties du tégument, mais il présente une prédilection marquée pour la peau des orifices naturels. La statistique suivante, empruntée à Vallas, exprime assez bien la fréquence relative du siège de ces ulcérations: région anale 13, lèvres 11, membre supérieur 5, face 2, vulve 2, verge 1, membre inférieur 1; toutefois Thibierge fait remarquer avec raison qu'il y aurait lieu peut-être de donner une place plus importante aux ulcérations tuberculeuses de la verge.

Ces ulcérations surviennent presque toujours chez des individus profondément tuberculeux, chez des phtisiques; il est douteux cependant qu'elles se produisent par infection interne, hématique, et il est infiniment probable que, presque toujours, elles résultent d'une auto-infection par voie externe. Les ulcérations de la lèvre sont, selon toute apparence, consécutives à des auto-inoculations par les crachats bacillifères; aussi ces ulcérations sont-elles plus fréquentes à la lèvre inférieure qu'à la lèvre supérieure, la première étant plus directement exposée au contact des produits de l'expectoration; les ulcères de la peau de l'anus s'observent surtout chez les phtisiques atteints de tuberculose intestinale; les ulcérations de la vulve semblent consécutives à des lésions tuberculeuses de l'utérus et de ses annexes ; celles du gland ont été surtout rencontrées chez des sujets atteints de tuberculose urinaire ou génitale et dont les urines pouvaient être les véhicules des bacilles. Enfin, les ulcérations tuberculeuses que l'on voit survenir sur d'autres parties des téguments (membres, face, tronc) chez des phtisiques peuvent également tenir à une auto-inoculation et résulter de l'infection d'une plaie insignifiante à la peau, d'un bouton gratté par les doigts du malade chargés de crachats bacillifères ou d'un mode analogue d'inoculation passée inaperçue.

Il faut savoir cependant que l'ulcère tuberculeux vrai de la peau, décrit par Ricord et par Trélat, n'est pas toujours secondaire, c'est-à-dire qu'il ne survient pas toujours dans le cours de la phtisie confirmée. Il en est qui sont manifestement primitifs et constituent de véritables portes d'entrée du virus tuberculeux, se comportant comme le chancre tuberculeux expérimental, dans l'inoculation sous-cutanée chez les animaux. Dans ces dernières années, on a publié un certain nombre d'observations qui mettent bien en lumière ce mode d'infection tuberculeuse par la peau. Les lésions initiales sont, le plus souvent, des ulcères tuberculeux vrais, comme ceux que nous venons de décrire; d'autres fois il s'agit plutôt, au point d'inoculation, d'une lésion analogue à la tuberculose verruqueuse.

Il est d'abord un groupe de tuberculose par inoculation externe bien distinct et où l'infection locale et ses effets consécutifs peuvent se suivre avec une netteté quasi expérimentale : ce sont les tuberculoses consécutives à la circoncision rituelle. On sait que chez les israélites de la basse classe, l'opérateur qui pratique la circoncision des enfants a l'habitude d'exercer la succion de la plaie, pour arrêter l'hémorrhagie. Lindmann, le premier, publia deux cas survenus chez des enfants qui avaient subi la circoncision et chez lesquels la succion avait été pratiquée par un opérateur phtisique; la plaie du prépuce devint caséeuse ; chez l'un des enfants les ganglions de l'aine s'engorgèrent et donnèrent issue à du pus; l'enfant mourut à l'âge de trois ans, avec un mal de Pott et des signes de phtisie pulmonaire; le second enfant eut un abcès froid au niveau de l'extrémité inférieure du radius, mais guérit finalement. Lehmann a observé, dans une petite ville de la Russie, dix faits analogues sur des enfants circoncis par un opérateur atteint de phtisie au troisième degré; quelques-uns de ces enfants moururent de tuberculose généralisée, les autres de lésions scrofuleuses graves des ganglions lymphatiques et des os. Hofmokl fit également connaître quelques cas de tuberculose du prépuce, à la suite de la circoncision; les bacilles de la tuberculose furent décelés dans la plaie par Weichselbaum. Elsenberg relate un cas de même ordre; l'examen de l'ulcération du prépuce et des ganglions de l'aine révéla l'existence de follicules tuberculeux et de nombreux bacilles de la tuberculose. Meyer, Eve, ont fait connaître chacun un cas analogue.

Dubreuilh et Auché ont bien résumé la façon dont évolue habituellement cette forme particulière de tuberculose inoculée. « La plaie opératoire ne se cicatrise pas et continue à suppurer, ou ne se cicatrise qu'incomplètement; puis, au bout de huit à douze jours, de six semaines, il s'y forme des nodules qui s'ulcèrent. L'ulcère ainsi formé suppure modérément, il est plat, quelquefois induré, il s'accroît par fonte des bords ou par la formation, dans les bords, de nouveaux nodules qui s'ulcèrent à leur tour. En même temps ou quelques semaines après, les ganglions des aines augmentent de volume, puis se ramollissent et s'ouvrent en donnant issue à du pus grumeleux. Pendant que ces abcès froids se multiplient dans les aines par la suppuration successive d'une série de ganglions, il apparaît de nouveaux abcès froids à distance sur les membres, le tronc, la tête; les ganglions pelviens sont envahis à leur tour et l'enfant meurt dans le marasme au bout de quelques mois. D'autres fois la mort survient par tuberculisation pulmonaire ou plus souvent par méningite tuberculeuse. La mort est cependant loin d'être fatale, et tous les auteurs ont rapporté des cas de guérison, soit spontanément après de longues suppurations qui ont duré quelquefois plusieurs années, soit après des opérations consistant en raclages ou en cautérisations de tous les ulcères, et en l'extirpation des ganglions infectés [1]. » La marche rapide de la tuber-

1. Consulter à ce sujet : LINDMANN, Ein Beitrag zur Contagiosität der Tuberkulose (*Deutsche medic. Wochenschr.*, 1883, n° 30). — LEHMANN, Ueber einen Modus von Impftuberkulose beim Menschen, etc. (*Ibid.*, 1886, n°s 9-13). — HOFMOKL, Ein Fall von tuberkulösen Geschwür nach der Circumcision (*Wiener med. Presse*, 1886, p. 749). — ELSENBERG, Inoculation der Tuberkulose bei einem Kinde (*Berl.*

culose, dans ces cas, et la tendance des lésions à la suppuration tiennent sans doute au jeune âge des sujets.

J'ai déjà mentionné plus haut les faits de Verneuil et de Verchère, où des tubercules anatomiques paraissent avoir été suivis d'infection tuberculeuse généralisée. Hanot a publié l'histoire d'un phtisique de 70 ans, qui portait sur le bras gauche un ulcère tuberculeux datant de deux ans, et qui paraissait avoir eu pour point de départ un panaris du pouce gauche contracté en manipulant de vieux os. La nature tuberculeuse de l'ulcération fut reconnue pendant la vie du malade par la constatation de bacilles dans le produit de sécrétion, et, après la mort, par l'examen histologique très soigné des parois de l'ulcère, où l'on constata des follicules tuberculeux avec cellules géantes et de nombreux bacilles de la tuberculose. Les ganglions de l'aisselle gauche renfermaient des tubercules avec des bacilles ; les poumons étaient atteints de lésions cavitaires très avancées. Cette ulcération aurait débuté, au dire du malade, un an avant les premiers symptômes de tuberculose pulmonaire. L'inoculation par la voie cutanée, sans être absolument démontrée, était donc probable[1].

Merklen a observé une femme de 26 ans, sans antécédents héréditaires, qui soigna pendant plusieurs mois son mari phtisique, lavant son linge et ses crachoirs. Deux mois après sa mort, elle aperçut de petits boutons rouges et douloureux sur les deux mains, siégeant à la face dorsale du médius droit et à la racine de l'index gauche; ils suppurèrent, se couvrirent de croûtes et revêtirent l'aspect de placards verruqueux, « ressemblant tout à fait au tubercule anatomique ». Un mois plus tard, apparurent des traînées de lymphangite nodulaire sur les deux membres supérieurs, formant un chapelet allant des doigts malades au creux de l'aisselle; les plus petites nodosités avaient le volume d'un grain de mil; à la face dorsale de la

klin. Wochenschr., 1886, p. 581). — Meyer, Un cas d'inoculation tuberculeuse par la circoncision rituelle (*New-York med. Press*, juin 1887). — Eve, Communication of Tuberkulosis by ritual circumcision (*The Lancet*, 1888, t. 1, p. 170). — W. Dubreuilh et Auché, De la tuberculose cutanée primitive par inoculation directe (*Arch. de méd. expérim. et d'anat. pathol.*, 1890, p. 614).

1. Hanot, Contribution à l'étude de la tuberculose cutanée (*Arch. de physiol. norm. et pathol.*, 1886, t. 2, p. 24).

main et de l'avant-bras, c'étaient de gros tubercules du volume d'un pois à celui d'un noyau de cerise, ramollis à leur centre, indolents, recouverts d'une peau violacée et amincie, en un mot, de véritables gommes cutanées ; le pus d'une de ces gommes fut examiné et contenait des bacilles de la tuberculose ; quelques ganglions volumineux se sentaient dans les aisselles. Les sommets des poumons étaient suspects. C'est là une observation très nette de tuberculose verruqueuse de la peau des deux mains, avec lymphangite tuberculo-gommeuse consécutive[1].

Tscherning relate le cas d'une servante de 24 ans, vigoureuse, nullement scrofuleuse, qui servait un maître phtisique. Quelques jours avant la mort de son maître, elle se piqua légèrement à la face palmaire de la première phalange du médius avec un fragment pointu provenant des débris du vase dans lequel crachait le malade. Au point de la piqûre se développa une sorte de panaris, sans suppuration, mais avec induration du tissu sous-cutané, suivi bientôt d'empâtement de la gaine tendineuse du fléchisseur; en même temps, engorgement des ganglions cubitaux et axillaires. On se décida à une opération radicale; le médius fut extirpé, ainsi que les ganglions cubitaux et axillaires; dans les fongosités de la gaine tendineuse, comme dans les ganglions, l'examen microscopique révéla la présence de follicules tuberculeux avec cellules géantes et de bacilles de la tuberculose. Les plaies de l'opération se réunirent par première intention et quelques mois après, la jeune fille était bien portante, sans récidive et sans symptômes thoraciques[2].

Holst a publié le cas d'une infirmière donnant des soins à des phtisiques et atteinte d'ulcères atoniques des doigts des deux mains, avec engorgement des ganglions de l'aisselle; on ne put déceler la présence de bacilles de la tuberculose dans les ulcères des doigts, mais ils existaient dans les ganglions de l'aisselle extirpés[3].

Steinthal a observé une femme de 37 ans, bien portante du

1. Merklen, Inoculation tuberculeuse localisée aux doigts; lésions secondaires de l'ordre du tubercule anatomique, lymphangite tuberculo-gommeuse consécutive (*Bullet. de la Soc. méd. des hôpitaux*, 1885, p. 231).

2. Tscherning, Inoculations-Tuberculose beim Menschen (*Fortschritte der Med.*, 1885, p. 65).

3. Holst, Tubercular inoculation in a man (*The Lancet*, 1886, t. 2, p. 743).

reste, offrant aux deux mains des ulcérations qui furent reconnues tuberculeuses par l'examen microscopique et qui avaient débuté, sur la main droite par des lésions verruqueuses, sur la main gauche par une sorte de panaris du médius. Cette femme s'était probablement infectée en lavant le linge et les mouchoirs de son mari phtisique[1].

V. Eiselsberg a fait connaître quatre observations d'inoculation cutanée de nature tuberculeuse; dans un de ces cas, il s'agit d'une tuberculose de l'oreille résultant probablement de la plaie faite pour percer une boucle d'oreille; dans un autre cas, une pustule d'acné de la face devint le point de départ, par suite de grattage, d'une ulcération tuberculeuse, chez une femme occupée à laver le linge d'un tuberculeux[2].

Sanguinetti a relaté le fait d'un frotteur de parquet portant sur le dos de la main gauche une plaque de tuberculose verruqueuse avec présence de bacilles; il pense que l'infection s'était faite par des crachats tuberculeux desséchés sur le parquet[3].

Brugger a publié une observation de tuberculose verruqueuse du pied et de la jambe contractée, selon lui, par inoculation de la peau, probablement par des crachats desséchés, chez un individu ayant l'habitude de marcher pieds nus[4].

Leser relate le fait suivant : une femme de 54 ans, bien portante, sans antécédents héréditaires, se blessa près de l'ongle du pouce droit; la plaie devint fongueuse, suppura et s'inocula secondairement à la phalange unguéale de l'index correspondant, où se développa également une ulcération fongueuse; dix-huit mois après, adénopathie tuberculeuse du bras et abcès tuberculeux rétro-mammaire sous les muscles pectoraux. Les fongosités des ulcérations des doigts enlevées par grattage et examinées au microscope contenaient des nodules tuberculeux typiques avec un nombre notable de bacilles de Koch. Il n'était donc pas douteux que l'affection digitale, datant de plusieurs années, ne fût le résultat d'une infection tuberculeuse dévelop-

1. Steinthal, Ueber Hauttuberkulose durch Inoculation und Autoinfection (*Deutsche med. Wochenschr.*, 1888, p. 184).

2. V. Eiselsberg, Beiträge zur Impftuberkulose beim Menschen (*Wiener med. Wochenschr.*, 1887, p. 730).

3. Sanguinetti, Un caso di tubercolo anatomico (*Giorn. italiano delle maladie ven. e della pelle*, 1887).

4. Brugger, Ueber Tuberculosis verrucosa cutis (*Virchow's Arch.*, 1890, Bd 119, p. 524).

pée sur une petite plaie négligée du doigt. L'abcès tuberculeux de la paroi thoracique du même côté provenait très probablement d'une infection secondaire par les voies lymphatiques. Après une intervention chirurgicale énergique, la malade parut complètement guérie[1].

L. Pfeiffer relate le cas d'un vétérinaire de 34 ans, de famille saine, bien portant, qui se piqua au pouce gauche en faisant l'autopsie d'une vache tuberculeuse; la pointe du couteau pénétra probablement dans l'articulation de la 1re et de la 2e phalange. La piqûre guérit sans suppuration, mais au bout de six mois il se forma au niveau de la cicatrice un tubercule cutané et l'articulation fut prise. Bientôt le malade se mit à tousser et mourut phtisique dix-huit mois après l'accident. A l'ouverture de l'articulation phalangienne du pouce, on trouva les cartilages nécrosés et l'articulation remplie de masses caséeuses extraordinairement riches en bacilles. Pfeiffer pense que la phtisie à laquelle succomba le malade était consécutive à la plaie d'inoculation du pouce[2].

Gerber raconte sa propre observation, qui est un type de tuberculose inoculée. Faisant une autopsie de phtisique, il se blessa légèrement à la main où se développa une tumeur caséeuse, qui fut extirpée au bout de quelques mois. A ce moment, les ganglions de l'aisselle s'engorgèrent et devinrent douloureux, avec un état fébrile qui dura sept semaines. L'état général s'étant amélioré, les ganglions de l'aisselle furent extirpés par Mikulicz; on y constata des follicules tuberculeux caractéristiques avec bacilles; depuis lors, le malade reprit sa bonne santé antérieure; il ne présentait pas d'antécédents héréditaires[3].

Avendaño décrit un ulcère tuberculeux de l'avant-bras résultant peut-être (quoiqu'une autre interprétation soit possible) de l'infection d'un furoncle abcédé chez un individu séjournant dans une salle d'hôpital remplie de phtisiques[4].

1. Leser, Klinischer Beitrag zur Lehre von der tuberculösen Infection (*Fortschr. d. Med.*, 1887, p. 501).
2. L. Pfeiffer, Die bisherige Versuche über Reinzüchtung des Vaccinecontagiums, etc. (*Zeitschr. f. Hygiene*, 1888, Bd 3, p. 209).
3. Gerber, Beitrag zur Casuistik der Impftuberkulose beim Menschen (*Deutsche med. Wochenschr.*, 1889, n° 16).
4. Avendaño, Sur un ulcère tuberculeux de l'avant-bras survenu par inocula-

Tardivel donne l'observation d'un infirmier qui, en frottant le parquet d'une salle de malades, s'était enfoncé une esquille de bois dans la paume de la main droite. Au point de pénétration, rougeur et tuméfaction persistant pendant plusieurs mois; un an après, sur le dos de la main, entre les deuxième et troisième métacarpiens, parut un bouton blanc, entouré d'une auréole violette, qui s'ouvrit et laissa écouler du pus. Le morceau de bois pointait au fond de la petite plaie; le malade le retira, mais la plaie continua à suppurer durant neuf mois et s'étendit en présentant une teinte grisâtre entourée d'une zone violacée. Un mois plus tard, un abcès tuberculeux se développa sous la peau de la région deltoïdienne, un autre vers le bord inférieur du grand pectoral, puis un certain nombre d'autres dans l'aisselle, paraissant provenir de ganglions suppurés. Pas de lésions appréciables des poumons. Il s'agissait, selon toute vraisemblance, d'une tuberculose inoculée à la main droite, avec propagation par les vaisseaux lymphatiques au membre supérieur droit, où le mal était encore localisé plusieurs années après le début des accidents[1].

Dubreuilh et Auché ont fait connaître un cas intéressant et fort bien étudié de tuberculose cutanée par inoculation. Une femme de 23 ans, bien portante et sans antécédents héréditaires, entra au service d'une dame phtisique qui crachait abondamment dans ses mouchoirs. La domestique les lavait en les frottant de la main droite fermée, appuyant surtout sur les articulations fléchies des derniers doigts. Il se développa une tuberculose verruqueuse typique sur la face dorsale de ces doigts et sur le métacarpe, puis des gommes tuberculeuses suppurées multiples sur l'avant-bras et le bras, avec adénite suppurée de l'aisselle droite; des fragments de plaques verruqueuses du doigt, excisés, montrèrent à l'examen microscopique les altérations caractéristiques de la tuberculose verruqueuse, avec follicules tuberculeux, cellules géantes et rares bacilles de la tuberculose; le produit de raclage des gommes cutanées montrait également des nodules tuberculeux à cellules géantes et à

tion accidentelle (*Études expérim. et clin. sur la tuberculose*, publiées par Verneuil, t. 2, 1888, p. 217).

1. Tardivel, Contribution à l'étude de la tuberculose d'origine cutanée (*Thèse de Paris*, 1890).

bacilles ; il en était de même des ganglions axillaires extirpés. Des cobayes inoculés avec le pus des gommes ramollies du bras devinrent tuberculeux. Les plaques verruqueuses furent enlevées au bistouri ou à la curette, ainsi que les nodules de l'avant-bras et du bras; les gommes furent raclées et cautérisées au thermocautère; les ganglions de l'aisselle extirpés. Toutes les plaies guérirent, sauf celle de l'aisselle qui resta fistuleuse; quelques mois après l'opération, l'état général était excellent[1].

Dans le cas de Deneke, il s'agit de l'enfant âgé de quatre mois d'une femme phtisique ; cet enfant tomba sur le vase de nuit où sa mère avait jeté ses crachats et se blessa à la tête ; les blessures furent souillées par les produits de l'expectoration. Malgré un pansement au collodion iodoformé et au sublimé, il se développa sur la cicatrice un ulcère fongueux à bords boursouflés, bleuâtres; en même temps on constata la caséification et la fonte purulente des ganglions du cou et de la nuque, avec présence de nombreux bacilles tuberculeux dans le pus. L'enfant mourut au bout de cinq mois, malgré l'extirpation des ganglions du cou, ne présentant comme autre lésion que quelques nodules caséeux dans la rate et dans une glande mésentérique[2].

Il a déjà été question (p. 23) des lymphangites tuberculeuses que l'on observe dans la tuberculose intestinale et qui permettent de suivre, pour ainsi dire étape par étape, les migrations du virus tuberculeux. C'est sur les chylifères de l'intestin que la tuberculose des vaisseaux lymphatiques a été signalée pour la première fois par Andral. Il décrit de main de maître les traînées moniliformes qui sillonnent le mésentère et dont le point de départ est une ulcération intestinale; il insiste sur ce fait que ce sont les parois mêmes des vaisseaux blancs qui sont épaissis et indurés d'espace en espace, montrant par intervalle des renflements plus ou moins prononcés; ces traînées de lymphangite peuvent être poursuivies jusqu'aux glandes mésentériques tuméfiées et tuberculeuses. Carswell, Forster, Virchow, Hérard et Cornil, Lépine ont étudié, sur le mésentère

1. W. Dubreuilh et Auché, De la tuberculose cutanée primitive (*Arch. de méd. expérim. et d'anat. pathol.*, 1890, p. 601).

2. Deneke, Ein Fall von Inoculationstuberkulose (*Deutsche med. Wochenschr.*, 1890, p. 262).

et sur la plèvre pulmonaire, les lymphangites noueuses consécutives aux ulcérations tuberculeuses de l'intestin et du poumon. Plus récemment, Sanchez Toledo a décrit avec soin certaines variétés plus rares de lymphangite et d'adénite tuberculeuse de l'aisselle que l'on peut constater dans le cours de la tuberculose du poumon[1].

Le tégument externe, dans les cas de tuberculose par inoculation directe, constitue un champ d'étude particulièrement favorable à cet égard; en consultant les observations qui viennent d'être relatées, on voit que dans un bon nombre de cas la propagation s'est manifestement effectuée par la voie lymphatique, de l'extrémité des membres et en particulier des membres supérieurs, où l'inoculation se produisait ordinairement, à la racine de ces membres. Les observations de Merklen, de Dubreuilh et Auché peuvent servir de type pour ce mode de propagation. On doit à Lejars un travail d'ensemble sur les lymphangites tuberculeuses sous-cutanées, étude approfondie et qui met bien en lumière le rôle du système lymphatique dans la propagation des lésions de la tuberculose des téguments[2]. Ce qui donne à ces lymphangites avec adénites caséeuses concomitantes un intérêt spécial, au point de vue de la pathologie expérimentale, c'est qu'elles rappellent de très près ce que l'on observe, avec une marche et une généralisation plus rapides, dans la tuberculose du cobaye ou du lapin, après inoculation sous-cutanée du virus.

Les lymphangites s'observent assez souvent dans la tuberculose cutanée verruqueuse, telle que l'ont décrite Riehl et Paltauf. On voit et l'on peut suivre, partant de l'accident primitif, des nodosités échelonnées le long des troncs lymphatiques superficiels, siégeant dans l'hypoderme, mobiles sur la peau au début; leur volume assez petit d'abord, comme celui d'un pois, devient plus considérable, atteint celui d'une noisette, d'une noix ou d'une mandarine ; dures d'abord, ces tumeurs se ramollissent par le centre, soulèvent la peau, l'entament par sa face pro-

1. Sanchez Toledo, Des rapports de l'adénopathie tuberculeuse de l'aisselle avec la tuberculose pleuro-pulmonaire (*Thèse de Paris*, 1887).

2. Lejars, Essai sur la lymphangite tuberculeuse (*Études expérim. et clin. sur la tuberculose*, publiées sous la direction de Verneuil, t. 3, 1892, p. 190). — Consulter aussi : Goupil, De la lymphangite tuberculeuse et particulièrement de sa forme angiectasique (*Thèse de Paris*, 1892).

fonde, l'amincissent et l'ulcèrent, en donnant issue à du pus grumeleux, mal lié, assez pauvre en bacilles; ce sont de véritables gommes lymphatiques. Il y a longtemps, du reste, que Lannelongue, étudiant les abcès froids tuberculeux du tissu cellulaire, émettait l'hypothèse de leur origine lymphatique[1]. Parfois ces nodosités échelonnées le long du membre sont réunies par des cordons durs, dessinant le trajet des vaisseaux lymphatiques chroniquement enflammés; d'autres fois ce cordon intermédiaire manque. Dans la grande majorité des cas, les ganglions correspondants (épitrochléens, ganglions de l'aisselle) sont tuméfiés, se caséifient et suppurent à leur tour; pourtant l'adénopathie fait défaut dans quelques cas. La diffusion par la voie lymphatique peut encore être plus complète, des gommes et des abcès froids se développent au loin, d'autres tuberculoses locales apparaissent secondairement; enfin, dans un certain nombre d'observations, les métastases viscérales et la tuberculose pulmonaire viennent indiquer une étape de plus dans la dissémination du virus et l'infection, par la voie sanguine, des organes profonds.

Parmi les objections nombreuses élevées contre la vaccine, il en est une qui s'est produite souvent, mais sans jamais se présenter avec des preuves irréfutables, comme celles que nous possédons pour la syphilis vaccinale : c'est la possibilité de transmettre la tuberculose ou la scrofule par la vaccine. La découverte de l'inoculabilité de la tuberculose semblait bien faite pour légitimer les appréhensions conçues à cet égard. En 1881, Toussaint aborda le problème par l'expérimentation : « Avec le vaccin, dit-il, recueilli sur une belle pustule d'un enfant en bonne santé et provenant de parents robustes, j'ai fait à une vache tuberculeuse sept piqûres autour de la vulve. Quelques jours après, des pustules se montrèrent en nombre égal à celui des inoculations. Le septième et le huitième jour, ces pustules étant ombiliquées, j'inoculai la sérosité à quatre lapins et à un porc. Deux lapins tués deux mois après ont montré

1. Lannelongue, *Abcès froids et tuberculose osseuse*, Paris, 1881; voir notamment la figure de la page 93 de cette monographie, qui représente des gommes scrofulo-tuberculeuses échelonnées sur le dos de la main et de l'avant-bras, dans un cas de spina-ventosa, et suivant manifestement le trajet des lymphatiques.

toutes les lésions de la tuberculose : tubercule local ganglionnaire et tubercules pulmonaires. Le porc présente en ce moment un tubercule local bien développé; il ne sera tué que plus tard, mais il est certain qu'actuellement déjà, il y a généralisation et qu'il est tuberculeux. Au moment où la vaccination peut devenir obligatoire, et avec les tendances actuelles qui sont de faire passer le vaccin par les animaux d'espèce bovine, il est nécessaire de bien choisir les sujets qui devront être les producteurs du vaccin. Ce n'est qu'après un sérieux examen de toutes les conditions par lesquelles a passé l'animal qu'il pourra être inoculé et servir à la production du vaccin. Cet examen devra être fait chez tous les enfants ou adultes dont les pustules doivent fournir l'élément nécessaire aux vaccinations[1]. » Le fait expérimental signalé dans les lignes précédentes par Toussaint serait de nature à inspirer les plus graves inquiétudes au sujet du danger de la transmission de la tuberculose par la vaccine, si ce fait n'était pas demeuré tout à fait isolé et sans analogue.

Peu de temps après la découverte du bacille de Koch parut un travail de Lothar Meyer où ce médecin s'efforça de démontrer, par des raisons, il est vrai, surtout théoriques, que « quoique la tuberculose et la scrofule rentrent désormais dans la classe des maladies parasitaires, il n'existe cependant pas le moindre danger de transmission de ces maladies par le vaccin humanisé ». A l'appui de cette manière de voir, L. Meyer invoqua les recherches suivantes : quatre phtisiques arrivés à un stade avancé de la maladie furent revaccinés avec succès avec de la lymphe vaccinale glycérinée; de belles pustules se formèrent et le contenu de ces pustules fut examiné avec soin, par la méthode d'Ehrlich; dans aucune préparation on ne constata la présence du bacille de Koch[2].

Je répétai ces recherches et je m'appliquai à les compléter, estimant que pour établir un fait capital comme celui de la non-virulence tuberculeuse du vaccin recueilli sur des phtisiques, il importe d'abord de multiplier le plus possible le chiffre

1. Toussaint, Sur l'infection tuberculeuse par les liquides des sécrétions et par la sérosité des pustules du vaccin (*C. R. de l'Acad. des sciences,* 8 août 1881).

2. L. Meyer, Zur Ehrenrettung Jenner's humanisirter Lymphe (*Eulenberg's Vierteljahrsschr. f. ger. Med.*, 1882, Bd 37, p. 301 et 313).

des expériences. L. Meyer s'était borné à l'examen bactériologique du contenu des pustules vaccinales; cette recherche est évidemment insuffisante, le nombre des bacilles pouvant être assez faible pour échapper à une investigation très minutieuse, et suffisant cependant pour conférer au liquide infructueusement examiné la virulence tuberculeuse. Il fallait donc de toute nécessité l'épreuve de l'inoculation. Cinq phtisiques arrivés à une période avancée de la maladie furent revaccinés avec succès avec de la lymphe de génisse. Le contenu de ces pustules fut étalé sur plusieurs lamelles, coloré par le procédé d'Ehrlich et examiné avec soin; dans aucune préparation je ne pus constater la présence du bacille de la tuberculose. Le contenu de ces mêmes pustules, délayé dans un peu de bouillon stérilisé, fut injecté dans la chambre antérieure de l'œil de lapins; chez aucun de ces animaux, conservés pendant un temps suffisant, il ne se développa ni tuberculose oculaire, ni tuberculose généralisée[1].

A la même époque, des recherches analogues étaient poursuivies par Josserand (de Lyon), sous la direction de Chauveau; ses expériences portèrent sur quatorze tuberculeux revaccinés avec succès; la lymphe vaccinale fournie par ces sujets fut inoculée chaque fois à plusieurs cobayes dans le tissu cellulaire sous-cutané ou dans le péritoine; dans tous ces cas, les résultats de l'inoculation ont été négatifs[2].

Plus récemment Peiper a examiné le contenu de pustules vaccinales chez dix phtisiques revaccinés avec succès; il ne put y constater, pas plus que dans le sang de ces malades, la présence de bacilles de la tuberculose; dans un cas, où la mort eut lieu 18 jours après la revaccination, il put pratiquer l'examen histologique et bactériologique de toute une pustule, sans réussir à y déceler la présence d'un seul bacille. L'inoculation du contenu de ces pustules dans la chambre antérieure de l'œil de huit lapins ne donna aucun résultat[3].

Ces recherches montrent, ainsi que je le faisais remarquer

1. STRAUS. La tuberculose est-elle transmissible par la vaccine? (*Gaz. hebd.*, 1885, p. 141).

2. JOSSERAND, Contribution à l'étude des contaminations vaccinales (*Thèse de Lyon*, 1884).—Un chapitre de cette thèse est consacré à la « tuberculose vaccinale ».

3. PEIPER, Zur Frage der Uebertragung der Tuberkulose durch die Vaccination (*Internat. klinische Rundschau*, 1889, nos 1 et 2).

dans mon travail, que même si l'on recueillait le vaccin sur des sujets notoirement tuberculeux, sur des phtisiques à la dernière période, on aurait extrêmement peu de chances de prélever de la lymphe vaccinale douée de virulence tuberculeuse. Ce danger est encore beaucoup plus faible quand on emploie de la lymphe provenant d'enfants âgés de quelques mois seulement, chez lesquels la tuberculose est, en somme, assez rare ; enfin, ce danger est presque nul quand on emploie du vaccin de génisse. Nous avons vu en effet que chez les veaux âgés de 2 à 6 mois, la tuberculose est extraordinairement rare; sur 34000 veaux sacrifiés dans les abattoirs, c'est à peine si, en moyenne, il s'en trouve 1 tuberculeux. Dans certains instituts vaccinogènes, dans celui de Bruxelles notamment, que dirige Degive, on a soin, immédiatement après la récolte du vaccin, de sacrifier le veau et d'en pratiquer l'autopsie à l'institut même, pour s'assurer que l'animal n'est pas tuberculeux, auquel cas le vaccin récolté serait détruit. Cette précaution, à laquelle il est toujours prudent de recourir quand on le peut, n'est pas cependant formellement à imposer aux établissements de vaccine animale, étant donnée l'extrême rareté de la tuberculose chez le veau; d'après les renseignements que m'avait fournis Degive, en 1885, sur les 369 veaux utilisés jusqu'alors à Bruxelles pour la culture du vaccin animal, pas un seul n'avait été reconnu tuberculeux à l'autopsie.

A Paris, à l'Académie de médecine ainsi qu'à l'Institut vaccinal si bien dirigé par Chambon et Saint-Yves Ménard, le vaccin prélevé sur les veaux est mis en tube prêt à être utilisé, sans que la mise à mort de l'animal, qui a lieu à l'abattoir, soit suivie d'un contrôle spécial : mode d'agir qui, je le répète, n'entraîne guère d'inconvénient, vu la rareté si grande de la tuberculose chez le veau.

Un autre argument que j'émettais à l'appui du peu de danger de l'infection tuberculo-vaccinale et qui a bien sa valeur, c'est l'enseignement qui ressort de la pratique, déjà presque séculaire, de la vaccine elle-même. Depuis Jenner, la vaccination a été appliquée à un chiffre incalculable d'individus; c'est assurément l'expérience numériquement la plus gigantesque qui ait jamais été réalisée; or, il n'existe pas un seul cas bien établi de tuberculose vaccinale, procédant à la façon de la tuberculose inoculée sur la peau, débutant par une lésion tuberculeuse au point d'insertion du vaccin, suivie d'adénopathie axillaire caséeuse et de généralisation viscérale. Pour toutes ces raisons, on peut donc maintenir la proposition que je formulais, à savoir que le danger de l'infection tuberculo-vaccinale est absolument improbable et presque chimérique.

Les reins sont assez fréquemment le siège de tubercules dans la phtisie pulmonaire de l'homme, lors des poussées plus ou moins aiguës de généralisation qu'on observe dans le cours de la maladie ; on trouve alors, disséminés plus fréquemment dans la substance corticale que dans les pyramides, des foyers de volume variable, blanc-jaunâtres, tantôt arrondis, tantôt allongés, parfois avec une forme nettement triangulaire, à base périphérique, comme les infarctus; ces foyers contiennent souvent des bacilles en assez grande abondance. Ces lésions sont manifestement de nature embolique; Baumgarten dans les cas de tuberculose expérimentale, R. Durand-Fardel chez l'homme, ont montré que, dans les affections tuberculeuses du rein à leur début, les bacilles se rencontrent de préférence à l'intérieur des artérioles, en particulier des anses glomérulaires[1]. Dans la phtisie commune de l'adulte les lésions tuberculeuses métastatiques du rein, sans être exceptionnelles, ne sont pas très fréquentes; elles le sont davantage chez les enfants; mais d'une façon générale, on peut dire que dans l'espèce humaine le rein ne constitue pas un organe de prédilection pour les localisations secondaires de la phtisie. Dans la tuberculose expérimentale du cobaye, que l'inoculation ait été faite sous la peau ou dans le péritoine, les reins ne sont qu'exceptionnellement le siège de tubercules, et quand ils sont envahis, ils le sont toujours infiniment moins que le foie, la rate, les ganglions lymphatiques ou le poumon. Dans la tuberculose expérimentale du lapin, je me suis assuré que les localisations tuberculeuses sur le rein sont moins rares et plus accusées que chez le cobaye. Dans la tuberculose spontanée et expérimentale du chien, les lésions rénales sont encore beaucoup plus fréquentes.

Bien plus intéressante est la tuberculose primitive de l'ap-

1. R. DURAND-FARDEL, Contribution à l'étude de la tuberculose du rein (*Thèse de Paris*, 1886).

pareil urinaire ou plutôt de l'appareil uro-génital, car les lésions tuberculeuses des deux systèmes sont le plus souvent combinées, chez l'homme aussi bien que chez la femme. La tuberculose uro-génitale est dite primitive, quand les lésions siègent exclusivement sur cet appareil, ou bien quand elles sont manifestement plus anciennes et plus profondes que les lésions similaires des autres organes; le poumon notamment présente alors simplement de l'induration des sommets ou est le siège d'une éruption tuberculeuse récente; cependant il existe parfois des stigmates de scrofule ancienne.

La tuberculose urinaire primitive peut débuter par le rein, ou ne gagner cet organe que par infection ascendante, en débutant par la vessie, exceptionnellement par l'uretère. D'après Guyon et Lancereaux le rein, dans la plupart des cas, ne serait envahi que consécutivement à la vessie; d'après Heiberg, la tuberculose primitive du rein s'observerait plus fréquemment que celle de la vessie [1]. La lésion, dans le rein, débute ordinairement par le sommet des papilles et par les calices; puis elle ronge la pyramide et envahit la substance corticale, qu'elle creuse de géodes caséeuses alternant avec des portions de tissu sain; il peut arriver que le rein tout entier, jusqu'à la capsule, est transformé en un magma caséeux. La lésion se propage au bassinet et à l'uretère, dont les parois sont épaissies, dilatées, infiltrées de matière caséeuse et la muqueuse ulcérée par places; ces ulcères ont un aspect qui rappelle assez les ulcérations tuberculeuses de l'intestin. Sur la vessie, le siège le plus fréquent des ulcérations est la muqueuse du trigone et celle qui avoisine les orifices des uretères; dans certains cas, la muqueuse vésicale dans toute son étendue est envahie par les tubercules.

La tuberculose rénale est unilatérale ou bilatérale; souvent, un des reins est profondément altéré, tandis que l'autre ne présente que des lésions initiales, vers le sommet des papilles.

Kostenitsch et Wolkow ont provoqué la tuberculose expérimentale du rein, chez les lapins et chez les cobayes, en leur injectant de la culture de tuberculose directement dans le rein, par piqûre à travers les parties molles et ils ont fait une étude

1. HEIBERG, Die primäre Urogenitaltuberkulose des Mannes und Weibes (*Rudolf Virchow's Festschrift*, 1891, Bd 2, p. 259).

soigneuse du développement du tubercule dans ces conditions[1]. Albarran a essayé de reproduire expérimentalement la tuberculose rénale ascendante (celle qui se propage de la vessie vers le rein) en pratiquant, chez le lapin, la ligature d'un uretère et en injectant dans le conduit, au-dessus de la ligature, un peu de culture de tuberculose humaine. La mort de l'animal survint quatre mois après; le bassinet et le calice étaient dilatés et remplis d'un magma caséeux; les tubes urinifères étaient également envahis, de la substance médullaire vers l'écorce[2].

La tuberculose génitale, chez l'homme, débute ordinairement par la tête de l'épididyme, d'où la lésion gagne d'une part le corps du testicule, d'autre part le canal déférent. Le testicule est souvent envahi par des masses caséeuses avec adhérences et fistules cutanées; le canal déférent est induré, épaissi et ses parois s'infiltrent de matière caséeuse; puis la lésion gagne les vésicules séminales, la prostate et la vessie. Dans un certain nombre de cas, c'est au niveau de la prostate que la tuberculose des organes génitaux semble prendre origine; la vessie, l'uretère et les reins sont ensuite envahis secondairement. Il est des cas au contraire où les reins paraissent atteints tout d'abord, la tuberculose génitale se développant consécutivement et présentant des altérations moins avancées que celles de l'appareil urinaire.

La tuberculose de l'appareil génital, chez la femme, prend naissance plus souvent que chez l'homme d'une façon indépendante de l'appareil urinaire; mais, chez elle aussi, cette forme isolée est exceptionnelle et le plus souvent les deux appareils sont envahis. Par ordre de fréquence, les parties occupées par les lésions tuberculeuses sont les trompes, l'utérus et les ovaires. Sur les trompes, la lésion débute ordinairement par le pavillon, ce qui semble indiquer que l'infection prend son point de départ dans le péritoine; la péritonite tuberculeuse, circonscrite ou plus ou moins généralisée, est en effet très fréquente dans la tuberculose génitale de la femme, soit à titre de maladie antérieure ou concomitante, soit encore, et plus fréquemment,

1. Kostenitsch et Wolkow, Sur le développement du tubercule expérimental (*Arch. de méd. expérim. et d'anat. patholog.*, 1892, p. 798).

2. Albarran, Tuberculose rénale ascendante et descendante expérimentale (*C. R. de la Soc. de Biol.*, 1891, p. 380).

comme complication terminale. Le processus tuberculeux se propage le long des trompes qui sont généralement atteintes les deux à la fois, quoique souvent à un degré variable; elles sont élargies, flexueuses, pelotonnées, à parois et à contenu caséeux; elles présentent un aspect contourné rappelant celui de l'intestin grêle et bien connu depuis les descriptions classiques de Cruveilhier, d'Aran, de Siredey et de Brouardel. L'utérus s'infecte généralement plus tard et par l'intermédiaire des trompes; le fond de l'utérus ou la cavité tout entière présente sur la muqueuse des granulations tuberculeuses ou des ulcères caséeux, irrégulièrement limités ou confluents.

Cornil, à qui l'on doit une excellente étude histologique des lésions de la tuberculose génitale chez la femme, insiste sur ce fait que, même quand la tuberculose est généralisée aux deux trompes et au corps de l'utérus, la muqueuse du col est généralement intacte[1]. Cependant, dans un cas que j'ai observé à la Charité chez une femme de 21 ans atteinte de tuberculose de la trompe et de l'utérus, la muqueuse du col présentait des granulations tuberculeuses, jaunes, en voie de caséification; le vagin était intact; l'examen de l'écoulement purulent qui s'effectuait par l'orifice du col, pratiqué pendant la vie, avait révélé la présence de nombreux bacilles de la tuberculose. Quant à la portion vaginale du col de l'utérus et à la muqueuse du vagin, il est extraordinairement rare d'y trouver des lésions tuberculeuses, primitives ou secondaires (en dehors, bien entendu, des cas de fistules tuberculeuses recto-vaginales ou vésico-vaginales); Cornil n'a pu en recueillir que deux cas, l'un de Virchow, l'autre qui lui est personnel.

La fréquence de la tuberculose des ovaires est encore l'objet de contestations. Rokitansky dit n'en avoir pas observé d'exemple concluant. Aran, Brouardel la regardent au contraire comme assez commune. Cornil n'a jamais vu de productions tuberculeuses indéniables à l'intérieur de l'ovaire, dans le parenchyme même de la glande. D'après Heiberg, on rencontre parfois, dans l'intérieur de l'ovaire, des foyers ou des kystes caséeux. Il faut du reste se rappeler que dans certains cas de

1. Cornil, Sur la tuberculose des organes génitaux de la femme (*Études expérim. et cliniques sur la tuberculose*, publiées sous la direction de Verneuil, Paris, 1888, t. 2, p. 57).

pelvi-péritonite tuberculeuse, il est impossible de retrouver les ovaires non plus que les trompes au milieu du magma caséeux qui remplit le petit bassin et dans lequel ces organes sont comme noyés et confondus.

Pour ce qui est de la fréquence de la tuberculose génitale dans les deux sexes, les données statistiques sont peu nombreuses. D'après Reclus, environ 2 p. 100 des phtisiques mâles présentent des localisations tuberculeuses sur l'appareil génital; pour les femmes tuberculeuses, Cornil, sans être en mesure de donner des chiffres absolument exacts, arrive à une proportion sensiblement analogue, puisqu'il assure que l'on trouve des lésions de tuberculose génitale une fois sur 50 ou 60 autopsies.

L'examen bactériologique de l'écoulement purulent qui s'échappe par l'orifice du col chez les femmes atteintes de tuberculose génitale permet ordinairement de constater la présence des bacilles caractéristiques, et par conséquent d'affirmer la nature de la maladie. Babes le premier trouva des bacilles dans le pus vaginal, dans un cas, il est vrai, de fistule tuberculeuse du vagin; depuis lors, cette constatation a été faite un grand nombre de fois. Babes fut aussi le premier, à ma connaissance, qui signala la présence de bacilles tuberculeux dans les urines; il s'agissait d'un enfant de 16 ans, atteint de tuberculose urinaire, et qui six mois plus tard succomba à une méningite tuberculeuse[1]. Rosenstein, à peu près à la même époque, en traitant par la méthode d'Ehrlich le dépôt purulent de l'urine d'un homme atteint de tuberculose génito-urinaire, y décela la présence du bacille de Koch[2], constatation qui est également devenue depuis d'une pratique courante.

Quand on veut rechercher le bacille de la tuberculose dans une urine suspecte, on laisse reposer le liquide pendant plusieurs heures dans un verre conique; en été, pour empêcher la fermentation, il est bon d'ajouter un petit fragment de thymol ou de camphre. On puise le dépôt à l'aide d'une pipette, on en étale un peu sur une lamelle à couvrir, et on procède comme pour la coloration des bacilles dans les crachats. Pour faciliter la fixation du dépôt sur la lamelle, il est bon d'ajouter une goutte

1. Babes, *Bullet. de la Soc. anat.*, 1883, p. 31 et p. 345.

2. Rosenstein, Vorkommen der Tuberkelbacillen im Harn (*Centralbl. f. d. med. Wissensch.*, 1883, nº 5).

de blanc d'œuf dissous dans l'eau. Quelquefois les bacilles sont très clairsemés, et il faut un certain nombre de préparations et une certaine patience pour les mettre en évidence; dans d'autres cas, surtout dans la cystite tuberculeuse et dans les cas de cavernes tuberculeuses des reins, les bacilles sont extrêmement abondants et se montrent en amas agglomérés, en véritables touffes. La recherche des bacilles dans l'urine, comme dans le lait, peut être facilitée par l'emploi de la centrifugation. Dans certains cas où l'examen microscopique était demeuré sans résultat, l'inoculation du dépôt de l'urine au cobaye a néanmoins donné des résultats positifs.

A la tuberculose uro-génitale primitive de l'homme et de la femme se rattache un problème important, celui de son origine par contagion, à la suite des rapports sexuels. Nous avons vu que Cohnheim avait déjà discuté cette éventualité. « Il est au moins admissible, dit-il, qu'un homme puisse, pendant le coït avec une femme atteinte de tuberculose utérine, contracter lui-même une tuberculose uréthrale; et c'est assurément une question qui mérite d'être étudiée, que celle qui consiste à rechercher si un homme atteint d'une tuberculose du poumon ou de tout autre organe peut, par l'intermédiaire du sperme, au cas bien entendu où le virus tuberculeux passerait dans le liquide séminal, transmettre la maladie à la muqueuse génitale de la femme. » Mais c'est surtout à Verneuil que l'on doit d'avoir attiré sur ce point l'attention des observateurs. S'appuyant sur un certain nombre de faits cliniques, Verneuil pense que « la tuberculose génitale primitive naît peut-être simplement à la suite du coït, par contagion directe, c'est-à-dire par progression du microbe tuberculeux à travers les voies génitales inférieures, jusqu'en un point de l'appareil où il trouve les conditions locales favorables à son installation et à son développement ». Verneuil, pour vérifier cette hypothèse, engagea les médecins à faire une enquête, dans les cas de tuberculose génitale, comme celle que l'on pratique journellement dans les cas d'affection vénérienne, c'est-à-dire à recourir à la « confrontation » des deux conjoints[1].

Verchère, dans une monographie intéressante écrite sous

1. Verneuil, Hypothèses sur l'origine de certaines tuberculoses génitales, dans les deux sexes; lettre à M. le professeur Fournier (*Gaz. hebd.*, 1883, p. 224).

l'inspiration de Verneuil, accepte les idées de son maître et apporte des arguments en faveur de l'origine directe, par infection résultant des rapports sexuels, de certaines tuberculoses génitales primitives de l'homme et de la femme[1]. Fernet se livra à une étude de même nature; il publia plusieurs observations de femmes atteintes de pelvi-péritonite probablement primitive, et qui avaient eu des rapports sexuels avec des maris phtisiques; à l'appui de cette manière de voir, il signale la nature suspecte, tuberculeuse peut-être, d'un certain nombre d'écoulements blennorrhagiques chez l'homme, leucorrhéiques chez la femme; enfin, comme autre argument, il rappelle la fréquence de la tuberculose génitale primitive dans l'adolescence et dans l'âge adulte, c'est-à-dire pendant la période d'activité sexuelle, comme cela résulte des statistiques de Reclus pour la tuberculose testiculaire, de celles de Brouardel et de Vermeil[2] pour la phtisie pelvienne de la femme[3]. Derville relate aussi quelques observations de tuberculose génitale primitive chez des femmes ayant eu des rapports avec des hommes phtisiques; dans un cas le mari était atteint d'épididymite tuberculeuse[4]. Enfin plus récemment Schuchardt, renchérissant sur ses prédécesseurs, admet non seulement la possibilité, mais la fréquence de la transmission de la tuberculose par les rapports sexuels, par l'intermédiaire du pus blennorrhagique notamment. Il cite un cas d'épididymite développée dès le troisième jour après le début d'une chaudepisse, qui nécessita plus tard la castration et qui se révéla être de nature tuberculeuse; il ne doute pas que la blennorrhagie, dans ce cas, n'ait été elle-même de nature tuberculeuse. Dans six cas de blennorrhagie « commune », il dit avoir trouvé deux fois des bacilles de la tuberculose associés aux gonocoques. D'après lui, il existerait un catarrhe superficiel des muqueuses, surtout des muqueuses génitales, catarrhe ne s'accompagnant ni de granulations spécifiques, ni d'ulcérations, ni d'autres lésions tuberculeuses,

1. Verchère, Des portes d'entrée de la tuberculose (*Thèse de Paris*, 1884, p. 84).

2. Vermeil, Des lésions des organes génitaux chez les tuberculeuses (*Thèse de Paris*, 1880).

3. Fernet, De l'infection tuberculeuse par la voie génitale (*Bull. et mém. de la Soc. méd. des hôpitaux*, 1884, p. 420).

4. Derville, De l'infection tuberculeuse par la voie génitale chez la femme (*Thèse de Paris*, 1887).

susceptible, du reste, de guérir, et qui néanmoins serait de nature tuberculeuse[1]; opinion dont on laissera certainement la respônsabilité à l'auteur.

Les faits et les arguments que je viens de relater ne me paraissent pas de nature à établir, d'une façon à l'abri de la critique, l'origine par contagion directe, à la suite des rapports sexuels, de la tuberculose génitale primitive de l'homme et de la femme. Les faits de « confrontation » tels que ceux invoqués par Verneuil, Verchère, Fernet, etc., n'ont pas toute la valeur qu'on pourrait être tenté de leur attribuer, si l'on ne réfléchissait à l'extraordinaire fréquence de la tuberculose : dans le grand nombre des combinaisons de toutes sortes qui peuvent se présenter quand il s'agit d'une maladie aussi répandue, il faut bien s'attendre à tomber sur quelques cas où une femme, atteinte de tuberculose génitale, a pu avoir des rapports avec un mari lui-même tuberculeux, sans que la conclusion s'impose que l'affection a été transmise du mari à la femme, ou inversement, par le fait du coït. C'est cependant sur quelques faits de ce genre, susceptibles tous d'une autre interprétation, que repose la doctrine. Les objections, en revanche, sont très nombreuses : la première, et l'une des plus fortes, découle du siège même qu'affecte communément la tuberculose génitale primitive, chez l'homme aussi bien que chez la femme. Si chez la femme (car c'est d'elle qu'il s'agit le plus souvent dans les observations en question) la tuberculose génitale primitive était le résultat d'une infection par le sperme bacillifère d'un tuberculeux ou par un écoulement blennorrhagique suspect, les lésions tuberculeuses devraient, comme le fait justement remarquer Cornil, se localiser tout d'abord sur le vagin et la portion vaginale du col; or, l'on sait que les tubercules ne s'observent pour ainsi dire jamais à cet endroit. Pour expliquer cette rareté des tuberculoses génitales extérieures, relativement à la fréquence de la tuberculose génitale profonde, on invoque, il est vrai, la constitution anatomique de la muqueuse vaginale, revêtue d'un épithélium pavimenteux épais, stratifié et peu propice à l'invasion des microbes. L'argument est loin d'être sans valeur, mais il reste toujours à expliquer pourquoi la lésion, au lieu de dé-

1. Schuchardt, Die Uebertragung der Tuberkulose auf dem Wege des geschlechtchen Verkehrs (*Langenbeck's Archiv f. Chirurgie*, 1892, Bd 44, p. 448).

buter sur la muqueuse, vulnérable cependant, de la cavité utérine, débute le plus souvent sur la muqueuse de la trompe et vers l'orifice péritonéal de celle-ci. Pour la tuberculose génitale de l'homme, on s'explique encore plus difficilement pourquoi le point de départ est si fréquemment l'épididyme ou la prostate, de préférence à d'autres portions du canal génital où les conditions anatomiques propres à la pénétration et à la végétation des bacilles sont au moins aussi favorables.

La tuberculose génitale, dans les deux sexes, s'observe non seulement pendant la période de la vie où s'exerce l'activité sexuelle, mais aussi chez les enfants et les vieillards. Il suffit de consulter les monographies de Siredey, de Brouardel, etc., sur la tuberculose pelvienne de la femme, pour s'assurer que la salpingite et la métrite tuberculeuses ont été observées chez des jeunes filles vierges et de jeunes enfants; il en est de même de la tuberculose testiculaire chez les garçons. Pour ces cas, qui ne diffèrent cependant en rien de ceux rencontrés chez les adultes, la contagion directe, par les rapports sexuels, doit être absolument écartée et l'infection n'a pu se produire que par la voie hématique. Il est très probable, d'une façon générale, que c'est par cette voie qu'est provoquée la tuberculose génitale primitive, l'infection reconnaissant pour point de départ quelque foyer scrofuleux ancien, un ganglion bronchique caséeux, par exemple; hypothèse à laquelle il faut recourir aussi pour les autres tuberculoses locales dont l'origine est encore, malgré tout, entourée, d'obscurité, pour les tuberculoses osseuses, articulaires primitives, pour la tuberculose primitive des capsules surrénales, pour les tubercules du cerveau, etc. En pareille matière, mieux vaut encore reconnaître l'insuffisance de nos notions pathogéniques, que chercher un refuge dans des explications séduisantes de prime abord, mais qui ne supportent pas l'épreuve sérieuse de la discussion.

Je suis loin cependant de nier, d'une façon absolue, la possibilité de l'infection tuberculeuse par les rapports génitaux. Les faits expérimentaux semblent à cet égard plus démonstratifs que ceux empruntés à la clinique humaine. Cornil et Dobroklonski introduisirent dans le vagin de plusieurs cobayes femelles quelques gouttes de culture de bacilles de la tuberculose, en évitant avec soin de produire une érosion de la muqueuse; les animaux furent sacrifiés au bout de quatre à trente-deux jours; déjà après quinze jours, l'examen microscopique révélait la présence de follicules tuberculeux dans l'utérus, au-dessous du revêtement épithélial conservé; trente-deux jours après l'inoculation, les tubercules étaient très nombreux et faciles à voir au microscope[1]. Nous avons vu plus haut (p. 561) que Gärtner inocula directement, dans les testicules de cobayes et de lapins, du virus tuberculeux, dans le but de rechercher si les petits des femelles fécondées par ces mâles deviendraient tuberculeux: les résultats à cet égard furent négatifs ; mais un certain nombre de femelles ainsi fécondées devinrent tuberculeuses, avec des lésions de tuberculose vaginale et utérine très prononcées; les voies génitales, dans ces cas, étaient bien la porte d'entrée du virus. Ainsi chez plusieurs femelles ayant subi les approches du mâle tuberculeux, le sperme chargé de bacilles avait déterminé une tuberculose génitale[2].

La tuberculose du péritoine est souvent primitive, comme la tuberculose pleurale; d'autres fois, elle est consécutive à la tuberculose intestinale ou mésentérique ou, chez la femme, à la tuberculose des organes génitaux (salpingite et ovarite tuberculeuses). Un des épisodes les plus curieux de son histoire est l'influence curative exercée sur elle par la laparotomie. Le premier cas de guérison remonte à Spencer Wells : il s'agissait d'une péritonite tuberculeuse enkystée prise pour un kyste de l'ovaire; l'erreur fut reconnue au moment de la laparotomie: la malade guérit. Kœnig le premier pratiqua systématiquement la laparotomie dans la péritonite tuberculeuse et fut le promoteur et le propagateur de ce mode de traitement. Dans un premier travail[3] il fit connaître trois cas de péritonite tuberculeuse guéris par cette méthode; ces résultats engagèrent plusieurs chirurgiens à suivre son exemple et le nombre des cas où cette intervention fut couronnée de succès devint rapi-

1. Cornil et Dobroklonski, Sur la tuberculose des muqueuses considérées comme portes d'entrée du virus tuberculeux (*Congrès pour l'étude de la tuberculose*, Paris, 1888, p. 259).

2. Gærtner, Ueber die Erblichkeit der Tuberculose (*Zeitschr. f. Hyg. u. Infectionskrankh.*, 1893, Bd 13, p. 247).

3. Kœnig, Die diffuse peritoneale Tuberkulose, etc. (*Centralbl. f. Chirurgie*, 1884, p. 81).

dement considérable. En 1890, Kœnig put réunir 131 observations qu'il communiqua au Congrès international de Berlin. Peu après Aldibert a rassemblé 322 observations d'intervention chirurgicale dans la péritonite tuberculeuse, auxquels on peut ajouter 50 cas colligés depuis par Rœrsch, 7 cas publiés par Conitzer et 18 cas par Frees[1]. La proportion des guérisons annoncées est variable, selon qu'on compte comme telles les cas où les malades ont simplement quitté l'hôpital dans un état satisfaisant, ou que l'on ne fait intervenir que les guérisons ne s'étant pas encore démenties au bout d'un ou de deux ans. Selon la sévérité plus ou moins grande apportée à cette enquête, le chiffre des guérisons varie de 82 à 24 p. 100; il est donc permis d'affirmer qu'au moins un quart des malades atteints de péritonite tuberculeuse et traités par la laparotomie ont guéri définitivement. Dans plusieurs de ces opérations, la nature tuberculeuse de la maladie avait été rigoureusement établie par l'examen bactériologique de quelques tubercules excisés et par l'inoculation aux animaux. Dans un certain nombre d'autopsies, faites quelque temps après la laparotomie, on a trouvé le péritoine semé de granulations dures, fibreuses; dans d'autres cas, par l'autopsie également, ou à l'occasion d'une seconde laparotomie, on a pu s'assurer de la disparition d'énormes masses tuberculeuses et de l'intégrité du péritoine, revenu à son état à peu près normal. Les théories n'ont pas fait défaut pour expliquer comment une simple laparotomie peut amener la transformation fibreuse et la résorption des tubercules du péritoine; on a invoqué l'action phlogogène, irritative du traumatisme opératoire, l'influence exercée par l'évacuation du liquide ascitique, l'exposition à l'air et à la lumière; mais il faut reconnaître qu'aucune de ces interprétations n'est satisfaisante.

Récemment, on a essayé d'élucider ce curieux problème par la voie expérimentale. Kichensky a soumis à la laparotomie des lapins et des cobayes auxquels on avait inoculé quelque temps

1. ALDIBERT, De la laparotomie dans la péritonite tuberculeuse (*Thèse de Paris*, 1892). — RŒRSCH, Du traitement chirurgical de la péritonite tuberculeuse (*Revue de Chirurgie*, 1893, p. 529). — CONITZER, Zur operativen Behandlung der Bauchfelltuberculose im Kindesalter (*Deutsche med. Wochenschr.* 1893, p. 689). — FREES, Die operative Behandlung des tuberculösen Ascites (*Ibid.* 1894, p. 850 et 873). — Consulter en outre : MAURANGE, Intervention chirurgicale dans la péritonite tuberculeuse (*Thèse de Paris*, 1889). — PIC, De l'intervention chirurgicale dans les péritonites tuberculeuses (*Thèse de Lyon*, 1890).

auparavant dans le péritoine de la culture de tuberculose; il constata que les animaux opérés survivaient plus longtemps que les témoins, mais finissaient comme eux par périr de généralisation tuberculeuse. Il pense que la laparotomie a pour effet d'activer le processus réactionnel de la séreuse, de provoquer une infiltration leucocytaire intense et une phagocytose tutélaire, d'où la transformation fibreuse des tubercules entraînant la destruction partielle des bacilles[1].

Gatti, d'après des expériences analogues faites sur des cobayes, pense que, dans la guérison de la péritonite tuberculeuse par la laparotomie, ni l'affluence des leucocytes, ni la phagocytose activée, ni la transformation fibreuse du tubercule ne jouent un rôle appréciable. La guérison presque complète de la tuberculose expérimentale du péritoine, chez le cobaye, s'observerait en effet à la suite de la laparotomie, mais sans processus inflammatoire actif, par simple résorption; les tubercules disparaîtraient sans laisser de traces et le péritoine reprendrait son aspect normal[2].

Stchégoleff (de Saint-Pétersbourg) a fait dans mon laboratoire des recherches expérimentales intéressantes sur les effets de la laparotomie dans la péritonite tuberculeuse[3]. Ces expériences ont porté exclusivement sur des chiens, parce que ces animaux passent ordinairement pour être plus résistants que les rongeurs à l'infection tuberculeuse; mais Stchégoleff put bientôt s'assurer du fait, mis surtout en évidence par Gamaléia et moi, que les chiens sont extrêmement sensibles à l'inoculation intra-péritonéale de la tuberculose humaine ou des mammifères. Stchégoleff se servait de cultures de tuberculose humaine sur bouillon glycériné, cultures qui étaient injectées en suspension très fine, dans la cavité péritonéale des chiens, vers la région ombilicale; la dose de $0^{cc},20$ à $0^{cc},25$ de cette émulsion suffisait encore pour faire périr régulièrement les chiens de tuberculose généralisée dans l'espace de vingt-deux à trente-

1. Kichensky, Experimentelle Untersuchung über den Einfluss der Laparotomie auf die Bauchfelltuberculose der Thiere (*Centralbl. f. allgem. Pathol. u. path. Anat.*, 1893, p. 865).

2. Gatti, Sul processo intimo di regressione della peritonite tubercolosa per la laparotomia semplice (*Riforma medica*, 1894, t. 1, p. 627).

3. Stchégoleff, Recherches expérimentales sur l'influence de la laparotomie sur la péritonite tuberculeuse (*Arch. de méd. expérim. et d'anat. pathol.*, 1894, p. 649).

quatre jours. Dans chaque série d'expériences, on inoculait deux ou trois chiens avec la même quantité de la même culture, puis, au bout de douze à quinze jours, quand ils commençaient à maigrir, on pratiquait la laparotomie à l'un d'eux, les deux autres servant de témoins. L'opération était faite pendant la narcose provoquée par une injection de chloral dans la veine saphène; la cavité péritonéale était soigneusement examinée, l'intestin et l'épiploon attirés au dehors afin d'être bien inspectés, puis replacés dans la cavité abdominale; ordinairement un fragment d'épiploon était excisé pour servir à l'examen microscopique et à des inoculations au cobaye. L'épanchement ascitique qu'on trouvait seulement dans les cas de tuberculose très accusée du péritoine et qui n'existait pas habituellement au premier stade de la maladie, était évacué à l'aide d'éponges stérilisées et l'incision était fermée par une suture à plusieurs étages. Jamais on ne pratiquait de lavage antiseptique de la cavité abdominale. Les lèvres de la plaie étaient agglutinées par une solution de résine caoutchouquée ou avec un enduit de collodion iodoformé et recouvertes d'un pansement ouaté; la réunion était généralement complète au bout de cinq à six jours sans trace de suppuration.

Sur 22 chiens inoculés avec de la culture de tuberculose humaine dans le péritoine, 10 furent soumis à la laparotomie, 12 laissés comme témoins. Tous les témoins succombèrent au bout de vingt-deux à trente-quatre jours; deux moururent même plus rapidement, l'un au onzième, l'autre au seizième jour après l'inoculation. Les lésions consistaient en de l'ascite, qui était constante, et en une éruption de tubercules miliaires sur les deux feuillets du péritoine; l'épiploon était le siège des altérations les plus graves, épaissi, rétracté et infiltré de noyaux caséo-tuberculeux; les ganglions mésentériques étaient aussi tuméfiés et caséeux. Parmi les autres organes, la rate, les poumons et les ganglions bronchiques étaient le plus souvent envahis, parfois profondément atteints de tuberculose.

Tous les chiens opérés survécurent aux témoins. Sur les dix chiens opérés, six succombèrent avec des lésions de tuberculose généralisée, mais avec une survie de 7 à 20 jours comparativement aux animaux témoins; quatre chiens laparotomisés se rétablirent rapidement après l'opération et regagnèrent leur poids primitif. Trois d'entre eux furent tués 85, 70 et 52 jours après l'opération ; le quatrième vivait encore (8 mois après l'inoculation) parfaitement bien portant. Les chiens qui succombèrent malgré la laparotomie avaient subi l'opération à une période assez éloignée du moment de l'infection; ceux qui survécurent avaient au contraire été opérés 12 à 15 jours après l'inoculation.

Chez les chiens morts rapidement à la suite de la laparotomie (au bout de 16 à 30 jours) on trouvait de l'ascite, mais moins prononcée que celle qui avait été constatée au moment de l'opération; les deux feuillets du péritoine étaient couverts de granulations tuberculeuses, ainsi que le mésentère; l'épiploon était épaissi, caséeux par places, les ganglions mésentériques caséeux; la rate était presque toujours atteinte, ainsi que les poumons et les ganglions bronchiques. Ces faits montrent que « dans les cas où l'opération a été faite tardivement, au moment où la tuberculose du péritoine était déjà très avancée, la laparotomie a été incapable d'enrayer complètement le processus morbide. L'opération arrêtait bien pour quelque temps le processus, mais ce dernier ne tardait pas à reprendre sa marche envahissante et le chien succombait à la tuberculose généralisée. Ce qui montre que, même dans ces cas, la laparotomie améliore incontestablement la situation, c'est que, malgré le traumatisme opératoire et l'affaiblissement qui s'ensuivait, les animaux opérés survivaient toujours plus longtemps à l'infection que les animaux témoins. La survie plus longue des animaux opérés doit par conséquent être attribuée exclusivement à la laparotomie. »

Chez les chiens opérés à une période moins avancée, qui s'étaient rétablis et qu'il fallait sacrifier, l'autopsie révéla les particularités suivantes : « Chez le chien tué 85 jours après la laparotomie, tous les petits tubercules constatés, pendant l'opération, sur l'épiploon, le feuillet viscéral du péritoine et le mésentère, avaient complètement disparu. L'épiploon avait son aspect normal, à l'exception de quelques endroits où il paraissait un peu épaissi ; sur des coupes microscopiques on put constater que l'épaississement et la consistance plus solide étaient dus au développement, dans ces endroits, d'un tissu fibreux, de sorte qu'il paraît certain qu'il s'agissait là d'une transformation fibreuse d'anciens tubercules. Quant aux deux feuillets du péritoine, l'examen le plus attentif ne permit d'y découvrir la moindre trace d'anciens tubercules; le péritoine était aussi lisse et uni qu'à l'état normal. Les ganglions mésentériques, augmentés de volume, étaient durs, mais ne présentaient aucune modification de nature tuberculeuse. La rate, le foie, les poumons paraissaient sains et, sur des préparations microscopiques faites avec le suc de la rate, on ne voyait pas de bacilles. Le chien en question avait été opéré 12 jours après l'infection. Un cobaye inoculé dans le péritoine avec une émulsion faite avec un morceau d'épiploon pris pendant l'opération, a succombé au bout de 43 jours de tuberculose généralisée; un chien témoin, inoculé de la même façon et avec la même émulsion, mourut de tuberculose générale au bout de 27 jours. Chez un cobaye inoculé dans le péritoine avec une émulsion faite avec un morceau d'épiploon prélevé au moment de l'autopsie, cobaye tué 45 jours après l'inoculation, on ne trouva aucune trace de tuberculose. » Des constatations analogues furent faites sur les deux autres chiens, sacrifiés 70 et 52 jours après l'opération. Ces faits montrent que « la péritonite tuberculeuse des chiens peut guérir par la laparotomie, à la condition que l'opération soit faite de bonne heure, au début du processus ».

Stchégoleff a cherché à se rendre compte, par l'examen microscopique, du processus histologique de guérison des lésions tuberculeuses péritonéales, chez le chien, à la suite de la laparotomie. Sur des coupes pratiquées sur des fragments d'épiploon et de mésentère, il constata que bon nombre de tubercules avaient complètement subi la transformation fibreuse, que d'autres étaient en voie de cette transformation, les cellules embryonnaires et épithélioïdes apparaissant entremêlées d'éléments jeunes de tissu conjonctif (fibroblastes). Les bacilles, très abondants dans les lésions tuberculeuses chez les chiens témoins, faisaient défaut ou ne se voyaient qu'en petit nombre dans l'épiploon ou sur le péritoine des chiens laparotomisés. Pour Stchégoleff, la régression des produits tuberculeux tient à la réaction inflammatoire, caractérisée par l'infiltration de cellules embryonnaires, la phagocytose et le développement actif de tissu conjonctif et aboutissant à la transformation fibreuse des tubercules. Ce processus s'observe également, mais d'une façon moins accusée chez les animaux non opérés, et ne suffit pas alors pour arrêter l'évolution du tubercule. La laparotomie aurait donc pour effet d'activer singulièrement le travail de réaction inflammatoire : « Les tissus qui entourent les foyers tuberculeux s'infiltrent de cellules embryonnaires qui forment une véritable barrière à l'extension du foyer et entrent en lutte avec les bacilles qu'il renferme; les éléments jeunes s'organisent en tissu conjonctif nouveau qui, à son tour, subit la transformation fibreuse; enfin les éléments spécifiques du tubercule périssent et sont résorbés. »

Stchégoleff pense que l'effet curateur exercé par la laparotomie sur la péritonite tuberculeuse se rattache surtout à un ensemble d'actions physiques : le traumatisme subi par le péritoine, les influences thermiques, la pénétration de l'air dans la cavité abdominale et peut-être aussi l'intervention de la lumière. Ces facteurs réunis amènent une irritation du péritoine malade et une réaction inflammatoire aboutissant à l'arrêt du processus morbide. L'évacuation de l'épanchement ascitique ne constitue pas, comme l'admettent plusieurs auteurs, la cause exclusive de la guérison ; en effet, dans les expériences de Stchégoleff, la guérison s'observait précisément dans les cas où la laparotomie était pratiquée au début de la péritonite tuberculeuse, c'est-à-dire à un moment où on ne trouvait dans le péritoine qu'une très petite quantité ou même aucune trace de liquide.

CHAPITRE XX

ESSAIS D'IMMUNISATION CONTRE LA TUBERCULOSE

SOMMAIRE. — Réinoculation tuberculeuse chez un animal déjà tuberculisé : résultats variables de la réinfection. — Prétendue immunité conférée par les lésions scrofuleuses guéries. — La scrofule est-elle due à une variété spéciale, atténuée, du bacille de la tuberculose? — Expériences d'Arloing, tendant à différencier foncièrement le virus scrofuleux et le virus tuberculeux. — Critique de ces expériences : c'est une question de dose et non de qualité de virus. — Influence du nombre des agents virulents sur les effets de l'inoculation tuberculeuse, chez le cobaye et le lapin.

Essais d'immunisation du lapin par des inoculations de cultures affaiblies : expériences de Grancher et Hip. Martin. — Essais d'immunisation par les produits solubles des cultures. — Prétendues vaccinations contre la tuberculose humaine par l'inoculation de cultures aviaires. — Essais de vaccination et de guérison par le sérum d'animaux naturellement réfractaires ou immunisés.

Les travaux de Pasteur et de ses élèves sur l'atténuation artificielle de certains microbes et sur l'utilisation des cultures atténuées comme vaccins devaient nécessairement provoquer un courant de tentatives analogues pour la tuberculose. Mais ici le problème se présentait avec des difficultés particulières, pour deux raisons principales : d'une part, la tuberculose ne paraît pas rentrer dans le cadre des maladies pour lesquelles l'immunité peut être créée par le fait d'une première atteinte; d'autre part, nous ne sommes pas, jusqu'à présent du moins, en possession d'une variété du bacille de la tuberculose atténué, dans la véritable acception du mot.

La durée et la marche progressive de l'affection tuberculeuse chez l'homme, les longues périodes de silence de la maladie, suivies de recrudescences et de poussées nouvelles, s'accordent mal avec l'hypothèse d'une immunité conférée par une atteinte première. Cet argument cependant n'a pas une valeur absolue, car pour la syphilis une évolution tout aussi lente et des poussées successives s'observent aussi et cependant, il existe une immunité incontestable du fait d'une première infection : l'on sait en effet que les lésions syphilitiques ne sont pas réinoculables au porteur. Mais la tuberculose se comporte à cet égard tout différemment de la syphilis. Charrin a montré que chez des cobayes atteints de chancre tuberculeux et de tuberculose généralisée on peut par une deuxième inoculation provoquer une nouvelle ulcération tuberculeuse[1]. Arloing a fait des expériences analogues ; il inocula des cobayes une première fois, avec du virus tuberculeux, à la face interne de la cuisse ; au bout d'un mois, lorsque l'induration tuberculeuse des ganglions inguinaux était bien établie et la tuberculose en train de se généraliser, il faisait une seconde inoculation à la base de l'oreille ; le gonflement des ganglions préauriculaires et préscapulaires lui montrait que « l'organisme est en proie à une deuxième infection qui marche en quelque sorte à la rencontre de la première pour envahir simultanément le poumon »[2].

Dans des expériences dont il sera question plus loin (p. 808) et qui ont servi de base à l'emploi de la tuberculine, Koch signala la différence d'action qu'exerce l'inoculation sous-cutanée d'une culture de tuberculose chez le cobaye, selon que l'animal est sain ou déjà tuberculeux. Chez le cobaye sain, cette inoculation entraîne la formation de l'ulcère tuberculeux, avec adénopathie et généralisation tuberculeuses. en un mot l'évolution des lésions progressives bien connues depuis les expériences de Villemin. La même inoculation, pratiquée sur un cobaye déjà rendu tuberculeux depuis quatre à six semaines, produit des effets différents ; au point où a eu lieu la réinoculation, la peau se nécrose, l'escarre sèche s'élimine et l'ulcération non tuberculeuse ainsi formée se cicatrise habituellement et guérit sans que l'on observe de retentissement appréciable sur les ganglions correspondants.

J'ai répété ces expériences sur un certain nombre de cobayes ;

1. Charrin, Tuberculose et morve, auto-inoculation et réinoculation (*Revue de médecine*, 1885, p. 463).
2. Arloing, *Leçons sur la tuberculose et certaines septicémies*, 1892, p. 236.

les résultats obtenus ont été variables : tantôt la réinoculation déterminait le phénomène de Koch, c'est-à-dire la simple formation d'une plaque de nécrose suivie de cicatrisation et sans adénopathie appréciable; tantôt au contraire j'obtenais à l'endroit de la réinoculation un ulcère tuberculeux ou un abcès caséeux avec engorgement des ganglions correspondants. Dans plusieurs cas, je fis subir aux cobayes inoculés une première fois depuis un mois, trois, quatre ou cinq réinoculations successives, séparées l'une de l'autre par un intervalle d'une semaine; j'obtins ainsi des abcès caséeux à chaque point d'inoculation, avec adénopathie correspondante des aines et des aisselles; toutefois il semblait que les abcès résultant des dernières inoculations étaient moins volumineux que ceux qui correspondaient aux premières, comme si la réaction locale provoquée par les réinfections répétées devenait de moins en moins accusée. Il est difficile d'expliquer ces différences dans les effets obtenus par la réinoculation du virus tuberculeux chez le cobaye et pourquoi, dans tel cas on provoque une lésion purement locale et nécrotique, dans d'autres cas la formation d'un nouveau chancre tuberculeux avec adénopathie, dans d'autres enfin des abcès caséeux sous-cutanés, mais n'aboutissant pas à l'ulcération.

On a invoqué aussi des arguments cliniques en faveur d'une sorte d'immunité qui serait créée par le fait de tuberculoses localisées, bénignes et guéries. Marfan notamment crut avoir observé que les malades porteurs d'adénites scrofuleuses complètement guéries ou de cicatrices de lupus complètement éteints ne présentaient jamais de symptômes de phtisie pulmonaire ; il dit avoir fait cette observation sur plusieurs infirmiers et sur des surveillantes d'hôpital qui pourtant vivaient depuis longtemps dans un milieu particulièrement propre à la contagion[1]. Malheureusement les faits signalés par Marfan sont loin de constituer la règle et les cliniciens sont au contraire presque tous unanimes à signaler la fréquence de la phtisie pulmonaire chez les individus porteurs de cicatrices de scrofule ou chez les sujets atteints de lupus.

Nous voici ramenés, une fois encore, à la question des

1. Marfan, De l'immunité conférée par la guérison d'une tuberculose locale pour la phtisie pulmonaire (*Arch. gén. de médecine*, 1886, t. 1, p. 423 et 575).

rapports de la scrofule et de la tuberculose, objet de tant de discussions; à l'heure actuelle cependant, ces discussions semblent bien près d'être épuisées. Que reste-t-il, en effet, de la scrofule, si l'on en retire toutes les affections dont nous savons aujourd'hui sûrement la nature tuberculeuse : les adénites strumeuses, les caries des os longs et des os courts, le spina ventosa, les caries du rocher, les abcès par congestion, les arthrites fongueuses, le lupus, les gommes et les ulcérations tuberculeuses de la peau? La scrofule a disparu comme entité pathologique et ses différentes manifestations sont venues, les unes après les autres, se ranger dans le cadre de plus en plus compréhensif de la tuberculose.

Une dernière tentative de séparation entre les lésions scrofuleuses et les lésions proprement tuberculeuses a été faite par Arloing, tentative dont il a été déjà plusieurs fois question dans le cours de cet ouvrage. L'élément de différenciation consisterait dans les résultats distincts de l'inoculation des produits scrofuleux chez le cobaye et chez le lapin. Arloing inoculant dans le tissu cellulaire sous-cutané ou dans le péritoine de lapins des fragments de ganglions « strumeux » constata que ces animaux, sacrifiés plusieurs mois après, ne présentaient pas de lésions tuberculeuses, tandis que les mêmes produits, inoculés au cobaye, le tuberculisaient régulièrement. Les produits tuberculeux au contraire infectaient le lapin aussi bien que le cobaye. Arloing en conclut que le virus scrofuleux est susceptible de tuberculiser le cobaye, mais non le lapin; « la scrofule est une tuberculose atténuée qui ne peut forcer la résistance du lapin, tout en étant capable de surmonter celle du cobaye »; même après plusieurs passages successifs chez le cobaye, le virus scrofuleux ne deviendrait pas susceptible d'infecter le lapin; non seulement les lésions scrofuleuses résulteraient d'une tuberculose atténuée, mais encore cette atténuation serait « profonde et persistante ». En conséquence Arloing n'hésite pas à déclarer que « le bacille de Koch peut se transformer en une variété quasi fixe, former une sorte de race dont la virulence est diminuée, à ce point qu'elle ne peut forcer la résistance du lapin, même après avoir passé par le cobaye[1] ».

1. ARLOING, Essai sur la différenciation expérimentale de la scrofule et de la tuberculose humaines (*Revue de médecine*, 1887, p. 97, et *Leçons sur la tuberculose*, 1892, p. 152).

Ces vues émises par Arloing n'ont guère rallié de partisans. Nocard éleva judicieusement l'objection que, dans les effets différents, chez le lapin, de l'inoculation de produits tuberculeux proprement dits et de produits scrofuleux, ce qui est en jeu n'est pas la qualité du virus, mais simplement la quantité ; les produits tuberculeux, plus riches d'ordinaire en bacilles, triomphent de la résistance du lapin, alors que les produits scrofuleux, où les bacilles sont très rares, peuvent être inoculés sans effet ; chez le cobaye, plus réceptif que le lapin, l'inoculation de matière scrofuleuse donnera des résultats positifs. Nocard s'assura en outre que le lapin lui-même, inoculé avec des produits scrofuleux, se tuberculise à la longue, si on le laisse vivre un temps suffisant ; Arloing dans la plupart de ses expériences sacrifiait les lapins au bout de deux mois, c'est-à-dire dans un délai trop court quand on emploie une matière aussi pauvre en bacilles que les ganglions strumeux. Avec des produits prélevés sur des cobayes rendus tuberculeux par l'inoculation d'un ganglion scrofuleux, Nocard réussit à tuberculiser des lapins, et la tuberculose, inoculée en série chez ces derniers, se montra de plus en plus virulente. De Renzi a pu rendre aussi des lapins tuberculeux par l'inoculation de matières scrofuleuses et se prononce également pour l'identité des virus scrofuleux et tuberculeux[1].

Je rappellerai à ce sujet que Koch a pratiqué des cultures directes avec des produits provenant de diverses tuberculoses locales, notamment avec des fragments de lupus, et qu'il n'a pas observé de différences entre les effets de l'inoculation de ces cultures et des cultures tuberculeuses d'autre origine. J'ai pu moi-même faire une constatation analogue : l'une des cultures de tuberculose humaine que j'ai obtenue et étudiée provenait d'un cobaye inoculé avec des grains riziformes du poignet enlevés par Terrillon. La malade, opérée il y a six ans, est actuellement encore très bien portante ; il s'agissait donc là d'une tuberculose locale et bénigne au premier chef ; cependant la culture ainsi obtenue ne diffère en rien, ni pour la virulence ni pour les autres caractères, des cultures humaines d'autre origine.

D'une façon générale, il semble donc que les tuberculoses

1. De Renzi. *La Tissichezza polmonare*, Naples, 1889, p. 197.

localisées ou bénignes doivent leur caractère de bénignité, moins à la qualité même du virus, qu'à certaines particularités du terrain sur lequel ce virus se développe et à la réceptivité moindre des sujets ou des organes envahis. Dans ces conditions défavorables, le virus ne se cultive que péniblement et les produits pathologiques auxquels il donne naissance sont remarquables par leur pauvreté en bacilles. Ces bacilles peuvent même se trouver affaiblis dans leur virulence, sans qu'il s'agisse néanmoins, dans ces cas, d'une atténuation proprement dite. L'atténuation en effet, dans l'acception qu'il convient de lui attribuer depuis les travaux de Pasteur, est une propriété persistante et tenace, transmissible dans les générations successives; l'affaiblissement au contraire n'est qu'une particularité contingente, individuelle, qui peut disparaître dès la génération subséquente, lorsque celle-ci se retrouve placée dans les conditions normales. La virulence peu accusée des produits scrofuleux peut tenir à un affaiblissement de cette nature, à moins qu'on ne préfère l'expliquer plus naturellement encore, dans la grande majorité des cas, par le petit nombre des agents virulents que ces produits renferment.

L'influence exercée par le nombre des bacilles tuberculeux inoculés sur les effets de l'inoculation a été l'objet de diverses recherches expérimentales, dont la plupart avaient précisément pour but d'élucider cette question des rapports de la scrofule et de la tuberculose.

Il a déjà été question (p. 646) des effets de la dilution du lait tuberculeux sur sa virulence, effets étudiés par Gebhardt. Il crut constater qu'une dilution de 1/100 à 1/50 et même à 1/40 suffisait pour abolir l'infectiosité du lait; j'ai signalé du reste les objections que comportaient ces expériences. Gebhardt fit des essais analogues sur les crachats tuberculeux et il s'assura qu'une dilution même à 1 p. 100000 ne fait pas disparaître la virulence de ces crachats pour le cobaye, quel que soit le mode d'inoculation (sous-cutanée, intra-péritonéale ou par inhalation). Des cultures pures de tuberculose diluées dans 400000 fois leur volume d'eau se montrèrent encore infectieuses. Plus le virus est dilué, plus la maladie provoquée chez le cobaye évolue lentement. D'après les numérations approximatives faites avec des crachats dilués, Gebhardt estime qu'il faut environ 820 bacilles pour provoquer la tuberculose chez le cobaye, par inoculation sous-cutanée, intra-péritonéale ou par inhalation[1].

Dans un autre ordre d'idées, au cours de recherches poursuivies en vue d'une vaccination par petites doses de virus, Daremberg avait constaté que « lorsqu'on inocule de très faibles doses de virus sous le crâne ou sous la peau des lapins et des cobayes, ils ne deviennent pas tuberculeux; ils maigrissent vers le dixième jour qui suit l'inoculation, puis ils engraissent et vivent indéfiniment[2] ».

Wyssokowicz fit des expériences plus précises sur l'influence exercée par le nombre des agents virulents inoculés, dans la tuberculose expérimentale du lapin et du cobaye. Le point de départ de ces recherches fut justement le travail d'Arloing dont il vient d'être question, montrant que des produits scrofuleux, inoculés à des cobayes, les rendaient régulièrement tuberculeux, tandis que les mêmes inoculations n'étaient suivies d'aucun effet chez le lapin.

Pour obtenir une suspension aussi uniforme que possible des bacilles dans le liquide à inoculer, Wyssokowicz tritura des crachats tuberculeux ou des cultures sur gélose glycérinée dans du bouillon; le tout fut filtré sur du papier à filtre stérilisé. Les bacilles en suspension dans le liquide s'y trouvaient ainsi répartis à l'état d'unités et non sous forme d'amas. Une goutte de l'émulsion était prélevée et on la déposait sur une lamelle à couvrir, sur laquelle on avait préalablement étalé et laissé sécher une goutte de blanc d'œuf, afin d'éviter que les bacilles ne fussent entraînés dans les opérations subséquentes. La préparation séchée à l'air et fixée par la chaleur était colorée par le procédé de Ziehl et l'on pouvait alors facilement compter le nombre de bacilles contenus dans la goutte. Six lapins et huit cobayes furent inoculés sous la peau, dans le péritoine ou par injection intra-veineuse avec une dose de liquide tenant en suspension 8 à 150 bacilles de la tuberculose. Les cobayes, morts spontanément ou sacrifiés au bout de 85 à 104 jours, étaient

1. Gebhardt, Experiment. Untersuchungen über den Einfluss der Verdünnung auf die Wirksamkeit des tuberculösen Giftes (*Virchow's Archiv*, 1890, Bd 119, p. 127).

2. Daremberg, De l'évolution variable de la tuberculose expérimentale (*Bullet. de l'Acad. de méd.*, 1889, t. 32, p. 391).

tous tuberculeux; ils présentaient des lésions d'autant moins accusées et moins généralisées que le nombre des bacilles inoculés avait été plus faible. Ainsi, un cobaye inoculé sous la peau avec environ 80 bacilles mourut au bout de 98 jours, avec une tuberculose généralisée très prononcée; un autre qui avait reçu environ 8 bacilles dans le péritoine fut tué au bout de 104 jours, avec des lésions tuberculeuses beaucoup moins étendues. L'influence de la réduction de la dose des bacilles était encore plus nette chez les lapins. Aucun des six lapins sacrifiés au bout de 92 à 145 jours n'offrit de lésion tuberculeuse, locale ou généralisée; un seul d'entre eux, inoculé dans la veine avec 20 à 30 bacilles, présenta dans les poumons quelques petits nodules fibreux, probablement de nature tuberculeuse. Ces expériences montrent que les lapins peuvent résister à des doses de virus suffisantes pour infecter le cobaye et Wyssokowicz en conclut, comme l'avait fait Nocard, que si l'inoculation de produits scrofuleux peut déterminer la tuberculose chez les cobayes sans infecter le lapin, cette différence est le résultat, non pas d'une atténuation des bacilles contenus dans les lésions scrofuleuses, mais simplement du petit nombre des bacilles qu'elles renferment d'ordinaire : c'est une affaire de quantité et non de qualité de virus[1].

Je me suis assuré pour ma part aussi (voir p. 377) que le lapin peut supporter, sans aucun effet appréciable, l'inoculation sous-cutanée, intra-péritonéale et même intra-veineuse de doses assez fortes de culture tuberculeuse, alors que des doses beaucoup plus petites de la même culture, injectées sous la peau de cobayes, les font régulièrement succomber à la tuberculose.

D'après les enseignements puisés dans les nombreuses inoculations que j'ai faites chez le cobaye, j'ai pu acquérir cette notion que, si le nombre des bacilles inoculés a une influence directe et incontestable sur la rapidité de la maladie, il en exerce parfois aussi une autre, souvent inverse, sur l'étendue et la diffusion des lésions. Lorsqu'on inocule sous la peau ou dans le péritoine d'un cobaye des produits tuberculeux pauvres en bacilles, du pus d'adénite scrofuleuse, par exemple, ou

1. Wyssokowicz, Ueber den Einfluss der Quantität der verimpften Tuberkelbacillen auf den Verlauf der Tuberkulose bei Kaninchen und Meerschweinchen (*Xter Internation. med. Congress*, Berlin, 1890, Bd 2, Abth. 3, p. 171).

de carie tuberculeuse, ou une très petite quantité de crachats de phtisiques, ou quelques gouttes d'une culture très diluée, l'animal peut rester pendant plusieurs mois dans un état de santé apparent, présentant un ulcère tuberculeux au point d'inoculation et l'adénopathie correspondante; ce n'est qu'au bout de 3, 4 ou 5 mois, quelquefois davantage, qu'il maigrit profondément et meurt dans une cachexie très accusée. Dans ces cas de tuberculose expérimentale du cobaye à évolution très lente, les lésions trouvées à l'autopsie sont très prononcées et généralisées; le système ganglionnaire, la rate, le foie, même les poumons sont envahis; la rate est souvent énorme et présente, ainsi que le foie, les marbrures jaunes et rouges, les foyers caséeux et les lésions scléreuses, nécrotiques et hémorrhagiques qui sont si frappantes. Lorsque, au contraire, on inocule sous la peau du cobaye une dose relativement forte de culture du bacille humain ou des mammifères, la marche de la maladie est généralement plus rapide; l'animal succombe déjà au bout de six semaines à deux ou trois mois, moins amaigri et moins cachectique que dans le cas précédent; les lésions sont aussi moins prononcées, la rate et le foie moins volumineux et présentant des altérations moins avancées et moins caséeuses; les poumons sont indemnes ou envahis seulement par quelques granulations grises : la maladie dans ces cas a évolué trop promptement pour que les lésions aient eu le temps de s'accuser et de se généraliser davantage. Si l'on ne tenait pas compte de cette évolution plus rapide et de la mort survenue plus tôt, on pourrait croire, comme l'ont fait certains expérimentateurs, que le virus tuberculeux a été affaibli par le fait de la culture en dehors du corps de l'homme ou des animaux. La différence dans les résultats tient surtout, selon moi, au nombre des agents virulents qui interviennent, nombre qui est beaucoup plus considérable quand on inocule une culture, même à dose en apparence très petite, que quand on se sert de produits tuberculeux naturels.

Grancher et Ledoux-Lebard ont étudié l'influence exercée par des doses variables de culture du bacille aviaire, inoculées dans la veine de l'oreille des lapins. Pour déterminer d'une façon plus précise la dose employée, ces expérimentateurs eurent recours à la pesée et se servirent de cultures préalablement desséchées en présence du chlorure de calcium, puis délayées dans un volume donné d'eau stérilisée. Ils s'assurèrent ainsi que la dose de 1 milligr. à $0^{mgr},02$ de culture aviaire, pesée à l'état sec, injectée dans la veine de l'oreille, est capable de tuer le lapin par une tuberculose généralisée à forme septicémique, avec hypertrophie du foie et de la rate et sans tubercules apparents (type Yersin). Les doses successivement décroissantes de $0^{mgr},01$ à $0^{mgr},001$ tuent beaucoup plus lentement et avec d'autres lésions; la mort, au lieu de se produire au bout de 2 à 3 semaines, est survenue après 93, 195 et 218 jours. Dans un cas, on ne trouva d'autres lésions qu'un foyer caséeux dans le poumon, contenant des bacilles; dans un autre, une tumeur blanche siégeant, à l'articulation tibio-tarsienne de l'une des pattes postérieures, avec des bacilles dans le pus; tous les autres organes étaient sains. On voit donc que par l'injection intra-veineuse du bacille aviaire, chez le lapin, en ayant soin de faire varier la quantité de virus inoculé, on obtient des formes très diverses de tuberculose expérimentale, depuis le type septicémique aigu jusqu'à la tumeur blanche ou d'autres tuberculoses locales.

Grancher et Ledoux-Lebard voulurent aussi s'assurer si, par l'inoculation de doses d'abord très faibles puis graduellement croissantes de culture tuberculeuse à un même animal, on arriverait à lui conférer une certaine immunité contre les doses mortelles. Des doses de $0^{mgr},00001$ à $0^{mgr},0009$ de culture pesée à l'état sec furent inoculées successivement, à des intervalles d'environ une semaine, dans l'oreille de lapins. Ces lapins reçurent ensuite la dose de $0^{mgr},001$ en même temps que des témoins. Ils succombèrent aussi vite, quelques-uns même plus vite[1].

On a essayé, de différents côtés, d'appliquer à la tuberculose la méthode pasteurienne d'immunisation par des inoculations de cultures de virulence progressivement croissante. Les tentatives poursuivies dans cette direction avec le plus de méthode sont aussi dues à Grancher et Hip. Martin. Ces essais ont consisté dans l'inoculation intra-veineuse, à des lapins, de cultures aviaires affaiblies à des degrés variables par le vieillissement, en passant successivement à des cultures de plus en plus virulentes, jusqu'à l'inoculation d'épreuve. Le virus le plus faible

1. GRANCHER et LEDOUX-LEBARD. Études sur la tuberculose expérimentale du lapin (*Arch. de méd. expérim. et d'anat. path.* 1891, p. 148).

était représenté par une culture âgée de quatre à cinq ans, le virus d'épreuve par une culture fraîche de quinze jours, tuant le lapin par injection intra-veineuse en deux à trois semaines; entre ces termes extrêmes s'intercalaient huit degrés intermédiaires, de virulence croissante. Les inoculations préventives étaient faites à des intervalles de temps très espacés, d'où une très longue durée des expériences : un an, deux ans et au delà. D'une façon générale les lapins ainsi traités vivaient plus longtemps après l'inoculation d'épreuve que les témoins; ils mouraient cependant, quelquefois au bout d'un an seulement ou davantage, avec des tuberculoses locales (tumeurs blanches, foyers caséeux disséminés) reproduisant, dans une certaine mesure, les lésions de la scrofule articulaire ou viscérale de l'homme. Chez plusieurs animaux ayant survécu très longtemps, on constatait des lésions scléreuses ou dégénératives des reins, chez d'autres de la paraplégie, sans tubercules dans les organes. Ces altérations, pour Grancher et Hip. Martin, seraient d'origine non pas bacillaire mais toxique. « La substance toxique peut porter son action sur le système nerveux et y déterminer des paralysies; mais elle agit surtout sur le rein, à tel point qu'un animal qui, par le fait de la vaccination, est partiellement ou totalement réfractaire à la tuberculose virulente mortelle, est à peu près certain de mourir, tôt ou tard, de néphrite dont le type anatomique se retrouve dans la glomérulo-néphrite épithéliale consécutive, chez l'homme, à la scarlatine. » Quelques expériences faites dans les mêmes conditions, également chez le lapin, avec des cultures de tuberculose humaine, ont donné des résultats analogues. Un certain nombre de cobayes inoculés préalablement par des cultures affaiblies de tuberculose aviaire furent soumis à l'épreuve de l'inoculation d'une culture virulente de tuberculose humaine; ils moururent aussi vite et avec des lésions aussi accusées que les cobayes témoins; « la tuberculose aviaire ne semble donc pas vacciner le cobaye contre la tuberculose des mammifères. »

Ces expériences de Grancher et Hip. Martin mettent en évidence ce fait très intéressant que l'on peut habituer les lapins à des inoculations intra-veineuses et sous-cutanées de cultures de tuberculose affaiblies par le vieillissement et qu'on leur confère ainsi une résistance manifeste contre la tuberculose virulente mortelle. Il est vrai que ces expérimentateurs n'ont pas réussi, comme ils sont les premiers à le reconnaître, à « conférer aux lapins une immunité complète par une méthode inoffensive et sûre », mais on leur sera redevable d'avoir démontré la possibilité d'une vaccination anti-tuberculeuse, imparfaite sans doute, mais réelle[1].

Assez nombreuses aussi, sans parler de la tuberculine, sont les tentatives d'immunisation par les produits solubles extraits des cultures de tuberculose. Daremberg, un des premiers, a fait des recherches sur l'influence exercée par « le poison tuberculeux » sur la réceptivité des animaux. Des cultures de tuberculose dans le bouillon glycériné furent stérilisées par le séjour à l'autoclave à 115° ou par le procédé de Tyndall ; l'inoculation sous-cutanée, à dose assez forte, des cultures ainsi stérilisées faisait mourir les cobayes et rendait les lapins malades. Ces lapins, inoculés ensuite avec des cultures vivantes, présentèrent quelquefois une survie très notable comparativement aux lapins témoins. « Il semble donc que chez quelques-uns de ces lapins l'organisme se soit accoutumé peu à peu au poison tuberculeux. » L'inoculation de ces cultures stérilisées, pratiquée quelque temps après l'infection des animaux, ne paraissait pas ralentir chez eux la marche de l'affection[2].

Courmont et Dor ont filtré sur porcelaine des cultures liquides aviaires « extrêmement atténuées » qu'ils injectèrent, à la dose de 10 cc., dans le péritoine ou dans la veine de lapins, sans produire d'effets toxiques appréciables ; cinq mois plus tard ces lapins reçurent, en même temps que des témoins, quelques gouttes de culture aviaire vivante dans la veine de l'oreille ; quelques-uns des lapins vaccinés résistèrent. Le liquide obtenu par la filtration de cultures aviaires virulentes, inoculé à la dose de 15 cc. dans le péritoine, dans la veine ou dans les muscles de la cuisse à des lapins, se montra très toxique. Les deux tiers de ces lapins moururent cachectiques au bout d'un ou de deux mois ; l'autre tiers se rétablit. Les

1. GRANCHER et HIP. MARTIN, sur un mode de traitement et de vaccination contre la tuberculose (*Bulletin méd.*, 1890, p. 777). — Note sur les vaccinations anti-tuberculeuses (*Congrès pour l'étude de la tuberculose*, Paris, 1891, p. 18). — Étude sur la vaccination tuberculeuse (*Revue de la tuberculose*, t. 1, 1893, p. 289).

2. DAREMBERG, De l'évolution variable de la tuberculose expérimentale (*Bulletin de l'Acad. de médecine*, 1889, p. 391).

lapins survivants reçurent dans la veine une forte dose de culture aviaire virulente; la plupart succombèrent avec des lésions tuberculeuses variables, mais plus tardivement que les témoins; quelques-uns résistèrent définitivement; ces lapins, éprouvés plus tard avec de la tuberculose humaine, auraient également résisté [1].

Héricourt et Ch. Richet ont fait des tentatives d'immunisation, sur le lapin, par l'injection de cultures humaines et aviaires, stérilisées par le chauffage ; mais les résultats obtenus paraissent peu concluants : tous les animaux témoins ne succombèrent pas à l'inoculation d'épreuve; les lapins vaccinés survivants ne furent pas sacrifiés et le contrôle de l'autopsie ne permit pas de juger définitivement de leur état [2].

Grancher et Hip. Martin ont aussi fait des essais de vaccination à l'aide de produits solubles retirés des cultures de tuberculose, mais leurs essais ne furent pas couronnés de succès; « ces tentatives de vaccination par les produits solubles ont toujours paru diminuer, au lieu de fortifier, la résistance des lapins contre l'inoculation d'épreuve ».

Héricourt et Richet ont aussi relaté des expériences d'après lesquelles l'inoculation de la tuberculose aviaire rendrait les chiens réfractaires à la tuberculose humaine. Des chiens furent soumis à l'inoculation intra-veineuse de cultures aviaires, qu'ils supportent parfaitement, comme l'on sait; ils résistèrent ensuite à l'inoculation intra-veineuse de culture humaine à laquelle les témoins succombaient [3]. Il serait à désirer que ces faits remarquables fussent vérifiés par d'autres expérimentateurs; j'ai, pour ma part, fait un certain nombre de tentatives analogues, mais avec des résultats entièrement opposés à ceux annoncés par Héricourt et Richet.

Exp. I. — Cette expérience, que je suis obligé de citer de mémoire, remonte à l'année 1889, époque où la distinction entre la tuberculose

1. Courmont et Dor, De la vaccination contre la tuberculose aviaire ou humaine avec les produits solubles du bacille tuberculeux aviaire (*Congrès pour l'étude de la tuberculose*, Paris, 1891, p. 651).

2. Héricourt et Ch. Richet, De la vaccination contre la tuberculose par les produits solubles des cultures tuberculeuses (*Études expérim. et clin. sur la tuberculose* publiées par Verneuil, t. 3, 1892, p. 124).

3. Héricourt et Ch. Richet, De la vaccination contre la tuberculose humaine par la tuberculose aviaire (*Ibid.* p. 365).

aviaire et la tuberculose des mammifères n'était pas faite et où l'on ignorait l'immunité des chiens à l'égard du bacille aviaire. J'essayai d'appliquer au chien, pour la tuberculose, ce qui m'avait réussi pour la morve, c'est-à-dire de le rendre réfractaire à la maladie par des inoculations intra-veineuses de bacilles virulents, à doses très faibles d'abord, puis graduellement croissantes. Un chien reçut dans les veines saphènes, dans les veines des membres antérieurs, puis dans les veines jugulaires, des doses d'abord très petites, puis progressivement croissantes, d'une culture de tuberculose sur gélose glycérinée (c'était une culture aviaire). Ce chien supporta parfaitement ces inoculations répétées pendant environ six mois, sans perdre de son poids, bien que les doses injectées en dernier lieu fussent excessivement fortes (la totalité d'un tube de culture). L'innocuité absolue de ces injections répétées me fit penser que les cultures dont je me servais étaient atténuées : pour m'en assurer, je recourus à l'emploi de produit tuberculeux naturel et j'injectai au chien dans la veine une demi-seringue d'une émulsion faite avec la rate d'un cobaye qui venait de succomber à une tuberculose généralisée, provoquée par l'inoculation de crachats de phtisique. Ce chien mourut au bout de trois semaines, extrêmement amaigri ; à l'autopsie, il présenta une tuberculose généralisée de tous les viscères, et notamment des cavernules tuberculeuses des poumons, avec de nombreux bacilles. On voit donc que, malgré les doses très considérables de culture aviaire qu'il avait parfaitement supportées, ce chien ne présenta aucune immunité à l'égard de l'inoculation ultérieure de la tuberculose humaine.

Exp. II. — Le 19 mars 1894, on injecte dans le péritoine d'un chien à longs poils, pesant $6^{kil},730$, la dose énorme de 40 cc. d'une culture aviaire sur bouillon glycériné. Il supporte parfaitement cette dose excessive ; il est gai et mange bien. Le 18 avril, on constate qu'un abcès sous-cutané s'est ouvert à la paroi abdominale, mais l'animal continue à se bien porter. Le 13 mai, le chien étant en parfait état, on lui injecte à nouveau dans la veine saphène 10 cc. de culture aviaire, qu'il supporte très bien. Le chien est très vif et engraisse. Le 13 juillet, il pèse 7 kilogrammes. On lui injecte alors dans la veine saphène 1 cc. d'une émulsion fine de culture humaine. Il continue à se bien porter en apparence et à manger pendant une dizaine de jours, puis il commence à maigrir ; le 3 août, il pèse $6^{kil},120$; le 6 août, il ne pèse plus que $5^{kil},600$; il est haletant, sa respiration est abdominale ; il gémit et a du tirage ; les yeux sont chassieux.

Le 9 août, le chien est mourant ; il pèse $5^{kil},270$; on le sacrifie. A l'autopsie, les poumons sont criblés de fines granulations grises, transparentes ; la surface de la rate est aussi parsemée de granulations grises. Le foie et les reins paraissent sains. Le péritoine, tant pariétal que viscéral, est *absolument sain* (quoique quelques mois auparavant on ait injecté dans la cavité péritonéale la dose formidable de 40 cc. de culture aviaire !). Nombreux bacilles dans le frottis de la rate et du foie. On voit donc que l'inoculation préalable de culture aviaire, à dose extrêmement considérable, dans le péritoine et dans la veine, n'avait pas procuré à cet animal la moindre immunité à l'égard de la tuberculose humaine.

Exp. III. — Le 19 mars 1894, on inocule dans la veine saphène d'un chien à longs poils, très fort, pesant 14^{kil},600, une dose considérable (10 cc.) d'une émulsion de culture de tuberculose aviaire. Le 27 mai 1894, on injecte à nouveau dans la veine de ce chien, parfaitement bien portant, 10 cc. d'émulsion de culture aviaire. Il continue à se bien porter; le 6 août, il pèse 15^{kil},500; ce même jour, on lui injecte dans la saphène un demi-centimètre cube d'une émulsion très diluée de culture de tuberculose humaine. Il maigrit notablement; le 3 octobre, il ne pèse plus que 10^{kil},500 : on le sacrifie. A l'autopsie, on constate un semis de nombreux tubercules gris dans les poumons; la rate est d'apparence normale; sur les reins, plusieurs tubercules, de la grosseur d'une lentille, à l'union de la substance corticale et des pyramides. L'inoculation antérieure, deux fois répétée et parfaitement supportée, de doses considérables de bacilles aviaires n'avait donc pas prémuni ce chien contre les effets de l'inoculation de très faibles doses de culture de tuberculose humaine.

Exp. IV. — Le 19 mars 1894, on injecte dans la veine saphène d'un chien à poil ras, pesant 14^{kil},300, très fort, 10 cc. d'une émulsion dense de culture de tuberculose aviaire. Sa santé n'en parut nullement altérée. Le 27 mai, on lui injecte une nouvelle dose de 10 cc. d'émulsion de culture aviaire; il continue à se porter parfaitement. Le 6 août, il pesait 15^{kil},500. On lui injecte, dans le péritoine, un demi-centimètre cube d'une émulsion assez dense de culture humaine. Ce chien maigrit profondément et perdit l'appétit; le 3 octobre, il pèse 9^{kil},500 : on le sacrifie. A l'autopsie, le péritoine et les viscères abdominaux ne présentent aucun tubercule, mais les poumons en contiennent un nombre considérable et par places même on trouve de petites cavernes; le frottis du contenu de ces cavernes est riche en bacilles. Dans ce cas encore, l'inoculation antérieure, très bien supportée, de fortes doses de bacilles aviaires n'a pas immunisé le chien contre l'inoculation du bacille humain.

Héricourt et Richet, qui considéraient à un certain moment le chien comme très réfractaire à la tuberculose, transfusèrent du sang de chien dans le péritoine de lapins qu'ils inoculèrent ensuite, en même temps que des témoins, avec de la culture de tuberculose dont l'origine est assez indécise. Ils reconnaissent eux-mêmes que « le résultat de ces expériences a été assez médiocre : les témoins aussi bien que les transfusés ont fini par mourir presque tous, et finalement non seulement presque tous les transfusés sont morts, mais encore il a survécu quelques témoins. » Ces insuccès les ont engagés à se servir de sang de chien vacciné contre la tuberculose aviaire. Le sang (ou le sérum) des chiens tuberculisés serait plus efficace que le sang (ou le sérum) des chiens normaux. Ces expériences aussi ne sont pas démonstratives, la plupart d'entre elles ayant été faites avec de la culture aviaire tellement affaiblie que lapins témoins et lapins traités ont dû être tués 77, 83 et 102 jours après l'inoculation, alors qu'une injection intra-veineuse de culture virulente aviaire doit, comme l'on sait, tuer le lapin en trois semaines ou en un mois au plus tard[1].

Bouchard apprécie tout aussi défavorablement les résultats annoncés par Héricourt et Richet; pour les vérifier, il injecta à des cobayes du sang de chèvre (considérée aussi comme un animal réfractaire); les cobayes traités et les témoins furent ensuite inoculés avec des produits tuberculeux humains. « Dans l'ensemble, la maladie inoculée a été plus grave et plus rapidement mortelle chez les cobayes traités que chez les témoins. Quoique placés dans des conditions infiniment plus favorables, puisqu'ils employaient des cultures de la tuberculose aviaire et puisqu'ils avaient fait choix du lapin, animal moins réfractaire à cette tuberculose que le cobaye, Héricourt et Richet me semblent n'avoir pas eu plus de succès; malgré les différences du début, qui étaient encourageantes, témoins et transfusés finissent par mourir tuberculeux[2]. »

Daremberg, dans des expériences faites dans mon laboratoire, injecta dans les veines ou sous la peau de lapins, à la dose de 5 cc., du sérum de chiens tuberculisés par des cultures de tuberculose humaine; puis ces lapins furent inoculés sous la peau, en même temps que des lapins témoins, avec de la culture humaine. Tous les lapins traités par les sérums moururent plus vite et en perdant un poids plus considérable que les lapins témoins; les injections préventives de sérum d'animaux tuberculisés, loin de rendre les lapins réfractaires à la tuberculose humaine, semblent donc au contraire hâter chez eux l'évolution de la maladie[3].

Des objections tout aussi fortes s'adressent aux expériences d'immunisation des lapins par le sang de chèvre faites par

1. Héricourt et Ch. Richet, De l'immunité conférée à des lapins par la transfusion péritonéale du sang de chien (*Études exp. et clin. sur la tuberculose*, publiées par Verneuil, t. 2, 1890, p. 381 et 678). — Transfusion du sang de chien pour obtenir l'immunité contre la tuberculose (*Ibid.*, t. 3, 1892, p. 139).

2. Bouchard, Sur les prétendues vaccinations par le sang (*Revue de médecine* 1892, p. 24).

3. Daremberg, *Traitement de la phtisie pulmonaire*. Paris, 1892, t. 2, p. 79 (Collection Charcot-Debove).

Bertin et Picq, ainsi qu'à leurs essais de guérison de la phtisie par ces mêmes injections chez l'homme[1].

Babes a aussi fait quelques recherches dans cette direction : après avoir vacciné des chiens contre la tuberculose, il a vu que le sérum de ces chiens avait des propriétés prophylactiques et même curatives contre l'infection tuberculeuse[2] ; mais les expériences à l'appui sont relatées avec trop peu de détails, et les observations sur l'homme phtisique sont trop sommaires pour entraîner la conviction.

En somme, la sérothérapie, si brillamment introduite dans la science expérimentale par Behring, et qui dans le traitement de la diphtérie humaine a déjà donné des résultats si encourageants, en est encore à la période de tâtonnements et d'incertitude complète dans ses applications à la tuberculose. Cette méthode, déjà féconde en résultats et plus riche encore en promesses, pourra-t-elle aussi se montrer efficace contre la plus redoutable des maladies infectieuses? le sérum des animaux immunisés contre la tuberculose se montrera-t-il revêtu des mêmes propriétés antitoxiques, immunisantes et curatrices que celui des animaux immunisés contre la diphtérie et le tétanos? C'est là un problème qui préoccupe actuellement au plus haut degré tous les chercheurs et dont la solution ne se fera peut-être pas trop longtemps attendre.

1. Bertin et Picq, Traitement de la phtisie pulmonaire par des injections de sang de chèvre (*Congrès pour l'étude de la tuberculose*, Paris, 1891, p. 418).

2. Babes, Essai de traitement de la tuberculose par l'injection du sérum de chiens rendus réfractaires à cette maladie (*Congrès pour l'étude de la tuberculose*, Paris, 1893, p. 255).

CHAPITRE XXI

LA TUBERCULINE

Sommaire. — Historique du remède de Koch; ses effets sur l'homme sain, sur l'homme tuberculeux, sur les sujets porteurs de lupus. — On se croit en possession d'un moyen de guérison de la tuberculose.
Mode de préparation de la tuberculine; elle résulte de la concentration de cultures en milieux liquides, glycérinés. — Effets de la tuberculine sur le cobaye tuberculeux. — Substance active de la tuberculine, tuberculine purifiée. — Caractères chimiques de la tuberculine : Koch, Brieger et Proskauer, W. Hunter, W. Kühne. — Hypothèses sur la nature de la tuberculine.
Action de la tuberculine dans des cas de lèpre, de syphilis, d'actinomycose, de lupus érythémateux.

Le 4 août 1890, à la séance générale du Congrès international de Berlin, Koch terminait son allocution en annonçant qu'à la suite de longues recherches il avait enfin trouvé « une substance qui, inoculée au cobaye, le rend inapte à réagir à l'inoculation du virus tuberculeux; cette même substance, chez les cobayes déjà atteints de tuberculose avancée et généralisée, amène un arrêt complet dans le développement de la maladie, sans que pour cela l'organisme des animaux éprouve des effets nuisibles sous l'influence de ce remède ».

Trois mois après, parut la célèbre note où Koch exposa les résultats de l'emploi de ce remède chez l'homme tuberculeux, sur ses effets curatifs et sur sa valeur diagnostique[1]. Koch déclare qu'il gardera encore le silence sur la provenance et le mode de préparation de ce remède. C'est un liquide brunâtre, clair, facile à conserver; il ne peut être utilisé que plus ou

1. Koch, Weitere Mittheilungen über ein Heilmittel gegen Tuberculose (*Deutsche med. Wochenschr.*, 1890, 13 nov., n° 46 *a*).

moins dilué et les dilutions s'altèrent facilement, si l'on n'a pas soin de les stériliser par la chaleur ou par l'addition de 0,5 p. 100 d'acide phénique. Ingéré dans l'estomac, le remède n'agit pas; il doit être administré par la voie sous-cutanée; les injections se font le plus commodément sous la peau du dos entre les épaules, ou dans la région lombaire.

L'homme est incomparablement plus sensible à l'action de cette substance que le cobaye. On peut injecter sous la peau d'un cobaye sain 2 cc. et au delà de cette substance non diluée sans déterminer de phénomènes appréciables. Chez l'homme adulte sain $0^{cc},25$ suffisent pour produire une action intense; Koch, qui s'était soumis à l'injection sous-cutanée d'une pareille dose, a éprouvé les effets suivants : trois à quatre heures après l'injection, douleurs dans les membres, abattement, tendance à la toux, oppression; vers la cinquième heure, frisson violent, mal au cœur, vomissements ; la température s'éleva à 39°,6. Au bout de douze heures, ces symptômes s'atténuèrent, la température baissa, la lourdeur des membres et l'abattement persistèrent encore quelques jours; l'endroit de l'inoculation demeura un peu douloureux et rouge pendant le même temps. La dose minima encore efficace chez l'homme sain est de $0^{cc},01$; ainsi réduite, cette dose ne provoque en général qu'un peu d'abattement et de lourdeur des membres, parfois une légère élévation de la température, 38°, ou un peu au-dessus.

Toute différente est l'action exercée par la même dose ($0^{cc},01$) sur l'homme tuberculeux[1]; elle détermine une réaction générale et locale des plus remarquables. La réaction générale débute ordinairement par un frisson, puis la température s'élève à 39°, 40° et même 41°; en même temps, douleurs dans les membres, toux, abattement, souvent des vomissements; parfois la peau devient subictérique ou bien l'on constate une sorte d'érythème de la poitrine et du cou. L'accès débute ordinairement quatre à cinq heures après l'injection et dure douze à quinze heures.

Il y a aussi une réaction locale, qui peut surtout s'observer chez les malades ayant une tuberculose externe, en particulier chez ceux qui sont porteurs d'un lupus. Dans ce dernier cas, le tableau est tout à fait saisissant « et bien apte à mettre en évi-

1. Chez les enfants de trois à cinq ans, Koch conseille une dose 10 fois moindre ($0^{cc},001$) ; chez les enfants très affaiblis, une dose encore plus faible ($0_{cc},0005$).

dence l'action spécifique, antituberculeuse du remède ». Quelques heures après que l'injection a été pratiquée sous la peau du dos, c'est-à-dire en un point éloigné de la région malade, on voit les endroits atteints de lupus rougir et se gonfler, ordinairement même avant le frisson. Pendant l'accès fébrile, la rougeur et le gonflement augmentent, deviennent parfois excessifs, au point que le tissu lupique prend par places une coloration rouge brun et un aspect nécrotique. Le gonflement des régions diminue en général quand la fièvre s'apaise et peut se dissiper au bout de quelques jours. Les foyers lupiques se recouvrent alors de croûtes formées par le sérum exsudé et desséché; ces croûtes tombent au bout de deux à trois semaines, laissant une cicatrice rouge, lisse. Ordinairement, plusieurs injections sont nécessaires pour amener l'élimination complète du tissu lupique. Un point à noter, c'est que les altérations décrites sont exclusivement limitées aux régions atteintes de lupus; les plus petites nodosités presque invisibles et cachées dans le tissu cicatriciel prennent part à ce processus et deviennent apparentes par suite du gonflement et du changement de couleur, tandis que le tissu cicatriciel proprement dit, où le processus lupique n'existe plus, ne subit aucun changement.

La réaction locale provoquée sur les ganglions tuberculeux, les ostéites, les arthrites tuberculeuses, sans être aussi frappante que celle du lupus, est encore bien nette.

La réaction locale des organes internes, des poumons tuberculeux notamment, se traduit par une recrudescence de la toux et de l'expectoration; il est probable qu'il se passe là un processus analogue à celui que l'on peut constater à ciel ouvert dans le cas de lupus.

Cette substance, injectée à la dose de $0^{cc},01$, constitue donc un moyen de diagnostic très pénétrant dans le cas de phtisie commençante, alors que ni l'examen des crachats ni l'exploration physique ne fournissent encore aucune donnée certaine, dans les adénites suspectes, dans les cas douteux de tuberculose osseuse ou cutanée. Elle servira aussi à montrer si une tuberculose ancienne est éteinte ou si des foyers actifs persistent encore.

Plus grande encore, dans la pensée de Koch, est la valeur thérapeutique de cette substance si active. Après l'injection sous-cutanée du remède, quand la rougeur et le gonflement de la peau atteinte de lupus se sont dissipés, le tissu lupique ne revient pas à son état antérieur; on constate qu'il a subi une destruction plus ou moins complète et qu'il disparaît. Dans quelques cas la masse morbide, à la suite d'une seule injection, est mortifiée, puis éliminée; dans d'autres cas, on assiste plutôt à une sorte de fonte du tissu qui, pour s'effectuer complètement, exige plusieurs injections. On a affaire non pas à une mortification des tissus eux-mêmes, mais seulement à celle du tissu qui renferme les bacilles de la tuberculose, probablement sous l'influence de troubles vasculaires provoqués par le remède. Celui-ci n'agit que sur le tissu tuberculeux vivant; il est sans effet sur le même tissu mort, sur les masses caséeuses par exemple, sur les os nécrosés ou sur les tissus tuberculeux dont il a lui-même déjà provoqué la mortification. Dans ces masses mortifiées, des bacilles tuberculeux vivants peuvent persister; les bacilles sont éliminés avec les tissus nécrosés ou bien encore ils peuvent, dans certaines circonstances, pénétrer dans les tissus vivants avoisinants. Pour éviter cette dernière éventualité, il importe de favoriser par tous les moyens à notre disposition, par l'intervention chirurgicale par exemple, l'élimination des tissus mortifiés; quand cela est possible, il faut, par une application prolongée du remède, « mettre les tissus sains à l'abri de l'invasion progressive par le parasite ».

A la suite d'une administration répétée et progressive, on peut rapidement arriver à augmenter dans de très grandes proportions la dose supportable du médicament; au bout de trois semaines, cette dose peut être 500 fois plus forte que la dose initiale. Koch ne croit pas qu'il s'agisse là d'un simple phénomène d'accoutumance. Il pense qu'au début du traitement, alors qu'il existe beaucoup de tissu tuberculeux vivant, une quantité faible de substance suffit pour déterminer la réaction; mais comme chaque injection entraîne la destruction d'une certaine partie du tissu apte à réagir, il faut recourir à des doses graduellement croissantes pour arriver encore à déterminer une réaction. « Quand un tuberculeux a été ainsi amené, par des doses progressives, à ne pas réagir plus énergiquement qu'un sujet non tuberculeux, alors on peut admettre que tout tissu tuberculeux susceptible de réagir a été tué. Il suffira désormais, aussi longtemps que des bacilles subsisteront dans le corps, de protéger les tissus sains contre une nouvelle invasion par des doses du remède lentement croissantes et par des injections pratiquées à des intervalles plus ou moins éloignés. »

Ainsi, dans les cas les plus simples, ceux de lupus, Koch injectait dès le début $0^{cc},01$ de la substance, laissant la réaction s'effectuer dans toute sa plénitude; une semaine ou deux après, nouvelle injection de $0^{cc},01$, et ainsi de suite jusqu'à ce que la réaction s'affaiblît graduellement et finît par manquer. Chez deux sujets porteurs de lupus de la face, trois ou quatre injections suffirent pour transformer les plaques de lupus en une cicatrice lisse. Il s'agissait de maladies remontant à plusieurs années et infructueusement traitées par différentes méthodes.

Les résultats furent les mêmes pour les cas de tuberculose des ganglions, des os et des articulations. A la suite du traitement par de fortes doses injectées à intervalles espacés, il y eut guérison rapide dans les cas récents et légers, amélioration lente mais graduelle dans les cas graves.

Les malades atteints de phtisie pulmonaire sont bien plus sensibles à l'action du remède que ceux atteints de tuberculose chirurgicale. Presque tous les phtisiques réagissent énergiquement à une dose de $0^{cc},002$ ou $0^{cc},001$, dose que l'on peut ensuite rapidement augmenter. Koch commençait en général le traitement par une injection de $0^{cc},001$; si la réaction se produisait, il répétait quotidiennement la même dose jusqu'à ce que la réaction fît défaut. Alors on injectait $0^{cc},002$ chaque jour, jusqu'au moment où cette dose était aussi supportée sans réaction; on augmentait ainsi de $0^{cc},001$ ou $0^{cc},002$, jusqu'à atteindre $0^{cc},01$ et au delà. On peut de la sorte arriver à faire supporter au malade, sans grande fièvre, des doses considérables du remède. « Les effets du traitement se manifestaient en général chez les phtisiques de la façon suivante : augmentation de la toux et de l'expectoration après les premières injections, puis diminution graduelle et disparition totale de ces symptômes, dans les cas favorables. L'expectoration perdait son caractère purulent et devenait muqueuse; le nombre des bacilles commençait à diminuer; ils disparaissaient ensuite, pour reparaître par intervalles, jusqu'à ce que l'expectoration fût totalement tarie. En même temps, les sueurs nocturnes cessaient, le facies s'améliorait, les malades augmentaient de poids. Les phtisiques traités au stade initial de l'affection furent tous débarrassés de tout symptôme morbide au bout de quatre à six semaines, de sorte qu'on pouvait les considérer comme guéris. Des malades porteurs de cavernes peu volumineuses furent notablement améliorés et à peu près guéris. Ce ne fut que chez les phtisiques avancés, à grandes cavernes multiples, que l'on n'observa pas d'amélioration sensible, malgré la diminution de l'expectoration. » Koch conclut de ces faits que « la phtisie commençante peut être sûrement guérie à l'aide de ce remède ». Il ajoutait que le même résultat pouvait encore être espéré, toutes les fois qu'on avait affaire à des cas de phtisie qui n'étaient pas arrivés à un degré trop avancé. Le nouveau traitement, poursuit Koch, a donc tout à gagner à être appliqué dès le début du mal, début que le médecin doit s'attacher à reconnaître le plus tôt possible. « Alors seulement le nouveau traitement deviendra un véritable bienfait pour l'humanité souffrante, quand on arrivera à l'appliquer dès le début de tous les cas de phtisie, et que l'on évitera ainsi les formes graves et négligées qui jusqu'ici ont constitué la source inépuisable et incessante de nouvelles infections. »

On n'a pas oublié la sensation extraordinaire qu'éveilla dans le monde entier la communication de Koch; on ne douta pas que le savant, à qui l'on était déjà redevable de la découverte du bacille de la tuberculose, ne fût enfin en possession du remède contre cette redoutable affection. Malades et médecins accoururent en foule à Berlin, les uns pour chercher la guérison, les autres pour assister de près aux cures merveilleuses annoncées. La lymphe fut expédiée dans tous les points du globe et les publications sur l'action du remède se succédèrent avec rapidité. Partout on vérifia les effets immédiats du remède, tels que Koch les avait annoncés : la réaction générale produite par des doses minimes chez les tuberculeux, la réaction locale si saisissante, dans les cas de lupus. On vérifia aussi l'affaiblissement et la disparition de ces réactions à la suite d'injections répétées et à doses croissantes, et l'on présenta les tuberculeux cessant ainsi de réagir comme guéris ou en voie de guérison. Toute critique demeurait muette devant la prestigieuse découverte et il semblait que l'on assistât au plus grand événement qui se fût jamais produit dans l'histoire de notre science.

Quelques mois après[1], Koch crut le moment venu de donner quelques renseignements sur la provenance et le mode de préparation de son remède. Il indiqua d'abord brièvement comment il fut conduit à cette découverte. Elle reposait sur la constatation, faite par lui, de la différence d'action qu'exerce l'inoculation sous-cutanée d'une culture virulente de tuberculose chez le cobaye, selon que l'animal est sain ou déjà tuberculeux. Chez le cobaye sain, cette inoculation détermine la formation de l'ulcère tuberculeux typique, qui persiste jusqu'à la mort de l'animal. A la suite de cette même inoculation pratiquée sur un cobaye déjà tuberculeux (depuis quatre à six semaines), les choses se passent différemment. Dès le deuxième jour, on voit la peau au point d'injection et sur une étendue d'environ un centimètre s'indurer et prendre une coloration foncée. Bientôt se forme une véritable plaque de nécrose qui s'élimine, laissant une ulcération plane, laquelle se cicatrise habituellement très vite et guérit définitivement, sans infection des ganglions lymphatiques correspondants. Cette action si remarquable est obtenue non seulement avec les bacilles vivants, mais aussi avec les bacilles tués par la chaleur ou par tout autre moyen. Les cultures mortes de tuberculose finement délayées dans de l'eau et injectées en quantités notables sous la peau de cobayes sains, ne déterminent qu'un abcès local. « Cette même injection, à dose beaucoup plus faible, entraîne au contraire la mort des cobayes tuberculeux, au bout de six à quarante-huit heures, selon la dose employée. Si la dose injectée est trop petite pour causer la mort de l'animal, elle provoque une nécrose étendue de la peau, au point d'injection. Si la dose des bacilles est plus faible encore, l'animal reste en vie et lorsque de semblables injections sont répétées tous les jours ou tous les deux jours, on constate bientôt une amélioration notable dans l'état du cobaye; le chancre tuberculeux d'inoculation perd en étendue et se cicatrise finalement, ce qui ne s'observe jamais dans les cas non traités; les ganglions lymphatiques tuméfiés diminuent de volume; la nutrition générale se modifie et le processus morbide s'arrête, à moins que l'on ait affaire à des cas trop avancés et à des animaux trop affaiblis. Cette constatation fut le point

1. Koch, Fortsetzung der Mittheilungen über ein Heilmittel gegen Tuberculose (*Deutsche med. Wochenschr.*, 1891, 15 janvier, p. 101).

de départ d'une méthode de traitement contre la tuberculose. »

On ne pouvait songer à injecter sous la peau de l'homme des bacilles tuberculeux morts, à cause de leur action pyogène; d'autre part, l'effet curateur dont il vient d'être question ne saurait s'expliquer que par l'action d'une substance soluble, extraite des bacilles morts par les liquides de l'organisme, et disséminée par la circulation dans l'économie entière. Il s'agissait donc d'extraire *in Vitro* cette substance soluble contenue dans les bacilles de la tuberculose et de l'utiliser comme agent curateur. « On parvint, après bien des tâtonnements, à extraire des bacilles de la tuberculose cette substance active à l'aide d'une solution de glycérine à 40 ou 50 p. 100. Le remède par lequel on cherche à provoquer la guérison de la tuberculose est donc un extrait glycériné de cultures pures de bacilles de la tuberculose. »

L'extrait ainsi obtenu renferme, outre la substance active, tous les autres principes solubles dans la glycérine à 50 p. 100; on y trouve en effet des sels minéraux, des matières colorantes et d'autres matières extractives indéterminées. Le principe actif est insoluble dans l'alcool absolu et peut être ainsi obtenu par précipitation, non pas à l'état de pureté, mais mélangé aux autres substances également insolubles dans l'alcool. La matière colorante peut aussi être éliminée, si bien que l'on arrive à retirer de l'extrait une substance sèche, incolore, qui renferme le principe actif sous une forme beaucoup plus concentrée que l'extrait glycériné primitif. Toutefois Koch estime que cette purification n'offre pas d'intérêt pratique et renchérirait inutilement le médicament. D'après lui, la substance active est un dérivé de corps albumineux, sans toutefois rentrer dans le groupe des toxalbumines, car elle résiste aux hautes températures et traverse rapidement la membrane du dialyseur. La quantité de substance active contenue dans l'extrait est sans doute très faible; Koch l'estime à environ 1 p. 100. Il s'agirait donc d'une substance extraordinairement active.

Quant au mode d'action du remède, Koch l'explique par l'hypothèse suivante. Les bacilles de la tuberculose produisent, en se développant dans le corps vivant aussi bien que dans les cultures artificielles, des substances nuisibles pour les cellules, et en particulier une matière qui provoque dans leur protoplasma la lésion spéciale décrite par Weigert sous le nom de nécrose de coagulation. Les tissus ainsi nécrosés constituent un mauvais milieu nutritif pour les bacilles de la tuberculose, ainsi que le prouve la pauvreté en bacilles qui caractérise les foyers nécrosés du foie ou de la rate, chez les cobayes tuberculeux. L'action nécrotisante du bacille apporte donc une entrave à sa multiplication et à sa diffusion. Si, dans le voisinage du foyer bacillaire, l'on augmente artificiellement la teneur des tissus en substance nécrotisante, la nécrose s'étendra à distance et ainsi les bacilles se trouveront placés dans des conditions défectueuses pour leur nutrition. Les tissus nécrosés se désagrégeront, se détacheront et, là où la chose sera réalisable, entraîneront avec eux et élimineront au dehors les bacilles qu'ils contiennent. D'autre part, il se peut que les bacilles eux-mêmes soient tellement entravés dans leur végétation, qu'ils meurent d'une façon plus rapide et plus précoce que dans les circonstances ordinaires. C'est sans doute par un mécanisme de cette nature qu'agit le remède et que son action peut s'interpréter. « Le remède contient une certaine quantité de cette matière nécrotisante qui, injectée à dose suffisante, s'attaque même chez l'homme sain aux éléments histologiques, peut-être aux leucocytes et à leurs homologues, et provoque ainsi la fièvre et l'ensemble des symptômes toxiques bien connus. Chez l'homme tuberculeux, des doses beaucoup plus faibles suffisent pour agir sur les foyers tuberculeux, déjà imprégnés de la même matière nécrotisante par le fait de la végétation des bacilles ; en ces points, ces doses minimes peuvent provoquer des nécroses cellulaires plus ou moins étendues avec tous les effets généraux qui en dérivent. Ainsi peut s'expliquer, du moins provisoirement, l'action spécifique qu'exerce, à doses bien déterminées, le remède sur les tissus tuberculeux, de même que la possibilité d'augmenter très rapidement les doses ; ainsi s'expliquerait aussi l'action curative du remède. »

Il est intéressant, au point de vue de l'histoire de la tuberculine, de rappeler quelques-unes des hypothèses et des recherches faites par divers bactériologistes sur l'origine et la nature probable de la lymphe de Koch, avant déjà que celui-ci eût donné les premières indications à ce sujet. Dès le début, ceux qui étaient familiarisés avec les cultures du bacille de la tuberculose furent frappés, à l'examen des premières gouttes de lymphe dont ils purent disposer (Roux et Metchnikoff, moi-même), de l'odeur particulière qu'elle présentait et qui est celle des cultures du bacille tuberculeux sur milieux glycérinés. Cette constatation faisait présumer que le liquide était extrait de cultures tuberculeuses. Buchner, d'après les propriétés assignées par Koch à son remède, le rangeait, non parmi les toxalbumines ou les ptomaïnes, mais parmi les bactério-protéines étudiées par Nencki et par lui-même.

Hueppe et Scholl arrivèrent également, avant la communication de Koch sur la provenance de son remède, à induire que celui-ci était un dérivé de cultures de tuberculose[1]. Disposant d'une petite quantité de lymphe, ils en firent tomber quelques gouttes dans de l'alcool absolu. Chaque goutte provoquait un précipité blanchâtre, abondant, se déposant au fond et sur les parois du vase. Ce précipité, après décantation de l'alcool, était facilement soluble dans l'eau. La solution ainsi obtenue donnait nettement la réaction du biuret, elle contenait par conséquent des peptones et des albumoses. L'alcool, évaporé avec précautions, laissait un résidu épais, incolore qui, traité par l'acide phénique et l'acide sulfurique, donnait les réactions de la glycérine. Hueppe et Scholl crurent constater que la lymphe contenait environ 30 p. 100 de peptone et du sel marin en proportion considérable. De ce seul fait, ils concluaient que la lymphe ne pouvait pas être, comme Koch la définissait, un extrait glycériné de cultures pures de la tuberculose, c'est-à-dire un extrait obtenu en faisant agir la glycérine à 50 p. 100 sur des cultures de tuberculose sur milieux solides, mais qu'elle était plutôt le résultat de la concentration de cultures en milieux liquides, milieux qui sont, comme l'on sait, additionnés de peptone et de glycérine. En concentrant par évaporation du bouillon glycériné et peptonisé dans lequel avait vécu le bacille de la tuberculose, ils obtinrent un liquide qui se distinguait à peine de la lymphe de Koch, pour l'aspect et pour les autres caractères, et qui provoquait comme elle la réaction générale

1. Hueppe et Scholl, Ueber die Natur der Koch'schen Lymphe (*Berl. klin. Wochenschrift*, 1891, p. 88 et 193). — Hueppe, R. Koch's Mittheilungen über Tuberkulin, kritisch beleuchtet (*Ibid.*, p. 1121).

et locale chez les cobayes tuberculeux. D'après Hueppe et Scholl, le principe actif obtenu par la concentration des cultures du bacille de la tuberculose en milieux liquides proviendrait, non pas du corps des bacilles soumis à l'ébullition, mais des produits solubles développés dans le liquide de culture; d'après eux, les effets observés sur les animaux seraient les mêmes, soit que l'on emploie de la tuberculine obtenue par la concentration du liquide de culture, après séparation préalable des bacilles qui s'y étaient développés, soit qu'on emploie de la tuberculine résultant de la concentration totale de la culture, liquide et bacilles compris.

On verra plus loin que si Hueppe et Scholl étaient dans le vrai en déclarant que la lymphe de Koch n'est pas un extrait glycériné de culture de tuberculose sur milieux solides, mais le résultat de la concentration par évaporation d'une culture sur milieux liquides, glycérinés et peptonisés, ils se trompaient en affirmant que la substance active est contenue dans le liquide de culture et non dans le corps des bacilles. J'ai pu m'assurer, avec Gamaleia, que le bouillon peptonisé dans lequel le bacille de la tuberculose avait végété abondamment pendant plusieurs semaines, débarrassé des bacilles par filtration, peut être injecté dans la veine des lapins à doses considérables (20 cc.) sans provoquer d'effet appréciable. Il renferme donc très peu de substances toxiques. Lorsque au contraire on fait bouillir longtemps ce même liquide de culture, avec les bacilles qu'il renferme, de façon à extraire de ces derniers tout ce qui est soluble à chaud dans l'eau glycérinée, on obtient, après filtration, un liquide très actif et qui, suffisamment concentré, offre tous les caractères et tous les effets physiologiques propres à la lymphe de Koch.

Bujwid obtenait également, en concentrant dans le vide des cultures du bacille de la tuberculose en bouillon glycériné, une substance à laquelle il donna le nom de *tuberculine* (nom adopté depuis par Koch), et qui provoquait chez les animaux des effets analogues à ceux que l'on observait avec la lymphe de Koch[1]; Roux et Metchnikoff, Babes, Crookshank arrivaient à des résultats analogues. Moi-même, en collaboration avec

1. Bujwid, La tuberculine et sa préparation (d'après l'analyse du *Jahresbericht* de Baumgarten, 1891, p. 678).

Gamaleia, concentrant par évaporation et au bain-marie des cultures de tuberculose sur bouillon glycériné et filtrant simplement sur un filtre de papier, nous obtenions un liquide présentant tous les attributs du remède de Koch [1].

Peu de temps après, Koch fit paraître une nouvelle communication sur la tuberculine [2]. Il donne d'abord les résultats des tentatives faites par lui pour isoler de la tuberculine brute le principe actif, curateur, puis il expose enfin complètement le procédé à l'aide duquel il obtient la tuberculine brute.

L'expérience clinique révélant de plus en plus que l'usage de la tuberculine n'était pas sans danger et pouvait, même à doses très faibles, déterminer des accidents graves et la mort, le problème poursuivi de différents côtés consista à débarrasser la substance active, curatrice, contenue dans la tuberculine, des principes nuisibles qui pouvaient y être mêlés. C'est, comme on sait, l'idée soutenue par Bouchard et par ses élèves qui admettent, dans les produits élaborés par les microbes, des principes immunisants ou curateurs à côté d'autres pathogènes ou toxiques. Koch a fait un grand nombre d'essais dans cette direction et il indique tout d'abord le critérium qui lui a surtout servi de guide. Dans ces cas, dit-il, il faut sans cesse recourir à l'expérimentation avec le réactif par excellence, le cobaye tuberculeux. Nous savons que le cobaye sain supporte sans effet appréciable des doses considérables de tuberculine; au contraire, un cobaye atteint de tuberculose avancée, c'est-à-dire inoculé depuis huit à dix semaines, peut déjà succomber à l'injection sous-cutanée d'une dose de $0^{gr},01$ de tuberculine; la dose de $0^{gr},5$ est régulièrement mortelle, même pour les cobayes inoculés depuis un mois seulement et chez lesquels la tuberculose est moins avancée. En partant de cette donnée, on a un moyen facile de se rendre compte de l'activité des produits que l'on retire de la tuberculine dans le cours des manipulations auxquelles on la soumet.

Les effets provoqués par la dose mortelle de tuberculine

1. Consulter à ce sujet : Metchnikoff, La tuberculine, revue critique (*Annales de l'Inst. Pasteur*, 1891, p. 184). — Roux, La tuberculine, revue critique (*Ibid.*, p. 722).

2. Koch, Weitere Mittheilung über das Tuberkulin (*Deutsche med. Wochenschr.*, 1891, p. 1189).

chez les cobayes tuberculeux sont caractéristiques; la mort a lieu au bout de six à trente heures, selon le degré plus ou moins avancé de la maladie. Les lésions consistent en une congestion intense du chancre d'inoculation, des ganglions correspondants, du foie et de la rate qui sont parfois semés de points d'aspect ecchymotique ; il s'agit en réalité, non pas d'extravasats sanguins, mais d'une dilatation excessive des capillaires autour des foyers tuberculeux; ces capillaires sont gorgés de globules rouges. Les poumons présentent, mais moins régulièrement, les mêmes altérations ; l'intestin grêle est d'ordinaire fortement et uniformément hyperémié; les taches sanguines du foie sont constantes et caractéristiques.

Ces notions expérimentales établies, Koch employa d'abord l'alcool pour isoler de la tuberculine la substance qui lui donne son activité. Si l'on mêle la tuberculine à cinq fois son volume d'alcool absolu, on précipite une substance brune, d'aspect résineux. Cette substance séchée puis redissoute dans l'eau a toutes les propriétés de la tuberculine. Mais il en est à peu près de même de celle qui reste en solution dans l'alcool. La séparation n'est donc pas possible par ce procédé. On acquiert un meilleur résultat en faisant agir l'alcool en plus grande proportion encore. On laisse tomber goutte à goutte la tuberculine dans 20 à 25 fois son poids d'alcool absolu, et on agite constamment; il se forme un dépôt finement granuleux qu'on lave à diverses reprises avec le même volume d'alcool absolu. On sèche dans le vide, en présence de l'acide sulfurique, le précipité encore imbibé d'alcool et l'on obtient un produit blanc, facile à pulvériser. La poudre sèche ainsi obtenue représente environ 10 p. 100 de la tuberculine employée; cette poudre n'est pas la tuberculine pure, elle contient en outre tous les principes insolubles dans l'alcool. L'alcool retient aussi une partie de la substance active, car, en l'évaporant, on obtient un résidu liquide, jaunâtre, formé de glycérine tenant en dissolution une substance qui, injectée à la dose de 1 cc. à 1 cc. et demi à un cobaye tuberculeux, le fait mourir.

Avec la collaboration de Proskauer et de Brieger, Koch recourut à l'emploi des principaux réactifs utilisés par les chimistes dans ce genre de recherches; on traita la substance précipitée par l'alcool et redissoute dans l'eau par le sulfate d'ammoniaque, de magnésie, le carbonate de potasse, la baryte, l'acide phosphomolybdique, le tannin, l'acétate de fer, l'acétate de plomb, etc. Aucune de ces méthodes ne réussit. Ainsi, par exemple, à l'aide du tannin on parvenait bien à précipiter toute la substance active de la tuberculine, mais on ne réussissait pas ensuite à la séparer du tannin. Koch fut donc ramené à l'emploi de l'alcool, mais cette fois de l'alcool faible. Il avait observé que la tuberculine, mélangée seulement à une fois et demie son volume d'alcool, donne au lieu d'un dépôt brunâtre, résineux, un précipité blanc, floconneux qui se dépose bien au bout de 24 heures de repos. On décante avec précaution, on rajoute de l'alcool à 60 p. 100, on agite et on laisse de nouveau reposer; on répète ce lavage à diverses reprises jusqu'à ce que l'alcool ne se colore plus, puis on lave plusieurs fois encore dans l'alcool absolu, on filtre à nouveau et on sèche le dépôt à l'exsiccateur dans le vide. On obtient ainsi une masse d'un blanc de neige qui, séchée à 100° (ce qui lui fait perdre 7 à 9 p. 100 d'eau) donne une poudre légèrement teintée en gris.

Ce produit obtenu par précipitation avec l'alcool à 60 p. 100 est infiniment plus actif que les substances retirées par les autres procédés et il se caractérise par la constance de ses effets. 10 milligrammes de cette matière provoquent les mêmes effets que 5 décigrammes de tuberculine brute ou que 50 milligrammes du précipité obtenu avec l'alcool absolu; quelquefois 4 et même 2 milligrammes suffisent pour tuer un cobaye tuberculeux. Le rendement représente 1 p. 100 de tuberculine brute; il est plus grand si l'on emploie de l'alcool plus fort, mais alors le produit est moins pur. On perd la moitié environ de la tuberculine primitive qui reste dans l'alcool de lavage.

Le précipité obtenu par l'alcool à 60 p. 100, que Koch appelle la *tuberculine purifiée*, a les propriétés suivantes : cette substance est facilement soluble dans l'eau, mais la solution s'altère rapidement et perd de son activité au bout de quelques semaines; elle s'altère surtout quand on la concentre au bain-marie; il se dépose alors des flocons qui demeurent insolubles si on rajoute de l'eau. Les solutions de tuberculine purifiée faites dans la glycérine à 50 p. 100 sont au contraire très stables; elles se conservent intactes pendant plusieurs mois; il en est de même des solutions dans de l'eau additionnée de quelques centièmes de glycérine; les solutions glycérinées supportent très bien le chauffage à 100° et même le séjour pendant plusieurs heures à l'autoclave à 130° ou à 160°. La glycérine est donc un excellent agent de conservation pour la tuberculine.

Une solution aqueuse concentrée de tuberculine purifiée, versée dans l'alcool absolu, ne précipite pas comme on pourrait s'y attendre, mais rend seulement l'alcool faiblement opalescent. On peut conserver l'alcool ainsi traité pendant plusieurs semaines, sans que cet aspect change et sans qu'il se produise de dépôt. La tuberculine n'est donc pas absolument insoluble dans l'alcool; l'alcool à 60 p. 100 en dissout des proportions notables, mais la précipitation par l'alcool se produit aussitôt que l'on ajoute un sel, du sel marin notamment; c'est donc à cause de la présence de sels que la tuberculine brute précipite par l'alcool étendu. Lors des lavages successifs à l'alcool qu'exige la préparation de la tuberculine purifiée, les sels minéraux sont peu à peu entraînés; à ce moment, l'alcool de lavage devient opalescent, ce qui indique qu'il commence à dissoudre la tuberculine. Il faut alors ajouter un peu de chlorure de sodium, pour précipiter la tuberculine dissoute, et laver ensuite avec de l'alcool absolu.

Les réactions suivantes peuvent servir à caractériser la tuberculine purifiée : elle donne les réactions des matières albuminoïdes (biuret, réactif de Millon, réactif d'Adamkiewicz, etc.); l'acide phosphomolybdique, l'acétate de fer, le sulfate d'ammoniaque, le tannin la précipitent totalement; l'acétate de plomb provoque un trouble prononcé, mais ne précipite pas en totalité. L'acide acétique détermine aussi un trouble dans la solution aqueuse de tuberculine purifiée et même un léger précipité, mais qui se redissout dans un excès d'acide. La solution d'acide picrique donne un précipité floconneux qui se redissout à chaud et reparaît par le refroidissement. L'acide chlorhydrique et l'acide sulfurique étendus ne donnent pas de précipité; il en est de même de ces acides plus concentrés. L'acide nitrique provoque au contraire un précipité qui augmente par le repos; en chauffant, on obtient une solution jaune qui brunit par l'addition de lessive de soude (réaction de la xanthoprotéine).

L'analyse élémentaire de la tuberculine purifiée, pratiquée par Brieger et Proskauer, a donné les résultats suivants : 16 à

20 p. 100 de cendres, 47,2 à 48,13 p. 100 de carbone, 7,06 à 7,55 p. 100 d'hydrogène, 14,45 à 14,73 p. 100 d'azote et 1,14 à 1,17 p. 100 de soufre. Il est à remarquer que le fait de la présence de cendres suffit pour prouver qu'il ne s'agit pas d'une substance pure et ne permet pas d'attacher beaucoup d'importance aux chiffres relevés par cette analyse élémentaire.

Koch pense que « ce précipité obtenu par l'action de l'alcool à 60 p. 100 sur la tuberculine brute représente la substance active dans sa pureté presque absolue, peut-être même constitue-t-il le principe actif complètement isolé ». D'après ses caractères chimiques, la tuberculine purifiée appartiendrait au groupe des albumines; elle se rapproche surtout des albumoses dont elle se distinguerait cependant, en particulier des toxalbumines, par sa résistance à la chaleur. Elle se sépare aussi des peptones, surtout parce qu'elle précipite par l'acétate de fer.

Plus intéressante que ces hypothèses sur la nature chimique de la tuberculine purifiée est l'étude de son action sur l'homme. Il s'agissait surtout de rechercher si, dans ses effets thérapeutiques comparés à ceux de la tuberculine brute, on pourrait observer la disparition des inconvénients attachés à l'emploi de cette dernière. Koch a d'abord institué quelques expériences sur l'homme sain. A la dose de 2 à 5 milligrammes, en injection sous-cutanée, elle détermine de l'élévation de température, une augmentation dans la fréquence du pouls, des tiraillements musculaires; dans un cas, à la dose de 5 milligrammes, elle provoqua du frisson, des vomissements, de la céphalalgie et de l'insomnie. Avec une substance aussi active, il ne fallait donc procéder que très prudemment chez les tuberculeux. Un assez grand nombre de malades de l'hôpital Moabit furent soumis, pendant plusieurs mois, les uns exclusivement à l'emploi de la tuberculine purifiée, les autres à l'emploi alternatif de celle-ci et de la tuberculine brute. « Le résultat fut que la tuberculine purifiée ne diffère pas, d'une façon appréciable, dans ses effets, de ceux de la tuberculine brute; elle se montre seulement, à dose égale, quarante fois plus active. » Koch termine par l'aveu assez peu encourageant que « ces recherches faites pour obtenir à l'état de pureté le principe actif de la tuberculine, malgré leur intérêt théorique, n'aboutissent à aucun progrès au point de vue thérapeutique ». Les efforts tentés pour dépouiller la tuberculine de son action nuisible, tout en lui conservant son action curatrice, sont donc jusqu'ici demeurés infructueux entre ses mains.

Koch donna aussi des détails plus circonstanciés sur le mode suivi par lui pour la préparation de la tuberculine brute. Il importe d'abord d'employer des cultures de tuberculose très abondantes. Au début, Koch se servait de cultures sur milieux solides (agar peptonisé et glycériné); quand elle avait atteint son complet développement, on récoltait la culture, on l'arrosait d'une solution de glycérine à 4 p. 100 et on réduisait le tout au dixième de son volume, puis on filtrait; le liquide ainsi obtenu était la tuberculine. Mais la quantité des bacilles développés sur milieux solides est toujours relativement peu abondante; pour s'en procurer de plus grandes, Koch eut recours aux cultures sur milieux liquides. Par les procédés ordinaires, ce mode de culture ne donne aussi que des récoltes peu abondantes; mais Koch fit par hasard l'observation que des écailles de culture de tuberculose mises à flotter à la surface du liquide, de façon à ne pas être submergées et que leur face supérieure demeure sèche, poussent avec une grande activité, au point de recouvrir au bout de quelques semaines la totalité du liquide, sous la forme d'une membrane épaisse, sèche et plissée. La quantité de bacilles obtenue de cette façon est beaucoup plus abondante que celle qui se développe sur les milieux de cultures solides[1]. Le milieu liquide employé était du bouillon de veau légèrement alcalin, additionné de 1 p. 100 de peptone et de 4 à 5 p. 100 de glycérine; la culture se faisait à 38°. Les cultures complètement développées, ce qui a lieu au bout de six à huit semaines, sont évaporées dans leur totalité (bacilles et bouillon de culture) au bain-marie dans l'eau bouillante jusqu'à réduction à un dixième de leur volume; on est par conséquent bien assuré que tous les bacilles sont tués par cette longue ébulli-

1. Dans notre mémoire sur la tuberculose humaine et aviaire, paru plusieurs mois avant la communication de Koch, nous avions déjà, Gamaléia et moi signalé identiquement le même procédé, utilisé par nous pour obtenir d'abondantes cultures du bacille de la tuberculose. « Le moyen, disions-nous dans ce travail, qui nous a le mieux réussi a consisté à faire flotter à la surface du liquide des parcelles minces de culture provenant du milieu solide. On obtenait ainsi un développement extrêmement abondant, sous forme d'une membrane blanche, sèche et verruqueuse ». (Straus et Gamaleia, Recherches expérimentales sur la tuberculose. La tuberculose humaine, sa distinction de la tuberculose des oiseaux. *Arch. de méd. expérim.*, 1er juillet 1891, p. 462.)

tion; puis, l'on filtre à travers une bougie de porcelaine. La tuberculine ainsi obtenue contient 40 à 50 p. 100 de glycérine, ce qui permet au liquide de se conserver avec pureté, pendant plusieurs années. Avant de s'en servir, il est bon d'éprouver son activité sur le cobaye tuberculeux. On voit donc que la préparation de la tuberculine, tenue secrète pendant trop longtemps, ne présente en réalité aucune difficulté et qu'elle avait été devinée, presque dans tous ses détails, ainsi que nous l'avons vu, par divers expérimentateurs.

Dans mon laboratoire, depuis plusieurs années, la tuberculine est confectionnée d'une façon courante à l'aide de cultures de tuberculose humaine obtenues par ensemencement à la surface de bouillon glycériné. On fait bouillir la culture, au bain-marie, dans une capsule de porcelaine, en ayant soin de bien agiter avec une baguette de verre. Quand le liquide est réduit au dixième de son volume, on filtre sur un bon filtre de papier, sans recourir à l'emploi du filtre Chamberland. Le liquide qui passe ne contient pas de bacilles, ou si quelques-uns s'y trouvaient par hasard, il n'en résulterait aucun inconvénient, car ils sont sûrement tués par l'ébullition prolongée[1]. La tuberculine préparée de la même manière avec des cultures de tuberculose aviaire offre les mêmes propriétés que celle qui provient des cultures de tuberculose humaine ; seulement, contrairement à l'opinion de Roux et Metchnikoff, j'ai constaté que la tuberculine aviaire est plutôt, à dose égale, moins active que la tuberculine humaine ; si la tuberculine de provenance humaine se montre en général plus active, je pense que cela tient à ce que les cultures en surface, sur bouillon glycériné, des bacilles humains sont ordinairement beaucoup plus épaisses et plus abondantes que les cultures aviaires; elles donnent donc un extrait plus riche en substance active.

Klebs a essayé de purifier la tuberculine en la débarrassant des substances pyrétogènes, phlogogènes et nécrotisantes qui produisent des accidents chez l'homme et en rendent l'emploi dangereux. Il pense que les effets nuisibles provoqués par la

1. Dans la tuberculine de Koch, plusieurs observateurs, Ewald, A. Meyer et Libbertz lui-même ont signalé la présence, dans certains cas, de quelques rares bacilles de la tuberculose, inoffensifs vu leur mort certaine et leur petit nombre.

tuberculine brute sont dus à des bases organiques, à des alcaloïdes. La méthode utilisée par lui pour cette purification a consisté à traiter la lymphe de Koch par l'alcool, puis à dissoudre le précipité dans l'eau et à le traiter par un mélange d'alcool, de chloroforme et de benzol cristallisé. Le produit ainsi obtenu aurait tous les effets curateurs de la tuberculine, sans en présenter les inconvénients. D'après Klebs la tuberculine ainsi débarrassée des alcaloïdes nuisibles serait douée de vertus curatives extraordinaires. Chez les sujets tuberculeux, elle agirait directement sur les bacilles, dont elle provoquerait la dégénérescence régressive caractérisée par un état vacuolaire; d'où le nom de *tuberculocidine* dont il désigne le produit ainsi purifié. Des injections préalables de tuberculocidine rendraient les cobayes moins sensibles à l'inoculation ultérieure du virus tuberculeux et on observerait chez eux un retard dans le développement de la tuberculose, signe d'une immunité partielle ainsi conférée. Klebs prétend aussi avoir obtenu, chez les cobayes tuberculeux, des effets curateurs merveilleux à la suite d'injections quotidiennes d'un centigramme à un gramme de tuberculocidine. Chez l'homme aussi, il serait ainsi arrivé à des guérisons définitives. De tous les expérimentateurs et médecins qui se sont occupés de l'étude de la tuberculine et de ses dérivés, Klebs est assurément de beaucoup le plus optimiste, mais il faut aussi reconnaître que ses assertions n'ont été guère accueillies qu'avec les plus grandes réserves[1].

W. Hunter a étudié, au point de vue chimique, la tuberculine brute de Koch[2]. En la faisant bouillir, après addition d'un peu d'acide acétique, on ne provoque pas de précipité; le liquide ne contient donc pas de sérum-albumine. Il renferme en grande abondance des protéides, qui précipitent par l'alcool absolu; ce précipité, repris par l'eau, donne une solution qui, traitée par l'acide nitrique très étendu, ne se trouble pas; elle se trouble par l'acide nitrique fort et le précipité est soluble

1. Klebs, Ueber die Wirkung des Koch'schen Mittels auf Tuberkulose der Thiere, nebst Vorschläge zur Herstellung eines unschädlichen Tuberkulins (*Wiener med. Wochenschr.*, 1891, n° 15). — *Die Behandlung der Tuberkulose mit Tuberkulocidin*, 8° édit., 1892.
2. Hunter (W.). On the nature, action and therapeutic value of the active principles of tuberculin (*The British med. Journal*, 1891, 25 juillet, p. 164).

dans un excès d'acide ou par la chaleur. L'acide picrique en solution saturée précipite la solution; le précipité se redissout par l'action de la chaleur ou par l'addition de quelques gouttes de lessive faible de soude. En ajoutant un léger excès de solution concentrée de soude, puis une goutte de solution diluée de sulfate de cuivre, on obtient une teinte rose-violet, ce qui indique la présence d'albumoses ou de peptones, ou de ces deux corps à la fois (réaction du biuret). En saturant à froid avec du sulfate d'ammoniaque, on obtient un précipité abondant; ce précipité, filtré, lavé et redissous dans l'eau, donne la réaction du biuret. Le liquide qui passe à la filtration, acidulé et additionné à nouveau de sulfate d'ammoniaque, précipite encore par la chaleur; le liquide clair qui passe après filtration ne donne pas la réaction du biuret. Hunter en conclut que la tuberculine ne contient pas de peptones. Elle contiendrait principalement des albumoses, surtout des proto-albumoses et des deutéro-albumoses, avec des traces d'hétéro-albumoses et de dysalbumoses. La tuberculine renferme en outre des traces de mucine, des sels organiques et inorganiques, de la glycérine et des matières colorantes. Enfin, en traitant la tuberculine par l'alcool absolu, on trouverait en solution dans le liquide filtré un alcaloïde précipité par le chlorure de platine.

W. Hunter a fait quelques recherches sur les effets que produisent chez des malades, principalement chez des sujets atteints de lupus, les divers principes ainsi extraits de la tuberculine brute. D'après lui, les substances précipitées par l'alcool exerceraient surtout l'action modificatrice et curatrice sur les tissus tuberculeux, tandis que les produits solubles dans l'alcool (quelques albumoses et en particulier les sels) auraient une action pyrétogène en même temps qu'une action curatrice sur les tubercules. En précipitant l'ensemble des albumoses contenues dans la tuberculine brute par le sulfate d'ammoniaque et en débarrassant le précipité des sels qu'il renferme par la dialyse, on obtiendrait un produit qui posséderait à un degré éminent le pouvoir de provoquer la réaction inflammatoire locale des tissus tuberculeux, sans aucun trouble général. Enfin, dans une dernière série de manipulations, Hunter traite la tuberculine brute par l'alcool absolu, et sépare le précipité par filtration. La solution alcoolique qui passe est évaporée au bain-marie à 40°;

le résidu est repris par l'eau et dialysé pendant deux heures dans un courant d'eau. Le produit qui reste dans le dialyseur aurait la propriété de guérir les lésions tuberculeuses, sans réaction locale inflammatoire et sans fièvre. On trouvera sans doute cette dissociation, à la fois chimique et physiologique, des principes contenus dans la tuberculine bien précise et donnant des résultats d'une sûreté surprenante. Certes il serait à désirer que la séparation et la spécialité d'action des poisons bactériens pussent être établies avec une pareille évidence, mais je doute que les choses en soient arrivées à ce point et je ne relate, on le devine, ces résultats qu'avec de grandes réserves.

On doit à W. Kühne une étude chimique détaillée de la tuberculine[1]. Au début de ses recherches, alors qu'il ne disposait que de quelques grammes de tuberculine brute, Kühne put constater les réactions suivantes : en dissolvant un peu de la substance dans l'eau, on obtient une solution alcaline qui ne se trouble pas quand on la chauffe en présence de l'acide acétique; elle précipite abondamment par l'alcool; ce précipité, repris par l'eau, donne une solution qui, traitée par le sulfate d'ammoniaque, fournit un dépôt résineux ayant les réactions des albumoses. Le liquide filtré après saturation par le sulfate d'ammoniaque donne encore nettement la réaction du biuret, ce qui indique la présence de peptones. L'extrait alcoolique de la tuberculine laisse après évaporation un liquide sirupeux qui donne encore la réaction du biuret et qui contient, par conséquent, des albumoses et peut-être des peptones: il contient, en outre, de la tryptophane (coloration violette avec l'eau bromée). Il n'y avait pas de traces appréciables de tyrosine, mais en chauffant l'extrait alcoolique avec de l'acide chlorhydrique en présence d'un nitrate, on obtient une coloration rouge témoignant de la présence d'une matière analogue à l'indol. L'albumose contenue dans la tuberculine est surtout de la deutéro-albumose, peut-être aussi un peu de proto-albumose, comme le pense Hunter. La tuberculine, contrairement à l'assertion de Hunter, renferme donc des peptones, quoiqu'en petite quantité, de la tryptophane et un corps analogue à l'indol.

1. Kühne (W.), Erfahrungen über Albumosen und Peptone (*Zeitschr. f. Biologie*, 1892, Bd 29, p. 26 et 1893, Bd 30, p. 221).

W. Kühne a recherché si le corps des bacilles tuberculeux contenait des albumoses ; le résultat de ces recherches fut négatif. Des cultures de bacille de la tuberculose développées à la surface de bouillon peptonisé et glycériné furent filtrées puis lavées sur le filtre. Les bacilles ainsi obtenus furent soumis à l'ébullition dans l'eau et le liquide alcalin fut additionné d'acide acétique pour coaguler l'albumine, s'il y en avait. Le liquide filtré, opalescent, fut concentré par évaporation, puis traité par un excès d'alcool absolu bouillant. Le précipité ainsi obtenu ne donnait pas les réactions des albumoses et Kühne en conclut que celles-ci n'existent pas dans le corps des bacilles.

Les albumoses, la peptone et l'indol, c'est-à-dire les principales substances décelées dans la tuberculine, existent déjà dans les peptones du commerce employées pour la confection du liquide de culture ; on sait, en effet, que les peptones du commerce sont surtout un mélange de diverses albumoses avec plus ou moins de peptones. Il y aurait donc, fait remarquer Kühne, à déterminer dans quelle mesure les corps en question préexistent déjà dans ce liquide de culture et quelles modifications, quantitatives ou qualitatives, y apporte la végétation du bacille. Kühne a fait un premier essai dans cette direction. Il a ensemencé le bacille de la tuberculose à la surface d'un liquide nutritif à composition bien établie et formé de proto-albumose pure (1 p. 100) de bouillon de veau alcalinisé, de glycérine (3 p. 100) et de sel marin (0,5 p. 100). Les ballons furent maintenus à l'étuve à 38° pendant quarante jours et donnèrent des cultures. L'analyse chimique montra dans le liquide de culture la présence de deutéro-albumose, de tryptophane, de traces de peptone et d'indol, produits élaborés dans ce milieu par la végétation des bacilles.

Peu de temps après, Kühne, disposant de plusieurs litres de tuberculine brute, put poursuivre plus largement ses recherches. Il prépara d'abord de la « tuberculine purifiée » exactement d'après les indications de Koch, par précipitation partielle avec un volume et demi d'alcool absolu, puis lavage à l'alcool à 60 p. 100 et enfin à l'alcool absolu. La tuberculine purifiée ainsi obtenue est dissoute dans l'eau et filtrée. Il reste sur le filtre un dépôt abondant, semblable à de l'empois d'amidon, incolore, insoluble dans les alcalis, composé surtout de phosphates terreux, contenant également de la silice, mais sans matières organiques et sans réaction xanthoprotéique. Ces matières inorganiques constituent une partie des cendres mises en évidence dans la tuberculine purifiée par Brieger et Proskauer, mais n'en représentent qu'une partie, car le liquide filtré contient encore beaucoup de sels terreux.

Les principales réactions chimiques de la tuberculine purifiée ont été déjà données par Koch; Kühne les a étudiées de plus près. Ces réactions sont en somme celles des albumoses et spécialement des deutéro-albumoses, car en saturant la solution par le chlorure de sodium, on n'obtient aucune précipitation. Mais des différences notables furent constatées quant à la façon dont la solution se comporte avec les acides acétique, carbonique, chlorhydrique, sulfurique, phosphorique, azotique et picrique. Ainsi Koch dit qu'après l'addition d'acide azotique, il se forme un précipité qui se redissout par la chaleur. En réalité, ce précipité ne se redissout pas complètement, mais il reste des flocons jaunâtres insolubles. Il en est de même pour l'acide picrique. Ce sont là des réactions propres, non pas aux albumoses, mais aux albumines. Koch assure que l'acide chlorhydrique et l'acide sulfurique ne donnent pas de précipité; cela tient probablement à ce qu'il employait des acides trop concentrés; avec de l'acide chlorhydrique à 2 ou 4 p. 1000 on obtient un précipité très net, de même qu'avec l'acide acétique. Les caractères de ces précipités par les acides sont ceux des albumines proprement dites, des albuminates. La présence de ces corps se conçoit aisément, puisque dans la préparation de la tuberculine, les bacilles des cultures sont soumis à l'ébullition en milieu alcalin, en présence de la glycérine. L'albumine ainsi extraite des bacilles est d'abord coagulée, puis redissoute sous forme d'albuminate par les alcalis. Du reste, de semblables albuminates peuvent être contenus dans la peptone commerciale qui sert à confectionner le milieu de culture. A côté de ces albuminates, Kühne a isolé dans le précipité par les acides une albumose spéciale qu'il propose de désigner du nom d'acro-albumose. La tuberculine purifiée se composerait donc d'abord et en majeure partie de deutéro-albumose, puis de traces de peptones, d'un albuminate et d'une albumose particulière, l'acro-albumose.

Des inoculations faites sur des cobayes tuberculeux avec les différentes albumoses (deutéro-albumoses, acro-albumoses) et avec les albuminates ainsi isolés ont montré que ces produits ont une action pyrétogène très énergique, comparable, quoique inférieure généralement, à celle de la tuberculine de Koch.

Avant de hasarder des interprétations au sujet de ces analyses, il importait d'étudier la composition du milieu ayant servi de point de départ aux cultures de tuberculose dont provient la tuberculine. Le bouillon composé de peptones du commerce, d'extrait de viande, de glycérine fut traité comme les cultures elles-mêmes dans la fabrication de la tuberculine brute, c'est-à-dire évaporé au bain-marie jusqu'à réduction à un dixième de son volume. Ce liquide concentré, ainsi que Koch s'en était assuré, peut être injecté sans effet bien appréciable, à doses notables, à l'homme et aux animaux sains ou tuberculeux. En traitant ce liquide par précipitation partielle par l'alcool, comme pour la préparation de la tuberculine purifiée, on constate que le précipité est beaucoup plus riche en albuminate que ne l'est la tuberculine. Kühne en conclut que ce qui caractérise la tuberculine, ce n'est pas la présence de l'albuminate, mais au contraire sa faible teneur en albuminate, d'où il est permis de conclure que les bacilles de la tuberculose ont utilisé les albuminates contenus dans le bouillon, en les transformant en albumoses ou en d'autres corps. Le milieu nutritif semble moins riche en substances dissoutes; il est plus pauvre en matières protéiques, il précipite moins abondamment par l'alcool; il est moins alcalin et plus facilement précipitable par les acides acétique et carbonique.

Enfin, Kühne a étudié à nouveau des cultures faites avec des protéines à composition chimique bien déterminée, en remplaçant dans le bouillon glycériné et salé les peptones si complexes et si variables du commerce par des corps connus, la deutéro-albumose, la proto-albumose, l'hétéro-albumose, l'antipeptone tryptique obtenue avec la fibrine et enfin la peptone glandulaire (libre de toute albumine) provenant de l'auto-digestion du pancréas. La plupart de ces milieux donnèrent d'abondantes cultures du bacille de la tuberculose. Kühne ne fournit d'indications que sur les analyses des cultures faites sur milieux additionnés de peptone glandulaire (pure d'albumose); à la suite du développement de la culture, on trouva dans le liquide, outre les peptones, des albuminates et des albumoses résultant de l'activité vitale des bacilles.

Suivant l'exemple, donné il y a longtemps déjà par Pasteur, de cultiver les microbes dans des milieux à constitution chimique bien établie et aussi simples que possible et de remplacer les protéines, si peu connues dans leur composition, par des corps azotés plus simples, Kühne a essayé si les bacilles de la tuberculose pouvaient se développer dans des conditions analogues. Il y avait d'autant plus d'intérêt à obtenir ces cultures sur des milieux exempts de matières protéiques que, d'après l'opinion de Koch, la substance active de la tuberculine serait précisément un corps de nature protéique. Kühne réussit parfaitement à cultiver le bacille de la tuberculose à la surface d'un liquide glycériné où la peptone et l'extrait de viande étaient remplacés par de la leucine, de la tyrosine, de l'asparagine, de la taurine, etc.; les substances minérales étaient les cendres d'extrait de viande. Dans le liquide de culture, les réactifs montrèrent l'absence totale d'albumoses et de peptones et la présence de traces d'une albumine. Ce liquide fut traité d'une manière analogue à celle qui a été exposée pour la préparation de la tuberculine purifiée de Koch. La matière ainsi obtenue fut inoculée à des cobayes tuberculeux, et provoqua chez eux une élévation de température presque égale à celle que l'on déterminait sur d'autres cobayes tuberculeux par l'inoculation de doses semblables de tuberculine purifiée de Koch.

Les bacilles cultivés sur des milieux privés de matières protéiques contiennent donc en grande abondance de la substance active. L'extrait glycériné alcalin fait à chaud avec ces bacilles et traité par l'alcool donna un précipité qui provoquait, à la dose de $0^{mgr},02$, la fièvre chez le cobaye tuberculeux.

W. Kühne, dans d'autres expériences, a encore simplifié la composition du liquide de culture, en supprimant la leucine, la tyrosine, la taurine, sans inconvénient pour le succès de la culture. La glycérine en revanche s'est montrée indispensable et l'asparagine très avantageuse, ainsi que Nægeli l'avait déjà signalé pour d'autres microbes.

L'activité spécifique développée par les produits extraits de ces cultures, produits où toute trace d'albumose et de peptone fait défaut, rend probable l'hypothèse d'après laquelle le principe actif de la tuberculine ne serait ni une albumose ni une substance protéique, mais un principe qui reste à déterminer, et pour lequel les matières protéiques et les albumoses ne serviraient que de véhicules.

Les effets généraux et locaux de la tuberculine chez l'homme et chez les animaux tuberculeux frappèrent vivement l'attention des médecins et des expérimentateurs et furent l'objet de tentatives multiples d'explication. On sait que Buchner avait émis l'hypothèse que la tuberculine de Koch n'était ni ce qu'on appelle communément une toxalbumine, ni un produit de sécrétion des bacilles, mais qu'elle dérivait du corps même de ces bacilles, qu'il s'agissait en un mot d'une protéine bactérienne. Buchner avait déjà montré antérieurement que les cadavres de divers microbes, inoculés sous la peau, provoquent de la suppuration et que celle-ci est le résultat, non pas des produits sécrétés par les bacilles, mais de la protéine des cellules bactériennes elles-mêmes. Buchner put isoler la substance active, pyogène, sous la forme d'albuminates alcalins, en utilisant le procédé indiqué par Nencki pour la préparation de la mycoprotéine. Les cultures bactériennes (pneumo-bacille de Friedländer, bacillus subtilis, bacillus coli communis, bacille de la morve, etc.) développées sur milieux solides (pomme de terre, agar) sont détachées par raclage et broyées dans environ vingt fois leur volume d'une solution de potasse à 0,5 p. 100. On obtient ainsi une émulsion muqueuse épaisse; on fait bouillir au bain-marie pendant plusieurs heures, de façon à dissoudre presque complètement les bacilles, on filtre à diverses reprises et on obtient un liquide clair, brun jaunâtre. La protéine ainsi dissoute est précipitée par de l'acide acétique ou chlorhydrique dilué et le dépôt recueilli sur le filtre est redissous dans une solution faible de soude. L'alcali-albumine ainsi obtenue présente un pouvoir chimiotaxique très prononcé à l'égard des leucocytes et des effets pyrétogènes manifestes[1]. Je rappellerai que Hueppe et Scholl, en introduisant sous la peau de lapins des tubes capil-

1. Buchner, Ueber pyogene Stoffe in Bakterienzelle. — Die chemische Reizbarkeit der Leukocyten und deren Beziehung zur Eiterung (*Berl. klin. Wochenschr.*, 1890, p. 673 et 1084).

laires contenant de la tuberculine (privée de glycérine et en solution dans l'eau), s'étaient déjà assurés que cette substance est douée de chimiotaxie positive à l'égard des leucocytes. Hertwig a publié depuis une monographie dans laquelle l'action de la tuberculine est surtout envisagée au point de vue du pouvoir qu'elle aurait d'éveiller la sensibilité chimiotaxique (chimiotropisme) chez les sujets tuberculeux. Comme ce travail ne repose guère que sur des interprétations d'ordre théorique, je n'y insisterai pas davantage[1].

Rœmer, un des collaborateurs de Buchner, a substitué avec avantage au procédé de Nencki le procédé suivant, plus simple et modifiant moins profondément la protéine bactérienne. Des cultures de divers microbes obtenues à la surface de la pomme de terre ou de l'agar sont détachées soigneusement, délayées dans de l'eau et soumises à une ébullition prolongée; après macération pendant plusieurs semaines, on filtre et le liquide albumineux qui passe est l'extrait aqueux des cellules bactériennes. Cette substance, de même que l'alcali-protéine de Buchner, est douée d'un pouvoir chimiotaxique très accusé sur les leucocytes; elle est pyrétogène et augmente la formation des leucocytes dans le sang. Appliquant ces données à l'interprétation de la nature de la tuberculine, Rœmer pense aussi que le principe actif est une protéine extraite du corps même des bacilles tuberculeux et non, comme le croyaient Hueppe et Scholl, un produit soluble élaboré dans le liquide de culture par la végétation du bacille. Nous avons vu que Koch ainsi que divers expérimentateurs avaient constaté que le liquide de culture des bacilles de la tuberculose, débarrassé des bacilles par filtration et concentré ensuite, présente des propriétés analogues à celles de la tuberculine obtenue en faisant bouillir le liquide avec les bacilles, mais que ces propriétés sont beaucoup moins actives. Ce fait suffit pour prouver que l'ébullition prolongée extrait du corps des bacilles une substance qui donne en grande partie à la tuberculine son activité spéciale. Rœmer pense que si le liquide de culture renferme, lui aussi, une certaine quantité de cette substance, cela tient à ce que bon nombre de bacilles meurent pendant la durée de la culture et abandonnent

1. Hertwig (O.). *Ueber die physiologische Grundlage der Tuberkulinwirkung. Eine Theorie der Wirkungsweise bacillarer Stoffwechselproducte.* Iéna, 1891.

par macération, au liquide ambiant, une partie des protéines solubles qu'ils renferment. Ce que nous savons de la faible longévité des bacilles tuberculeux dans les cultures confirme cette hypothèse. L'ébullition prolongée, telle qu'on la pratique dans la fabrication de la tuberculine, a pour effet de rendre cette extraction plus rapide et plus complète.

Rœmer injecta, à des cobayes tuberculisés depuis six semaines, de la protéine extraite de cultures du bacille pyocyanique et du pneumo-bacille de Friedländer, à dose à peu près correspondante à $0^{gr},5$ de tuberculine; ces cobayes succombèrent au bout de six à trente heures, présentant, comme à la suite de l'injection de la dose mortelle de tuberculine, une vive rougeur de l'ulcère d'inoculation et une hyperémie intense du foie, de la rate et de l'intestin. La même dose de protéine bactérienne, injectée sous la peau de cobayes sains, ne provoquait pas la mort des animaux, mais une élévation notable de température[1]. Je rappelerai ici que Gamaléia, dès 1889, avait noté ce fait que « les animaux tuberculeux sont extraordinairement sensibles à l'action des toxines du vibrio Metchnikovi[2] ».

Metchnikoff et Rudenko constatèrent à leur tour que les cobayes tuberculeux sont particulièrement sensibles aux toxines du vibrion avicide. Tandis que les cobayes sains ne réagissent à des doses moyennes ou faibles de cultures stérilisées du vibrion que par une élévation de température de courte durée, chez les cobayes tuberculeux, après une élévation passagère, la température tombe brusquement et les cobayes succombent, présentant, comme à la suite de l'injection de tuberculine, une hyperémie considérable des foyers tuberculeux[3].

Buchner a pu confirmer les faits annoncés par Rœmer et provoquer, comme lui, des effets analogues à ceux de la tuberculine, en injectant à des cobayes tuberculeux des protéines provenant de diverses bactéries. Il insiste notamment sur la production des lésions congestives et hémorrhagiques au voisinage des foyers tuberculeux, que Koch considère comme carac-

1. Rœmer, Darstellung und Wirkung proteinhaltiger Bakterienprodukte (*Berl. klin. Wochenschr.*, 1891, p. 1189).
2. Gamaleia, Vibrio Metchnikovi; vaccination chimique (*Annales de l'Inst. Pasteur*, 1889, p. 542).
3. Metchnikoff et Rudenko, Recherches sur l'accoutumance aux produits microbiens (*Annales de l'Inst. Pasteur*, 1891, p. 567).

téristiques de l'action mortelle de la tuberculine. D'après Buchner, l'extraction des protéines (par ébullition) serait facilitée par la dessiccation préalable, aussi parfaite que possible, des cultures. Les animaux sains succombaient aussi à l'injection de ces doses de protéines, mais plus tardivement, et n'offraient pas les lésions congestives et hémorrhagiques observées chez les cobayes tuberculeux[1].

G. Klemperer a retiré, d'après le procédé de Buchner et de Rœmer, les protéines de diverses bactéries; les cultures faites sur pommes de terre étaient raclées et séchées, puis bouillies dans l'eau pendant plusieurs heures; on les laissait en outre séjourner à l'étuve à 37 degrés durant plusieurs semaines. La bactério-protéine du bacille pyocyanique ainsi obtenue, injectée à la dose de $0^{gr},1$ à 1 gramme sous la peau de cobayes sains, provoque un état fébrile, comme le fait à peu près la même dose de tuberculine. Chez des lapins inoculés de la tuberculose dans la chambre antérieure de l'œil, G. Klemperer a provoqué à l'aide de la protéine pyocyanique une réaction générale et locale, comme celle de la tuberculine. En injectant sous la peau des phtisiques $0^{gr},05$ à $0^{gr},12$ de cette protéine, il vit survenir, trois à cinq heures après l'injection, de la fièvre qui persista pendant deux à neuf heures et qui, dans deux cas, débuta par un véritable frisson. La protéine retirée du bacillus prodigiosus, du bacterium coli commune et du bacille du charbon donnèrent des résultats analogues[2].

On voit que l'ensemble de ces recherches tend à établir que le principe actif de la tuberculine est contenu dans les protéines du corps des bacilles tuberculeux. De vieux bouillons de culture, renfermant beaucoup de bacilles morts, contiennent ces protéines en faible proportion. On les obtient en solutions plus riches en faisant bouillir les cultures dans leur bouillon ou dans de l'eau. Ce qui caractérise ces protéines, c'est leur résistance à l'ébullition prolongée pendant plusieurs heures, bien différentes en cela des toxalbumines qui sont rapidement détruites par le chauffage à 80° ou 100°. Sans doute, les protéines des diverses bactéries ont chacune des propriétés physiolo-

1. Buchner, Tuberkulinreaction durch Proteïne nicht specifischer Bacterien (*Münchner med. Wochenschr.*, 1891, n° 49).

2. Klemperer (G.), Die Beziehungen verschiedener Bakteriengifte zur Immunisirung und Heilung (*Zeitschr. f. klin. Med.*, 1892, Bd 20, p. 165).

giques spéciales, qui pour la protéine du bacille de la tuberculose consistent dans l'action si remarquable exercée sur les animaux et sur l'homme tuberculeux. Les protéines extraites de certaines autres bactéries paraissent avoir une propriété analogue; des recherches ultérieures montreront jusqu'à quel point cette action est comparable et si réellement la réaction générale et locale ainsi provoquée chez les sujets tuberculeux est aussi accusée et aussi constante que celle que donne la tuberculine. Dans ma pensée, le principe actif de la tuberculine, si subtil et qui exerce une action si puissante sur l'homme tuberculeux, n'est pas une simple protéine. C'est sans doute une substance spéciale, élaborée dans le corps même du bacille et qui en est extraite en même temps que la protéine sur laquelle elle est fixée et qui lui sert simplement de véhicule. D'autres bactéries peuvent élaborer des substances analogues, que l'on obtient également par les moyens d'extraction des protéines, mais dont la spécificité d'action chez les tuberculeux, si elle existe réellement, demande encore à être étudiée d'une façon plus rigoureuse et plus complète.

D'une manière générale, comme l'a constaté Koch, de très faibles doses (un à quelques milligrammes) de tuberculine injectées sous la peau de sujets sains ne provoquent pas d'effet appréciable et il faut pour obtenir un résultat employer au moins une dose de $0^{gr},01$. Cependant, chez un petit nombre de sujets adultes en apparence absolument sains, une injection de quelques milligrammes peut déterminer des effets généraux et une fièvre assez intense. Il est vrai que, dans ces cas, on peut toujours invoquer l'existence d'un foyer tuberculeux latent, de quelque ganglion caséeux bronchique ou mésentérique, par exemple. Il est probable aussi que la susceptibilité des divers sujets, sains du reste, à l'égard de la tuberculine comme à l'égard d'autres substances toxiques ou médicamenteuses, est extrêmement variable.

Il est un certain nombre de maladies autres que la tuberculose, dans lesquelles la tuberculine provoque parfois la réaction soit générale soit locale, ou les deux à la fois. Dans la lèpre notamment, qui offre tant d'autres analogies avec la tuberculose, la réaction générale et locale a été notée par Max Joseph, par

Kaposi, par Arning, mais exceptionnellement et d'une façon peu accusée. Goldschmidt (de Madère) a obtenu la réaction générale et locale chez quatre sujets atteints de lèpre tuberculeuse et chez six atteints de lèpre anesthésique et paralytique; dans quelques cas, l'injection de 1 milligr. de tuberculine avait suffi pour provoquer, au bout de vingt-quatre heures, la réaction générale et locale[1]. Babes et Kalendero ont obtenu la réaction générale et locale chez cinq sujets atteints de lèpre tuberculeuse et chez deux autres atteints de lèpre nerveuse. D'après eux, la réaction, pour se produire chez les lépreux, demande des doses de tuberculine plus fortes que chez les tuberculeux; la fièvre apparaîtrait d'une façon plus tardive, en général vingt-quatre heures après l'injection; elle durerait plus longtemps et se répéterait, d'une façon intermittente, plusieurs jours de suite, après une seule injection[2].

J'ai eu occasion d'explorer à l'aide de la tuberculine un malade bien connu dans les hôpitaux de Paris; c'était un homme de 38 ans, né en Belgique, qui servit dans la légion étrangère au Tonkin et qui en revint avec une maladie caractérisée par de l'atrophie musculaire, surtout au niveau de l'éminence thénar et des interosseux de la main, de la sclérodermie des doigts, de la perte de plusieurs doigts des mains et des pieds, des maux perforants et des troubles de la sensibilité (perte de la sensibilité thermique et de la sensibilité à la douleur, persistance partielle de la sensibilité tactile). Plusieurs médecins, notamment Charcot et Potain, portèrent le diagnostic de lèpre anesthésique; d'autres, celui de syringomyélie. Zambaco, qui le vit dans mon service, découvrit le long des nerfs du bras et de l'avant-bras l'existence de névromes presque caractéristiques de la lèpre. Je pratiquai à ce malade une injection de 2 milligrammes de tuberculine; elle provoqua une réaction très intense; au bout de quatre heures, la température atteignit 40°,6 avec frissons, courbature et céphalée. La fièvre persista quarante-huit heures. On voit par cette observation que la tuberculine peut provoquer une réaction générale très énergique

1. Goldschmidt, Bericht über fünf mit dem Koch'schen Heilmittel behandelte Fälle von Lepra (*Berl. klin. Wochenschr.*, 1891, p. 28).
2. Babes et Kalendero, Ueber die Wirkung des Koch'schen Heilmittels bei Lepra (*Deutsche med. Wochenschr.*, 1891, p. 115).

dans le cas de lèpre systématisée nerveuse et que cette réaction n'est pas toujours retardée, mais peut se produire quelques heures après l'injection[1].

Dans des cas de syphilis, J. Neumann (de Vienne) observa à la suite d'injections de tuberculine la réaction générale, sans réaction locale, sauf dans un cas de gomme ulcérée de la peau, où de la rougeur modérée se manifesta autour de l'ulcère. Dans des recherches faites avec mon interne P. Teissier, j'ai obtenu dans plusieurs cas de syphilis la réaction générale et, dans un cas, une réaction locale des plus manifestes. Chez une syphilitique de 22 ans, présentant des plaques muqueuses de l'amygdale et une roséole en voie de disparition, nous avons injecté 2 milligrammes et demi de tuberculine; à la suite de cette injection faite le matin, la température s'éleva dans la soirée à 39°,4 et se maintint le lendemain à 38°, 38°,5; en même temps la malade accusait un malaise général avec céphalée, courbature, etc. Chez une autre femme de 22 ans, également atteinte d'accidents secondaires, notamment de plaques muqueuses des grandes lèvres, la réaction a été moins accusée et la température n'a pas dépassé 38°,2. Un malade syphilitique présentant des manifestations secondaires multiples reçut une injection de 2 milligrammes et demi de tuberculine; la température s'est élevée le jour même à 38°,5, le lendemain à 40°,4, pour se maintenir encore le surlendemain à 39°. Enfin, dans un cas de rupia syphilitique de la fesse, trois injections de tuberculine ont été, chaque fois, suivies d'une élévation de température et ont permis en outre de constater des modifications remarquables au niveau de l'éruption. Après l'injection, on voyait apparaître autour du rupia une auréole inflammatoire congestive extrêmement accusée et tout à fait comparable à ce qu'on observe pour le lupus; l'éruption, qui auparavant était sèche, a donné après l'injection un écoulement séro-purulent[2].

Dans l'actinomycose chez l'homme, Billroth, v. Eiselsberg et d'autres encore ont obtenu la réaction à la suite de l'emploi de la tuberculine. On l'a souvent notée dans les pleurésies

1. Straus, Sur l'action de la tuberculine dans un cas de lèpre systématisée nerveuse (*Semaine médicale*, 1893, p. 364).

2. Straus et P. Teissier, De l'emploi de la tuberculine comme agent révélateur de la syphilis (*Semaine médicale*, 1893, p. 364).

simples en apparence, mais qui probablement étaient de nature tuberculeuse. On l'a signalée également dans des cas de bronchite chronique, de bronchite fétide, de cystite, de sarcome, d'épithélioma, sans que, dans tous ces cas, l'hypothèse de l'existence concomitante de lésions tuberculeuses cachées ait pu être complètement écartée.

Dans deux cas de lupus érythémateux, Schwimmer a observé une réaction générale, sans réaction locale. Arning a vu également la réaction locale manquer chez deux malades atteints de lupus érythémateux, mais l'un eut une fièvre vive, l'autre un érythème scarlatiniforme. Dans un cas de lupus érythémateux, Kaposi a observé une réaction locale très accusée. On voit donc que les effets locaux de la tuberculine, si caractéristiques dans le lupus vulgaire, sont inconstants dans les cas de lupus érythémateux et que l'emploi de la tuberculine ne permet pas de se prononcer sur la nature tuberculeuse de la dermatose que l'on désigne sous ce nom.

CHAPITRE XXII

ÉTUDE CLINIQUE ET EXPÉRIMENTALE DES EFFETS DE LA TUBERCULINE

Sommaire. — La réaction générale chez les tuberculeux; hypothèses sur son mécanisme. — Réaction locale, particularités histologiques qui la caractérisent. — Lésions internes provoquées par la tuberculine; état des poumons, du larynx, des reins, des méninges, etc. — Sévérité presque unanime de l'enquête anatomo-pathologique : « mobilisation » des bacilles sous l'influence du traitement. — Rareté extrême des cas de guérison, même pour le lupus.
Étude expérimentale de la tuberculine. — Elle ne paraît pas posséder de propriété immunisante. — Son action curatrice chez le cobaye et le lapin tuberculeux; documents contradictoires. — Prétendue action de la tuberculine sur les infections mixtes des phtisiques.
Expériences sur l'action de la tuberculine chez divers animaux, sains ou tuberculeux.

L'histoire de la tuberculine offre une particularité remarquable : c'est que cette méthode de traitement, issue tout entière du laboratoire, repose surtout sur des documents empruntés à l'expérimentation sur l'homme. Les publications sur les effets de la tuberculine chez l'homme se sont accumulées dans des proportions formidables, avant qu'aucune expérimentation suivie ait pu être instituée sur les animaux; jusque dans ces derniers temps, l'observation clinique et les faits nécropsiques ont dû presque exclusivement servir de guide dans l'étude des effets et dans l'interprétation du mode d'action de ce médicament[1].

La réaction générale provoquée par la tuberculine chez les tuberculeux débute ordinairement, comme l'a indiqué Koch,

1. Les publications relatives à la tuberculine et à son emploi chez les tuberculeux ne tardèrent pas à s'accumuler dans des proportions excessives ; il fut un moment où tout médecin, mis en possession de quelques grammes de la précieuse

quelques heures après l'injection et s'annonce souvent par un frisson. La dose de $0^{cc},01$ donnée par Koch comme la dose ordinaire susceptible de provoquer la réaction générale et locale chez un tuberculeux adulte peut, au début des injections, être notablement réduite et une réaction intense peut être obtenue par l'injection de 1 ou 2 milligrammes de tuberculine brute. La température atteint rapidement 40° ou 41°, elle s'abaisse rapidement aussi et la fièvre est en général dissipée au bout de vingt-quatre heures. Il y a cependant des exceptions; parfois le mouvement fébrile ne se manifeste que tardivement, au bout de douze, de quatorze heures; dans un cas, je l'ai vu ne se produire que trente-six heures après l'injection; le retard dans la réaction se manifeste surtout quand les doses employées sont faibles et quand l'accoutumance commence à se produire. La fièvre peut se prolonger au delà de vingt-quatre heures, persister pendant plusieurs jours à l'état continu, affecter le type rémittent ou parfois le type franchement intermittent. Il est des tuberculeux qui ne réagissent pas aux doses ordinaires de tuberculine et qui supportent, sans réagir, des doses assez fortes pour provoquer de la fièvre même chez l'homme sain. Cette absence de réaction est plus commune dans les cas de tuberculose avancée; ces faits, en somme exceptionnels, suffisent pour enlever à la tuberculine la valeur diagnostique absolue qu'on a voulu lui attribuer. Outre l'élévation de température, on observe, à la suite des injections de tuberculine, la plupart des symptômes qui accompagnent les fièvres d'infection; le pouls est habituellement très accéléré, il peut devenir irrégulier et faible; on a noté des

lymphe, se croyait obligé de publier les résultats obtenus, quelque insignifiants qu'ils fussent. Devant cet amas de documents, je me vois forcé de déroger à la règle que je me suis imposée partout ailleurs dans le cours de cet ouvrage, règle qui consiste à donner l'indication bibliographique exacte des travaux mentionnés. Le lecteur trouvera les indications principales relatives à la tuberculine dans les deux grands périodiques allemands : *Deutsche medicinische Wochenschrift* et *Berliner klinische Wochenschrift*, années 1890, 1891 et 1892; dans la *Semaine médicale* et dans le *Bulletin médical*; dans le *Centralblatt für Bakteriologie*. Consulter en outre les Revues d'ensemble suivantes : Gamaléia, Sur le traitement de la tuberculose par la méthode de Koch (*Arch. de méd. expérim. et d'anat. pathol.*, 1891, p. 262). — Metchnikoff, la Tuberculine, revue critique (*Ann. de l'Inst. Pasteur*, 1891, p. 184). — Roux, la Tuberculine (*Ibid.*, p. 722). — von Kahlden, Histologische Untersuchungen über die Wirkung des Koch'schen Heilmittels (*Centralbl. für allg. u. pathol. Anat.*, 1891, p. 147 et 273). — Galliard, La tuberculine de Koch (*Revue des sciences médicales*, 1891, t. 37, p. 692). — Enfin, la plupart des travaux concernant la tuberculine se trouvent analysés avec soin dans le *Jahresbericht* de Baumgarten, principalement pour l'année 1891.

tendances au collapsus, des phénomènes d'angine de poitrine, des syncopes mortelles, preuves que la tuberculine agit énergiquement sur le cœur ou sur son appareil d'innervation.

Il arrive que des individus sains présentent une fièvre intense à la suite de l'injection de 2 à 3 milligrammes de tuberculine. Pour un certain nombre d'entre eux, il se peut qu'il s'agisse d'individus sains en apparence seulement et qui portent des lésions latentes de tuberculose. C'est ainsi que les injections de tuberculine ont été conseillées et utilisées par Schreiber chez les enfants issus de tuberculeux, comme un moyen pouvant servir à reconnaître la tuberculose héréditaire latente ; ce médecin s'assura en outre que les nouveau-nés (ses expériences ont porté sur 40 sujets) sont remarquablement peu sensibles à l'action de la tuberculine ; ils supportent sans réaction des doses de 1,5 et même de 5 centigrammes, doses plus que suffisantes pour provoquer de la fièvre chez l'adulte sain. Ce fait est intéressant à enregistrer ; c'est un argument de plus contribuant à montrer que la tuberculose congénitale est tout à fait exceptionnelle et que les tout jeunes enfants contractent la maladie après la naissance[1].

On constate aussi fréquemment à la suite des injections de la toux, de la dyspnée, une augmentation dans la quantité des matières expectorées tenant surtout à une hypersécrétion de mucosités, des hémoptysies et, à l'auscultation, l'extension rapide des signes d'infiltration, témoignant de la congestion intense qui se produit autour des foyers tuberculeux. Des troubles digestifs s'observent assez souvent : ils se traduisent par de la perte d'appétit, des vomissements, de la diarrhée, quelquefois de l'ictère ; quelques cliniciens ont noté l'augmentation du volume de la rate et du foie pendant l'accès fébrile. Le système nerveux est souvent atteint ; on constate de l'abattement, des sensations de tiraillement dans les membres et dans les muscles, de la céphalalgie, des vertiges, parfois du délire. Dans un cas de Leichtenstern, à la suite d'une injection de 1 centigramme de tuberculine, le malade tomba dans le coma qui dura pendant trois jours, avec une température qui s'éleva jusqu'à 41°,4 ; ces symptômes finirent par se dissiper. En ce qui concerne l'appa-

1. SCHREIBER, Ueber das Koch'sche Heilverfahren (*Deutsche med. Wochenschr.*, 1891, p. 306).

reil rénal, l'albuminurie passagère a été maintes fois constatée, dans quelques cas de l'hématurie avec présence de cylindres hématiques dans les urines (Cornil, Litten, Cuffer); on a aussi noté de l'hémoglobinurie, l'urobilinurie, la peptonurie. Hénocque a étudié les modifications de la quantité d'oxyhémoglobine dans le sang des tuberculeux soumis aux injections de lymphe et a constaté que cette quantité diminue presque toujours et quelquefois très rapidement sous l'influence des injections. Plus récemment, A. Chauffard a publié un fait de néphrite, très probablement provoquée par la tuberculine : l'albuminurie survint aussitôt après la première injection de tuberculine, en même temps qu'une forte réaction fébrile, et chaque nouvelle injection était suivie d'une augmentation notable de l'albumine dans les urines[1]. Vers la peau, il n'est pas rare d'observer des sueurs profuses, des rougeurs et des éruptions variées, scarlatiniformes, morbilliformes, des roséoles, de l'urticaire, de l'herpès; ces éruptions se remarquent de préférence dans les cas de lupus.

L'ensemble des symptômes généraux provoqués par la tuberculine se rapproche, comme on le voit, de ceux qui caractérisent une infection aiguë de l'économie. Avec les notions que nous possédons maintenant sur l'action pyrétogène des produits d'origine bactérienne, ces manifestations ne peuvent plus nous surprendre ; mais, ce qui est surtout caractéristique et difficile à interpréter dans les effets de la tuberculine, c'est son action puissante, à dose très faible, sur les tuberculeux. Diverses hypothèses ont été émises à cet égard. Il a déjà été question de l'explication proposée par Koch : il suppose que la tuberculine est une substance douée d'un pouvoir nécrotisant sur les cellules; injectée à dose suffisante, elle s'attaque, même chez l'homme sain, à certaines cellules, peut-être aux leucocytes, elle en détermine la mortification et suscite ainsi la fièvre avec le cortège des symptômes infectieux. Chez les sujets tuberculeux, les mêmes effets seraient obtenus avec des doses beaucoup plus faibles, parce que la tuberculine agit sur des foyers déjà imprégnés de la même matière nécrotisante, et qu'elle imprime une sorte de coup de fouet au processus de nécrose cellulaire et à la fièvre de résorption qui en dérive.

1. A. Chauffard, Néphrite par tuberculine (*Bulletin méd.*, 1892, p. 1385 et 1431).

Gamaléia se range à cette manière de voir; il considère « la tuberculine comme un poison protoplasmique qui produit, suivant la dose, une dégénérescence ou une nécrose des tissus. Elle dissocie plus facilement les humeurs malades qui sont déjà attaquées par la toxine naturelle développée au cours de la maladie. » Cette explication s'applique aussi, selon Gamaléia, aux autres données de la réaction générale. « Ainsi l'accoutumance, c'est-à-dire la diminution de la réaction à la suite de la répétition des injections, s'explique par le fait que les cellules les plus entamées ont été détruites les premières, et les tissus plus sains exigent pour leur destruction des quantités plus fortes de poison. L'absence de réaction chez les sujets portant des lésions trop récentes ou, au contraire, des foyers caséeux, s'explique tout naturellement, car chez les premiers les tissus ne sont pas assez dégénérés pour être dissociés, tandis que chez les derniers ils ne sont plus vivants et ne peuvent plus être entraînés dans la métamorphose régressive. La disparition de l'accoutumance après un certain temps de repos, ainsi que l'effet cumulatif observé quelquefois, s'expliquent parce que la marche progressive de la maladie ainsi que la tuberculine venue du dehors entament de nouveaux tissus, qui deviennent aptes à subir la dissociation sous le nouveau coup de fouet des grandes doses du remède de Koch[1]. »

D'après Buchner, l'économie des tuberculeux se trouve en état d'équilibre instable, en une sorte d' « irritation latente »; l'injection de tuberculine, qui agit en tant que protéine bactérienne, romprait cet équilibre chancelant et donnerait explosion à la fièvre. Pour d'autres (O. Rosenbach) la tuberculine n'aurait pas proprement d'action spécifique ; les tuberculeux réagiraient plus que les sujets sains simplement parce que chez eux la fièvre s'allume plus facilement.

La réaction locale provoquée, dans les régions malades, par l'injection de tuberculine est aussi un phénomène bien remarquable ; le lupus constitue à cet égard le meilleur objet d'étude. On a vu plus haut la description que Koch donne de cette réaction locale du lupus et dont le tableau est si saisissant. Cette réaction locale, ainsi que la réaction générale concomitante,

1. Gamaléia, Sur le traitement de la tuberculose par la méthode de Koch (*Arch. de médecine expérim.*, 1891, p. 262).

peut être obtenue par des doses extraordinairement faibles de tuberculine, par l'injection de 1 à 2 décimilligrammes, comme l'ont constaté Blaschko, Hallopeau et comme j'ai pu m'en assurer moi-même. La réaction locale peut se manifester avant la fièvre, ou sans fièvre et paraît, dans une certaine mesure, indépendante de celle-ci. De toutes les localisations tuberculeuses, ce sont sans doute les nodules lupiques superficiels de la peau qui constituent les réactifs les plus sensibles pour la tuberculine. Les foyers tuberculeux ganglionnaires, osseux, articulaires et viscéraux réagissent en général d'une façon moins intense et moins évidente; aussi est-ce sur le lupus que le phénomène de la réaction locale a été étudié de préférence.

Koch qui, au début de ses expériences cliniques, employait des doses relativement très fortes, a observé dans les cas de lupus la nécrose en masse des nodules tuberculeux; plus tard, quand on a été amené à réduire les doses, on n'a plus revu ces nécroses chez les lupiques. Les recherches histologiques pratiquées sur des fragments de nodules lupiques, excisés en pleine réaction locale, montrèrent que celle-ci est liée essentiellement à une inflammation exsudative aiguë du tissu péri-tuberculeux. Ainsi Kromayer excisa sept heures et demie après l'injection de tuberculine, en pleine réaction locale, un placard de lupus; il ne constata pas de nécrose, mais une inflammation aiguë, caractérisée par une infiltration de nombreux leucocytes polynucléaires et par un exsudat séro-fibrineux autour des nodules tuberculeux; les leucocytes polynucléaires avaient aussi envahi en nombre variable les nodules eux-mêmes. Toutefois, Baumgarten fait remarquer que de pareilles infiltrations nucléaires s'observent aussi, quoique d'une façon moins intense, sur le lupus sans l'intervention de la tuberculine. O. Israël, qui eut occasion d'examiner les parois d'un abcès péri-articulaire tuberculeux, chez un des premiers malades de Koch, traité par de fortes doses de tuberculine, signala l'existence d'une zone nécrotisée très étendue autour du foyer tuberculeux. Browicz, Riehl, Rindfleisch, Jacobi, observèrent une inflammation séro-fibrineuse et une forte infiltration leucocytaire, mais sans nécrose. Schimmelbusch a étudié histologiquement trente cas de lupus et d'autres manifestations cutanées ou muqueuses de la tuberculose, traités par la tuberculine; dans tous ces cas, au lieu de la nécrose signalée par Koch, il ne constata aussi qu'une inflammation très vive, avec exsudat séro-fibrineux.

Dans la période aiguë de la réaction, l'épiderme se vacuolise à la suite d'une transsudation abondante; en même temps, des leucocytes en nombre plus ou moins grand traversent la couche épidermique, et parfois cette dernière se rompt pour livrer passage au liquide exsudé qui se coagule en formant des croûtes. Cet exsudat inflammatoire peut hâter la fonte ulcéreuse des nodules tuberculeux et l'élimination des masses nécrosées, mais le processus en lui-même ne provoque pas de nécrose. Si quelques tubercules situés superficiellement sont éliminés par ulcération, les tubercules lupiques logés dans la profondeur du derme demeurent intacts. La persistance des tubercules, malgré le traitement prolongé, prouve donc que ce dernier n'a point amené de guérison définitive. Metchnikoff a eu occasion de pratiquer l'examen histologique de fragments de lupus excisés pendant la période de réaction, six semaines après le début du traitement, sur deux lupiques du service de Quinquaud; il constata une infiltration de la peau par des cellules rondes et la persistance des cellules épithélioïdes et géantes, sans aucune trace de nécrose ni de dégénérescence. Doutrelepont a également examiné des fragments de tissu lupique excisés à divers moments après l'injection et à diverses périodes du traitement. Au début de celui-ci, et en pleine réaction locale, la couche cornée est soulevée et détachée de la couche de Malpighi par un exsudat contenant beaucoup de leucocytes et quelques bacilles tuberculeux; la couche de Malpighi elle-même est infiltrée de leucocytes interposés entre les cellules; par la méthode de Weigert, on décèle, entre les cellules malpighiennes, la présence d'un fin réticulum fibrineux qui s'étend parfois jusque dans le corps papillaire; le même réseau se voit autour et dans l'intérieur des nodules lupiques et dans le tissu cellulaire sous-cutané. Les vaisseaux du derme sont très dilatés et entourés d'une gaine de leucocytes, surtout mononucléaires, qui s'accumulent aussi autour des nodules de lupus. Dans les stades plus avancés du traitement, les leucocytes pénètrent dans l'intérieur du nodule, dans les intervalles des cellules épithélioïdes et des cellules géantes qui se désagrègent.

Les faits précédents s'observent surtout dans les cas de lupus ou de tuberculose tégumentaire, sur des pièces recueillies par biopsie. Quant aux modifications présentées sous l'influence de la tuberculine par les organes internes, elles ont été décrites par divers anatomo-pathologistes qui ont pratiqué des autopsies de sujets morts pendant le traitement. En première ligne, il faut mentionner la série des communications faites sur ce sujet par Virchow à la Société de médecine de Berlin, et qui portèrent sur un grand nombre d'autopsies. Virchow constata que les manifestations hyperémiques et exsudatives auxquelles on assiste *de visu* dans les foyers tuberculeux externes, à la suite des injections de lymphe, se produisent également dans les foyers tuberculeux des organes internes; là aussi l'action du remède se révèle comme étant surtout de nature irritative. Dans un cas de méningite tuberculeuse survenue chez un enfant de 12 ans après l'injection de 2 milligrammes de tuberculine, on trouva une hyperémie de la pie-mère et de la substance cérébrale telle, que Virchow déclare n'en avoir jamais observé à un degré aussi prononcé. La face interne des cavernes tuberculeuses anciennes présentait fréquemment une rougeur insolite avec infiltration hémorrhagique et hémorrhagies récentes; dans ce dernier cas, des hémorrhagies s'étaient manifestées pendant la vie; les ganglions bronchiques offraient aussi une tuméfaction insolite; la muqueuse du larynx était fréquemment infiltrée par un exsudat rappelant parfois l'œdème érysipélateux de la glotte ou le phlegmon rétro-pharyngien et causant des accidents inquiétants de sténose. Virchow signale en outre la présence d'hépatisations caséeuses du poumon tellement étendues, qu'il est enclin à les attribuer en partie à l'action de la tuberculine (par aspiration des produits désagrégés), quoiqu'il reconnaisse que des lésions aussi considérables peuvent aussi s'observer en dehors de ce mode de traitement. Il décrit des pneumonies spéciales développées directement sous l'influence du traitement (*Spritzpneumonien*) caractérisées par une infiltration catarrhale diffuse, d'apparence phlegmoneuse et à tendance rapidement destructive. Virchow insiste sur la fréquence de poussées tuberculeuses récentes chez les sujets traités; c'étaient des nodules miliaires ou submiliaires, développés surtout sur les séreuses, la plèvre, le péricarde, le péritoine, sur le larynx, plus difficiles à retrouver dans le parenchyme pulmonaire; il ne doute pas qu'il ne se soit agi là de poussées consécutives au traitement, par suite de la « mobilisation » des bacilles; ces tubercules récents offraient la structure du tubercule classique, sans trace de nécrose; des processus de mortification s'observaient au contraire au niveau des ulcères tuberculeux anciens, ceux de l'intestin notamment, s'étendant jusqu'au niveau de la séreuse et rendant la perforation imminente. De l'ensemble des faits anatomo-pathologiques exposés par Virchow, découle cette conclusion que l'action exercée par la tuberculine a été généralement nuisible, désastreuse dans plusieurs cas.

Jarisch a vu survenir la mort dans un cas de lupus, 36 heures à la suite de l'injection de 2 milligrammes de lymphe; à l'autopsie, nombreux foyers d'infiltration pneumonique dans les deux poumons, œdème pulmonaire, œdème très prononcé du cerveau et de la moelle, augmentation de volume de la rate et du foie, ecchymoses sous-pleurales et sous péricardiques. Dans un cas de v. Burckardt, il s'agissait également d'une mort paraissant provoquée par l'injection; c'était une jeune fille lupique, sans lésions pulmonaires appréciables; elle subit trois injections de tuberculine, l'une de 0gr,005, l'autre de 0gr,008 et la troisième de 0gr,01; elle mourut 22 heures à la suite de cette dernière, dans le coma, avec des urines albumineuses, riches en cylindres épithéliaux et contenant de rares globules rouges du sang; les urines avant le traitement étaient normales. A l'autopsie de cette malade, Baumgarten constata une inflammation interstitielle récente des reins, avec nécrose étendue de l'épithélium des tubes contournés et exsudat hémorrhagique dans les capsules de Bowman, dans les canalicules urinifères et dans le tissu interstitiel du rein; pas de lésions des autres organes.

Jürgens, à l'autopsie de deux cas de phtisie chronique traités par le remède de Koch, s'assura par l'examen de la rate, du foie et des reins de l'existence d'une « leucocytose généralisée » provoquée par l'action de la lymphe.

Weber relate l'observation d'une jeune fille anémique atteinte de tuberculose pulmonaire, laryngée et intestinale, qui mourut de péritonite consécutive à la perforation d'un ulcère intestinal, après avoir subi trois injections de tuberculine. B. Fraenkel mentionne un cas analogue; à côté de l'ulcère perforé se trouvaient d'autres ulcérations tuberculeuses de l'intestin au fond desquelles la séreuse était à nu.

A. Frænkel a vu, dans le cours du traitement par la lymphe de Koch, un ulcère tuberculeux se développer sur la langue, ulcère qui n'existait pas auparavant; malgré la continuation du traitement, l'affection de la langue s'aggrava, et il se forma bientôt une perte de substance profonde avec de nombreux bacilles; six semaines après le début des injections, des tubercules miliaires et submiliaires apparurent dans le voisinage de l'ulcération, dont on put suivre le développement de jour en jour : observation montrant que la tuberculose peut continuer son évolution pendant et malgré le traitement prolongé par la tuberculine.

Hansemann, d'après l'autopsie de 12 sujets tuberculeux soumis aux injections de tuberculine, essaya de systématiser les effets provoqués par le remède et leur assigna trois étapes successives : phénomènes initiaux, secondaires et tertiaires. Les phénomènes initiaux, qui sont ceux de la réaction proprement dite, consistent en une hyperémie intense qui s'observe surtout autour des tissus tuberculeux et qui est particulièrement accusée sur le poumon. Cette hyperémie est accompagnée d'un œdème séro-fibrineux riche en leucocytes; on observe aussi fréquemment des foyers pneumoniques récents, sans présence de bacilles. L'hyperémie et l'œdème peuvent aussi porter sur le cerveau et ses enveloppes. Il est à remarquer que les tubercules tout à fait récents ne présentent pas de réaction. Les phénomènes secondaires, de nature plus stable, sont caractérisés par une infiltration leucocytaire très abondante autour des tubercules, par « une leucocytose locale ». Sous le nom de phénomènes tertiaires, Hansemann range les différents modes de terminaison du processus tuberculeux sous l'influence de la tuberculine; ce seraient la nécrose et la caséification, quoique leurs rapports avec les injections soient difficiles à préciser. La suppuration et la gangrène s'observeraient quelquefois. Les perforations intestinales seraient un accident relativement fréquent dans le cours du traitement. Hansemann n'a pas pu observer de processus de cicatrisation autour des foyers en voie de destruction; ce qu'il attribue à l'éruption de nouveaux tubercules autour de ces foyers.

Nauwerck a fait connaître les résultats de 22 autopsies de tuberculeux soumis au traitement de Koch, ainsi que ceux de l'examen de pièces provenant de 15 sujets traités et opérés pour tuberculose chirurgicale (tuberculoses osseuses, articulaires, ganglionnaires, parois d'abcès froids). L'action du remède se manifeste surtout, d'après lui, par une inflammation exsudative, parfois hémorrhagique, autour des tubercules; ceux-ci sont fréquemment envahis par des leucocytes polynucléaires, quoique la suppuration proprement dite des tubercules soit exceptionnelle. Dans plusieurs cas, la nécrose des fongosités tuberculeuses des articulations a pu être constatée. Quant à la dissémination des tubercules au pourtour des foyers primitifs et au développement de la tuberculose miliaire généralisée aiguë sous l'influence du traitement, Nauwerck estime qu'il n'existe pas de preuves décisives en faveur de cette grave complication; mais si la tuberculine dans ces cas ne saurait être directement incriminée, on est obligé néanmoins de reconnaître qu'elle n'empêche pas la généralisation du processus tuberculeux.

Rindfleisch dit avoir pu observer dans 3 autopsies, sur des ulcérations tuberculeuses de l'intestin, un vrai processus de guérison amené par le traitement par la tuberculine. Celle-ci agirait en modifiant l'inflammation circumtuberculeuse et en la transformant, de chronique qu'elle était, en aiguë, d'où l'élimination du tissu tuberculeux. Le tissu qui échappe à cette élimination se transformerait, par élongation fusiforme des cellules, en tissu fibreux de cicatrice.

Debove et Rémond ont fait connaître quelques faits qui tendraient à établir que dans les exsudats des sujets tuberculeux existe une substance analogue pour ses effets à la tuberculine. De la sérosité ascitique, recueillie chez un malade atteint de péritonite tuberculeuse, fut filtrée, puis injectée à la dose de 5 centimètres cubes sous la peau d'un tuberculeux; cette injection provoqua une élévation de température de 1°. Chez un autre malade, tuberculeux et atteint de lupus, la même injection fut suivie de réaction générale et locale. D'autre part, 5 cc. du même liquide injectés sous la peau d'un malade atteint de cancer de l'estomac et d'un sujet bien portant, ne produisirent pas de fièvre appréciable[1].

Liebmann (de Trieste) annonça qu'il avait presque constam-

1. Debove et Rémond (de Metz), Recherches sur la présence de la tuberculine dans les exsudats des tuberculeux (*Semaine médicale*, 1891, p. 141).

ment trouvé, dans le sang des tuberculeux traités par la lymphe de Koch, des bacilles de la tuberculose; le sang était recueilli par piqûre au doigt; le moment le plus favorable pour cette constatation serait celui de la deuxième ou de la troisième injection; ces bacilles proviendraient de la mise en liberté et de la pénétration dans le sang de bacilles émanant des foyers tuberculeux. Guttmann et Ehrlich répétèrent ces recherches dans 27 cas de tuberculose soumis au traitement, toujours avec un résultat négatif; Cantani, Sacerdoti ne furent pas plus heureux; Kossel, qui put examiner quelques préparations faites par Liebmann, s'assura que celui-ci avait employé des lamelles mal nettoyées et qui se trouvaient encore chargées de particules de crachats tuberculeux contenant des bacilles.

L'attention d'un certain nombre d'observateurs fut aussi dirigée vers les modifications quantitatives ou qualitatives que présenteraient les bacilles dans les crachats des phtisiques, sous l'influence du traitement. Koch, comme nous l'avons dit, avait reconnu que le traitement ne modifiait en rien la vitalité ni la virulence des bacilles contenus dans les foyers tuberculeux. Fræntzel et Runkwitz crurent constater qu'à la suite des injections les bacilles devenaient plus petits et plus courts, parfois renflés à leurs deux extrémités et présentaient une segmentation dans leur continuité. Amann crut aussi constater que le nombre des bacilles augmentait dans l'expectoration des phtisiques, à la suite du traitement, et que ces bacilles se résolvaient fréquemment en grains ponctiformes, en même temps qu'ils se décoloraient plus facilement; P. Guttmann fit des constatations analogues. Mais les recherches ultérieures, faites par un grand nombre de cliniciens (Biedert, Leichtenstern, Neuhauss, Ewald, etc.) montrèrent que ces modifications présentées par les bacilles étaient loin d'être constantes dans le cours du traitement et qu'on en rencontrait de semblables chez des phtisiques qui n'avaient pas été soumis aux injections. Certains observateurs notèrent une augmentation, d'autres une diminution du nombre des bacilles dans les crachats, à la suite des injections. Dans un cas de P. Guttmann, les bacilles auraient apparu pour la première fois dans l'expectoration, à la suite d'une injection, alors qu'ils y auraient fait défaut auparavant. Leichtenstern, Naunyn ont fait des constatations analogues.

Les enseignements qui découlent de l'ensemble de ces documents anatomo-pathologiques sont, en somme, peu favorables au traitement préconisé par Koch. La lymphe produit des phénomènes congestifs et exsudatifs très accusés sur les foyers tuberculeux, dont elle peut ainsi favoriser la fonte et l'élimination; les effets proprement nécrobiotiques sont exceptionnels avec l'emploi de doses modérées. La détersion et l'élimination des foyers tuberculeux peuvent avoir des effets favorables, mais elles comportent aussi de graves dangers tenant, comme Virchow l'a surtout mis en évidence, à la dissémination des bacilles et à l'éruption de foyers secondaires.

La relation des faits anatomo-pathologiques, telle que je viens de la faire, ressemble même, dans une certaine mesure, à un réquisitoire en forme contre la tuberculine. En effet, la plupart de ces documents ont été publiés alors qu'une période de déception avait succédé à l'enthousiasme du début. Il serait injuste cependant de mettre au passif de la méthode toutes les lésions un peu insolites trouvées à l'autopsie des sujets soumis au traitement; des foyers étendus et récents de pneumonie caséeuse, une tuberculose miliaire aiguë généralisée, des perforations pleurales ou intestinales peuvent se produire avec ou sans l'intervention de la tuberculine, et il n'est pas équitable de mettre toutes ces complications de la phtisie au compte de la tuberculine. Mais les mêmes réflexions s'appliquent, avec autant de justesse, aux prétendues améliorations ou guérisons des lésions tuberculeuses qui s'observent également avec tous les traitements ou même sans aucun traitement. En somme, il ne faudrait pas, selon moi, trop assombrir le tableau, ni instruire le procès de la tuberculine aussi sévèrement qu'on l'a fait de divers côtés, en s'appuyant sur des données anatomo-pathologiques qui comportent des interprétations multiples; mais il faut aussi reconnaître que, même avec ces restrictions, l'ensemble des faits acquis est peu encourageant et dépose plutôt en faveur d'une action nuisible que d'une action favorable exercée par le traitement. Il est vrai qu'il ne s'agit ici que de données anatomo pathologiques, empruntées nécessairement aux « cas fâcheux », trop avancés et incurables; la portée de ces données serait en effet singulièrement amoindrie si on pouvait leur opposer une série de faits cliniques montrant réellement l'efficacité et les bienfaits de la méthode. Malheureusement, jusqu'à présent, la question envisagée à ce dernier point de vue ne se présente guère plus favorablement.

Ce n'est pas ici le lieu d'exposer l'histoire clinique de la tuberculine. La guérison de la tuberculose, que l'on croyait acquise sur la foi des premières communications de Koch, est encore à trouver. Les améliorations plus ou moins grandes constatées au début du traitement ne persistèrent point après une durée plus longue d'observation, et ne se montrèrent ni plus fréquentes ni plus solides que celles que l'on obtient par n'importe quel autre traitement. Les inconvénients et les périls de la méthode ne tardèrent pas à se faire jour et les détai s) anatomo-pathologiques qui précèdent suffisent pour en montrer la multiplicité et la gravité. Presque tous les cliniciens s'accordèrent à diminuer les doses initiales, trop fortes, conseillées par Koch et à commencer le traitement par 0^{gr},0001 de tuberculine, pour n'atteindre que graduellement la dose de 0^{gr},001 avec laquelle on débutait autrefois dans le traitement de la tuberculose pulmonaire. Les accidents (fièvre excessive, amaigrissement, hémoptisies, méningite, poussées généralisées, etc. devinrent ainsi moins nombreux mais ne purent toutefois être entièrement conjurés.

Les cas de guérison annoncés par les partisans de la méthode ne se comptent que par unités et il faut se demander si en effet ces guérisons ont été définitives et si réellement elles sont dues au traitement. Même pour le lupus, cette pierre angulaire de la méthode, il n'existe pas d'exemple avéré de guérison. Dès le début, Ferrand, Cuffer, Thibierge s'étaient déjà assurés que « pas un seul des lupiques traités à Berlin par la tuberculine n'était guéri, même en apparence ». E. Besnier, Vidal, Hallopeau arrivèrent à la même constatation, à la suite des essais poursuivis à l'hôpital Saint-Louis sur le traitement de Koch appliqué aux tuberculoses tégumentaires et en particulier au lupus. « Ce que l'observation clinique montre, déclare Besnier, c'est la production d'une irritation locale de nature exsudative avec tendance secondaire à l'atrophie, mais tendance éphémère qui ne tarde pas à faire place à une revivification des nodules tuberculeux, probablement plus active qu'auparavant. » La tolérance s'établit avant la guérison des tubercules et ceux-ci demeurent stationnaires et intacts, alors que depuis longtemps, par suite de l'accoutumance, le remède a cessé de provoquer la réaction générale et locale. Il ne semble pas que la substitution de la « tuberculine purifiée » à la tuberculine brute ait beaucoup modifié la situation, et quant aux effets merveilleux de la tuberculocidine de Klebs, cet auteur est à peu près seul à avoir observé les résultats tant vantés par lui.

Les faits expérimentaux sur lesquels repose le traitement de Koch ne sont malheureusement guère plus solides et il est étrange de constater sur quelle base fragile s'appuie cette méthode qui a été si riche en espoirs illimités. Koch n'a pas encore, au bout de plusieurs années, publié de documents détaillés sur ses expériences sur les cobayes immunisés contre la tuberculose et sur ceux guéris de cette affection. En somme, les données expérimentales qui auraient dû être très multipliées, puisqu'elles constituent le point de départ de la méthode, sont de beaucoup les plus parcimonieuses et loin d'être décisives.

Jaccoud a étudié sur un cobaye l'action préventive de la tuberculine; ce cobaye reçut des injections quotidiennes pendant vingt jours, en tout 0gr,50 de tuberculine. Il fut inoculé ensuite avec la moitié d'un ganglion tuberculeux, en même temps qu'un cobaye témoin. Le cobaye traité préventivement par la tuberculine mourut au bout d'un mois avec une tuberculose généralisée, quelques jours plus tôt que le témoin[1]. Dujardin-Beaumetz et Dubief ont soumis un certain nombre de cobayes sains à des injections quotidiennes de 0gr,01 de tuberculine pendant dix jours; puis on leur inocula des produits tuberculeux; ils moururent aussi rapidement et avec les mêmes lésions que les témoins. Les tentatives de guérison furent aussi infructueuses que celles d'immunisation[2].

Baumgarten en collaboration avec Gramatschikoff dans le but d'étudier les effets de la lymphe de Koch, s'adressa au lapin inoculé

1. Jaccoud, Sur l'action de la lymphe de Koch chez le cobaye sain (*Bulletin de l'Acad. de médecine*, 1891, séance du 10 février).

2. Dujardin-Beaumetz (*Ibid.*, même séance). — Dubief, Note sur les résultats obtenus par l'inoculation de la lymphe de Koch chez les cobayes tuberculeux (*C. R. de la Soc. de biol.*, 1891, p. 113).

dans la chambre antérieure de l'œil avec des cultures de tuberculose ou avec des produits tuberculeux. Le traitement fut commencé dès l'apparition de l'éruption tuberculeuse sur l'iris et consista dans l'inoculation de doses considérables de tuberculine ($0^{gr},5$ à 1 gramme) pratiquée tous les deux ou trois jours. La phtisie de l'œil, chez les animaux ainsi traités, évolua plus rapidement même que chez les animaux témoins : ils maigrirent davantage et moururent plus tôt, avec des lésions généralisées plus étendues. A l'examen microscopique des yeux de ces animaux, on constata que le traitement avait provoqué autour des foyers tuberculeux de l'hyperémie et de l'inflammation exsudative, avec invasion des tubercules eux-mêmes par des leucocytes polynucléaires. La tuberculine favoriserait la multiplication des bacilles dans les foyers primitifs et leur dissémination sous forme de foyers métastatiques. En somme, le traitement par la tuberculine, dans la tuberculose intra-oculaire expérimentale du lapin, n'exercerait aucun effet curateur appréciable, mais plutôt l'effet inverse. Popoff, Alexander, Gasparini et Mercanti firent des expériences analogues, avec des résultats à peu près identiques[1].

Dœnitz, dans une série d'expériences faites dans l'Institut de Koch, arriva à des conclusions exactement opposées. Il opérait également sur des lapins inoculés dans la chambre antérieure de l'œil avec des fragments de tissus tuberculeux ou avec des cultures pures. Les animaux furent ordinairement soumis au traitement trois à quatre semaines après l'inoculation tuberculeuse, c'est-à-dire alors que des tubercules assez volumineux, déjà macroscopiquement bien visibles, avaient apparu sur l'iris. L'injection de tuberculine était faite chaque jour, à partir de la dose initiale de $0^{gr},003$ et en augmentant graduellement jusqu'à la dose quotidienne de $0^{gr},04$ à $0^{gr},06$ et au delà. Les premières injections déterminaient une irritation très vive de l'œil et une aggravation en apparence très alarmante du processus; mais après quelques injections, cet orage s'apaisait et les injections ultérieures ne provoquaient plus de réaction locale. A partir de ce moment, les lésions oculaires entraient en rétrocession manifeste : le processus s'apaisait, l'opacité de la cornée se dissi-

1. Voir à ce sujet : BAUMGARTEN, *Jahresbericht für* 1891, pp. 691-698.

pait, l'iris redevenait visible et l'on assistait à une véritable « résorption » des tubercules développés à sa surface ; à la place de ces tubercules on ne constatait plus que des saillies à peine apparentes ou des cicatrices grisâtres. D'après Dœnitz les injections n'auraient d'efficacité qu'à partir du moment où les lésions tuberculeuses ont fait leur apparition ; « toute tuberculine, dit-il, injectée auparavant est gaspillée en pure perte ». Il n'a donc pu, de son côté, constater aucun effet préventif de la médication. Au moment de la publication de son travail, il n'avait pas, du reste, eu le temps nécessaire pour s'assurer si la guérison ainsi obtenue était définitive et à l'abri des récidives. Il en conclut néanmoins que « la tuberculine est un remède certain contre la tuberculose oculaire expérimentale du lapin », à condition d'être injectée à doses progressives, de façon à provoquer pendant un certain temps une réaction locale prononcée[1].

Pfuhl a fait dans le laboratoire de Koch une série d'expériences sur l'action de la tuberculine chez les cobayes tuberculeux. Ces cobayes avaient été inoculés sous la peau du ventre avec des cultures pures de tuberculose (la dose était environ de la grosseur d'une tête d'épingle). Les animaux non traités mouraient généralemenl au bout de six à onze semaines, avec les lésions bien connues de la tuberculose expérimentale chez le cobaye : amaigrissement considérable, chancre tuberculeux au lieu d'inoculation, adénopathie caséeuse de l'aine et des aisselles. La rate présentait les lésions les plus accusées, une augmentation énorme de volume et l'aspect marbré, rouge et blanc, caractéristique ; les parties blanches étaient constituées par des foyers de tissu nécrosé, tandis que les îlots rouges étaient parsemés de nombreux tubercules gris. Le foie renfermait également des foyers blanc jaunâtre, nécrosés, avec de nombreux tubercules gris ; comparativement à la rate et au foie, les poumons étaient relativement indemnes de lésions tuberculeuses ; ils ne renfermaient aucun foyer de nécrose, mais un assez grand nombre de tubercules gris, dont quelques-uns avaient un centre jaunâtre. Pas de lésions tuberculeuses des reins.

Un premier résultat constaté par Pfuhl à la suite du traitement par la tuberculine, c'est la survie plus longue des animaux.

1. Dœnitz, Ueber die Wirkung des Tuberkulins auf die experimentelle Augentuberkulose des Kaninchens (*Deutsche med. Wochenschr.*, 1891, p. 1289).

Cette survie variait avec la dose de tuberculine employée. Pfuhl recourut d'abord à de très faibles doses, en n'injectant une ou deux fois par jour que $0^{cc},0005$ de tuberculine ; mais les animaux ainsi traités succombèrent aussi rapidement que les animaux témoins ; ce ne fut qu'en injectant chaque jour $0^{cc},001$ qu'on commença à constater un commencement de retard dans l'évolution de la tuberculose. L'emploi combiné de la tuberculine, à la dose quotidienne de $0^{cc},001$, et de divers autres médicaments, calomel, sublimé, cyanate d'or et de potassium, chlorure d'argent, arsenic, créosote, benzoate de soude, ne donna pas une survie plus longue. Les sels d'argent et d'arsenic eurent même des effets nuisibles. De meilleurs résultats furent obtenus en augmentant les doses de tuberculine ; on commençait le traitement chez les cobayes atteints déjà de tuberculose avancée (six à huit semaines après l'inoculation) avec $0^{cc},001$ à $0^{cc},002$, pour atteindre progressivement jusqu'à $0^{cc},1$ par jour ; chez les animaux dont le traitement était commencé plus tôt, trois à quatre semaines après l'inoculation, les doses initiales pouvaient être plus fortes et la dose quotidienne portée jusqu'à $0^{cc},6$ à 1 cc. ; dans ces cas, la mort ne survenait plus qu'au bout de neuf, onze, quinze, seize et dix-neuf semaines. Un ralentissement marqué dans l'évolution de la maladie s'était donc manifesté sous l'influence de la tuberculine. Les lésions révélées par l'autopsie différaient notablement de celles que l'on observe dans la tuberculose expérimentale du cobaye, livrée à elle-même. La plaie d'inoculation était cicatrisée, les ganglions de l'aine moins volumineux, la rate modérément tuméfiée, brun rougeâtre, sans foyers nécrosiques et sans tubercules ; il en était de même du foie, qui présentait à sa surface des rétractions cicatricielles. En revanche, les poumons étaient criblés de nombreux tubercules, dont plusieurs de la grosseur d'un noyau de cerise ; l'intensité des lésions tuberculeuses du poumon chez les animaux traités contrastait avec le peu d'étendue de ces lésions chez les animaux témoins. Pfuhl pense que, sous l'influence du traitement, les lésions tuberculeuses qui s'étaient développées dans la rate et le foie avaient subi une véritable rétrocession et par places une guérison par cicatrisation fibreuse. Il en résulte que les animaux ont pu vivre pendant un temps suffisant pour que les poumons aient été envahis à leur tour. Pfuhl est assez embarrassé pour expliquer comment la tuberculine, qui agit si favorablement sur les tubercules de la rate et du foie, demeure sans effet sur ceux du poumon; heureusement, ajoute-t-il, que les poumons de l'homme tuberculeux se comportent, sous ce rapport, différemment de ceux du cobaye. Pour l'efficacité du traitement, la réaction générale est nécessaire, à condition qu'elle ne soit pas excessive et ne se traduise pas par une trop forte élévation de température (au-dessus de 1°) ni par un amaigrissement trop prononcé.

Pfuhl constata que la tuberculine injectée préventivement aux cobayes ne leur confère aucune immunité à l'égard de l'inoculation ultérieure de la tuberculose. Il cite à ce sujet le cas d'un cobaye sain qui reçut tous les deux jours, pendant six semaines, de fortes doses de tuberculine, dans les dernières semaines jusqu'à 1 cc. chaque fois, et qui augmenta de poids pendant ce traitement préventif; on lui inocula alors de la culture de tuberculose et l'on continua les injections de tuberculine à la dose, répétée deux fois par jour, de 2 cc. Il mourut néanmoins de tuberculose, aussi rapidement que l'animal témoin. Pfuhl attribue l'insuccès du traitement dans ce cas aux tentatives préalables d'immunisation qui avaient amené la tolérance et déterminé ainsi l'absence de réaction à la suite des injections[1].

Kitasato a également fait connaître des expériences sur l'action exercée par la tuberculine seule ou en combinaison avec d'autres substances sur la tuberculose inoculée du cobaye. Il pose d'abord en règle que les cobayes inoculés sous la peau avec des cultures virulentes du bacille de la tuberculose meurent régulièrement au bout d'environ onze semaines. Toute intervention qui augmente notablement la survie pourra être considérée comme exerçant une influence curatrice sur la tuberculose. Dans des recherches de ce genre, il importe avant tout que les animaux soient soumis à un mode d'infection identique. Kitasato inocula à chaque cobaye le contenu de l'anse d'un fil de platine de culture très virulente, d'origine humaine ; l'inoculation se faisait sous la peau du ventre ; le traitement commençait deux à quatre semaines après l'inoculation. 20 cobayes

1. Pfuhl, Beitrag zur Behandlung tuberculöser Merschweinchen mit Tuberculinum Kochii (*Zeitschr. f. Hyg. u. Infectionskrankh.*, 1892, Bd 21, p. 241).

furent soumis exclusivement à l'action de la tuberculine, 30 à celle de la tuberculine associée au picrate de soude et au sublimé, combinaison préconisée par divers cliniciens. Il fallut bien vite abandonner le sublimé qui, à la dose de 1/10 de milligramme, détermina des accidents. Les cobayes supportèrent assez bien 3 milligrammes de picrate de soude, quotidiennement introduits par la sonde dans l'estomac; mais les résultats ainsi obtenus ne furent pas meilleurs que ceux que donna l'emploi de la tuberculine seule.

Le moment auquel on institue le traitement par la tuberculine n'est pas indifférent; celui qui paraît le plus favorable est vers la deuxième semaine après l'inoculation. On commençait par injecter 1 milligramme et on augmentait rapidement la dose, en se guidant moins d'après la température que d'après le poids de l'animal; lorsque le poids diminuait sensiblement, on ne forçait pas la dose, jusqu'au moment où le poids normal était récupéré; en général, la dose maxima était de 0gr,15 à 0gr,2 de tuberculine. La survie des animaux ainsi traités, si l'on fait abstraction de ceux qui succombèrent à des infections intercurrentes, fut très longue (de douze à vingt-trois semaines). A l'autopsie des animaux morts spontanément ou sacrifiés, la rate ni le foie ne présentaient de tubercules macroscopiques, mais des dépressions cicatricielles, que l'on retrouvait également dans les poumons; contrairement à Pfuhl, Kitasato constatait donc une influence salutaire même sur les tubercules pulmonaires des cobayes. La plaie d'inoculation était fermée, les ganglions tuméfiés avaient diminué de volume; chez quelques animaux encore vivants sept mois après l'inoculation la guérison paraissait définitive. Kitasato en conclut que ces faits mettent hors de doute l'action curative exercée par la tuberculine sur la tuberculose expérimentale du cobaye[1].

Mais ces résultats si favorables sont loin d'avoir été vérifiés par d'autres expérimentateurs. Czaplewski et Roloff, dans le laboratoire de Baumgarten, ont appliqué le traitement de la tuberculine à des lapins et à des cobayes tuberculeux, en suivant les indications données par Dœnitz et par Pfuhl. Les effets de l'inoculation tuberculeuse dans l'œil des lapins varient selon

1. Kitasato, Ueber die Tuberculin-Behandlung tuberculöser Menschweinchen *Zeitschr. f. Hyg. u. Infectionskrankh.*, 1892, Bd 12, p. 321).

la virulence et selon la dose du produit inoculé. Si les bacilles sont peu virulents ou introduits en très petite quantité dans la chambre antérieure, l'œil peut guérir, avec ou sans traitement. Si au contraire on inocule un produit virulent, la pommelière notamment, la phtisie de l'œil est inévitable. Le traitement par la tuberculine, chez les lapins infectés de tuberculose dans l'œil, se traduisait uniquement par une exacerbation dans les phénomènes inflammatoires et exsudatifs. Les lapins inoculés sous la peau avec des bacilles peu virulents ou en petite quantité peuvent aussi guérir spontanément; cette guérison ne s'observe jamais quand on inocule des cultures virulentes ou des produits naturels de pommelière, qu'on ait recours ou non à la tuberculine. La généralisation de la tuberculose fait ordinairement défaut, chez le lapin, quand le produit inoculé est peu virulent et en petite quantité; quand la dose est forte, la généralisation se produit, mais lentement; elle est plus rapide quand les bacilles sont doués d'une grande virulence. Le traitement par la tuberculine, dans ces cas, a pour résultat d'entraîner, comme Pfuhl l'avait déjà observé chez les cobayes, des lésions tuberculeuses beaucoup plus prononcées des poumons; Czaplewski et Roloff sont loin de considérer cette particularité comme un résultat heureux, mais ils l'attribuent à une diffusion et à une dissémination plus grandes des bacilles sous l'influence des injections de tuberculine.

Chez les cobayes tuberculeux traités de la manière indiquée par Pfuhl, Czaplewski et Roloff n'obtinrent aucune guérison; l'ulcère d'inoculation se cicatrisa, il est vrai, mais le même phénomène s'observa sur les cobayes non traités. Chez les cobayes tuberculeux soumis à une réinfection tuberculeuse sous la peau, ils vérifièrent, dans un cas, la formation au point d'inoculation d'une escarre sèche avec élimination et guérison de la plaie, comme l'a signalé Koch; mais dans d'autres cas, ils provoquèrent ainsi un nouvel ulcère tuberculeux. Chez les lapins tuberculeux, la réinoculation fut toujours suivie d'effets positifs[1].

Arloing, Rodet et Courmont, dans leurs recherches sur les effets de la tuberculine chez divers animaux, aboutissent éga-

1. Czaplewski et Roloff, Ueber den Heilwerth des Tuberkulins nach Experimenten an tuberkulös inficirten Kaninchen und Meerschweinchen (*Arbeiten a. d. pathol.-anatom. Institut zu Tübingen*, 1894, Bd 2, p. 1).

lement à des conclusions défavorables à la méthode. Des lapins et des cobayes inoculés soit de tuberculose des mammifères, soit de tuberculose aviaire, furent soumis, quelques semaines après l'inoculation, à des injections de tuberculine, à doses très petites il est vrai (24 milligrammes en treize jours; 15 milligrammes en cinq jours; 50 milligrammes en dix-sept jours); les animaux traités, morts spontanément ou sacrifiés, présentaient presque tous une tuberculose plus étendue que celle des témoins. On peut faire à ces expériences le reproche de porter sur des animaux ayant reçu des doses beaucoup trop faibles de tuberculine, puisque la quantité totale de tuberculine injectée pendant le traitement était inférieure aux doses quotidiennes employées par Dœnitz, Pfuhl et Kitasato. Le traitement fut aussi appliqué à deux vaches « très tuberculeuses » dont la première mourut à la suite de deux injections, l'une de 4 et l'autre de 6 milligrammes de tuberculine. La seconde vache mourut également au bout de vingt-trois jours de traitement, ayant reçu en tout 0gr,50 de tuberculine en injection. A l'autopsie de ces vaches, on trouva des lésions congestives extrêmement accusées autour des foyers tuberculeux, avec inflammation exsudative et éruption de tubercules manifestement récents; lésions identiques à celles signalées par Virchow chez les hommes phtisiques morts pendant le traitement par la tuberculine.

D'après les expérimentateurs lyonnais, les bovidés sains seraient extrêmement sensibles à l'action de la tuberculine et des doses de 4 à 50 milligrammes auraient suffi, dans quelques cas, à provoquer une hyperthermie de 1°,2 à 1°,9. Ces données sur la susceptibilité si grande des animaux de l'espèce bovine sains sont en contradiction avec les nombreux documents recueillis par la plupart des vétérinaires (voir le chapitre POMMELIÈRE), et d'où il résulte qu'il est tout à fait exceptionnel que ces animaux, à l'état de santé, réagissent à des doses inférieures à 0gr,40. L'autopsie des bovidés considérés comme sains par Arloing et ses collaborateurs n'ayant pas été pratiquée, il faut se demander si la sensibilité extraordinaire de ces animaux à l'égard de la tuberculine ne tenait pas à ce qu'ils étaient porteurs de lésions tuberculeuses latentes.

Arloing, Rodet et Courmont étudièrent aussi l'action préventive de la tuberculine, chez les lapins et les cobayes. Un certain nombre de ces animaux reçurent, à différentes reprises, sous la peau, des injections de tuberculine (dose totale 24 à 40 milligrammes), puis ils furent inoculés avec des produits de diverses tuberculoses ; dans aucun cas on n'observa d'immunité ; dans plusieurs cas, la tuberculine injectée préventivement sembla exercer une action prédisposante[1].

A. Klein a fait, sous la direction de Weichselbaum, une série de recherches qui aboutiraient à une conception nouvelle de l'action de la tuberculine. Ayant eu occasion de pratiquer l'autopsie de cinq phtisiques morts pendant le traitement par la tuberculine, il s'assura de l'existence, autour des foyers tuberculeux, de lésions inflammatoires caractérisées bactériologiquement par la présence, en très grande abondance, du streptocoque pyogène ou du pneumocoque, parfois du staphylocoque doré. C'est sur ces microbes phlogogènes surtout, et non sur les foyers tuberculeux eux-mêmes, que la tuberculine agirait en favorisant la prolifération de ces coccus et peut-être en en augmentant la virulence. Des expériences sur des lapins non tuberculeux, inoculés sous la peau de l'oreille avec des cultures de streptocoques, montrèrent que des injections de tuberculine, à la dose de 10 à 20 milligrammes, provoquaient une recrudescence très marquée du processus inflammatoire de l'oreille, alors que cette inflammation était en voie de résolution ; on produisait ainsi, sous l'influence de la tuberculine, une véritable réaction locale dans le foyer inflammatoire dû au streptocoque.

Chez deux malades atteints d'érysipèle de la face en voie de résolution et où la fièvre était tombée, une injection de quelques milligrammes de tuberculine provoqua, à diverses reprises, une réapparition de la fièvre et une recrudescence dans le processus local, se traduisant par le retour de la rougeur, du gonflement et de l'exsudation érysipélateuse. Klein crut en outre constater que le streptocoque pyogène, cultivé sur des milieux (bouillon) additionnés de tuberculine, gagnait sensiblement en virulence au bout de quelques générations. Il rappelle aussi les cas assez nombreux où la réaction par la tu-

1. Arloing, Rodet et Courmont, Étude expérimentale sur les propriétés attribuées à la tuberculine de Koch (*Annales de l'Université de Lyon*, 1892, t. 6, 1er fascicule). — Arloing, *Leçons sur la tuberculose*, p. 278-344.

berculine est obtenue chez des sujets non tuberculeux, mais atteints de lésions inflammatoires et suppuratives diverses. En s'appuyant sur cet ensemble de faits, il propose une théorie nouvelle de l'action de la tuberculine. D'après lui, la tuberculine n'exercerait pas une action spécifique, élective et exclusive sur les foyers tuberculeux, mais elle agirait surtout sur les microbes phlogogènes (streptocoques) qui se surajoutent si souvent au processus tuberculeux et font de la phtisie une infection mixte. La tuberculine activerait la virulence et la multiplication de ces streptocoques, d'où la réaction locale et consécutivement la recrudescence fébrile, la réaction générale. Le petit nombre de phtisiques qui ne réagissent pas sous l'influence de la tuberculine seraient précisément ceux dont les foyers pulmonaires ne contiennent pas ces microbes phlogogènes. Les sujets non tuberculeux réagissant à la suite d'injections de tuberculine porteraient au contraire des foyers apparents ou cachés de streptocoques[1].

Ces vues développées par A. Klein me paraissent comporter de graves objections. L'ensemble du travail de l'auteur viennois repose sur le rôle excessif revendiqué actuellement par certains observateurs pour les microbes étrangers, en particulier les streptocoques, dans la pathogénie et dans les manifestations symptomatiques de la phtisie pulmonaire; c'est un point sur lequel je me suis déjà expliqué plus haut. La théorie nouvelle de Klein rentre dans le même ordre d'idées: c'est sur les streptocoques, dans les « infections mixtes », et non sur le tissu tuberculeux lui-même qu'agirait la tuberculine. Une pareille conclusion paraît inacceptable, pour plusieurs raisons. Si la présence de foyers streptococciques était la condition essentielle de la réaction locale et générale provoquées par la tuberculine, comment expliquer la réaction si nette chez les cobayes tuberculeux, qui ne présentent ni cavernes pulmonaires ni « infection mixte »; ici les lésions relèvent exclusivement du bacille de Koch qui seul est en jeu, sans mélange avec d'autres microbes; et cependant la réaction locale et générale sont typiques chez cet animal. Ce seul argument suffirait pour démontrer le peu de fondement de l'interprétation proposée par A. Klein et pourrait

1. Klein (Arthur), *Ursachen der Tuberculinwirkung*, Vienne et Leipzig, chez Braumüller, 1893.

dispenser d'en présenter d'autres. Je ferai cependant remarquer que la réaction provoquée par la tuberculine est, en général, d'autant plus accusée et plus nette que les lésions tuberculeuses sont moins avancées, c'est-à-dire au moment où les foyers pulmonaires sont encore à la période d'induration et n'ont pas subi la fonte ulcéreuse. Dans le cas de phtisie arrivée à la dernière période, c'est-à-dire précisément au moment où les microbes pyogènes pullulent dans les cavernes, la réaction déterminée par la tuberculine est faible ou peut même faire complètement défaut. Tout nous invite donc à considérer l'action de la tuberculine comme s'exerçant surtout, et d'une façon élective, sur les tissus tuberculeux.

Je suis loin cependant de nier l'influence que la tuberculine peut exercer sur des processus pathologiques autres que ceux évoqués par le bacille de la tuberculose; il suffit de rappeler à ce sujet ce qui a été dit plus haut des effets de la tuberculine chez les lépreux et les syphilitiques. Dans des recherches faites dans mon laboratoire, P. Teissier a montré que les injections de tuberculine rendent les lapins et les cobayes plus sensibles à l'inoculation de divers microbes, des streptocoques notamment, du staphylocoque doré, du tétragène, etc[1].

J'ai fait un certain nombre d'expériences sur les effets de la tuberculine sur divers animaux, sains ou tuberculeux. La tuberculine dont je me servais était préparée par moi avec des cultures de tuberculose humaine ou aviaire abondamment développées par ensemencement à la surface du bouillon glycériné. Les cultures, une fois arrivées à leur complet développement, étaient chauffées, comme l'indique Koch, pendant plusieurs heures au bain-marie, de façon à les réduire au dixième de leur volume, puis on les filtrait simplement sur plusieurs doubles de papier. La tuberculine ainsi obtenue était égale en activité à la tuberculine de Libbertz, comme me l'avaient déjà montré divers essais comparatifs sur des cobayes tuberculeux.

Les cobayes sains supportent sans troubles appréciables l'injection sous-cutanée ou intra-péritonéale de quantités considérables de tuberculine, jusqu'à 2 cc. La dose mortelle, pour

1. P. Teissier. Des lésions de l'endocarde chez les tuberculeux (*Thèse de Paris*, 1894, p. 125 et 310).

les cobayes sains, a été, dans la plupart de mes expériences, de 4 à 5 cc.; dans ce cas, les animaux sont pris de mouvements convulsifs et meurent au bout de une à deux heures. Mais même avec l'emploi de ces doses massives, les accidents mortels sont déterminés, non par la toxine bactérienne, *mais simplement par la glycérine*. Je me suis assuré en effet que l'injection sous la peau ou dans le péritoine de cobayes sains de 4 à 5 grammes de glycérine pure ou additionnée d'un peu d'eau provoque chez ces animaux les mêmes accidents qu'une dose équivalente de tuberculine et la mort au bout du même laps de temps. Dans les deux cas, les cobayes présentent comme lésion anatomique une rougeur intense de l'intestin grêle et de l'estomac.

Les cobayes tuberculeux, au contraire, comme l'a observé Koch, meurent au bout de peu d'heures, à la suite de l'injection sous-cutanée de $0^{cc},4$ à $0^{cc},5$ de tuberculine; ils présentent à l'autopsie, autour des tubercules du foie, de la rate, des poumons, des lésions congestives énormes, ecchymotiques et une rougeur diffuse de l'intestin grêle tout à fait caractéristiques.

Les lapins sains supportent aussi de très fortes doses de tuberculine, sans éprouver d'effets bien appréciables, si ce n'est parfois une élévation passagère de température. Ainsi j'ai pu injecter à des lapins, dans la veine de l'oreille, jusqu'à 5 cc. de tuberculine diluée dans un peu d'eau; les animaux ont présenté, pendant un ou plusieurs jours, une élévation de température de 1° à 1°, 5, ils ont maigri notablement, puis ont repris leur état normal.

J'ai fait aussi quelques expériences sur l'action de la tuberculine chez le chien sain ou tuberculeux. Il faut, pour provoquer la fièvre chez un chien sain, injecter des doses très fortes de tuberculine.

Exp. I. — Le 5 mars 1893, on injecta à un chien sain d'assez petite taille, à différents endroits sous la peau, 10 cc. de tuberculine diluée dans un égal volume d'eau. Au moment de l'injection, la température rectale du chien était 37°,5; deux heures après, elle marquait 38°,5; cinq heures après 41°; le lendemain au matin 39°.

La même dose de tuberculine fut injectée à un autre chien, à peu près de la même taille, qui avait été inoculé un mois auparavant, dans le péritoine, avec une culture de tuberculose humaine. La température rectale de ce chien, avant l'injection, était de 38°,3; deux heures après l'injection, elle était de 40°; cinq heures après 42°,4. Le chien mourut dans la nuit. A l'autopsie, on trouva une ascite abondante; l'épiploon était rétracté, épaissi et rempli de foyers caséeux; le péritoine tant pariétal que viscéral était recouvert de tubercules assez gros, presque confluents; les ganglions mésentériques étaient caséeux; la surface du foie, la rate et les poumons étaient parsemés de tubercules. Ces organes tuberculeux n'offraient pas l'hyperémie si caractéristique que l'on constate chez les cobayes tuberculeux tués par l'injection de tuberculine. Aux endroits de la peau où la tuberculine avait été injectée, on ne retrouvait aucune lésion appréciable.

Exp. II. — Le 13 octobre 1893, on injecte en grande quantité dans la veine saphène d'un chien griffon, pesant 8000 grammes, de la culture de tuberculose humaine tuée par le séjour pendant une heure à 120° à l'autoclave, séchée ensuite à l'exsiccateur dans le vide, finement broyée, puis de nouveau stérilisée à l'autoclave à 120° pendant une heure. On injecte en même temps plusieurs seringues d'une émulsion dense de cette culture morte dans le péritoine du chien. Ce chien maigrit rapidement. Toutefois, cinq mois après, il vivait encore, ne pesant plus que 5100 grammes.

Le 1er mars 1894, on lui injecte dans le péritoine 5 cc. de tuberculine diluée dans un même volume d'eau. Température avant l'injection 38°; quatre heures après 41°; le lendemain matin 39°,5; le soir 38°,5. Treize jours après (13 mars) on lui injecte de nouveau dans le péritoine 15 cc. de tuberculine. Température avant l'injection 38°,5; six heures après 41°,2; le lendemain, 14 mars au matin, 39°,7; le soir 38°,5.

Le 15 mars, on lui injecte une nouvelle fois, dans le péritoine, de la tuberculine à la dose énorme de 25 cc. diluée dans un même volume d'eau. Température avant l'injection 39°; trois heures après 35°. Le chien meurt dans la nuit. A l'autopsie, épanchement ascitique, clair, modérément abondant dans le péritoine; masse caséo-fibreuse, de la grosseur d'une noix, dans l'épiploon. Le feuillet pariétal du péritoine est recouvert de fausses membranes épaisses, fibrino-caséeuses; le feuillet viscéral est également recouvert de tubercules, mais moins confluents. Les intestins sont fortement agglutinés. Poumons criblés de très fins tubercules grisâtres. A la racine des poumons, deux gros ganglions bronchiques, entièrement caséeux. Le frottis des lésions tuberculeuses et caséeuses révèle la présence d'innombrables bacilles de la tuberculose, parfaitement colorables, la plupart granuleux et déformés. Il n'existait pas de zone d'hyperémie autour des tubercules dans les divers organes.

L'histoire de ce chien est instructive à plusieurs égards. C'est un bel exemple des lésions que peut provoquer l'injection intra-vasculaire et intra-péritonéale de bacilles tuberculeux morts, lésions ici presque aussi considérables que si l'on avait injecté des bacilles vivants. Toutefois le chien ainsi infecté par des bacilles morts a présenté une résistance beaucoup plus grande à l'injection de la tuberculine que le chien de l'expérience I, inoculé dans le péritoine avec de la culture vivante et qu'une seule dose de 5 cc. fit succomber rapidement.

Exp. III. — Dans le but de s'assurer si, dans l'expérience précédente, le chien n'aurait pas succombé simplement à la dose de glycérine qui lui a été injectée sous forme de tuberculine, on injecte dans le péritoine d'un chien sain, d'à peu près le même poids, 25 grammes de glycérine additionnée de 25 grammes d'eau. Température le 16 mars, au matin, avant l'injection 39°; à 1 heure de l'après-midi 38°; à 6 heures du soir 40°. Le 17 au matin 39°; le chien est parfaitement bien portant.

Exp. IV. — Le 19 octobre 1893, on injecte dans la veine saphène d'un chien terrier noir pesant 6620 grammes, 6cc. d'émulsion dense de culture aviaire vivante. L'animal maigrit un peu les mois suivants, mais continue à se bien porter. Le 1er mars 1894, on lui injecte dans le péritoine 5cc. de tuberculine; température avant l'injection 37°,8; 4 heures après 40°; le lendemain au matin, température 40°; le soir 39°,2. Treize jours après (13 mars) il reçoit dans le péritoine 12 cc. de tuberculine. Température avant l'injection 37°,9; 3 heures après 40°; 6 heures après 39°,8. Le 14 mars au matin 38°,9; le soir 38°,2. Le 15 mars, on lui injecte dans le péritoine la dose énorme de 25 cc. de tuberculine, additionnée d'un même volume d'eau. Température rectale avant l'injection 38°,5; 3 heures après 36°; 6 heures après 35°,6. Le 16 au matin 35°; le soir 35°. Le 17 au matin 34°; le soir 36°,2. Il se remet complètement les jours suivants. Le 19 mars, on le sacrifie : il ne présente aucune lésion tuberculeuse macroscopique; pas de bacilles dans le frottis des organes.

Les poules, saines et tuberculeuses, présentent une résistance considérable à l'action de la tuberculine. 10 cc. de tuberculine aviaire ou humaine peuvent être injectés, en divers endroits, dans l'épaisseur du muscle pectoral d'une poule saine, sans déterminer d'une façon constante la mort.

Chez un certain nombre de poules qui avaient reçu des inoculations de culture de tuberculose aviaire dans l'épaisseur de la crête, où s'était développée une induration plus ou moins étendue, l'injection de tuberculine, faite dans le péritoine ou dans les muscles pectoraux, provoqua une rougeur et une turgescence manifeste de la crête, avec une augmentation de la température locale très sensible à la main et persistant parfois pendant plusieurs jours; mais ce phénomène n'était pas constant.

Exp. I. — Le 17 février 1894 une poule neuve pesant 1020 grammes reçoit dans le muscle pectoral 10 cc. de tuberculine humaine. Température avant l'injection 42°; 4 heures après 41°; le 18 février au matin 43°; le soir 43°,5; le matin du 19 février elle est trouvée morte. Pas de lésions appréciables à l'autopsie.

Exp. II. — Le 17 février 1894, une poule saine pesant 820 grammes reçoit dans le muscle pectoral une injection de 10 cc. de tuberculine aviaire. Température avant l'injection 41°; 4 heures après 38°; le lendemain 18 février au matin 40°; le soir 40°; le 19 février au matin 41°; le soir 41°; le 20 février au matin 40°,7; l'animal mange comme d'habitude, a le jabot rempli et est bien portant.

Exp. III. — Le 15 février, on injecte à une poule neuve dans le muscle pectoral 10 cc. de tuberculine aviaire et à une autre poule 10 cc. de tuberculine humaine. Le lendemain la première poule est trouvée morte, sans lésions appréciables; la deuxième est vivante et paraît bien portante.

Exp. IV. — Le 24 janvier 1894, on inocule dans le péritoine d'une poule 2 cc. d'une émulsion du foie tuberculeux d'une autre poule, morte à la suite d'une inoculation intra-veineuse de tuberculose aviaire. Environ deux mois après, le 22 mars, on lui injecte dans le péritoine 5 cc. de tuberculine; elle meurt au bout de 3 heures. A l'autopsie on trouve des lésions tuberculeuses extrêmement étendues du péritoine, du foie, de la rate et des poumons; aucun de ces organes ne présentait autour des tubercules l'hyperémie que l'on constate chez les cobayes tuberculeux morts à la suite de l'injection de fortes doses de tuberculine.

Exp. V. — Le 8 février 1894, on injecte dans le péritoine d'une poule 1 cc. de culture aviaire sur bouillon glycériné, cultivée à l'étuve à 44°. Le 22 mars, on lui injecte dans le péritoine 5 cc. de tuberculine. La température avant l'injection était de 42°. Elle meurt 2 heures après, avec une température rectale de 42°,5. A l'autopsie, on trouve tous les organes sains en apparence, mais des frottis faits avec le foie et la rate montrent que ces organes sont convertis en une véritable purée de bacilles. Cette expérience prouve que les poules tuberculisées sont sensibles à l'action de la tuberculine, même quand il n'existe pas chez elles de lésions tuberculeuses macroscopiquement visibles.

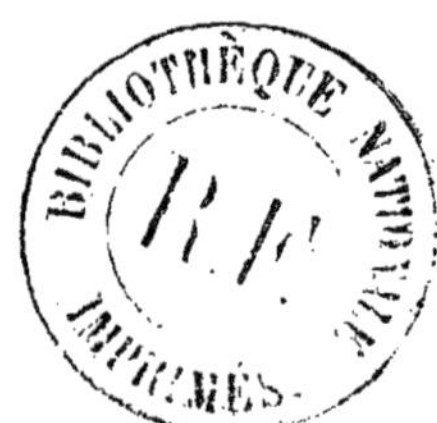

FIN

TABLE DES CHAPITRES

TABLE ALPHABÉTIQUE DES MATIÈRES

A

B

D

E

F

G

H

I

L

M

N

R

S

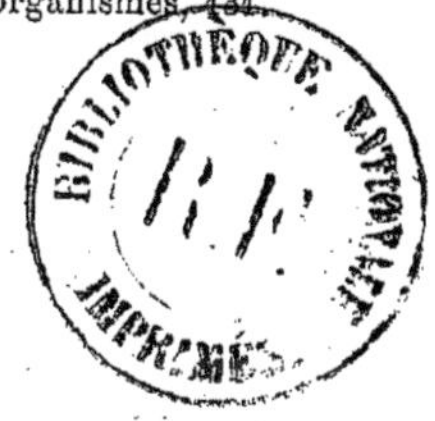

TABLE DES NOMS D'AUTEURS

Paris. — Typ. Chamerot et Renouard, 19, rue des Saints-Pères. — 29061.

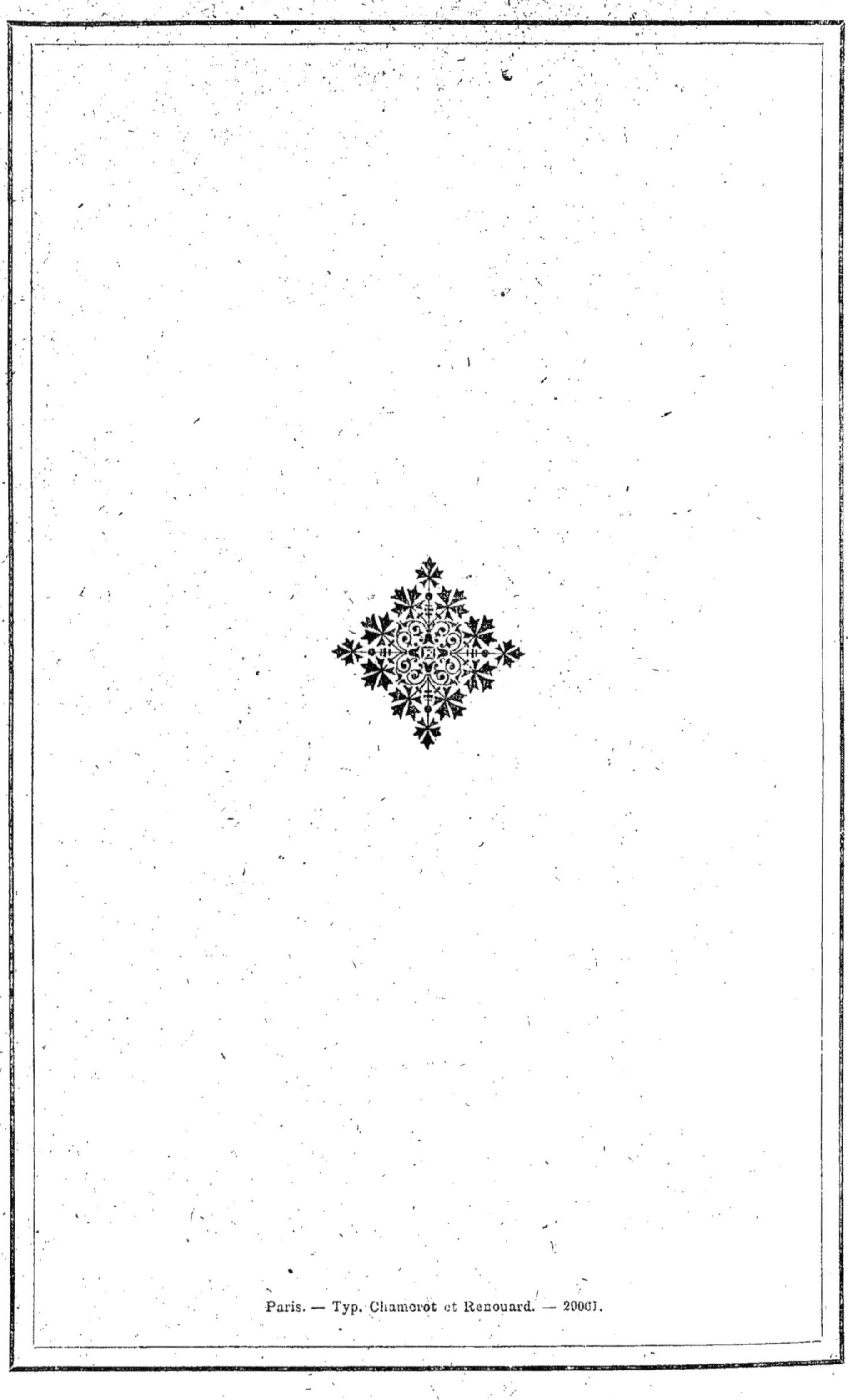

Paris. — Typ. Chamerot et Renouard. — 20061.

www.ingramcontent.com/pod-product-compliance
Ingram Content Group UK Ltd.
Pitfield, Milton Keynes, MK11 3LW, UK
UKHW022315190726
13856UKWH00001B/20